スタンダード
病理学

【第4版】

監
広島大学名誉教授　梶原　博毅
東京医科歯科大学名誉教授　神山　隆一

編
東京医科歯科大学教授　沢辺　元司
名古屋大学教授　長坂　徹郎

文光堂

スタンダード病理学執筆者一覧

●[第4版] 執筆者一覧（五十音順）

新井冨生	東京都健康長寿医療センター病理診断科部長	鈴木慶二	群馬大学名誉教授
石津明洋	北海道大学大学院保健科学研究院教授	高橋聖之	岡山大学名誉教授
泉 美貴	東京医科大学医学教育学教授	武村哲浩	金沢大学医薬保健研究域保健学系准教授
今井美和	石川県立看護大学健康科学講座教授	谷澤 徹	東京都立墨東病院検査科部長
岩渕三哉	新潟大学大学院保健学研究科教授	中山雅弘	大阪府立母子保健総合医療センター
上田善道	金沢医科大学医学部病理学II教授	長坂徹郎	名古屋大学大学院医学系研究科病態解析学教授
梶原博毅	広島大学名誉教授，広島県医師会腫瘍登録室室長	久岡正典	産業医科大学医学部第1病理学教授
神山隆一	東京医科歯科大学名誉教授	福田利夫	群馬大学大学院保健学研究科教授
鴨志田伸吾	神戸大学大学院保健学研究科教授	松浦成昭	大阪府立成人病センター総長
川井久美	名古屋大学大学院医学系研究科病態解析学准教授	三浦克敏	浜松医科大学医学部看護学科教授
河原 栄	金沢大学医学部保健学科教授	水上勇治	前・金沢大学医薬保健学域保健学系教授
北村淳子	公立陶生病院病理診断科部長	森 泰昌	国立がん研究センター中央病院病理・臨床検査科
九嶋亮治	滋賀医科大学臨床検査医学講座教授	山下依子	名古屋市立大学病院病理診断部准教授
黒田 一	国際医療福祉大学病院病理診断科部長	横井豊治	愛知医科大学名誉教授，名古屋掖済会病院病理診断科部長
沢辺元司	東京医科歯科大学大学院保健衛生学研究科教授	依藤史郎	大阪大学大学院医学系研究科保健学機能診断科学教授

●[第3版] 執筆者一覧（五十音順）

石津明洋	北海道大学大学院保健科学研究院教授	武村哲浩	金沢大学医薬保健学域保健学類准教授
今井美和	石川県立看護大学健康科学講座教授	谷澤 徹	千葉大学医学部附属病院病理部准教授
岩渕三哉	新潟大学医学部保健学科教授	福田利夫	群馬大学医学部保健学科教授
上田善道	金沢医科大学医学部病態病理学教授	藤井雅彦	杏林大学保健学部病理学教授
大西俊造	大阪大学名誉教授	増田高行	東北大学名誉教授
梶原博毅	広島大学名誉教授，広島県医師会腫瘍登録室室長	松浦成昭	大阪大学大学院医学系研究科保健学専攻教授
神山隆一	東京医科歯科大学名誉教授，国際医療福祉大学客員教授	水上勇治	金沢大学医薬保健学域保健学類教授
鴨志田伸吾	神戸大学大学院保健学研究科教授	宮原晋一	長崎労災病院病理科
河原 栄	金沢大学医薬保健学域保健学類教授	森 誠司	大阪大学大学院医学系研究科保健学専攻助教
黒田 一	国際医療福祉大学病院病理診断部准教授	横井豊治	名古屋大学医学部保健学科教授
鈴木慶二	群馬大学名誉教授	依藤史郎	大阪大学大学院医学系研究科保健学機能診断科学教授
高橋聖之	岡山大学大学院保健学研究科教授	渡邊 信	神戸大学名誉教授
滝澤登一郎	東京医科歯科大学大学院保健衛生学研究科教授		

(所属は第3版発行時)

●[第2版] 執筆者一覧（五十音順）

岩渕三哉	新潟大学医学部保健学科教授	福田利夫	群馬大学医学部保健学科教授
大西俊造	大阪大学名誉教授	藤井雅彦	杏林大学保健学部病理学教授
梶原博毅	広島県立保健福祉大学教授	増田高行	東北大学医学部保健学科教授
神山隆一	東京医科歯科大学大学院保健衛生学研究科教授	松浦成昭	大阪大学大学院医学系研究科保健学専攻教授
河口直正	大阪大学大学院医学系研究科保健学専攻	水上勇治	金沢大学医学部保健学科教授
河原 栄	金沢大学医学部保健学科教授	宮原晋一	佐賀大学医学部看護学科教授
倉科正徳	名古屋大学医学部保健学科助教授	吉田愛知	鹿児島大学医学部保健学科教授
鈴木慶二	群馬大学名誉教授	吉田春彦	鳥取大学医学部保健学科教授
高橋聖之	岡山大学医学部保健学科教授	依藤史郎	大阪大学大学院医学系研究科保健学専攻教授
谷澤 徹	杏林大学医学部病理学講師	渡邊 信	神戸大学医学部保健学科教授
田宮貞史	九州大学医学部保健学科助教授		

(所属は第2版発行時)

●[第1版] 執筆者一覧（五十音順）

大西俊造	大阪大学名誉教授	高橋清之	京都大学医療技術短期大学部教授
笠原正男	藤田保健衛生大学医学部病理学教授	谷澤 徹	東京医科歯科大学医学部保健衛生学科
梶原博毅	広島大学医学部保健学科教授	松浦成昭	大阪大学医学部保健学科教授
神山隆一	東京医科歯科大学医学部保健衛生学科教授	水上勇治	金沢大学医学部保健学科教授
河口直正	大阪大学医学部保健学科	宮原晋一	佐賀医科大学看護学科教授
河原 栄	金沢大学医学部保健学科教授	山村安弘	広島大学医学部保健学科教授
倉科正徳	名古屋大学医学部保健学科助教授	依藤史郎	大阪大学医学部保健学科教授
鈴木慶二	群馬大学医学部保健学科教授	渡邊 信	神戸大学医学部保健学科教授

(所属は初版発行時)

第4版序

　今日の医学の進歩は目覚ましいものがあり，医療技術者が要求される知識量は膨大で，さらに増え続けています．医療技術者は，そうした知識を基本として新しい技術を習得し，実際の医療現場で応用していかなければなりません．「スタンダード病理学」は，医療技術者をめざす医療技術系学生のための病理学の教科書として1998年11月に刊行されました．初版から15年が経過し，第4版が刊行されますことは，我々にとって誠に喜ばしいことです．

　今回の改訂にあたっては，編集を河原栄先生，滝澤登一郎先生から沢辺元司，長坂徹郎が引き継ぎ，監修を初版から編集に関わってこられた梶原博毅先生，神山隆一先生にお願いしました．執筆陣も，ご定年を迎えられた先生方の項目では，新たにその領域，分野を専門とされる先生方に交替していただきました．項目立ても新しい病理学に適応したものに変更し，最新の医療技術系学生に対する教育指針にも準拠しました．

　編集方針としては，旧版までと同様に，臓器・組織の正常構造，正常機能に触れつつ，医療技術系の学生に必須の生体の病的変化をまとめた病理テキストを編集することを基本とし，各論部分においては，疾患の臨床症状，臨床検査所見等も盛り込み，基礎と臨床の橋渡しとなる教科書を目指しました．学生の興味を喚起するようなトピックスもコラムとしてできるだけ取り込み，掲載写真もupdateするとともに，ミクロからマクロ画像重視へ転換し，新たに文光堂ホームページを通じて掲載写真のWeb配信を導入しました．

　最後に，お忙しい中，ご執筆いただいた諸先生と，企画・出版にご尽力いただいた文光堂関係者の方々に感謝の意を表します．本書が，多数の読者の座右の教科書となることを願っております．

2015年11月

沢辺　元司
長坂　徹郎

第3版序

　医療系の4年制の大学での教育を目的に作成した「スタンダード病理学」が，1998年に発刊されてから11年がたった．初版が出た頃は4年制の医療系の大学はまだ数が少なかったが，この数年の間に全国の短大の改組が完了して，今では4年制の大学が医療系の教育施設の主体となっている．また，4年制だった薬学部は6年制になるなど，医療教育を取り巻く環境は大きく変化した．このような中で，初版からの編集者の大西俊造，梶原博毅，神山隆一の3氏には，今回からは監修という形でご意見を頂くこととして，編集を滝澤と河原に交代した．初版からの執筆陣も次々に定年を迎えられたので，代わって多くの新しい筆者を迎えた．

　医療の内容は時代とともに変遷し，病気についても次々に新しい事実が明らかになっている．病理学の内容も同時に変化し，また高度化している．この版では，最新の知見を随所で取り入れた，より時代に即した内容とするように留意した．従って，最近の医療に関して必要な病理学的側面はかなり網羅されていると思うし，やや高度に思える内容も豊富に盛り込んである．

　しかし，最も留意したのは理解しやすさである．わかりやすさを追求して高度な内容を保つためには，定義を明確にすることや，図によって理解を助けることはもちろんであるが，最も基本的な文章構造が単純であることを必要とする．これらの点に関しては，執筆者と編集者に加え，監修者や文光堂の諸氏が大きく寄与していると思う．

　最後に，この本で病理学を学ぶことが，日本の医療の質の向上に少しでも貢献できたらと願っている．

2009年3月

河原　　栄

滝澤登一郎

第2版序

「スタンダード病理学」は，大西俊造，梶原博毅，神山隆一の三名が企画・編集して1998（平成10）年に初出版したが，医学医療の進歩と世代の変遷に応じたさらなる内容の充実をはかるべく2003（平成15）年，上記編集者とともに改版の準備に着手して，ここに第2版を世に送ることになった．

第2版では，総論の「病気と病因」を吉田春彦氏に，各論では循環器系の血管疾患と泌尿器系を福田利夫氏に，消化器系の肝臓・胆嚢および胆道・膵臓・腹膜を岩渕三哉氏に，内分泌系を増田高行氏に，生殖器疾患のうち女性生殖器疾患を藤井雅彦氏に，乳腺疾患を吉田愛知氏に，神経系の中枢神経疾患を高橋聖之氏に，運動器疾患の骨・軟骨を田宮貞史氏に夫々執筆を依頼した．同時に従前の分担者にも初版の文章に加筆し，より新鮮な内容に変更し，全体として初版の持つ特徴を保ちながら，多くの点で改善したことは言うまでもない．広く各読者の忌憚のないご批判をお願いしたい．

改版に当たっては文光堂浅井宏祐社長の熱意と嵩恭子，細井一二三氏はじめ社員諸氏の並々ならぬご努力に対し，心から敬意を表し厚くお礼申し上げます．

2004年3月

大西　俊造
梶原　博毅
神山　隆一

第1版序

　わが国の臨床検査技師，看護婦(士)，診療放射線技師，理学療法士，作業療法士養成教育は，およそ半世紀の間3年制医療技術短期大学部を中心に行われてきたが，国立大学では平成元年度東京医科歯科大学医学部保健衛生学科の設置を先駆けに，平成4年度広島大学，平成5年度大阪大学にと次々に医学部保健学科が設置され，さらに今後医療技術短期大学部の4年制への移行，新設の国立大学医学部や医科大学の看護学科設置が予定されているなど，近い将来4年制課程でのより高度な医療人教育が主流となっていくことになる．

　同時にこれら国家資格を要する諸種医療人の業務は今後ますます専門化されていくことについては論をまたない．したがって4年制課程教育は幅広い見識をもち，高度化，専門化，学際化，国際化していく医学・医療に十分対応できる医療人の養成が期待される．

　現在，各種の医療人教育は，いわゆる指定規則として定められた授業科目と講義・実習時間数，科目の標準的教科内容に従って行われており，これに準拠した教科書が数種発刊されているが，4年制教育では従来型教育の枠を超えた教育内容が要請されてくる．そこで発展した医学・医療技術科学を学生諸君に十分理解させ，効果を上げるためには新たな発想を踏まえての標準的な教科書の必要性が痛感される．

　本教科書は4年制課程での医学・医療技術科学の中での病理学教育を目標にしているが，従来からの3年制教育や卒後教育，また研修にも対応でき，各専門領域の理解のための教科書としても役立つものであると確信する．その礎として，執筆者は4年制各大学の現役教官を中心にお願いし，現在のみならず，近未来病理学も視野に収めた高い内容となっている．

　けだし，病理学は医療人には必須の学問である．ところで「人は知っているものを見る（ゲーテ）」つまり，「知らないものは眼に入らない」のが"ならい"とすれば，だからこそ学習によって知識を身に着けることを心掛け，ゆたかにすることによってより多くのものを観察し認識できることになる．その意味で，本書の企画に当っては執筆者である各領域の病理専門家にその意をお伝えしたが，寄せられた原稿は例外なく私共，編集者の期待を遥かに凌駕する高度な内容ぞろいであり，医学部医学科，保健学科，看護学科各学生の勉学に役立つことは無論，医師や各医療従事者の生涯学習にも十分応え得る病理学書であると自負したい．

　なお，編集方針に一言加えると，総論については可及的に編集者に絞ったこと，また各論では，それぞれの疾患概念，臨床事項，検査事項，病理所見に触れることを基本にした．ただ章によっては必ずしもその様式に従わない記述もあるが，疾患の特性，分担執筆者の個性に免じお許し頂きたい．これらも含め何事によらず各読者の忌憚のないご批判をお願いしたい．

　最後に，ご多忙の中，貴重な時間をおゆずり頂いた執筆者諸先生，また企画・出版に当り多大のご尽力を頂いた文光堂・嵩恭子氏はじめ関係ご各位に心から感謝の意を表します．

平成10年11月吉日

　　　　　　　　　　　　　　　　　　　　　　　大阪大学名誉教授　　　大西俊造
　　　　　　　　　　　　　　　　　　　　　　　広島大学教授　　　　　梶原博毅
　　　　　　　　　　　　　　　　　　　　　　　東京医科歯科大学教授　神山隆一

目 次

総 論

I. 医学の歴史と病理学 ───────────────────────［梶原博毅］ 1

- A. 太古の時代の疾病観 …………………… 1
- B. 古代の疾病観 …………………………… 2
- C. 中世ヨーロッパの医学と病理学 ……… 3
- D. 近世ヨーロッパの医学と病理学 ……… 5
- E. 近代ヨーロッパの医学と病理学 ……… 5
- F. 中国の医学と病理学 …………………… 7
- G. わが国の医学と病理学 ………………… 7
- H. 現代の病理学 …………………………… 8

II. 組織の基本構造とその機能 ─────────────────────［鴨志田伸吾］ 10

- A. 組織の基本構造 ………………………… 10
- B. 上皮組織 ………………………………… 11
  - 1. 上皮組織の形態的分類 ……………… 12
    - a. 単層扁平上皮 /b. 重層扁平上皮 /c. 単層立方上皮 /d. 単層円柱上皮 /e. 多列線毛上皮 /f. 尿路上皮
  - 2. 上皮組織の機能的分類 ……………… 13
    - a. 腺上皮 /b. 吸収上皮 /c. 呼吸上皮 /d. 被覆上皮 /e. 感覚上皮
- C. 非上皮組織 ……………………………… 15
  - 1. 結合組織 ……………………………… 15
    - a. 疎性結合組織 /b. 脂肪組織 /c. 密性結合組織 /d. 骨組織 /e. 軟骨組織 /f. 血液
  - 2. 筋組織 ………………………………… 17
    - a. 骨格筋 /b. 心筋 /c. 平滑筋
  - 3. 神経組織 ……………………………… 18
    - a. 中枢神経組織 /b. 末梢神経組織
- D. 組織の由来 ……………………………… 19

III. 病気と病因 ─────────────────────────［河原 栄, 沢辺元司］ 21

- A. 内因 ……………………………………… 21
  - 1. 病気の発生率に影響する内因 ……… 21
    - a. 年齢 /b. 性差 /c. 人種, 地域
  - 2. 病気を引き起こす内因 ……………… 23
    - a. 染色体・遺伝子異常 /b. 免疫不全とアレルギー /c. 老化(加齢)
- B. 外因〜病気を引き起こす外因 ………… 25
  - 1. 感染症 ………………………………… 25
    - a. ウイルス /b. 細菌 /c. 真菌 /d. 原虫 /e. 蠕虫 /f. プリオン
  - 2. 環境因子 ……………………………… 26
    - a. 物理的要因 /b. 化学的要因
  - 3. 栄養障害 ……………………………… 30
    - a. ビタミン /b. ミネラル /c. カロリー, タンパク質, 炭水化物, 脂質

IV. ストレスに対する細胞反応, 細胞障害, 細胞死 ─────────────［沢辺元司］ 32

- A. ストレスに対する細胞反応 …………… 32
  - 1. 肥大 …………………………………… 33
  - 2. 過形成 ………………………………… 33
  - 3. 萎縮 …………………………………… 34
  - 4. 化生 …………………………………… 34
- B. 細胞障害と細胞死 ……………………… 36
  - 1. 細胞障害の原因 ……………………… 36
  - 2. 細胞障害の形態学的変化 …………… 37
  - 3. 可逆的細胞障害 ……………………… 37
  - 4. 壊死の形態学的変化 ………………… 38
    - a. 壊死の形態学的パターン /b. 壊死後の転帰
  - 5. アポトーシス ………………………… 39
    - a. 生理的状況でのアポトーシス /b. 病的状況でのアポトーシス /c. アポトーシスの形態学的・生化学的変化
- C. 細胞内蓄積 ……………………………… 41
  - 1. 脂肪の蓄積(脂肪化) ………………… 41
  - 2. タンパク質の蓄積 …………………… 42

3. グリコーゲンの蓄積 …………………… 43
4. プロテオグリカンの蓄積 ……………… 43
5. 色素の蓄積 ……………………………… 43
　a. 内因性色素の蓄積 / b. 外因性色素の蓄積
6. カルシウムの蓄積（病的石灰化）………… 45
　a. 異栄養性石灰化 / b. 転移性石灰化

V．代謝異常症 　　　　　　　　　　　　　　　　　　　　　　　　　　　　　　　　　　　　　［神山隆一］47

A．タンパク質およびアミノ酸代謝異常 …… 47
1. 低タンパク血症 ………………………… 47
2. 尿毒症（高窒素血症）…………………… 48
3. 肝性昏睡 ………………………………… 48
4. 痛風 ……………………………………… 48
5. アミロイドーシス ……………………… 48
6. アミノ酸代謝異常症 …………………… 49

B．脂質代謝異常 …………………………… 50
1. 高脂血症 ………………………………… 50
2. 低脂血症 ………………………………… 50
3. 肥満症 …………………………………… 50
4. 先天性脂質蓄積症 ……………………… 50

C．糖質代謝異常 …………………………… 52
1. 糖尿病 …………………………………… 52

　a. 1型糖尿病 / b. 2型糖尿病 / c. その他
2. 糖原病 …………………………………… 53
3. 遺伝性ムコ多糖症 ……………………… 55

D．無機物質代謝異常 ……………………… 55
1. カルシウム代謝異常 …………………… 55
　a. 石灰沈着 / b. 結石
2. 銅代謝異常 ……………………………… 56
　a. ウィルソン病 / b. メンケス病

E．色素代謝異常 …………………………… 56
1. 鉄代謝異常 ……………………………… 56
2. ビリルビン代謝異常 …………………… 57
3. メラニン ………………………………… 59
4. リポフスチンとセロイド ……………… 59

F．その他 …………………………………… 60

VI．組織の再生と創傷治癒　　　　　　　　　　　　　　　　　　　　　　　　　　　　　　　［沢辺元司］61

A．正常組織の増殖と成長 ………………… 61
1. 組織の増殖活性 ………………………… 62
2. 幹細胞 …………………………………… 62

B．組織の再生 ……………………………… 62

C．組織の治癒と線維化 …………………… 63
1. 組織の治癒機構 ………………………… 63
2. 皮膚創傷の治癒 ………………………… 63
　a. 血塊の形成 / b. 肉芽組織形成 / c. 細胞増殖とコ
ラーゲン線維の沈着 / d. 瘢痕形成 / e. 創傷の縮小

D．創傷治癒に影響する因子 ……………… 65

E．治癒の特殊型 …………………………… 65
1. 創傷離開・潰瘍形成 …………………… 65
2. 過形成性瘢痕・ケロイド・過剰肉芽 … 65
3. 拘縮 ……………………………………… 66

F．線維化 …………………………………… 66

VII．循環障害　　　　　　　　　　　　　　　　　　　　　　　　　　　　　　　　　　　　　　［梶原博毅］68

A．体液循環の機構 ………………………… 68
1. 血液循環 ………………………………… 68
　a. 大(体)循環 / b. 小(肺)循環 / c. 門脈循環 / d. 血
管の二重支配
2. リンパ液循環 …………………………… 70

B．全身循環障害 …………………………… 70
1. 高血圧 …………………………………… 70
　a. 大循環系の動脈圧上昇 / b. 肺高血圧症(肺性心) /
　c. 門脈圧亢進症(門脈高血圧症)
2. 低血圧症 ………………………………… 75
　a. 本態性(体質性)低血圧症 / b. 起立性低血圧症 /
　c. 二次性(症候性)低血圧症
3. 心不全 …………………………………… 79
　a. 心機能の代償機構と代償不全 / b. 心不全の分類

と病態生理

C．局所循環障害 …………………………… 80
1. 充血 ……………………………………… 81
　a. 機能性(作業性)充血 / b. 神経性充血 / c. 筋性充
血 / d. 炎症性充血 / e. 反応性充血 / f. 代償性充血
2. うっ血 …………………………………… 81
3. 浮腫(水腫) ……………………………… 81
　a. 組織液の調節機構 / b. 浮腫の成因
4. 虚血(局所性貧血) ……………………… 83
　a. 収縮性(神経性)虚血 / b. 閉塞性虚血 / c. 圧迫性
虚血
5. 出血 ……………………………………… 84
　a. 出血の原因 / b. 出血の種類 / c. 血液凝固と止血
のメカニズム / d. 出血性素因

6. 血栓症 …………………………………… 87
　a. 血栓形成の原因 /b. 血栓の種類と性状 /c. 血栓の運命
7. 塞栓症 …………………………………… 90
　a. 塞栓症の種類 /b. 栓子(塞栓)の経路 /c. 塞栓症の運命
8. 梗塞 ……………………………………… 92
　a. 梗塞の原因 /b. 梗塞の種類 /c. 梗塞巣の運命

VIII. 炎症　　[谷澤　徹, 神山隆一] 94

A. 炎症とは …………………………………… 94
1. 炎症の意義 ……………………………… 94
2. 炎症の徴候 ……………………………… 94
3. 炎症の原因 ……………………………… 94
　a. 生物学的因子 /b. 物理学的因子 /c. 化学的因子

B. 炎症に関与する細胞と炎症仲介物質 …… 95
1. 炎症に関与する細胞 …………………… 95
　a. 血管内皮細胞と血小板 /b. 白血球と肥満細胞, マクロファージ /c. 線維芽細胞
2. 炎症仲介物質 …………………………… 95
　a. 血漿由来のタンパク質 /b. 細胞由来の化学伝達物質
3. 炎症の全身反応 ………………………… 97
　a. 発熱 /b. 白血球増多 /c. 急性相タンパクの産生

C. 炎症の経過と転帰 ………………………… 98
1. 局所の組織損傷 ………………………… 98
2. 局所の循環障害と血漿タンパクの滲出・炎症細胞の浸潤 ………………… 98
3. 有害物質の除去と組織の修復 ………… 98
4. 急性炎症と慢性炎症 …………………… 99

D. 炎症の各型 ………………………………… 99
1. 変質性炎症 ……………………………… 99
2. 滲出性炎症 ……………………………… 99
　a. 漿液性炎症 /b. 線維素性炎症 /c. 化膿性炎症 /d. 出血性炎症 /e. 壊疽性炎症
3. 増殖性炎症 ……………………………… 99
4. 特異性炎症(肉芽腫性炎症) ………… 100
　a. 結核 /b. サルコイドーシス /c. 梅毒 /d. ハンセン病(レプラ)

E. 炎症の治療 ……………………………… 102
1. 抗菌薬(抗生物質) …………………… 102
2. 抗炎症薬と副腎皮質ステロイド薬 …… 102

IX. 免疫　　[石津明洋] 103

A. 免疫とは ………………………………… 103
B. 免疫系の成り立ち ……………………… 103
1. 自然免疫系 …………………………… 103
2. 獲得免疫系 …………………………… 104

C. アレルギー ……………………………… 107
1. I型アレルギー ………………………… 107
　a. I型アレルギーの機序 /b. I型アレルギーによる疾患
2. II型アレルギー ………………………… 107
　a. II型アレルギーの機序 /b. II型アレルギーによる疾患
3. III型アレルギー ………………………… 109
　a. III型アレルギーの機序 /b. III型アレルギーによる疾患
4. IV型アレルギー ………………………… 109
　a. IV型アレルギーの機序 /b. IV型アレルギーによる疾患

D. 移植と免疫 ……………………………… 109
1. 臓器移植と拒絶反応 ………………… 109
　a. 超急性拒絶反応 /b. 急性拒絶反応 /c. 慢性拒絶反応
2. 骨髄移植とGVHD …………………… 110
　a. 急性GVHD /b. 慢性GVHD

E. 免疫不全症 ……………………………… 111
1. 先天性免疫不全症 …………………… 111
　a. 重症複合型免疫不全症 /b. ディジョージ症候群 /c. X連鎖無ガンマグロブリン血症
2. 後天性免疫不全症 …………………… 111
　a. 続発性免疫不全症 /b. エイズ

F. 自己免疫 ………………………………… 112
1. 自己寛容のしくみ …………………… 112
　a. 中枢性寛容 /b. 末梢性寛容
2. 自己免疫疾患 ………………………… 114
　a. 全身性自己免疫疾患と臓器特異的自己免疫疾患 /b. 自己抗体とII型, III型, V型アレルギー機序

G. 系統的全身性疾患 ……………………… 115
1. 全身性エリテマトーデス …………… 115
　a. 概念 /b. 病因 /c. 臨床事項 /d. 検査所見 /e. 診断基準 /f. 病理所見
2. リウマチ熱 …………………………… 117
　a. 概念 /b. 病因 /c. 臨床事項 /d. 検査所見 /e. 病理所見

3. 進行性全身性硬化症（強皮症） …………… 118
　a. 概念 /b. 病因 /c. 臨床事項 /d. 検査所見 /e. 診断基準 /f. 病理所見
4. 結節性多発動脈炎と顕微鏡的多発血管炎 …………………………………………………… 119
　a. 概念 /b. 病因 /c. 臨床事項 /d. 検査所見 /e. 病理所見
5. ベーチェット病 …………………………… 120
　a. 概念 /b. 病因 /c. 臨床事項 /d. 検査所見 /e. 病理所見

X. 感染症 ───── [谷澤 徹, 神山隆一] 122

A. 感染症とは …………………………………… 122
1. 感染と感染症 ……………………………… 122
2. 顕性感染と不顕性感染 …………………… 122
3. 流行 ………………………………………… 124
4. コッホの条件 ……………………………… 124

B. 病原体と宿主の防御機構 …………………… 124
1. 病原体と病原性 …………………………… 124
　a. 感染性 /b. 組織侵入性 /c. 毒素産生能
2. 感染経路と体内での拡散 ………………… 125
　a. 感染経路 /b. 病原体の体内での拡散
3. 宿主の感染防御機構 ……………………… 126
　a. 非特異的感染防御機構 /b. 特異的感染防御機構 /c. 宿主の全身反応
4. 正常細菌叢と菌交代症 …………………… 127
　a. 正常細菌叢 /b. 菌交代症
5. 日和見感染 ………………………………… 127

C. 病原体と主な感染症 ………………………… 128
1. プリオン …………………………………… 128
2. ウイルス …………………………………… 128
　a. 封入体 /b. 持続感染
3. クラミジア ………………………………… 129
4. リケッチア ………………………………… 129
5. 細菌（一般細菌） ………………………… 129
　a. 形質転換 /b. 化膿性球菌 /c. グラム陰性桿菌（腸内細菌群） /d. グラム陽性桿菌 /e. マイコプラズマ /f. 抗酸菌 /g. 放線菌
6. スピロヘータ ……………………………… 130
7. 真菌 ………………………………………… 131
　a. 表在性真菌症 /b. 深在性真菌症
8. 原虫 ………………………………………… 131
9. 寄生虫 ……………………………………… 132
　a. 回虫症 /b. 日本住血吸虫症

D. 感染症の治療 ………………………………… 132
1. 抗菌薬 ……………………………………… 133
2. 薬剤耐性 …………………………………… 133
3. 院内感染 …………………………………… 134

E. 人畜共通感染症 ……………………………… 134
1. 感染経路 …………………………………… 134
2. 伝播様式 …………………………………… 134
3. 宿主の感受性 ……………………………… 134

F. 感染症予防と細菌性・ウイルス性食中毒 ………………………………………………… 135
1. 感染症予防と関係法規 …………………… 135
2. 輸入感染症 ………………………………… 135
3. 細菌性・ウイルス性食中毒 ……………… 135
　a. 感染型食中毒 /b. 毒素型食中毒

XI. 老化 ───── [新井冨生, 神山隆一] 136

A. 老化と寿命 …………………………………… 137
B. 老化の機序 …………………………………… 137
1. プログラム説 ……………………………… 137
2. エラー蓄積（破綻）説 …………………… 137
　a. 体細胞突然変異説 /b. フリーラジカル説 /c. 生体機能異常説

C. 老化と分子生物学 …………………………… 138
D. 老化の形態学 ………………………………… 139
1. 細胞の変化 ………………………………… 139
2. 細胞間質の変化 …………………………… 139
3. 主要な臓器・組織の変化 ………………… 139
　a. 中枢神経系 /b. 心臓，血管系 /c. 呼吸器系 /d. 消化器系 /e. 泌尿・生殖器系 /f. 内分泌系 /g. 造血器，免疫系 /h. 筋骨格系 /i. その他

E. 老年病 ………………………………………… 141
1. 悪性腫瘍 …………………………………… 141
2. 感染症 ……………………………………… 141
3. 循環障害 …………………………………… 141

F. 早老症 ………………………………………… 142
G. 個体の死 ……………………………………… 142
1. 個体死 ……………………………………… 142
2. 脳死 ………………………………………… 142
3. 脳幹死 ……………………………………… 142
4. 植物状態 …………………………………… 142

H. 老年医療 ……………………………………… 142

XII. 放射線病理学　　　　　　　　　　　　　　　　　　　　　　　　　　　　　[水上勇治，武村哲浩] 144

- A. 放射線の種類と単位 …………… 144
- B. 放射線による生物学的効果 …… 145
  1. 放射線はDNA損傷を引き起こす …… 145
  2. 放射線は水を放射線分解しヒドロキシラジカルを生成する …… 145
- C. 放射線による細胞・組織の形態学的変化 …………… 146
  1. 細胞レベル …………… 146
  2. 組織レベル …………… 146
  3. 放射線治療の評価 …………… 148
- D. 放射線の全身被曝 …………… 148
  1. 中枢神経(脳)死 …………… 148
  2. 消化管死 …………… 148
  3. 造血器(骨髄)死 …………… 148
- E. 局所被曝による障害 …………… 148
  1. 造血器 …………… 148
  2. 生殖器 …………… 149
  3. 消化管 …………… 149
  4. 皮膚 …………… 149
  5. 水晶体 …………… 150
  6. 肺 …………… 150
  7. 腎臓 …………… 152
  8. 膀胱 …………… 152
- F. 放射線と発癌 …………… 152
- G. 癌の放射線治療 …………… 153
  1. 腫瘍の放射線感受性 …………… 153
  2. 放射線治療の組織学的効果判定基準 …… 153

XIII. 腫瘍　　　　　　　　　　　　　　　　　　　　　　　　　　　　　　　　　　　　156

- A. 発癌メカニズム，形態 ……… [河原　栄] 156
  1. 自律性の細胞機能 …………… 157
  2. 良性と悪性 …………… 157
     a. 局所浸潤 /b. 転移 /c. 悪性腫瘍の組織学的形態
  3. 腫瘍の分類 …………… 160
     a. 良性腫瘍の分類 /b. 癌腫と肉腫 /c. 癌腫の組織学的分類 /d. 特定の上皮細胞由来の癌 /e. 異なる細胞への分化 /f. 慣用的に用いられている名前 /g. 組織構築 /h. 肉腫の種類 /i. 芽細胞腫 /j. 過誤腫
  4. 腫瘍に関連した用語 …………… 164
     a. ポリープ /b. グレード(組織学的分化度)とステージ(臨床病期) /c. 上皮内癌と非浸潤癌 /d. 微小浸潤癌 /e. 異形成，境界病変 /f. 早期癌と進行癌 /g. オカルト癌，偶発癌，ラテント癌 /h. 多重癌，多発癌
  5. がんの原因 …………… 166
     a. 化学発がん /b. 物理的発がん /c. ウイルス発がん
  6. がん細胞の遺伝子変化 …………… 169
     a. がん遺伝子とがん原遺伝子 /b. 細胞増殖に関係する細胞内シグナル伝達経路 /c. がん遺伝子の活性化の機序 /d. がん抑制遺伝子 /e.DNA修復遺伝子 /f. テロメアとテロメラーゼ /g.DNAのメチル化
  7. 浸潤と転移の細胞生物学 …………… 176
     a. 基底膜の破壊 /b. 細胞間接着の阻害 /c. 細胞外マトリックスの分解 /d. 細胞外マトリックスへの接着 /e. 転移 /f. 血管新生
- B. 臨床 ……………… [松浦成昭] 177
  1. がんの疫学 …………… 178
     a. がんの頻度 /b. 地理的要因 /c. 年齢，性差 /d. 遺伝
  2. 腫瘍の臨床 …………… 180
     a. 腫瘍の診断 /b. 腫瘍の治療 /c. 病期と予後 /d. 予防

XIV. 先天異常　　　　　　　　　　　　　　　　　　　　　　　　　　　　　　　[中山雅弘] 191

- A. 先天異常の概念・成因・作用機序 ……… 191
- B. 染色体異常症 …………… 192
  1. 染色体異常の頻度 …………… 192
  2. 特徴的な染色体異常症 …………… 192
     a. ダウン症候群(21トリソミー) /b.18トリソミー /c.13トリソミー /d. 性染色体異常症
- C. 単一遺伝子異常 …………… 193
  1. 常染色体優性遺伝 …………… 193
  2. 常染色体劣性遺伝 …………… 194
  3. X連鎖劣性遺伝 …………… 194
  4. ミトコンドリア遺伝子による母性遺伝 …… 194
  5. ゲノムインプリンティング …………… 194
  6. 反復配列の伸長による疾患 …………… 194
- D. 多因子遺伝 …………… 195

E. 代表的な先天異常 ………………… 195
  1. 全身性および体壁の先天異常 ………… 195
  2. 骨格器の先天異常 ………………… 195
  3. 神経系の先天異常 ………………… 196
  4. 心血管系の先天異常 ……………… 198
  5. 呼吸器系の先天異常 ……………… 198
  6. 消化器系の先天異常 ……………… 199
  7. 泌尿器系の先天異常 ……………… 200
  8. 生殖器系の先天異常 ……………… 202
F. 先天異常発生の環境的要因 …………… 202
  1. 子宮内感染 ……………………… 203
  2. 物理的因子 ……………………… 203
  3. 化学的因子 ……………………… 203

XV. 病理学的検査の意義 ──────────────────── [長坂徹郎] 204

A. 病理解剖 ……………………………… 204
  1. 病理解剖に関する法令 ……………… 204
  2. 病理解剖の実際 …………………… 205
  3. 病理解剖の報告 …………………… 205
  4. 病理解剖記録の保管 ……………… 205
  5. 医療訴訟と病理解剖 ……………… 205
B. 病理組織診断 ………………………… 206
  1. 病理組織診断の実際 ……………… 206
    a. 標本の固定 /b. 切り出し /c. 脱水，包埋 /d. 薄切，伸展 /e. 染色，封入
  2. 病理組織診断と報告 ……………… 207
C. 術中迅速診断 ………………………… 208
D. 細胞診 ………………………………… 209
  1. 細胞診の種類 ……………………… 209
  2. 細胞診の実際 ……………………… 209
    a. 検体の提出 /b. 標本作製 /c. 鏡検 /d. 細胞診，診断結果の報告
E. 分子病理診断 ………………………… 210
  1. 検体と方法 ……………………… 210
  2. 免疫組織化学染色 ………………… 210

各 論

I. 循環器疾患 ──────────────────────────── 212

A. 心臓疾患 ……………………[梶原博毅] 212
  1. 心臓の発生 ……………………… 212
  2. 心臓の正常構造 …………………… 214
    a. 心臓の肉眼的構造 /b. 冠循環 /c. 心臓の組織学的構造
  3. 先天性心奇形 ……………………… 218
    a. 心房中隔欠損 /b. 心室中隔欠損 /c. 房室中隔欠損（心内膜床欠損）/d. 動脈管開存 /e. ファロー四徴 /f. ファロー五徴 /g. ファロー三徴 /h. アイゼンメンゲル複合症 /i. 右心症 /j. 大動脈縮窄（絞窄）/k. 肺動脈狭窄
  4. 虚血性心疾患 ……………………… 219
    a. 狭心症 /b. 心筋梗塞
  5. 炎症性心疾患 ……………………… 223
    a. リウマチ性心疾患（汎心臓炎）/b. 非リウマチ性心臓炎
  6. 特発性心筋症 ……………………… 227
    a. 肥大型心筋症 /b. 拡張型心筋症 /c. 拘束型心筋症
  7. 代謝障害 ………………………… 228
    a. ポンペ病 /b. コーリー病 /c. ファブリー病 /d. 心アミロイドーシス
  8. 腫瘍 ……………………………… 229
B. 血管疾患 …………… [福田利夫, 鈴木慶二] 229
  1. 血管の構造 ……………………… 229
    a. 動脈 /b. 静脈 /c. 血管壁を構成する細胞
  2. 動脈疾患 ………………………… 232
    a. 動脈硬化 /b. 動脈瘤 /c. 血管炎
  3. 静脈・リンパ管疾患 ……………… 239
    a. 静脈瘤 /b. 血栓性静脈炎 /c. リンパ管炎
  4. 血管・リンパ管腫瘍 ……………… 239
    a. 血管腫 /b. リンパ管腫

II. 呼吸器疾患 ────────────────────── [北村淳子, 横井豊治] 242

A. 呼吸器系の構造と機能 ……………… 242
  1. 呼吸器系の概観 …………………… 242
  2. 気道の構造 ……………………… 242
  3. 呼吸帯の構造 ……………………… 243
  4. 肺の脈管 ………………………… 243
B. 上気道の疾患 ………………………… 244

1. 鼻炎・副鼻腔炎 …………………… 244
2. 多発血管炎性肉芽腫症 …………… 244
3. 鼻腔・副鼻腔の腫瘍 ……………… 244
   a. 鼻腔・副鼻腔乳頭腫 /b. 鼻腔・副鼻腔癌,上顎癌
4. 慢性扁桃炎・アデノイド ………… 245
5. 喉頭結節,声帯ポリープ ………… 245
6. 喉頭癌 ……………………………… 245

C. 肺の疾患 ………………………………… 245
1. 肺の発生異常 ……………………… 245
   a. 肺低形成 /b. 先天性嚢胞性腺腫様奇形 /c. 肺分画症
2. 無気肺 ……………………………… 246
3. 肺水腫 ……………………………… 246
4. 急性呼吸窮迫症候群,びまん性肺胞傷害
   ………………………………………… 246
5. 慢性閉塞性肺疾患 ………………… 247
   a. 慢性気管支炎 /b. 慢性肺気腫
6. 気管支喘息 ………………………… 248
7. 気管支拡張症 ……………………… 249
8. びまん性汎細気管支炎 …………… 250
9. 閉塞性細気管支炎 ………………… 250
10. 塵肺 ………………………………… 250
    a. 珪肺 /b. アスベストによる肺・胸膜の疾患
11. 間質性肺炎・肺線維症 …………… 252
    a. 特発性肺線維症,通常型間質性肺炎 /b. 非特異性間質性肺炎 /c. 特発性器質化肺炎 /d. 急性間質性肺炎 /e. 膠原病の肺病変 /f. 放射線肺炎と薬剤性肺炎
12. 肺の感染症 ………………………… 255
    a. 気管支炎・細気管支炎 /b. 肺炎 /c. 感染症による間質性肺炎 /d. 肺膿瘍 /e. 肺結核と非結核性抗酸菌症 /f. 肺の真菌感染症
13. サルコイドーシス ………………… 258
14. 過敏性肺臓炎 ……………………… 259
15. 肺胞タンパク症 …………………… 259
16. 肺塞栓と肺梗塞 …………………… 260
17. 肺高血圧症 ………………………… 260
18. 血管炎症候群 ……………………… 261
    a. 抗GBM抗体関連疾患(グッドパスチャー症候群) /b. 多発血管炎性肉芽腫症 /c. 好酸球性多発血管炎性肉芽腫症(アレルギー性肉芽腫性血管炎 /d. 顕微鏡的多発血管炎
20. 肺の腫瘍 …………………………… 262
    a. 肺癌 /b. カルチノイド腫瘍 /c. 転移性肺腫瘍 /d. その他の肺腫瘍

D. 胸膜の疾患 ……………………………… 266
1. 胸膜の非腫瘍性疾患 ……………… 266
   a. 胸膜炎 /b. アスベストによる非腫瘍性胸膜疾患
2. 胸膜腫瘍 …………………………… 266
   a. 悪性中皮腫 /b. 限局性線維性腫瘍(孤立性線維性腫瘍) /c. 胸膜癌症(癌性胸膜炎)

E. 縦隔の疾患 ……………………………… 267
1. 縦隔の構造 ………………………… 267
2. 縦隔炎 ……………………………… 267
3. 縦隔腫瘍および腫瘍様病変 ……… 267

III. 消化器疾患 ———————————————————————————— 269

A. 消化器疾患
   …………[1〜4. 森 泰昌,5〜10. 九嶋亮治] 269
1. 歯 …………………………………… 269
   a. 構造 /b. 形成異常 /c. 歯ならびに歯に関連する疾患
2. 口腔 ………………………………… 270
   a. 発生と構造 /b. 頭蓋顔面の奇形 /c. 感染性疾患 /d. 炎症性疾患 /e. 自己免疫疾患 /f. 腫瘍
3. 顎関節 ……………………………… 272
   a. 構造と疾患
4. 唾液腺 ……………………………… 272
   a. 構造 /b. 炎症性疾患 /c. 自己免疫疾患 /d. 腫瘍
5. 咽頭・喉頭 ………………………… 273
   a. 炎症性疾患 /b. 腫瘍
6. 食道 ………………………………… 274
   a. 構造と機能 /b. 形態・機能異常 /c. 循環障害 /d. 炎症性病変 /e. バレット食道 /f. 腫瘍様病変 /g. 腫瘍性疾患
7. 胃 …………………………………… 278
   a. 構造と機能 /b. 形態・機能異常 /c. 炎症性病変 /d. 潰瘍性病変(消化性潰瘍) /e. 腫瘍様病変 /f. 腫瘍性病変
8. 腸 …………………………………… 285
   a. 小腸の構造と機能 /b. 大腸の構造と機能 /c. 形態・機能異常 /d. 循環障害 /e. 炎症性病変 /f. 腫瘍様病変 /g. 腫瘍性病変
9. 虫垂 ………………………………… 291
   a. 炎症性疾患 /b. 腫瘍性疾患
10. 肛門管 ……………………………… 292
    a. 構造と機能 /b. 形態・機能異常 /c. 非腫瘍性疾

患と腫瘍様病変 /d. 腫瘍性病変
B．肝臓・胆嚢および胆道・膵臓・腹膜
　　……………………………［岩渕三哉］293
1. 肝臓 ……………………………………… 293
a. 肝臓の発生 /b. 肝臓の構造と機能 /c. 形成と形態の異常 /d. 肝細胞の壊死と再生 /e. 代謝障害 /f. 薬物性肝障害 /g. アルコール性肝障害 /h. 循環障害 /i. 肝炎 /j. 細菌などの感染症 /k. 寄生虫症 /l. 肝硬変 /m. 臓器移植に伴う肝障害 /n. 腫瘍類似病変 /o. 腫瘍
2. 胆嚢および胆管 ………………………… 311

a. 胆嚢および胆管の構造と機能 /b. 形成異常と関連疾患 /c. 胆石症 /d. 胆嚢炎 /e. 胆管炎 /f. コレステロール沈着症 /g. 腫瘍類似病変 /h. 腫瘍
3. 膵臓 ……………………………………… 318
a. 膵臓の発生 /b. 膵臓の構造と機能 /c. 先天異常 /d. 萎縮・代謝障害 /e. 循環障害 /f. 炎症 /g. 腫瘍類似病変 /h. 腫瘍
4. 腹膜 ……………………………………… 325
a. 腹膜の構造と機能 /b. ヘルニア /c. 腹水 /d. 腹膜炎 /e. 子宮内膜症 /f. 腫瘍

Ⅳ．内分泌疾患 ─────────────────────────── ［川井久美, 長坂徹郎］329

A．視床下部と下垂体疾患 …………… 329
1. 構造と機能 ……………………………… 329
2. 循環障害 ………………………………… 330
3. 腫瘍 ……………………………………… 330
a. 視床下部の脳腫瘍 /b. 下垂体腫瘍
4. 機能亢進症 ……………………………… 330
a. クッシング病 /b. 巨人症, 先端巨大症 /c. 乳汁漏出・無月経症候群
5. 機能低下症 ……………………………… 331
a. 下垂体前葉機能低下症 /b. 下垂体性小人症 /c. 尿崩症

B．甲状腺疾患 ……………………………… 332
1. 構造と機能 ……………………………… 332
2. 先天異常 ………………………………… 332
3. 進行性病変（過形成）…………………… 332
a. グレーヴス病（バセドウ病）/b. 腺腫様甲状腺腫
4. 炎症 ……………………………………… 333
a. 慢性甲状腺炎 c・橋本病 /b. 亜急性甲状腺炎（亜急性肉芽腫性甲状腺炎）
5. 腫瘍 ……………………………………… 334
a. 濾胞腺腫 /b. 甲状腺癌
6. 甲状腺機能亢進症 ……………………… 336
7. 甲状腺機能低下症 ……………………… 336
a. 乳幼児期発症：クレチン病 /b. 成人発症：粘液水腫 /c. 原発性甲状腺機能低下症 /d. 続発性甲状腺機能低下症

C．副甲状腺疾患 …………………………… 337
1. 構造と機能 ……………………………… 337
2. 進行性病変（過形成）…………………… 337
a. 原発性副甲状腺過形成 /b. 続発性副甲状腺過形成
3. 腫瘍 ……………………………………… 338

a. 副甲状腺腺腫 /b. 副甲状腺癌
4. 機能亢進症 ……………………………… 338
a. 原発性副甲状腺機能亢進症 /b. 二次性副甲状腺機能亢進症
5. 機能低下症 ……………………………… 339

D．副腎皮質疾患 …………………………… 339
1. 構造と機能 ……………………………… 339
2. 先天異常 ………………………………… 339
a. 先天性副腎皮質過形成
3. 進行性病変（過形成）…………………… 340
a. 副腎皮質過形成
4. 腫瘍 ……………………………………… 340
a. 副腎皮質腺腫 /b. 副腎皮質癌
5. 機能亢進症 ……………………………… 341
a. クッシング症候群 /b. 高アルドステロン症 /c. 副腎性器症候群
6. 機能低下症, 副腎皮質不全 …………… 342
a. 原発性副腎皮質不全 /b. 続発性副腎皮質不全

E．副腎髄質疾患 …………………………… 342
1. 構造と機能 ……………………………… 342
2. 腫瘍 ……………………………………… 342
a. 褐色細胞腫 /b. 神経芽細胞腫

F．膵臓ランゲルハンス島疾患 ………… 343
1. 構造と機能 ……………………………… 343
2. 腫瘍, 膵内分泌腫瘍 …………………… 343
a. インスリノーマ /b. ガストリノーマ（ゾリンジャー・エリソン症候群）/c. VIP 産生腫瘍（WDHA 症候群）/d. ソマトスタチノーマ /e. グルカゴノーマ

G．多発性内分泌腫瘍症 ………………… 344
a. MEN 1 型 /b. MEN 2 型

V. 泌尿器疾患 ────────────────── [福田利夫, 鈴木慶二] 345

A. 腎疾患 ……………………………… 345
1. 腎臓の解剖・生理 ……………… 345
   a. ネフロン / b. 糸球体の形態と機能 / c. 尿細管の形態と機能 / d. 尿の異常
2. 腎不全 ………………………………… 348
   a. 急性腎不全 / b. 慢性腎不全 / c. 尿毒症
3. 糸球体障害 …………………………… 351
   a. 糸球体腎炎 / b. ネフローゼ症候群
4. 尿細管間質障害 ……………………… 360
   a. 尿細管間質性腎炎 / b. 腎盂腎炎 / c. 腎結核
5. 他の系統的疾患に起因した腎障害 …… 362
   a. 全身性エリテマトーデス / b. 腎血管炎 / c. IgA血管炎 (ヘノッホ・シェーンライン紫斑病)
6. 腎血管性疾患 ………………………… 363
7. 血栓性微小血管症 …………………… 364
8. 水腎症 ………………………………… 364
9. 尿路結石 ……………………………… 365
10. 腎移植 ……………………………… 365
11. 先天奇形 …………………………… 366
    a. 馬蹄腎 / b. 嚢胞腎
12. 腎腫瘍 ……………………………… 367
    a. 良性腫瘍 / b. 悪性腫瘍

B. 下部尿路疾患 ……………………… 369
1. 尿管疾患 ……………………………… 369
   a. 解剖 / b. 先天奇形 / c. 尿管腫瘍
2. 膀胱疾患 ……………………………… 369
   a. 解剖 / b. 先天奇形 / c. 膀胱炎 / d. 膀胱腫瘍
3. 尿路疾患の細胞診 …………………… 371

VI. 生殖器疾患 ──────────────────────── 372

A. 男性生殖器疾患 …… [長坂徹郎, 今井美和] 372
1. 構造と機能 …………………………… 372
2. 進行性病変 …………………………… 374
   a. 前立腺肥大症 (前立腺結節性過形成)
3. 炎症 …………………………………… 374
   a. 精巣炎 / b. 精巣上体炎
4. 性感染症 ……………………………… 375
5. 腫瘍 …………………………………… 375
   a. 精巣腫瘍 / b. 陰茎癌 / c. 前立腺癌 / d. 精巣付属器の腫瘍
6. 先天異常 ……………………………… 379
   a. 停留精巣
7. 精巣付属器の非腫瘍性疾患 ………… 380
   a. 精巣水瘤と陰嚢血腫 / b. 精液瘤 / c. 精索静脈瘤 / d. 精索捻転

B. 女性生殖器
[1~4. 山下依子, 長坂徹郎, 5~6. 長坂徹郎] 380
1. 構造と機能 …………………………… 381
2. 外陰・腟の疾患 ……………………… 382
   a. 炎症性疾患 / b. 外陰癌, 腟癌
3. 子宮頸部の疾患 ……………………… 383
   a. 子宮腟部びらん / b. 子宮頸部炎 / c. 子宮頸部ポリープ / d. 分葉状頸管腺過形成 / e. 異形成と癌 / f. 子宮頸癌
4. 子宮体部の疾患 ……………………… 385
   a. 子宮内膜炎 / b. 子宮内膜症 / c. 子宮内膜増殖症 / d. 子宮内膜癌 / e. 平滑筋腫 (子宮筋腫) / f. 平滑筋肉腫
5. 卵管・卵巣の疾患 …………………… 387
   a. 卵管・卵巣の解剖 / b. 卵管の良性疾患 / c. 卵巣腫瘍
6. 胎盤の形成と絨毛性疾患 …………… 393
   a. 胎盤の形成 / b. 絨毛性疾患および腫瘍

C. 乳腺疾患 …………………… [黒田 一] 394
1. 乳腺の構造 …………………………… 394
2. 乳腺良性病変 ………………………… 394
   a. 腫瘍様病変 / b. 乳腺症 / c. 良性腫瘍
3. 乳腺悪性病変 ………………………… 397
   a. 乳癌 / b. 悪性葉状腫瘍

VII. 神経系疾患 ─────────────────────── 402

A. 中枢神経系疾患 …………… [高橋聖之] 402
1. はじめに …………………………… 402
   a. ニューロン / b. グリア細胞 / c. 中枢神経系の疾患
2. 脳ヘルニアおよび脳浮腫 …………… 404
   a. 脳ヘルニア / b. 脳浮腫
3. 脳血管障害 …………………………… 405
   a. 脳梗塞 / b. 脳内出血 / c. 嚢状動脈瘤とくも膜下出血 / d. 血管奇形 / e. 急性硬膜外血腫と慢性硬膜下血腫

4. 中枢神経系の感染症 …………………… 410
  a. 髄膜炎 /b. 脳実質の感染症
5. 中枢神経系の変性・老年疾患 ………… 415
  a. 認知症性疾患 /b. パーキンソン病 /c. ハンチントン病 /d. 運動ニューロン病
6. 脱髄疾患 ………………………………… 418
  a. 多発性硬化症（MS）/b. ロイコジストロフィー
7. その他の先天性代謝障害 ……………… 420
8. 後天性代謝障害と中毒症 ……………… 420
9. 中枢神経系の発生異常 ………………… 421
10. 中枢神経系の腫瘍 ……………………… 421
  a. グリオーマ（膠腫）/b. 原始神経外胚葉性腫瘍 /c. 髄膜腫 /d. その他の中枢神経系原発の腫瘍 /e. 転移性脳腫瘍
B. 末梢神経系疾患 ………………[依藤史郎] 426
 1. 構造と機能 ……………………………… 427
 2. 末梢神経病変の特徴 …………………… 427
  a. 軸索変性 /b. 脱髄 /c. ワーラー変性
 3. 末梢神経障害の臨床病型 ……………… 428
  a. 多発ニューロパチー /b. 単ニューロパチー, 多発単ニューロパチー
 4. 遺伝性ニューロパチー ………………… 429
  a. シャルコー・マリー・トゥース病 /b. 家族性アミロイドポリニューロパチー /c. 急性間欠性ポルフィリン症 /d. フォンレックリングハウゼン病
 5. 後天性ニューロパチー ………………… 430
  a. 免疫性ニューロパチー /b. 代謝性・内分泌性ニューロパチー /c. 中毒性ニューロパチー /d. 物理的圧迫損傷によるニューロパチー /e. 末梢神経の腫瘍 /f. 感染性ニューロパチー /g. 膠原病によるニューロパチー /h. 腫瘍随伴性ニューロパチー /i. その他
C. 神経筋接合部疾患 ……………[依藤史郎] 435
 1. 構造と機能 ……………………………… 435
 2. 代表的疾患 ……………………………… 435
  a. 重症筋無力症 /b. ランバート・イートン筋無力症症候群

Ⅷ. 造血器疾患 ─────────────────────[神山隆一] 437

A. 血液および骨髄 ………………………… 438
 1. 血球とその機能 ………………………… 438
 2. 血球の生成・分化 ……………………… 438
 3. 骨髄の構造と機能 ……………………… 439
 4. 赤血球系の異常 ………………………… 440
  a. 貧血 /b. 赤血球増加症
 5. 白血球系およびその類縁の異常 ……… 447
  a. 白血球増加症 /b. 白血球減少症 /c. 無顆粒球症 /d. 類白血病反応 /e. 白血病 /f. 非定型的白血病および骨髄異形成症候群 /g. 骨髄増殖性腫瘍（骨髄増殖症候群, 骨髄増殖性疾患）/h. 骨髄腫およびマクログロブリン血症
 6. 血小板系の異常・出血性素因 ………… 456
  a. 特発性血小板減少性紫斑病 /b. 血栓性血小板減少性紫斑病 /c. 血友病 /d. シェーンライン・ヘーノホ紫斑病 /e. 播種性血管内凝固症候群 /f. 本態性血小板血症
 7. 悪性腫瘍の骨髄転移 …………………… 459
B. リンパ節 ………………………………… 459
 1. リンパ節の構造と機能 ………………… 459
 2. リンパ節の反応性病変およびリンパ節炎・リンパ節症 ………………………………… 460
  a. 非特異性リンパ節炎 /b. ネコひっかき病 /c. 結核性リンパ節炎 /d. サルコイドーシス /e. トキソプラズマ症 /f. 伝染性単核症 /g. 後天性免疫不全症候群 /h. [組織球性]壊死性リンパ節炎 /i. 好酸球性リンパ節炎 /j. 皮膚病性リンパ節炎 /k. 関節リウマチ /l. キャッスルマン病
 3. 悪性リンパ腫 …………………………… 463
  a. 非ホジキンリンパ腫 /b. ホジキンリンパ腫 /c. 悪性リンパ腫の成因と病態
 4. 悪性腫瘍のリンパ節転移 ……………… 470
C. 細網内皮系（網内系） ………………… 470
 1. 蓄積性組織球症 ………………………… 470
 2. アミロイドーシス ……………………… 470
 3. ランゲルハンス細胞組織球症 ………… 470
 4. 悪性組織球症 …………………………… 471
D. 脾臓 ……………………………………… 471
 1. 脾臓の構造と機能 ……………………… 471
 2. 発生異常 ………………………………… 472
  a. 無脾症 /b. 副脾
 3. うっ血性脾腫 …………………………… 472
 4. 特発性門脈圧亢進症およびバンチ症候群 ……………………………………………… 472
 5. 脾炎 ……………………………………… 473
 6. 腫瘍 ……………………………………… 473
 7. 原因別にみた脾腫 ……………………… 474
 8. 脾機能亢進症 …………………………… 474

E. 胸腺 ……………………………… 474
　1. 胸腺の構造と機能 ………………… 474
　2. 発生異常 …………………………… 474
　3. 過形成 ……………………………… 475
　4. 腫瘍 ………………………………… 475
　　a. 胸腺腫／b. 悪性リンパ腫／c. その他

IX. 運動器疾患 ——————————————— 477

A. 骨・軟骨 …………………[上田善道] 477
　1. 骨・軟骨の構造と機能 …………… 477
　　a. 構造と機能／b. 骨のでき方(膜性骨化と軟骨内骨化)／c. 骨の組成とリモデリング
　2. 骨折 ………………………………… 478
　　a. 骨折の定義と分類／b. 骨折の修復過程／c. 骨折修復の阻害因子
　3. 代謝性骨疾患 ……………………… 479
　　a. 骨粗鬆症／b. 副甲状腺機能亢進症／c. ビタミンD欠乏症(くる病, 骨軟化症)／d. 慢性腎不全に伴う骨代謝障害(腎性骨異栄養症)
　4. 無腐性骨壊死(骨の循環障害) …… 482
　　a. 特発性大腿骨壊死／b. 骨端部虚血性壊死(骨軟骨症)／c. 離断性骨軟骨炎
　5. 骨腫瘍および腫瘍様病変 ………… 482
　　a. 転移性骨腫瘍／b. 多発性骨髄腫(形質細胞腫)／c. 原発性骨腫瘍／d. 骨腫瘍様病変
　6. その他の骨・軟骨性疾患 ………… 488
　　a. 感染症：骨髄炎／b. パジェット病／c. 先天性骨・軟骨疾患

B. 関節とその付属器 ………[久岡正典] 489
　1. 構造と機能 ………………………… 489
　2. 変性・代謝性疾患 ………………… 490
　　a. 変形性関節症／b. 椎間板ヘルニア／c. 痛風／d. ピロリン酸カルシウム結晶沈着症／e. 脊柱靱帯骨化症
　3. 炎症性疾患 ………………………… 492
　　a. 関節リウマチ／b. 化膿性関節炎／c. 結核性関節炎
　4. 外傷性疾患および物理的障害 …… 494
　　a. 手根管症候群／b. 離断性骨軟骨炎／c. 半月板損傷／d. アキレス腱断裂／e. 関節脱臼／f. 他の外傷・物理的障害
　5. 腫瘍および腫瘍様病変 …………… 495
　　a. 腱鞘巨細胞腫／b. ガングリオン／c. 滑膜軟骨腫症／d. 手掌・足底線維腫症

C. 骨格筋 ……………………[河原　栄] 497
　1. 筋肉の正常構造および機能 ……… 497
　2. 神経原性萎縮 ……………………… 498
　3. 筋ジストロフィー ………………… 498
　　a. 伴性劣性型筋ジストロフィー／b. 常染色体型筋ジストロフィー／c. 先天性筋ジストロフィー／d. 筋緊張性ジストロフィー
　4. 先天性非進行性ミオパチー ……… 500
　5. 代謝性ミオパチー ………………… 500
　　a. 糖原病／b. ミトコンドリアミオパチー／c. 脂質ミオパチー
　6. 炎症性ミオパチー ………………… 502

X. 皮膚および軟部組織疾患 ——————————— [泉　美貴] 504

A. 皮膚疾患 …………………………… 504
　1. 皮膚の発生と正常構造 …………… 504
　2. 炎症性皮膚疾患 …………………… 505
　　a. 表皮の変化／b. 表皮真皮境界型炎症／c. 水疱形成性疾患／d. 血管の病変／e. 肉芽腫／f. 真皮の変化／g. 皮下脂肪織の変化／h. 感染症
　3. 腫瘍性皮膚疾患—良性 …………… 511
　　a. 表皮系腫瘍／b. 皮膚付属器腫瘍／c. 色素細胞(メラノサイト)性疾患
　4. 腫瘍性皮膚疾患—悪性 …………… 512
　　a. 扁平上皮癌／有棘細胞癌／b. 日光角化症／光線角化症／老人性角化症／c. ボーエン病／d. 基底細胞上皮癌(腫)／e. 乳房外パジェット病／f. 悪性黒色腫(メラノーマ)／g. 菌状息肉症

B. 軟部組織疾患 ……………………… 514
　1. 瘢痕, ケロイド …………………… 515
　2. 皮膚線維腫(良性線維性組織球腫) … 515
　3. 隆起性皮膚線維肉腫 ……………… 515
　4. 神経鞘腫 …………………………… 515
　5. 神経線維腫 ………………………… 515
　6. 脂肪腫, 脂肪肉腫 ………………… 515
　7. 平滑筋腫, 平滑筋肉腫 …………… 516
　8. 横紋筋肉腫 ………………………… 516
　9. 悪性線維性組織球腫／未分化多形肉腫 … 516
　10. 滑膜肉腫 …………………………… 517

XI. 感覚器疾患 ［三浦克敏］518

- A. 平衡聴覚器 …………………………… 518
  1. 平衡聴覚器の構造と機能 …………… 518
     a. 聴覚 / b. 平衡覚
  2. 炎症 ……………………………………… 519
     a. 急性中耳炎 / b. 慢性中耳炎 / c. 真珠腫性中耳炎 / d. ウイルスによる内耳疾患
  3. 腫瘍 ……………………………………… 519
  4. その他 …………………………………… 520
- B. 視覚器 …………………………………… 520
  1. 視覚器の構造と機能 …………………… 520
  2. 炎症 ……………………………………… 520
     a. 麦粒腫 / b. 霰粒腫
  3. 腫瘍 ……………………………………… 520
     a. 網膜芽細胞腫 / b. 悪性黒色腫
  4. その他 …………………………………… 521
     a. 緑内障 / b. 白内障 / c. 網膜剥離 / d. 加齢黄斑変性症 / e. 網膜色素変性症 / f. 全身疾患と眼病変

索　引 ─────────────────────────────── 523

『スタンダード病理学 第4版』付録：Web掲載写真のご案内

- 本書に収録した病理写真※のカラー版および書籍未収録の病理カラー写真を付録として弊社のWeb siteに掲げました．
- 書籍未収録の写真については本文中の関連する箇所に「web」というマークを付けて関わりを示しています．
- 閲覧には専用のページにアクセスいただく必要があります．お使いのWebブラウザ内のアドレスバーに下記のURLをご入力し，アクセスして下さい．
  https://www.bunkodo.co.jp/pdfs/standard_pathology.html
  ※本書収録の写真のうち，一部の写真はWeb付録に未収録となっております．

口　絵

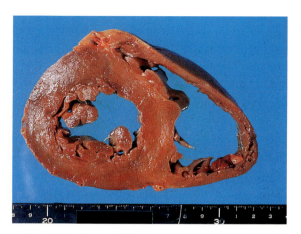

アミロイドーシスの心臓
心臓は腫大し，蠟様を呈している．（本文49頁，図1）

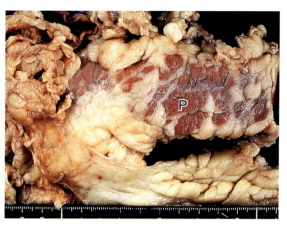

膵臓のヘモジデローシス
膵臓(P)はヘモジデリンの沈着により褐色調を呈している．（本文58頁，図7）

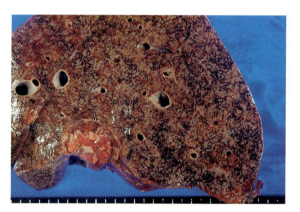

肝うっ血（ニクズク肝）（本文82頁，図17）

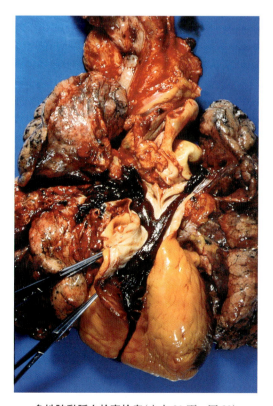

急性肺動脈血栓塞栓症（本文91頁，図29）

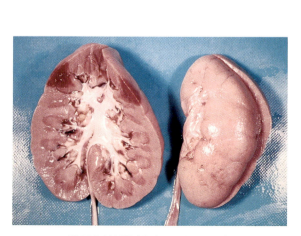

腎梗塞（新鮮）（本文92頁，図30）

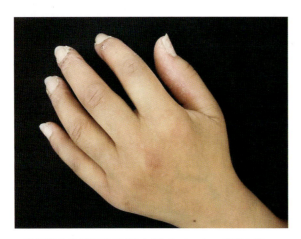

進行性全身性硬化症（強皮症）のソーセージ様の指
手指の腫脹を認める（浮腫期）．（本文118頁，図12）

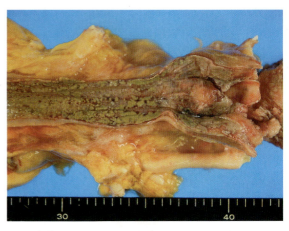

カンジダ食道炎［剖検検体の咽頭（右）から食道（左）の粘膜］
食道粘膜面に汚い苔状の真菌塊が地図状に付着している．（本文131頁，図6）

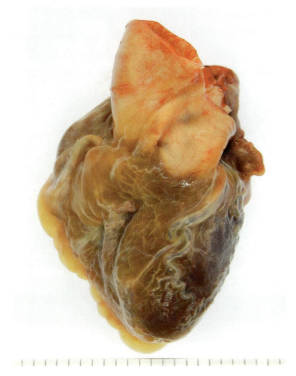

心臓の褐色萎縮
心臓は萎縮し，褐色調を呈している．（本文140頁，図4）

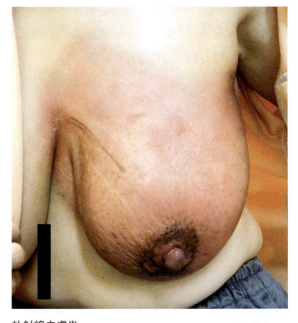

放射線皮膚炎
乳癌術後50 Gy照射後．照射部位に一致して紅斑が認められる．乳輪には湿性落屑を伴う．（本文150頁，図7）

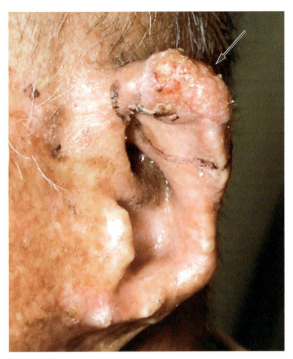

放射線照射 70 年後に発生した皮膚癌
尋常性狼瘡に対し放射線治療後，左耳介上部に腫瘍が発生した．（本文 151 頁，図 8A）

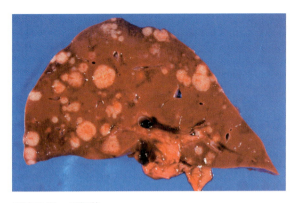

胃癌の肝への転移
胃癌は肝に転移しやすく，多発性の転移腫瘍を形成する．肝には肝硬変がないので，第一に腹部臓器の癌の転移を考える．（本文 158 頁，図 3）

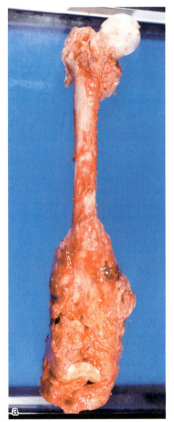

遺伝子の増幅，均一染色領域（HSR）と微小染色対（DM）
写真は FISH 法による *ERBB2* 遺伝子の増幅を示す．a：間期の核内に大きく単一のシグナルがあり，HSR のパターンに相当する．b：小さなシグナルが核内に多数散在している．DM のパターンを示している．（写真は金沢市立病院 小林雅子博士のご厚意による）（本文 173 頁，図 13）

骨肉腫と軟骨肉腫
非上皮性の悪性腫瘍である肉腫は小児から若年に多い．a：18 歳の大腿骨遠位部にできた骨肉腫．（本文 165 頁，図 9）

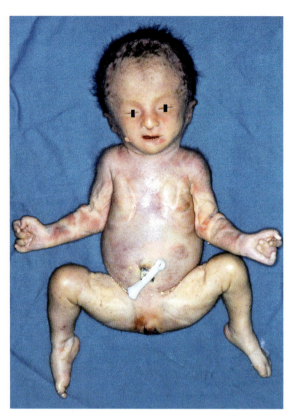

18トリソミーの全身像
38週,1,840gで出生し,生後2日目に死亡.(本文192頁,図1)

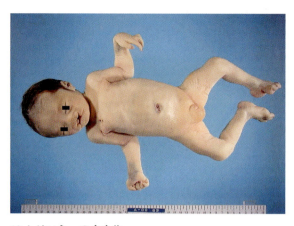

13トリソミーの全身像
37週,1,622gで出生し,生後3日目に死亡.口唇口蓋裂・心奇形合併.(本文193頁,図2)

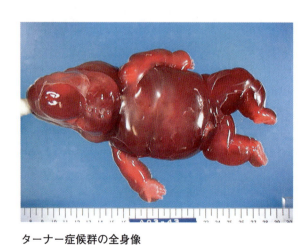

ターナー症候群の全身像
20週,434g.四肢末端までの全身浮腫が著明.(本文193頁,図3)

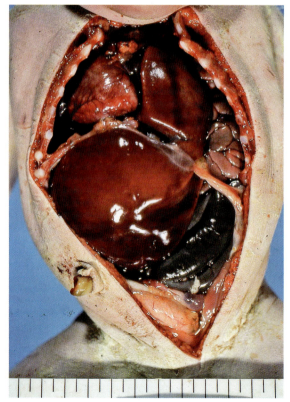

横隔膜ヘルニア症例の胸腹部像
胃・小腸・肝臓左葉・脾臓などが左胸腔内に陥入.(本文195頁,図4)

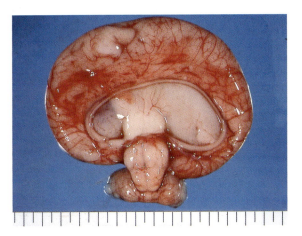

無葉型全前脳胞症
大脳の左右への分化はなく，囊胞状の大きな脳室が中央にみられる．（本文197頁，図5）

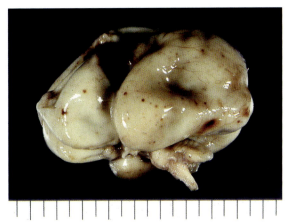

滑脳症
34週，525gで出生し，生後15日目に死亡．脳回は全く認められず，週数に比較して明らかな異常．（本文197頁，図6）

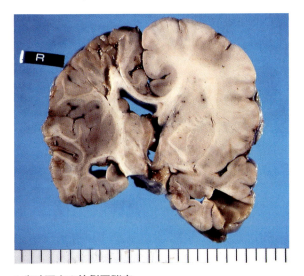

1歳時死亡の片側巨脳症
大脳割面で，左半球の異常．（本文197頁，図7）

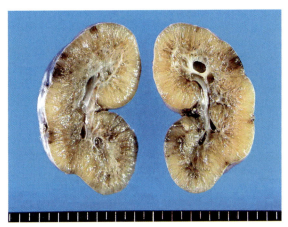

常染色体劣性多発囊胞腎の腎臓割面像
腎は両側とも腫大し，紡錘状に集合管の拡張がみられる．（本文201頁，図11）

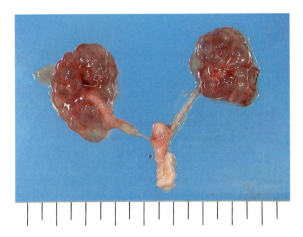

両側多囊胞腎
多数の囊胞からなり，正常の構造は乏しい．（本文201頁，図12）

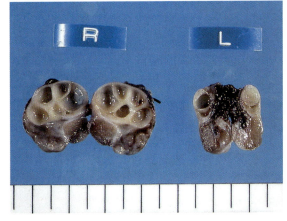

両側の卵精巣
左右ともに卵巣および精巣組織を認める．（本文202頁，図13）

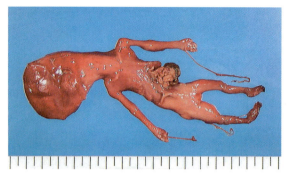

19週で子宮内胎児死亡となった羊膜索症候群症例
手足の羊膜索と臍帯ヘルニアを認める．（本文203頁，図14）

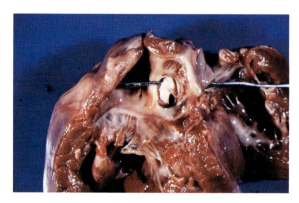

卵円孔開存（本文217頁，図9）

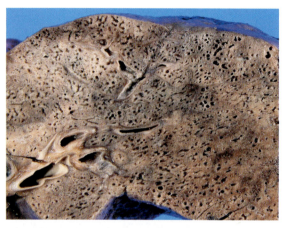

びまん性肺胞傷害（増殖期）の肉眼像
肺実質はびまん性に硬化し，蒼白または暗赤色調である．（横井豊治他：病理と臨床 24：821-827，2006より）（本文247頁，図5）

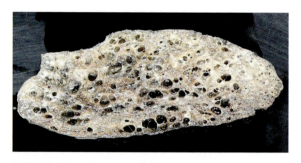

慢性肺気腫（小葉中心性）の肉眼像
主として小葉中心性に気腔が拡張し，炭粉沈着を伴っている．（本文249頁，図9）

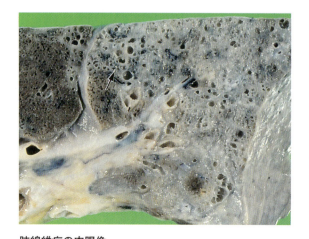

肺線維症の肉眼像
肺の主として下葉において肺実質の硬化と気腔の拡張が著しく，蜂巣肺を呈する（矢印）．（本文254頁，図18）

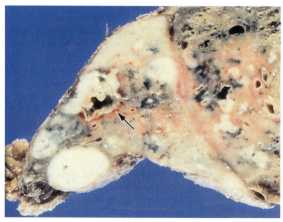

肺結核（二次結核）の肉眼像
乾酪壊死（スイスチーズ様の黄色壊死物）を伴う病変に空洞を伴う（矢印）．（本文259頁，図23）

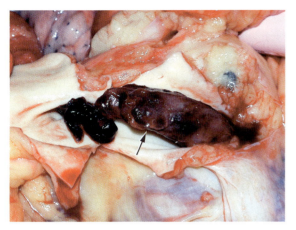

肺塞栓の肉眼像
大きい塞栓（矢印）が肺動脈主幹の内腔を閉塞している．
（本文261頁，図28）

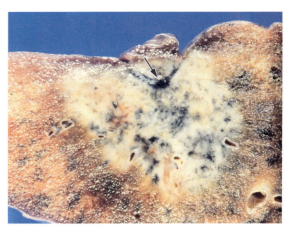

肺腺癌の肉眼像
胸膜下に発生した腺癌．灰白色充実性の境界不明瞭な病変で軽度の胸膜陥入（矢印）を伴う．（本文263頁，図30）

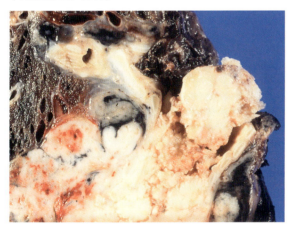

肺扁平上皮癌の肉眼像
中枢気管支に発生した扁平上皮癌が気管支内腔を閉塞（矢印）するとともに周囲の組織に浸潤している．（本文263頁，図33）

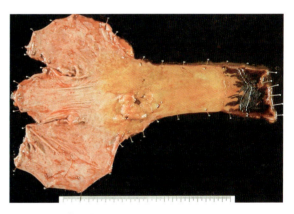

バレット食道の肉眼像
ヨードを塗布しており，扁平上皮の部分が褐色に染め出されている．食道下部には潰瘍を伴う隆起性病変（腺癌）を認める．（本文276頁，図7）

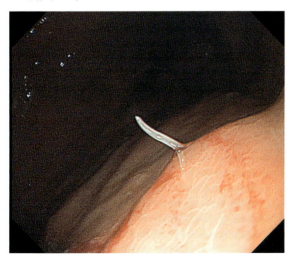

胃アニサキス症の内視鏡像
（本文280頁，図14）

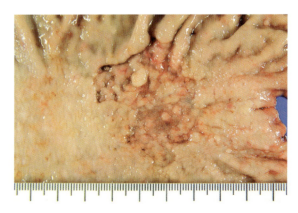

0-Ⅱc型早期胃癌の肉眼像
（本文282頁，図20）

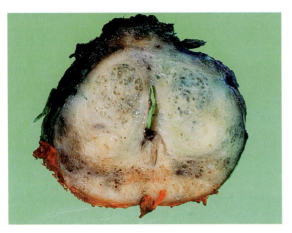

前立腺肥大症の割面像
中央に尿道をみる．尿道周囲の領域は結節状の過形成を示し，尿道は圧排されている．（本文374頁，図3）

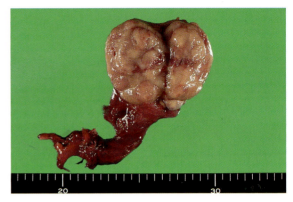

セミノーマの割面像
摘出された精巣と精索を示す．精巣は腫瘍に置換されて白色調を呈し，結節状である．（本文376頁，図5）

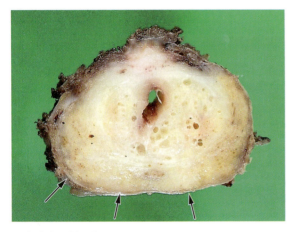

前立腺癌の割面像
辺縁部に無構造な硬化をみる（矢印）．前立腺癌が間質の線維化を伴って浸潤している部位と考えられる．（本文378頁，図6）

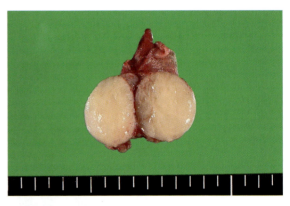

腺腫様腫瘍の割面像
摘出された精巣を示す．精巣を置換した白色調の腫瘍をみるが，間質の線維化のため，弾性硬を示す．（本文379頁，図9）

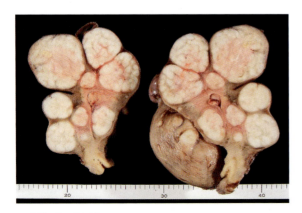

子宮筋腫の肉眼像
子宮体部にはさまざまな大きさの白色，結節状の腫瘍が多数認められる．（本文387頁，図24）

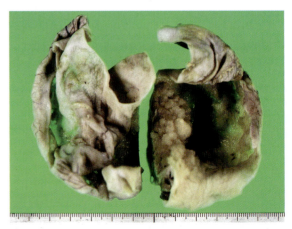

漿液性境界悪性腫瘍の肉眼像
囊胞内面に小結節状隆起が密集している．分枝状・乳頭状に増生する腫瘍に相当する所見．（本文389頁，図25）

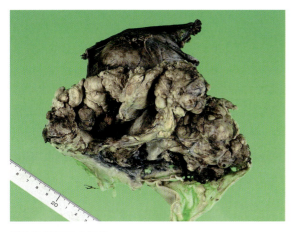

明細胞腺癌の肉眼像
囊胞内に黄白色調の結節が多発している．（本文390頁，図26）

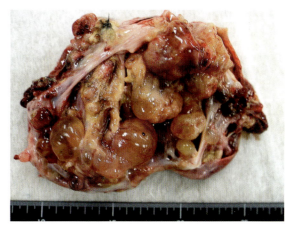

成熟奇形腫の肉眼像
囊胞内に皮脂が貯留し，粘液を入れる囊胞，毛髪など多彩な組織が混在している．出血や壊死は認めない．（本文392頁，図27）

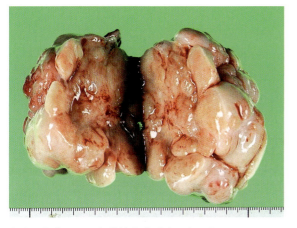

乳癌の転移による転移性卵巣腫瘍の肉眼像
八つ頭状で，黄白色長で充実した割面を示す．（本文392頁，図28）

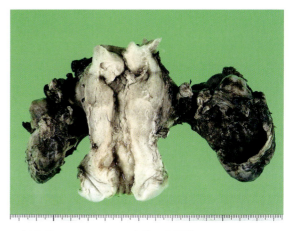

両側卵巣のチョコレート囊胞の肉眼像
陳旧性の血腫は黒色調となる．（本文393頁，図29）

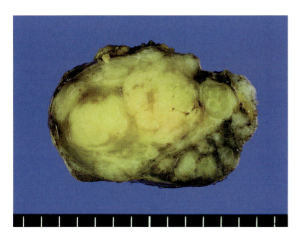

線維腺腫の割面像
割面において軽度に分葉した境界明瞭な粘液質な性状を示す充実性腫瘤である．（本文397頁，図35）

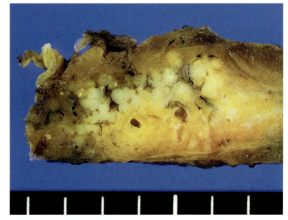

非浸潤性乳管癌の割面像
割面において多数の白色結節状病変が認められる．中心壊死物質が黄白色の点状病巣として認められる．（本文400頁，図40）

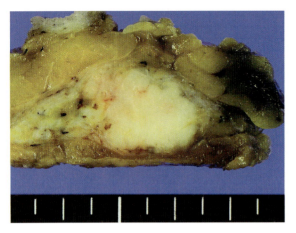

充実性腺管癌の割面像
割面において検体中央部に境界明瞭な充実性腫瘍の形成が認められる．（本文400頁，図43）

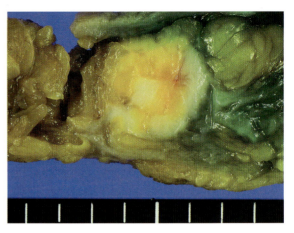

硬癌の割面像
割面において検体中央部に周囲脂肪組織に浸潤し，spicula形成を示す腫瘍が認められる．（本文401頁，図44）

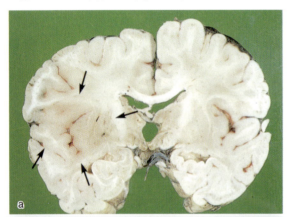

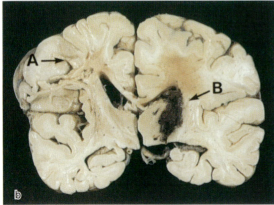

脳梗塞
a：新鮮な脳梗塞．シルヴィウス Sylvius 溝を取り囲む領域だけ皮質と白質の境界が不明瞭で，やや腫大している（矢印）．右側と比較せよ．b：古い器質化した脳梗塞．左前頭頭頂葉に器質化した梗塞巣がある（矢印A）．白質の容積が減少し，側脳室外側角が上方に引き上げられたように変形している．萎縮した白質には大小の空洞がみられる．なお，右には新鮮な出血巣がみられる（矢印B）．（水谷俊雄：神経病理診断アトラス，文光堂，1992より）（本文406頁，図5）

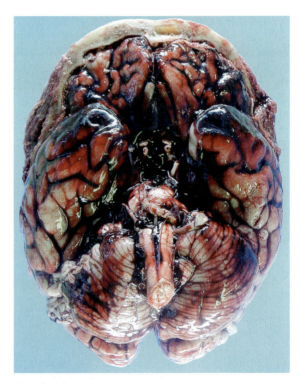

くも膜下出血
嚢状動脈瘤破裂による脳内出血．（梶原博毅，横井豊治（編）：標準理学療法学・作業療法学 病理学，第3版，医学書院，2009，p181より転載）（本文409頁，図10）

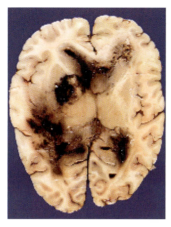

グリオブラストーマ
(梶原博毅, 横井豊治(編):標準理学療法学・作業療法学 病理学, 第3版, 医学書院, 2009, p188 より転載)
(本文422頁, 図22)

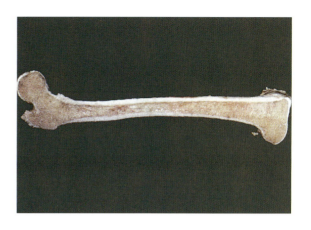

再生不良性貧血の大腿骨
全長が脂肪髄となり, 黄色調を呈している. (本文443頁, 図5)

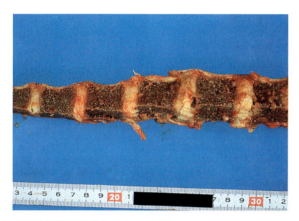

急性前骨髄球性白血病(M3症例)
緑色調を帯びた脊椎骨肉眼像. (本文450頁, 図12)

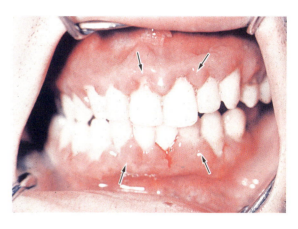

急性単球性白血病(M5症例)
白血病細胞の浸潤による歯肉の腫脹像(矢印). (東京医科歯科大学歯学部附属病院口腔外科提供)(本文451頁, 図13)

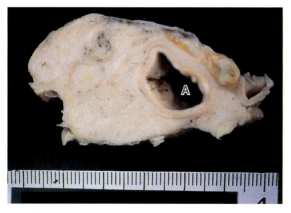

非ホジキンリンパ腫
腹部大動脈(A)周囲のリンパ節は一塊となって腫大している. (本文470頁, 図34)

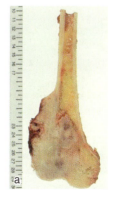

骨肉腫の肉眼および病理組織学的所見
a:大腿骨遠位骨幹端に発生した骨肉腫. 骨皮質を破壊し周囲軟部組織に腫瘤形成をきたしている. (本文485頁, 図11)

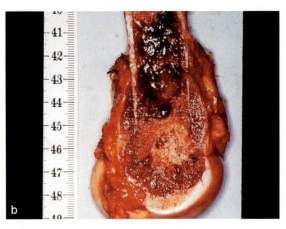

骨肉腫の術前化学療法による腫瘍の完全壊死と患肢温存治療
b：化学療法後摘出腫瘍の肉眼所見．（本文486頁，図12）

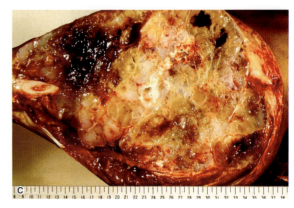

軟骨肉腫の放射線画像・肉眼所見と病理組織所見
c：肉眼所見．（本文487頁，図13）

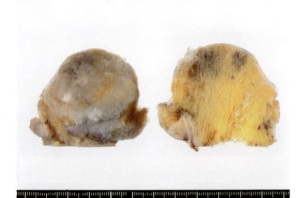

変形性関節症における大腿骨骨頭
関節軟骨はほとんどが菲薄化・消失し，変形をきたしている．（本文491頁，図17）

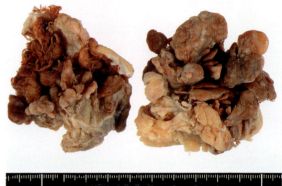

腱鞘巨細胞腫（びまん型）の肉眼像
茶褐色調で絨毛結節状を示す病変．（本文495頁，図20）

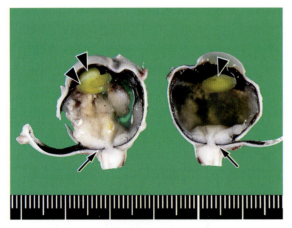

網膜芽細胞腫による摘出眼球（1歳7ヵ月児）
眼球後極部に黄白色の腫瘤塊があり，前方の硝子体内に突出し，後方では視神経内に浸潤している（矢印）．前方にみえる黄色の物質（矢頭）は水晶体．（本文521頁，図3）

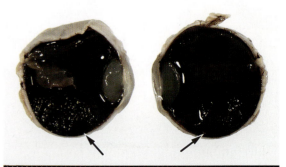

悪性黒色腫による摘出眼球（40歳）
脈絡膜から眼球内に突出する黒色の腫瘍（矢印）で，網膜は剝離している．（本文522頁，図5）

総論

I. 医学の歴史と病理学

まとめ

1. 約700万年前, 人類が地球上に誕生して以来さまざまな疾病に悩まされ続けてきたことは明らかであり, その原因と治療をめぐってさまざまな思考と処置が繰り返されてきたことと考えられる. 病理学が疾病の原因とその成り立ちを究明する学問であるとすれば, 原始の時代からすでに病理学は芽生えていたと考えても差し支えない.
2. しかし, 科学的な思考をもとに医療が行われ始めたのは古代ギリシャのヒポクラテス(BC 460〜370)の時代からと考えられている. ヨーロッパ中世を経て, 近代的な医学・医療が確立されてきたのは19世紀に入ってからのイタリア, フランス, ドイツを中心に目覚ましく発展してきた基礎医学と, それに基づく臨床医学の展開である. 基礎医学と臨床医学の両方の側面を有する病理学は, その基本となる病理解剖を通じての人体病理学, 動物実験を通じての実験病理学, および生検組織を通じての臨床病理学により医学・医療に大きく貢献してきた.
3. 本章では, 太古から古代, 中世ヨーロッパ, 近世ヨーロッパ, 近代ヨーロッパの医学および病理学の発展の歴史について, また中国, 日本の医学および病理学について概略し, 現代医学と病理学についても簡単に記した.

近代的な病理学 pathology が確立されたのは19世紀初頭からであり, その基本となったのは人体解剖の知識と病理解剖による疾病の形態学的観察である. しかし, 広い意味において病理学が, 疾病の原因, 成り立ちおよびその転帰を究明する学問であると考えれば, 人類が疾病を意識したときからすでに病理学が始まり, 医学とともに発展してきたと考えることができる.

A　太古の時代の疾病観

太古の時代の人類がどのような疾病に罹患し, その疾病をどのように考えていたかは, 彼らの残した遺物や遺跡によりわずかながらうかがい知れる. たとえば, 骨や歯のような硬質物は比較的よく保たれているので, 骨折, カリエス, 骨腫瘍, 関節炎, 歯槽膿漏などの存在は容易に判別できる. このように, 太古の人類の遺物や遺跡から, その当時の疾病を研究する学問が生まれ, 太古病理学 paleopathology と呼んでいる. また, 彼らの残した石像, 洞窟画, 土像などからその時代の人々の疾病観がうかがわれる.

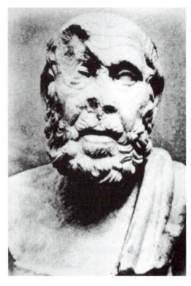
図1 ヒポクラテス(BC 460〜370)

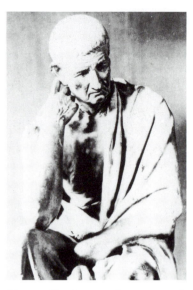
図2 アリストテレス(BC 384〜322)

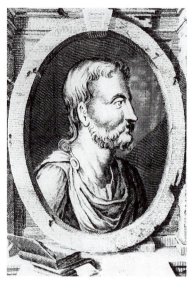
図3 セルズス(BC 30〜AD 45頃)

B 古代の疾病観

　古代メソポタミアをはじめ，インドやエジプトにおいて疾病をどのように考えていたか，その詳細は明らかではないが，メソポタミアのハムラビ法典，インドのヴェーダ，エジプトのパピルスなどの医療に関する記載からその一端がうかがわれる．そこには共通して宗教的・呪術的要素が色濃く含まれている．

　古代ギリシャにおいても，神殿医学が広く普及し，神官が医療に携わるようになった．一方，紀元前5世紀頃から小アジアの沿岸のクニドス，エーゲ海のコス島にアスクレピオス神殿を中心として医学校が設けられ，コス島では経験的・合理的な医療が行われるようになった(コス派)．その代表的な人物が，後に医学の父として崇拝されるヒポクラテス(BC 460〜370；図1)である．

　彼および彼の一派の医学は，後に「ヒポクラテス集典」としてまとめられたものからうかがうことができるが，医学から宗教的・呪術的要素を極力排除し，経験的・実証的な医学，医療を心がけた．彼の疾病観は4体液(血液，粘液，黒胆汁，黄胆汁)学説からなり，生体におけるこの4体液の調和が乱れたときに疾病が生ずると考えた．いわゆる「体液病理学説」である．また，彼は「誓い」の中で，医療に携わる者の基本的な倫理を説いていることでもよく知られている．

　アリストテレス(BC 384〜322；図2)もギリシャ医学の流れの中に輩出した天才であり，アレキサンダー大王の死後，エジプトのアレキサンドリアに華咲いた一大文明の中にも，ギリシャ医学の流れをくむヘロフィロス，エラシストラトスのような天才が輩出した．

　ローマが勃興し，ギリシャが衰退すると，ギリシャ医学の流れはローマへと移り，テミソン(方法学派)，アテナイオス(霊気学派)，セルズス(BC 30〜AD 45頃；図3)(百科全書派)らが輩出し，諸学派に受け継がれていった．とくに，セルズスの「医術論」(全8巻)の中にみられる炎症の4大徴候，発赤，腫脹，発熱，疼痛は，今日でも病理学総論の炎症の項に引用されている．ローマ時代には，ヒポクラテスとともに医学の歴史上2大巨峰とされる人物，ガレノス(129〜199；図4)が輩出し，彼によってギリシャ医学の集大成が行われた．

　ガレノスの病理学は，ヒポクラテスの4体液病理学説を基盤とし，空気，水，火，土の4元素，およ

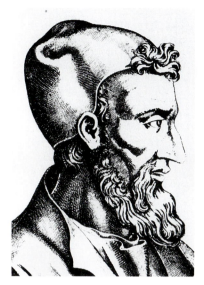
図4　ガレノス（129〜199）

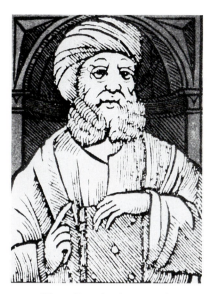
図5　ラーゼス（850〜923）

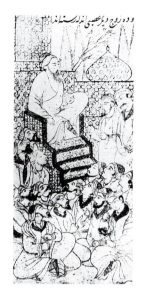
図6　アビセンナ（980〜1037）

び冷，温，寒，湿の4原質を加えて疾病概念を構築し，アリストテレスの生体構造論，方法学派の緊張・弛緩説，霊気学派の霊気説をも取り入れたダイナミックな疾病論を展開した．また，猿や豚のような動物を解剖し，生体の構造と機能を詳細に検討している．彼の築き上げた医学はその後アラビア世界に受け継がれ，中世末期からヨーロッパに受け入れられ永く影響を及ぼしてきた．

C　中世ヨーロッパの医学と病理学

　西ローマ帝国の没落（476）から東ローマ帝国の滅亡（1453）までの約1,000年を中世と呼んでいる．この時代は，キリスト教がローマ帝国の公認宗教としての地位を確立した時代で，科学的・経験的思考が停滞した時代でもあった．医療も修道院を中心に行われるようになり（修道院医療），ギリシャ医学の流れは停滞していった．

　一方，ギリシャの文明はペルシャ帝国で庇護され，ギリシャ医学も3世紀頃から大いに発展した．マホメットの死後（632）からイスラム教は急速に版図を広げ，北部インドから北アフリカ，イベリア半島にまで及ぶ広大な地域をイスラム文化圏とした．このイスラム文化圏において東方医学と融合したギリシャ医学は大いに発展し，中世末期のヨーロッパに驚異の目で迎えられた．その代表的なものがラーゼス（850〜923；図5）の「アル・マンスルの書」や「医学宝庫」であり，アビセンナ（イブン・シーナ）（980〜1037；図6）の「医学典範」である．これらアラビア医学の書物は12世紀頃から繰り返しラテン語に翻訳され，17世紀頃までヨーロッパ医学に大きな影響を与えた．

　12世紀頃からヨーロッパの各地に大学が誕生し，これらの大学を中心に学問（神学，法学，医学および教養諸科）が展開されていくことになる．12世紀に誕生した最初の大学は，イタリアのボローニャ大学，フランスのパリ大学，イギリスのオックスフォード大学とされている．

　これらの大学が誕生するきっかけとなったのは，南イタリアのサレルノの医学校と，南フランスのモンペリエの医学校である．とくに，サレルノは古くから保養地として有名で，9世紀頃には「サレルノの医師団」は広く知られていた．これらの医師団が中心となって医学校が成立したものとされている．サレルノと相前後してモンペリエにも医学校ができ，サレルノの医学校と対抗していた．

　ヨーロッパの大学は，一般的には教養諸科，法

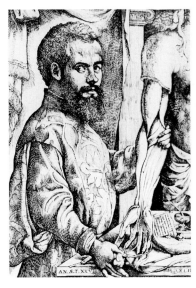 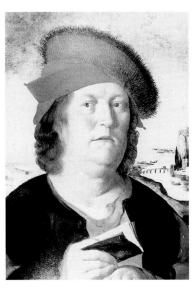 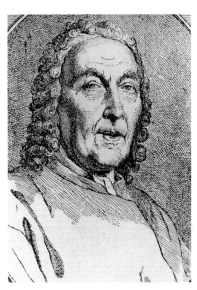

図7　ベザリウス(1514〜1564)　　図8　パラセルズス(1493〜1541)　　図9　モルガニー(1682〜1771)

学，神学，医学の各学部からなり，医学教育も大学を中心に行われるようになった．これらの大学においては，いわゆるスコラ学が盛んで，ギリシャ時代の古典とキリスト教を結び付けようとする努力がなされ，ギリシャ古典の研究は医学にも大きな影響を与えた．

この頃までは，人体の解剖は禁止されていたが，ボローニャ大学医学部の外科学教授モンディノ・デ・ルッツィ(1275〜1326)によってアレキサンドリア以来，長らく途絶えていた人体解剖が復活された．彼は2人の女性死体を解剖し，「解剖学」(1316)を著した．ヨーロッパの大学において人体解剖が制度化されたのは14世紀中葉以降であるので，彼の先駆者としての業績と影響はきわめて大きいといえる．しかし，解剖学におけるガレノスの誤謬を指摘し，近代的な人体解剖学の基礎を築いたのは，パドバ大学医学部の外科学教授アンドレアス・ベザリウス(1514〜1564；図7)である．この頃は印刷技術が広く普及しはじめており，彼は画家の協力を得て大著「人体の構造(ファブリカ)」(1542)を出版した．弱冠28歳のときである．

病理解剖学に関しては，13世紀頃からペストなど流行病の死因究明のための解剖，あるいは司法解剖が行われていたことが知られている．しかし，病死の患者を解剖し，疾病の原因を探ろうとしたのはアントニオ・ベニヴィエニ(1443〜1502)である．彼は100例余りの病理解剖を行い，そのプロトコールをもとに彼の死後「病気の隠れた不思議な原因について」(1507)と題する著書が出版された．この頃から，臨床医家による病理解剖が次第に行われるようになり，系統解剖学と病理解剖学は併行して行われ，16世紀から17世紀にかけてその知見が蓄積されていった．ベザリウスも「人体の解剖」のみでなく，病理学の著書を出版する計画をもっていたといわれる．高名なパリ大学内科学教授ジャン・フェルネル(1497〜1558)は病理学者でもあり，「医学」(1542)なる著書においては，その内容を①生理学，②病理学，③治療学の3部構成とし，詳細な病理解剖学の記述を残している．その他，イタリアのジェロラモ・フラカストロ(1483〜1553)，ドイツのパラセルズス(1493〜1541；図8)，フランスのアンブロワズ・パレ(1517〜1590)らも高名な臨床医家であると同時に病理学者でもあった．

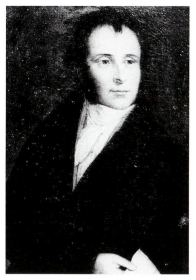
図10 ビシャ(1771～1802)

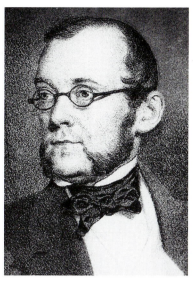
図11 ロキタンスキー(1804～1878)

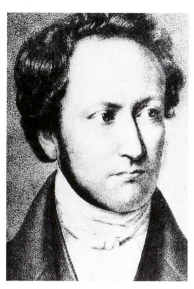
図12 ヨハネス・ミュラー(1801～1858)

D　近世ヨーロッパの医学と病理学

　17世紀にはイギリスの内科医ウィリアム・ハーヴェイ(1578～1657)が血液循環を発見し，顕微鏡の発見により，肉眼レベルの観察から組織レベルの観察に移っていった．ロンドンのフランシス・グリソン(1597～1677)，トーマス・ウィリス(1621～1675)らも肝臓や脳の解剖学のみではなく，広く病理学に通じていた．

　18世紀に入ると，医学の中心はアルプスを越えてオランダやオーストリアに移り，ヨーロッパの医学生はライデン大学のブールハーフェ(1668～1738)や旧ウィーン学派のもとに集まっていった．しかし，病理学の領域で最も注目すべきはイタリアのパドバ大学の解剖学教授ジョバンニ・バティスタ・モルガニー(1682～1771；図9)である．彼は89歳で世を去るまで現職にあって病理解剖に専念し，「解剖によって明らかにされた病気の座および原因について」(1761)と題する大著を出版した．それまでの病理解剖が，患者の生前の臨床症状と，それを説明するにたる形態学的変化を照合するだけのものであったが，彼は病気の座とその原因を正しく把握することに努め，いわゆる「臓器病理学」を確立した．近代病理学の祖といわれるゆえんである．

E　近代ヨーロッパの医学と病理学

　19世紀に入ると，新しい医学の動きがパリを中心に始まった．いわゆるパリ学派と呼ばれるものである．このパリ学派の中心人物が近代精神医学の祖といわれるフィリップ・ピネル(1755～1826)である．その他，モルガニーの器官病理学を一歩進め，組織病理学の概念を確立した外科学教授フランソワ・ザビエ・ビシャ(1771～1802；図10)，打診法を広めた内科学教授ジャン・ニコラス・コルビザール(1755～1822)，同じく内科学教授で聴診法を発見したルネ・テオフィル・ヤシント・ラエンネック(1781～1826)らがいる．彼らに共通しているのは，優れた臨床家であるとともに精力的に病理解剖を行い，優れた病理学者であったことである．この頃，パリを中心に病理解剖が盛んに行われ，1819年，

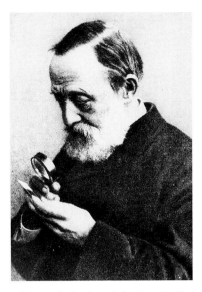 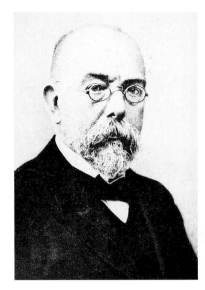

図13　ウイルヒョウ(1821～1902)　　　図14　コッホ(1843～1910)

ストラスブール大学に最初の病理解剖学の講座が設けられ，最初の専任教授にヨハン・マルティン・ロブスタイン(1777～1835)が着任した．パリ大学に病理解剖学講座ができたのは1835年で，最初の専任教授はデュピュイトランの弟子のジャン・クリュヴェイエ(1791～1874)である．

その後，フランスでは病理解剖が次第に軽視されるようになるが，ウィーンを中心としたドイツ語圏で病理解剖が盛んに行われるようになり，臨床に携わることのない専任の病理解剖学者(プロゼクトール)が数多く誕生した．とくにウィーン大学の病理解剖学講座の初代教授に着任したカール・フォン・ロキタンスキー(1804～1878；図11)はこれまでにない規模で病理解剖を行い，病理解剖学の学問的大系化に大きな役割を果たした．ウィーン大学には彼のほかにスコダ，ヘブラ，ポリツァー，ブリュッケらの英才が輩出し，この学問的興隆を新ウイーン学派と呼んでいる．

産褥熱の予防法を確立したイグナス・フィリップ・ゼンメルワイス(1818～1865)も新ウィーン学派の一人に数えられる．彼は，解剖実習が済んだばかりの学生が回診する産科病棟では産褥熱の発生が高率であることから，また，膿血症の剖検所見と産褥熱の剖検所見がきわめてよく似ていることから両者の原因は同一であることを確信し，産婦の診察の前には必ず塩素水で手を洗うことを義務づけ，産褥熱の発生を予防した．

新ウィーン学派とほぼ時を同じくして，ドイツのヨハネス・ミュラー(1801～1858；図12)とその弟子たちにより病理学の目覚ましい発展がみられた．彼の弟子にはヘンレ，シュワン，ヘルムホルツ，ウィルヒョウらの逸材がいた．とくに病理学史上最も優れた人物がルドルフ・ウィルヒョウ(1821～1902；図13)である．彼は「すべての細胞は細胞から」という有名な言葉を残しているように，細胞を中心とした病理学，すなわち「細胞病理学」を確立した．

病理解剖学に顕微鏡が導入され，病理組織学が発展し始めたのは19世紀も半ば頃からである．すなわち，1846年，カール・ツァイス社から性能のよい顕微鏡がつくり出されるとともに，組織固定法[クロム酸固定法(1844)，ホルマリン固定法(1893)]，組織包埋法[パラフィン包埋法(1869)]，組織染色法[カルミン染色(1847)，ヘマトキシリン染色(1865)，エオジン染色(1876)]などの発見が相次ぎ，ミクロトームが考案されて組織切片作製が容易になり，組織学の発展とともに病理組織学も発展し，今日に至っている．

その他，ルイ・パスツール(1822～1895)，ロベルト・コッホ(1843～1910；図14)らによる細菌学の発展，パスツール，パウル・エールリッヒ(1854～1915)らによる免疫学の確立などが病理学の発展と関連して挙げられる．

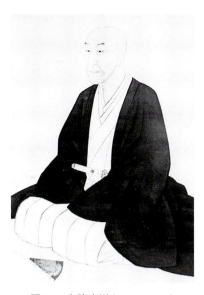
図15　山脇東洋(1705～1762)

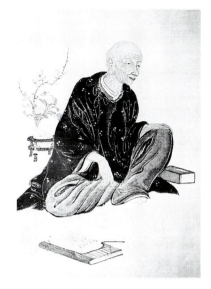
図16　杉田玄白(1733～1817)

| F | 中国の医学と病理学 |

　中国古代の医学では，伏羲(BC 2900頃)，神農(BC 2800頃)および黄帝(BC 2600頃)という伝説的な人物が知られている．

　伏羲は八卦を考案し，すべての現象を陰と陽で説明し，疾病もその調和の乱れと考えた．

　神農は薬草を求めて山野を彷徨し，「神農本草経」を編纂したといわれるが，実際に編纂されたのは後漢(AD 25～220)後期とされている．後世に伝わっているものは，6世紀前半に陶弘景(AD 452～536)が整理・加筆したものである．

　黄帝は「黄帝内経」の中心人物である．これは「素問」と「霊枢」からなり，「素問」には，黄帝と高弟の岐伯との対話形式で健康法および疾病の予防，治療について記載されている．「霊枢」は鍼灸について記載されている．しかし，実際には後漢初期(AD 50頃)に書かれたものとされている．

　もう1つの重要な中国古代医籍に張仲景の「傷寒論」(AD 210頃)がある．これは実証的な臨床医学の書で，後世まで中国医学に長く影響を及ぼした．

　外科領域でよく知られているのが華陀で，彼は後漢末期の人で，「三国志」の関羽将軍の毒矢創を切開治療したことでも有名である．また，全身麻酔薬である「麻沸散」を考案し，開腹術をはじめさまざまな外科的手術を行ったといわれる．

　その後，隋の時代に巣元方らによる「諸病源候論」(AD 610)が編纂され，その中には内科，外科，産婦人科，小児科，五官科などの疾病の病原，症状などが詳細に記載されている．

| G | わが国の医学と病理学 |

　わが国の医学は古くから中国大陸の影響を強く受けており，大陸からの渡来僧や，大陸への留学生によって中国の医学および医書が伝わってきており，その頃の疾病観は「黄帝内経」や「傷寒論」のそれと似たものであったと考えて差し支えない．

　奈良時代には，施薬院や悲田院のような社会事業

としての医療施設があったが，この中でどのような医療が行われていたか，その詳細は明らかでない．しかし，808（大同3）年には「大同類聚方」100巻が編纂され，また，982年には丹波康頼が「医心方」30巻を編纂している．これらは中国の医書を参考にして書かれたもので，社会の上層部ではかなりレベルの高い医療が行われていたと考えられる．鎌倉時代には，僧侶が医療を行うようになり，僧医，梶原性全（しょうぜん）（1265～1337）が優れた医書「頓医抄」50巻を編纂している．これも隋，唐の優れた医書を参考にして書かれたものである．

戦国時代の末期には，ポルトガル人が鉄砲その他の西洋文明をわが国に伝え，医学，とくに西洋式外科医療を広めた．南蛮医術，南蛮外科と呼ばれるものである．

江戸時代に入ると鎖国が始まり，1639（寛永16）年からヨーロッパの医学は長崎の出島のオランダ商館を介して細々と伝わってくるのみとなった．いわゆる蘭学である．

江戸時代の武家社会では，儒学が重んじられ，儒学者が多く輩出したが，医業を営むものも多く，これを儒医と呼んだ．この鎖国時代には伝統的な東洋医学としての「古医方」が興隆してきた．その頂点に立つ山脇東洋（1705～1762；図15）はパドバ大学教授ヨハン・ヴェスリングの「解剖書」を目にし，人体解剖を行って「蔵志」なる解剖書を著した．

その後，前野良沢，杉田玄白（1733～1817；図16）らは，実際に行った人体解剖の所見と漢方の五臓六腑がかなり異なり，ヨハン・アダム・クルムスの解剖書「ターヘル・アナトミア」の所見に全く一致することに驚き，この書を翻訳し「解体新書」として出版した．

臨床医学で特筆すべきは華岡青洲（1760～1835）で，彼はマンダラゲとトリカブトを主成分とした「通仙散」なる全身麻酔剤を考案し，乳癌手術に成功（1804）した．

この頃から次第に西洋医学が注目され，シーボルト，ポンペの来日を経て明治維新（1868）を迎えることになった．

明治維新後，日本政府は優秀な人材をヨーロッパおよびアメリカに送り，積極的にヨーロッパ文明を導入した．医学においては当時世界をリードしていたドイツから教師を招き，ドイツ式医学教育の制度をとり入れた．

医学の各分野で多くの日本人の活躍があるが，病理学の領域では，世界最初の実験癌に成功した山極勝三郎（1862～1930）はドイツのウィルヒョウに学び，心臓の刺激伝導系を発見した田原淳（1873～1952），細網内皮系を発見した清野謙次（1885～1955）はドイツのアショッフ（1866～1942）に学んだ．

その他，ペスト菌の発見およびジフテリア免疫を発見した北里柴三郎（1852～1931），赤痢菌を発見した志賀潔（1870～1957），進行麻痺，脊髄癆の原因としての梅毒スピロヘータを発見した野口英世（1876～1928）らは特筆に値する．

> ● 華岡青洲（1760～1835）
>
> 紀州の人で，名は震，字は伯行，青洲と号す．祖父雲仙より医業を始め，父は尚道，その長男として生まれた．若くして医を志し，京都に出て吉益南涯に古医方を，大和見立に外科を学んだ．和蘭折衷派に属するが，外科医として広く知られ，門下生も1,000人以上に及んだ．彼の最も有名な業績は，全身麻酔剤としての「通仙散」の発見である．これはマンダラゲ（チョウセンアサガオ）とトリカブトを主な成分としたもので，古代中国の名医華陀が用いた麻酔剤「麻沸散」がヒントになったといわれる．通仙散を用いた全身麻酔による最初の乳癌手術は1804年で，アメリカの歯科医モートンによるエーテル麻酔の発見（1846），イギリスの産婦人科医シンプソンのクロロホルム麻酔の発見（1847）よりも約40年前の快挙である．

H 現代の病理学

20世紀に入ると科学技術の発展は目覚ましく，臨床医学のみならず，基礎医学の領域においても専門化が進み，これまで病理学として扱われていた領域から細菌学，免疫学，血液学，法医学などが分か

れてきた．

　本来の病理学も，臨床病理学と実験病理学が区別されるようになり，また，臨床病理学も病死体の解剖を中心とした病理解剖学と，生命材料や手術材料を中心に生前の疾病診断に関わる外科病理学が区別されるようになってきた．一般の生検組織診断のほかに，「針生検診断学」，「吸引細胞診断学」，「剥離細胞診断学」などがある．「針生検診断学」は，体腔内の実質臓器に中腔針を刺入することにより組織を採取し，疾病診断を行うもので，この針生検診断学の発達により，肝炎，肝硬変，肝癌などの肝疾患や，腎炎，腎腫瘍などの腎疾患に関する診断と治療が飛躍的に発展した．「吸引細胞診断学」は，組織，細胞を吸引採取して疾病を診断するもので，骨髄疾患の診断には不可欠の方法である．その他，甲状腺癌，乳癌など，多くの臓器，組織疾患の診断に応用されている．また，「剥離細胞診断学」はパパニコロウ（1883～1962）により創始されたもので，とくにパパニコロウ染色による子宮頸部剥脱細胞からの癌検診はよく知られている．今日では子宮頸部剥脱細胞のみならず，喀痰，胸水，腹水内の剥脱細胞による癌の検索は臨床病理学的手法の一つとして広く行われている．

　一方，病理学領域の研究に大きく寄与した器械および方法論においても，20世紀前半までは高性能の光学顕微鏡の一般化，さまざまな特殊染色法の開発，細胞培養，組織細胞化学などの発展があり，新知見の蓄積がなされていった．とくに，1930年代から始まった透過型電子顕微鏡の試作と実用化は，1960年代以後の超微形態学の黄金時代を築き上げ，生物学のみならず解剖学，病理学の発展に大きく貢献したことはよく知られている．透過型電子顕微鏡とともに，走査型電子顕微鏡も開発され，細胞・組織の表面構造，立体構造が明らかとなってきた．それに続いて，オートラジオグラフの開発，免疫組織化学などの技術的発展がみられ，オートラジオグラフでは分子レベルでの物質の動き（代謝）が形態として同定可能となった．免疫組織化学の発達は，これまでの特殊染色方法では確認できなかった物質を，抗体を用いて同定できるようになり，広い領域の研究に応用されている．

　今日では病理学の領域においてもタンパク質，核酸などの分子レベルでの解析が行われるようになった．とくに，PCRや *in situ* hybridizationなどの技術を用いて細胞標本上や組織切片上で微量の核酸を増幅することによりその局在を可視化して解析することにより，疾病と遺伝子の関係が次第に明らかにされつつある．

総論

II. 組織の基本構造とその機能

> **まとめ**
> 1. 上皮組織は、単層扁平上皮（肺胞、胸膜・腹膜、血管、リンパ管に分布）、重層扁平上皮（皮膚、口腔、食道、肛門、尿道、腟の粘膜に分布）、単層立方上皮（外分泌腺の導管、腎尿細管、甲状腺濾胞に分布）、単層円柱上皮（胃、腸、子宮体部、外分泌腺の導管、細気管支、卵管に分布）、多列線毛上皮（気管、精管に分布）、尿路上皮（腎盂、尿管、膀胱に分布）に分類される。上皮組織は分泌、吸収、被覆、感覚などの機能をもつ。
> 2. 非上皮組織は、結合組織、筋組織、神経組織に分類される。結合組織は組織・器官を結合し、人体・器官を支持する役割をもち、疎性結合組織、脂肪組織、密性結合組織、骨組織、軟骨組織および血液に分類される。結合組織を構成する線維には、膠原線維、細網線維および弾性線維の3種類がある。また、血液細胞（血球）には、赤血球、白血球（顆粒球、リンパ球、単球）および血小板がある。
> 3. 筋組織は筋線維から構成され、身体の運動や内臓の収縮などに関与する。骨格筋、心筋、平滑筋の3種類があり、骨格筋と心筋は横紋筋と呼ばれる。
> 4. 神経系は、脳および脊髄からなる中枢神経系と、そこから身体全体に向かう末梢神経系に分類される。神経組織には、神経細胞（興奮を伝達する）と支持細胞（神経細胞の働きを補助する）という2種類の細胞が存在する。

　人体は約60兆個もの**細胞** cell から構成されている。細菌や原生動物といった単細胞生物のように、1個の細胞が独立して存在することは少なく、何種類かの細胞群が集まり、特定の機能と構造をもつ**組織** tissue を形成している。**器官（臓器）** organ は、それぞれ固有の組織が有機的に結合してつくられている。細胞および組織における形態学的、生理学的あるいは生化学的変化が疾患の基礎となっている。

A　組織の基本構造

　組織には**上皮組織** epithelial tissue と**非上皮組織** non-epithelial tissue がある（表1）。非上皮組織は、**結合組織** connective tissue，**筋組織** muscle tissue，**神経組織** nervous tissue に分類される。上皮組織を形成する上皮細胞の基底面には、主にIV型コラーゲンからなる**基底膜** basal membrane と呼ばれる膜状構造があり、これを介して結合組織と接している。
　粘膜 mucosa とは、消化管、気道、泌尿器および生殖器といった中空性器官の内腔表面に位置し、粘膜上皮、粘膜固有層および粘膜筋板からなる部分をいう（図1）。粘膜上皮の種類は器官によって異なる。粘膜固有層は膠原線維を主体とする結合組織から構成されている。粘膜筋板は平滑筋の束からなり、消化管で発達している。中空性器官には共通して分泌腺が付属しているため、粘膜表面は常に湿潤な状態にある。

表1　組織の分類

上皮組織	非上皮組織		
	結合組織（支持組織）	筋組織	神経組織
形態的分類 　単層扁平上皮 　重層扁平上皮 　単層立方上皮 　単層円柱上皮 　多列線毛上皮 　尿路上皮 機能的分類 　腺上皮 　吸収上皮 　呼吸上皮 　被覆上皮 　感覚上皮	疎性結合組織 脂肪組織 密性結合組織 骨組織 軟骨組織 血　液	骨格筋 心　筋 平滑筋 形態的分類 　横紋筋 　平滑筋 機能的分類 　随意筋 　不随意筋	中枢神経組織 末梢神経組織

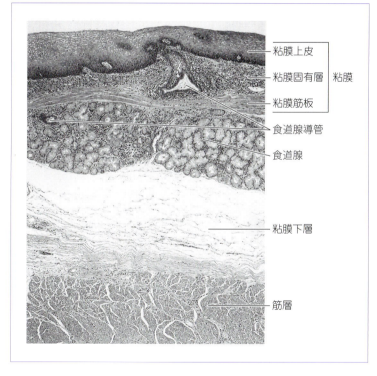

図1　組織の基本構造（食道，HE 染色）
HE 染色＝ヘマトキシリン・エオジン染色．

B　上皮組織（図2）

　細胞間接着装置によって緊密につながり，生体の外表面，中空性臓器の内面や外面を覆う細胞層を**上皮組織** epithelial tissue，または単に**上皮** epithelium という．上皮内には血管はなく，上皮下に存在する結合組織より栄養を得る．上皮組織を構成する細胞を**上皮細胞** epithelial cell と呼ぶ．

1. 上皮組織の形態的分類

上皮細胞の形態と配列によって，上皮組織は**単層扁平上皮** simple squamous epithelium，**重層扁平上皮** stratified squamous epithelium，**単層立方上皮** simple cuboidal epithelium，**単層円柱上皮** simple columnar epithelium，**多列線毛上皮** pseudostratified ciliated epithelium，**尿路上皮** urothelium に分類される（図2）．

a. 単層扁平上皮

扁平な細胞が1層に並ぶ上皮で，肺胞，胸膜，腹膜，血管，リンパ管などにみられる．体腔（胸腔，腹腔，心囊腔）の表面を覆う上皮を**中皮** mesothelium，血管やリンパ管の内腔表面をなす上皮を**内皮** endothelium と呼ぶ．

b. 重層扁平上皮

細胞が密に並び，層をなして形成された上皮である．基底部より表層に分化するに従い，細胞が扁平化する．皮膚や口腔，食道，肛門，尿道，腟の粘膜などに分布しており，機械的刺激に対する抵抗性が強い．皮膚の表面を覆う重層扁平上皮を**表皮** epidermis という．表皮の細胞は**角化** keratinization という分化をしながら表皮内を上行し，ついには表層から脱落していく．

c. 単層立方上皮

背の低い円柱上皮細胞からなり，外分泌腺の導管，腎尿細管や甲状腺濾胞などにみられる．

d. 単層円柱上皮

円柱状の細胞が1層に規則正しく配列した上皮である．胃，腸および子宮体部の粘膜や外分泌腺の導管などにみられ，保護，分泌，吸収に関与する．腸の粘膜では，**吸収上皮細胞** absorptive epithelial cell という円柱状細胞の間に，粘液が細胞質内に貯留した**杯細胞** goblet cell が分布している．また，細気管支や卵管の上皮は線毛をもつ円柱上皮細胞から構成されるので，単層線毛円柱上皮と呼ばれる．

e. 多列線毛上皮

この上皮をつくる線毛上皮細胞の配列は単層であるが，細胞の背の高さが異なるために見かけ上，多層にみえる．気管や精管にみられ，物質の運搬に重要な役割を果たす．

f. 尿路上皮

以前は移行上皮 transitional epithelium と呼ばれていた．重層にみえるが，大きさと形状の異なるすべての上皮細胞が基底膜に接している．表面には**被蓋細胞** superficial cell（アンブレラ細胞 umbrella cell）がある．腎盂，尿管および膀胱に分布する．膀

● 細胞骨格タンパクの組織特異性

細胞骨格 cytoskeleton は線維状の構造を示し，細胞形状の保持や細胞の運動などを担っている．マイクロフィラメント microfilament，中間径フィラメント intermediate filament および微小管 microtubule に分類され，細胞の種類によってそれぞれ特定の細胞骨格が発達している．マイクロフィラメントはアクチン actin と呼ばれるタンパク質からなる．筋線維で発達しており，筋収縮に必須である．中間径フィラメントにはサイトケラチン cytokeratin（CK；上皮細胞に存在），ビメンチン vimentin（間葉系細胞に存在），デスミン desmin（筋線維に存在），ニューロフィラメント neurofilament（神経細胞に存在），神経膠線維性酸性タンパク glial fibrillary acidic protein（神経膠細胞に存在），ラミン lamin（ほぼすべての細胞に存在），ネスチン nestin（神経幹細胞に存在）などがある．これらは主に細胞の形態保持に関与している．一方，微小管はチュブリン tubulin というタンパク質から構成されている．中心小体，線毛および鞭毛に発達しており，細胞分裂時の染色体の移動，線毛や鞭毛の運動に関わっている．免疫組織化学染色*を用いて，マイクロフィラメントや中間径フィラメントの種類を同定することにより，細胞の起源や分化の方向性を知ることができる．たとえば，CK には約20種類の亜型が知られており，各臓器の上皮組織ではそれぞれに特有の亜型発現を示すため，上皮性腫瘍の起源推定が可能となる．CK5 は重層扁平上皮，尿路上皮および中皮に，CK7 は肺，膵・胆道，乳腺，子宮内膜の上皮，尿路上皮および中皮に発現しているが，CK20 の発現は胃・腸上皮にほぼ限局している．

*抗体と標識物質を用いて，組織中の抗原を特異的に検出する組織化学的手法のこと．基本的には抗原抗体反応と発色のプロセスよりなる．

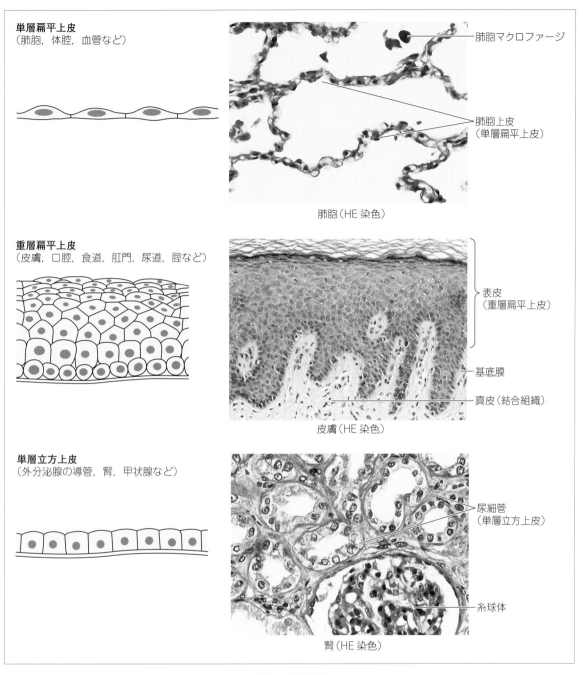

図2 上皮組織

胱の内腔が拡張すると，尿路上皮は2～3層になり，収縮すると7～10層になる．

2. 上皮組織の機能的分類

上皮組織は，その機能によって**腺上皮** glandular epithelium，**吸収上皮** absorptive epithelium，**呼吸上皮** respiratory epithelium，**被覆上皮** covering epithelium，**感覚上皮** sensory epithelium に分類することができる．

a. 腺上皮

分泌機能を有する上皮で，**外分泌腺** exocrine

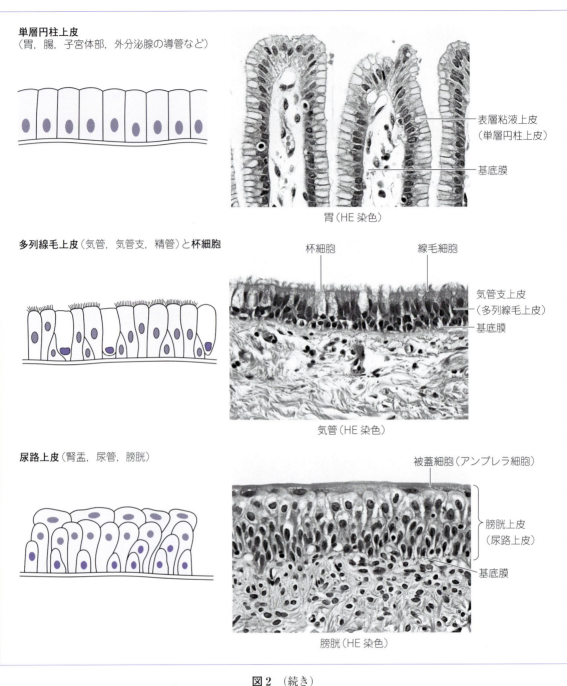

図2 （続き）

glandを構成するものと**内分泌腺** endocrine glandを構成するものがある．外分泌腺では，終末部（唾液腺や膵臓では腺房 acinus ともいう）で産生された分泌物が，導管 duct を通して体表や消化管などの内腔へ放出される．外分泌腺から放出される分泌液として，唾液腺や膵臓から出される消化液，消化管や気管支からの粘液などがある．乳腺，皮膚の汗腺および脂腺も外分泌腺に属する．

一方，内分泌腺は導管をもたず，産生されたホルモンなどが血管に向かって分泌される．下垂体，甲状腺，上皮小体，膵臓，副腎などが内分泌腺をもつ．なお，甲状腺では，濾胞内にいったんホルモン

が貯蔵された後，再び吸収され，血管に向かって分泌される．

b. 吸収上皮

栄養や水分の吸収に関与する上皮で，腸の粘膜上皮がこれに属する．

c. 呼吸上皮

ガス交換を担う肺胞上皮が該当する．すなわち，血中への酸素の供給は，肺胞上皮を通して行われる．

d. 被覆上皮

体表や中空性器官の内面を覆い，保護する．消化管の粘膜表面を覆う上皮や皮膚の表皮が代表例である．

e. 感覚上皮

外界からの刺激の受容器としての機能を有する特殊な上皮で，網膜や鼻腔粘膜に存在する．

C 非上皮組織

1. 結合組織

結合組織 connective tissue は組織および器官を結合し，人体全体や個々の器官を支持する組織である．そのため，支持組織とも呼ばれる．結合組織を構成する主要な細胞は線維を合成する**線維芽細胞** fibroblast であるが，リンパ球，組織球，形質細胞や肥満細胞などの遊走細胞もみられる．構成する細胞の間には細胞間物質 intercellular substance が存在する．細胞間物質は，タンパク質とムコ多糖類（主にヒアルロン酸とコンドロイチン硫酸）を主成分とする基質（細胞外基質や細胞間マトリックスと称される），線維および組織液からなる．

線維には，**膠原線維** collagen fiber，**細網線維** reticular fiber および**弾性線維** elastic fiber の3種類がある．膠原線維は膠原細線維の束からなり，その主成分はコラーゲンである．張力に対して強い抵抗力をもつため，組織に機械的な強靱性を与える．この線維は真皮をはじめとして全身性にみられる．細網線維は膠原線維よりも細く，枝分かれが目立つ．鍍銀法で染色されることから，好銀線維とも呼ばれる．細網線維は骨髄，脾臓，リンパ節などに豊富に含まれている．弾性線維はエラスチンを主成分とし，弾力性に富む性質がある．この線維は血管壁や靱帯に豊富にみられる．

細胞の種類や配列の仕方，細胞間物質の種類，量や構造によってそれぞれの結合組織の機能が異なる．結合組織は，**疎性結合組織** loose connective tissue，**脂肪組織** adipose tissue，**密性結合組織** dense connective tissue，**骨組織** bone tissue，**軟骨組織** cartilage tissue および**血液** blood に分類できる（図3）．また，骨組織と血液を除いた結合組織を**軟部組織** soft tissue と総称する．

a. 疎性結合組織

線維が少なく，組織液と基質を多量に含む．皮下や粘膜下などに存在する．

b. 脂肪組織

疎性結合組織の中を，多数の脂肪細胞が埋め尽くしたものである．主に皮下に位置するが，内臓の周囲にもみられる．女性の乳房は厚い脂肪組織層を有する．

c. 密性結合組織

線維が緻密に配列し，基質の少ない強固な組織である．腱，靱帯，筋膜などに分布する．

d. 骨組織

大部分の骨は，あらかじめ軟骨が形成され，それが骨に置き換わりながら成長する（置換骨）．骨組織は一般に外側の緻密質と内側の海綿質からなり，海綿質の隙間を造血組織である**骨髄** bone marrow が満たしている．

緻密質は**骨単位** osteon（または，ハバース系 Haversian system という）と呼ばれる構成単位が多数集まってできている．骨単位は，中心に血管を通す管腔の**ハバース管** Haversian canal とそれを同心円状に取り囲むハバース層板からなる．基質間には

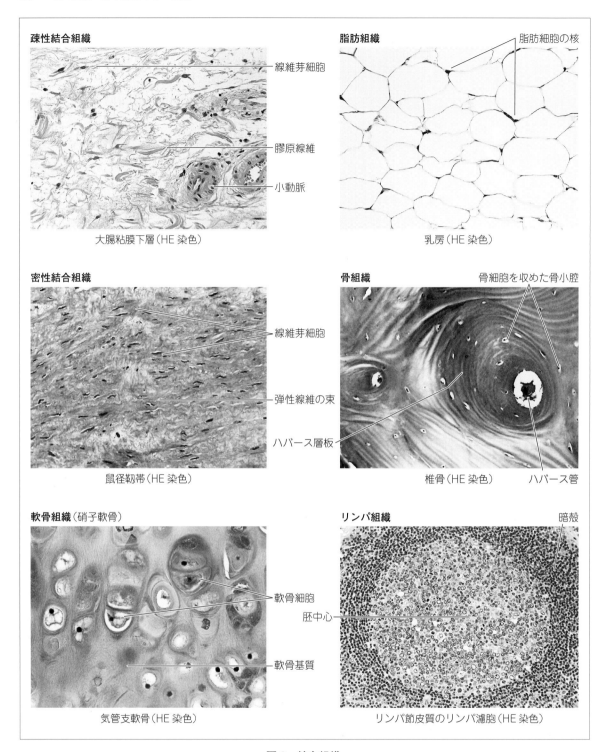

図3　結合組織

骨小腔 bone lacuna という小さな隙間が散在しており，その中に**骨細胞** osteocyte がある．骨小腔からは多くの骨細管が放射状に出ており，他の骨小腔からの骨細管と互いに連絡している．

骨基質 bone matrix には膠原線維が豊富に含まれており，その線維間に多量のリン酸カルシウムが沈着しているため非常に硬い．骨基質は，代謝によって絶えず新しいものに入れ替わっている．すなわ

表2 筋組織の分類と分布

骨格筋	横紋筋	随意筋	骨格,眼球,食道上部,肛門,横隔膜に分布
心筋			心臓に分布
平滑筋		不随意筋	気道,消化管,膀胱,子宮,血管,皮膚,眼球などに分布

ち,**骨芽細胞** osteoblast が骨基質をつくり,**破骨細胞** osteoclast が骨基質の破壊,吸収にあずかる.破骨細胞の骨吸収機能は上皮小体(副甲状腺)から産生されるパラトルモンで促進され,甲状腺C細胞から産生されるカルシトニンで抑制される.

e. 軟骨組織

軟骨組織は骨組織とともに骨格を形成する組織で,**軟骨細胞** chondrocyte と **軟骨基質** cartilage matrix からなる.軟骨細胞は1〜数個ずつ**軟骨小腔** lacuna cartilaginea の中に収まっている.軟骨基質には膠原線維や弾性線維とともにムコ多糖類が含まれており,それらの割合によって,硝子軟骨,弾性軟骨,線維軟骨に分類される.硝子軟骨の基質は半透明で,肋軟骨,気管・気管支軟骨,関節軟骨などに広く分布している.弾性軟骨は弾性線維を豊富に含み,耳介軟骨,鼻軟骨,喉頭蓋軟骨などにみられる.線維軟骨は多量の膠原線維を含み,その内部には軟骨細胞が少ない.この種の軟骨は椎間板,恥骨結合などにある.

f. 血液

血液細胞(血球)には,**赤血球** erythrocyte/red blood cell,**白血球** leukocyte/white blood cell(**顆粒球** granulocyte,**リンパ球** lymphocyte,**単球** monocyte),および**血小板** platelet/thrombocyte がある.顆粒球は**好中球** neutrophil,**好酸球** eosinophil および**好塩基球** basophil に分類される.リンパ球にはT細胞(Tリンパ球)T cell とB細胞(Bリンパ球)B cell があり,B細胞はさらに分化して,抗体産生を担う**形質細胞** plasma cell になる.これらすべての血液細胞は,造血組織としての骨髄に由来するが,T細胞の場合は,骨髄で産生された前駆細胞が胸腺で増殖,分化して形成される.T細胞には,ヘルパーT細胞 helper T cell,サプレッサーT細胞 suppressor T cell,キラーT細胞 killer T cell,ナチュラル・キラー(NK)細胞 natural killer cell などのサブタイプがある.

単球は組織内で**組織球** histiocyte,**大食細胞(マクロファージ)** macrophage となる.その他の食細胞である肝臓のクッパー細胞 Kupffer cell,肺の塵埃細胞(肺胞マクロファージと呼ぶ),皮膚のランゲルハンス細胞 Langerhans cell,骨の破骨細胞および脳の小膠細胞も単球に由来する.

細網線維の間にリンパ球が密在する組織を**リンパ組織** lymphoid(lymphatic)tissue といい,主にリンパ組織から構成されている器官を**リンパ器官** lymphatic organ という.リンパ器官には,**リンパ節** lymph node(web),**胸腺** thymus,**脾臓** spleen,**扁桃** tonsil などがある.また,消化管,気道,皮膚や眼球などの外界と接する粘膜には,**粘膜関連リンパ組織** mucosa-associated lymphoid(lymphatic)tissue(MALT)と呼ばれるびまん性のリンパ組織がある.

2. 筋組織

筋組織は,アクチンとミオシンというフィラメントを収縮装置として発達させた**筋線維**(すなわち,**筋細胞**)muscle fiber/myofiber から構成され,身体の運動,内臓の収縮などに関与する.筋組織には,**骨格筋** skeletal muscle,**心筋** cardiac muscle,**平滑筋** smooth muscle の3種類がある(表2).

骨格筋と心筋は,顕微鏡で筋線維に縞模様が確認されるため,**横紋筋** striated muscle と呼ばれる.一方,骨格筋は運動神経の支配を受け,意識的に動かすことができるため,**随意筋** voluntary muscle に分類される.逆に,心筋と平滑筋は**不随意筋** involuntary muscle に属する.

a. 骨格筋

骨格筋は,ヒトの体重の40〜50%を占める.四肢,顔面,肋間,眼球,食道の上部1/3,肛門や横隔膜に分布する.骨格筋線維(すなわち,骨格筋細胞)は,細胞膜直下に位置する複数の核をもち,長さ10cm以上の細長い細胞である.その中には,アクチンとミオシンが規則正しく並列し,束を形成した**筋原線維** myofibril が多数みられる.骨格筋線維に横紋が観察されるのは,多数の筋原線維が整列

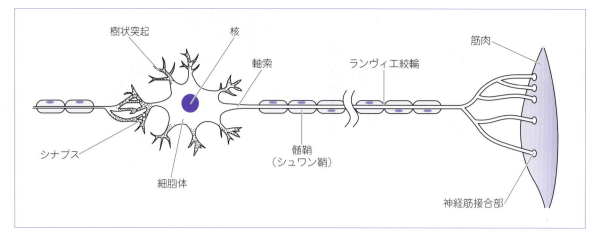

図4 ニューロン

しているためである．

骨格筋線維には運動神経終末が接し，**神経筋接合部** neuromuscular junction を形成している．また，筋組織内には**筋紡錘** muscle spindle と呼ばれる特殊な装置がみられる．この筋紡錘の中には運動神経と知覚神経がともに存在しており，受容体として筋の張力を感知し，その感覚情報を中枢神経に伝達することによって筋の収縮力が反射的に調節されている．

b．心　筋

心筋は，枝分かれをした心筋線維（すなわち，心筋細胞）で構成されている．心筋線維は単核ないし2核であり，細胞質には骨格筋線維と同様に筋原線維の束があるため，横紋が観察される．しかし，骨格筋線維と異なり，核は細胞のほぼ中心にある．隣在する心筋線維は，**介在板** intercalated disk にある接着斑と細隙結合により互いに連結されている．心筋線維にはミトコンドリアがよく発達しており，筋原線維間および核周囲に局在することが多い．心筋は不随意筋で，心収縮の同期性と心拍動のリズムは，心臓内の刺激伝導系により電気的に調節されている．

c．平滑筋

平滑筋は，血管壁や中空性器官（消化管，呼吸器，泌尿器，生殖器）の筋層に分布する．また，皮膚の立毛筋，眼球の瞳孔筋や毛様体筋として存在する．平滑筋線維（すなわち，平滑筋細胞）の長さは，骨格筋線維よりも短い．平滑筋線維は単核で，細胞質の中にアクチンとミオシンが豊富にあるが，筋原線維のような束をつくらないため，横紋は確認されない．平滑筋は不随意筋で，自律神経やホルモンの支配を受ける．

3．神経組織

神経系は，脳および脊髄からなる**中枢神経系** central nervous system と，そこから身体全体に向かう**末梢神経系** peripheral nervous system に分類される．神経組織を構成する細胞には，興奮を伝える役割を担う**神経細胞** nerve cell と神経細胞の働きを助ける**支持細胞** supporting cell がある．

神経細胞は，**細胞体** cell body と2種の突起（1本の長い**軸索** axon と多数の短い**樹状突起** dendrite）から構成される**ニューロン（神経単位）** neuron からなる（図4）．細胞体は球形，卵形，紡錘形など多様な形態を示し，その大きさもさまざま（数 μm〜150 μm 程度）である．細胞質内には**ニッスル小体** Nissl body と呼ばれる顆粒状の構造物があり，これは粗面小胞体に相当する．突起（軸索）の長いものは神経線維 nerve fiber と呼ばれ，1 m 以上に及ぶものもある．軸索の先端は枝分かれをして，その終末部で他の神経細胞の樹状突起や筋線維に接触し，軸索の先端から神経伝達物質を放出して興奮を伝達する．神経細胞の突起が互いに接合する部分を**シナプス** synapse といい，神経細胞の軸索と筋線維が接合する部分を神経筋接合部と呼ぶ．

支持細胞には，中枢神経組織に存在する**神経膠細胞（グリア細胞）** glial cell と末梢神経組織にあるシュ

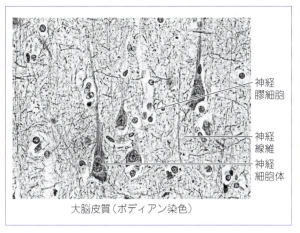

図5　中枢神経組織
大脳皮質（ボディアン染色）

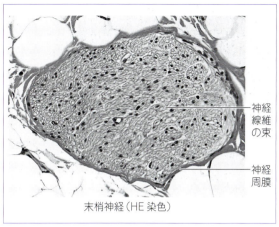

図6　末梢神経組織
末梢神経（HE染色）

ワン細胞 Schwann cell がある．神経組織の機能は，外界からの刺激や生体内部の情報を末梢神経を通じて中枢神経に伝え，中枢神経からの指令としての興奮を末梢神経を介して生体の局所に伝達することである．また，脳では思考や意志などの高度な情報処理を行う．

a．中枢神経組織

中枢神経組織は，肉眼的な色調により**灰白質** gray matter と**白質** white matter に分けられている．灰白質は主として神経細胞の集団であり（図5），白質は神経線維が集まってできている．

中枢神経組織の支持細胞である神経膠細胞には，**上衣細胞** ependymocyte/ependymal cell，**星状膠細胞** astrocyte，**乏（希）突起膠細胞** oligodendroglia および**小膠細胞** microglia がある．脳室上衣細胞は脳室の表面を覆う細胞で，単層の立方状ないし円柱状を呈している．星状膠細胞は他の神経膠細胞よりもやや大きく，細胞質内には神経膠細線維 gliofilament がみられる．細胞突起が多く，枝分かれが目立ち，血管壁や神経細胞と接触している．神経細胞への栄養補給や代謝産物の排除などに関与している．乏（希）突起膠細胞は細胞突起が少なく，細胞質が狭い．灰白質ではしばしば神経細胞を取り囲んでいるが，白質では有髄神経線維間に存在し，髄鞘の形成に関わっている．小膠細胞は神経膠細胞の中で最も小さく，灰白質の神経細胞や血管の周囲にみられることが多い．組織が傷害されたときに，食作用を示す．

b．末梢神経組織

末梢神経は神経線維の束によって形成されており，その周囲は**神経周膜** perineurium と呼ばれる線維性の被膜で覆われている（図6）．末梢神経の支持細胞であるシュワン細胞の細胞膜が軸索の周囲を何重にも取り巻いて形成された円筒状の構造を**髄鞘（ミエリン鞘）** myelin sheath と呼ぶ．末梢神経線維は，髄鞘を有する**有髄神経線維** myelinated nerve fiber と，髄鞘をもたない**無髄神経線維** unmyelinated nerve fiber に分類される．有髄神経線維の髄鞘周囲はさらにシュワン細胞に取り囲まれており，これを**シュワン鞘** Schwann sheath と呼ぶ（図4）．シュワン鞘は，一定の間隔ごとに途切れており，この部分を**ランヴィエ絞輪** Ranvier node という．無髄神経線維では，シュワン細胞が軸索を単純に取り囲んでいる．

D　組織の由来

精子と卵子の受精後，有糸分裂を繰り返し，桑実胚，胞胚と呼ばれる時期を経て，胚葉の分化が行われる．胚葉は，**外胚葉** ectoderm，**内胚葉** endoderm に分けられた後，外胚葉と内胚葉の間に進入した新

表3 胚葉と組織・器官

内胚葉由来	消化管上皮,呼吸器上皮,甲状腺,副甲状腺(上皮小体),胸腺,肝臓,膵臓,膀胱,尿道上部,耳管など
中胚葉由来	心臓,血管,リンパ管,血球,脾臓,腎臓,尿道,生殖器,副腎皮質,中皮,真皮,結合組織,筋,骨,軟骨など
外胚葉由来	口腔,表皮,皮膚付属器,乳腺,中枢神経,末梢神経,副腎髄質,下垂体後葉,感覚器(眼,鼻,耳)の上皮,歯など

しい細胞群から**中胚葉** mesoderm がつくられる.胎生4〜8週には,3胚葉から組織,器官が分化,形成される(**表3**).

総論

III. 病気と病因

まとめ

1. 病気を理解するための第一歩として，病気の原因(病因)を知ることは重要である．医学の研究の歴史をみても，病因を探るために大きな努力が払われてきた．近年の分子遺伝学や免疫学の発達により，以前は原因不明であった病気の原因の多くが明らかにされ，また明らかにされつつある．
2. この章では，現在明らかになっている病因にはどのようなものがあるかについて概説する．ここでは病因を2つに分け，①自己の体内の何らかの因子が原因で病気が引き起こされれば内因，②環境や食物等の外界からの因子に由来して病気が引き起こされれば外因とする．
3. 主な内因として年齢，性差，人種，地域などの要因，遺伝的要因が挙げられる．また外因として細菌などの感染症，熱，放射線などの物理的要因，金属，アルコール，喫煙などの化学的要因，栄養などの要因が挙げられる．

A 内因

自己の染色体・遺伝子の異常や免疫系の異常により種々の病気が発生するので，これらは内因として包括することができる．病気を引き起こす内因とともに，病気を直接引き起こすわけではないが，病気の発生率に影響する内因がいくつかある．

また，個人によって疾患感受性が異なることはよく知られており，この現象は一般的用語として体質と呼ばれている．おそらく，解明されたあるいは未解明の遺伝子の違いによると推測される．

1. 病気の発生率に影響する内因
a. 年齢

年齢によって発症する病気は明らかに異なる．たとえば，胃癌や肺癌は50～60歳代に多く，40歳以下ではきわめて少ないし，幼小児ではまず発生しない．その代わりに，神経芽細胞腫やある型の白血病は1歳以下に多く発生する．

また，成人に発生する多くの型の癌では発生率は加齢とともに上昇するが，80歳を過ぎた高齢者では癌の発生率はだんだん低下する．40～89歳までの死因の第1位は悪性新生物であるが，90歳を過ぎると第4位となり，肺炎，脳血管疾患，心疾患が死因の上位を占める．100歳以上では老衰が第1位である．肺炎は健常成人では発症しにくく，幼児や老人に発生してかつ重症化しやすい．これは成熟と加齢に伴う免疫能の発達と衰退に関係している．

b. 性差

年齢とともに性差も病気の発生率に影響を及ぼす．たとえば，癌や呼吸器疾患は中高年の男性に多

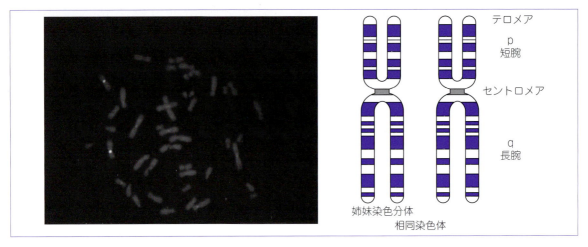

図1 染色体
左は分裂期の細胞を膨張させて個々の形が見やすくなった染色体．FISH 法により 2 本の X 染色体のセントロメアが光っている．右は染色体（中部動原体型）の模式図．ギムザ染色により各染色体に特徴的な縞模様が現れ，病気を引き起こす各遺伝子の位置を特定しやすくなる．

い．男女間でどうして病気の発生率が異なるのかについてははっきりわかっていないことが多いが，喫煙率が男性で高いように，行動習慣あるいは食習慣が男女で異なっていることが原因の一つであり，ホルモンの違いが関係することもある．また，性ホルモンの違いにより病気の発生率が異なる例がいくつもある．骨粗鬆症は老化とともに増加する疾患であるが，同じ年齢では男性よりも女性にずっと多い．女性では閉経後に，骨産生と破壊のバランスに関与するエストロゲンの分泌が低下するためである．

寿命には男女差があり，女性は男性よりも長寿である．2014 年の日本人の平均寿命は，男 80.50 歳，女 86.83 歳と約 6 歳の違いがある．癌や呼吸器疾患のような疾患の発生率の差や，不慮の事故，自殺率の差が寿命の性差に影響していると考えられる．それらの要素に加えて，女性が長寿であることは動物全体に一般的である．しかし，その理由は明らかになっていない．同様に原因は明らかではないが，全身性エリテマトーデス(SLE)や関節リウマチ，甲状腺の橋本病，その他の多くの自己免疫疾患は女性に多い．

c．人種，地域

統計的に国により疾患の発生率が大きく異なることがある．気候や食習慣などの環境要因が大きく影響するとともに，遺伝子の相違が病気の発生率を大きく変える．皮膚の悪性腫瘍の一つである悪性黒色腫はコーカサス系に多く，東アジア系の人種には少ないことはよく知られており，皮膚のメラニン量が関係していると類推されている．しかし，アフリカ系ではコーカサス系よりも少ないが東アジア系よりも多いという事実は，皮膚のメラニン量のみではなく，人種による遺伝的相違が発生率に関係しているものと考えられている．

胃癌の発生率はアメリカと日本の間に大きな差がある．これは食習慣が大きく関係しているとともに，遺伝的差異が関係していると考えられる．このことは，アメリカ在住の日系人の胃癌の発生率は日本人よりも低いが，アメリカの非日系人よりも高いことから示されている．胃癌とは逆に，大腸癌，前立腺癌，乳癌が日本人では少ない．しかし近年，日本人でもこのような癌の発生率が徐々に高まっている．このことは，日本人の生活スタイルが欧米のそれに近づいていることと関係しており，遺伝的要因とともに環境要因が重要であることを示している．

人種よりも小さい単位ではあるが，ある特定の酵素をコードする遺伝子の変異により常染色体劣性の型式で遺伝するゴーシェ Gaucher 病やニーマン・ピック Niemann-Pick 病は，アメリカの中でも特定の地域の出身者にきわめて発生率が高いことが知られている．次に述べる環境要因が発症に関係する多因子遺伝では，遺伝的要因と環境・地域的要因が相

まって，より広い地域間の差となって現れる．

2. 病気を引き起こす内因
a. 染色体・遺伝子異常

生物を構築し，生命を維持する生物学的情報は，すべてがDNAよりなるゲノムに含まれている．核のDNAはタンパク質と結合して核膜に包まれて核の形態を形成し，細胞分裂時には核膜が消失して染色体の構造に変わる．ヒトの体細胞は通常二倍体であり，22対44本の常染色体と2本の性染色体の計46本の染色体よりなる．生殖細胞は一倍体で，半数の23本の染色体を有している．

遺伝子の異常により細胞の機能に異常が起きて病気が発生する．また，染色体異常による病気も多く明らかにされている．多くの遺伝子の染色体上での位置が特定されているが，染色体レベルでの異常は，異常部分に含まれるすべての遺伝子の発現に変化をもたらす．その結果現れる複数の遺伝子の異常による総合的変化が，染色体異常による疾患の症状として現れる（図1）．

1) 染色体異常

染色体の数や形の異常により病気が発生する．受精卵あるいは発生初期の細胞に染色体異常が起こると，体内のすべてあるいは多くの細胞の染色体に同じ異常が生じ，いくつかの症候群の原因となっている．数の異常と形態の異常はともに病気を発生させる．

a) 数の異常

染色体は常染色体が22対44本，性染色体が1対2本あり，計46本あるが，それぞれの組み合わせが2本ではなく，3本である場合や逆に減少して1本である場合は必ず何らかの異常が現れる．ある1対の染色体が3本あればトリソミーといい，全体では47本となる．この場合，細胞は致死的となり，個体形成ができないことが多いが，いくつかのトリソミーでは骨格異常や精神発達遅延を伴う症候群をもって生まれる．21番染色体のトリソミーはダウンDown症候群の原因である．染色体が1本少ない場合はモノソミーと呼ばれ，たとえばX染色体が1本，全体で45本であれば，ターナーTurner症候群の女性となる．

b) 形の異常

顕微鏡でみえる染色体の形態に異常があれば，それは多くの遺伝子異常を伴っており，全身の染色体に異常があれば病気となる．5番目の染色体の短腕の欠失はネコ鳴き症候群の病因である（詳細は総論「XIV. 先天異常」の章参照）．

体細胞の染色体に異常があれば，その細胞は生き残れないか，あるいは機能の変化を伴う．機能の変化が細胞の増殖の方に向いていれば，腫瘍が発生する母地となる（詳細は総論「XIII. 腫瘍」の章参照）．腫瘍細胞では染色体の数の異常と形の異常がともにあり，全体では染色体の数は46本よりずっと多い．

2) 遺伝子異常

遺伝子の異常による病気は数多くある．遺伝子異常が生殖細胞にあれば，遺伝子異常が子孫に伝わって，病気は遺伝する．単一の遺伝子の異常は主にメンデルの遺伝型式をとって遺伝する．遺伝形質が優性か劣性か，あるいは遺伝子が常染色体上にあるのか性染色体上にあるのかによって，常染色体優性遺伝，常染色体劣性遺伝，伴性劣性遺伝の3型式に分けられる．伴性優性遺伝型式をとる疾患はきわめてまれである．母親由来の遺伝子または父親由来の遺伝子の2つの遺伝子のうちどちらか一方が異常で，もう片方が正常なヘテロ接合体で発症すれば優性遺伝であり，ヘテロ接合体では発症せず両方ともに異常があるホモ接合体で初めて発症する場合は劣性遺伝である．

常染色体劣性遺伝を示す疾患には，フェニルケトン尿症のように酵素をコードする遺伝子の異常による疾患があり，常染色体優性遺伝では，コラーゲンの異常がみられるエーラース・ダンロスEhlers-Danlos症候群のように骨格タンパクをコードする遺伝子異常がある．血友病のように異常遺伝子がX染色体にあり，その形質が劣性であると，ヘテロ接合体の女児は発症せず保因者となり，異常遺伝子のみをもつ次世代の男児が発症し，伴性劣性遺伝あるいはX連鎖劣性遺伝と呼ばれる．遺伝子はミトコンドリアにもあり，細胞の呼吸に関する酵素の一部がコードされている．酸化的脱リン酸化に関係する酵素をコードするミトコンドリアの遺伝子の異常により，ミトコンドリア脳筋症が遺伝性に発症する．ミトコンドリアは卵子のみから供給されるので，異常遺伝子は母親のみから伝わる（母系遺伝）．

単一遺伝子の異常ではこのような単純な遺伝型式をとるが，複数の遺伝子の異常が発症に関わってい

る場合はより複雑である．遺伝型式が明らかでないので通常は遺伝性疾患とみなされないことがしばしばであるが，多くの疾患で遺伝子異常が関与している．2型糖尿病や本態性高血圧など，成人になって発症する多くの疾患で複数の遺伝子の関与が考えられており，多因子遺伝と表現されている．この場合に状況をさらに複雑にしているのは，病気の発症に環境要因が影響しているからである．したがって，遺伝子異常があっても発症する場合としない場合があり，しばしば遺伝性の疾患とはみなされないが，家族や親戚内に同じ病気が発症することが多いので，体質や家系と表現される場合が多い．食習慣，運動習慣，休養，喫煙，飲酒などの生活習慣が，その発症・進行に関与する疾患群と定義されている生活習慣病には，このような遺伝子異常が密接に関与するものが含まれている．また，多因子遺伝による病気は成人のみではなくて，新生児におけるある型の先天奇形にも関与している．

遺伝子の変異によるが，細胞の増殖を亢進させるような変化が体細胞に起こった場合は，染色体の変化と同様に腫瘍が形成される（詳細は総論「XIII. 腫瘍」の章参照）．

b. 免疫不全とアレルギー

免疫反応は外界からの病的因子を除去する防御機構としての重要な機構であり，免疫能が先天的あるいは後天的に低下すると病原性の弱い微生物にも感染しやすくなる．このような状態を起こす疾患には免疫に関わる遺伝子の異常によるいくつかの先天性免疫不全症候群，ヒト免疫不全ウイルス（HIV）の感染による後天性免疫不全症候群（AIDS），多くの慢性消耗性疾患による免疫不全状態がある．逆に，病的に過剰な免疫反応は自己の細胞・組織を傷害する．この状態はアレルギーであり，アレルギー反応はI〜V型に分類される．I型の即時型のアレルギー反応である喘息では，ある特定の抗原に接触すると，一連の免疫反応により気管支の収縮が急激に起きる．IV型の遅延型のアレルギー反応である接触性皮膚炎では，特定の物質に接触してしばらくすると，皮膚にアレルギー反応が現れる．免疫反応は外因に対する防御機構であり，免疫不全の場合に起きる感染症やアレルギーを引き起こす抗原など，直接の病的刺激は外因であるが，これらは健常なヒトに必ず病気を発症させるというわけではないので，内因に分類するほうが理解しやすい．

免疫寛容の機構により通常は自己の抗原に対して抗体を作らないが，時にこのような異常抗体が産生され，自己抗体と呼ばれる．自己抗体は自己の体内の抗原と抗原抗体複合体を形成し，引き続く一連の免疫反応により細胞・組織が傷害される．さまざまな自己抗体によりSLEなどのさまざまな自己免疫疾患が発生する（詳細は総論「IX. 免疫」の章参照）．

c. 老化（加齢）

老化に伴う変化は健常人に生理的に現れ，加齢とともに種々の細胞の機能は低下する．たとえば，眼の水晶体の調節力が低下することは，ほぼすべてのヒトに現れる生理的な加齢に伴う変化である．創傷治癒に時間がかかることや，免疫力が低下して感染症にかかりやすくなることはよく知られている．老化に伴う細胞・組織の機能の低下の原因として，過酸化物質の細胞内蓄積や遺伝子変異の蓄積などが考えられているが，どれも単一の機構ではすべてが説明できないので，複合的な要因がともに蓄積することによって起こると考えられている（総論「XI. 老化」の章参照）．

このような加齢に伴う生理的変化とは別に，多くの疾患が加齢とともに増加するという事実があり，高齢社会では同様に重要な問題である．粥状硬化症は，遺伝的素因，食生活などの環境要因が関係し，高脂血症（脂質異常症）や高血圧，糖尿病があると比較的若いうちから進行するが，最も強く発症に影響する因子は年齢である．冠動脈の粥状硬化症が進行すると発症する虚血性心疾患は，統計的には40〜60歳ぐらいから始まり，それによる死亡率は加齢とともに増加する．同様に，粥状硬化症や高血圧が密接に関係する脳血管障害も，老人の死因の大きな部分を占めている．骨では骨粗鬆症，変形性関節症，眼では老視，加齢黄斑変性，加齢白内障が起こりやすくなり，アルツハイマー Alzheimer 型認知症は高齢化社会の一つの大きな社会問題でもある．また，70歳ぐらいまでは肺癌や胃癌など多くの癌は加齢とともに増加する．

B 外因～病気を引き起こす外因

種々の環境因子の刺激(外因)が細胞の機能に影響を及ぼす．外因では同じ質の刺激でも，その程度や時間により細胞の反応は異なる．弱い刺激(生理的刺激)に対しては可逆的で生理的な変化が起こる程度であっても，強い刺激(病的刺激)に対しては病的変化が起こる．たとえば，温度はその変化が日常生活の範囲内であれば細胞の変化は生理的反応であるが，生理的な範囲を超えれば熱傷や凍傷などの病的変化をもたらす．

1. 感染症

環境中に存在するきわめて多くのウイルス，細菌，真菌などの微生物の大部分はヒトに病気を引き起こさないが，一部はヒトに病気を引き起こし，それらは病原微生物と呼ばれる．きわめて多様な微生物の中で占める割合は低いが，数多くの病原微生物が知られている．なお，プリオンは微生物ではないが，プリオン病は感染症に含まれる．

a. ウイルス

ウイルスは微生物の中では最も小さく，径は20～300 nmである．ゲノムであるDNAあるいはRNAとそれを包むタンパク質の殻からなっている．ヒトに病原性があるウイルスは生きた細胞内でのみ増殖できる．ウイルスの細胞傷害機構には2種類ある．一つは直接細胞傷害性作用であり，ウイルスの遺伝子産物が宿主の細胞膜を傷害して感染細胞は死に至る．もう一つは間接細胞傷害性作用であり，宿主の免疫機構による細胞死をもたらす．

多くのウイルスは細胞親和性があり，感染細胞は限定される．日本脳炎ウイルスは神経細胞内で増殖し，神経細胞を殺すことにより日本脳炎を発症させる．HIVは免疫を担当するTリンパ球に感染し，Tリンパ球を介する免疫能が低下する．エボラ出血熱では，ウイルスが血管内皮細胞に感染して全身に出血が多発する．肝炎ウイルスは肝細胞に感染して急性肝炎，慢性肝炎，さらには肝硬変を引き起こす．ノロウイルスやロタウイルスは腸管上皮に感染して感染性胃腸炎を引き起こす．この場合は細胞を殺すわけではなく，感染細胞の機能を変化させることで下痢が現れる．

また上述のように，ヒト乳頭腫ウイルス(HPV)は皮膚や子宮頸部の扁平上皮に感染し，細胞を増殖させる作用を通じて良・悪性の腫瘍を形成する．

さらに，通常の免疫能がある状態ではある特定の細胞内に潜伏し，免疫状態が低下したときに活発に増殖して他の細胞を殺す場合がある．ヘルペスウイルスでは初回感染後神経節内に潜伏し，再活性化により表皮細胞に移動して表皮細胞を傷害する．

b. 細菌

原核細胞の大きな一群であり，径は0.1～10 μmと小型ではあるがさまざまで，以下のように分類される種々の細菌が種々の疾患の病因となっている．

1) クラミジアとリケッチア

ともにウイルスと同様に偏性細胞内寄生をする最も小型の細菌である．クラミジアではクラミジア・トラコマチスによる性行為感染症が多く，衛生状態が悪かった時代には同じクラミジアによる眼球のトラコーマが多かった．異なる亜型のクラミジア・トラコマチスによる鼠径リンパ肉芽腫症は衛生状態のよい国ではきわめて少ない．リケッチアはシラミやダニの刺咬により感染する．各種リケッチアによる感染症には発疹チフス，ツツガムシ病，日本紅斑熱があり，リケッチアは血管内皮細胞に感染・増殖して皮膚の紅斑や全身性血管炎を発症する．

2) マイコプラズマ

細胞外で独立して増殖できる最小の病原微生物である．細胞壁が通常の細菌と異なり，効く抗生物質は限られる．マイコプラズマ肺炎を引き起こす．

3) グラム陽性菌とグラム陰性菌

通常の多くの細菌が，グラムGram染色で細胞壁が青く染まるグラム陽性細菌と赤く染まるグラム陰性細菌に分けられ，細菌壁の構造の違いを表している．形によりそれぞれ球菌と桿菌に分けられる．肺炎などさまざまな部位で種々の炎症を引き起こす(総論「X．感染症」の章参照)．

4) 抗酸菌

チール・ネールゼンZiehl-Neelsen染色でともに赤く染まるという共通の性質をもった細胞壁を有す

る細菌で，結核菌とらい菌が含まれる．これらの感染による肺結核とハンセン Hansen 病は臓器が異なるが，ともに慢性の経過をとり，緩やかに組織破壊が進行する疾患である．

5) スピロヘータ
梅毒やヘリコバクター・ピロリなど，らせん状の形態をとる細菌群．

6) 放線菌
糸状の形態をとり真菌に似ているが，原核生物であり，細菌に分類される．病原性はあまりないが，時に膿瘍を形成する．

c. 真 菌
菌糸の増殖からなる真核生物であり，生物学的にはかびや担子菌や子嚢菌からなる，いわゆるキノコと同じ群（菌類または真菌）に分類されるが，病原性がある真菌の大多数はかびと同様に，有性生殖世代を欠いた不完全菌類である．真菌の多くの種はたとえ健常人の体内にいたとしても，細胞・組織の傷害作用はきわめて弱く，常在菌であるカンジダやアスペルギルスは免疫抑制状態の患者の深部臓器の組織を破壊しながら増殖する．以前は原虫と考えられていたニューモシスチス・イロベチ Pneumocystis jiroveci（旧名 carinii）は，免疫不全状態の患者に重篤な肺炎を引き起こす．白癬菌は表皮の角質に存在して皮膚白癬菌症を起こす．スポロトリクムは皮膚深部に膿瘍を形成する真菌である．

野外でキノコとして認められる有性世代の子嚢菌や担子菌が細胞・組織を直接傷害することはないが，担子菌のスエヒロタケやヤケイロタケは，肺で無性生殖による増殖をしてアレルギー性気管支肺真菌症やアレルギー性真菌性咳嗽を引き起こすことがある．

d. 原 虫
原虫は単細胞性の運動能を有する真核生物であり，生物学的には多系統からなるが，大きく原生動物に分類される．ヒトに寄生して病原性を有するものには，蚊の刺咬により赤血球に感染するマラリア，糞口感染により腸管に感染するジアルジアや赤痢アメーバ，外陰部に感染するトリコモナスなどがある．マラリアやジアルジアは現在の日本にはきわめて少なく，海外旅行後の輸入感染症として知られている．

e. 蠕 虫
寄生性の線虫，吸虫，条虫をまとめて蠕虫と呼ぶことがあるが，寄生虫の大きな部分を占める．線虫は土壌中など自然界に広く分布するが，人体内ではリンパ管に寄生するフィラリアや小腸内に寄生する回虫がある．吸虫類には肝吸虫，住血吸虫，肺吸虫，横川吸虫がある．条虫には腸管に寄生する体長の長い無鉤条虫，有鉤条虫，広節裂頭条虫，各臓器に包虫症を形成するエキノコックスがある．

f. プリオン
脳の神経細胞が進行性に消失する孤在性にまれに発症するクロイツフェルト・ヤコブ Creutzfeldt-Jakob 病や，食人習慣を有する地域に発生したクールーは，かつては原因が不明であったが，現在では変異プリオンによることが明らかになり，プリオン病と一括される．プリオンはヒト自身が有している作用がよくわかっていないタンパク質であるが，タンパク質の構造が異なる異常プリオンは，自ら触媒になって正常のプリオンの構造を異常型に変えてしまうことにより感染性を有している．

2. 環境因子
a. 物理的要因
1) 機械的外力
機械的外力によりさまざまな大きさや形の組織の欠損や挫滅が起こる．先端が鋭利な鋭器による外傷は刺創，鋭い刃により切創ができる．これらでは組織の欠損や挫滅はほとんどなく，創傷治癒過程も欠損がある場合とは若干異なる．一方，鈍的な外力により，外力が直接加わった体表に挫傷，挫創，裂創ができる．また，外力が深部に伝わり，皮下出血，骨折，脳挫傷，深部臓器の裂傷などが起こる．交通事故でのような強い外力により内臓はひどく損傷する．

2) 熱
生理的な範囲を超えた高温は，局所では熱傷，全身では熱中症を起こす．低温では細胞の機能が低下し低体温症となり，心拍数の減少と血圧の低下が起き，重症例では凍死に至る．局所の細胞が傷害されると凍傷と呼ばれる．

熱傷：皮膚熱傷の重症度は，熱傷深度と呼ばれる熱傷の深さと面積により判定される．熱傷深度はⅠ度（表皮），Ⅱ度（浅層Ⅱ度：真皮浅層，深層Ⅱ度：真皮深層），Ⅲ度（真皮全層）に分けられる．Ⅰ度では局所に発赤があり，熱感と疼痛を伴う．Ⅱ度では水疱ができ，白くなる．灼熱感を感じ，知覚が逆に鈍麻する．Ⅲ度では真皮全層の壊死や炭化があり，知覚は消失する．高温の空気や揮発性燃焼物質に曝露されると気道熱傷が起こり，口腔から肺胞に至る気道上皮は損傷される．低温熱傷は低温熱源に長時間直接接触することにより発症する．暖房器具などが長期臥床者，高齢者，皮膚の知覚が鈍麻している者の皮膚に直接接触するような状態で起こりうる．

熱中症：熱中症は環境の温度が高い状況で体温調節機構が破綻して発症する．体温調節機構が未熟あるいは低下している小児や高齢者に発症しやすいが，健常成人でも高温下で激しい運動をすると発症する場合がある．熱中症の重症度は，めまいを起こすⅠ度から意識障害と高体温を起こすⅢ度までの3段階に分けられる．横紋筋融解症が発生すると予後は悪く，死に至る可能性がある．

凍傷：凍傷の重症度は，表皮のみの損傷で発赤・腫脹を示す1度凍傷，真皮までの障害で浮腫・水疱形成を示す2度凍傷，皮下組織まで損傷を受け壊死・潰瘍を示す3度凍傷に分類される．

3）紫外線

紫外線は体表の細胞および細胞の構成成分に物理的変化を引き起こす．皮膚では軽度の紫外線過剰は日焼けを生じる程度であるが，短期間に強い紫外線を浴びると急性の炎症が起き，皮膚は赤らみ，水疱とびらんが形成される．

慢性の紫外線の影響は皮膚の老化と皮膚癌の発生である．繰り返された紫外線照射により真皮の水分は低下し，弾性線維が増加する．紫外線はまた，表皮細胞のDNAの構造を変化させ，細胞分裂時に異なる塩基配列が現れる．このようにして遺伝子の変異が蓄積すると悪性腫瘍が発生する（総論「ⅩⅢ．腫瘍」の章参照）．

4）放射線

放射線は物質を電離させて細胞を傷害する．強い放射線により細胞は壊死に陥るが，細胞がすぐには死なない程度の放射線もDNAを傷害する．傷害されたDNAは通常DNA修復酵素によって修復されるが，修復されなかった場合には細胞はアポトーシスの機構により死滅する．生き延びてDNAの突然変異や染色体の変化が固定すると，細胞の機能は変化する．放射線はまた，血管を傷害することにより，慢性の肺線維症などの局所の線維化を引き起こす．さらに，遅れた慢性の変化は悪性腫瘍の発生である．放射線に対する防御をしなかった古い時代には医師や放射線技師に皮膚癌が発生した．過去において放射線を回避できなかったような状況，すなわち原子爆弾の投下や原子力発電所の事故では，急性の放射線傷害に続いて白血病が発生し，さらに遅れて各臓器の固形癌が多発した（総論「ⅩⅡ．放射線病理学」の章参照）．

5）圧　力

異常な高圧や低圧はヒトの細胞・組織を傷害する．持続的低圧状態は高山への登山が相当し，吸入酸素分圧の低下により低酸素血症による高山病となり，頭痛や意識の混濁が起こる．進行すると肺水腫により死に至ることがある．

圧そのものは生理的な変化を起こす程度であっても，圧が急激に変化すると異常をきたすことがある．減圧症は，圧が急激に低下したために血管内に発生したガス小泡が全身血管を閉塞した状態である．圧の高い深海から急激に浮上した場合や，常圧の部位から急激に気圧の低い部位に移動した場合に起こりうる（総論「Ⅶ．循環障害」C. 7. 塞栓症の項参照）．

6）電　流

漏電などにより体内を高電流が通った部分に，細胞・組織の傷害が起こる．傷害の程度は電流の大きさと組織の抵抗により決定される．乾いた皮膚は抵抗が大きく，この部分を高電流が通ると熱が発生して熱傷（電気熱傷，電流斑）ができる．また，骨格筋や心筋はとくに電流に敏感である．家電用の100Vの電圧で引き起こされた感電で心臓に電流が数秒流れると，刺激伝導系を破壊して心室細動が起こり，やがて心臓が停止する．落雷のような高電圧感電では組織傷害が強く，皮膚には狭い部分に通電したことを示す特異な電気熱傷である電撃斑が生じる．

b．化学的要因
1）一般的な化学物質

種々の物質が直接接触することにより細胞を傷害

する．たとえば，強酸，強アルカリ，フェノール，クレゾールなどがある．これらはとくに体表の皮膚に傷害を起こすことが多く，接触後数時間にわたり徐々に進行する壊死を生じる．フェノールやクレゾールの希釈溶液には優れた消毒作用があるが，濃度の高い溶液は腐食性で，皮膚の細胞が壊死に陥る．クロロホルムや四塩化炭素には肝毒性がある．メチルアルコールを摂取すると頭痛が起き，摂取を持続すると視神経障害が起きる．これはメチルアルコールの体内分解産物であるホルムアルデヒドや蟻酸が毒性を発揮すると考えられている．ホルムアルデヒドの水溶液であるホルマリンは医療の分野では摘出臓器・組織の固定に用いられるが，体表の眼や皮膚などに付着すると細胞が傷害される．

2）環境中の化学物質

環境中に放出される有害な化学物質は多数ある．急性の毒性を発揮する場合と，長期間にわたって人体に蓄積して慢性の病変をきたす場合がある．これらの物質はさまざまな法律で規制されるようになったが，環境中に排出される化学物質が地球規模で増加していることより，地球レベルでの健康に被害を与える可能性のある物質を増加させないための方策が考えられている．

最も一般的で健康に影響を及ぼす大気汚染物質は，オゾン，硫黄酸化物（SO_x），窒素酸化物（NO_x）であり，これらは呼吸器を刺激する．ゴミを低温で焼却した場合に発生していたダイオキシンは，多種にわたる毒性が疑われている．建材に広く使われ，気体として室内に放出された低濃度のホルムアルデヒドは，めまいや吐き気を起こすシックハウス症候群の原因物質と考えられている．

3）金属・鉱物

鉛，水銀，ヒ素，カドミウムなどの金属を，鉱山や工場あるいは工業産物を通じて曝露すると，種々の急性，慢性の毒性が現れる．鉛は種々の酵素の活性を阻害することにより，異常赤血球の産生，中枢および末梢神経を傷害する．無機水銀には腎毒性が，有機水銀には中枢神経毒性がある．1950年代には魚に蓄積され生物濃縮された有機水銀の摂取により水俣病が多発した．カドミウムによる慢性中毒はイタイイタイ病として知られ，鉱山から流れてきたカドミウムを含んだ水の摂取，米や野菜に取り込まれたカドミウムの摂取により骨軟化症と多発性病的骨折を患う患者が多発した．ヒ素は強い毒性を有しており，歴史的には古くから殺鼠剤としてあるいは殺人に使われてきて，食品への混入による中毒事件も発生した．ヒ素化合物を含む鉱山付近の水は高濃度に汚染され，そうでない地域にも飲料水にヒ素が検出される地域が世界的にはある．バングラデシュの広い地域で日常的に飲料水として利用される井戸水の汚染が深刻な問題となっている．慢性のヒ素中毒では特徴的な皮膚炎が出現し，さらに皮膚癌や肺癌が発生する．

高濃度のシリカ（ケイ酸）が空中に浮遊している特殊な環境では，肺にシリカが沈着して珪肺症を起こす．アスベスト（石綿）はまれな腫瘍である悪性中皮腫を発生させることがよく知られている．1960年代にアスベスト鉱山で悪性中皮腫が多発することが報告されて以来，アスベストに関わる職業を中心に石綿肺と呼ばれる肺線維症，悪性中皮腫，肺癌が多発した．

4）薬　剤

薬剤は病気の治療にきわめて有効であるが，同時にある程度の副作用を有することが多い．たとえば，抗生物質は細菌を効率的に殺すことができるが，内服すると腸内細菌をも死滅させ，下痢が起こることがある．また，癌細胞の分裂を抑制する型の抗癌薬は，生理的に分裂している骨髄細胞にも影響を与える．常用量では副作用がほとんどない場合でも，過剰量が投与されると重大な副作用を生じ，時には死に至ることもある．

薬物による副作用は，薬の性質，過剰量の使用，遺伝的体質，アレルギー反応，他の薬物との相互作用によって起こる．遺伝的体質の例として，抗癌薬であるイリノテカンを代謝する酵素が遺伝的に欠損した場合に起こる下痢症がある．アレルギー反応の例としては，ピリン系の薬剤ペニシリンが有名であり，他の薬物との相互作用の例としてはフルオロウラシル系の抗癌薬と抗ウイルス薬であるジドブジンの組み合わせが知られている．

副作用があることを知らずに，あるいは情報が伝わらなかったために重篤な副作用が多発することがある．1960年代に整腸薬，止痢薬として使われていたキノホルムを慢性的に摂取して，神経障害を主徴とするスモン病が多発したことは社会的な問題となった一例である．さらに，1958～1962年にかけ

て睡眠導入薬のサリドマイドを服用した妊婦からは，四肢の奇形を有するサリドマイド児が多数生まれた．

5）農　薬

農薬として使われる殺虫剤，除草剤，防かび剤，殺鼠剤の多くに強い毒性がある．殺虫剤の有機リン系（パラチオン，ジクロルボス，メタミドホス，イブロベンホス，スミチオン）やカルバメート系（フェノブカルブ）は，神経伝達物質のアセチルコリンエステラーゼと結合して神経伝達を阻害する．殺虫剤や除草剤としての有機塩素系殺虫剤（DDT，クロルニトロフェン，プロピザミド，クロロタロニル）にも神経毒がある．除草剤のパラコートにより肺出血と線維症よりなる，致死性が高いパラコート肺が起こる．これらのうちパラチオン，パラコート，DDT は毒性が強いこと，蓄積性があることなどより製造や使用が禁止され，より毒性の低い農薬が開発されてきたが，依然毒性はなくなっていない．

6）喫　煙

タバコの煙に含まれるニコチンは依存性の高い薬物であり，喫煙習慣は「ニコチン依存症」と呼ばれる病気である．タバコの煙にはアンモニア，エンドトキシン，窒素酸化物，タール，ニコチン，鉛，砒素（ヒ素），アセトアルデヒド，フェノールおよび，ベンゾピレンを初めとした 60 種類以上の発癌物質が含まれている．喫煙は癌，肺疾患，動脈硬化症などのさまざまな疾患を引き起こす（図 2）．まず喫煙者ではタバコ吸気に直接曝露される口腔，喉頭，食道，肺（とくに扁平上皮癌，小細胞癌）で高率に癌を合併する．疫学的には膵臓や膀胱癌の合併率も高い．喫煙は肺気腫，慢性気管支炎の主な原因であり，臨床的に慢性閉塞性肺疾患（COPD）を呈する．さらに喫煙は動脈硬化症の強い危険因子であり，心筋梗塞，腹部大動脈瘤を高率に合併する．その他，歯周病，消化性潰瘍の原因となっている．また妊婦の喫煙も問題であり，周産期死亡，低出生体重児，早産の原因となっている．禁煙活動は WHO を中心として世界的に行われているが，法的規制，禁煙教育が最も重要である．

7）アルコール摂取

アルコール（エタノール）による中毒は，多量摂取による急性アルコール中毒と慢性摂取によるアルコール依存症がある．エタノールによる酔いは中枢神

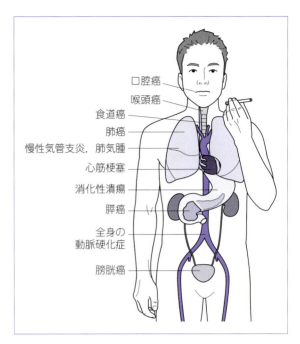

図 2　喫煙関連疾患
（Kumar V, et al: Robbins & Cotran Pathologic Basis of Disease, 8th ed, Saunders, 2010 より改変引用）

経系の抑制による．エタノールは肝臓でアルコールデヒドロゲナーゼ（ADH）によりアセトアルデヒドとなり，さらにアルデヒドデヒドロゲナーゼ（ALDH）により酢酸となり体外に排出される．アセトアルデヒドは毒性が高く，頭痛や悪心などのいわゆる二日酔いの原因物質である．日本人を含むモンゴロイドでは ALDH2 の機能喪失型である ALDH2*2 を有する頻度が高く，アルコールに弱い体質（ALDH2*2 のヘテロ）が 40％，アルコールを全く飲めない体質（ALDH2*2 のホモ）が 4％を占める．アルコール依存症はアルコールに強い体質が大部分であるが，アルコールに弱い体質（ALDH2*2 のヘテロ）ではアセトアルデヒドの濃度が高くなるので，習慣飲酒すると飲酒関連疾患になりやすい．

飲酒関連疾患としては肝疾患，癌，精神神経疾患，栄養障害が挙げられる．長期のアルコール摂取は脂肪肝を中心としたアルコール性肝疾患を起こし，アルコール性脂肪肝炎，肝線維症，肝硬変となる．またアルコールとアセトアルデヒドには発癌作用があり，飲酒家では口腔癌，咽頭癌，食道癌のリスクが高まる．また飲酒と喫煙が合併すると相乗的に発癌のリスクが高まる．大腸癌や乳癌についても

飲酒家ではリスクが高まる．アルコール依存症患者では偏食になることが多く，ビタミン摂取が不十分となる．サイアミン欠乏によりウェルニッケ・コルサコフ Wernicke-Korsakoff 症候群を，ニコチン酸欠乏によりペラグラなどの精神神経疾患を引き起こす．

8）自然環境中の毒性物質

自然界に存在する毒物が多くある．そのうちの一部は歴史的に少量を医薬品として用いられてきたが，少量で致死的な有毒物質も多い．植物ではトリカブトがきわめて強い毒性があり，アコニチンやメサコニンなどのアルカロイドが中枢神経に作用して致死的である．特定の植物にアレルギー反応を示すことも多く，皮膚炎や喘息を起こすことがある．ウルシの葉に触れると多くのヒトに皮膚炎が起きるが，葉に含まれるウルシオールはハプテンとしての強い抗原性を有し，感作されたヒトの皮膚に接触すると強い症状の接触性皮膚炎が起きる（総論「Ⅸ．免疫」の章参照）．

フグ毒の成分はテトロドトキシンであり，神経・骨格筋接合部を阻害することにより強い麻痺症状を起こして，呼吸停止に至る．

キノコによる中毒はまれではなく，毎年キノコ毒による死亡が報告されている．日本では発生がまれであるが，世界中で毒キノコの代表として知られ研究されているタマゴテングタケ Amanita phalloides には強い肝毒性があり，劇症肝炎で死亡する．毒の主成分はファロイジンとアマトキシンであり，ファロイジンは細胞内のアクチンに結合することにより細胞の機能を阻害する．アマトキシンはRNAポリメラーゼⅡに結合することによりタンパク産生を阻害する．同じ菌類に属するかびのアスペルギルス（Aspergillus flavus）は，南アジアやアフリカの高温多湿地帯で穀物が保存されると生育し，肝に強い発癌性を有するアフラトキシンを産生する．アフラトキシンは南アジアでの肝癌の第１の原因となっている．

3. 栄養障害
a. ビタミン

ビタミン不足は，日本人全体が栄養不足であった時代にはよく起こっていた．十分な食料がある現在では，慢性アルコール中毒，慢性消耗性疾患の患者，ネグレクトされた人々，ジャンクフードを過剰に食している偏食者に起こっている．しかし，時にはビタミン B_1 不足のように，裕福ではなかった時代に白米を食べることができた一部の裕福な人々に起きたこともある．また，経口的な摂取の問題から起こるのみではなく，腸管での吸収障害がある人や，体内での活性成分への変換異常を有する人にも

表1 各種ビタミンの機能およびその欠乏症

	機　能	欠乏症
ビタミンA	網膜の色素成分 上皮の維持	呼吸器や尿路の扁平上皮化生 暗視下での視力低下，易感染性
ビタミンB		
ビタミン B_1	脱カルボキシル反応の補酵素	脚気（多発性神経障害，浮腫，心不全）
ビタミン B_2	多くの酵素の補酵素	顔面の皮膚と角膜の病変
ナイアシン	レドックス反応の要素	ペラグラ（認知障害，皮膚炎，下痢）
ビタミン B_6		中枢神経障害，貧血
ビタミン B_{12}	葉酸合成に必要，脊髄の髄鞘の維持	悪性貧血，脊髄後・側索の脱髄・変性
ビタミンC	コラーゲン合成に必要	壊血病（出血傾向，骨発育障害）
ビタミンD	カルシウムの腸管からの吸収促進	くる病（小児），骨軟化症（成人）
ビタミンE	抗酸化剤	小脳脊髄変性（重症例）
ビタミンK	血液凝固因子Ⅱ，Ⅶ，Ⅸ，Ⅹの合成に必要	出血傾向

起こる．ビタミン欠乏時に現れる疾患，症状については表1にまとめた．ビタミンは脂溶性のビタミンA,D,E,Kとその他の水溶性のビタミンに大別されるが，脂溶性のビタミンを過剰に摂取すると体内の脂肪成分に蓄積して過剰症が起こる．

b. ミネラル

多くのミネラルが健康の維持に必要である．カルシウムとリンは骨産生に必須であるので，その重篤な欠乏症はビタミンD欠乏症と同様に，小児にくる病，成人に骨軟化症を起こす．閉経後の女性にカルシウムが不足すると骨粗鬆症が起きやすくなる．種々の金属が微量に体内に存在するが，鉄の欠乏は鉄欠乏性貧血を起こす．ヨウ素は海産物に含まれるが，大陸の内陸部ではしばしばヨウ素が欠乏する．そのような地域では甲状腺ホルモンの成分であるヨウ素の欠乏により，甲状腺が腫大する．亜鉛は多くの食物に含まれているのでめったに欠乏症は起きないが，特殊な状況下で肢端紅痛症が起きる．金属の過剰症については先述した「金属・鉱物」の項を参照されたい．

c. カロリー，タンパク質，炭水化物，脂質

カロリー低下，タンパク質摂取の低下はやせを起こす．極端なやせは拒食症，ネグレクトされた人々，慢性消耗性疾患による食事摂取障害や他の個別的条件で起こりうる．

日本では飢餓は特殊な状況下にみられるのみであるが，世界に目を向けると，飢餓による極端なカロリー不足は珍しくない．そのような地域で小児にみられる典型的なカロリー不足は消耗症と呼ばれる．また，カロリー摂取はある程度あるにもかかわらずタンパク質が極端に低下すると，肝腫大と腹水のために腹部は膨隆する．この場合はクワシオルコルと呼ばれる．

肥満は先進諸国では最もありふれた栄養障害であり，エネルギー消費よりも過剰のカロリー摂取が続いた状態で起きる．関節への負荷の増加により変形性関節症の原因となる．女性では胆石症の危険因子でもある．肥満の有無はBMI(body mass index；$\{体重/身長^2\}$ kg/m^2)で決められる．BMIは22が標準であり，日本では25以上，米国では30以上で肥満と判定される．

肥満，とくに内臓脂肪型肥満は糖尿病，虚血性心疾患の危険因子である．これらの肥満，糖尿病，高血圧は複数の遺伝子が関係しているので，内因が関係する．2型糖尿病では遺伝が70%に関係していて，遺伝的要素が高い．しかし，環境が発症に強く影響を及ぼしていて，これらの病気の予防は可能である．禁煙，食生活，身体活動の増加，適正体重の維持の4項目の生活習慣の改善はこれらの発症を抑えるので，これらは予防の観点から生活習慣病と呼ばれている．

総論

IV. ストレスに対する細胞反応，細胞障害，細胞死

まとめ

1. 細胞は組織内にあって隣り合う細胞と連携して常に正常な機能を維持しており，これを恒常性と呼ぶ．しかし，細胞は外的ストレス（感染症，栄養障害，物理的，化学的など）に常にさらされており，また遺伝子異常によるタンパク質機能の喪失といった遺伝的ストレスからも影響を受ける．このストレスが軽度であれば細胞は肥大，過形成，萎縮，化生といったプロセスにより適応することが可能である．肥大は細胞の大きさが増加することにより，また過形成は細胞が分裂し細胞数を増加することにより，増殖を必要とするストレスや刺激に対応している．肥大は細胞分裂能の不可能ないしきわめて低い組織に，過形成は分裂可能な組織でみられるが，両者が同時にみられることも多い．一方，萎縮は細胞の大きさ，細胞数が減少することにより，減少するストレスや刺激に対応している．化生は組織がそれを構成する正常の細胞型が別の系列の分化した細胞型に置き換わる現象で，有害な刺激に対応している．たとえば胃粘膜が腸粘膜上皮に置き換わる現象である（腸上皮化生）．上皮の化生は癌の母地になりうる．
2. ストレスの除去により細胞は正常な状態に戻ることができる．しかし，ストレスが一定の閾値を超えると，細胞にさまざまな障害を与え機能を低下させる．障害を受けた細胞は腫脹し水腫状変性と呼ばれる．ストレスが長期に持続し過度であれば，細胞は耐えきれずに壊死ないしアポトーシスを通じて細胞死に至る．壊死とアポトーシスは異なる機序の細胞死であり，アポトーシスは生理的過程としても生じる．壊死は凝固壊死が一般的であるが，感染を合併すると膿瘍や乾酪壊死を生じる．
3. 細胞の代謝異常や慢性の非致死性障害によりタンパク質，脂質，炭水化物などのさまざまな物質が細胞内に蓄積することがある．たとえば細胞内にトリグリセリドが蓄積した状態が脂肪化であり，肝疾患で肝細胞内にケラチンが凝集した物質はマロリー小体と呼ばれる．

A　ストレスに対する細胞反応

ストレスに対する細胞反応は，肥大 hypertrophy，過形成 hyperplasia，萎縮 atrophy，化生 metaplasia などに分かれる（図1）．

肥大とは細胞の大きさが増大することにより，組織や臓器の容積が増大する（図2）．一方，過形成では細胞が細胞分裂を行い，細胞数が増加することにより組織や臓器の容積が増大する．進行性筋ジストロフィーでは萎縮した筋肉組織内に脂肪組織が侵入・増殖して全体が肥大しているようにみえる．これを仮性肥大 pseudohypertrophy と呼ぶ．肥大や過形成の原因としては運動・作業量の増大，ホルモン刺激，臓器切除などに対する機能的代償がある．

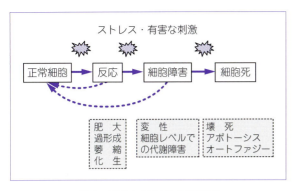

図1　ストレスに対する反応

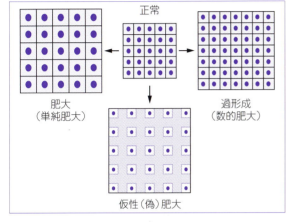

図2　肥大と過形成
（神山隆一原図）

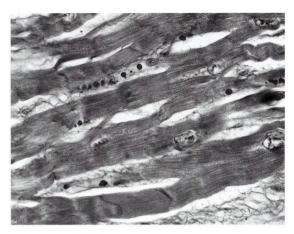

図3　肥大心筋細胞
高血圧心の心筋細胞．心筋細胞の直径が増加している．

原因が不明な場合は特発性肥大とされる．

　萎縮は一度正常の大きさにまで発育した組織や臓器が何らかの原因により縮小することであり，通常は機能低下を伴う．正常の大きさまで発育しなかった場合は低形成 hypoplasia と呼び，萎縮とは異なる．

　化生とは慢性的傷害に対する異常な修復であり，他の組織や細胞に形態が変化する．上皮組織の化生として，胃粘膜に起こる腸上皮化生，呼吸粘膜，子宮頸部粘膜などに起こる扁平上皮化生がよく知られている．

1. 肥大 hypertrophy

　肥大は細胞の大きさが増加することであり，臓器が大きくなる．細胞数の増加は伴わない．細胞サイズの増加は細胞内小器官の合成により生じる．通常，分裂可能な細胞では増殖刺激に対して過形成と肥大が同時に起こるが，非分裂細胞では肥大のみ生じる．多くの組織は分裂可能な細胞よりなり，過形成と肥大により臓器が大きくなるが，肥大（広義）とのみ呼ばれることが多い．心筋と骨格筋は分裂能が低いので，運動量の増加により主に肥大が生じる．心筋では高血圧や心臓弁逆流などの慢性の血流力学的負荷により肥大が生じる（図3）．運動選手では骨格筋が肥大する．いずれの場合も筋細胞はタンパク質産生が亢進し筋原線維が増加する．また過剰な刺激が持続すると，筋原線維が溶解・消失し，極端な場合，細胞死，アポトーシスを引き起こす．またホルモンや成長因子によっても肥大が生じる．甲状腺刺激ホルモンの過剰により甲状腺は肥大し機能が亢進する（甲状腺機能亢進症）．

2. 過形成 hyperplasia

　過形成は組織や臓器での細胞数の増加であり，組織，臓器が大きくなる．過形成は生理的なものと病的なものに分かれる．原因としてはホルモン性過形成と代償性過形成がある．ホルモン性過形成としては思春期および妊娠時の女性の乳腺増大があり，これは乳腺上皮の過形成，肥大により生じる．エストロゲン過剰により子宮内膜増殖症が生じ，アンドロゲン過剰により良性前立腺過形成 benign prostatic hyperplasia が生じる（各論「Ⅵ. 生殖器疾患」，p374, 図3, 4参照）．この場合，エストロゲン，アンドロゲンレベルが正常に戻れば，これらの病態は消失する．代償性過形成としては肝葉切除後の残存

IV. ストレスに対する細胞反応，細胞障害，細胞死

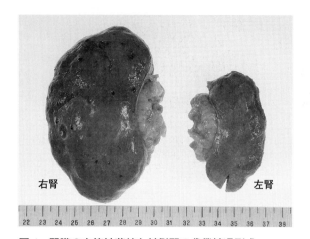

図4 腎臓の血管性萎縮と対側腎の代償性過形成
左腎動脈がほとんど閉塞しているため，左腎の著明な萎縮あり．対側の右腎は代償性過形成を示し，正常の1.5倍重くなっている．（東京都健康長寿医療センター新井冨生博士ご提供）

肝の増大や腎摘出後の対側腎の増大がある（図4）．ウイルス感染により過形成が生じることもある．ヒトパピローマウイルス human papilloma virus の遺伝子由来の成長因子により皮膚の疣贅，子宮頸部扁平上皮の過形成が生じる．

過形成は悪性腫瘍の温床となりうる．上記の子宮内膜増殖症は子宮内膜癌の前癌病変である．

3. 萎縮 atrophy

萎縮は細胞サイズや細胞数の減少であり，組織や臓器が小さくなる．萎縮では細胞内小器官が減少し，細胞サイズが小さくなり代謝低下に適応する．しかし，ストレスが強いと萎縮から最終的に細胞死，とくにアポトーシスを生じる．萎縮はタンパク質合成の減少とタンパク質分解の亢進により生じる．細胞タンパク質の分解はユビキチン・プロテアソーム系 ubiquitin-proteasome pathway による．またオートファジー autophagy は自己の細胞内小器官を分解する過程である．オートファジー小胞は自己の細胞内小器官を含む小胞であり，ライソゾームと融合した後にライソゾーム酵素により細胞内小器官は分解される．分解されずに残った物質は残余小体 residual body となり，リポフスチン顆粒 lipofuscin granule とも呼ばれる．リポフスチン顆粒の増加により臓器は褐色を呈するため，褐色萎縮 brown atrophy と呼ばれる（図5, 6）．

萎縮は生理的なものと病的なものに分かれる．

生理的萎縮 physiological atrophy：発生段階での脊索・甲状舌管の萎縮，思春期以降の胸腺，リンパ組織の萎縮，出産後の子宮復故などがある．

病的萎縮 pathological atrophy：廃用性萎縮，脱神経性萎縮，虚血性萎縮，栄養障害，タンパク質・カロリー栄養不足（消耗症），悪液質・慢性炎症，内分泌刺激の消失，圧迫などさまざまなタイプがある．廃用性萎縮 disuse atrophy では床上やギプスでの固定により骨格筋が萎縮し骨粗鬆症が進行する．骨格筋の正常な代謝・機能には神経支配が必要である．何らかの原因でこの神経支配が絶たれると支配領域の骨格筋は萎縮を示し，これを脱神経性萎縮 denervation atrophy と呼ぶ（図7）．栄養動脈の内腔が狭窄し慢性虚血が生じると末梢の臓器（脳や心臓）は萎縮（虚血性萎縮 ischemic atrophy）する（図4）．栄養障害，とくにタンパク質やカロリー栄養不足によりとくに骨格筋の萎縮が生じる（栄養障害性萎縮 malnutritional atrophy）．悪性腫瘍や慢性炎症により炎症性サイトカインである腫瘍壊死因子（TNF）が過剰に産生されると悪液質 cachexia に陥り，食欲は減少し脂肪は消失し筋肉は萎縮する．ホルモンの標的器官では上位ホルモン減少により内分泌性萎縮 endocrine atrophy が生じる．たとえば，閉経後のエストロゲン減少により子宮内膜，腟粘膜，乳腺が萎縮する．持続的な圧迫によっても萎縮が生じる．良性腫瘍の周囲組織では圧迫および血行性障害により圧迫萎縮 pressure atrophy が生じる．加齢に伴って臓器が萎縮するが（老人性萎縮 senile atrophy），これには廃用性萎縮，虚血性萎縮，タンパク質・カロリー栄養不足などのさまざまな要因が作用していると考えられる（図5b）．

4. 化生 metaplasia

化生とは，すでに分化した細胞型（上皮細胞，間質細胞）が別の細胞型に可逆的に変化する現象である．これはある種のストレスに感受性のある細胞型が，ストレスにより抵抗性の細胞型に変化する適応現象である．化生はすでに分化した細胞型の形質が変化するのではなく，幹細胞のリプログラミングによる．細胞周囲のサイトカイン，成長因子，細胞外基質との相互作用などの外的刺激により転写因子の活性が変化し，新たな細胞系列・細胞型へ分化す

A. ストレスに対する細胞反応　35

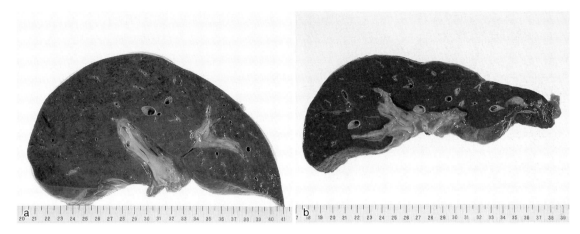

図5　加齢に伴う肝臓の萎縮
50歳代(a)，90歳代(b)の肝臓．肝臓重量は2,100g台(a)から500g台(b)にまで減少している．a：軽度の脂肪肝があり腫大している．b：肝臓は褐色萎縮により褐色調となっている．（東京都健康長寿医療センター　新井冨生博士ご提供）

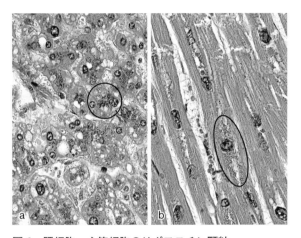

図6　肝細胞・心筋細胞のリポフスチン顆粒
a：肝細胞．b：心筋細胞．肝細胞，心筋細胞の細胞質に黄褐色のリポフスチン顆粒（円，楕円内）を認める．

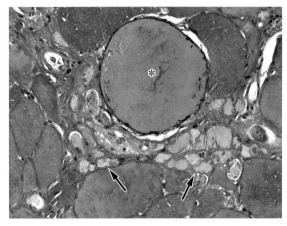

図7　骨格筋細胞の萎縮（脱神経性萎縮）
末梢神経傷害により，骨格筋細胞が集団をなして萎縮して小型となっている（群集萎縮 group atrophy，矢印）．代償性に肥大した筋線維（＊）を認める．マッソン・トリクロム染色．

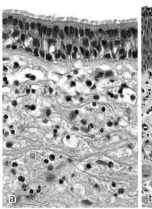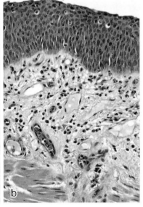

図8　気管支粘膜の扁平上皮化生
a：線毛円柱上皮に被覆された正常気管支粘膜．b：重層扁平上皮に変化している（扁平上皮化生）．a，bともに上皮下に軽い炎症細胞浸潤を伴う．

る．化生した上皮は癌の母地になることがある．

上皮細胞の化生としては扁平上皮化生 squamous metaplasia，円柱上皮化生 columnar metaplasia，腸上皮化生 intestinal metaplasia などがある．本来気道上皮は線毛円柱上皮であるが，喫煙などの慢性刺激により重層扁平上皮に変化することがあり，これを扁平上皮化生と呼ぶ（図8）．また唾石，膵石，胆石を合併した導管上皮や膀胱粘膜でも扁平上皮化生が生じる．このように化生した扁平上皮は扁平上皮癌の母地となりうる．逆に重層扁平上皮が円柱上皮になることもある．バレット食道 Barrett esoph-

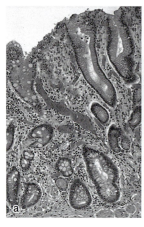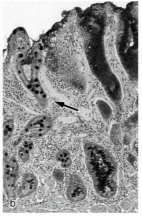

図9 胃粘膜の腸上皮
a, b：図の左側に杯細胞を伴う腸上皮化生がみられる．
b：杯細胞の粘液は alcian blue 染色により青く染まっている（矢印）．a：HE 染色，b：PAS-alcian blue 染色．

agus では食道扁平上皮は円柱上皮に変化し，腺癌の母地となる．また胃粘膜は腸上皮粘膜に変化することが知られており，腸上皮化生と呼ばれる（図9）．化生した上皮は円柱吸収細胞よりなり，杯細胞を混じる．乳腺の導管上皮はアポクリン腺上皮に化生することがあり，アポクリン化生と呼ばれる．間質細胞に化生が生じることもある．筋肉内出血の後で骨形成がみられることがあり，骨化性筋炎 ossifying myositis と呼ばれる．

B 細胞障害と細胞死

　細胞はさまざまなストレスを受けると可逆性細胞障害を経て，細胞死に至る．可逆性細胞障害では障害因子が除去されることにより細胞の形態や機能は回復する．可逆性細胞障害では酸化的リン酸化の減少，ATP の枯渇，塩濃度の変化・水流入による細胞腫脹を認める．ミトコンドリアや細胞骨格も障害を受ける．細胞に対する高度の障害が持続すると細胞は非可逆性変化を示し細胞死 cell death に至る．

　細胞死には壊死 necrosis とアポトーシス apoptosis がある．壊死とアポトーシスは形態，メカニズム，生理的・病気状況における役割が異なる．壊死が病的プロセスであるのに対してアポトーシスは多くの生理的機能を有し，細胞障害と必ずしも関連していない．両者は別のプロセスであるが，重複することもある．たとえば，虚血 ischemia に対して壊死とアポトーシスが同時に生じる．

1. 細胞障害の原因

　細胞障害の原因は多岐にわたるが，酸素欠乏，物理学的・化学的障害，遺伝的異常，栄養障害，感染症，異常な免疫反応が主な原因である．

　酸素欠乏 hypoxia：酸素は赤血球中のヘモグロビンと結合し全身の組織に運ばれる．細胞は酸素なしには生きられないので，低酸素血症 hypoxemia は細胞障害の最も重要で一般的な原因である．低酸素血症の原因としては血流障害による虚血，心肺機能不全による血液の酸素化不足，貧血や一酸化炭素中毒による血液の酸素運搬能低下，出血による高度な血液不足などがある．

　物理学的障害 physical injury：機械的外傷，異常温度（熱傷や凍傷），異常気圧（高山病，減圧症），放射線，電気などの物理的障害は細胞障害，細胞死の原因である．

　化学的障害と薬物 chemical injury and toxic substances：身体を構成する生体物質の濃度が高すぎても低すぎても細胞障害の原因となる．血漿中のタンパク質や電解質の濃度異常はさまざまな疾患，病態でよくみられる．環境にみられるさまざまな化学物質も人体に影響する．大気汚染物質による喘息，鉱山労働者などの珪肺症，アスベスト吸引による悪性中皮腫，肺癌，肺線維症など多くの疾患がある．喫煙は肺癌などの多くの癌，肺気腫，動脈硬化症を起こし，長期アルコール摂取は肝硬変を引き起こす．またさまざまな薬物や毒物も身体に重篤な作用，障害を起こしうる．

　遺伝的異常 genetic errors：遺伝的異常は染色体

異常(ダウン Down 症候群など)のような大きな異常から,単一アミノ酸変異(鎌状赤血球症など)などの小さな異常も疾患を起こしうる.遺伝的異常により,酵素欠損,障害を受けた DNA やミスフォールドタンパク質 misfolded protein の蓄積が生じ,細胞障害から細胞死に至ることがある.遺伝的障害の程度が軽いと,疾患に対する感受性 disease susceptibility に影響する.

栄養障害 nutritional imbalance:貧困な地域ではタンパク質・カロリー欠乏(飢餓)により多くの人間が亡くなっている.特定の地域ではビタミンや特定の元素(例:ヨウ素など)の不足が問題となっている.逆に栄養成分の過剰も問題である.カロリー過多による肥満は先進国では大きな問題であり,メタボリックシンドロームの原因となり動脈硬化が進む.

感染症 infection:プリオン,ウイルス,細菌,真菌,原虫,蠕虫は身体に寄生し,細胞,組織に障害を与え,さまざまな感染症を起こす.詳しくは総論「X. 感染症」の章で述べる.

異常な免疫反応 abnormal immunologic reaction:生体内の異物,たとえば上記の感染源に対して免疫反応が生じるが,これは生理的現象である.しかし,時に本来免疫反応を起こすべきでない自己の細胞,組織に対し免疫反応が生じ,障害を引き起こすことがある.これは自己免疫疾患 autoimmune disease と呼ばれ,関節リウマチ rheumatoid arthritis,全身性エリテマトーデス systemic lupus erythematosus はその代表的疾患である.

2. 細胞障害の形態学的変化

すべてのストレスや障害因子はまず分子的・生化学的変化を引き起こし,次に形態学的変化を引き起こす.たとえば,心筋の高度虚血による心筋壊死では心筋細胞の腫脹は数分で認めるが,心筋壊死の確実な病理組織学的所見は 4〜12 時間経たないと現れない.これらの変化は可逆性であるが,持続的で過剰な障害は壊死ないしアポトーシスによる細胞死を引き起こす.

3. 可逆的細胞障害 reversible cell injury

可逆的細胞障害としては細胞腫脹 cell swelling と脂肪化 fatty change がある.

細胞腫脹は,エネルギー依存性細胞膜イオンポン

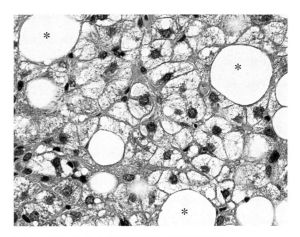

図 10 肝細胞の水腫様変性(C 型慢性肝炎)
肝細胞は腫大し,細胞質はレース状になっている.*:大型の脂肪滴を認め脂肪化を伴っている.

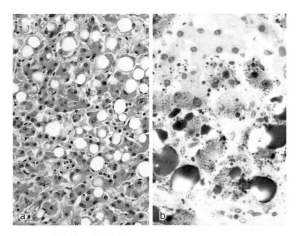

図 11 肝細胞の脂肪化
a:肝細胞内の脂肪滴は HE 染色では白く抜けてみえる.b:脂肪染色(Oil red O 染色)では大小のオレンジ色の顆粒として観察される.

プの機能消失により細胞内のイオン,液体ホメオスタシスが失われることにより生じる.細胞腫脹では小胞体の拡張により透明な小空胞が細胞質に現れ,水腫状変化 hydropic change,空胞変性 vacuolar degeneration とも呼ばれる(図10).細胞腫脹が著明な臓器は混濁腫脹し,重量が増加する(腎臓の混濁腫脹など).細胞障害ではまず,細胞が腫脹し,電子顕微鏡的には細胞小器官の腫脹,形質膜のブレブ形成,小胞体(ER)の拡張・ポリソームの乖離,ミトコンドリアの腫脹,核クロマチンの濃縮を認める.

脂肪化では,脂肪代謝障害により細胞内に脂肪滴

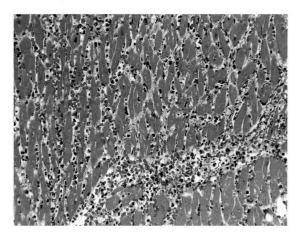

図12 急性心筋梗塞にみられる心筋細胞の凝固壊死
心筋細胞の核が消失し，細胞質は好酸性で均質となっている．横紋は消失している．間質に好中球を中心とした炎症細胞浸潤と出血が著しい．

が出現する．これは脂肪代謝が盛んな肝細胞，心筋細胞で認められる（図11）．脂肪化に関しては「細胞内蓄積」の項で詳しく述べる．

4. 壊死の形態学的変化

壊死は細胞内タンパク質の変性と細胞の酵素的分解の結果生じる．壊死細胞は膜機能の低下により，細胞内容物が間質に漏出し周囲組織に炎症を引き起こす．壊死細胞を分解する酵素は壊死細胞および炎症により集まる白血球由来のリソソーム lysosomeである．壊死細胞の核はDNAの非特異的分解を受け，核融解 karyolysis, 核濃縮 pyknosis, 核破砕 karyorrhexis などの所見を示し，最終的に分解され消失する．壊死細胞は細胞内RNAの減少と変性タンパク質によりヘマトキシリン・エオジン（HE）染色では好酸性が増加してピンク色が強くなる．グリコーゲン顆粒の減少により細胞質が顆粒性を失い一様にみえる．

a. 壊死の形態学的パターン

細胞に高度なストレス，障害がかかると上記のように壊死を起こすが，それぞれの臓器・組織，障害の種類により以下のような特徴的な組織壊死を認める．

凝固壊死 coagulative necrosis：最も一般的な壊死のパターンであり，壊死細胞は核を失い好酸性物質の塊となる（図12）．最終的には壊死組織は浸潤してきた白血球により酵素分解され，細胞成分が貪食され除去される．虚血による末梢の組織・臓器の凝固壊死は梗塞 infarction と呼ばれる．

融解壊死 liquefactive necrosis：脳梗塞の結果として生じることがあり，梗塞部位の空隙は脳脊髄液に満たされる（図13）．脳は脂質含有量が多いので，梗塞後に脂質は融解し空隙となる．

膿瘍 abscess：壊死巣に細菌感染や真菌感染が合併すると組織は完全に融解し，死亡した白血球細胞からなる膿 pus と呼ばれる黄色粘調な液体が貯留することがあり，膿瘍と呼ばれる（図14）．膿瘍は組織破壊を伴う点で，既存の腔に膿が蓄積される蓄膿症 empyema とは区別される（膿胸は胸腔に膿がたまる蓄膿症である）．

壊疽 gangrene：四肢（とくに下肢）の虚血性壊死である．感染を伴うと融解し，湿性壊疽 wet gangrene と呼ばれる（図15）．壊死組織が乾燥すると組織がミイラ化し，乾性壊疽 dry gangrene と呼ばれる．

乾酪壊死 caseous necrosis：結核感染時に認める凝固壊死巣であり，凝固壊死巣周囲に肉芽腫性炎症 granulomatous inflammation を伴い，類上皮細胞 epithelioid cell やラングハンス型多核巨細胞 Langhans-type multinucleated giant cell の出現を認める（図16）．

脂肪壊死 fat necrosis：膵腺房細胞から活性リパーゼが周囲組織や腹腔に漏出すると周囲脂肪組織の破壊・分解が生じ，これを脂肪壊死と呼ぶ．急性膵炎の際にみられる周囲脂肪組織の凝固壊死で，炎症と石灰沈着を伴う．脂肪壊死巣は白色から黄白色のスポットとしてみられる（図17）．急性膵炎では高度な脂肪壊死を伴う．

フィブリノイド壊死 fibrinoid necrosis：血管炎の際にみられる血管壁の壊死像である．免疫複合体とフィブリンの沈着により血管壁は壊死し，明るいピンク色になる（図18）．

b. 壊死後の転帰

壊死組織の大きさや部位により，壊死後の転帰は異なる．壊死巣が小さいときは好中球，マクロファージにより完全に吸収される．大きな壊死巣であれば組織修復が起こり，肉芽組織が侵入，線維化が進み，この現象を器質化 organization と呼ぶ．器質

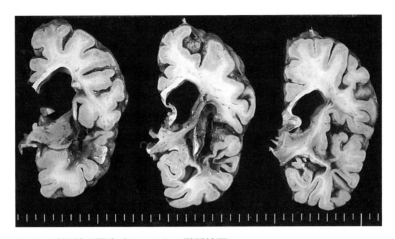

図13 陳旧性脳梗塞時にみられる融解壊死
中大脳動脈領域の陳旧性脳梗塞．梗塞巣は空隙となり，周囲には鉄沈着によるヘモジデローシスを伴う．（東京都健康長寿医療センター 村山繁雄博士のご厚意による）

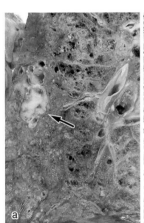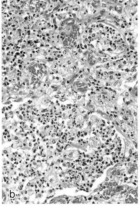

図14 肺炎と肺膿瘍
a：肺は広範な炎症，浮腫により肺胞腔が詰まっている．一部で膿瘍の形成を認め黄色の膿（矢印）がたまっている．b：肺胞腔内には炎症細胞，とくに好中球の浸潤が著しい．（東京都健康長寿医療センター 新井冨生博士ご提供）

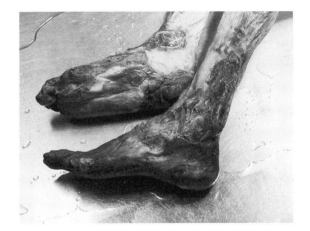

図15 両下肢の壊疽
糖尿病，慢性腎不全，下肢閉塞性動脈硬化症を合併した患者ではこのような下肢の壊疽を起こすことがある．（東京都健康長寿医療センター 新井冨生博士ご提供）

化巣はさらに瘢痕 scar となる．壊死組織が吸収しにくい場合や非常に大きい場合は，壊死巣は線維性被膜により隔離された壊死巣として被包化される．

5. アポトーシス apoptosis

アポトーシスは，酵素を活性化し核 DNA と細胞質を分解する自殺プログラムにより誘導される．その結果，細胞はアポトーシス小体 apoptotic body と呼ばれる断片に分解される．

a. 生理的状況でのアポトーシス

胚発生の各段階（着床，臓器発生，発育時の退縮，変態）のさまざまな過程でプログラム細胞死（アポトーシス）が生じる．たとえば，カエルがオタマジャクシから変態するときには尾はアポトーシスにより失われる．ホルモン依存組織はホルモン減少により退縮する．黄体期には子宮内膜上皮は退縮し，離乳により乳腺組織は退縮する．増殖する組織では増殖細胞数をコントロールするためアポトーシスを生じる．たとえば，骨髄，胸腺，リンパ節のリンパ球や

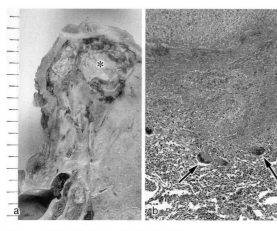

図16　活動性肺結核に伴う乾酪壊死
a：肺尖部に結核性空洞(*)を認める．空洞内にはチーズ様の壊死物質が詰まっている．b：上部は乾酪壊死物で，下部は肺組織である．壊死組織の周辺には多核巨細胞(ラングハンス型，矢印)を含む類上皮細胞を認める．（東京都健康長寿医療センター　新井冨生博士ご提供）

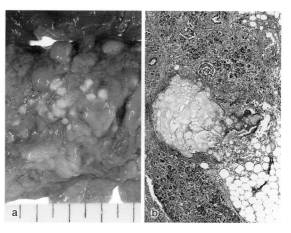

図17　膵臓の脂肪壊死
a：膵臓表面に黄色の斑点がみられるが，これが脂肪壊死である．b：膵臓実質に脂肪組織を中心とした壊死巣を認める．周囲に炎症細胞浸潤を伴う．（東京都健康長寿医療センター　新井冨生博士ご提供）

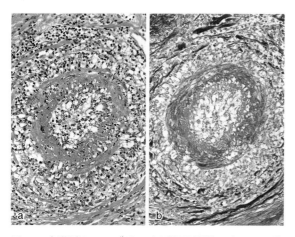

図18　小動脈のフィブリノイド壊死(関節リウマチに伴う動脈炎)
a,b：小動脈の動脈炎の組織像．動脈壁にフィブリノイド壊死を認め，動脈壁および周囲組織に高度な炎症細胞浸潤を認める．アザン染色(b)で壁の一部が赤色調を呈する．

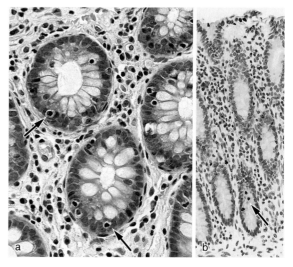

図19　大腸粘膜陰窩細胞のアポトーシス
a：濃縮した核(矢印)を認める．b：アポトーシスを検出するTUNEL法の写真．陰窩底部の円柱上皮の核が褐色となり陽性である(矢印)．

胃腸管陰窩の上皮細胞はアポトーシスにより一部の細胞が細胞死する(図19)．

b.　病的状況でのアポトーシス

　放射線，抗癌剤，虚血ではDNAに直接的に，ないしフリーラジカル free radical 発生により障害が生じる．もしDNA修復が不完全な時には細胞はアポトーシスを生じるが，これによりDNA障害による悪性腫瘍化を防ぐことができる．障害の程度が強いとアポトーシスではなく壊死が生じる．ミスフォールドされたタンパク質が小胞体に蓄積するとアポトーシスが惹起される．これを小胞体ストレスER stressと呼ぶ．神経変性疾患の多くで小胞体ストレスによるアポトーシスがみられる．ウイルス感染で

はウイルス感染そのものおよび宿主反応によりアポトーシスによる細胞死がみられる．アデノウイルス感染では呼吸上皮が，HIV 感染では T リンパ球がアポトーシスを起こす．肝炎ウイルスでは細胞障害性 T 細胞により肝細胞のアポトーシスが誘導される（図20）．同様の細胞障害性 T 細胞によるアポトーシスは腫瘍や移植時の拒絶反応でも認められる．外分泌臓器（膵，唾液腺）の導管閉塞や尿管閉塞時の腎臓による臓器萎縮でもアポトーシスを認める．

c. アポトーシスの形態学的・生化学的変化

アポトーシスでは細胞収縮を認める．多くの細胞障害時では細胞が腫脹するのに対して，細胞質が濃く細胞内小器官が密にパックされる．核クロマチンは核膜下に凝縮し，核小体は分解し破片となる．アポトーシスを示す細胞は，最初，細胞膜が外方に袋状に突出して分解し，膜に囲まれたアポトーシス小体となる．アポトーシス小体内には小器官が密に詰まり，核片を含むこともある．マクロファージによりアポトーシス小体は速やかに貪食され，リソソームにより分解される．細胞膜は最後まで保たれている．アポトーシス小体は HE 染色では密な核クロマチン断片を有する円形，楕円形の強い好酸性細胞質を有する構造物である．アポトーシス小体は貪食細胞により認識されやすくなっており，急速に貪食されるため，炎症を引き起こさない．炎症を伴わない点で壊死とは大きく異なる．

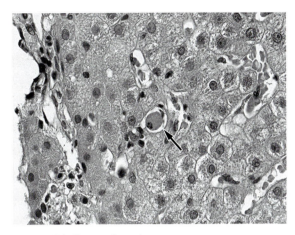

図20　肝細胞のアポトーシス
好酸性で均質な細胞質と断片化した核小片を有する（矢印）．慢性肝炎に伴うアポトーシスである．

C　細胞内蓄積

細胞の代謝障害の結果として細胞内にさまざまな物質が蓄積する．蓄積する物質には正常な細胞成分と異常な物質があり，前者では水分，脂質，タンパク質，炭水化物などが異常に多量に蓄積する．後者では無機物や病原体の成分といった外因性のものと，異常な産生物や代謝物といった内因性のものがある．それらの物質は一過性に現れるものもあるが，長期に存在するものもある．細胞にとって無害のものもあるが，時に有害である．細胞内では細胞質，核に局在して蓄積する．

細胞内蓄積 intracellular accumulation には以下の4型が存在する．①過剰に生産された正常な内因性物質．肝臓の脂肪化や腎尿細管の再吸収タンパク質滴がある．②遺伝子変異により生じた異常な内因性物質．遺伝子変異によりタンパク質の折りたたみ，細胞内トランスポート，分解が損なわれ生じる．たとえば α_1 アンチトリプシン欠損症 α_1-antitrypsin deficiency では異常な α_1 アンチトリプシンが肝細胞に蓄積し，神経変性疾患でも異常な物質の蓄積を認める．③脂質や炭水化物の代謝に関係した酵素の先天的欠損では特定の物質が細胞内，とくにリソソーム内に蓄積する．④外因性物質の中で，細胞がその物質を分解や細胞外にトランスポートできない場合は，細胞内に異常物質が蓄積する．たとえば，マクロファージ内に取り込まれた炭素粉や珪酸結晶は分解や排出ができず，細胞内に蓄積する．

本項では主に異常物質の細胞内蓄積を主体に述べるが，間質への蓄積についても言及する．

1. 脂肪の蓄積（脂肪化）

脂質としてトリグリセリド，コレステロール，リン脂質のいずれも細胞内に蓄積することがあり，これを脂肪化 steatosis，fatty change と呼ぶ．

トリグリセリドの蓄積：脂肪化では実質細胞内にトリグリセリドが蓄積する．脂質代謝の中心である肝臓以外にも心筋，骨格筋，腎臓に生じる．脂肪化

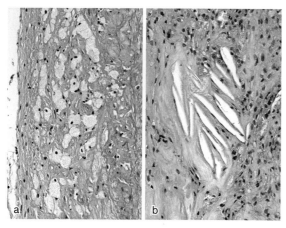

図21 粥状動脈硬化症にみられる泡沫細胞
a：大動脈の粥状硬化症に伴う内膜の泡沫細胞．b：粥腫の間質に認める針状のコレステロール結晶．

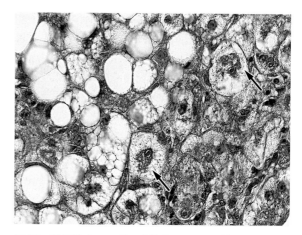

図22 肝細胞のマロリー小体（アルコール性脂肪肝炎）
肝細胞内の細胞質内にマッソン・トリクロム染色で青色に染まる凝集物がマロリー小体（矢印）である．肝細胞の細胞腫脹と脂肪化を認める．

の原因としては毒物，タンパク質不足，糖尿病，肥満，過度なやせがある．脂肪肝の原因としてはアルコール症，糖尿病と関係した非アルコール性脂肪性肝疾患（NAFLD）がある．脂肪化は肝臓と心臓で最も頻繁に認める．脂肪化では実質細胞の細胞質に明瞭な空胞を生じる．細胞内の空胞形成は水分や炭水化物の蓄積でも生じるので，脂肪の蓄積を同定するためには凍結切片を用いた Oil red O などの脂肪染色が有効である（図11）．脂肪肝では肝臓は腫大し明るい黄色調となる（図5）．最初は肝細胞の細胞質内小空胞として認めるが，次第に融合し大きな空胞となる．

コレステロールの蓄積：コレステロールは細胞膜の合成に必須であるため，その代謝は厳密にコントロールされている．いくつかの疾患でコレステロールの蓄積を認める．動脈粥状硬化症では，粥腫を構成するマクロファージ，平滑筋細胞内にコレステロールが蓄積する．そのような細胞は泡沫状の細胞質を有するため泡沫細胞 foamy cell と呼ばれる（図21）．泡沫細胞が破裂すると間質に脂質が放出され，コレステロールの結晶が形成され，裂隙状の組織像（cholesterol cleft）を示す．脂質異常症（先天性，後天性）では，マクロファージ内にコレステロールが蓄積する．皮膚や腱鞘の上皮下組織に黄色腫 xanthoma と呼ばれる結節を形成する．胃や胆嚢では時に粘膜固有層にコレステロールに富むマクロファージが集積することがある．ニーマン・ピック

Niemann-Pick 病 type C はリソソーム蓄積症 lysosomal storage disease であり，コレステロール移送に関する酵素の遺伝子異常により生じる．本疾患では全身の臓器にコレステロールが蓄積する（総論「V．代謝異常症」，p50，図3を参照）．

2. タンパク質の蓄積 accumulation of protein

さまざまな病態でタンパク質が細胞内に蓄積する．細胞内に蓄積したタンパク質は通常円形の好酸性小滴ないし凝集物として現れる．円形の好酸性小滴は硝子小滴 hyaline droplet とも呼ばれる．

以下にいくつかの病態を示す．①さまざまな疾患で細胞内の細胞骨格タンパク質の蓄積を認める．たとえば，アルコール性肝疾患では中間径フィラメントであるケラチンが肝細胞内に凝集し，マロリー Mallory 小体（アルコール硝子体 alcoholic hyaline）と呼ばれる特徴的構造物をつくる（図22）．またアルツハイマー Alzheimer 病ではニューロフィラメントを構成するタウタンパク質が神経細胞内に凝集し，神経原線維性変化 neurofibrillary change と呼ばれる構造物をつくる（図23b）．②形質細胞は免疫グロブリンを産生し細胞外に分泌するが，産生が過剰になると免疫グロブリンが細胞内で凝集しラッセル Russel 小体と呼ばれる円形の好酸性封入体が現れる．③遺伝性疾患の一部でタンパク質の蓄積が起こることがある．たとえば，α_1-アンチトリプシン欠損症では肝細胞の細胞質内に好酸性小滴が生じ

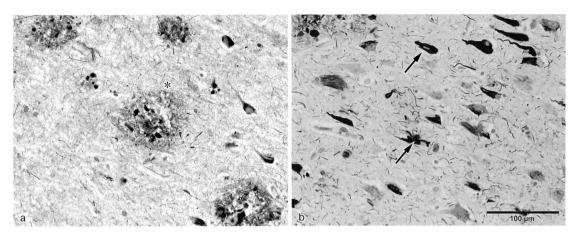

図23 老人斑と神経原線維性変化
老人斑，神経原線維性変化はアルツハイマー病などの神経変性疾患に出現する．a：大脳皮質にいくつかの老人斑（＊）を認めるが，これはβアミロイドの沈着である．b：神経細胞の細胞質内にはリン酸化タウの沈着である神経原線維性変化（矢印）を認める．a：Bielschowsky 染色，b：Gallyas-Braak 染色．

る．④糸球体を通過した原尿には通常ほとんどタンパク質は含まれていないが，糸球体疾患では濾過機能が失われタンパク尿となる．近位尿細管では原尿中のタンパク質が再吸収されるが，タンパク尿では近位尿細管細胞の細胞質内に好酸性小滴が生じる．この変化は可逆性である．

また，アミロイドーシス amyloidosis では異常タンパク質が細線維を形成して間質に沈着する．アミロイド線維は HE 染色で赤色に染色されるが，コンゴ赤染色で特異的に染まる（図 24）．アミロイドの原因となるタンパク質は免疫グロブリン軽鎖・重鎖，トランスサイレチン，血清アミロイド A，β_2 ミクログロブリンなど多彩である．アルツハイマー病では，上記の神経原線維性変化以外にβアミロイドの間質への蓄積により老人斑 senile plaque が出現する（図 23a）．

外傷による陳旧性瘢痕巣では，膠原線維が均質に好酸性に染色され硝子化 hyalinization と呼ばれる．また，高血圧や糖尿病では細動脈の血管壁に漏出した血漿タンパク質や基底膜物質が沈着し均質に好酸性を呈するが，同様に硝子化 hyaline change（硝子変性 hyaline degeneration）と呼ばれる．

3. グリコーゲンの蓄積 accumulation of glycogen

糖原病 glycogen storage disease と呼ばれる一連の疾患では，グルコース代謝に関係する酵素が欠損する．全身組織にグリコーゲンが多量に蓄積し細胞機能を障害する（総論「Ⅴ．代謝異常症」C.2. 糖原病の項を参照）．

4. プロテオグリカンの蓄積 interstitial accumulation of proteoglycan

甲状腺機能低下症による粘液水腫 myxedema では，皮膚の結合組織にプロテオグリカンが多量に沈着する．通常の浮腫では皮膚を圧迫して離すと圧痕が生じるが，粘液水腫では圧痕を生じない非圧痕性浮腫 non-pitting edema を生じ，間質のムコイド変性 mucoid degeneration と呼ばれる．

低栄養を伴う高齢者では脂肪組織の萎縮が著明で，脂肪細胞の間にプロテオグリカンが沈着し，ゼラチン様の外観を呈し，膠様変性 gelatinous degeneration と呼ばれる（図 25）．骨髄では膠様髄 gelatinous marrow と呼ばれる．

5. 色素の蓄積 accumulation of pigment

生体内にみられる色素には，メラニンなどの生体内で産生される内因性色素 endogenous pigment と体外由来の外因性色素 exogenous pigment がある．

a. 内因性色素の蓄積

内因性色素としてはリポフスチン，メラニン，ヘモジデリン，ビリルビンがある．

リポフスチン lipofuscin：生体消耗色素と呼ばれ，

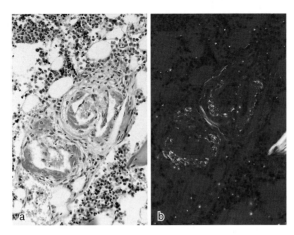

図24 骨髄のアミロイド沈着（原発性アミロイドーシス）
a：骨髄内の小動脈壁にコンゴ赤陽性のアミロイドが沈着している．b：同部位の偏光顕微鏡下での観察．アミロイド線維が緑色にみえ，複屈折性を示す．

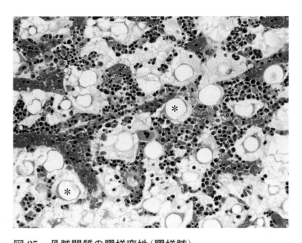

図25 骨髄間質の膠様変性（膠様髄）
高齢者で低栄養の骨髄．骨髄内の脂肪細胞（＊）が萎縮し，間質に粘液様のプロテオグリカンが蓄積している．

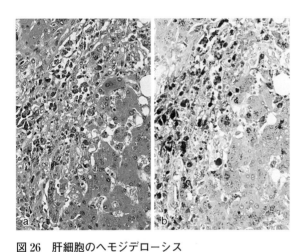

図26 肝細胞のヘモジデローシス
a：肝臓の門脈域のマクロファージおよび肝細胞の細胞質内に褐色の鉄顆粒を認める．b：鉄顆粒は鉄染色（ベルリン青染色）で青色に染まっている．

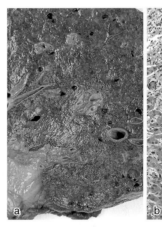

図27 肝臓の高度黄疸
亜急性肝炎により死亡した症例．a：肝臓は高度黄疸のために緑色となっている．b：拡張した細胆管の中に濃縮した胆汁が詰まっている（矢印）．（東京都健康長寿医療センター 新井冨生博士ご提供）

脂質とタンパク質の複合体であり，酸化ストレス，脂質過酸化により生じる．リポフスチンは褐色の小顆粒であり，高齢者，低栄養・るいそう患者の肝細胞や心筋細胞の細胞質に顕著に認める（図6）．

　メラニン melanin：皮膚，神経組織，髄膜のメラノサイトで産生されるチロシン由来の黒褐色の色素である．日光に曝露した皮膚ではメラニン産生が亢進し，皮膚は黒くなる．

　ヘモジデリン hemosiderin：赤血球ヘモグロビン由来であり，鉄を含む黄褐色の小顆粒である．細胞内では鉄とアポフェリチンが結合しフェリチン ferritin となる．鉄過剰状態ではフェリチンはヘモジデリン顆粒を形成する．出血後には局所的にヘモジデリンが沈着するが，溶血性疾患，多量の輸血・鉄剤投与では全身臓器，とくに肝臓，脾臓，膵臓などの臓器に多量の鉄が沈着し，臓器は鉄錆色を呈する（図26）．ヘモジデローシスでは通常臓器不全を起こさないが，先天性鉄代謝異常であるヘモクロマト

C. 細胞内蓄積

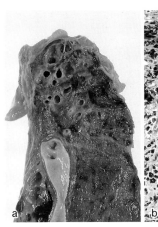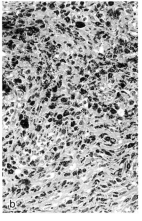

図28 陳旧性肺結核巣の炭粉沈着
a：陳旧性肺結核症の病巣内に多量の炭粉沈着を認め，黒色を呈する．b：高度炭粉沈着症例の肺門部リンパ節．間質に黒色の炭粉が多量に沈着している．（東京都健康長寿医療センター　新井冨生博士ご提供）

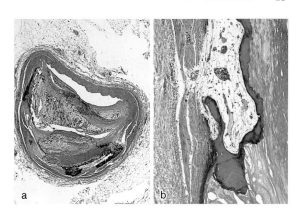

図29　動脈粥状硬化症に伴う石灰沈着・異所性骨化
a：冠状動脈の粥状硬化症．内腔の高度狭窄を伴う．HE染色で青紫色に染色される石灰沈着を粥腫に広範に認める．b：冠状動脈の粥腫内に異所性骨化を認める．骨梁形成が明瞭である．

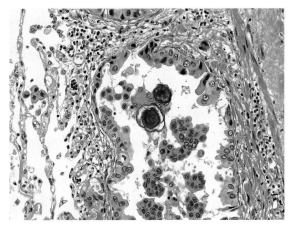

図30　肺癌に伴う砂粒小体
肺腺癌の乳頭状増殖部位に認めた砂粒小体．

ーシス hemochromatosis では全身の著しいヘモジデローシスを認め，肝線維化，糖尿病，心不全などの臓器不全を伴う．

　ビリルビン bilirubin：胆汁中の色素であり，黄疸では肝細胞，毛細胆管内にビリルビンの蓄積を認める．高ビリルビン血症では全身臓器がオレンジ色となり，黄疸 jaundice と呼ばれる（図27）．

b．外因性色素の蓄積

　外因性色素の代表として炭粉がある．炭粉は都市の大気中や車の排気ガスに含まれており，吸気中の炭粉は肺胞マクロファージに貪食され，局所リンパ節に運ばれる（図28）．炭坑夫では多量に吸引した炭粉のために肺は真っ黒となり，肺線維症や肺気腫を合併する．一方，入れ墨（タトゥー）では，炭素や色素は真皮内マクロファージに貪食され長期にわたり沈着する．

6．カルシウムの蓄積（病的石灰化 pathological calcification）

　病的石灰化は，カルシウムが壊死組織に沈着する異栄養性石灰化 dystrophic calcification と，正常組織に沈着する転移性石灰化 metastatic calcification に分かれる．転移性石灰化は高カルシウム血症に伴い生じる．異栄養性 dystrophic，転移性 metastatic という表現は，栄養や腫瘍の転移とは関係がなく適当な用語ではない．

a．異栄養性石灰化 dystrophic calcification

　異栄養性石灰化は，時間のたった壊死組織，高齢者の粥状硬化症の粥腫・心臓弁でみられる．石灰化巣は白色であり，モロモロとした壊れやすいものから石様に硬化したものまである．HE染色で石灰化は好塩基性の顆粒状沈着物として認める（図29）．時に石灰化巣の一部で骨組織の成長を認め，異所性骨化 ectopic ossification と呼ばれる．ある種の腫瘍（甲状腺癌，髄膜腫など）では砂粒小体 psammoma body と呼ばれる同心円状の石灰化巣を認めることがある（図30）.

b. 転移性石灰化 metastatic calcification

高カルシウム血症では胃粘膜，腎臓，肺，動脈，肺静脈などの全身臓器の間質組織に石灰化を生じる（図31）. 通常，症状を呈することはないが，時に腎結石を合併し腎障害を生じる.

【参考文献】
興味のある読者は以下の図書を参考にして下さい.
Kumar V, Abbas AK, Aster JC：Robbins and Cotran Pathologic Basis of Disease, 9th ed, Saunders, 2014.

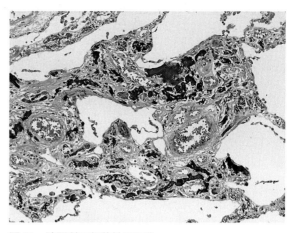

図31 肺間質の転移性石灰化
肺の間質に石灰沈着を認める．HE染色で青紫色に染色されている．成人T細胞白血病に伴う高カルシウム血症に合併して認められた．

総論

V. 代謝異常症

> **まとめ**
> 1. 生命を維持していくためには,細胞や組織はさまざまな物質代謝を行っている.代謝系において形態的・機能的な異常が引き起こされた状態が代謝異常(代謝障害)であり,代謝の異常自体が病態の主体をなしている場合を代謝異常症(代謝性疾患)という.
> 2. 代謝異常症はタンパク質およびアミノ酸や脂質,糖質,無機物質,色素などの代謝異常に基づくものに大別される.

A タンパク質およびアミノ酸代謝異常

タンパク質は,単純タンパク質(アルブミン,グロブリン,ヒストンなど)と複合タンパク質(核タンパク,糖タンパク,リンタンパク,リポタンパク,色素タンパクなど)とに分けられる.

タンパク質の消化,吸収は次のような過程で行われる.

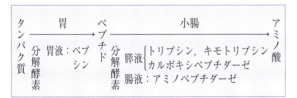

分解されたアミノ酸は小腸から吸収され,門脈を経て肝臓に運ばれる.肝臓において,アミノ酸は血漿アルブミン,α-グロブリン,β-グロブリンといった血漿タンパク質や肝臓のタンパク質に再合成される.

また,血中アミノ酸は,各組織でタンパク質の再合成や非タンパク性窒素化合物の生成に,あるいは酸化分解を受けてエネルギー産生に用いられたり,糖質や脂質の合成に利用される.

このようにアミノ酸は,タンパク質や種々の中間代謝物の合成に利用されるが,最終的には尿素回路で尿素となり尿中に排泄される.

1. 低タンパク血症 hypoproteinemia

血漿タンパク質総量の減少を低タンパク血症と呼んでいるが,その大部分は血漿タンパク質の50〜60%を占めるアルブミン量の低下によるものである.低タンパク血症では,膠質浸透圧が低下し,浮腫や腔水症を生じ,また創傷治癒が阻害され,感染も起こりやすい.

低タンパク血症の原因としては,
　①素材不足:飢餓,吸収不全症候群
　②生成障害:肝炎,肝硬変症などの肝疾患
　③喪失:ネフローゼ症候群,火傷,外傷
　④分解亢進:甲状腺機能亢進症
などがあげられる.

表1 アミロイドタンパクの性状と病型

アミロイドタンパク	アミロイド前駆タンパク	病型
AL	免疫グロブリン軽鎖(light chain)	原発性アミロイドーシス 多発性骨髄腫に伴うもの
AA	SAA	続発性アミロイドーシス 家族性地中海熱
ATTR	トランスサイレチン(プレアルブミン)	家族性アミロイドポリニューロパチーの一部 全身性老人性アミロイドーシス
Aβ_2M	β_2-ミクログロブリン	透析アミロイドーシス

AL：immunoglobulin light chain-derived amyloid protein, AA：amyloid A-derived amyloid protein, ATTR：transthyretin-derived amyloid protein, Aβ_2M：β_2-microglobulin-derived amyloid protein, SAA：serum amyloid A.

2. 尿毒症 uremia(高窒素血症 azotemia)

腎機能不全などで，尿素，尿酸，クレアチニン，クレアチンなどの非タンパク性窒素化合物 nonprotein nitrogen(NPN；残余窒素 residual nitrogen ともいう)が血中に増加し，中毒症状を起こした状態を尿毒症という．

意識障害，痙攣，出血傾向などが現れ，尿毒症性肺炎や体腔の漿膜には線維素性炎が起こりやすい．

3. 肝性昏睡 hepatic coma

重篤な肝障害(劇症肝炎や肝硬変症)では，肝臓でアンモニアが尿素回路による尿素への代謝処理がなされないために血中にたまり，高アンモニア血症 hyperammonemia をきたす．中枢神経系が障害され，種々の程度の意識障害，神経症状，昏睡などの症状が現れる．この状態を肝性昏睡という．

4. 痛風 gout

核酸に由来するプリン体の代謝異常により，尿酸が血中に増量した状態を高尿酸血症 hyperuricemia という．

この高尿酸血症の10%くらいに，尿酸塩が組織に沈着する疾患である痛風を発症する．尿酸塩は，指，趾，膝などの関節，とくに関節嚢や軟骨に沈着し，異物型多核巨細胞を伴った痛風結節 tophus を形成する．その際，急性関節炎を繰り返し，反復する疼痛発作を引き起こす．また，尿酸の尿中排泄も増加し，腎尿細管やその周囲に尿酸結晶が沈着する．これに，慢性間質性腎炎や腎細動脈硬化症が加わった状態を痛風腎 gouty kidney という．

高尿酸血症をきたす成因としては，
①プリン体の過剰摂取：多量の肉食
②細胞の崩壊亢進：血液疾患，悪性腫瘍
③プリン体の生合成異常：糖原病Ⅰ型，レッシュ・ナイハン Lesch-Nyhan 症候群
④腎臓からの尿酸排泄低下：慢性腎不全
などがあげられる．

5. アミロイドーシス amyloidosis

アミロイド(類殿粉質 amyloid)と呼ばれる硝子質に似た線維性タンパク質の一種が細胞間や組織間隙，基底膜，血管などに沈着して起こる病態をアミロイドーシスといい，全身性のものと局所性のものとに分けられる．さらに，全身性アミロイドーシスには，原因不明の原発性のもの，多発性骨髄腫に伴うもの，慢性化膿性炎や結核などに続発するもの(続発性)などがある(表1)．多量に沈着すると臓器は腫大し，硬く蠟様の外観を呈し，それぞれの臓器の機能障害を引き起こす．

腎臓への沈着は腎不全の原因となり，腎不全はアミロイドーシスの死因として最も多い．心臓に沈着すると心筋症や不整脈を引き起こし，突然死の原因となる(図1)．また，アルツハイマー Alzheimer 病でみられる老人斑はアミロイドβタンパクが沈着したものである．

アミロイドの沈着部位は，HE染色では赤色調をとり無構造で硝子変性と区別しがたいが(図2，web)，コンゴー赤染色で赤橙色に染色され，これを偏光顕微鏡で観察すると黄緑色の偏光を呈する．また，メチル紫やクリスタル紫染色では色素本来の紫

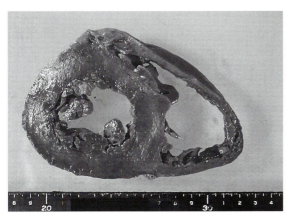

図1 アミロイドーシスの心臓(カラー口絵参照)
心臓は腫大し，蠟様を呈している．

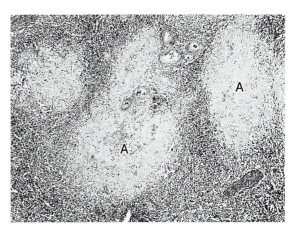

図2 アミロイドーシスの脾臓
脾臓の白脾髄へのアミロイド沈着像(A)．

表2 主な先天性アミノ酸代謝異常症

病名	遺伝形式	欠損酵素	症状
フェニルケトン尿症	常染色体劣性	phenylalanine hydroxylase	血中・尿中フェニルアラニン増加，フェニルケトン尿，知能障害，痙攣，メラニン色素減少
チロシン血症Ⅰ型	常染色体劣性	p-hydroxyphenylpyruvic acid oxidase	血中チロシン増加，尿中p-ヒドロキシフェニルピルビン酸排泄，黄疸，出血傾向，肝硬変症，腎尿細管機能障害，腎性くる病
アルカプトン尿症	常染色体劣性	homogentisic acid oxidase	尿中ホモゲンチジン酸排泄(放置すると黒変)，黒色関節炎，結合組織色素沈着
白皮症	常染色体劣性	tyrosinase	白皮，白髪，羞明，眼球振盪
トリプトファン尿症	常染色体劣性？	tryptophan pyrrolase	血中・尿中トリプトファン増加，知能障害，ペラグラ様皮疹
ホモシスチン尿症	常染色体劣性	cystathionine synthetase	血中・尿中ホモシスチン増加，血中メチオニン増加，知能障害，痙攣，骨格異常，水晶体脱臼，血栓症

(高橋 潔：代謝障害(退行性病変)．澤井高志他(編)：エッセンシャル病理学，第5版，医歯薬出版，2000より)

色ではなく赤紫色調の異染色性をとる．

電子顕微鏡的には，アミロイド線維は幅7.5～10 nmのアミロイド細線維の集まりとして観察される．

生化学的には現在まで15種類ほどのアミロイドタンパクが報告されているが，全身性アミロイドーシスでは，免疫グロブリンの軽鎖由来のもの(AL)，血清アミロイドA(SAA)と呼ばれるタンパクに由来するもの(AA)，アミロイド前駆タンパクがトランスサイレチン(プレアルブミン)あるいはβ_2-ミクログロブリンであるものの4種が主なものである．原発性および多発性骨髄腫に伴うアミロイドーシスではALタンパク，続発性の場合にはAAタンパクの型である．また，長期に血液透析療法を受けた場合，関節滑膜を中心にβ_2-ミクログロブリン由来のアミロイドタンパクが沈着し，手根管症候群などの骨関節症状をきたす透析アミロイドーシスが発症することも注目されている(表1)．

6. アミノ酸代謝異常症

先天性のアミノ酸代謝異常症としては約40種類が知られているが，いずれもその発生頻度は低い．血中や尿中に特定のアミノ酸の増加があり，これによ

り診断がなされる．したがって，早期診断のための新生児マススクリーニング検査が実施されている．

表2に先天性アミノ酸代謝異常症の代表的なものを掲げておく．

B　脂質代謝異常

脂質は単純脂質(脂肪，蠟)，複合脂質(リン脂質，糖脂質，アミノ脂質など)，誘導脂質(脂肪酸など)に分けられる．トリグリセリド(中性脂肪の一種であるが，中性脂肪と同意語で使われることが多い)やコレステロール，コレステロールエステルは荷電しないので中性脂質ともいわれる．

これらの脂質の中ではトリグリセリドが量的に最も多く，エネルギー源として脂肪組織に貯えられている．

食物の脂肪はリパーゼの作用で次のごとくに分解される．

```
           小腸上部
脂肪  ─────────────→  脂肪酸
      分 膵液：リパーゼ    モノグリセリド
      解
      酵
      素
```

遊離脂肪酸やモノグリセリドはコレステロールとともに，胆汁から由来した胆汁酸と混合してミセルを形成し，小腸で吸収される．吸収後，小腸粘膜上皮細胞内で再びトリグリセリドに再合成され，カイロミクロン(リポタンパクの一種)の型で胸管を経て大循環系に入っていく．

1. 高脂血症 hyperlipemia

血清脂質の主成分であるコレステロール，トリグリセリド，リン脂質，遊離脂肪酸のいずれか1つ以上が増加している状態を高脂血症あるいは高脂質血症 hyperlipidemia という．なお，LDL コレステロール 140 mg/dL 以上，HDL コレステロール 40 mg/dL 未満，中性脂肪(トリグリセリド) 150 mg/dL 以上の場合には脂質異常症と診断される．

高脂血症が長期間持続すると組織への脂質沈着が起こり，粥状硬化症や黄色腫などが発生する．

なお，黄色腫 xanthoma とは，コレステロールなどの脂質が蓄積し泡沫状となった組織球(泡沫細胞 foam cell，黄色腫細胞 xanthoma cell)が，皮膚や腱などに結節状に集簇したものである．

2. 低脂血症 hypolipemia

血中の脂質が減少している状態で，先天性リポタンパク形成障害や肝障害，慢性栄養不良，消耗性疾患などでみられる．

3. 肥満症 obesity

供給エネルギーが消費エネルギーを上回ることによって，体内に脂肪が過剰に貯蔵，蓄積された状態であり，皮下の脂肪組織の増大ばかりでなく，諸臓器実質内やその周囲にも脂肪組織の増加，侵入，沈着がみられる．

肥満症は，過食と運動不足による単純性肥満症と，遺伝性(ローレンス・ムーン・バルデ・ビードル Laurence-Moon-Bardet-Biedl 症候群など)や視床下部性(フレーリヒ Fröhlich 症候群など)，内分泌性(糖尿病，クッシング Cushing 症候群など)などに基づく症候性肥満症とに分けられる．

4. 先天性脂質蓄積症

脂質代謝に関与する酵素が先天的に欠損しているために，主として細網内皮系(網内系) reticuloendo-

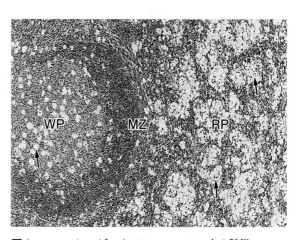

図3　ニーマン・ピック Niemann-Pick 病の脾臓
白脾髄(WP)，濾胞周辺帯(濾胞辺縁帯)(MZ)および赤脾髄(RP)のマクロファージにはスフィンゴミエリンが蓄積し，その細胞質は泡沫状に明るくみえる(矢印)．

表3 主な先天性脂質蓄積症

病名	欠損酵素	蓄積脂質	臨床病理所見（蓄積部位）
Farber病	acid ceramidase	セラミド	幼児期に発症，関節腫脹，皮下結節，喉頭粘膜腫脹，心肥大，動脈肥厚（網内系を中心に全身性）
Gaucher病	glucocerebrosidase	グルコシルセラミド	幼児型には中枢神経系障害を伴う．肝脾腫をきたし，造血器にGaucher細胞の出現．成人型では中枢神経系障害を欠く（網内系を中心に全身性）
Fabry病	α-galactosidase A	トリヘキソシルセラミド，ジガラクトシルセラミド	思春期に発症，臀部にangiokeratoma，腎障害，心血管系障害で壮年期に死亡（網内系を中心に全身性）
Tay-Sachs病	β-N-acetylhexosaminidase A	GM_2-ガングリオシド	幼児期に発症，中枢神経系障害（中枢神経系）
Sandhoff病	β-N-acetylhexosaminidase A, B	GM_2-ガングリオシド，グロボシドとそのアシアロ誘導体	Tay-Sachs病に類似，内臓諸臓器にも脂質蓄積（網内系を中心に全身性）
全身性ガングリオシドーシス	GM_1-ganglioside-β-galactosidase	GM_1-ガングリオシド，オリゴ糖	遺伝性ムコ多糖症とTay-Sachs病の病像を示す．乳児型，幼児型，成人型（全身性）
グロボイド細胞脳白質変性症（Krabbe病）	galactosylceramidase	ガラクトシルセラミド	中枢神経系にグロボイド細胞の出現（中枢神経系）
Niemann-Pick病	sphingomyelinase（A型，B型）sphingomyelinase活性化タンパク（C型）	スフィンゴミエリン	A型（急性神経型），B型（慢性非神経型）は乳幼児に発症．中枢神経症状，肝脾腫，Niemann-Pick細胞の出現（網内系を中心に全身性）
異染性脳白質変性症	arylsulfatase A	スルファチド	晩発幼児型，若年型，成人型．異染性顆粒の蓄積（中枢神経系，末梢神経系，腎その他）

Fabry病は伴性劣性，他は常染色体劣性遺伝形式．
（高橋　潔：代謝障害（退行性病変）．澤井高志他（編）：エッセンシャル病理学，第5版，医歯薬出版，2000より一部改変）

● **細網内皮系（網内系）** reticuloendothelial system (RES)

リンパ節，脾臓，肝臓，骨髄などに存在するマクロファージ（組織球），細網細胞，細網内皮細胞などの間葉系細胞は旺盛な貪食能を有し，生体防御に主要な役割を担っていることから，これらの細胞群はまとめて細網内皮系（網内系）と名付けられてきた．

その後の研究で，細網細胞や細網内皮細胞には貪食能がほとんどないことや，マクロファージは骨髄起源の単球に由来するという説〔単核食細胞系 mononuclear phagocyte system (MPS)〕．さらに最近では，マクロファージに単球由来の滲出マクロファージ（単球系マクロファージ）と卵黄嚢や骨髄由来の在住マクロファージとがあることなども唱えられ，細網内皮系の概念は再検討されているところである．しかし，現在でもリンパ節，脾臓，肝臓，骨髄などを総称して細網内皮系（網内系）組織・臓器と呼ぶことが多い．

thelial system(RES)や中枢神経系に各種の脂質が蓄積してくる疾患を総称して先天性脂質蓄積症という．これらの多くは，複合脂質のスフィンゴ脂質の蓄積であることよりスフィンゴリピドーシス sphingolipidosis とも呼ばれている(図3, web)．

なお，先天性リソソーム病とは，リソソーム酵素の先天的欠損のため，特定の物質がリソソーム内に蓄積する遺伝性疾患の総称名であり，先天性脂質蓄積症や遺伝性ムコ多糖症，遺伝性ムコリピドーシス，糖原病の中のポンペ Pompe 病などがこれに属する．

先天性脂質蓄積症の代表的なものを表3に示す．

C 糖質代謝異常

糖質には，単糖類(ブドウ糖，ガラクトース，マンノース，フルクトースなど)，多糖類[澱粉，糖原(グリコーゲン)など]，複合糖質(酸性ムコ多糖類，糖タンパク，糖脂質など)などがある．

このうち，ブドウ糖が最も重要なエネルギー源であり，健常者では空腹時血糖値は 60〜110 mg/dL に保たれている．血糖の調節は主としてホルモンで行われ，インスリンには血糖値を下げ，グルカゴンには血糖値を上げる働きがある．また，副腎皮質ホルモンやアドレナリン，甲状腺ホルモンなどはインスリンに拮抗的に作用するといわれている．

糖質の消化，吸収は次のようにして行われる．

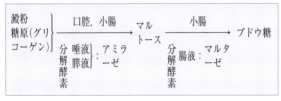

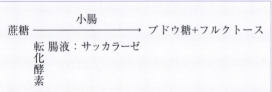

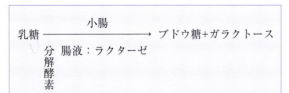

このようにして単糖となった糖質は小腸から吸収され，門脈を介し肝臓に運ばれたのち糖原(グリコーゲン)として蓄えられる．この糖原(グリコーゲン)は必要に応じて分解され，血中にブドウ糖として放出され末梢組織に供給される．

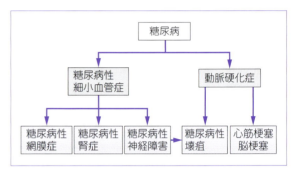

図4 糖尿病の合併症

1. 糖尿病 diabetes mellitus

糖尿病とは，膵臓のランゲルハンス Langerhans 島の β 細胞で産生されるインスリンの絶対的あるいは相対的な不足により高血糖が持続する慢性の疾患である．本症は，糖質代謝異常のみならず，脂質やタンパク質の代謝異常も伴い，全身の諸臓器に多彩な形態的変化や機能的障害を引き起こす(図4)．

高血糖は，糖尿，頻尿，多尿，口渇，多飲，体重減少などを生じる．血糖値検査には，空腹時血糖値，75g 経口糖質負荷試験2時間値，随時血糖値があり，また高血糖が持続すると血液中にヘモグロビン A1c(HbA1c)と呼ばれる糖の結合したヘモグロビンが産生される．この HbA1c 値を測定することにより血糖値のコントロールやその推移を評価することができる(表4)．

糖尿病は以下のように分類される．

a. 1型糖尿病

インスリンを産生する膵臓のランゲルハンス島の β 細胞の破壊，消失によるもので，ランゲルハンス島周囲には著明なリンパ球浸潤がみられる．その機序として，自己免疫性型と自己免疫の明らかでない型とがある．

表4　糖尿病の判定基準

①	②	③	④
空腹時血糖値(mg/dL) 126 以上	75 g 経口糖質負荷試験 2 時間値(mg/dL) 200 以上	随時血糖値(mg/dL) 200 以上	ヘモグロビン A1c(%) 6.5 以上 (JDS*値では 6.1 以上)

1. 初回検査で①，②，③，④のいずれかを認めた場合は「糖尿病型」と判定する．別の日に再検査を行い，再び「糖尿病型」が確認されれば糖尿病と診断する．
2. 初回検査で①，②，③のいずれかと④が確認されれば，初回検査だけでも糖尿病と診断する．
3. 初回検査で①，②，③のいずれかを示し，かつ，糖尿病の特徴的な症状（口渇，多飲，多尿，体重減少など）または糖尿病性網膜症のいずれかがある場合には，初回検査だけでも糖尿病と診断する．
4. なお，①が 110 mg/dL 未満，かつ②が 140 mg/dL 未満は「正常型」，「糖尿病型」でも「正常型」でもないものを「境界型」とする．

*JDS：Japan Diabetes Society（日本糖尿病学会）．
（日本糖尿病学会（編・著）：糖尿病治療ガイド 2014-2015，文光堂，2014，pp18-21 より改変引用）

若年者に多く発症する1型糖尿病では，早期から不足したインスリンを注射などで補う必要があり，インスリン依存型と呼ばれることもある．

b. 2型糖尿病

2型では，β細胞は保たれているもののインスリン分泌低下とインスリン感受性低下の両者が発症にかかわっており，遺伝的因子と肥満などの後天的要因が関与している．β細胞の空胞変性や減少，脱落およびランゲルハンス島の硝子変性やアミロイド沈着などがみられる．

多くは成人に発症し，わが国では糖尿病患者の約90％が本型であり，まず食事療法と運動療法が行われる．よって，インスリン非依存型とも称されている．

c. その他

遺伝子異常が同定されているもの，および膵臓疾患や肝臓疾患，内分泌疾患など他の疾患に伴って発症する続発性（二次性）糖尿病，ステロイド剤の長期使用によって生じるステロイド糖尿病などがある．

また，妊娠中に発病した場合には胎児への影響を考慮し，とくに妊娠糖尿病として別に取り扱われている．

病状の進行や長期の高血糖状態が続くと大小の血管も障害され，以下に述べる種々の合併症が引き起こされる（図4）．

①糖尿病性網膜症：糖尿病性細小血管症により網膜に虚血が生じ，微小動脈瘤や斑状出血，網膜浮腫などが発生する．進行すると血管新生や網膜剥離なども引き起こされる．糖尿病性網膜症は後天性の失明原因の第1位である．

②糖尿病性腎症：糖尿病性細小血管症により結節性やびまん性の糸球体硬化症（結節性病変はキンメルスティール・ウィルソン Kimmelstiel-Wilson 病変といわれる）が生じる．症状が進行すると人工透析が必要となる場合もあり，糖尿病性腎症は血液透析導入原因疾患の第1位となっている．

③糖尿病性神経障害：糖尿病性細小血管症により多彩な神経障害も引き起こされる．末梢神経の障害ではしびれ感および疼痛や温痛感覚の鈍麻などの知覚異常が発生し，また自律神経の障害では起立性低血圧や発汗調節障害などがみられる．

さらに，糖尿病は動脈硬化の危険因子の1つであり，全身の血管に粥状硬化をきたしやすく，心筋梗塞や脳梗塞の発症の危険度が増大する．

また，このような神経障害や血行障害が原因となり，四肢末端部，とくに下肢先端部が糖尿病性壊疽に陥ることもある．

2. 糖原病 glycogen storage disease

糖原（グリコーゲン）の合成，分解に関与する酵素の先天的欠損により，糖原の代謝過程が障害され，生体組織に糖原が異常に蓄積する遺伝性疾患を糖原病という．

糖原代謝の主要な場が肝臓と骨格筋であることより，肝臓または骨格筋が侵されることが多いが，広汎に広がる全身型の糖原病もある．

表5 糖原病の病型

病型		病名	欠損酵素	糖原構造	蓄積部位
①	Ia	von Gierke病	glucose-6-phosphatase	正常	肝, 腎
	Ib		glucose-6-phosphate translocase	正常	肝(腎), 白血球
②	II	Pompe病	acid maltase (α-1,4-glucosidase)	正常	全身性(心筋, 骨格筋, 神経系, 網内系, 肝など)
③	III	Cori病(Forbes病)	amylo-1,6-glucosidase oligo-1,4 → 1,4-glucan transferase	異常	肝, 骨格筋, 心筋, 白血球
④	IV	Andersen病	amylo-1,4-1,6-transglucosylase	異常	肝, 網内系, 心筋, 骨格筋
⑤	V	McArdle病	muscle phosphorylase	正常	骨格筋
⑥	VI	Hers病	liver phosphorylase	正常	肝, 白血球
⑦	VII	垂井病	muscle phosphofructokinase	正常	骨格筋, 赤血球
⑧	VIII a		liver phosphorylase kinase	正常	肝, 白血球
	VIII b		muscle phosphorylase β-kinase	正常	肝, 骨格筋, 白血球

VIIIaは伴性劣性, 他は常染色体劣性遺伝形式.
(高橋 潔:代謝障害(退行性病変). 澤井高志他(編):エッセンシャル病理学, 第5版, 医歯薬出版, 2000 より一部改変)

表6 遺伝性ムコ多糖症の病型

病型		病名		遺伝形式	酸性ムコ多糖類	欠損酵素
GMP I	H	Hurler病		常染色体劣性	HS, DS	α-L-iduronidase
	S	Scheie病		常染色体劣性	HS, DS	α-L-iduronidase
	H/S	Hurler-Scheie複合体		常染色体劣性	HS, DS	α-iduronidase
GMP II		Hunter病		伴性劣性	HS, DS	idurosulfatase
GMP III		Sanfilippo症候群	A	常染色体劣性	HS, DS	sulfamidase
			B	常染色体劣性	HS	α-N-acetyl-D-glucosaminidase
			C	常染色体劣性	HS	acetyl CoA:α-glucosaminide N-acetyltransferase
			D	常染色体劣性	HS	N-acetylglucosamine 6-sulfatase
GMP IV		Morquio症候群	A	常染色体劣性	KS	N-acetylgalactosamine 6-sulfatase
			B	常染色体劣性	KS	β-galactosidase
GMP V		欠番(以前Scheie症候群と呼ばれた)				
GMP VI		Maroteaux-Lamy症候群		常染色体劣性	DS	N-acetylgalactosamine 4-sulfatase(arylsulfatase B)
GMP VII		(Sly症候群)		常染色体劣性	DS, HS	β-glucuronidase

HS:ヘパラン硫酸, DS:デルマタン硫酸, KS:ケラタン硫酸.
(高橋 潔:代謝障害(退行性病変). 澤井高志他(編):エッセンシャル病理学, 第5版, 医歯薬出版, 2000 より一部改変)

現在，糖原病としては表5に示す病型が知られているが，頻度としてはIa型（フォン・ギールケvon Gierke病）が最も多く，全糖原病の約50％を占めている．次いでII型（ポンペPompe病），VI型［エール（ハーズ）Hers病］の順となっている．

3. 遺伝性ムコ多糖症 genetic mucopolysaccharidosis

酸性ムコ多糖類の分解過程に関与するリソソーム酵素の先天的欠損により，ムコ多糖類が主として造血臓器や結合組織のマクロファージに蓄積する遺伝性疾患の総称名である（表6）．したがって，遺伝性ムコ多糖症は先天性リソソーム病の一種でもある．

多くは小児期に発症し，特有な鬼瓦様顔貌，骨格の変形，肝脾腫，知能障害などを認め，尿中にムコ多糖類の排泄が増加している．この特有な顔貌から遺伝性ムコ多糖症はガーゴイリズム gargoylism ともいわれる．

D 無機物質代謝異常

生体は多くの無機物質を保有しており，物質代謝に重要な役割を果たしている．その主なものについて記載する．

1. カルシウム代謝異常

生体内では，カルシウムの約99％は骨や歯にあり，他組織や体液には1％以下しか存在しない．

カルシウムの吸収は主として小腸上部で行われる．排泄は腸管から糞便中へが80〜90％で，尿中への排泄は比較的少ない．

また，カルシウムの代謝は副甲状腺ホルモンやカルシトニン，ビタミンDによって調節されており，血清濃度は8.8〜10.2 mg/dLに保たれている．この濃度が増加した状態を高カルシウム血症 hypercalcemia，減少した状態を低カルシウム血症 hypocalcemia という．高カルシウム血症は，副甲状腺機能亢進症やある種の悪性腫瘍（肺癌，腎癌，乳癌，甲状腺癌などの中の一部のもの）による副甲状腺ホルモン分泌過剰，原発性または転移性骨腫瘍による溶骨性骨吸収，ビタミンD過剰などによって起こり，低カルシウム血症は副甲状腺機能低下やビタミンD欠乏，腎機能障害などで生じる．

a. 石灰沈着 calcification

正常ではカルシウム塩が存在しない部位に，カルシウム沈着をきたす病態を石灰沈着（石灰化）という．石灰沈着部はヘマトキシリンに濃染し，またコッサ反応を行うと黒褐色調を呈する．

高カルシウム血症の状態では，腎尿細管上皮や肺胞壁，胃粘膜，血管壁などに石灰沈着がみられる．

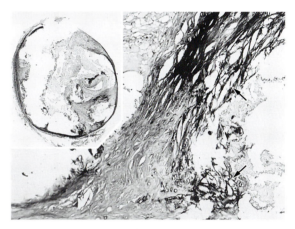

図5 冠状動脈の石灰沈着
冠状動脈には石灰沈着（矢印）を伴った動脈硬化像がみられる．inset：弱拡大像．

これを転移性石灰沈着 metastatic calcification という．

血清カルシウム値が正常範囲であっても，変性，壊死に陥った細胞や組織には石灰沈着が起こりやすく，これは異栄養性石灰化 dystrophic calcification と呼ばれている．例として，陳旧性の結核結節病巣や粥状硬化をきたした動脈壁（図5），子宮平滑筋腫の変性部などがあげられる．また，腫瘍組織中に，とくに卵巣の腺癌，甲状腺の乳頭癌，髄膜腫などでは多数の同心円状の石灰化結節（砂粒小体 psammoma body といわれる）がみられることが多い．

変性，壊死組織ではアルカリ性が高くなることやアルカリホスファターゼ活性が上昇することが，異栄養性石灰化をきたす要因であると考えられている．

b. 結石 calculus, stone

胆嚢・胆管，尿路（腎臓，尿管，膀胱，尿道），腸管，唾液腺，膵臓，前立腺などの管腔を有する臓器の腔内に形成されたカルシウムを含む硬い固形物を結石という．

結石の形成には，臓器からの分泌物，排泄物の組成や濃度の変化が関与し，脱落した細胞や細菌などが核となっていることが多い．

結石が動いて管腔を閉塞したときには，疝痛 colic といわれる激しい痛みを引き起こす．

2. 銅代謝異常

成人の銅含有量は約 100 mg であり，全体の約 50％が筋肉や骨にある．その他，肝臓，脳などに存在する．

十二指腸より吸収された銅は，血中でアルブミンとゆるく結合し肝臓に運ばれる．肝臓においてアポセルロプラスミンが合成される際に銅が取り込まれ，セルロプラスミンとなり血中を循環して末梢組織に運ばれ利用される．銅の排泄は，主に胆汁とともに腸管からなされる．正常者では尿中への排泄はごく微量である．

a. ウィルソン病 Wilson disease

銅代謝異常の代表的な疾患であり，常染色体劣性遺伝形式をとるものと考えられている．

セルロプラスミンの形成障害と胆汁中への銅の排泄障害により，血清セルロプラスミン濃度や血清銅値は低下する．したがってアルブミンと結合する銅は増加するが，この銅は組織に沈着しやすく，また尿中へも排泄されやすい．その結果，肝臓，大脳，とくにレンズ核，角膜，腎臓などには銅が過剰に沈着し，肝硬変症や大脳レンズ核変性を引き起こす．よって，肝レンズ核変性症 hepatolenticular degeneration とも呼ばれている．

角膜には銅沈着による緑褐色調の色素環（カイザー・フライシャー Kayser-Fleischer 環）が形成され，また腎尿細管障害も生じる．

b. メンケス病 Menkes disease

ちぢれ毛病 kinky hair disease ともいわれる伴性劣性の遺伝性疾患で男児にみられる．

銅の吸収障害，すなわち十二指腸粘膜から血中への転送過程に異常があると考えられており，血清セルロプラスミン値や血清銅値はともに低く，肝内銅含有量も減少している．

ちぢれ毛，ねじれ毛，剛毛などの毛髪の異常，発育障害，精神運動発達障害，低体温，低色素沈着などがみられる．

E 色素代謝異常

生体内に認められる色素には，体内でつくられ蓄積する体内性色素 endogenous pigment と，気道から侵入する炭粉や皮膚に墨や朱を注入する刺青（いれずみ）のような体外性色素 exogenous pigment とがある．本項では体内性の色素沈着について述べる．

1. 鉄代謝異常

成人の生体内の鉄含有量は 3〜5 g で，そのうちの 2.3 g 前後がヘモグロビン鉄である．1.2〜1.5 g が貯蔵鉄としてフェリチン，ヘモジデリン（血鉄素）の型で肝臓，脾臓，骨髄などの網内系細胞に蓄えられ，残りはミオグロビンや含鉄酵素，血清トランスフェリンと結合した型などで存在する．

赤血球の生理的崩壊によって放出された鉄は，ヘモグロビンや含鉄酵素の合成および貯蔵鉄として再利用される．よって，外部からは，汗，糞尿あるいは月経などで排泄される鉄量を補給すればよいことになる．しかし，食物中の鉄は 2 価の鉄に還元されて十二指腸や空腸上部から吸収されるのであるが，その約 10％が吸収されるにすぎない．したがって，鉄平衡を保つためには，食物中の鉄は 1 日鉄必要量の約 10 倍なければならない．

鉄分の不足した食事や鉄吸収障害による鉄摂取量不足，成長や妊娠，授乳などによる鉄需要の増大，月経や病的出血などによる鉄排泄の増加によって鉄欠乏状態が発生する．したがって，鉄欠乏性貧血は幼児や思春期以降の女性，バランスのとれていない食事をする人に起こりやすい．

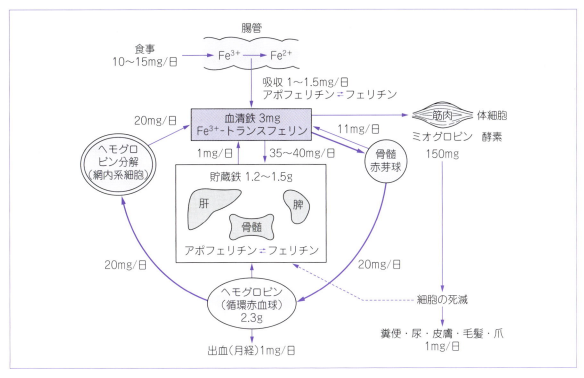

図6　鉄の代謝

　前述のとおり，食物中の鉄は2価の鉄に還元されて，十二指腸や空腸上部で吸収される．鉄はこれらの部の上皮細胞内にあるアポフェリチンと結合してフェリチンとなり，血漿に移行してβ_1-グロブリンに属するトランスフェリンと結合し循環する．この鉄吸収には，上皮細胞内にあるアポフェリチンの量による調節（粘膜遮断説 mucosal block theory）のほか，この部にあるマクロファージも関与している．その他，鉄吸収を左右する因子としては，膵液やガストフェリン，胃液中の塩酸などがあげられる．

　貯蔵鉄は必要に応じて血漿に戻り，トランスフェリンと結合して循環する（図6）．

　赤血球が破壊されることによって生じる局所的なヘモジデリンの沈着は，出血部位やヘモグロビン尿症の腎近位尿細管などにみられる．また，心不全で肺に慢性のうっ血があると，肺胞内のマクロファージは漏出した赤血球を貪食し，ヘモジデリンを含有した心不全細胞 heart failure cell となる．

　大量輸血あるいは赤血球鉄利用率が低下している再生不良性貧血や巨赤芽球性貧血では，脾臓，肝臓，骨髄，リンパ節などの網内系を中心に全身性にヘモジデリン沈着がみられる．この状態をヘモジデローシス hemosiderosis といい，沈着臓器は褐色ないしは鉄さび色を呈する（図7, 8, web）．

　また，腸管の鉄吸収機構の破綻により鉄吸収量が多く，かつ排泄は少ないといった鉄代謝異常により，網内系をはじめ，皮膚や肝臓，膵臓，心臓などの実質細胞にも過剰なヘモジデリン沈着をきたし，組織障害が強く機能障害もみられる病態をヘモクロマトーシス hemochromatosis という．典型的なヘモクロマトーシスでは，皮膚は青銅色を呈し，肝硬変症，糖尿病も併発するので青銅糖尿病 bronzed diabetes ともいわれる．

　ヘモクロマトーシスで原発性のものは多くは家族性に発症し，常染色体劣性遺伝形式をとる．続発性ヘモクロマトーシスは食物や飲料に多量の鉄が含まれている場合などに発生する．

　なお，ヘモジデリンは鉄を約37％含有している色素であることより，ベルリン青染色で青色に染色される．

2. ビリルビン代謝異常

　胆汁色素の主成分であるビリルビンの代謝は図9のように行われる．

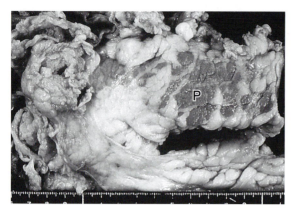

図7 膵臓のヘモジデローシス(カラー口絵参照)
膵臓(P)はヘモジデリンの沈着により褐色調を呈している．

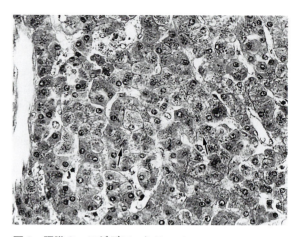

図8 肝臓のヘモジデローシス
肝細胞には，無数の微細顆粒状のヘモジデリン沈着(矢印)がみられる．

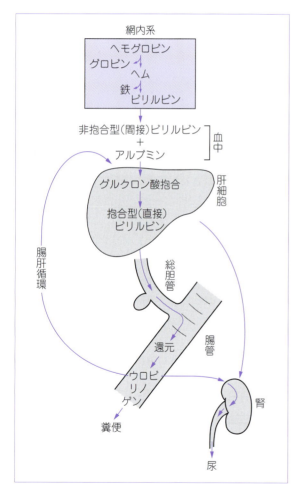

図9 ビリルビン代謝

血中ビリルビンの約85%は，老廃赤血球が網内系組織にあるマクロファージによって貪食，破壊処理される過程でできたヘム色素に由来する．血中では非抱合型(間接)ビリルビンとしてアルブミンと結合して存在し，肝細胞内でグルクロン酸抱合を受けると抱合型(直接)ビリルビンとなる．

血中の抱合型ビリルビンは尿中に排泄されるが，非抱合型ビリルビンは排泄されない．胆汁中へ分泌された抱合型ビリルビンは，腸管内でウロビリノゲンに変化し，その大部分は糞便中に排泄されるが，一部は腸管より吸収されて血流に戻り，肝臓で再利用されたり(腸肝循環)，腎臓を経て尿中に出ていく．

残りの約15%は，骨髄内での無効赤血球造血の結果生じたヘモグロビン，あるいはその他のヘム誘導体(ミオグロビン，チトクローム，カタラーゼ，ペルオキシダーゼなど)に由来するシャントビリルビンである．

成人では血清総ビリルビン値は0.2～1.2 mg/dL，抱合型(直接)ビリルビン値は0.4 mg/dL以下，非抱合型(間接)ビリルビン値は0.1～0.8 mg/dLである．

血中にビリルビンが増量した状態が高ビリルビン血症 hyperbilirubinemia であり，組織にビリルビンの黄色の着色が起こった病態を黄疸 jaundice, icterus という．黄疸の分類には種々のものがあるが，表7のごとく肝前性，肝性，肝後性の3種に区別するのが理解しやすい．

なお，体質性黄疸 constitutional jaundice とは，先天性のビリルビン代謝異常による慢性の黄疸であ

表7　黄疸の分類

Ⅰ．肝前性黄疸（ビリルビンの過剰産生）：非抱合型（間接）ビリルビン増加 　　溶血性貧血，シャント高ビリルビン血症，新生児黄疸（生理的黄疸），新生児溶血性疾患など
Ⅱ．肝性黄疸（肝細胞障害）：多くは抱合型（直接）ビリルビン＞非抱合型（間接）ビリルビンの型で増加 　　肝炎，中毒性肝障害，薬剤性肝障害，肝不全，アルコール性肝障害，ワイル病など
Ⅲ．肝後性黄疸（肝内，肝外の閉塞性黄疸）：抱合型（直接）ビリルビン増加 　1．肝細胞から毛細胆管への排泄障害：胆汁うっ滞型肝炎，アルコール性肝炎 　2．毛細胆管・細胆管の閉塞：薬剤アレルギー，メチルテストステロンによる障害，悪性リンパ腫の肝臓への浸潤，重症感染症 　3．肝内胆管の閉塞：原発性胆汁性肝硬変症，硬化性胆管炎，肝内胆道閉鎖，胆管癌 　4．肝外胆道系の閉塞：胆石，癌（肝外胆道系，膵頭，Vater乳頭部），肝門部リンパ節への癌移転，炎症後の硬化，手術後の狭窄

（松原　修他：臨床検査学講座病理学/病理検査学，医歯薬出版，2000より一部改変）

表8　生体を構成する元素とその機能

分　類	主な元素	重量含有率	機　能
多量元素			
主要元素	O, C, H, N	96.6%	からだの構成
準主要元素	Ca, P, S, K, Na, Cl, Mg	3〜4%	からだの構成および電解質機能
必須微量元素	Fe, Zn, Cu, Cr, Co, Se, Mn, Mo, I など	0.02%	酵素機能など，からだの機能

（和田　攻，柳沢裕之：日本臨床 54：5，1996より一部改変）

り，非抱合型（間接）ビリルビンが増加するジルベール Gilbert 症候群やクリグラー・ナジャー Crigler-Najjar 症候群と，抱合型（直接）ビリルビンが増加するデュビン・ジョンソン Dubin-Johnson 症候群やローター Rotor 症候群とがある．

3．メラニン melanin

メラニンは生理的には，皮膚，毛髪，網膜，脳黒質，脳軟膜などに存在する黒褐色のタンパク質性色素顆粒でメラニン細胞 melanocyte によってつくられる．このメラニンの形成は，脳下垂体から分泌されるメラニン細胞刺激ホルモンによって調節されている．メラニン細胞刺激ホルモンは，副腎皮質ホルモンにより抑制されるので副腎皮質機能不全症のアジソン Addison 病では皮膚のメラニンが増加する．

その他，病的状態として，局所的にメラニン細胞が増殖している色素性母斑や悪性腫瘍に属する悪性黒色腫がある．

メラニン顆粒は，フォンタナ・マッソン染色を施すと黒色から黒褐色調をとる．

4．リポフスチン lipofuscin とセロイド ceroid

リポフスチンは黄褐色顆粒状の色素で，脂質やタンパク質を含む重合体であり，心筋細胞や肝細胞，神経細胞などに存在し，加齢とともに増加する．

また，リポフスチンは消耗性疾患でも増加するので消耗色素ともいわれる．消耗性疾患で萎縮した心臓や肝臓に著明なリポフスチン沈着をきたすと，これらの臓器は褐色調を呈するので，これを褐色萎縮 brown atrophy という．

セロイドの性状はリポフスチンに類似しており，肝臓などで組織の崩壊があるとき，主としてその部のマクロファージに蓄積する．

F その他

　ヒトの身体はすべて元素から成り立っており，その主要なものは酸素，炭素，水素，窒素などで身体の全重量の96～97%を占めている．また，準主要なものとしてはカルシウム，カリウム，ナトリウムなどがある．一方，鉄，亜鉛，銅，マンガンなどは身体重量の0.02%を占めているにすぎないが，生体の機能維持に不可欠なものであり，必須微量元素と呼ばれている（表8）（カルシウム，銅，鉄などに関しては無機物質代謝異常や色素代謝異常などの項参照）．

総論

VI. 組織の再生と創傷治癒

まとめ

1. 組織は構成する細胞の分裂能により，連続増殖組織，静止組織，非分裂組織の3つに分かれる．連続増殖組織では，さまざまな障害により常に細胞が失われるため，体性幹細胞が分裂し，失われた細胞を補う．皮膚，消化管などの上皮，造血組織が代表である．静止組織では通常ほとんど細胞は置き換わらないが，増殖刺激を受けると速やかに分裂して再生する．肝臓や結合組織が代表である．非分裂組織では分裂能がほとんどないため，障害を受けても再生することはできない．神経，骨格筋，心臓が代表である．
2. 組織に障害が加わると，組織の再生と治癒が行われる．組織の再生とは欠損ないし障害を受けた組織・臓器の完全な回復を意味し，組織の治癒はコラーゲン線維沈着による瘢痕形成，線維化を伴う治癒を意味する．ヒトを含むほ乳類では組織再生は不完全であり，多くの障害では組織の肥大，過形成により欠損，障害を補うと同時にさまざまな程度の線維化を伴って治癒する．連続増殖組織，静止組織では組織の再生，治癒が容易であるが，非分裂組織では組織再生を伴わない線維化が主体の治癒となる．
3. 組織の治癒過程は炎症期，増殖期，成熟期の3段階に分かれる．炎症期では最初に創傷部に血塊ができ，炎症細胞が浸潤する．増殖期では線維芽細胞が増殖・遊走して，新生血管を伴って肉芽組織が形成され，さらに創傷表面の再上皮化が生じる．成熟期ではコラーゲン線維を主とした細胞外基質が沈着し，組織の再構築が生じ，傷が縮小する．創傷治癒過程に問題が生じると創傷離開・潰瘍形成や瘢痕形成などの合併症が生じる．異常な創傷治癒過程として過形成性瘢痕，ケロイド，過剰肉芽形成がある．
4. さまざまな慢性疾患では，皮膚の創傷治癒過程にみられると同様のコラーゲン線維の沈着がみられ，線維化と呼ばれる．肝硬変，強皮症，肺線維症，塵肺症，放射線肺線維症，器質化肺炎，慢性膵炎などの原因が異なるさまざまな疾患で線維化がみられる．

A 正常組織の増殖と成長

　成人の組織では，細胞集団のサイズは細胞増殖，細胞分化，アポトーシスによる細胞死の比率により決まっている．細胞数の増加は，細胞増殖の亢進または細胞死の減少により生じる．細胞分化の影響は細胞により異なる．ある組織では分化細胞は終生存在し，別の組織では分化細胞は死亡し，幹細胞から生じた新しい細胞に常に置き換わっている．細胞増殖は生理的要因ないし病理学的要因により刺激される．月経周期でのエストロゲン刺激により子宮内膜細胞は増殖する．生理的刺激は時に過剰となり，良性前立腺過形成のような病的状況を生み出す．細胞増殖は細胞周囲の微小環境由来の液性ないし接触に

依存するシグナルにより主に制御されている．刺激因子の過剰または抑制因子の過小により，組織全体の成長が決まる．

1. 組織の増殖活性

組織の増殖活性は細胞により異なり，連続増殖組織，静止組織，非分裂組織の3つの群に分かれる．

連続増殖組織 continuously dividing tissue：細胞は終生増殖し，古くなって壊された細胞を置き換えていく．さまざまな臓器の表層上皮（皮膚などの扁平上皮，消化管などの円柱上皮，尿路上皮），造血組織などが含まれる．このような組織では体性幹細胞（後述）から分化した成熟細胞が生まれる．体性幹細胞は圧倒的な増殖能を有し，その子孫はさまざまな種類の細胞へと分化する．

静止組織 quiescent tissue：細胞の複製レベルは低いが，刺激に反応して速やかに分裂し組織を再生することができる．肝臓，腎臓，膵臓，結合組織，血管内皮細胞，リンパ球や他の白血球がこれに含まれる．結合組織を構成する線維芽細胞，平滑筋細胞，軟骨細胞，骨細胞では増殖は通常みられないが，傷害に反応して増殖する．

非分裂組織 nondividing tissue：細胞は出生後に細胞分裂できない．非分裂組織には神経細胞，骨格筋細胞，心筋細胞が含まれる．中枢神経系では神経細胞が障害されると（例：脳梗塞），グリア細胞により障害部位は置換される．骨格筋細胞では，骨格筋そのものは再生しないが，骨格筋組織に含まれる衛星細胞から再生することができる．心筋細胞の増殖能はきわめて低く，急性心筋梗塞後には線維化が生じ陳旧性心筋梗塞となる．

2. 幹細胞

幹細胞 stem cell を応用した医療が再生医学 regenerative medicine であり，現在最も注目を集めている医学領域である．再生医学領域では，とくに分裂能の低い組織である心臓，脳，脊髄，肝臓，骨格筋などの疾患・傷害に対する新たな治療方法の開発が続けられている．2006年に京都大学の山中伸弥らにより画期的な研究結果が報告された．彼らはマウス線維芽細胞に特定の転写因子（*Oct3/4, Sox2, c-myc, Klf4*）を導入することによりリプログラミングし，人工多能性幹細胞 induced pluripotent stem cell（iPS cell）を開発した．現在，iPS細胞を用いた医療，創薬への応用が急速に試みられている．

幹細胞は自己再生能と多様な分化能を有する．幹細胞にはいくつかの種類がある．胚（胎芽）発生の初期に存在する胚性幹細胞 embryonic stem cell は全能性 totipotent であり，身体のすべての細胞に分化しうる．全能性幹細胞からより分化能が限局された多分化能幹細胞 multipotent stem cell が生じる．成人の多くの組織に限局された分化能をもつ幹細胞が同定されており，体性幹細胞 somatic stem cell と呼ばれる．体性幹細胞は皮膚では毛囊膨大部に，小腸では陰窩基部に，肝臓ではヘリング Hering 管に，角膜では角膜辺縁部に存在している．体性幹細胞は間葉細胞，内皮細胞などからなるニッチ niche と呼ばれる特殊な微小環境の中で存在している．

B 組織の再生

組織に障害が加わると，組織の再生 regeneration と治癒 repair, healing が行われる．組織の再生とは欠損ないし障害を受けた組織・臓器の完全な回復を意味し，組織の治癒は組織構築の異常（線維化）を伴う回復を意味する．

組織の再生が起こると細胞，組織が増殖し，失われた組織に置き換わる．例として両生類における切断された四肢の再生がある．ほ乳類では，組織障害後の臓器ないし複雑な組織の完全な再生はほとんど起こらない．肝臓の部分切除後ないし部分壊死後に肝が再生するといわれているが，再生というよりはむしろ代償性肥大が起こっている．つまり切除された肝葉が再生するのではなく，残された肝葉が増大し肝臓体積が元に戻る．ヒトでは60%肝切除の1ヵ月後に残余肝の体積は2倍に増加する．また劇症肝炎の回復期では，残存する肝細胞が再生し，再生結節ないし斑状の領域を形成する．高い分裂能を有する組織，たとえば造血組織，皮膚の表皮，消化管粘膜では常時組織が置き換わっており，障害後に再生することができる．時に再生組織が過剰に形成され

ることがあり，過剰再生と呼ばれる．再生能力が高い末梢神経が切断された場合，切除断端から過剰に軸索が再生し，断端神経腫 amputation neuroma と呼ばれる球状の腫瘤を形成する．

C 組織の治癒と線維化

1. 組織の治癒機構

組織の治癒では，組織の再生とコラーゲン線維（膠原線維）collagen fiber の沈着を伴う瘢痕形成 scar formation が生じる．再生と瘢痕形成の比率は組織の再生能力と障害の程度により決まる．たとえば皮膚の創傷では表皮の再生により治癒するが，高度な創傷により細胞外基質 extracellular matrix の構築が失われると主に瘢痕形成により治癒する．また，慢性炎症では線維芽細胞の増殖とコラーゲン産生を促す成長因子やサイトカインの局所産生が生じるため，瘢痕形成が生じる．このようなコラーゲン線維の広範な沈着を線維化 fibrosis と呼ぶ．細胞外基質は創傷治癒に欠かせない．なぜなら細胞外基質は細胞移動の足場を提供し，多層構造の再構築に必要な正確な細胞極性を維持し，血管新生に働く．さらに細胞外基質中の線維芽細胞，マクロファージ macrophage などの細胞は，組織の再生や治癒に必要な成長因子，サイトカイン，ケモカインを産生する．以下，皮膚の創傷治癒に関して述べるが，消化管やその他の臓器，組織でも類似の創傷治癒機序が働く．

2. 皮膚創傷の治癒

皮膚創傷の治癒は炎症 inflammation，増殖 proliferation，成熟 maturation の 3 段階に分かれる．皮膚が傷害を受けると，最初に創傷部に血小板が付着して創傷表面に血塊ができ，炎症が生じる（炎症期）．増殖期では結合組織細胞が増殖・遊走して肉芽組織が形成され，さらに創傷表面の再上皮化が生じる．成熟期では細胞外基質が沈着し，組織の再構築が生じ，傷は縮小する．

手術の縫合のような清潔で感染を伴わない創傷の治癒は一次治癒と呼ばれる．この場合，上皮と結合組織が少量失われ，上皮基底膜の連続性は保たれている．皮膚の大きな欠損を伴う創傷では，より高度の炎症，肉芽組織の多量産生，コラーゲン線維の多量沈着を伴い，創部縮小を伴う瘢痕 scar を形成する．このような皮膚の創傷治癒を二次治癒と呼ぶ．

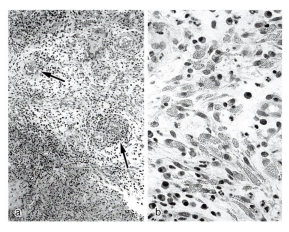

図 1　創傷治癒の炎症期
a：創傷部位には肉芽組織と呼ばれる新生組織が形成される．炎症細胞浸潤と小血管増生が目立つ（矢印）．b：マクロファージ，リンパ球，形質細胞の浸潤が目立つ．（横浜市立みなと赤十字病院 熊谷二朗博士のご厚意による）

a. 血塊の形成

皮膚に創傷が生じると，凝固経路の速やかな活性化が生じ，創傷表面に血塊が形成される．血塊は出血を止めると同時に，成長因子，サイトカイン，ケモカインにより引き寄せられた遊走細胞の足場を提供する．血管内皮増殖因子（VEGF）の放出により血管の透過性が亢進し浮腫が生じるが，創傷表面が乾燥すると痂皮 scab を生じる．大きな組織欠損を伴う創傷では血塊が大きく，多量の滲出や壊死物の形成を伴う．創傷 24 時間以内に切創辺縁に好中球 neutrophil が浸潤する（図1）．好中球は壊死物や浸潤してきた細菌を分解するプロテアーゼを放出する．

b. 肉芽組織形成

線維芽細胞 fibroblast と血管内皮細胞 vascular endothelial cell は創傷 24〜72 時間以内に増殖し，肉芽組織 granulation tissue と呼ばれる特殊な組織を形成する．肉芽組織は，創傷表面にピンク色で柔らかく，顆粒状 granular の組織として出現する．組織学的には小型の血管新生 angiogenesis と線維

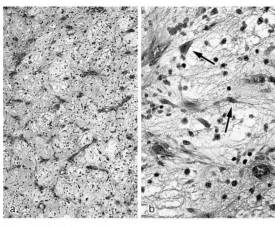
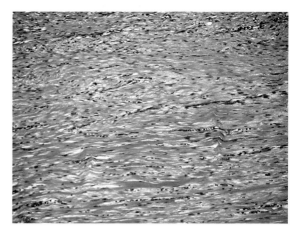

図2 創傷治癒の増殖期
a：創傷部位は時間の経過につれて炎症細胞の数が減少し，新生血管の増生も顕著でなくなる．b：線維芽細胞の増生が目立つ（矢印）．（横浜市立みなと赤十字病院 熊谷二朗博士のご厚意による）

図3 創傷治癒の成熟期（瘢痕）
創傷部位で十分に時間が経つと，肉芽組織がコラーゲン線維の高度沈着を認め瘢痕組織となる．炎症細胞は消失し，線維芽細胞は目立たなくなる．（横浜市立みなと赤十字病院 熊谷二朗博士のご厚意による）

芽細胞の増殖が特徴的である（図2）．新生血管では血漿タンパク質，液状成分が血管外に漏れやすいため，浮腫 edema を生じる．肉芽組織は創傷部位に浸潤するが，形成される肉芽組織の量は組織欠損の量と炎症の程度により決まる．したがって，二次治癒の場合では肉芽組織の量は多い．創傷5〜7日までに肉芽組織は欠損部位を満たし，血管新生は最高となる．

c. 細胞増殖とコラーゲン線維の沈着

炎症に伴い浸潤した好中球は創傷48〜96時間までにマクロファージに置き換わる．マクロファージは創傷治癒の主要な細胞成分であり，創傷部位の細胞外の残骸，フィブリン，その他外来由来の物質を除去し，血管新生と細胞外基質の沈着を促進する．線維芽細胞はケモカイン，成長因子，サイトカインなどにより創傷部位へ遊走し増殖が始まる．主にマクロファージがこのような液性因子を産生するが，他の炎症細胞や血小板も産生する．線維芽細胞によりコラーゲン線維が産生される（図3）．創傷24〜48時間以内に創傷の辺縁から真皮の切縁に沿って表皮細胞が基底膜成分を分泌しながら伸長していく．表皮細胞は，痂皮の下で創傷を塞ぐ薄い連続性の上皮層を形成しながら中央線上で融合する．

二次治癒では，組織欠損が大きいため，創傷の完全な上皮化にはより時間が必要である．表皮細胞は増殖を続け表皮を厚くする．マクロファージは線維芽細胞を刺激して線維芽細胞増殖因子（FGF）-7を産生させ，角化細胞の遊走・増殖を増強する．上皮化と並行してコラーゲン線維が産生され，創傷部を結合させる．当初，フィブリン，血漿フィブロネクチン，Ⅲ型コラーゲンにより細胞外基質が形成されるが，後に主にⅠ型コラーゲンより構成される細胞外基質に置き換わる．トランスフォーミング増殖因子（TGF）-βは最も強力な線維化因子であり，肉芽組織を構成するほとんどの細胞で産生され，線維芽細胞の遊走・増殖，コラーゲン，フィブロネクチンの産生を亢進し，メタロプロテイナーゼによる細胞外基質の分解を減少させる．こうして表皮は正常の厚さと構築，表皮表面の角化を回復する．

d. 瘢痕形成

創傷2週目になると白血球浸潤，浮腫，血管新生はほとんど消失する．創傷部位はコラーゲン線維の沈着と血管の減少により白くみえる．肉芽組織は，最終的に紡錘形の線維芽細胞，厚いコラーゲン線維，弾性線維の断片，他の細胞外基質より構成されている青白く血管を欠く瘢痕となる．毛包などの付属器は治癒されない．こうして創傷1ヵ月末までに瘢痕は炎症細胞浸潤を欠き，表皮に被覆された無細胞性結合組織となる．

e. 創傷の縮小

組織欠損の大きい二次治癒では創傷の縮小 wound contraction が生じる．まず，創傷部位の辺縁に α アクチン α-actin，ビメンチン vimentin をともに発現する筋線維芽細胞 myofibroblast のネットワークが形成される．筋線維芽細胞は創傷部位で収縮し，多量の細胞外基質を産生する．創傷1週間後の創傷の張力強度は創傷前の強度の10%であるが，その後4週間で急速に増加し，3ヵ月目では創傷前の70〜80%にまで回復する．最初の2ヵ月間はコラーゲン産生が分解を上回り，その後はコラーゲン線維のクロスリンクや直径の増加といった構造上の修飾により張力強度が増加する．

D　創傷治癒に影響する因子

創傷治癒にはさまざまな全身性，局所性の因子が影響する．

全身性因子：栄養，代謝，循環，ホルモンなどが全身性因子として挙げられる．栄養は創傷治癒に大きな影響を及ぼし，タンパク質やビタミンCの不足はコラーゲン産生を抑制し治癒を遅らせる．代謝性因子も創傷治癒を遅らせる．たとえば糖尿病では高率に微小血管症を合併し，治癒が遅延する．動脈硬化症や静脈還流を阻害する静脈疾患（例：静脈瘤）では血流が不十分となり，治癒が遅れる．糖質コルチコイドは明白な抗炎症効果があるため，炎症のさまざまな構成要素に影響を与える．また糖質コルチコイドはコラーゲン合成を抑制する．

局所性因子：感染，機械的要因，異物，創傷の大きさ・部位・タイプが局所性因子として影響する．感染は創傷治癒を遅らせる重要な因子であり，組織障害と炎症が持続するため治癒が遅れる．機械的要因として，たとえば初期に創傷部位を動かすと血管が圧迫され創傷縁が離開し治癒が遅れる．また不必要な縫合糸，金属，ガラスなどの破片，骨折時などの骨片等の異物は治癒を遷延させる．創傷が大きいと治癒に時間がかかり，顔面のような血管に富む部位では血管に乏しい足先に比べて創傷が早く治癒する．

E　治癒の特殊型

創傷治癒過程の異常により，以下の特殊型が生じる．

1. 創傷離開・潰瘍形成

肉芽組織や瘢痕の形成不全により，創傷離開 wound dehiscence，潰瘍形成 ulcer formation の合併症が生じる．創傷の離開・破裂は腹圧の増加を生じやすい腹部手術でよく合併する．嘔吐，咳嗽，イレウスは腹部縫合部位離開の原因となる．創傷治癒過程で血行が不十分なときには創傷部に潰瘍が生じる．たとえば，閉塞性動脈硬化症患者の下肢創傷では潰瘍を容易に合併する．糖尿病性神経症患者の皮膚感覚のない部位に生じた創傷も治癒しにくい．

2. 過形成性瘢痕・ケロイド・過剰肉芽

創傷治癒過程での過剰な反応により過形成性瘢痕

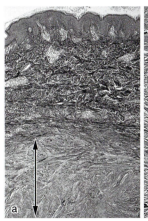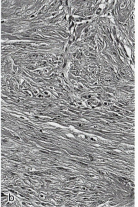

図4　過形成性瘢痕
a：真皮下部の領域に筋線維芽細胞の高度な増生（両矢印）を認める．エラスチカ・ワン・ギーソン染色でコラーゲン線維は赤く染まり，弾性線維は黒色に染まる．
b：HE 染色では筋線維芽細胞の増生，コラーゲン産生が著明である．

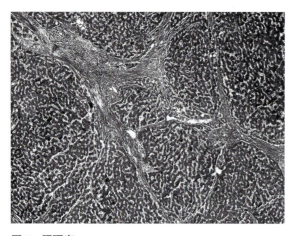

図5 肝硬変
肝硬変では持続する慢性肝炎により線維化が亢進する．マッソン・トリクローム染色でコラーゲン線維は青色に染まる．門脈域を相互に連絡する線維性結合組織(隔壁)の増生が目立つ．

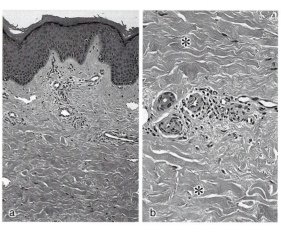

図6 強皮症
a：強皮症は自己免疫性疾患で，皮膚，食道，肺などの全身臓器で線維化が進行する．b：皮膚真皮の強拡大像．コラーゲン線維の産生が亢進し，太いコラーゲン線維が目立つ(＊)．

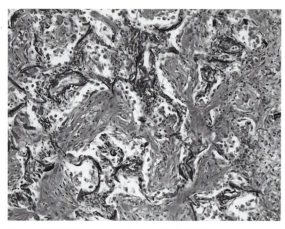

図7 器質化肺炎にみられる肺胞内器質化
通常，肺胞腔内は空間であり，少数のマクロファージやリンパ球のみ存在するが，肺胞性肺炎後に肺胞腔内に線維化が著明となることがあり，器質化肺炎と呼ばれる．エラスチカ・ワン・ギーソン染色で赤色に染まるコラーゲン線維が肺胞腔内に沈着している．炎症細胞浸潤が目立つ．

hypertrophic scar，ケロイド keloid，過剰肉芽 exuberant granulation が生じる．過剰なコラーゲン線維の蓄積により，過形成性瘢痕と呼ばれる盛り上がった瘢痕を生じる(図4)．もし創傷部位の範囲を超えて瘢痕組織が伸展し，退縮しない場合はケロイドと呼ぶ．ケロイド形成には個人差や人種差がある．近年，耳朶のピアス形成に伴うケロイドの症例が目立つ．通常，過形成性瘢痕は真皮深層を巻き込む熱傷，外傷で生じる．過剰肉芽では肉芽組織が周囲の皮膚より盛り上がるようにして増殖し，再上皮化を妨げる．過剰肉芽は焼灼，外科処置により取り除いて再上皮化を促す．

3．拘縮

創傷の縮小は正常な創傷治癒の一部であるが，時に過度の縮小により創傷や周囲組織の変形が生じることがあり，これを拘縮 wound contracture と呼ぶ．拘縮はとくに手掌，足底，前胸壁で発生しやすい．重度熱傷ではよくみられ，関節可動域を狭める．

F 線維化

瘢痕は正常な創傷治癒の一過程であり，コラーゲン線維が沈着するが，線維化 fibrosis はとくに慢性疾患にみられるコラーゲンと他の細胞外基質の過剰な沈着を意味する．線維化をきたす慢性疾患には，肝硬変(図5)，強皮症(図6)，肺線維症，塵肺症，放射線肺線維症，器質化肺炎(図7)，慢性膵炎など

が含まれる．これらの疾患では臓器の機能障害が生じ，時に臓器不全となる．

組織障害が持続すると，マクロファージとリンパ球は増殖・活性化され，さまざまな炎症性，線維形成性の成長因子・サイトカインが産生される．TGF-β は疾患の原因に関わらず，慢性疾患における重要な線維化因子として働く．TGF-β は肉芽組織を構成するほとんどの細胞で産生され，線維芽細胞の遊走・増殖，コラーゲン，フィブロネクチンの産生を亢進し，メタロプロテイナーゼによる細胞外基質の分解を減少させる．TGF-β 刺激下でコラーゲン線維を産生する細胞は組織によって異なる．通常，筋線維芽細胞 myofibroblast がコラーゲン線維を産生するが，肝硬変では主に星状細胞 stellate cell がコラーゲン線維を産生する．

【参考文献】
興味のある読者は以下の図書を参考にして下さい．
Kumar V, Abbas AK, Aster JC：Robbins and Cotran Pathologic Basis of Disease, 9th ed, Saunders, 2014.

総論

VII. 循環障害

まとめ

1. 生体の諸臓器および組織は，循環する体液により栄養され，その機能を発揮している．循環する体液の主体をなすものは血液であり，その血液の循環は心臓を起点に動脈を通じて全身に送られ，機能血管としての毛細血管の領域で末梢組織の細胞と物質交換（代謝）を行い，静脈を経て心臓に帰っていく．血液の外には，リンパ液，体腔（胸腔，腹腔，心嚢腔）液，脳脊髄液，関節液および組織液があり，これらの体液はいずれも血液循環に伴って生体内のそれぞれの領域を流れ，細胞，組織の代謝に関わっている．
2. 血液およびその他の体液の循環が正常に行われれば生体機能の恒常性は保たれるが，それが何らかの原因で障害されると，すなわち循環障害が発生すると，生体の機能にさまざまな障害が発生してくる．
3. 循環障害には，その障害が全身に及ぶもの（全身循環障害）と，障害が局所にとどまるもの（局所循環障害）とがあり，その分類に従って述べる．また，循環を障害する原因としては，血管壁やリンパ管壁の障害に由来するもの，血液性状の変化に由来するもの，あるいは神経やホルモンの異常に由来するものなどさまざまなものがあり，それぞれ障害が全身に及ぶもの，または局所にとどまるものなど，その結果現象は多彩である．
4. 本章は，血液循環障害を主体とした体液循環の障害について，全身循環障害と局所循環障害に大別して述べる．

A　体液循環の機構

体液には，血液，リンパ液，脳脊髄液，体腔（胸腔，腹腔，心嚢腔など）液，関節液および組織液があり，これらは絶えず循環して細胞および組織を潤し，細胞や組織の恒常性を保っている．しかし，病理総論的に体液循環という場合は，血管やリンパ管のような閉鎖系の体液循環を意味する．

心臓・血管系には血液が循環し，リンパ管にはリンパ液が循環している．

1. 血液循環 circulation of blood

血液循環は，駆動部（心臓），導管部（動・静脈）および交換部（毛細血管）からなっている．すなわち，図1に示すごとく，血液は心臓のポンプ作用により左心室から大動脈に送り出され，中動脈，小動脈，細動脈を経て各臓器・組織の毛細血管内に流入する．この血液は物質交換の場である毛細血管を経て細静脈，小静脈，中静脈，大静脈へと流れていき，右心房から右心室へと入っていく．この血液循環を大循環あるいは体循環という．

右心室に入った血液は，肺動脈を経て肺胞壁に分布する毛細血管に至り，血液のガス交換を終えて肺静脈から左心房，左心室に入っていく．この血液循環を小循環あるいは肺循環という．

A. 体液循環の機構　69

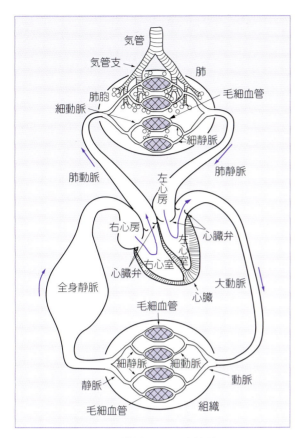

図1　大(体)循環と小(肺)循環

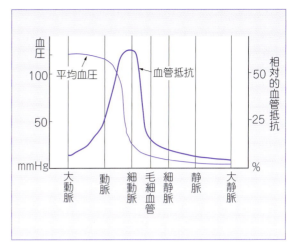

図2　血圧と血管抵抗

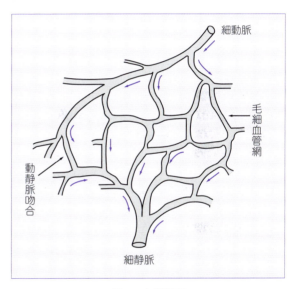

図3　末梢循環

a. 大(体)循環 systemic circulation

大動脈から細動脈までは高圧系の血管で，左心室から高い圧力(120～130 mmHg)で血液が送り出されるため，圧力の低い静脈と比べるとその壁は厚い．大動脈およびその主枝は中膜に豊富な弾性線維を有しており，弾性動脈といわれる．それに続く中動脈，小動脈は中膜に豊富な平滑筋を有するので筋性動脈と呼ばれ，細動脈は血管抵抗が大きいため抵抗血管とも呼ばれている．図2に示すごとく，この細動脈の部分で血圧は急速に低下する．この動脈系を高圧系ともいう．

血管の抵抗(R)は，半径(r)の4乗に反比例し，血管の長さ(L)および血液の粘度(η)に比例する．また，血流量(Q)は半径(r)の4乗および脈圧(P) ($P=P_a-P_b$)に比例する(P_a：収縮期脈圧，P_b：拡張期脈圧)．すなわち，R(血管抵抗)$=K\times\eta L/r^4$，($K=8/\pi$)で表され，また，Q(血流量)$=P/R$，すなわち，$Q=Pr^4/K\times L\eta$で表される．これらの式から，管内を流れる液体に適用されるポアズイユ Poiseuille の法則，

$$P=\frac{8\eta L}{\pi r^4}\cdot Q$$

が導き出される．すなわち，血圧は，血液粘度，血管の長さおよび血流量に比例し，血管の半径の4乗に反比例する．

細動脈から毛細血管を経て細静脈に至る領域を末梢循環という(図3)．毛細血管の壁は，内皮細胞の扁平な細胞質とそれを裏打ちする薄い基底膜からなっているため，物質の透過がきわめて容易で，細胞および組織の代謝と密接に関係している．いわゆる機能系あるいは交換系の領域である．この毛細血管領域でも，動脈側の領域では内圧が比較的高く，血

管内から血管外に向かって液体成分の漏出がある．また，静脈側の毛細血管では内圧が低く，血管外から血管内に向かって液体成分の吸収がある．しかし，漏出のほうが吸収よりも多く，吸収しきれなかった液体成分はリンパ管の中に吸収されて再び血液循環の中に入っていく．細静脈から大静脈に至る領域は血圧が低く，いわゆる低圧系と呼ばれる血管である．また，この部分は循環血液量の約70%を入れており，容量血管ともいわれる（図9参照）．

b. 小(肺)循環 pulmonary circulation

小(肺)循環は，右心室内の静脈血が肺動脈幹から左右の肺動脈を経て肺内に入り，肺胞毛細血管で血液のガス交換を行い，動脈血となった血液が肺静脈を経て左心房に入るまでの血液循環をいう．

c. 門脈循環 portal circulation

門脈循環とは，動脈から毛細血管（交換系）を経て静脈となった血管が，再び毛細血管になり，交換系を形成した後に静脈となるような血管系をいう．その代表的なものが，肝臓内に入る門脈である．これは，腸間膜動脈が腸管壁内の毛細血管を経て腸間膜静脈となり，これが集まった太い部分の静脈をいう．この門脈は肝臓内に流入して洞様毛細血管となり，この毛細血管は再び集まって肝静脈となり，下大静脈に注ぐ．

そのほかの門脈循環としては，下垂体門脈系がよく知られている．

d. 血管の二重支配

血管の二重支配を受けている臓器として肺および肝臓がある．

肺は，肺動脈から静脈血を受け入れると同時に，胸部大動脈の枝である気管支動脈が気管支に沿って肺内に入っており，これから動脈血を受け入れている．この2つの血管から受け入れた血液は肺静脈に注がれて左心房に至る．

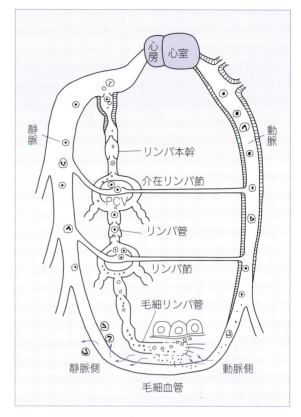

図4　血管系とリンパ系の関係図

肝臓では，門脈から静脈血を受け入れると同時に，腹腔動脈の枝である肝動脈から動脈血を受け入れ，この血液は毛細血管を経て肝静脈に入る．

2. リンパ液循環 circulation of lymphatic fluid

リンパ管は，毛細血管とともに臓器・組織に広く分布し，毛細血管から漏出した体液成分の一部を吸収し，リンパ液として中枢の胸管に向かって運んでいくと同時に，消化管，とくに腸管では，粘膜から吸収された栄養の中でもとくに脂質を吸収して胸管に運ぶ．この脂質（カイロミクロン）に富んだリンパ液は白濁しているため乳びと呼ばれ，これを入れた胸管を乳び管とも呼ぶ．この胸管は左鎖骨下静脈に開口しており，リンパ液はここから大循環に入っていく（図4）．

B　全身循環障害

1. 高血圧 hypertension

高血圧とは，血管内圧が持続的に上昇した状態をいう．したがって，動脈圧のみならず，静脈圧の持続的上昇もこの範疇に入る．しかし，一般的に高血

圧という場合は，大循環系の動脈圧の上昇を意味する．本項では，広い意味での高血圧について述べる．

a. 大循環系の動脈圧上昇

大循環系の動脈圧が持続的に上昇した場合を一般的に高血圧症 hypertension という．高血圧症の WHO 基準は，表1に示すごとく，拡張期血圧と収縮期血圧の値によってそれぞれ異なり，拡張期血圧を基準とする場合と収縮期血圧を基準とする場合とがある．

高血圧の原因は種々あり，それによって本態性（一次性）と続発性（二次性）の2つに分類されている（図5）．

1) 本態性高血圧症 essential hypertension

本態性高血圧症は，続発性（二次性）高血圧症を含むすべての高血圧症の85～90%を占めており，臨床上きわめて重要な疾患である．

病因：原因の不明な高血圧症を，本態性あるいは一次性高血圧症という．これまでにいくつかの原因が提唱されているが，現在では単一の原因によるものではなく，多因子的な疾患と考えられている．すなわち，遺伝的要因と環境的要因が複雑に関係して発症すると考えられている．以下それぞれについて述べる．

a）遺伝的要因

疫学的な研究，家系や双生児などの研究，動物実験モデルの研究などによって，本態性高血圧症と呼ばれているものに遺伝が大きく関係していることは広く認められている．この遺伝様式が，①メンデルの法則に従う単一遺伝子によるものか，②多因子遺伝（ポリジーン系）によるものか，その詳細は明らかにされていない．しかし，血圧に関係する自律神経系の反応，食塩感受性，イオンの膜輸送などは遺伝的に支配されていると考えられているので，多因子遺伝の関与が推定されている．

自律神経系に関しては，血管運動神経，圧受容器（体）などの反応が高くセットされている可能性があり，また，これらを介しての血管平滑筋の興奮異常，内分泌，とくに副腎髄質の機能亢進，腎のレニン-アンギオテンシン系の賦活などが考えられている．

食塩感受性に関しては，Dahlらの遺伝的食塩感受性ラットの実験があり，本態性高血圧に腎性因子

表1 高血圧の WHO 基準(1999)

分類	収縮期血圧 (mmHg)	拡張期血圧 (mmHg)
至適	<120	<80
正常	<130	<85
正常高値	130～139	85～89
グレード1（軽症高血圧）	140～159	90～99
サブグループ（境界域）	140～149	90～94
グレード2（中等症高血圧）	160～179	100～109
グレード3（重症高血圧）	≧180	≧110
収縮期高血圧	≧140	<90
サブグループ（境界域）	140～149	<90

収縮期血圧と拡張期血圧が異なる分野に該当する場合，より高いほうの分類を採用する．

の関与が考えられている．

b）環境的要因

血圧に及ぼす環境的要因としては，気候，食事，嗜好，心理的要因（ストレス）などが挙げられる．

気候・季節に関しては，寒冷地に高血圧の人が多く，また冬季に血圧の上昇することが知られている．

食事に関しては，食塩の摂取量と高血圧が密接に関係していることは，疫学的な研究からも明らかである．その詳細なメカニズムに関しては不明な点が多いが，食塩と腎性因子との関係が考えられている．すなわち，腎の遺伝的なナトリウム調節機構の異常，およびカリクレイン-キニン系やプロスタグランジン系などの腎降圧系の異常などが挙げられている．

嗜好に関しては，喫煙，アルコールなどが挙げられている．タバコに含まれているニコチンは血管運動中枢や自律神経に作用して血圧を上昇させることが知られており，また大量の飲酒も血圧の上昇を招くとされている．

そのほか生活様式，経済状態，職業，ストレスなどが血圧に関係するといわれている．

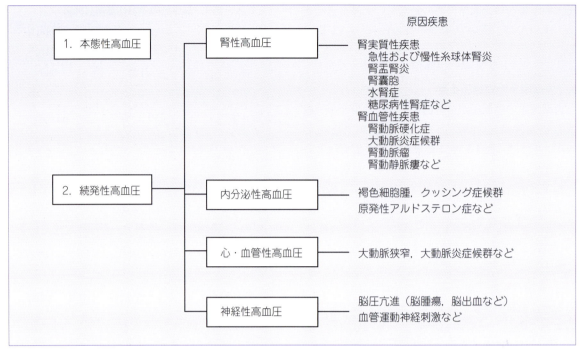

図5 高血圧(大循環・動脈系)の分類

2) 続発性高血圧症 secondary hypertension

a) 腎性高血圧症 renal hypertension

腎性高血圧は続発性高血圧症の代表的なもので,その発生頻度は最も高い.

原因:さまざまな腎疾患によって高血圧が招来される.高血圧をきたす腎疾患は一般に,①腎実質性疾患と,②腎血管性疾患,に分けられる.

腎実質性疾患としては,急性および慢性糸球体腎炎,腎盂腎炎,腎囊胞,水腎症,糖尿病性腎症などがあり,腎血管性疾患には,腎動脈硬化症,大動脈炎症候群,腎動脈瘤,腎動静脈瘻などがある.

腎性高血圧の発生機序:腎臓には,傍糸球体装置と呼ばれる特殊な装置がある(図6).これは,①輸入細動脈の中膜平滑筋細胞に由来する傍糸球体細胞と,②遠位尿細管の一部が傍糸球体細胞と接する部分の上皮細胞でマクラ・デンサ(緻密斑)と呼ばれる細胞とからなる.

傍糸球体細胞にはレニンと呼ばれる一種のタンパク分解酵素が含まれている.このレニンは,肝臓で合成された血漿レニン基質(アンギオテンシノーゲン,糖タンパク)に作用してアンギオテンシンIを産生する.このアンギオテンシンIは血管収縮作用を有し,血圧を上昇させるが,肺の毛細血管内皮細

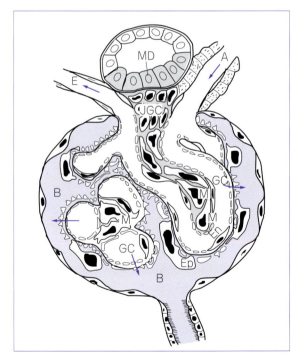

図6 傍糸球体装置の模式図
A:輸入細動脈,GC:糸球体毛細血管,E:輸出細動脈,En:内皮細胞,Ep:上皮細胞,B:ボーマンBowman腔,M:メサンギウム細胞,JGC:傍糸球体細胞,MD:緻密斑.

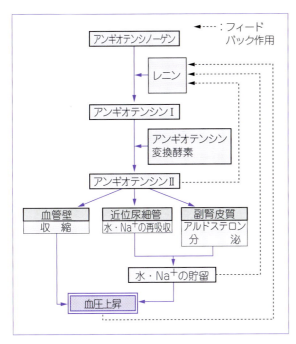

図7 レニン-アンギオテンシン-アルドステロン系の概略

胞の細胞膜に分布する変換酵素によりC末端からヒスチジルロイシンが切り離され，血管収縮作用と血圧上昇作用のいっそう強いアンギオテンシンⅡを形成する．このアンギオテンシンⅡは，副腎皮質にも作用して鉱質コルチコイド（アルドステロン）の分泌を促し，ナトリウムの貯留とともに体液の体内貯留を促進する．また，アンギオテンシンⅡはプロスタグランジン系およびカリクレイン-キニン系に作用し，これは再びレニン分泌を促す．この一連の反応系を，レニン-アンギオテンシン-アルドステロン系という（図7）．

なお，レニン様の活性物質は，脳，下垂体，副腎，子宮，大血管などの組織内にもみられることが知られてきた．

b）内分泌性高血圧症 endocrine hypertension

高血圧を呈する内分泌疾患としては，褐色細胞腫（カテコールアミン過剰分泌），クッシング Cushing 症候群（ACTH産生細胞腫），先端巨大症（GH産生腺腫），原発性アルドステロン症（副腎皮質腺腫）などがある．

c）血管性高血圧 hypertension of vascular causes

血管異常に基づく高血圧としては，大動脈狭窄症，大動脈炎症候群などがある．

d）神経性高血圧 neurogenic hypertension

脳腫瘍，脳出血などでみられる血圧上昇は，脳圧亢進による血管運動神経刺激が原因と考えられている．また"オフィス高血圧症"，"白衣高血圧症"と呼ばれるようなものも，不安，精神的興奮などの高位中枢の興奮に基づくものと考えられている．

3）高血圧症の合併症（病理）

a）左心肥大および左心不全

大循環系の動脈圧が持続的に上昇すると，左心室に圧負荷が加わり，その適応現象として左心室心筋細胞の肥大が生ずる．いわゆる左心肥大である．この際の心室肥大は求心性肥大の形態を呈する．さらに高血圧が持続すると，心筋細胞の肥大が負荷に適応しきれなくなり，機能不全，いわゆる心不全の状態に陥る．

b）血管病変

動脈内圧の上昇は動脈硬化症を著しく促進し，壊死性動脈炎を招来する．脳動脈では動脈硬化症とともに壊死性動脈炎をきたし，脳出血，脳軟化症を招来する．心臓の冠状動脈硬化症は虚血性心疾患（すなわち狭心症，心筋梗塞）をきたし，腎動脈の硬化症は腎硬化症をきたす．

b. 肺高血圧症（肺性心）pulmonary hypertension (cor pulmonale)

肺動脈圧（20〜30 mmHg）の上昇をきたす疾患を肺高血圧症という．これには，①急性肺高血圧症と，②慢性肺高血圧症とがある．

急性肺高血圧症：急激に肺血管抵抗が増大する場合をいい，急激な右室負荷増大のため右室の拡張を伴う．原因のほとんどは肺塞栓症である．これは外傷，手術，出産などの後に生じた静脈性血栓が肺動脈を閉塞することにより発生するもので，急性右心不全で死亡する場合が多い．肺動脈の血栓性塞栓子は一般に大型で，肺動脈幹や主肺動脈を閉塞することが多く，その場合の死亡率は約70％といわれる．血栓性塞栓子の発生部位としては，大腿ないし骨盤静脈内が最も多い．そのほかには急性呼吸（換気）不全，あるいは窒息によるものがある．この場合でも肺血管抵抗の増大，肺動脈圧の上昇をきたし，右室の拡張を伴ってくる．

臨床症状としては急激な胸痛，呼吸困難，ショック，チアノーゼ，頻脈，冷汗，血圧低下などがみら

れる．

慢性肺高血圧症：慢性に経過する肺動脈圧の上昇する場合で，①肺血管閉塞をきたすものと，②換気不良症候群とに分けられる．

肺血管障害の場としては，肺動脈側，肺毛細血管側および肺静脈側があり，また，その原因が左心側に起因する場合もある．

換気障害としては，慢性閉塞性肺疾患(COPD)，肺線維症，睡眠時無呼吸症候群(SAS)，神経筋機能不全，骨格筋疾患，胸郭運動制限および肺疾患がある．

臨床症状としては，低酸素血症のための過呼吸，右心機能不全による静脈うっ血，下肢の浮腫などがある．

病理学的には，右心室の肥大・拡張，右心房の肥大・拡張，肺動脈硬化症などがみられる．

c. 門脈圧亢進症（門脈高血圧症）portal hypertension

門脈内圧(5～12 mmHg)が持続的に上昇する場合を門脈圧亢進症(門脈高血圧症)という．この門脈圧の上昇は，基本的には門脈血の流出障害によって生ずるものである．

門脈血流出障害の原因としては，肝静脈閉塞(バッド・キアリ Budd-Chiari 症候群)，肝内血管閉塞(肝硬変症，日本住血吸虫症など)および肝外門脈閉塞(門脈血栓症)などがある．また，特発性門脈圧亢進症(いわゆるバンチ Banti 症候群)のような原因不明のものもある．

臨床症状としては，脾腫，腹水および側副循環がよく知られている．

側副循環：門脈圧亢進症の際の側副循環とは，門脈血が肝内血管以外の血管を通じて大静脈内に入り，右心房に達する経路をいう．

まず第1の経路は，図8に示すごとく，門脈血が脾静脈を通じて胃冠状静脈に入り，そこから食道静脈を経て半奇静脈に達し，上大静脈に至る経路である．食道静脈は上皮直下の粘膜下組織を通るため，大量の静脈血が流れ込むと，拡張して食道静脈瘤を形成し，食道内腔に突出してくるので，しばしば破裂して大量出血をきたす(食道静脈瘤破裂)．

第2の経路は，門脈から臍静脈を経て腹壁静脈に入り，腕静脈を経て上大静脈に至る経路である．上

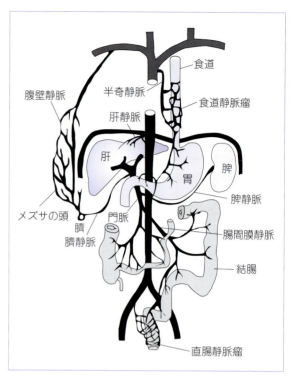

図8 門脈圧亢進症と側副循環
肝硬変症の際の食道静脈瘤，メズサの頭および直腸静脈瘤(痔核)の形成．

●側副循環とメズサの頭

　肝硬変症の際にみられる側副循環の一つに腹壁静脈の怒張がある．この怒張した静脈は臍上部から上方に向かって蛇行しており，これを「メズサの頭」と呼んでいる．メズサとは，ギリシャ神話に登場する怪物の一人で，3人姉妹の末娘である．メズサの頭には髪の毛の代わりに蛇がうようようごめいており，彼女の顔を正面からみた者はたちまち石になるという世にも恐ろしい怪物である．怒張した腹壁静脈を蛇に見立てて「メズサの頭」という．ゼウスの息子ペルセウスは，空を飛ぶ千里の靴を履き，ハデスの帽子で姿を消し，アテネにもらった鏡の盾にメズサを写し，ヘルメスにもらった大鎌でメズサの首を切り取った．

腹部の皮下組織に分布する腹壁静脈に大量の静脈血が流入すると，臍を中心に上腹部に向かって怒張した静脈がみえる．この状態を「メズサの頭」と呼んでいる．メズサとはギリシャ神話に登場する神で，頭の毛がすべて蛇からなっており，蛇のうごめくこの頭に，怒張した腹壁静脈が似ているため，その名

が付けられた．

第3の経路は，腸間膜静脈から直腸静脈，痔静脈を経て内腸骨静脈に入り，下大静脈に至る経路である．痔静脈は静脈叢を形成しているが，大量の静脈が流入すると拡張して痔核を形成する．

2. 低血圧症 hypotension

血圧が正常下限よりも低いものを低血圧症というが，血圧の正常範囲には性差，個体差および年齢差があるので，その基準は明確ではない．しかし，一般的には，収縮期血圧 100 mmHg 未満，拡張期血圧 60 mmHg 未満の場合をいう．

a. 本態性(体質性)低血圧症 essential hypotension

明らかな原因が認められない低血圧を，本態性あるいは体質性低血圧症という．その病態発生のメカニズムに関しては，本態性高血圧症の場合と同様，遺伝的および環境的要因が関係していると考えられている．

遺伝的要因としては，まず無力性体質(細長形体型)に多いことが挙げられる．男性よりも女性に血圧の低い症例が多く，また，本症では自律神経機能の異常，血管反応の低下などが指摘されている．

環境的要因としては，低ナトリウム，高カリウム，高タンパク食を摂取する地方に多く，また温暖な地方に多い．

本症の場合でも，血圧は日内変動を示し，季節的にも変化する．また，加齢とともに血圧は徐々に上昇し，運動やストレスでも血圧は上昇する．

臨床的には，その血圧で生体のホメオスターシスが保たれている場合がほとんどで，一般的には低血圧による特別な症状はみない．しかし，一部の者はさまざまな不定愁訴を訴える．すなわち，全身倦怠感，不眠，めまい，頭痛，動悸，食思不振などがそれである．

b. 起立性低血圧症 orthostatic hypotension

臥位では低血圧を示さないが，起立時に血圧が低下し，めまい，動悸，失神などの症状がみられるものを起立性低血圧症という．原因不明のものを特発性(本態性)起立性低血圧症といい，原因の明らかなものを症候性起立性低血圧症という．

起立時の血圧調節機構：生体(成人)の全循環血液量は 5〜6 L で，その約 70% は静脈(容量血管)内にある(図9)．この静脈内に含まれている血液の心臓への還流は，体位や運動によって変化するが，その調節は神経性および体液性の調節機構が関与している(図10)．すなわち起立時，心臓より下方の静脈内に含まれている血液は静力学的法則に従って下方に移動する．その際，下半身静脈圧が上昇すると同時に，中心静脈圧は低下し，静脈還流の減少，心房・心室内圧の低下および頸動脈洞内圧の低下をきたす．これらの情報は迷走神経を介して延髄の孤束核および血管運動神経中枢に伝わる．血管運動神経中枢からの遠心性の刺激は，脊髄を経て交感神経に伝わり，静脈(容量血管)の緊張，中心静脈圧の上昇および静脈還流の増加を促すと同時に，抵抗血管(細・小動脈)の緊張と動脈圧(血圧)の上昇を促す．また，孤束核からの遠心性刺激は迷走神経を抑制し，心拍出量を増加させて血圧上昇を促す．

一方，交感神経刺激は，副腎髄質刺激によりカテコールアミン分泌亢進，腎レニン-アンギオテンシン-アルドステロン系賦活などをきたし，体液性の血圧調節に関与する．

起立性低血圧症の原因：原因としては，①圧受容体の異常，②圧受容体反射系(求心路と遠心路)の異常，③迷走神経緊張，④調圧中枢異常などが考えられる．しかし，原因が明らかでないものがあり，これを本態性起立性低血圧症という．これは，圧受容体反射系，とくに腹部内臓および四肢血管への遠心性交感神経の反応異常と考えられている．発汗異常，排尿障害などの自律神経症状を伴ってくる．

原因の明らかなものは症候性の起立性低血圧症といい，①炎症，腫瘍，動脈硬化などによる圧受容体の障害，②糖尿病，アルコール中毒などによる求心性の圧受容体反射障害および脊髄・末梢神経の炎症，外傷，腫瘍などによる遠心性圧受容体反射障害，③不安，恐怖，疼痛などの精神的異常状態による迷走神経緊張，④変性疾患，血管障害，腫瘍などによる調圧中枢の障害などによって発生する．

c. 二次性(症候性)低血圧症 secondary hypotension

1) ショック shock(急性症候性低血圧症)

急性の症候性低血圧症は，特定の基礎疾患に基づいて急激に血圧が低下した状態をいう．その代表的

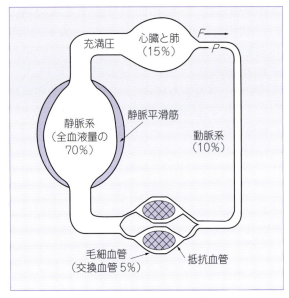

図9 循環血液の分布状態
F：血流量，P：内圧．

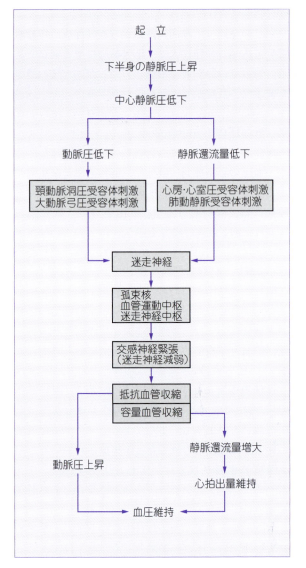

図10 起立時の圧受容体系の反射

なものがショックである．

ショックと呼ばれる病態は，重篤な生体侵襲に基づく急激な有効循環血液量の減少と血圧低下および末梢循環障害による臓器・組織の機能障害を伴ったものである．その原因は多彩で，臨床症状も時間の経過とともに刻々と変化し，非可逆相に移行するとあらゆる治療に抗して死に至る．

(1) ショックの原因

生体のおかれた状態によっては，あらゆる種類の生体侵襲がショックの原因となりうるが，一般的には大量出血，重症外傷，重症熱傷，手術侵襲，重症感染症，心機能障害，アレルギー，精神・神経刺激などがよく知られている．

(2) ショックの臨床症状

ショックの臨床症状は時間の経過とともに変化するが，古くから皮膚蒼白，冷汗，脈拍微弱，虚脱（無欲，無関心状態）が代表的な症状とされている．

精神的には不安，不穏状態から精神活動の抑制による感情鈍麻，虚脱，意識障害に至る．またしばしば口渇を訴える．筋肉は一般に弛緩し，腱反射も低下する．眼球の運動は鈍麻し，眼瞼は下垂する．体温は低下し，皮膚は斑紋状を呈する．

血圧は低下し心音は微弱で速く，脈拍も速い．呼吸は一般に不規則で，深くて速い．

尿量は減少し（乏尿），重篤な場合は無尿となる．

血液は初期には希釈され赤血球数は減少するが，末期には濃縮され，赤血球数は増加する．一方，白血球，血小板は一般に減少する．血液酸素分圧は減少し，アルカリリザーブも減少する．血液凝固能は亢進し，末期にはフィブリン・フィブリノーゲン分解産物（FDP）が増加する．

(3) ショックの分類

ショックは一般的に出血性ショック，外傷性ショック，熱傷性ショックなど，原因ごとに呼ばれることが多いが，その成立機序によって病態は必ずしも一様ではなく，治療もそれぞれ異なる．したがって，ショックをある共通した基盤に基づいて分類す

ることもなされてきた．以下に，その例を示す．

(a) 一次ショックと二次ショック

一次ショックとは，生体侵襲による反射性の血圧低下によるもので，皮膚蒼白，発汗，脈拍微弱，頻脈，筋力低下などのショックに特有な症状が出現し，しばしば虚脱，失神などを招来する．多くの場合，これらの症状は一過性で速やかに回復するが，遷延すると二次ショックに移行する．

二次ショックとは，循環末梢における血漿成分の漏出と循環血液量の減少を伴うもので，さまざまな血液性状の変化とともに臓器障害が出現し，死に至る．

(b) 可逆性 reversible ショックと非可逆性 irreversible ショック

可逆性ショックとは，適切な治療によりショック状態から回復可能な時期のショックをいう．

一方，ショックが遷延すると，ある時点(point of no return)からいかなる治療にも抵抗し，ショック状態から回復することなく死に至る．この時期のショックを非可逆性ショックという．

(c) 低血量性 oligemic ショックと常血量性 normovolemic ショック

低血量性ショックとは，出血や外傷のように，循環血液量が減少することにより発生するショックをいう．

一方，心不全，感染症，アナフィラキシーなどの原因で発生するショックは，ショックの直接の原因が循環血液量の変化によるものではない．このような場合のショックを常血量性ショックという．

しかし常血量性ショックにおいても，末期には末梢血管から血漿成分が漏出し，循環血液量の減少をきたすので，最後には低血量性ショックに移行する．

以上の分類のほかに，一般的にショックの分類として広く用いられるものに，下記の分類がある．すなわち，低血量性ショック，心原性ショック，細菌性ショック，薬物性ショック，神経性ショックである．

低血量性ショック：このタイプのショックは循環血液量の減少によるショックで，その原因には大量出血，広範熱傷，頻繁に繰り返される下痢や嘔吐などがある．

心原性ショック：心機能が障害された場合に生ずるショックをいう．心機能障害には，①拍出障害と，②拡張障害とがある．拍出障害の代表的な疾患としては，心筋梗塞，心筋炎，拡張型心筋症などがある．また拡張障害としては，心タンポナーデ，心嚢炎などがある．

細菌性ショック：細菌感染によるショックである．グラム陽性菌感染の場合には細菌が放出する菌体外毒素が原因であるが，抗生物質の出現後，重症のグラム陽性菌感染は激減し，それによるショックもきわめて少なくなった．

一方，グラム陰性菌はエンドトキシン(内毒素)と呼ばれる毒素をもっている．この毒素は細菌を取り囲む厚い壁の中にあることが知られており，その化学的成分はリン脂質，リポ多糖類(LPS)およびタンパク質からなっている．このエンドトキシンは強烈な毒性を発揮するため，ショック(エンドトキシンショック)を引き起こす．したがって，グラム陽性菌と異なり，細菌が死亡してもエンドトキシンが遊離されるため，エンドトキシンショックの治療はきわめて困難である．またグラム陰性菌は抗生物質に対して容易に耐性を獲得するため，治療にも難渋する．日和見感染と呼ばれるものも弱毒性のグラム陰性菌の感染によるものである．

細菌毒の生物作用としては，①発熱作用，②血管作用，③血液凝固作用，④補体活性化などが知られている．発熱作用は発熱中枢へのエンドトキシンの直接作用，サイトカインを介しての作用，あるいはその両者が考えられている．心血管作用としては血管収縮，内臓領域への血液の貯留，心拍出量の低下などが知られている．血管収縮に関しては血管作動物質(カテコールアミン，ヒスタミン，プロスタグランジンなど)の関与が知られている．血液凝固系への作用としては，内因系および外因系血液凝固の両方を活性化し，播種性血管内凝固(DIC)をきたすことはよく知られている．また，補体への作用も古典的経路のみならず，第二経路も活性化し，細胞障害に関係しているものと考えられている．

エンドトキシンによりシュワルツマン Schwartzman 現象と呼ばれる出血性壊死病変が発生する．この現象の発生機序はまだ明らかではないが，免疫学的な機構が関与しているものと考えられている．

薬物性ショック：ペニシリンなどの抗生物質，アスピリンなどのサルファ剤，麻酔薬，造影剤などによるアナフィラキシーショックがこれに属する．これは，上記の抗原が体内に入るとIgEが形成され，

そのFc部分が肥満細胞のFc受容体と結合するとアナフィラキシー準備状態となる．これに再び抗原が侵入し，全身の肥満細胞に付着したIgEと結合すると肥満細胞が一気に脱顆粒し，ヒスタミン，セロトニンなどの血管作動物質の放出，血管透過性の亢進，循環血液量の減少からショックが発生する．

神経性ショック：反射性の血管拡張と内臓領域の静脈への血液貯留，有効循環血液量の減少により生ずるショックで，一般的には一過性の場合が多い．しかし，遷延すると血管透過性の亢進，循環血液量の減少により低血量性ショックに移行する．

(4) ショックの臓器病変

腎：ショックの臓器病変として最初に注目されたのは腎である．すなわち，第二次世界大戦中に，重症外傷の症例では乏尿ないし無尿となり，放置すると腎不全で死亡することが注目され，「挫滅症候群」と呼ばれるようになった．その後，外傷のみならず，あらゆるタイプのショックにおいて乏尿，無尿がみられ，腎不全を招来することがわかり，「ショック腎」と呼ばれている．ショック腎の形態はショックの時期および重症度によってかなり異なるが，一般的には皮質は腫大して蒼白となり，髄質には血液がうっ滞して暗赤色を呈している（図11）．組織学的には尿細管上皮の腫大と内腔の拡張がみられ，間質には浮腫を伴っている．髄質ではうっ血と浮腫が著明で，尿細管上皮の変性，脱落および円柱形成がみられる．

肺：ショック腎に対しては輸血，輸液が行われ，腎不全の状態から脱出できるようになってきた．しかし，腎不全を乗り越えても，呼吸不全で死亡する症例のあることが知られるようになり，この肺病変を「ショック肺」と呼んでいる．ショック肺の所見もショックの時期と重症度により異なるが，初期の病変は肺水腫の所見である．すなわち，肺胞内への血漿成分の漏出とそれによる換気不全が病態の本質である．この状態が遷延すると，肺胞壁の内面に硝子様物質の沈着がみられるようになり，いわゆる硝子膜形成性肺病変（びまん性肺胞障害）と呼ばれる所見を呈してくる（図12）．

肝：肝臓ではうっ血が著明で，小葉中心性肝細胞壊死の所見を呈してくる．胆汁排泄も障害されるため，肝内胆汁うっ滞もみられる．

膵：ショックの際には膵の虚血が著明で，比較的

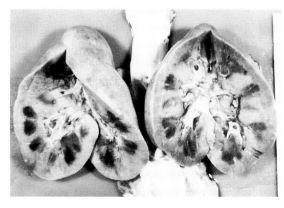

図11　ショック腎
全体的に腫大し，皮質は蒼白で髄質にはうっ血がみられる．

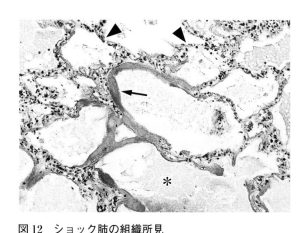

図12　ショック肺の組織所見
うっ血，浮腫および硝子膜（矢印）形成がみられる．矢頭：肺胞壁，＊：肺胞腔．

早くから膵外分泌腺細胞の変性と膵内消化酵素の漏出，膵細胞の自己融解，脂肪壊死をきたす（図13）．

消化管：ショックの際には内臓領域のうっ血が強く，消化管粘膜もうっ血が目立ち，しばしば広範な出血を伴ってくる．ショックが遷延すると小腸および大腸に壊死性腸炎を伴ってくる．

脳：脳にも浮腫および小出血がみられ，遷延すると皮質の神経細胞壊死を伴ってくる．

2) 慢性症候性低血圧症

二次的に発生する慢性の血圧低下には，①心機能低下［徐脈，房室（AV）ブロック，上室性または心室性頻脈，心筋梗塞，心タンポナーデ，うっ血性心不全など］，②循環血液量の減少（出血，脱水，熱傷，貧血など），③内分泌疾患（副腎皮質機能低下症，アジソンAddison病，シーハンSheehan症候

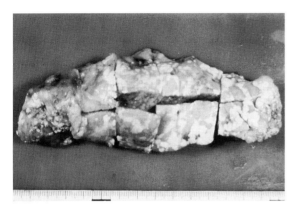

図13　ショック膵
全体的に腫大し，周囲脂肪組織に壊死を伴っている．

群，粘液水腫など），④自律神経異常（頸動脈洞過敏症，糖尿病性神経障害，多発性硬化症，脳血管障害，筋萎縮性側索硬化症，うつ病など），⑤代謝異常（栄養失調，神経性食思不振症，悪液質），⑥薬剤性[降圧薬，鎮静薬，モノアミン酸化酵素（MAO）阻害薬など]，などがある．

3. 心不全 cardiac failure

心臓のポンプ機能が障害され，生体の諸臓器が必要とする血液を十分に駆出ができなくなった状態を心不全という．心機能が障害される場合，①経過が急性か慢性か，②圧的負荷の増大か量的負荷の増大か，③不全部位が左心系か右心系か，あるいは両室系か，などによってその病態はそれぞれ異なる．

一方，心臓は生理的状態においてはかなりの予備能力をもっており，負荷が増大しても心臓の機能が破綻するまでにはさまざまな代償機能が発揮される．以下，それぞれにつき検討してみることにする．

a. 心機能の代償機構と代償不全
1) 脈拍の増加（頻脈）

心送血量は，1回拍出量×心拍数で表されるように，脈拍数の増加は心送血量の増加に有効な因子である．心拍数を調節する因子としては，①自律神経系[遠心性神経（心臓促進神経，心臓抑制神経），求心性神経，圧受容器からの刺激]，②中枢神経系，③体液性因子（カテコールアミンなど），④心筋性因子（ボウディッチ Bowditch 効果など），などが挙げられる．これらの因子が複雑な循環動態の変化に対応して脈拍を調節し，心送血量を調節している．し

かし，脈拍数の著しい増加は1回拍出量を減少させるので，脈拍数の増加は必ずしも心送血量の増加につながらない場合もある．

2) 心拡張

心臓内腔の拡張は1回拍出量の増加につながるので，心送血量の調節因子として重要である．しかし，ラプラス Laplace の法則（後述）でも明らかなように，心臓内腔の拡張は心筋張力の増加を余儀なくするので，拡張による調節機構にも限界がある．

3) 心肥大

心臓の仕事量（圧的負荷あるいは量的負荷）が増大する場合，心筋細胞は張力の増大を要求されるため肥大する．

高血圧，大動脈狭窄などで圧的負荷が増大する場合，血液の流出抵抗（心内圧）が上昇する．心内圧（P）の上昇を効率よく得るためには，ラプラスの法則（図14）でも明らかなように，内腔の半径（r）をできる限り小さくすることである．すなわち，

$$T(壁張力) = P(内圧) \cdot r(半径)/2$$
$$T(壁張力) = P \cdot r/2\delta(壁厚)$$
$$T(壁全周の張力) = P \cdot \pi r^2$$

の式が当てはまる．したがって，圧的負荷が増大する場合は，心臓は内腔が小さくなって，いわゆる求心性肥大の所見を呈する（図15）．

一方，貧血，弁閉鎖不全，甲状腺機能亢進などの場合には，送血量の増加を要求され，心臓に量的負荷が加わる．この場合には心内腔を拡張して1回拍出量を増大する必要があり，内腔の拡張を伴う遠心性肥大がみられる．

4) 体液貯留

心機能不全の場合には，静脈還流の減少をきたすので，これを補うため体液を貯留して循環血液量の増加を図り，静脈還流を維持する．これには腎によるナトリウム，水の調節機構が関与している．

5) 赤血球増多

心不全の際，体液貯留による赤血球の希釈を補うために赤血球の増加を伴ってくる．

b. 心不全の分類と病態生理
1) 急性心不全
a) 急性左心不全

急性左心不全は，急性心筋梗塞，心筋炎，中毒などにより発生する．臨床的には左心室の急速な送血

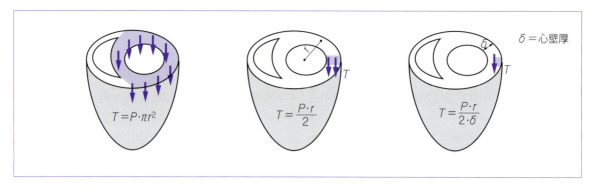

図14 ラプラスの法則による心内圧(P)，心内腔半径(r)および心筋張力(T)の関係

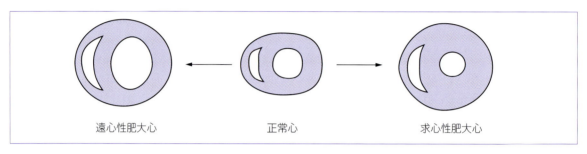

図15 求心性肥大と遠心性肥大

量の減少（前方障害）をきたし，血圧低下，頻脈，全身蒼白，意識障害などがみられる（心原性ショック）．同時に静脈側への血液のうっ滞（後方障害）が生じ，肺うっ血，肺水腫，呼吸困難，泡沫状喀痰などをきたす．

b) 急性右心不全

急性右心不全は，急激な肺血管抵抗の増大（急性肺動脈血栓症など）および右心室心筋障害（ジフテリア性心筋炎など）により発生する．臨床的には急激な血圧低下，全身うっ血，頻脈，呼吸困難などがみられ，右室の著明な拡張を伴ってくる．

2) 慢性心不全

a) 慢性左心不全

慢性左心不全は，高血圧，虚血性心疾患（心筋梗塞，狭心症など），左心弁膜疾患などによって生ずる．臨床的には慢性肺うっ血，咳嗽，喀痰，労作性および発作性呼吸困難などが目立つ．喀痰中にはヘモジデリン（褐色色素）を貪食したマクロファージが出現する．これを心不全細胞と呼んでいる．病理組織学的には左心室肥大，肺褐色硬化（肺胞の線維性肥厚，肺胞内心不全細胞），肺動脈硬化症などがみられる．

b) 慢性右心不全

慢性右心不全は，慢性肺疾患（肺線維症，肺気腫，肺慢性炎症など）に続発するもの，および左心不全に引き続いて発生するものとがある．いずれも右心肥大，右心房拡張，全身うっ血，慢性肝うっ血などがみられる．

C 局所循環障害

局所の血液循環障害は，なんらかの原因で生体の局所に血流の変化が生じ，この部分に異常な状態が引き起こされた場合をいう．すなわち，局所に血流量が増加すれば充血，減少すれば虚血（局所貧血）という．また，血管外への血液の流出は出血と呼ばれ，血管内に血液凝固が生ずれば血栓症，血液内に異物が生じ，血管を閉塞すれば塞栓症という．

以下，それぞれについて述べる．

1. 充血 hyperemia

充血とは，局所の血管内に血液が増加する場合をいい，動脈血の流入増加によるものを動脈性充血または活動性充血，静脈血の流出障害によるものを静脈性充血または受動性充血という．しかし一般的には動脈性充血を充血といい，静脈性充血はうっ血といわれる．

この項では狭義の充血，すなわち動脈性充血について述べる．

a. 機能性（作業性）充血 functional hyperemia

臓器あるいは組織が活発に機能しているときには，休止期と比較して動脈血の流入増加がみられる．たとえば，運動時には筋肉に多量の動脈血が流入する．そのほかの臓器・組織でも，機能亢進時には動脈血の流入増加を伴っている．このような充血を機能性あるいは作業性充血という．

b. 神経性充血 neurogenic hyperemia

血管の運動には，血管収縮神経と血管拡張神経が関係しており，血管収縮神経の麻痺あるいは血管拡張神経の刺激によって充血が生ずる．たとえば迷走神経切断で冠状動脈が拡張し，頸部交感神経の障害では顔面半側に充血が生ずる．また，怒りや羞恥の際に顔面が紅潮するのも反射的に血管が拡張するためで，反射性充血と呼ばれる．

c. 筋性充血 muscular hyperemia

刺激が直接血管平滑筋を刺激して，これを弛緩させることによって生ずる充血を筋性充血という．たとえば，温熱，寒冷，紫外線，放射線などによる充血がこれに属する．すなわち，それらによる刺激が血管平滑筋を弛緩させ，血管を拡張させると考えられている．

d. 炎症性充血 inflammatory hyperemia

炎症による充血の発生機序は複雑であるが，炎症性の刺激が血管運動神経を麻痺させるのみならず，細動脈の平滑筋自体にも作用して生ずるものと考えられる．

e. 反応性充血 reactive hyperemia

動脈血流がなんらかの原因で中断され，再び流れるときには動脈が拡張し，充血が生ずる．これを反応性充血という．

f. 代償性充血 compensatory hyperemia

生体の一部に血流が遮断されると，その周囲に充血が生ずる．また，一方の腎臓を摘出すると残存する腎臓の血流量の増加がみられる．このような充血を代償性充血という．

2. うっ血 congestion

なんらかの原因で静脈血の流出が障害され，静脈血が局所にうっ滞するような場合をうっ血という．

局所性の原因としては血栓，塞栓，静脈炎，腫瘍などによる静脈の機械的狭窄，あるいは閉塞がある．たとえば，妊娠子宮が骨盤内静脈を圧迫すると下肢や外陰部のうっ血をきたし，肝硬変症の際には門脈うっ血，脳腫瘍の際には眼底部のうっ血乳頭がみられる．

全身性のものとしては心不全の際のうっ血がある．左心不全の場合には左心室からの送血量が減少するため肺にうっ血が生じ，引き続いて右心不全に陥ると静脈還流が障害され，全身にうっ血をきたす．うっ滞する血液は静脈血で，赤血球のヘモグロビンは還元型であるので，皮膚や粘膜は紫色調を呈する．いわゆるチアノーゼと呼ばれる状態である．

臓器レベルでは肺，腎，肝などのうっ血が特徴的である．肺は暗赤色調となり，急性うっ血の場合は浮腫を伴ってくる（図16）．腎臓では髄質への血液のうっ滞が強く，髄質は暗赤色を呈する．肝臓では小葉中心性に血液がうっ滞するので，肉眼的には割面が「ニクズク肝」と呼ばれる状態になる（図17）．臓器のうっ血が慢性に持続すれば萎縮し（うっ血萎縮），また，線維性結合組織の増加が生じて硬くなる（うっ血性肝硬変，肺の褐色硬化）．

3. 浮腫（水腫）edema

浮腫とは，一般的には細胞間の間質に水分（組織液）が増加した状態をいう．広い意味では，細胞内および体腔（腹腔，胸腔，心嚢腔，髄液腔，関節腔など）内に水分が増加した場合も含めるが，体腔内に水分が増加した場合は水症，腔水症とも呼ばれる．

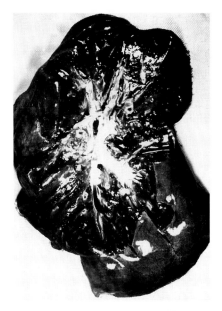

図16 急性肺うっ血(左肺)

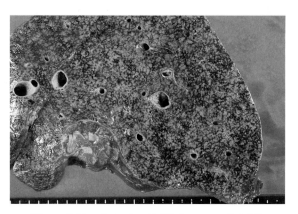

図17 肝うっ血(ニクズク肝)(カラー口絵参照)

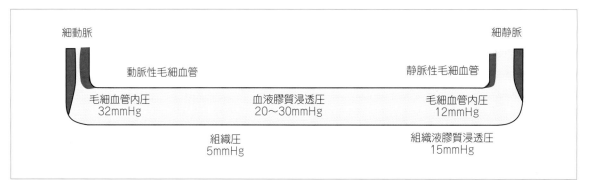

図18 毛細血管領域の血管内圧,組織圧および膠質浸透圧

a. 組織液の調節機構

　組織液は,血液の液体成分が血管壁を通過して細胞間に貯留したもので,これは再び血管内に吸収されたり,リンパ管に入って大循環にかえっていき,絶えず流れているものである.この組織液の移動は,透過性のよい毛細血管(交換系血管)の部位で活発である.すなわち,成人の全循環血液量は約5L,全組織液は15Lであるが,毛細血管から漏出する液は1日に約20L,静脈側の毛細血管に再吸収されるのは約17L,リンパ管内に入るのが約3Lといわれている.

　毛細血管の部位における体液の漏出・吸収は,図18に示すごとく,血管内外の圧および血管内外の膠質浸透圧によって調節されている.すなわち,動脈側の毛細血管内圧32mmHg,組織圧5mmHg,静脈側の毛細血管内圧12mmHg,血液膠質浸透圧20～30mmHg,組織液膠質浸透圧15mmHgであるので,動脈側では,血管内外圧差(32-5=27mmHg)から血管内外の膠質浸透圧差([20～30]-15=5～15mmHg)を引いた圧(27-[5～15]=22～12mmHg)で血管内から血管外へ水分が移動する.また,静脈側では,静脈内外圧差(12-5=7mmHg)から膠質浸透圧差(5～15mmHg)を引いた圧(7-[5～15]=2～-8mmHg)の圧で血管内から血管外へ水分が移動する(マイナスの場合は血管内に水分が移動する,すなわち再吸収).動・静脈側からの水分の漏出・再吸収の差がリンパ管内に入る水分の量となって組織液の平衡が保たれている.こ

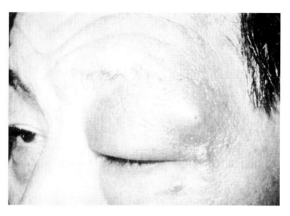

図19　左上眼瞼の化膿性炎による炎症性浮腫

のようにして形成されるリンパ液の量は3,000 mL/日に達する.

以上のような組織液の調節機構が崩れて組織内に水分が過剰に貯留すると浮腫が発生する.

b. 浮腫の成因

1) 全身性浮腫

a) 毛細血管内圧の上昇

心不全,血管運動神経麻痺などの場合には,静脈に血液がうっ滞し静脈圧の上昇を伴ってくる.静脈圧の上昇は毛細血管内圧の上昇をきたし,血管内から血管外に多量の水分が移動し,再吸収も抑制されるので間質に水分が貯留し浮腫が生じる.この際の浮腫は,血液の重量が多くかかる生体の下方(立位であれば下肢)に浮腫が出現する.心不全の際にみられる浮腫は心臓性浮腫と呼ばれる.

b) 血漿膠質浸透圧の低下

腎炎(ネフローゼ),栄養不良などの際には血清タンパク,とくにアルブミン濃度が減少する.アルブミンは血液浸透圧に大きく関与しているので血液膠質浸透圧が減少する.この場合にも血管内から血管外に水分が多量に移動し,浮腫が生ずる.この際の浮腫は,眼瞼のような疎性結合組織の多い組織に最初に水分が多く貯留する.腎から血清タンパクが失われることによる膠質浸透圧性の浮腫は腎性浮腫と呼ばれている.

c) 組織内 Na^+ 貯留

副腎皮質細胞の腫瘍でアルドステロンが過剰に分泌される場合には,腎尿細管からのNaおよび水の再吸収が亢進し,浮腫が生ずる.

2) 局所性浮腫

a) 毛細血管壁の透過性亢進

水分のみならず,さまざまな物質の毛細血管内皮細胞通過は,サイトペンピス cytopempsis(内皮細胞による血管内物質の"飲み込み"と血管外への放出)のように細胞質を通過する経路 transcellular transport,および細胞間を通過する経路 intercellular transport がある.この毛細血管の内皮細胞が化学的,物理的,あるいは生物的(細菌毒,昆虫毒,蛇毒など)刺激により障害された場合,毛細血管の透過性は著しく亢進し,浮腫が生ずる(図19).このような浮腫は炎症性浮腫とも呼ばれる.

b) リンパ液還流障害

なんらかの原因でリンパ液の流れが障害された場合,たとえば,乳癌手術時の腋窩リンパ節郭清,腫瘍やフィラリア感染によるリンパ管閉塞などでは,リンパ液の流れが障害されて浮腫が生ずる.フィラリア感染による下肢の慢性浮腫は象皮病と呼ばれている.

4. 虚血(局所性貧血)ischemia

なんらかの原因により生体局所の血流が異常に減少した状態を虚血という.この部分の組織は血液が減少するため蒼白となり,組織緊張は低下し組織温も低下する.血流が減少すると組織の酸素および栄養が不足し,その程度によって組織機能の低下,細胞の変性あるいは壊死が生ずる.

虚血には,動脈からの血液流入量が減少する場合(直接虚血)と,静脈血の流出増加(間接虚血)がある.間接虚血の例としては起立性低血圧の際の脳虚血が挙げられる.しかし,実際に問題となるのは直接虚血であるので,以下ではその原因を中心に述べる.

a. 収縮性(神経性)虚血 contractive (neurogenic) ischemia

血管の運動は自律神経(血管運動神経)によって調節されており,血管収縮神経の興奮,あるいは血管拡張神経麻痺で血管は収縮する.血管の過剰な収縮は,その流域の血流減少,すなわち虚血を招来する.

寒冷,精神的衝撃,疼痛などは反射的に交感神経を刺激し,血管収縮をきたすため,反射性虚血ともいう.また,レイノー Raynaud 病は対称性の四肢末端動脈の収縮神経興奮によるもので,四肢末端の

虚血，蒼白，温度低下，疼痛などを伴い，遷延すると壊死に陥る．

そのほかにはショックの際の内臓諸臓器の虚血がある．すなわち，血圧が低下すると反射的に副腎髄質からカテコールアミンが分泌され，脳および心臓の血管を除くほとんどの血管，とくに細動脈が収縮し，血液再配分が生ずる．ショック腎，ショック膵などは著しい虚血による臓器障害の一つである．

b. **閉塞性虚血** obstructive ischemia

血栓や塞栓などによる動脈の狭窄ないし閉塞，炎症などによる動脈内膜肥厚の際には，その血流領域に虚血が生ずる．血管の著しい狭窄ないし閉塞が急激に発生すると，多くの場合，血流末梢領域に壊死が生ずる（心筋梗塞，肺梗塞，腎梗塞など）．また動脈内腔の狭窄は，動脈粥状硬化症，動脈内膜炎（バージャー Buerger 病，高安病など）などの場合にみられる．

c. **圧迫性虚血** compressive ischemia

局所に流入する血管（動脈，毛細血管）が，周囲から圧迫されて内腔が狭窄・閉塞された場合に生ずる虚血をいう．皮膚の機械的圧迫による虚血とそれに伴う組織壊死は褥瘡としてよく知られている．また腫瘍や囊胞などによって圧迫されることもある．

5. **出血** hemorrhage

血液は心臓および血管内を循環することによりその機能を発揮している．この血液，とくに赤血球を含む血液成分が血管外に流出することを出血という．白血球が血管外に出ても出血とはいわない．それは白血球は遊走能を有し，単独で血管外に遊出するからである．

a. **出血の原因**

赤血球が血管外に逸出する機転としては，血管壁が破れた場合（破綻性出血），および血管壁が破綻することなく逸出する場合（漏出性出血）とがある．

破綻性出血：血管壁の破綻による出血で，外傷，手術など，物理的な外力による血管壁の破綻（外傷性出血）と，血管壁病変に基づく血管壁の破綻とがある．

血管壁病変に基づく出血としては，変性（動脈硬

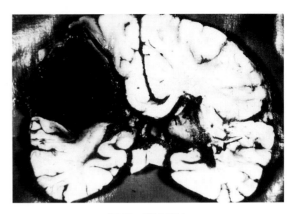

図20 脳内出血

化症，解離性大動脈瘤など），炎症（壊死性血管炎など），奇形（脳動脈瘤など）などによる血管壁の破綻がある（図20）．

漏出性出血：血管壁に明らかな破綻を認めることなく生ずる出血で，毛細血管から細静脈の領域において血管内皮細胞間の間隙を通じて赤血球を含む血液成分が血管外に漏出する場合をいう．

このタイプの出血には，毛細血管内圧の上昇（うっ血），血管内皮細胞の障害（感染，アレルギー，中毒など），毛細血管周囲基質の変化（ビタミンC欠乏など），血液性状の変化（DIC，出血性素因など）などがある（図21）．

b. **出血の種類**

出血はその形状，出現する血管領域，身体の局所などによってさまざまな名称で呼ばれている．出血の形状によるものとしては，点状出血，斑状出血など，血管領域によるものとしては，動脈出血，静脈出血，毛細血管出血，出血速度によるものとしては，急性出血，慢性出血，体内外のものとしては，外出血，内出血など，身体局所によるものとしては，皮下出血，鼻出血，脳内出血，消化管出血，性器出血，関節出血などがある．また吐血，喀血などもよく使われる名称である．

c. **血液凝固と止血のメカニズム**

血液は血管内では液状（ゾル）であり，血管内をスムーズに流れてその機能を発揮している．しかし，この血液には凝固する能力（凝固系）と，凝固した血液を融解する能力（線溶系）とが備わっている．凝固

表2 血液凝固因子と欠乏症

凝固因子	肝内合成	肝外合成	欠乏症
Ⅰ：フィブリノーゲン（Ⅰa：フィブリン）	○		無(低)フィブリノーゲン血症
Ⅱ：プロトロンビン（Ⅱa：トロンビン）	○(Vit. K)		低プロトロンビン血症
Ⅲ：組織因子（血小板第3因子）		○	
Ⅳ：カルシウム（Ca^{2+}）			
Ⅴ：不安定因子	○		類血友病
Ⅵ：（欠番）			
Ⅶ：安定因子（SPCA）	○(Vit. K)		
Ⅷ：抗血友病因子 A（AHF-A）		○	血友病 A
Ⅸ：クリスマス因子（AHF-B）	○(Vit. K)		血友病 B
Ⅹ：スチュアート Stuart 因子	○(Vit. K)		スチュアート因子欠乏症
Ⅺ：血漿トロンボプラスチン前駆物質（PTA）	○		PTA 欠乏症
Ⅻ：ハーゲマン Hageman 因子	○		ハーゲマン因子欠乏症
ⅩⅢ：フィブリン安定化因子（FSF）	?	?	

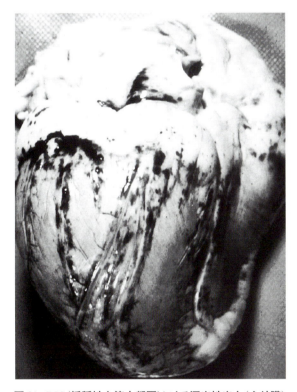

図21 DIC（播種性血管内凝固）による漏出性出血（心外膜）

系は止血にきわめて重要な役割を果たしており，線溶系は血管内の血液凝固を阻止する役割を果たしている．

血液凝固に関与する因子としては，表2に示すごとく第Ⅰ因子～ⅩⅢ因子までが知られている．これらの因子は内因子系あるいは外因子系の凝固刺激が加わると，図22に示すごとく連鎖的に反応し，第1相，第2相を経て第3相で最終的にフィブリンが析出し血液が凝固する．

一方，内因系の第Ⅻ因子が活性化されると，この活性型第Ⅻ因子が同時にプラスミンアクチベーターとなってプラスミノーゲンに作用し，プラスミンが遊離される．このプラスミンがフィブリンやフィブリノーゲンを分解する（図23）．いわゆる線溶系の活性化である．線溶系が活性化すると，血漿中のフィブリンやフィブリノーゲンが分解されて血液中にFDPが増加する．

破綻性出血の止血機構：毛細血管の破綻では，障害部の血管内皮細胞に血小板が膠着凝集し，外因子系の凝固刺激（組織因子）と血液が接してフィブリンの析出が生じて内腔を閉鎖する．

細動脈，細静脈では，破綻刺激によって中膜平滑筋が収縮し，血管壁が内側にめくれて内腔を狭窄・閉塞する．その部分に血小板が凝集し，血栓形成が生じて内腔閉塞を確実とする（図24）．

大血管が破綻した場合は，上記の止血機構は有効でなく，圧迫や縫合を必要とする．

d. 出血性素因

出血性素因とは，明らかな誘因なく，あるいはごく軽い外傷などで容易に出血し，止血が困難な状態をいう．その原因としては下記のものがある．

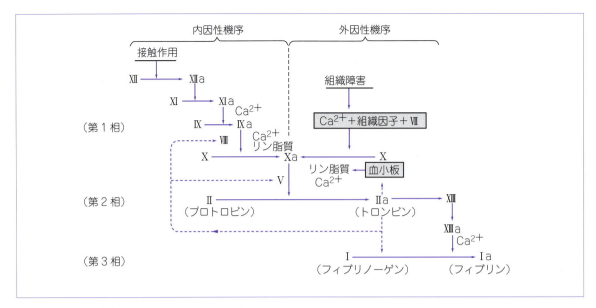

図 22 血液凝固機序
ローマ数字は凝固因子，a は活性型，血小板膜のリン脂質は別名，血小板第 3 因子．破線はトロンビンの自己触媒反応による活性化．

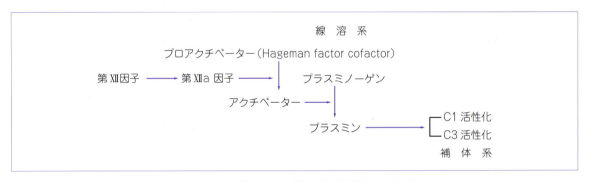

図 23 活性型第XII因子の線溶系，補体系の活性化

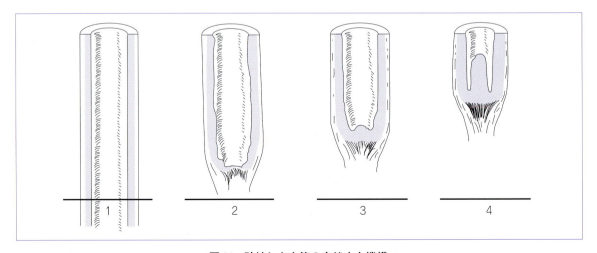

図 24 破綻した血管の自然止血機構
1：血管壁の切断，2～3：断端部血管壁の収縮と血管内腔の閉鎖，3～4：収縮閉鎖した血管断端部の血管内腔へのせり上がり．

1) 血液凝固因子の障害
a) 血友病およびその類似疾患

血友病はX染色体上にある抗血友病因子(AHF)の欠損によって生ずる伴性劣性遺伝の疾患で, 血友病A(第Ⅷ因子の欠乏)と血友病B(第Ⅸ因子の欠乏)がある. とくに, 第Ⅸ因子は別名クリスマス因子とも呼ばれており, 血友病Bはクリスマス病ともいわれる. これらの疾患はいずれも血液凝固系の第2相(プロトロンビン→トロンビン形成)が障害されるために出血が生ずるものである.

フォンウィルブランド von Willebrand 病は, 第Ⅷ因子関連物質の低下ないし欠如および血小板機能障害によるもので, 常染色体優性遺伝性の疾患である.

そのほか類縁疾患としては表2に示すごとく先天性の第Ⅹ, Ⅺ, Ⅻ因子欠乏などがあるが, いずれもまれな疾患である.

b) 低プロトロンビン血症

先天的な低プロトロンビン血症があるがきわめてまれなものであり, 低プロトロンビン血症の大部分は後天性のものである. すなわち, プロトロンビンはビタミンKの存在のもとに肝で生成されるので, 肝機能障害がある場合にはプロトロンビンの生成は障害される. また, ビタミンKは脂溶性のビタミンであるので, 閉塞性黄疸のある場合には脂肪の吸収障害とともにビタミンKの吸収が障害され, プロトロンビン生成は障害される.

c) 低フィブリノーゲン血症

フィブリノーゲンは肝で生成されるので, 肝機能障害のある場合には低フィブリノーゲン血症となる. 先天的な無フィブリノーゲン血症あるいは異常フィブリノーゲン血症もあるが, きわめてまれなものである.

d) 線維素溶解(線溶)系の亢進

線溶系は, 図23に示すごとく, プラスミンの形成とそれによる線維素の溶解をいう. すなわち, 血漿中のプラスミノーゲンはアクチベーターによってプラスミンとなり, このプラスミンが不溶性のフィブリンのみならず, フィブリノーゲン, 第Ⅴ, Ⅷ因子などを溶解する. 線溶系が亢進すると, 血液中にFDPが増加する. このFDPはアンチトロンビン作用, 血小板粘着・凝集抑制作用を有し, これらが関係して出血を生ずる. この線溶系を亢進するものとしてはDIC, 白血病, 肝疾患などがある.

2) 血小板減少および血小板機能障害

特発性血小板減少症は原因不明の疾患で, 血小板数が5万/μL以下に減少し(正常値30万/μL), 皮膚, 粘膜, 内臓諸臓器に出血をきたす. 骨髄における巨核球系細胞の形成障害, 脾臓の血小板破壊の亢進などが考えられている.

再生不良性貧血, 白血病などにおいても骨髄巨核球系細胞の形成障害が生じ, 出血をきたす.

遺伝性血小板機能障害(血小板無力症)は, 優性遺伝を示す疾患である. 血小板数は正常であるが大小不同が目立ち, 血小板機能の障害を伴って出血をきたす.

3) 血管壁の障害

ビタミンC欠乏(壊血病)では血管周囲基質の形成が障害され, 血管壁の透過性亢進による漏出性出血が生ずる. 皮膚の点状出血, 口腔粘膜出血, 筋肉出血を伴ってくる.

感染症(敗血症), 過敏症(アレルギー)などにより出血が生ずる. アレルギー性の疾患としてはシェーンライン・ヘノッホ Schönlein-Henoch 症候群がよく知られている. これらは細菌毒やアレルギー機転により血管内皮細胞が障害されるために出血するものである.

単純性紫斑病, 老人性紫斑病なども血管壁の障害によるものと考えられている.

神経性出血は血管運動神経麻痺に基づく出血で, これも血管壁の障害によるものである. ヒステリー患者の皮下出血, 半身不随患者の麻痺側出血などがこれに属する.

ホルモン性出血の代表的なものは月経である. 代償性月経と呼ばれるものは, 月経停止後にみられる鼻出血, 乳腺出血などをいう. 更年期の不正性器出血もホルモン性出血である.

6. 血栓症 thrombosis

血液は血管内では液状(ゾル)であるが, しばしば血管内で血液が凝固する. この凝固した血液を血栓 thrombus といい, 血栓が形成された状態を血栓症という.

a. 血栓形成の原因

血管内で血液の凝固する原因は必ずしも十分に解明されているわけではないが, これまでに以下の3

つが指摘されている．

1) 血管壁障害

血管内皮細胞は血液の凝固を抑制する機能を有するが，細胞自身血液凝固を促すトロンボプラスチンを含んでいるため，内皮細胞が障害されるとその表面に血小板が凝集しやすくなり，血栓形成が生ずる．また内皮細胞が障害されて剥離すると，内皮細胞直下の基底膜や膠原線維が露出し，これらと血液が接触することにより血液凝固が起こる．血管炎，弁膜炎，動脈硬化症などの際に発生する血栓がそれである(図25, 26)．

近年，プロスタグランジン系に属するトロンボキサン A_2 (TXA_2) に強力な血小板凝集能と平滑筋収縮能のあることが知られてきた．この TX は細胞膜系の脂質に含まれるアラキドン酸からつくられるので，内皮細胞障害に基づく血小板凝集，血栓形成にも大いに関係しているものと考えられている．

2) 血流異常

血流が停滞あるいは停止するような場合には，その局所に血栓形成が生ずる．また血流の変化，とくに渦巻流の生ずるような部分にも血栓形成がみられる．このような場合の血液凝固機転に関してはさまざまな意見があるが，一般的には血流停滞では血液内の有形成分，とくに血小板の内皮細胞への粘着が生じ，また渦巻流では有形成分の凝集が生じ，これを中心に血液凝固が始まると考えられている．

うっ血性血栓症，拡張性血栓症(静脈瘤，拡張心房内など)など，静脈系に多く出現する(図27)．

3) 血液性状の変化

血液中には血液凝固を促進する因子および抑制する因子が含まれており，また，凝固した血液を溶解する機構(線溶系)を備えている．したがって，血液の凝固を促進する因子が増加，あるいは抑制因子が減少するような場合には血液の凝固性が亢進する．すなわち，感染症，中毒，貧血，妊娠末期など，トロンボプラスチンやトロンビンの増加や線溶系の活性低下が生ずる場合，あるいは多血症，白血病など，血小板の増加する場合などである．

b. 血栓の種類と性状

比較的大きな血管の内皮細胞が障害されてできる血栓は，肉眼的な色調によって以下に述べる3種を区別している．

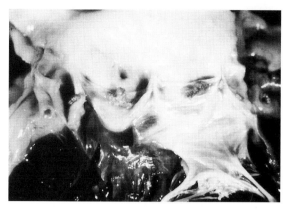

図25 非細菌性血栓性心膜炎(大動脈弁)による血栓

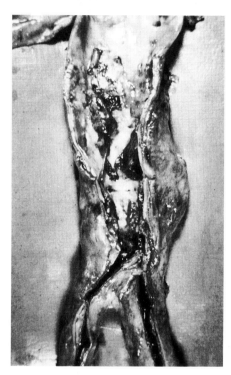

図26 動脈硬化症による血栓(腹部大動脈から左右の総腸骨動脈)

1) 白色血栓 white thrombus

血管壁が障害されると，その障害部位にまず血小板の膠着が始まる．膠着血小板は徐々にその数を増して網の目状を呈し，これを中心にフィブリンが析出する．膠着した血小板や析出したフィブリンの表面に白血球が吸着され，血液成分の凝集塊ができる．この凝集塊には少数の赤血球をも含むが，大部分は血小板，フィブリンおよび白血球からなり，白色を呈しているので白色血栓と呼ばれる．血小板の

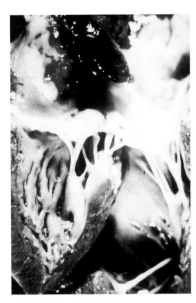

図27 僧帽弁狭窄・閉鎖不全の際の拡張した左心房内に出現した血栓

膠着から始まるので膠着血栓とも呼ばれ，また白血球の分離によってできるので分離血栓とも呼ばれる．

2）赤色血栓 red thrombus

一般の血液凝固と同じメカニズムでできるもので，フィブリンの網の目に多数の赤血球と少数の白血球，血小板が不規則に混在してできている．ほとんどが赤血球であるため赤色調を呈しているので赤色血栓，あるいは凝固血栓と呼ばれる．一般的には血流の緩やかな静脈系の血管内にできることが多い．とくに骨盤内静脈，下肢の静脈などに多くみられる．しかし，拡張した心房内，動脈系血管内に生じた白色血栓に続く後尾にもみられる．

新鮮な赤色血栓は死後の凝血塊と区別し難いが，時間が経過すると水分が失われて硬度を増し，光沢もなくなってくる．

3）混合血栓 mixed thrombus

白色血栓と赤色血栓が不規則に入り交じった血栓である．混合血栓は単独にもできるが，一般的には白色血栓に続いて赤色血栓ができる際に，両者の中間に形成される．この場合，白色血栓の部分を血栓の頭部，混合血栓の部分を頸部，赤色血栓の部分を尾部という．

4）小血管内の血栓

比較的細い血管あるいは毛細血管にできる血栓は上記のような白色，混合，赤色血栓といった形態を呈さない．すなわち，大部分が単一の組成からなる血栓で，フィブリン血栓（硝子様血栓），血小板血栓，白血球血栓，赤血球血栓などがそれである．

DICの際に生ずる血栓はフィブリン血栓が主体である．

DICとは，血液凝固因子を活性化する物質が血液内に多量に出現し，多数の血栓が血管内に発生した状態をいう．この際には血液中のフィブリンや血小板が大量に消費され，これらの血液濃度が著明に減少するため血液凝固機能の障害をきたすので，消費性凝固障害とも呼ばれている．

その原因は単一ではなく，組織トロンボプラスチン，細菌毒などの血液内への流入，あるいは溶血，アシドーシスなどが原因となる．血管内の血液凝固が促進すると，同時に線溶系の活性化が起こり，凝固したフィブリンを分解し，血液内のFDPが増加する．

c. 血栓の運命

血管内に形成された血栓は異物として認識され処理されていくが，血栓を取り巻く外的条件によってはさまざまな運命をたどる．

1）器質化

新鮮な血栓は水分に富んでいるが，時間の経過とともに水分が減少し，徐々に硬度を増してくる．また血栓中の細胞成分およびフィブリンは次第にその形態を失い，均質化（硝子化）していく．同時に血栓付着部の血管内皮細胞が増生し，肉芽組織が形成されてくる．この肉芽組織は好中球やマクロファージを混在した炎症細胞の浸潤とともに血栓内部に侵入し，血栓を吸収して線維性結合組織に置き換え，最終的には瘢痕を形成する．いわゆる器質化される．

血栓が血管を閉塞している場合には，血栓両端に増生した肉芽組織は血栓内に侵入していき，互いの血管が連絡すると再び血液が流れるようになる．これを閉塞血管の再疎通 recanalization という．

2）石灰化

血栓は一般的には器質化されるが，二次的にカルシウム（石灰塩類）が沈着して結石状になることがある．静脈結石の多くは器質化血栓にカルシウムが沈着し結石状となったものである．

3）軟化および化膿

血栓はプラスミンのようなタンパク分解酵素や白

血球のもつタンパク分解酵素などによって自己融解を起こし，軟化することがある．軟化は一般に血栓の中心部から起こり，次第に周辺部に及ぶ．

血栓が軟化すると部分的に剥離して血液中に遊離し，血栓性栓子となって塞栓症の原因となる．また二次的に細菌感染が起こると化膿して軟化する．この細菌感染を伴った血栓が遊離すると，敗血症性血栓性動脈炎などが起こる．

7. 塞栓症 embolism

血栓が遊離したり，異物が血管内あるいはリンパ管内に混入して，血管あるいはリンパ管を閉塞した状態を塞栓症という．また血管あるいはリンパ管を閉塞する異物を栓子（塞栓）という．

a. 塞栓症の種類

塞栓症の原因となる栓子は遊離血栓が最も多いが，そのほかにはガス（空気），細胞集塊，組織片，細菌，寄生虫など多くのものがその原因となる．

1）血栓性塞栓症 thrombotic embolism

新鮮な血栓は血管壁とそれほど強く付着しているわけではなく，血圧の変動や血流の変化によって容易に剥離する．また血栓が軟化すると破壊されて血液中に遊離する．このような遊離血栓が栓子となって血管を閉塞する場合を血栓性塞栓症という．その原因となる血栓性栓子の大部分は骨盤内静脈および下肢の静脈に由来する．その代表的なものが産褥期骨盤内静脈血栓，あるいは下肢静脈の深部静脈血栓症に由来する血栓性肺塞栓症である．そのほか，リウマチ性心内膜炎，左室壁在血栓などに由来する脳梗塞，腎梗塞，脾梗塞なども血栓性塞栓症である．

2）空気およびガス塞栓症 air and gas embolism

血管内にガスや空気が入り，これが栓子となって塞栓症を生ずる場合がある．たとえば，外傷や手術の際に静脈内に空気が入ることはまれではない．また外気の気圧が急激に下降すると，血液内に溶解していたガス（窒素ガス）が急速に遊離し，血液中に気泡となって出現する．このガスが栓子となって塞栓症を起こす．その好例が潜函病 caisson disease である．これは高圧の深海で作業していた潜水夫が急に地上に戻ると，血液中に溶解していたガスが遊離して気泡を形成し，中枢神経を中心とした小血管に気泡が詰まってガス塞栓症をきたしたものである．

3）脂肪塞栓症 fat embolism

脂肪が栓子となった塞栓症をいう．たとえば外傷などで大腿骨や脛骨のような長管骨の骨折がある場合，あるいは皮下脂肪組織の広範な挫滅などのある場合には，脂肪組織から遊離した脂肪が損傷した静脈から血管内に流入し，脂肪塞栓症を起こす．

4）細胞および組織塞栓症 cell and tissue embolism

細胞集塊や組織片が栓子になって塞栓症を起こす場合をいう．たとえば外傷や手術の際に細胞および組織片が血管内に入る場合，あるいは分娩の際に胎盤組織の一部である絨毛組織が胎盤剥離面の血管から入る場合などがある．また癌や肉腫などの悪性腫瘍が血管壁やリンパ管壁を破壊して侵入し，血液やリンパ液の流れに沿って流れていき，転移を起こす場合も塞栓症（腫瘍塞栓症）である．

5）細菌性塞栓症 bacterial embolism

細菌性心内膜炎，敗血症などの場合には，血液中に細菌集塊が出現し，これが血管を閉塞すると細菌性塞栓症となる．また血栓の細菌感染，それに伴う血栓の融解，剥離が生ずると，遊離した細菌集塊を含む血栓が栓子となって塞栓症を生ずる．これも細菌性塞栓症の一つである．これらの場合は塞栓症の部分で細菌が増殖し，膿瘍が形成される．

6）寄生虫塞栓症 parasite embolism

寄生虫あるいはその卵が栓子となって塞栓症を起こすことがある．たとえば，日本住血吸虫は門脈系に寄生する吸虫であるが，腸管壁の血管内に産みつけた卵が門脈血によって運ばれて肝内の血管を閉塞することがある．また，赤痢アメーバは腸管粘膜に侵入し，門脈を経て肝臓に運ばれ膿瘍を形成する．このような場合は，いずれも寄生虫あるいはその卵による塞栓症である．

b. 栓子（塞栓）の経路

栓子は血液の流れに沿って運ばれ，栓子よりも小さい血管に達して内腔を閉塞する．静脈内あるいは動脈内に生じた栓子は，図28に示すごとくさまざまな経路をたどって末梢血管を閉塞する．

1）静脈塞栓症 venous embolism

血栓の形成は静脈内に多く，遊離した血栓性栓子は血液の流れに沿って右心房，右心室を経て肺動脈に至り，肺動脈を閉塞して肺塞栓症をきたす．代表

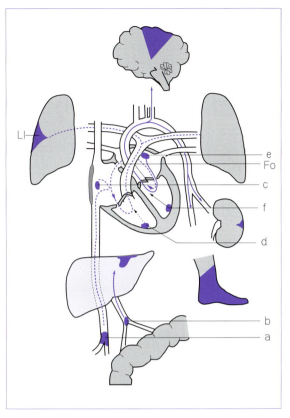

図28　塞栓の経路
大循環系の血栓（a；下肢静脈，骨盤内静脈）→右房→右室→肺→肺梗塞（LI）．右房とくに右心耳の剝離血栓（c）や右室の壁在血栓（d）でも肺梗塞が起きる．
卵円孔開存（Fo）あり，かつ右房圧上昇→交差性塞栓（左房に塞栓が侵入）→左室→大循環系領域に梗塞．
門脈（b）領域の血栓→同時にうっ血があれば，肝にツァーンの梗塞．
左心耳，左房（e）あるいは左室の壁在血栓（f）（心筋梗塞に随伴）→大循環系臓器に梗塞．

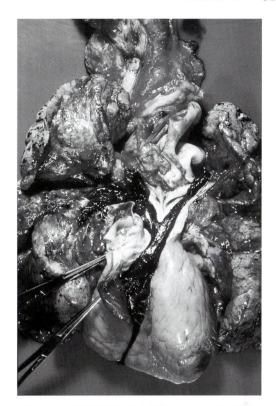

図29　急性肺動脈血栓塞栓症（カラー口絵参照）

的なものが急性肺血栓塞栓症で，高脂血症患者の術後，無期臥床，あるいは産褥期に多くみられる．死亡率はきわめて高い．この場合には血栓性の栓子が静脈内を流れる間にそれを核として急速にその大きさを増し，著しい場合には肺動脈幹から左右の肺動脈を閉塞するほどに成長する（図29）．

2）動脈塞栓症 arterial embolism
左心系あるいは動脈内に発生した栓子は動脈の末梢部を閉塞する．脳，腎，脾などに多くみられる．

3）奇異（交差性）塞栓症 paradoxical embolism
静脈系に発生した栓子は一般的には肺に至って肺塞栓症を起こすが，まれに静脈系に発生した栓子が動脈系に入って塞栓症を起こすことがある．これを奇異あるいは交差性塞栓症という．これは静脈系に発生した栓子が，卵円孔の開存あるいは心房や心室中隔欠損のある場合に，その部分を経て動脈系に移行するために生ずるものである．

4）逆行性塞栓症 retrograde embolism
栓子は血液の流れに従って流れるものであるが，まれに血液の流れに逆行して上流に移動し，塞栓症を生ずる場合がある．たとえば胸腔内に体液が貯留しているとき急に体位を変換すると，胸腔内圧が上昇し，下大静脈の静脈血が一時的に逆流する．その際，栓子も逆流して肝静脈や腎静脈に栓子が侵入して塞栓症を生ずるような場合である．

c．塞栓症の運命
塞栓症の結果はその部位，大きさ，栓子の種類などによって異なる．脳，心，腎のように終動脈をもつ臓器では，閉塞した血管の末梢組織が壊死に陥る．脳や心臓のように重要な臓器では，閉塞する血管が大きい場合には脳組織や心筋組織が広範に障害され死亡する．肺塞栓症の場合にも，栓子が大きく肺動脈幹を閉塞するときには急性肺性心となって死

亡する．

栓子が小さい場合，あるいはそれほど重要でない臓器の場合では，閉塞された血管の末梢組織に虚血，壊死，出血，萎縮などの病変がみられ，壊死部は器質化される．

栓子が脂肪やガス(空気)の場合は吸収され，細菌の場合は炎症性病変をきたし，血栓の場合は器質化され，悪性腫瘍細胞の場合は転移病巣を形成する．

8. 梗塞 infarction

小動脈が急に狭窄ないし閉塞されると，その末梢流域の組織は限局性に壊死に陥る．これを梗塞という．したがって，壊死巣の形態は，閉塞された動脈を頂点に末梢流域に向かって円錐状の壊死巣が形成され，割面では楔状を呈する(図30)．

しかし，動脈の狭窄・閉塞による組織壊死(梗塞)が成立するためには，①狭窄・閉塞された動脈に吻合がなく，その末梢領域にほかの血管から血液が供給されない，いわゆる終動脈であるか，あるいは吻合があってもそれのみでは末梢領域の組織を栄養できない状態，すなわち機能的終動脈であることが必要である．また，②組織を構成する細胞の代謝が活発で，酸素需要のきわめて高い臓器，すなわち心臓，脳，腎臓などでは，動脈の狭窄・閉塞に敏感に反応し，容易に組織壊死(梗塞)を招来する．

a. 梗塞の原因

梗塞の原因としては血管壁病変(動脈硬化症，血栓形成，血管炎，血管攣縮など)，種々の栓子による血管閉塞(塞栓症)，周囲からの圧迫などがある．

b. 梗塞の種類

梗塞は動脈の狭窄・閉塞によって生ずる虚血性(貧血性)の病変であり，白色調を呈するのが本来の姿である．しかし，血管の二重支配を受けている臓器や，著明なうっ血のある場合には，しばしば広範な出血を伴って赤色調を呈する．

1) 貧血性梗塞(白色梗塞) anemic infarction (white infarction)

心臓，脳，腎臓などのように，動脈が終動脈ないし機能的終動脈を呈する臓器では，動脈が急に狭窄・閉塞されると，その末梢領域の組織は虚血(貧血)により壊死に陥る．いわゆる貧血性梗塞である

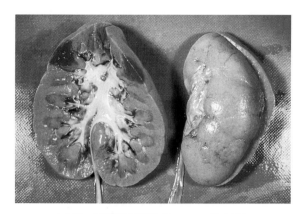

図30 腎梗塞(新鮮)(カラー口絵参照)

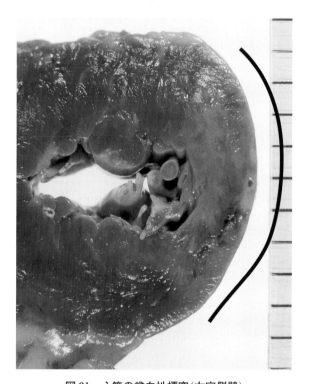

図31 心筋の貧血性梗塞(左室側壁)
心臓の左室側壁に淡褐色の変色領域を認めるが，同部位が急性心筋梗塞である．(東京都健康長寿医療センター 新井冨生博士ご提供)

(図31)．この梗塞巣は血液の色を失って白色調を呈するので白色梗塞とも呼ばれる．

梗塞の発生直後ではやや赤色調を呈するが，割面では光沢を保っている．しかし，時間の経過とともに組織は凝固壊死に陥り，白色ないし黄白色調を呈して光沢を失ってくる．梗塞巣周囲には代償性充血がみられ，赤色調の帯状域が出現する．さらに時間が経過すると梗塞境界部の充血部から白血球の浸潤

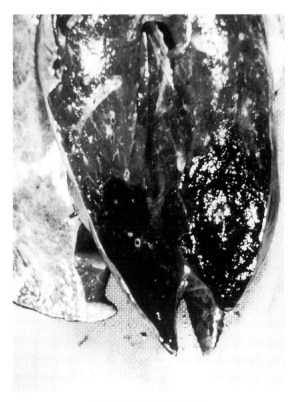

図32 肺の出血性梗塞

が起こり，白色調の分界線ができる．この分界線の部分に肉芽組織が形成され，梗塞巣の壊死組織は次第に吸収され，線維性結合組織で置き換えられていく（器質化）．この線維化巣は次第に瘢痕性に収縮する．充実性の臓器では表面が陥没してくる．

一方，脳動脈の閉塞による脳梗塞では，梗塞部の組織は融解壊死に陥り，時間の経過とともに壊死組織は液化する．いわゆる脳軟化症である．

2) **出血性梗塞(赤色梗塞)** hemorrhagic infarction (red infarction)

肺や肝臓のように，血液の流入路が2つある臓器，いわゆる血管の二重支配を受けている臓器の場合の梗塞はやや異なる．すなわち，肺では肺動脈と気管支動脈が，また肝臓では門脈と肝動脈が入っている．いずれも前者は臓器の主要機能に関わる機能血管であり，後者は組織を栄養する栄養血管である．これらの2つの血管はその末梢で吻合し，流出路は1つになっている．このような血管構造を有する臓器では，一方の血管が狭窄・閉塞しても，他方の血管から血液の流入があり，梗塞は起こりにくい．しかし，うっ血があり静脈圧が上昇している場合には梗塞が形成される．その場合，狭窄・閉塞のない他方の血管から血液が流入し，梗塞巣に出血が生ずる．いわゆる出血性梗塞である．この出血性梗塞は肉眼的に赤色調(多くは暗赤色)を呈するので赤色梗塞とも呼ばれる(図32)．また，急性心筋梗塞などの冠動脈インターベンション後の治療により，栄養血管の閉塞が強制的に解除された場合にも，出血性梗塞を生じる．

心不全などで静脈系にうっ血のある場合，門脈が血栓などで閉塞されると出血性梗塞が生ずる．これはツァーン Zahn の梗塞と呼ばれる．

静脈系にうっ血がある場合には，血管の二重支配がない場合でも出血性梗塞は生ずる．たとえば心不全などで全身性のうっ血がある場合に腸間膜動脈が閉塞すると，腸管に出血性梗塞が生ずる．

c. 梗塞巣の運命

1) 器質化

一般的には虚血により組織壊死（凝固壊死）をきたした梗塞部は，次第に周囲組織から境界され，炎症細胞浸潤とともに境界部から肉芽組織が形成されてくる．壊死組織は炎症細胞により吸収されるとともに，肉芽組織が梗塞部の中心に向かって侵入し，梗塞部を線維性結合組織で置き換えていき（線維化），最終的には瘢痕性に収縮する．

2) 被包化

梗塞巣が小さい場合には，壊死に陥った組織は完全に吸収されて瘢痕化（器質化）するが，梗塞巣が十分に大きい場合，壊死組織は吸収されずに残り，その周囲は線維性結合組織で被包される．このような場合には残存する壊死組織にしばしば石灰の沈着がみられる．

3) 軟化（液化）

脳梗塞の場合には，血管閉塞後，梗塞部の組織は一時凝固するが，次第に梗塞部組織は軟化し，最終的には液化して梗塞部に空洞を形成する．

4) 感染

細菌感染を伴った血栓などで動脈が閉塞された場合，梗塞部に細菌が増殖して化膿巣を形成する．このような梗塞を敗血症性梗塞という．また，腸管に梗塞(出血性梗塞)が生ずると，梗塞部に腸内細菌が容易に感染し，壊死性腸炎をきたす．

総論

VIII. 炎　　　症

> **まとめ**
>
> 1. 炎症は細胞損傷に対する組織の反応であり，好中球やリンパ球などの炎症細胞と種々の炎症仲介物質が関与している．炎症仲介物質は，血漿中に含まれるカリクレインやキニン・補体などと，炎症局所の細胞によってつくられるさまざまな化学伝達物質とに分けられる．
> 2. 細胞や組織の損傷原因が取り除かれ，急性期の炎症反応がある程度おさまると，壊死した細胞はマクロファージによって貪食され，欠損した組織は新たにつくられた血管や線維芽細胞の産生する膠原線維によって修復される．時間の経過とともに豊富な毛細血管をもった肉芽組織は，緻密な膠原線維からなる瘢痕組織へと置き換えられていく．
> 3. 炎症はその組織学的な特徴によって滲出性炎症や増殖性炎症などに大きく分けられる．前者は滲出する成分の違いから漿液性炎症や化膿性炎症などに細分類される．増殖性炎症を起こすもののうち，結核など，特定の疾患では，類上皮細胞が集合した肉芽腫という特徴的な組織構造が観察されることから，特異性炎症(肉芽腫性炎症)として区別する．

A　炎症とは

細胞を損傷するような刺激に対する組織の反応を炎症 inflammation と呼ぶ．

1. 炎症の意義

炎症反応は生体防御反応として重要な意義をもち，細胞損傷の原因となる病原体などの排除や，壊死組織の処理，欠損した組織の修復などに働く．

2. 炎症の徴候

発赤 rubor・熱 calor・疼痛 dolor・腫脹 tumor が，古典的な炎症の徴候としてよく知られており，セルズス Celsus の4主徴と呼ばれる．これに，ガレノス Galenus の記載した機能障害 functio laesa を加えて，炎症の5徴候と呼ぶ．

3. 炎症の原因

炎症の原因となる外因は生物学的因子・物理学的因子・化学的因子の3つに大別される．このほか，自己免疫など，内因によるものがある．

a. 生物学的因子

病原体の侵入による感染症一般を含む．ウイルス・細菌・真菌・原虫・寄生虫などに分類される(総論「X. 感染症」の章を参照)．

b. 物理学的因子

機械的外力による組織の損傷や，電気・紫外線・放射線による損傷，また高温による熱傷や低温による凍傷など，ある一定以上の刺激が炎症の原因とな

る．

c. 化学的因子

化学物質による細胞や組織の傷害であり，重金属や有機溶剤による中毒，酸・アルカリによる腐食などが含まれる．

B 炎症に関与する細胞と炎症仲介物質

炎症には種々の細胞が関与し，また多くの物質が細胞間あるいは物質間の情報を伝達する仲介物質として働いている．

1. 炎症に関与する細胞

炎症に関与する細胞は多彩で，白血球や血小板のように血中を循環している細胞と，マクロファージ（組織球）や肥満細胞，血管内皮細胞，線維芽細胞など，組織内に定着している細胞とに分けられる．白血球やマクロファージなど，炎症局所に集まり炎症の主役を演ずる細胞をとくに炎症細胞と呼ぶ．好中球は主として急性期の炎症巣にみられ，リンパ球や形質細胞，マクロファージは慢性期に多くみられる（図1）．

a. 血管内皮細胞と血小板

組織損傷に伴い血管内皮細胞が壊死に陥ったり剥離したりすると，血液が直接間質の膠原線維に触れることによって，血液中の凝固系など種々の血漿タンパクが活性化される．活性化された血漿タンパクは炎症仲介物質として作用し，炎症を惹起する．炎症細胞や種々の炎症仲介物質の働きで活性化した血管内皮細胞や血小板は，細胞表面に種々の接着分子や受容体を表出し，また，新たな炎症仲介物質を放出する．このように，血小板は血栓を形成し止血に関与するばかりでなく，炎症にも深く関与している．

b. 白血球と肥満細胞，マクロファージ

白血球には，好中球・好酸球・好塩基球の顆粒球と，リンパ球・形質細胞・単球の単核球とが含まれる．急性期の炎症において，好中球は炎症仲介物質の作用で局所に集められ，リソソーム酵素などを放出して病原体を殺傷する．

好塩基球や肥満細胞は細胞表面に特異的な受容体を表出しており，ある種のアレルギー反応に関与している．また，リンパ球は主として慢性期に出現し，免疫系の反応をつかさどっている．形質細胞はリンパ球から分化した細胞で抗体を産生する（総論「Ⅸ. 免疫」の章を参照）．

単球は，強い貪食能を有する細胞で，組織に移行してマクロファージに分化する（総論Ⅴのコラム「細網内皮系（網内系）」参照）．マクロファージは，病原体や壊死に陥った細胞などを取り込んで消化し，また種々の炎症仲介物質を分泌する．

c. 線維芽細胞

線維芽細胞は，膠原線維を産生し，組織の修復に関与する．

2. 炎症仲介物質 inflammatory mediator

炎症を仲介する物質は，血漿に由来するものと細胞に由来するものとに分けられる（表1）．局所で活性化された炎症仲介物質の多くは，短時間で代謝され，炎症が消退すれば速やかに消失する．

a. 血漿由来のタンパク質

血管内皮細胞が損傷を受け血液が直接間質の膠原線維に触れると，血液凝固系の第Ⅻ因子（ハーゲマン Hageman 因子）が活性化し，これが引き金となって，カリクレイン-キニン系や補体系，凝固線溶系などのタンパク質群が活性化する．これらのタンパク質は前駆物質として血漿中に存在しており，酵素によって活性化されるとこのタンパク質自身も酵素としての働きをもつようになる．このようにして，次々に下位の前駆物質を活性化し，カスケード反応によりその効果が増幅される仕組みになっている．

1）カリクレイン-キニン系

活性化した第Ⅻ因子は，血中のプレカリクレインに作用して活性型のカリクレインに転換する．カリクレインは，タンパク分解酵素として働き，血中

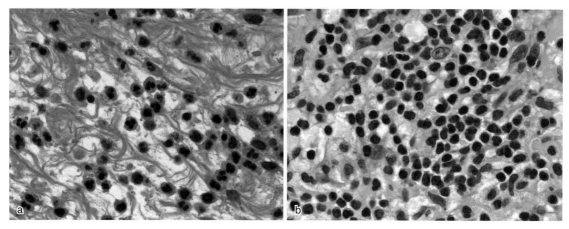

図1 急性期(左)と慢性期(右)の炎症細胞
a:急性虫垂炎．急性期の炎症は好中球浸潤を主体とする．b:慢性胆嚢炎．慢性期はリンパ球を主体とする炎症細胞浸潤がみられる．

α_2-グロブリン分画に含まれる高分子のキニノーゲンを分解し，ブラジキニンなどのキニン類を産生する．また，カリクレインには第XII因子を活性化し内因性凝固反応を増強する働きがある．ブラジキニンは9個のアミノ酸からなるペプチドで，血管を拡張して血圧を降下させたり，血管透過性を亢進し局所に浮腫を起こしたりする作用がある．このほか，ブラジキニンは炎症に伴う痛みの発現に関与している．このように，ブラジキニンは，古典的な炎症の徴候である発赤・熱・疼痛・腫脹のすべてに関与している．

2) 補体系

補体は，血中に含まれる約20種のタンパク質群からなり，C1，C2，……C9などに分類される．活性化すると，カスケード反応と重合反応を介して，最終的にC5分解産物のC5bにC6，C7，C8，C9が重合した膜侵襲複合体を形成し，標的となる細胞の膜を破壊する．通常は，抗原抗体複合体などによって活性化され，免疫系における抗体の作用を増強する働きをする(総論「IX. 免疫」の章を参照)．炎症においては，カリクレインによって活性化した線溶系のプラスミンの働きでC3が活性化し，これ以前の初期反応を介さずに膜侵襲複合体形成に至る．これを補体活性化の第二経路という．活性化されて生じる中間産物のうち，C3とC5の分解産物であるC3aとC5aには，肥満細胞からのヒスタミン放出を促進し，血管を拡張させ，血管透過性を亢進する働きがあり，アナフィラトキシンと呼ばれる．ま

表1 炎症仲介物質

血漿由来のタンパク質
カリクレイン-キニン系(ブラジキニン)
補体系(C3a，C5a)
凝固線溶系(第XII因子，プラスミン)
細胞由来の化学伝達物質
アミン類(ヒスタミン，セロトニン)
アラキドン酸代謝産物(プロスタグランジン，ロイコトリエン)
血小板活性化因子
炎症性サイトカイン(IL-1，TNF-α，IL-6)
一酸化窒素
白血球産生物質(活性酸素，リソソーム酵素)

た，C5aには，白血球を活性化し，好中球を遊走させる働きがある．

b. 細胞由来の化学伝達物質

白血球，肥満細胞，血小板，血管内皮細胞などに由来する化学伝達物質に以下のものがある．これらの化学伝達物質は通常，細胞内の顆粒中に分画されており，炎症が起こると他の炎症仲介物質からの刺激によって細胞外に放出され，標的細胞の受容体と結合して情報を伝達する．

1) アミン類

ヒスタミンやセロトニンなどのアミン類は，あらかじめ産生されたものが刺激に反応して脱顆粒することによって放出される．

ヒスタミン：肥満細胞などの顆粒中に蓄えられて

おり，放出されると血管拡張や血管透過性亢進に働く．

セロトニン：セロトニン（5-ヒドロキシトリプタミン；5-HT）は，本来，消化管ホルモンあるいは神経伝達物質として働いているが，血中では血小板に取り込まれた状態で存在し，炎症に際してヒスタミンとともに放出され，ヒスタミンに類似した作用をする．

2）アラキドン酸代謝産物

ブラジキニンは，ホスホリパーゼと呼ばれる酵素を活性化することによってアラキドン酸の代謝を促進する．アラキドン酸から合成される炎症仲介物質には，シクロオキシゲナーゼ（COX）の反応を介して産生されるプロスタグランジン類と，リポキシゲナーゼの反応を介して産生されるロイコトリエン類とがある．アスピリンなど，ある種の非ステロイド系抗炎症薬は，COX の活性を阻害することにより，プロスタグランジンやトロンボキサンの産生を抑制する．これに対して副腎皮質ステロイド薬は，ホスホリパーゼの作用を阻害し，アラキドン酸代謝の両経路をともに抑制する．

プロスタグランジン：全身諸臓器の種々の細胞で合成され，いくつかに分類されている．子宮平滑筋の収縮などさまざまな作用を有し，微量でかつ局所の狭い範囲でのみ効果を発揮する．プロスタグランジン I_2（プロスタサイクリン）は，血管内皮細胞で産生され，血管拡張作用と血小板凝集抑制作用がある．一方，トロンボキサン A_2 は，プロスタグランジン H_2 を前駆体として血小板で産生され，血管収縮作用と血小板凝集作用を有し，プロスタサイクリンと拮抗する．また，プロスタグランジン E_2 には血管拡張作用や血小板凝集抑制作用のほかに，炎症に伴う疼痛を増幅する働きやサイトカインと共同して全身の発熱を起こす働きもある．

ロイコトリエン：リポキシゲナーゼの作用を介して白血球やマクロファージなどで産生され，ある種のものは好中球を血管外に遊走させ活性化する作用を有する．活性化した好中球は，活性酸素やリソソーム酵素などを放出する．

3）血小板活性化因子

種々の炎症細胞や血管内皮細胞で産生され，血小板を活性化してヒスタミンやセロトニンを放出させたり，アラキドン酸からのトロンボキサン A_2 合成を促進したりする作用がある．

4）サイトカイン

IL-1（インターロイキン interleukin-1），TNF-α（腫瘍壊死因子 tumor necrosis factor-α），IL-6 などのサイトカインは，単球やマクロファージなど，さまざまな細胞で産生され，種々の炎症反応を仲介しているため，炎症性サイトカインと呼ばれる．IL-1 や TNF-α には，白血球や血管内皮細胞などの細胞表面に接着分子を表出させることで白血球の遊走を促進する働きがある．白血球の遊走に関与する接着分子には，白血球や血管内皮細胞の表面に発現して両者の接着に関与するセレクチンや，白血球表面に発現し間質成分との接着に関与するインテグリンなどがある．

5）一酸化窒素（NO）

かつて内皮由来血管拡張因子と呼ばれていたものに相当する．生体内のあらゆる臓器組織の血管内皮細胞で産生され，血管の平滑筋を弛緩させ血管を拡張する働きがある．

6）白血球産生物質

活性化した好中球から放出される活性酸素やリソソーム酵素には，種々の炎症仲介産物を活性化し炎症を増強する働きがある．

3. 炎症の全身反応

炎症が強く広い範囲に引き起こされるとその影響は局所にとどまらず，発熱，白血球増多，急性相タンパクの産生などの全身反応を生じる．これらの反応には，IL-1，TNF-α，IL-6 などの炎症性サイトカインが関与している．

a. 発熱 fever, pyrexia

IL-1 やセロトニン，プロスタグランジン E_2 などの内因性発熱物質が視床下部に働き，体温を上昇させる．

b. 白血球増多 leukocytosis

炎症性サイトカインは，白血球や血管内皮細胞の表面にある種々の接着分子の発現を調節して骨髄から末梢血中へ白血球を動員する．

c. 急性相タンパク acute phase proteins の産生

炎症性サイトカインは肝細胞に働き，アルブミン

の産生を低下させ，C反応性タンパク(CRP)や血清アミロイドAなどの急性相タンパクの産生を亢進させる．急性相タンパクには局所の炎症を鎮静化させる作用がある．

C 炎症の経過と転帰

炎症の生起から終息まではある程度定まった経過をたどり，①局所の組織損傷，②局所の循環障害と血漿タンパクの滲出・炎症細胞の浸潤，③有害物質の除去と組織の修復，の3つの過程に分けることができる(図2)．

1. 局所の組織損傷

さまざまの原因により組織が損傷を受けると，崩壊した細胞や血小板などから種々の化学伝達物質が放出され，また，血漿タンパクが活性化することにより炎症が惹起される．

2. 局所の循環障害と血漿タンパクの滲出・炎症細胞の浸潤

ヒスタミンやブラジキニンなど多くの化学伝達物質は血管に作用し，局所の血管を拡張して血流を増加させ，また血管壁の透過性を亢進することで血漿タンパクの滲出と局所への細胞浸潤を促す．これにより，古典的炎症徴候の発赤・発熱・腫脹をもたらす．さらに，補体系の成分(C5a)やロイコトリエンなどは顆粒球の遊走を促し，局所に集まった好中球などから活性酸素やリソソーム酵素などが放出されて炎症はさらに増強される．

3. 有害物質の除去と組織の修復

組織の損傷が一段落し急性期の炎症反応がある程度おさまると，残った有害物質や壊死に陥った組織の除去と欠損した組織の修復が行われる．この過程ではリンパ球やマクロファージなどの慢性期の炎症細胞および線維芽細胞が主役を演ずる．リンパ球は免疫反応を介して病原体の排除に働く．好中球が処理できなかった病原体や壊死細胞はマクロファージによって貪食される．欠損した組織は，線維芽細胞のつくる膠原線維で埋められ修復される．こうした一連の修復過程において，除去した老廃物や組織の修復に必要な材料を輸送するため豊富な毛細血管が

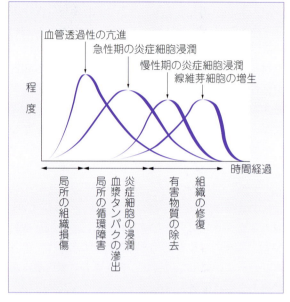

図2　炎症の経過

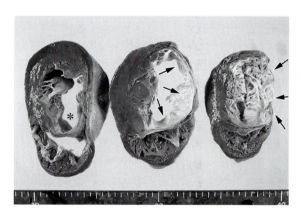

図3　線維性瘢痕(心臓割面．心筋梗塞後18年，左心室に生じた心室瘤)
陳旧化した心筋梗塞巣が瘢痕化し，薄い線維性組織に置き換えられている(矢印)．＊：心室瘤．

構築され，肉芽組織と呼ばれる組織を形成する(web)．組織修復が進むにつれ毛細血管は減少し膠原線維成分が増し，肉芽組織は徐々に線維性瘢痕と呼ばれる組織に置換されていく(図3)．

4. 急性炎症と慢性炎症

炎症はその経過の速度により，急性炎症と慢性炎症に分類される．経過が速やかで早期に終息する急性炎症に対し，組織の損傷が長期にわたる場合や原因となる病原体がなかなか処理されない場合に炎症は遷延し，慢性炎症と呼ばれる．

D 炎症の各型

各炎症はその組織像の特徴によりいくつかの型に分類される（表2）．炎症の経過の中でとくに血管内成分の滲出の強いものを滲出性炎症，組織の修復に伴う細胞増殖の強くみられるものを増殖性炎症と呼ぶ．増殖性炎症のうち肉芽腫を形成するものを特異性炎症として別に扱う．また，滲出や増殖の目立たない炎症を変質性炎症と呼ぶことがある．

1. 変質性炎症 degenerative inflammation

組織傷害の原因となる外因が強力なため細胞や組織の変性・壊死が広い範囲に強くみられ，滲出や増殖の継起する前の状態を変質性炎症と呼ぶ．まれに，焼け火箸による熱傷や，高電圧の感電の際などにみられることがある．

2. 滲出性炎症 exudative inflammation

局所の循環障害と血液成分の滲出を特徴とする炎症を滲出性炎症と呼ぶ．滲出する成分の違いによりさらに細分される．また，粘膜の滲出性炎症をカタル catarrh と呼び，漿液性カタル，粘液性カタル，膿性カタルなどに分ける．

a. 漿液性炎症 serous inflammation

血漿からフィブリンを除いた血清とほぼ同じ成分の液を漿液といい，漿液の滲出を主体とする炎症を漿液性炎症と呼ぶ．火傷の際にみられる水疱や虫刺されの際の腫れがこれに相当する．アレルギー性鼻炎などの漿液性カタルも漿液性炎症に含まれる．

b. 線維素性炎症 fibrinous inflammation

多量のフィブリン（線維素）の析出を特徴とする炎症であり，線維素性心膜炎やジフテリアが代表的疾患である．ジフテリアなどのような粘膜の線維素性炎症では，壊死物と滲出した線維素が粘膜表層に付着し膜のように覆うため，偽膜性炎症 pseudomembranous inflammation とも呼ばれる（図4）．

c. 化膿性炎症 purulent inflammation

好中球とその変性崩壊物からなる化膿性分泌物のみられる炎症を化膿性炎症と呼ぶ．蜂巣炎（フレグモーネ）・膿瘍・蓄膿・瘻孔が含まれる．

1）蜂巣炎 phlegmon

びまん性の好中球浸潤と浮腫を特徴とする．急性虫垂炎の代表的な炎症像である（図1a）．

2）膿瘍 abscess

組織が欠損して新たに生じた空洞の中に膿汁（好中球や壊死物の塊）を含む状態である．肺膿瘍（図5）や肝膿瘍がよくみられる疾患である．

3）蓄膿 empyema

生体にもともとある空洞（体腔）に膿汁が貯留した状態を蓄膿と呼び，膿瘍とは区別される．副鼻腔炎や膿胸などが蓄膿に含まれる．

4）瘻孔 fistula

皮膚表面や腸管内腔などの体外と膿瘍内腔，あるいは体外と体外とが狭い孔でつながり，その孔から持続的に膿汁が排出される状態のみられるとき，その孔を瘻孔と呼ぶ．瘻孔の例として痔瘻がある（図6）．

d. 出血性炎症 hemorrhagic inflammation

赤血球の血管外への漏出，つまり出血の著しい炎症を出血性炎症と呼ぶ．インフルエンザ桿菌による肺炎や，ある種の溶連菌感染症が出血性炎症を呈することがある．

e. 壊疽性炎症 gangrenous inflammation

嫌気性菌の感染などの加わった特殊な壊死の形態を壊疽（web）と呼び，壊疽の著しい炎症を壊疽性炎症と呼ぶ．急性虫垂炎が放置され進行すると，しばしば壊疽性炎症となる．

3. 増殖性炎症 proliferative inflammation

肉芽組織の形成や線維芽細胞の増殖を特徴とする．肝硬変症（図7）や肺線維症（図8）などのように

VIII. 炎症

表2 炎症の分類

炎症の型	特徴	主な疾患
変質性炎症	組織の変性・壊死	焼け火箸による熱傷
滲出性炎症	局所の循環障害と滲出	
漿液性炎症	血清成分の滲出	水疱，アレルギー性鼻炎
線維素性炎症	フィブリンの析出	線維素性心膜炎，ジフテリア
化膿性炎症	好中球の浸潤	蜂巣炎性虫垂炎，蓄膿症
出血性炎症	出血	ある種の溶連菌感染症
壊疽性炎症	壊疽	ガス壊疽，壊疽性虫垂炎
増殖性炎症	組織の修復 （線維芽細胞の増生）	肝硬変症，肺線維症
特異性炎症	肉芽腫の形成	結核，サルコイドーシス，第3期梅毒，ハンセン病

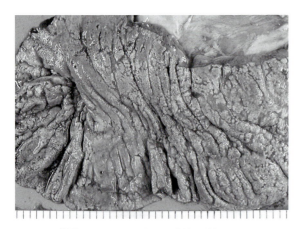

図4 偽膜性炎症（直腸粘膜．偽膜性腸炎）
緑色調で苔状の偽膜が大腸粘膜のほぼ全面を覆っている．

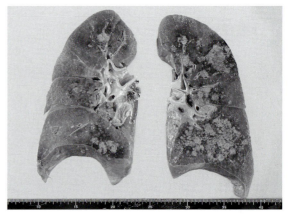

図5 肺膿瘍（肺割面．ブドウ球菌による重症気管支肺炎）
気管支の走行に沿って膿瘍が形成され，周囲に出血を伴っている．

持続性の刺激に対する遷延する炎症反応としてみられることが多い．

4. 特異性炎症 specific inflammation（肉芽腫性炎症 granulomatous inflammation）

肉芽腫形成を特徴とする増殖性炎症の特殊なものであり，結核菌や真菌などの処理しにくい特異な病原体の感染，あるいはシリカやベリリウムなどの異物吸入などが原因となる．肉芽腫 granuloma は，マクロファージに由来する類上皮細胞 epithelioid cell と呼ばれる紡錘形の細胞の球状の集合よりなり，マクロファージが貪食しても消化できないような病原体や異物などを，生体内で周囲組織から隔絶する働きをもつ．代表的な疾患として結核・サルコ

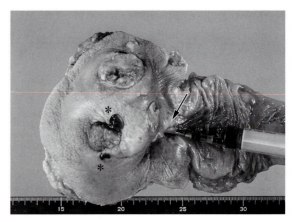

図6 瘻孔（痔瘻に生じた癌のため切除された直腸・肛門）
直腸から肛門部皮膚に通じる瘻孔が多数みられる．直腸側から注入した色素（矢印）が，瘻孔を通して，皮膚側から漏出している（＊）．

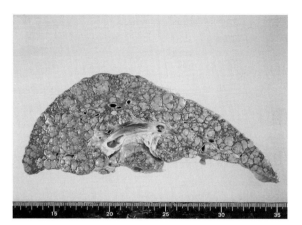

図7 肝硬変症（肝臓割面．原発性胆汁性肝硬変症）
白色調で大型の偽小葉が多数の結節状にみられる．背景の肝組織は，うっ滞した胆汁のため緑色調になっている．

イドーシス・梅毒・ハンセン Hansen 病について述べる．ほかに珪肺症やベリリウム肺，日本住血吸虫症，クローン Crohn 病などが肉芽腫性炎症を呈する．

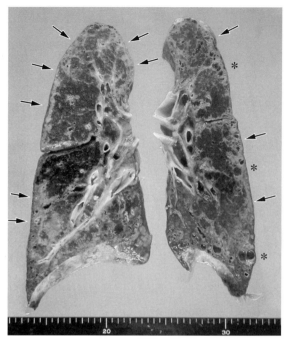

図8 肺線維症（肺割面）
胸膜下を主体に白色調の線維化巣がみられる（矢印）．気腔が小囊胞状に拡張し，蜂窩肺の所見を示す部分もみられる（*）．

a. 結核 tuberculosis

　結核は結核菌の感染によって起こる感染症である．組織学的に結核結節と呼ばれる特徴的な肉芽腫を形成する(web). 結核結節は，他の肉芽腫と同様に類上皮細胞で構成されるが，肉芽腫の中心部に乾酪壊死 caseous necrosis と呼ばれる特異な壊死巣を伴うこと，また，ラングハンス Langhans 巨細胞と呼ばれる特徴的な多核巨細胞の出現を認めることで他の肉芽腫と区別される．乾酪壊死は，肉眼的な外観がチーズに似ているため"乾酪"壊死と呼ばれる．ラングハンス巨細胞では多数の核が大きな細胞質の辺縁部に馬蹄状に配列するのが特徴的である．

b. サルコイドーシス sarcoidosis

　サルコイドーシスは原因不明の肉芽腫性疾患であり，通常肺および肺門のリンパ節が侵される．重症例では末期に肺線維症をきたしたり心臓の刺激伝導系を侵すことがあるが，軽症例では自然寛解することも少なくない．サルコイドーシスでは結核とよく類似した肉芽腫を形成するが，乾酪壊死を伴わないことが結核の肉芽腫との相違点である(web).

c. 梅毒 syphilis

　梅毒は，梅毒トレポネーマ *Treponema pallidum* による代表的な性感染症（STD）であるが，その経過により第1期〜第4期に分類される．第1期・第2期では滲出性炎症を呈するが，第3期ではゴム腫 gumma と呼ばれる肉芽腫の形成が身体各所にみられる．このゴム腫が特異性炎症の組織像を呈する．

d. ハンセン病 Hansen disease（レプラ leprosy）

　らい菌による感染症であり，らい結節と呼ばれる肉芽腫形成がみられる．らい結節では，らい細胞と呼ばれる，らい菌を貪食し膨化した泡沫状の細胞質をもつマクロファージが観察される．

E 炎症の治療

炎症の治療には，病原体に対する抗菌薬投与や毒素中毒に対する抗毒素の投与のような原因療法と，抗炎症薬や解熱薬の投与のような対症療法とがある．

1. 抗菌薬（抗生物質 antibiotics）

抗菌薬の投与は，病原体に感受性のある薬剤を選択して投与することが重要である．通常は，病原菌を局所から分離培養し，その菌に対する薬剤感受性試験をしたうえで，抗菌薬を選択し投与する．

2. 抗炎症薬 anti-inflammatory drugs と副腎皮質ステロイド薬 steroids

対症療法として使用される抗炎症治療薬として，副腎皮質ステロイド薬と非ステロイド系抗炎症薬，抗アレルギー薬および消炎酵素薬などがある（表3）．非ステロイド系抗炎症薬には解熱・鎮痛作用のある薬剤が含まれる．これらの薬剤は炎症反応の緩和と症状の軽減に効果があるが，原因療法と異なり根本治療ではないことをよく念頭に置く必要がある．とくに感染症の疑いがある場合には，副腎皮質ステロイド薬の投与は一般に禁忌である．

表3 抗炎症治療薬

分類	主な薬剤
副腎皮質ステロイド薬	コルチゾン，プレドニゾロン，デキサメタゾン
非ステロイド系抗炎症薬 　サリチル酸系 　アニリン系 　アントラニル酸系 　フェニル酢酸系 　インドール酢酸系 　プロピオン酸系 　ピラゾロン系	 アスピリン アセトアミノフェン メフェナム酸 ジクロフェナク インドメタシン イブプロフェン アンチピリン，スルピリン
抗アレルギー薬 　抗ヒスタミン薬	クロモグリク酸 クロルフェニラミン，ジフェンヒドラミン
消炎酵素薬	セラペプターゼ，リゾチーム

総論

IX. 免疫

まとめ

1. 免疫とは，生体が「自己」と「非自己」を識別し，「非自己」を排除するしくみである．免疫系により「非自己」として認識される分子を抗原と呼ぶ．
2. ヒトには自然免疫系と獲得免疫系の2つの免疫系が備わっている．
3. 自然免疫系は抗原に対する第一線の防御機構で，その反応は抗原非特異的である．
4. 獲得免疫系は自然免疫系に続いて発動される免疫機構で，その反応は抗原特異的である．これには，細胞性免疫と液性免疫の2つの機構がある．
5. 免疫反応が生体に不利益をもたらす現象をアレルギーと呼ぶ．
6. 「非自己」を「非自己」と認識できない病態を免疫不全症という．免疫不全症には，原発性のものと続発性のものがある．
7. 「自己」を「非自己」とみなし，自身の免疫系で「自己」を攻撃してしまうことを自己免疫と呼び，その結果引き起こされる疾患を自己免疫疾患という．自己免疫疾患には全身性のものと臓器特異的なものがある．

A 免疫とは

免疫 immunity とは，疫すなわち感染症を免れるという意味である．古くから，ある感染症に罹患し，一度治癒した場合には，次に同じ病原体が侵入してきても発病しない現象が知られており，俗に"免疫がある"という．免疫の本質は，生体が「自己」と「非自己」を識別し，「非自己」を排除するしくみである．外来性の病原体以外にも，腫瘍化した細胞や変性した自己タンパクなど本来は「自己」であったものであっても，状況によっては「非自己」となりうる．免疫系 immune system により「非自己」として認識される分子を抗原 antigen と呼ぶ．

B 免疫系の成り立ち

免疫系は生物の進化に伴い付加的に発達してきた生体防御機構であり，その機序は複雑かつ精緻である．ヒトには自然免疫系 innate immune system と獲得免疫系 acquired immune system の2つの免疫系が備わっている．

1. 自然免疫系

生体内に出現した抗原に対する第一線の防御機構

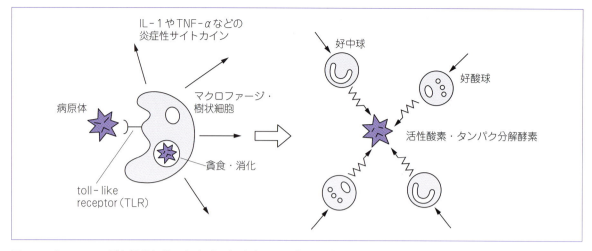

図1 マクロファージや樹状細胞，好中球，好酸球による自然免疫機構
生体内に侵入した抗原（病原体）は，マクロファージや樹状細胞上のTLRにより認識され，貪食・消化される．抗原と接触し活性化したマクロファージや樹状細胞は，IL-1やTNF-αなどの炎症性サイトカインを放出し，好中球や好酸球を動員して，抗原の除去に働く．

で，その反応は抗原非特異的である．生体内に出現した抗原は，マクロファージ macrophage や樹状細胞 dendritic cell により貪食され，消化される．ある特定の分子構造をもつ抗原の認識に際しては，マクロファージや樹状細胞上の Toll 様受容体 toll-like receptor（TLR）と呼ばれるパターン認識分子が用いられる．TLR はヒトでは TLR1〜TLR10 の10種類が報告されており，それぞれが特定の分子構造を認識する．たとえば，TLR4 はグラム陰性菌に広く認められる分子構造であるリポ多糖 lipopolysaccharide（LPS）を認識し，TLR5 は細菌の鞭毛成分であるフラジェリンを，TLR9 は細菌に特有の構造である非メチル化 CpG DNA を認識する．また，抗原と接触し活性化したマクロファージや樹状細胞はインターロイキン-1 interleukin-1（IL-1）や腫瘍壊死因子α tumor necrosis factor-α（TNF-α）などの炎症性サイトカイン inflammatory cytokine を放出し，抗原の侵入局所に炎症を引き起こす．その結果，好中球 neutrophil や好酸球 eosinophil が動員され，活性酸素やタンパク分解酵素を放出し，抗原の除去に働く（図1）．

そのほか，自然免疫系の細胞として重要な働きをする細胞にナチュラルキラー細胞 natural killer cell（NK細胞）がある．NK細胞上には抑制型受容体と活性型受容体が発現しており，通常は正常細胞が発現している主要組織適合遺伝子複合体 major histocompatibility complex（MHC）のクラスI分子に抑制型受容体が結合しているため，その機能が抑制されているが，ウイルス感染細胞や腫瘍細胞などMHCクラスI分子の発現が低く，代わりに活性型受容体のリガンド分子の発現が亢進している細胞と結合した場合には，NK細胞が活性化され，細胞傷害活性が発揮される（図2）．

2. 獲得免疫系

生体内に出現した抗原に対し，自然免疫系に続いて発動される免疫機構で，その反応は抗原特異的である．抗原を貪食・消化したマクロファージや樹状細胞は，ペプチド化した抗原の断片を細胞表面のMHCクラスII分子上に提示する．このように，抗原を提示したマクロファージや樹状細胞を抗原提示細胞 antigen presenting cell（APC）と呼ぶ．生体内では，種々の「非自己」に反応できるよう，各々のT細胞はそれぞれ別のT細胞受容体 T-cell receptor（TCR）をもっており，その中からMHCクラスII分子に提示されたペプチドと結合できるTCRをもつCD4陽性T細胞が抗原提示細胞と結合する．抗原提示細胞と結合したCD4陽性T細胞は2種類の免疫反応を誘導する（図3）．一つは細胞性免疫 cellular immunity で，同じペプチドに反応するTCRをもつCD8陽性T細胞を活性化する．活性化したCD8陽性T細胞は，ウイルスなどに感染し

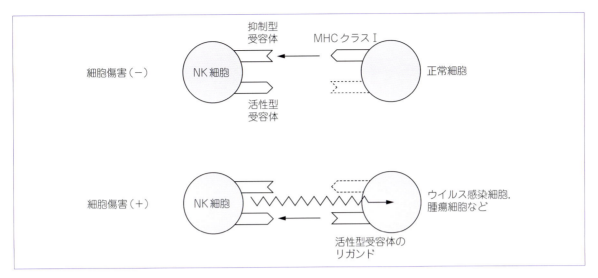

図2 ナチュラルキラー細胞（NK細胞）による自然免疫機構
NK細胞上には抑制型受容体と活性型受容体が発現しており，正常細胞ではMHCクラスⅠ分子が抑制型受容体と結合するため，NK細胞の細胞傷害活性は発揮されない．一方，ウイルス感染細胞や腫瘍細胞などMHCクラスⅠ分子の発現が低く，活性型受容体のリガンド分子の発現が亢進している細胞と結合した場合には，NK細胞が活性化され，細胞傷害活性が発揮される．

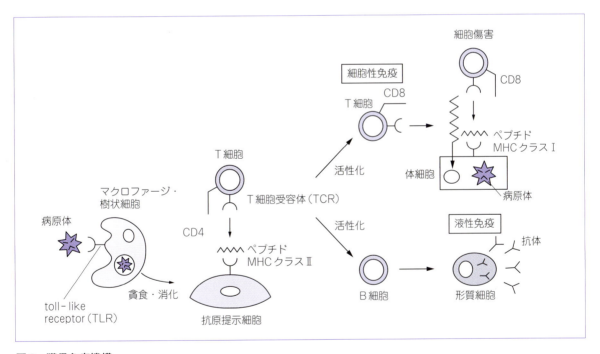

図3 獲得免疫機構
抗原（病原体）を貪食・消化したマクロファージや樹状細胞は抗原提示細胞となり，ペプチド化した抗原の断片をMHCクラスⅡ分子に提示する．次に，MHCクラスⅡ分子に提示されたペプチドと結合できるTCRをもつCD4陽性T細胞がこれに結合する．抗原提示細胞と結合したCD4陽性T細胞は，細胞性免疫と液性免疫の2種類の免疫反応を誘導する．

た細胞がその抗原をペプチドとして提示しているMHCクラスⅠ分子に結合し，感染した細胞を傷害する．もう一つの反応は液性免疫 humoral immunityで，同じ抗原を認識したB細胞を刺激して形質

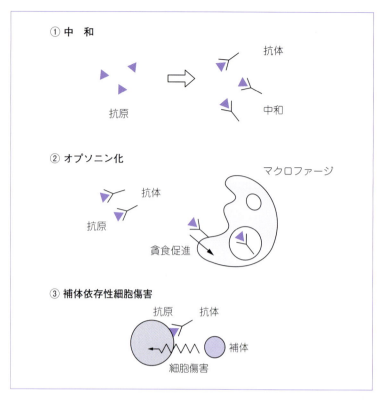

図4 抗体の働き
①抗体が抗原と結合し，抗原を失活させることを中和という．②抗原は抗体に捕捉されることにより，マクロファージなどに貪食されやすくなる．これをオプソニン化という．③抗原に結合した抗体に，さらに補体が結合して活性化し，細胞を傷害する現象を補体依存性細胞傷害という．

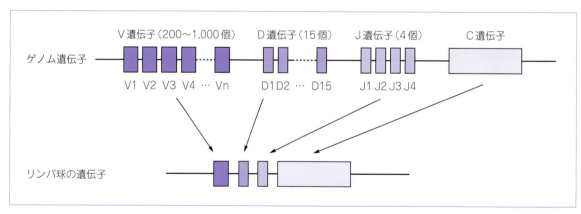

図5 抗原受容体の遺伝子再構成
免疫グロブリン重鎖遺伝子の再構成を示す．B細胞が分化する際，ゲノム上にそれぞれ複数あるV遺伝子，D遺伝子，J遺伝子がランダムに選択されて組み合わされ，新たな遺伝子が構成される．同様のことが軽鎖遺伝子にも起こり，重鎖と軽鎖により構成される免疫グロブリンの抗原多様性は10の十数乗にも及ぶ．TCRについても同様の遺伝子再構成が生じる．

細胞 plasma cell に分化させる．分化した形質細胞は抗原に結合する免疫グロブリン immunoglobulin，すなわち抗体 antibody を産生する．抗体は抗原の中和やオプソニン化に働き，また，補体依存性の細胞傷害を媒介する（**図4**）．CD4陽性T細胞はヘルパーT細胞，CD8陽性T細胞はキラーT細胞とも呼ばれる．

TCRや免疫グロブリンといった抗原受容体は，生体内に出現するさまざまな「非自己」成分に対応するため，多様である必要がある．T細胞やB細胞は，ゲノム上の抗原受容体遺伝子を細胞ごとに組み換えることによって，この多様性を獲得してい

る.これを抗原受容体遺伝子の再構成 rearrangement といい,獲得される多様性は 10 の十数乗にも及ぶ(図 5).

C アレルギー

免疫機構は病原体に対してばかりでなく,外来のあらゆる物質に対して作動し,時として生体に不利益をもたらす場合がある.免疫反応が生体に不利益をもたらす現象をアレルギー allergy と呼ぶ.アレルギーの機序は,クームス Coombs により 4 つの型に分類されている(Coombs 分類;表 1,図 6).

1. Ⅰ型アレルギー
a. Ⅰ型アレルギーの機序
生体内には,肥満細胞 mast cell や好塩基球 basophil と呼ばれる細胞質に豊富な顆粒をもつ細胞が存在する.ある抗原に一度曝露された人では,その抗原に対する IgE 抗体が過剰に産生され,肥満細胞や好塩基球の細胞表面に存在する Fc 受容体 Fc receptor を介して,IgE がそれらの細胞表面に結合している場合がある.このような状態を感作状態と呼ぶ.感作状態にある人に再び同一の抗原が侵入してきた場合に,肥満細胞や好塩基球の細胞表面に結合している IgE 抗体に抗原がさらに結合すると,これらの細胞は細胞質内の顆粒を細胞外に放出する.これを脱顆粒と呼ぶ.この顆粒の中にはヒスタミン histamine やロイコトリエン leukotriene などの化学伝達物質 chemical mediator が含まれている.ヒスタミンは血管透過性を亢進させ,ロイコトリエンは白血球を呼び寄せる作用を有し,その結果,炎症が引き起こされる.このⅠ型アレルギー反応は,2 度目に抗原が体内に侵入してから即座に起こる免疫反応であり,即時型アレルギー反応とも呼ばれる.

b. Ⅰ型アレルギーによる疾患
アレルギー性鼻炎や花粉症,気管支喘息,アトピー性皮膚炎,ペニシリンなどの薬剤に対するアレルギーなどがⅠ型アレルギーに含まれる.Ⅰ型アレルギー反応が全身性に生じたために呼吸困難や循環不全が急激に起こり,ショック状態となることをアナフィラキシー anaphylaxis と呼び,ペニシリンによるもの(ペニシリンショック)がその代表である.

2. Ⅱ型アレルギー
a. Ⅱ型アレルギーの機序
細胞や組織に存在する抗原に対して,IgG 抗体や IgM 抗体が結合し,さらに血清中に存在する補体 complement が結合・活性化して細胞や組織を傷害する反応である.このⅡ型アレルギー反応は,細胞傷害型アレルギー反応とも呼ばれる.

b. Ⅱ型アレルギーによる疾患
血液型不適合輸血を例に挙げる.A 型の血液型の人に誤って B 型の赤血球を輸血した場合には,A

表 1 アレルギーの分類(Coombs 分類)

アレルギーの型	関与する因子	主な疾患など
Ⅰ型アレルギー(即時型)	抗体(IgE) 肥満細胞,好塩基球	アレルギー性鼻炎,花粉症,気管支喘息,アトピー性皮膚炎,ペニシリンショック
Ⅱ型アレルギー(細胞傷害型)	抗体(IgG, IgM) 補体	血液型不適合輸血
Ⅲ型アレルギー(免疫複合体型)	抗体(IgG, IgA, IgM) 補体	溶連菌感染後急性糸球体腎炎,IgA 腎症,ヘノッホ・シェーンライン紫斑病
Ⅳ型アレルギー(遅延型)	マクロファージ・樹状細胞 T 細胞	ツベルクリン反応

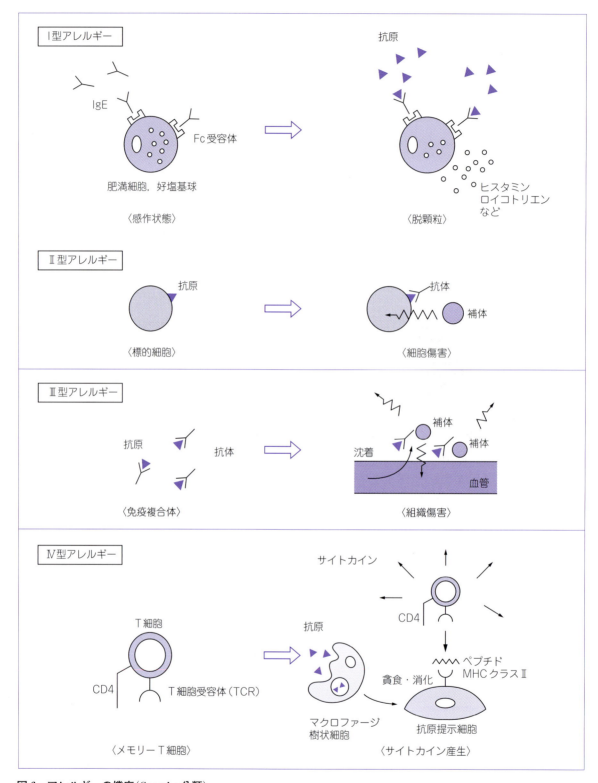

図6 アレルギーの機序(Coombs分類)
アレルギーの機序は，Ⅰ型〜Ⅳ型の4つの型に分類される．Ⅰ型は即時型，Ⅱ型は細胞傷害型，Ⅲ型は免疫複合体型，Ⅳ型は遅延型とも呼ばれる．

型の人の血清中に存在する抗B抗体がB型の赤血球上のB抗原に結合し，さらにそこに補体が結合して活性化され，輸血した赤血球が破壊される．

3. Ⅲ型アレルギー

a. Ⅲ型アレルギーの機序

体内に侵入してきた抗原に対して，IgG抗体やIgA抗体，IgM抗体が結合し，その抗原抗体複合体(免疫複合体 immune complex)が血流によって組織や臓器に運ばれ，沈着する．さらに血清中の補体もそこへ沈着し活性化されることにより，組織や臓器の障害が起こる．このⅢ型アレルギー反応は，免疫複合体型アレルギー反応とも呼ばれる．

b. Ⅲ型アレルギーによる疾患

この型に含まれる代表的な疾患に，溶血性連鎖球菌(溶連菌)の感染後に生じる急性糸球体腎炎，IgA腎症，ヘノッホ・シェーンライン Henoch-Schönlein 紫斑病がある．溶連菌感染後の急性糸球体腎炎では，上気道から侵入した溶連菌の抗原に対して抗体が結合し，免疫複合体として血中を循環し，腎臓の糸球体に沈着する．そこへ補体も沈着し，活性化されることにより急性糸球体腎炎が発症する．IgA腎症では，上気道や消化管などの粘膜から侵入する未知の抗原に対してIgA抗体が産生され，IgA免疫複合体が腎糸球体に沈着して，糸球体腎炎が発症する．ヘノッホ・シェーンライン紫斑病もIgA腎症に類似した機序で発症すると考えられるが，この場合はIgA免疫複合体が腎臓以外に皮膚や消化管粘膜の小血管にも沈着し，糸球体腎炎のほか，皮下出血や粘膜出血も伴う．

4. Ⅳ型アレルギー

a. Ⅳ型アレルギーの機序

Ⅰ型，Ⅱ型，Ⅲ型アレルギー反応が抗体を介して起こる液性免疫反応であるのに対し，Ⅳ型アレルギー反応は免疫記憶 immunological memory をもつT細胞(メモリーT細胞)によって起こる細胞性免疫反応である．抗原に曝露されてから反応が起こるまで2日程度を要するため，遅延型アレルギー反応とも呼ばれる．

b. Ⅳ型アレルギーによる疾患

代表的なⅣ型アレルギー反応にツベルクリン反応がある．これは無毒化した結核菌抗原を皮内注射し，結核に対する免疫記憶をもつメモリーT細胞の有無を確かめる検査である．皮内注射された結核菌抗原はマクロファージや樹状細胞により貪食・消化され，これらの細胞の表面にあるMHCクラスⅡ分子にペプチドとして提示される．過去に結核に反応した記憶をもつCD4陽性T細胞がこれに結合し，サイトカインなどを分泌して，抗原が注射された局所に炎症を引き起こす．この反応が起こらない場合，すなわちツベルクリン反応が陰性の場合は，結核に対する免疫がないと判定され，BCG(結核菌ワクチン)接種が行われる．現在は，医療経済上の理由などからBCG接種前のツベルクリン検査は行われていない．

> ● V型アレルギー
>
> Ⅱ型アレルギーの亜型である．IgG型やIgM型の抗体が細胞の受容体に結合した場合，その抗体が受容体刺激に対してアゴニストとして働く場合をいう．刺激型アレルギー反応とも呼ばれる．

D 移植と免疫

重篤な障害を受けた臓器を他人の臓器の一部または全部で置き換えることを臓器移植 organ transplantation という．臓器移植には親族などの生きた人から臓器の一部の提供を受ける生体移植と，死亡した人から臓器の提供を受ける死体移植がある．現在は，脳死状態にある人から臓器の提供を受ける脳死移植が普及しつつある．臓器を提供する人をドナー donor，臓器の提供を受ける人をレシピエント recipient という．

1. 臓器移植と拒絶反応

移植されたドナーの臓器は，レシピエントにとって「非自己」であるため，移植後に免疫反応が起こることは避けられない．レシピエントの免疫系が

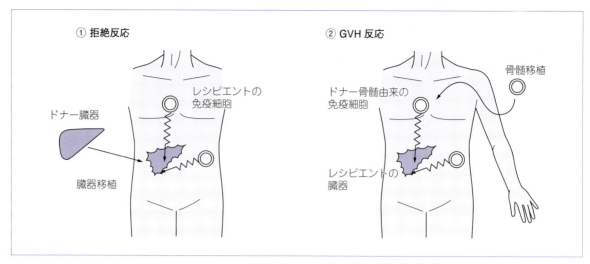

図7 拒絶反応とGVH反応
レシピエントの免疫細胞が移植されたドナーの臓器を排除しようとする免疫反応を拒絶反応という．骨髄移植の際などに，移植されたドナーの免疫細胞がレシピエントの臓器を排除しようとする免疫反応をGVH反応という．

「非自己」であるドナーの臓器を排除しようとする免疫反応を拒絶反応 rejection という（図7）．

拒絶反応は，時相により，超急性拒絶反応，急性拒絶反応，慢性拒絶反応の3つに分けられる．これらは異なるメカニズムで起こると考えられている．

a. 超急性拒絶反応

レシピエントの体内に存在するヒト白血球抗原 human leukocyte antigen（HLA）に対する抗体などの種特異的自然抗体による液性免疫反応と考えられている．移植後24時間以内に発症し，血栓形成などが起こり，臓器虚血に至る．レシピエントとドナーのHLAを極力一致させることにより，発症を抑えることができる．

b. 急性拒絶反応

移植後1週間〜3ヵ月くらいで起きる拒絶反応である．レシピエントの免疫系がドナー臓器を「非自己」とみなす免疫反応で，細胞性免疫と液性免疫の両方が関与する．自家移植（ドナーとレシピエントが同一である場合）や一卵性双生児間の移植でない限り，必然である．これを防止する目的で，移植後は免疫抑制薬の投与が行われる．

c. 慢性拒絶反応

移植後3ヵ月後以降に起こってくる拒絶反応で，液性免疫によると考えられているが，病態は不明である．免疫抑制薬は無効であることが多く，発症した場合は再移植が検討される．

2. 骨髄移植とGVHD

白血病など血液疾患等の治療を目的として，骨髄移植 bone marrow transplantation が行われる．この場合は，放射線照射などの移植前処置により免疫細胞を含むレシピエントの血液系細胞は消滅し，代わりに移植されたドナーの骨髄由来の細胞に置き換えられる．ドナーの骨髄由来の免疫細胞にとってレシピエントの臓器は「非自己」とみなされ，ドナーの免疫細胞がレシピエントの臓器を排除しようとする．これを移植片対宿主反応 graft-versus-host reaction（GVH反応）という（図7）．GVH反応による臓器障害は移植片対宿主病 graft-versus-host disease（GVHD）と呼ばれる．GVHDには急性のものと慢性のものがある．

a. 急性GVHD

移植後100日以内に発症するGVHDである．ドナー骨髄中に含まれる成熟T細胞が，レシピエントの臓器を「非自己」とみなす免疫反応により生じる．主な障害臓器は皮膚，消化管，肝臓である．

b. 慢性GVHD

移植後100日以降に発症するGVHDである．ドナー骨髄から分化・成熟したT細胞が関与すると考えられている．急性GVHDと比較してより多くの臓器が障害を受けることが特徴である．

E 免疫不全症

生体が「非自己」を「非自己」と認識できない状態，すなわち免疫系が機能しない状態を免疫不全という．免疫不全を示す病態（免疫不全症 immunodeficiency）には，生まれながらにして発症する先天性免疫不全症 congenital immunodeficiency と，何らかの疾患に引き続き，あるいは薬剤の投与，またはウイルス感染などにより後天的に発症する後天性免疫不全症 acquired immunodeficiency がある．

1. 先天性免疫不全症

先天性免疫不全症の多くは特定の遺伝子の異常や欠損に基づく遺伝子病であり，通常は遺伝性疾患としてみられる．異常のある遺伝子の違いにより，細胞性免疫と液性免疫の両方あるいはどちらか一方が侵されるなど種々の病態が知られている．いずれも易感染性を示し，免疫不全の程度によっては致死的である．

a. 重症複合型免疫不全症 severe combined immunodeficiency（SCID）

T細胞とB細胞の両方が欠損する最も重症な先天性免疫不全症である．原因遺伝子の違いによりいくつかの型があるが，そのうちの一つにアデノシンデアミナーゼ欠損症がある．この疾患では，核酸の代謝に関わるアデノシンデアミナーゼという酵素が欠損するため正常なリンパ球が産生されず，細胞性免疫と液性免疫の両方が障害される．

b. ディジョージ DiGeorge 症候群

胸腺 thymus の発生異常のためにT細胞の分化・成熟が妨げられ，主として細胞性免疫が障害される．心大血管の奇形や副甲状腺の形成不全を伴う場合が多い．

c. X連鎖無ガンマグロブリン血症

X染色体伴性劣性遺伝を示す疾患で，B細胞の異常のため抗体産生が障害され，血清中のすべての免疫グロブリンが低値を示す．このため，主として液性免疫が障害される．

2. 後天性免疫不全症

後天的に生じる免疫不全症には，何らかの疾患やそれに対する治療により引き起こされる続発性免疫不全症 secondary immunodeficiency と，ヒト免疫不全ウイルス human immunodeficiency virus（HIV）により引き起こされるエイズ（後天性免疫不全症候群）acquired immunodeficiency syndrome（AIDS）がある．また，加齢によっても免疫能は低下する．

a. 続発性免疫不全症

癌や白血病などの悪性腫瘍や敗血症などの重症感染症，肝硬変や慢性腎不全などの慢性消耗性疾患などに伴うもの，抗癌剤などの骨髄抑制をきたす薬剤や自己免疫疾患の治療として用いられる免疫抑制薬により生じるものなどが知られている．

b. エイズ

エイズはレトロウイルス retrovirus に属するRNAウイルスであるHIVの感染によって引き起こされる．HIVは血液や体液を介してヒトからヒトへ伝播する．細胞への感染は，HIVの被殻糖タンパク gp120 がヘルパーT細胞上のCD4およびCXCR4分子，またはマクロファージ上のCD4およびCCR5分子に結合することにより成立する．これらの細胞に侵入したHIVは，自身のもつ逆転写酵素 reverse transcriptase でRNAからDNAに変換され，宿主細胞のDNAにプロウイルス provirus として組み込まれる．その後，細胞内でウイルスの複製・増殖が起こるが，やがて感染細胞はアポトーシス apoptosis を起こして死滅する．

HIV感染症の病期は，急性感染期→無症候期→

発病期の順に進行する．

1）急性感染期

感染後2～4週に感冒様症状がみられる．全身性のリンパ節腫脹や斑状丘疹状の発疹，多発性単神経炎，無菌性髄膜炎，脳炎様症状などの急性症状を示す場合もある．しかしながら，これらの症状はHIV感染症特有のものではなく，他の感染症や疾病においても起こりうる症状であることから，症状だけでHIV感染に気付くことは困難である．多くの場合，数日～10週間程度で症状は軽くなり，その後，長期の無症候期に入る．

一方，HIVに対する抗体は，感染後，2, 3週間～1ヵ月程度で産生される．感染後2, 3週間，人によって1ヵ月程度は十分な抗体が産生されないため，抗体検査の結果が陰性となる期間がある．HIVに感染していても，抗体検査で陽性とならない感染初期の期間をウインドウ期間 window period という．

2）無症候期

急性感染期を過ぎて症状が軽快した後，通常5～10年は無症状である．この間，体内ではHIVが盛んに増殖し，感染したCD4陽性T細胞をアポトーシスさせるプロセスが繰り返される一方で，CD4陽性T細胞がそれに見合うだけ作られる．無症候期にある感染者は無症候性キャリアと呼ばれる．無症候期を通じてCD4陽性T細胞数は徐々に減少していく．

3）発病期

CD4陽性T細胞がある程度まで減少していくと，免疫低下症状を示すようになる．最初は全身倦怠感，体重の急激な減少，慢性的な下痢，極度の疲労などがみられる．その後，CD4陽性T細胞のさらなる減少につれて，帯状疱疹，カンジダ症，クリプトコッカス症，ニューモシスチス肺炎，トキソプラズマ脳症，サイトメガロウイルス感染症，結核，非定型抗酸菌症など多くの感染症に罹患し，カポジ Kaposi 肉腫や悪性リンパ腫などの悪性腫瘍を発症する場合もある．また，HIV感染細胞が中枢神経系組織へ浸潤し，精神障害や認知症などを引き起こすこともある．これをHIV脳症と呼ぶ．

F　自己免疫

生体は，ときに「自己」を「非自己」とみなし，自身の免疫系で「自己」を攻撃してしまうことがある．これを自己免疫 autoimmunity と呼び，それにより引き起こされる疾患を自己免疫疾患 autoimmune disease という．自己免疫は，「自己」を「自己」とみなし排除しないしくみ，すなわち自己寛容 self tolerance の破綻により引き起こされる．

1. 自己寛容のしくみ

免疫系が「自己」を「自己」とみなして排除しない自己寛容のしくみには，中枢性寛容 central tolerance と末梢性寛容 peripheral tolerance の2つのメカニズムがある．

a. 中枢性寛容

骨髄で産生されたT細胞の前駆細胞は，末梢血を循環する前に胸腺に入る．このとき，T細胞の表面にはCD4とCD8の両分子が発現するとともに，TCR遺伝子の再構成が起こり，各T細胞はそれぞれ別のTCRを発現する．胸腺では，上皮細胞などの非リンパ球系細胞がMHCクラスIまたはクラスII分子上に自己抗原 self antigen を提示している．このMHC分子と結合できるTCRをもつT細胞，すなわち自己のMHCに拘束されるT細胞のみが生存を許され，そうでないT細胞はアポトーシスを起こして除去される．これを正の選択（ポジティブセレクション positive selection）という．また，自己抗原を提示するMHC分子に強く結合するT細胞もアポトーシスを起こして胸腺から除去される．これを負の選択（ネガティブセレクション negative selection）という．正と負の選択の結果，自己抗原を提示するMHC分子とゆるく結合するT細胞のみが胸腺を通過して末梢血に移行する（図8）．

b. 末梢性寛容

T細胞が抗原提示細胞と結合して増殖するためには，抗原提示細胞上におけるCD80, CD86などの副刺激分子 co-stimulatory molecule の発現が必

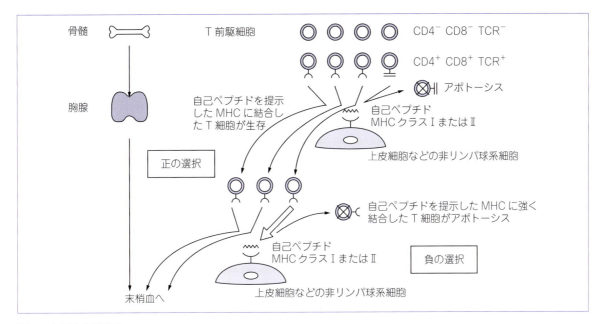

図8 中枢性自己寛容
骨髄で産生されたT前駆細胞は，胸腺で正の選択(ポジティブセレクション)と負の選択(ネガティブセレクション)の2つの選択を受ける．その結果，自己抗原を提示するMHC分子とゆるく結合するT細胞のみが胸腺を通過して，末梢血に移行する．

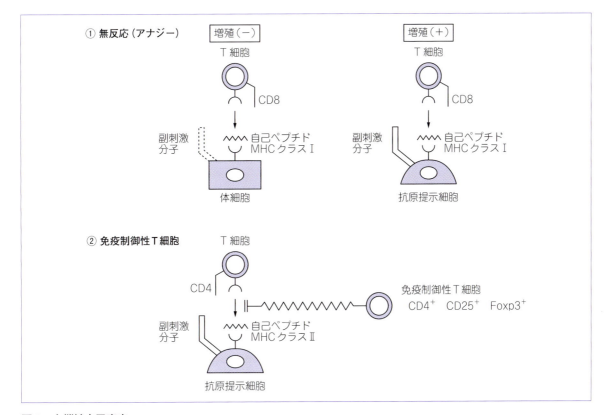

図9 末梢性自己寛容
通常の体細胞では副刺激分子の発現がないため，たとえ自己抗原を提示するMHCクラスI分子とCD8陽性T細胞が結合しても，T細胞の増殖は起こらない．これを無反応(アナジー)という．また，末梢では免疫制御性T細胞などの細胞が存在し，自己免疫反応を抑制している．

要である．末梢の体細胞では通常これら副刺激分子の発現はなく，したがって，たとえ MHC クラス I 分子上に自己抗原を提示する体細胞と CD8 陽性 T 細胞が結合しても，T 細胞の増殖は起こらない．これを無反応（アナジー anergy）という．万が一，副刺激分子を発現しているマクロファージや樹状細胞が MHC クラス II 分子上に自己抗原を提示し，これに CD4 陽性 T 細胞が結合して T 細胞の増殖が起こりうる状況になったとしても，末梢には自己免疫反応を抑制する細胞群が存在し，そのような反応を未然に防いでいる．このような自己免疫反応を抑制する細胞の一つとして，免疫制御性 T 細胞 regulatory T-cell（Treg）が知られている．Treg は CD4 陽性 CD25 陽性の T 細胞であり，Foxp3 という転写因子を発現している（図9）．

2. 自己免疫疾患

自己寛容が破綻すると，免疫系が「自己」を「非自己」と認識するようになり，自己免疫疾患が発症する．ほとんどの自己免疫疾患は多因子により発症することが知られており，自己寛容の破綻する原因としては，遺伝的な要因や感染などの環境的な要因といった複数の要因が重なっていると考えられる．

a. 全身性自己免疫疾患と臓器特異的自己免疫疾患

自己免疫疾患は，全身あるいは複数の臓器・組織を障害する全身性自己免疫疾患と，特定の臓器のみが障害される臓器特異的自己免疫疾患に大別される．全身性自己免疫疾患には，膠原病 collagen disease といわれる6つの疾患[全身性エリテマトーデス systemic lupus erythematosus（SLE），リウマチ熱 rheumatic fever（RF），進行性全身性硬化症 progressive systemic sclerosis（PSS）または強皮症 scleroderma，多発性筋炎 polymyositis（PM）または皮膚筋炎 dermatomyositis（DM），結節性多発動脈炎 polyarteritis nodosa（PN），関節リウマチ rheumatoid arthritis（RA）]と，それに類似したいくつかの疾患が含まれる（表2）．臓器特異的自己免疫疾患には，自己免疫性溶血性貧血や特発性血小板減少性紫斑病，慢性甲状腺炎（橋本病），自己免疫性肝炎などがある（表3）．

b. 自己抗体とII型，III型，V型アレルギー機序

自己の構成成分に対する抗体を自己抗体 autoantibody という．多くの自己免疫疾患では，共通して抗核抗体や抗 DNA 抗体が血清中に検出される．そのほかに，それぞれの疾患に特徴的な自己抗体も出現することが知られており，診断に役立つ（表2, 3）．

また，産生された自己抗体がII型，III型，V型アレルギー機序を介して病因的に働く場合もある．

● **AIRE（autoimmune regulator）**

胸腺は皮質 cortex と髄質 medulla に分かれている．胸腺髄質の上皮細胞において自己抗原 self antigen を提示させる分子として AIRE という転写因子 transcription factor が発見された．転写因子とは，核内で遺伝子の上流の DNA に結合し，遺伝子の転写 transcription を誘導する因子である．AIRE の発見により，本来は臓器特異的な発現を示す分子が胸腺でも発現するメカニズムの一端が解明された．AIRE 遺伝子の欠失は常染色体劣性遺伝を示し，胸腺で副甲状腺や副腎，性腺などの自己抗原が提示されなくなるため，これらの抗原に対する自己反応性 T 細胞を除去できず，各臓器を標的とした自己免疫反応が生じる．

● **内在性レトロウイルス**

内在性レトロウイルス endogenous retrovirus は，ゲノム genome 中に存在する感染性レトロウイルス infectious retrovirus と相同性をもつ塩基配列である．ある種のマウスでは内在性レトロウイルス抗原が自己抗原となり，糸球体腎炎や血管炎などの自己免疫疾患が発症する．ヒトゲノムにおいても，全長の8%に及ぶレトロウイルス類似の塩基配列が存在することが明らかになっている．その多くは感染性ウイルス粒子を産生するのに必要な構成成分を正しくコードできない遺伝子断片であるが，中には臓器または細胞に応じてメッセンジャー RNA（mRNA）への転写やウイルス構造タンパクへの翻訳 translation が認められているものもある．しかしながら，現在まで，ヒト内在性レトロウイルス human endogenous retrovirus が自己免疫疾患の発症に関与していることを積極的に支持するエビデンスは得られていない．

表2 代表的な全身性自己免疫疾患

全身性自己免疫疾患	特徴的な自己抗体
全身性エリテマトーデス	抗Sm抗体
リウマチ熱	―
進行性全身性硬化症（強皮症）	抗Scl-70抗体
多発性筋炎，皮膚筋炎	抗Jo-1
結節性多発動脈炎	―
関節リウマチ	リウマトイド因子
シェーグレン症候群	抗SS-A抗体，抗SS-B抗体
抗基底膜病（グッドパスチャー症候群）	抗基底膜抗体
顕微鏡的多発血管炎 好酸球性多発血管炎性肉芽腫症（チャーグ・ストラウス症候群）	抗好中球細胞質抗体〔P-ANCA(MPO-ANCA)〕
多発血管炎性肉芽腫症（ウェゲナー肉芽腫症）	抗好中球細胞質抗体〔C-ANCA(PR3-ANCA)〕

表3 代表的な臓器特異的自己免疫疾患

臓器特異的自己免疫疾患	特徴的な自己抗体
自己免疫性溶血性貧血	抗赤血球抗体
特発性血小板減少性紫斑病	抗血小板抗体
重症筋無力症	抗アセチルコリン受容体抗体
バセドウ病	抗TSH受容体抗体
慢性甲状腺炎（橋本病）	抗マイクロゾーム抗体，抗サイログロブリン抗体
自己免疫性肝炎	抗平滑筋抗体
原発性胆汁性肝硬変	抗ミトコンドリア抗体

1) Ⅱ型アレルギー機序により発症する自己免疫疾患

自己免疫性溶血性貧血や特発性血小板減少性紫斑病，抗基底膜病（グッドパスチャー Goodpasture 症候群）などがある．自己免疫性溶血性貧血では抗赤血球抗体，特発性血小板減少性紫斑病では抗血小板抗体が産生され，補体の結合と活性化を介して赤血球または血小板が破壊される．抗基底膜病では，肺の毛細血管と腎糸球体に共通に存在する基底膜成分に対する抗基底膜抗体が産生され，肺出血と壊死性糸球体腎炎が発症する．

2) Ⅲ型アレルギー機序により発症する自己免疫疾患

全身性エリテマトーデス（SLE）でみられるループス腎炎 lupus nephritis がある．ループス腎炎では，未知の自己抗原とそれに対する抗体により血中で形成される免疫複合体が腎糸球体に沈着し，糸球体腎炎が発症する．

3) Ⅴ型アレルギー機序により発症する自己免疫疾患

バセドウ Basedow 病では，甲状腺刺激ホルモン thyroid stimulating hormone（TSH）の受容体（TSH 受容体）に対する自己抗体が出現し，持続的に TSH 受容体を刺激するため，甲状腺機能亢進症が出現する．

G 系統的全身性疾患

ここでは，免疫反応が発症に関与する全身性疾患のうち，全身性エリテマトーデス，リウマチ熱，進行性全身性硬化症（強皮症），結節性多発動脈炎と顕微鏡的多発血管炎 microscopic polyangiitis（MPA），ベーチェット Behçet 病について詳述する．

1. 全身性エリテマトーデス
a. 概念

代表的な全身性自己免疫疾患である．自己の細胞核や細胞膜成分に対する種々の自己抗体が出現し，全身の諸臓器に障害を生じて多彩な臨床症状と検査異常をきたす．

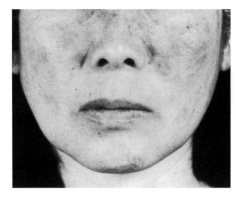

図10 全身性エリテマトーデスの蝶形紅斑
顔面に蝶が翅を広げたような紅斑がみられる.
（水上勇治先生ご提供）

b. 病因

不明であるが，何らかの遺伝的要因を背景に，ホルモン異常や微生物感染などの内的または外的要因が複雑に関与して発症する多因子疾患である.

c. 臨床事項

患者は女性に多く（男女比1：10），年齢的には20歳代に最も多い．初発症状は，発熱，全身倦怠感，食欲不振，体重減少などで，妊娠や出産，感染症などがきっかけとなって発症する場合が少なくない．本症は慢性に増悪と軽快を繰り返す全身性の多臓器障害である．代表的臓器障害には次のものがある.

1）皮膚・粘膜病変

皮膚の紅斑が特徴的で，80％以上の症例で認められる．とくに，顔面の蝶形紅斑 butterfly erythema は本症に特徴的である（図10）．ほかに，円板状狼瘡 discoid lupus や日光過敏症 photosensitivity, 口腔内潰瘍（アフタ性口内炎），レイノー Raynaud 現象，紫斑などが認められる.

2）関節病変

他覚的な炎症所見は少ないが，多発性関節痛が出現する．ほかに，腱鞘炎や筋肉痛などがみられることもある.

3）漿膜病変

胸膜炎や心外膜炎が認められる.

4）腎病変

本症に伴う腎病変をループス腎炎 lupus nephritis という．ループス腎炎は本症の予後を左右する最も重要な因子の一つである.

5）神経病変

痙攣発作や，抑うつ，統合失調症様の精神障害がみられる．また，無菌性髄膜炎を発症することもある.

6）心病変

前出の心外膜炎のほか，心筋炎や，小疣贅が弁膜に多発するリブマン・ザックス Libman-Sacks 心内膜炎などがみられることがある.

d. 検査所見

溶血性貧血，白血球減少，血小板減少などの末梢血異常や赤沈の亢進，CRP陽性が認められる．尿では持続性タンパク尿と，赤血球円柱や顆粒円柱などの各種細胞性円柱尿が観察される．血漿タンパクの異常としては，低アルブミン血症，高ガンマグロブリン血症がみられ，IgGの増加も顕著である．本症では，血清梅毒反応の生物学的偽陽性 biological false positive（BFP）が認められるが，これは血清中の抗リン脂質抗体によって引き起こされる現象である．抗核抗体陽性に加え，抗二本鎖DNA抗体（抗dsDNA抗体），抗Sm抗体が検出される．また，LE細胞試験が陽性となる．C3, C4, CH_{50} などの血清補体価は，免疫複合体形成による補体の消費を反映して低下する傾向にあり，血清補体価の低下は抗dsDNA抗体価とともに疾患活動性を反映する.

e. 診断基準

特徴的な臨床症状と検査所見を組み合わせた診断基準が制定されている（表4）.

f. 病理所見

全身各臓器に共通する組織病変は，膠原線維のフィブリノイド変性とヘマトキシリン体 hematoxylin body の形成である．ヘマトキシリン体は，炎症の場で破壊された細胞の核が自己抗体である抗核抗体と抗原抗体反応を起こした結果，核が変性して無構造となったものであり，LE細胞が貪食している封入体と同一のものである.

腎臓では糸球体に基底膜の肥厚と細胞増殖性の変化を示すループス腎炎が認められる（図11）．典型的なループス腎炎では，ワイヤーループ病変 wire-loop lesion と呼ばれる変化が認められる．これは，フィブリンを含む多量の免疫複合体が糸球体係蹄壁

表4 全身性エリテマトーデスの診断基準(1997年アメリカリウマチ学会改訂基準)

1. 顔面(頬部)紅斑
2. 円板状皮疹(ディスコイド疹)
3. 光線過敏症
4. 口腔潰瘍(無痛性で口腔あるいは鼻咽喉に出現)
5. 非びらん性関節炎(2関節以上)
6. 漿膜炎
   a) 胸膜炎,または,b) 心膜炎
7. 腎障害
   a) 0.5g/日以上または+++以上の持続性タンパク尿,または,
   b) 細胞性円柱
8. 神経障害
   a) 痙攣,または,b) 精神障害
9. 血液異常
   a) 溶血性貧血,b) 白血球減少症(<4,000/μL),
   c) リンパ球減少症(<1,500/μL),または,
   d) 血小板減少症(<100,000/μL)
10. 免疫異常
    a) 抗二本鎖DNA抗体陽性,
    b) 抗Sm抗体陽性,または,
    c) 抗リン脂質抗体陽性
       1) IgGまたはIgM抗カルジオリピン抗体の異常値,
       2) ループス抗凝固因子陽性,
       3) 梅毒血清反応生物学的偽陽性,のいずれかによる
11. 抗核抗体陽性

上記11項目中4項目以上を満たす場合,全身性エリテマトーデスと診断する.

表5 ループス腎炎の分類(International Society of Nephrology/Renal Pathology Society Classification 2004)

Ⅰ型	微小メサンギウムループス腎炎
Ⅱ型	メサンギウム増殖性ループス腎炎
Ⅲ型	巣状ループス腎炎
Ⅳ型	びまん性ループス腎炎
Ⅴ型	膜性ループス腎炎
Ⅵ型	進行性硬化性ループス腎炎

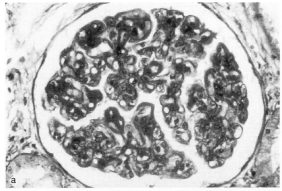
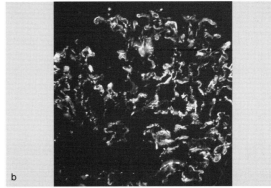
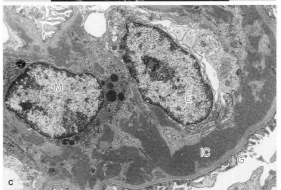

図11 ループス腎炎の組織像
a:特徴的な糸球体係蹄の肥厚(wire loop lesion)を認める(マッソン染色).b:糸球体係蹄へのIgGの顆粒状沈着を認める(免疫蛍光染色).c:糸球体基底膜の内皮細胞側に電子密度の高い沈着物(免疫複合体に相当する)を認める(電子顕微鏡).E:糸球体内皮細胞,M:メサンギウム細胞,G:糸球体基底膜,IC:免疫複合体.

に沈着することにより,基底膜が肥厚したものである.免疫蛍光染色では,糸球体係蹄壁にIgGとともにC1qやC3といった補体成分が顆粒状に沈着している様子をみることができる.電子顕微鏡では,糸球体係蹄の内皮下に電子密度の高い沈着物(免疫複合体に相当する)を観察できる.WHOではループス腎炎を6型に分類している(表5).

2. リウマチ熱

a. 概念

A群β溶連菌感染症の続発症として発症する心筋および心内膜の非化膿性急性炎症で,後天性心臓

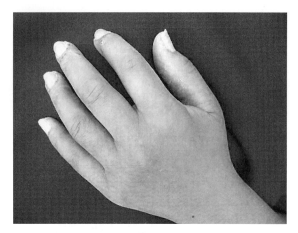

図12　進行性全身性硬化症(強皮症)のソーセージ様の指
(カラー口絵参照)
手指の腫脹を認める(浮腫期).

弁膜症の主な原因である.

b. 病因

A群β溶連菌と心筋および心内膜の構成分子の間の分子相同性 molecular mimicry のため，A群β溶連菌に対する免疫反応が自己の心筋や心内膜に交差反応することにより発症する.

c. 臨床事項

6〜15歳の学齢期に多く発生する．A群β溶連菌感染による上気道炎の1〜3週後に発病する.

d. 検査所見

白血球増加，赤沈の亢進，CRP陽性の炎症反応が認められる．抗ストレプトリジンO価(ASLO)の上昇は，溶連菌の感染を示す検査として本症の診断に有用である．そのほか，心電図では，しばしば房室伝導の遅延が認められる.

e. 病理所見

典型例では，心臓にアショッフ Aschoff 体が認められる．これは，心筋線維束間の結合組織にフィブリノイド変性が起こり，その周囲にマクロファージやリンパ球などが出現して肉芽腫を形成したものである．また，心内膜炎により僧帽弁や大動脈弁に血栓が付着し，それが器質化して疣贅状となることがあるが，これは将来における後天性心臓弁膜症の原因として重要である.

3. 進行性全身性硬化症(強皮症)

a. 概念

皮膚硬化を主症状とする全身性の結合組織病 connective tissue disease である．皮膚のみが侵される限局型と，皮膚のほかに消化管，肺，心臓，腎臓などの全身臓器が侵される汎発型が存在する.

b. 病因

免疫学的機序により発症すると考えられるが，詳細は不明である.

c. 臨床事項

中年女性に多く，レイノー現象や四肢末梢の浮腫を初発症状とすることが多い．皮膚症状は本症に特徴的であり，初めに顔面，四肢末梢が対称的に浮腫状となり，腫脹した手指はソーセージ様になる(浮腫期)(図12)．次に，皮膚の肥厚と硬化が生じる(硬化期)．さらに進行すると，皮膚は萎縮して平滑となり，発汗障害，脱毛，色素沈着がみられ，その結果顔貌は表情が乏しく仮面様を呈する(萎縮期)．そのほか，多発性関節痛または関節炎，肺線維症，食道下部の線維化による食道の拡張と収縮能の低下，舌小体の短縮などがみられる．腎血管に病変が及ぶと，悪性高血圧を伴う強皮症腎クリーゼを併発することがある.

d. 検査所見

赤沈の亢進とCRP陽性，高ガンマグロブリン血症が認められる．自己抗体としては，抗核抗体のほか，本症に特徴的な抗トポイソメラーゼI抗体(抗Scl-70抗体)が認められる．リウマトイド因子も陽性となることが多い.

e. 診断基準

特徴的な臨床症状と検査所見を組み合わせた診断基準が制定されている(表6).

f. 病理所見

1) 皮膚

真皮層の浮腫，膠原線維の膨化，血管周囲のリンパ球浸潤で始まり(浮腫期)，次に真皮層の小動脈の内膜肥厚，膠原線維の増加をきたす(硬化期)．やがて表皮は萎縮し，真皮層では膠原線維の増加によ

表6　進行性全身性硬化症(強皮症)の診断基準
(厚生省強皮症調査研究班 1992 年)

I．中手指関節より近位の皮膚硬化(proximal scleroderma)ありのとき
(1) Raynaud 症状 (2) 抗核抗体値の異常 判定：(1)あるいは(2)の一方でも陽性の場合は強皮症と診断してよい 　　　(1)，(2)ともに陰性の場合にはII(1)，II(2)を参考にして診断する
II．中手指関節より近位の皮膚硬化(proximal scleroderma)なしのとき
(1) 皮膚・粘膜症状 　1. sclerodactylia 　2. その他の皮膚・粘膜症状 　　(a) pitting scar 　　(b) 爪上皮の延長 　　(c) 全身色素沈着 　　(d) 顆粒状角化 　　(e) 舌小帯の短縮 　1が陽性か2の(a)～(e)の5項目中2項目以上が陽性の場合を(+)とする (2) 検査所見 　1. 両下肺野線維症(X-PまたはCT) 　2. 食道下部無動性拡張または蠕動低下(X-Pまたは内圧検査) 　3. 組織学的硬化(前腕伸側皮膚) 　4. 血清検査[(a)か(b)のいずれかの陽性を(+)とする] 　　(a) トポイソメラーゼI抗体 　　(b) セントロメア抗体 　1～4の4項目中2項目以上が陽性の場合を(+)とする 判定：(1)および(2)の両項目が(+)の場合のみ強皮症と診断してよい

注：II．(2) 4. 血清検査において抗 RNP 抗体が高値の場合には，混合性結合組織病(MCTD)も考慮される．

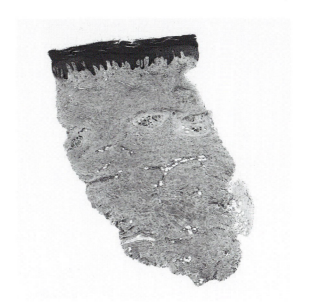

図13　進行性全身性硬化症(強皮症)の皮膚組織像
真皮膠原線維の増生と皮膚付属器(汗腺)の萎縮を認める(ヘマトキシリン・エオジン染色)．

り，皮膚付属器は萎縮・消失する(萎縮期)(図13)．

2) 肺
下葉から始まる肺線維症が高頻度に認められる．

3) 消化管
食道下端を主体として，平滑筋層における膠原線維の増加と，これに伴う平滑筋の萎縮が認められる．

4) 腎臓
弓状動脈や小葉間動脈などの腎内動脈に，内膜の層状線維化を伴う血管壁の肥厚と内腔の閉塞が認められる．悪性高血圧を伴う強皮症腎クリーゼでは，小葉間動脈の内腔狭窄と輸入細動脈のフィブリノイド変性，これに伴う腎梗塞が特徴である．

4. 結節性多発動脈炎と顕微鏡的多発血管炎
a. 概　念

全身に分布する血管が炎症性に障害される疾患を血管炎という．血管炎は，障害される血管の太さにより，大型血管炎，中型血管炎，小型血管炎に大別されるが，結節性多発動脈炎は中型血管炎に，顕微鏡的多発血管炎は小型血管炎に分類される．これらは1866年にKussmaulとMaierにより結節性動脈周囲炎として提唱された疾患であるが，現在では，それぞれ異なる疾患単位と考えられている．

b. 病　因

結節性多発動脈炎の病因は不明である．顕微鏡的多発血管炎では，ミエロペルオキシダーゼmyeloperoxidase(MPO)を対応抗原とする抗好中球細胞質抗体 anti-neutrophil cytoplasmic antibody(ANCA)が高率に出現し，この自己抗体(MPO-ANCA)の病原性が指摘されている．ただし，なぜMPO-ANCAが産生されるかは明らかになっていない．

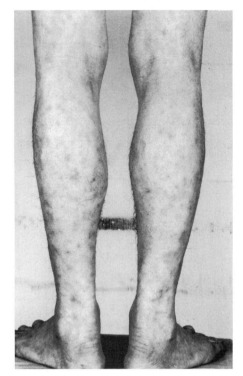

図14 結節性多発動脈炎患者に認められた下腿の皮下結節(水上勇治先生ご提供)

c. 臨床事項

どちらも50～60歳以降に好発する．結節性多発動脈炎は男性にやや多いとされるが，顕微鏡的多発血管炎は女性に多い傾向がある．発熱，全身倦怠感，体重減少，関節痛，筋肉痛をはじめ，急速進行性腎障害，紫斑・皮膚潰瘍・皮下結節(図14)，末梢神経障害，消化器症状などの多彩な症状が両者に共通して認められる．

d. 検査所見

白血球増加，赤沈の亢進，CRP陽性などの炎症反応とともに急速に悪化する血尿・タンパク尿などの尿異常，腎機能障害が認められる．加えて，顕微鏡的多発血管炎では血清中にMPO-ANCAが特徴的に検出される．

e. 病理所見

どちらも血管壁にフィブリノイド壊死をきたす壊死性血管炎の像を呈するが，結節性多発動脈炎では筋型動脈を主体とした中型血管が障害され(図15)，顕微鏡的多発血管炎では腎糸球体をはじめとする細動脈ならびに尿細管間質や肺の毛細血管などの小型血管が主として障害される(図16)．糸球体では係蹄の壊死性破壊と半月体形成がほぼ必発し，壊死性半月体形成性糸球体腎炎の像を呈する．糸球体には免疫沈着物は観察されず，乏免疫pauci-immune型の糸球体腎炎である．結節性多発動脈炎では原則として腎糸球体は侵されない．

5. ベーチェット病

a. 概念

口腔内アフタ性潰瘍，針反応などの特徴的な皮膚症状，ぶどう膜炎，外陰部潰瘍を主症状とし，炎症

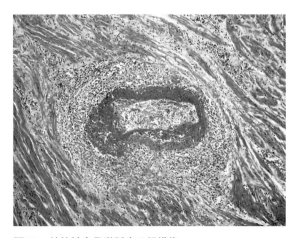

図15 結節性多発動脈炎の組織像
中型動脈に壁のフィブリノイド壊死を伴う炎症像を認める(ヘマトキシリン・エオジン染色)．

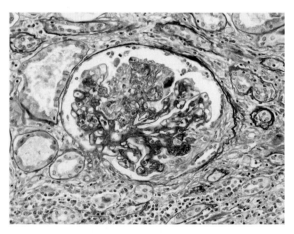

図16 顕微鏡的多発血管炎の組織像
壊死性半月体形成性糸球体腎炎(PAS染色)．

●抗好中球細胞質抗体（ANCA）

プレパラート上にアルコール固定された好中球に患者血清を添加し，蛍光標識された抗ヒト免疫グロブリン抗体を反応させて蛍光顕微鏡で観察すると，好中球の細胞質に対する自己抗体，抗好中球細胞質抗体を検出できる．この方法を間接蛍光抗体法という．間接蛍光抗体法で検出されるANCAには，好中球の核周囲が反応するperinuclear ANCA（P-ANCA）と，細胞質がびまん性に反応するcytoplasmic ANCA（C-ANCA）の2種類がある．P-ANCAの対応抗原はミエロペルオキシダーゼ（MPO），C-ANCAの対応抗原はプロテイナーゼproteinase 3（PR3）であることがわかっており，P-ANCAはMPO-ANCA，C-ANCAはPR3-ANCAとも呼ばれ，現在はELISA法による測定が主流となっている．これらのANCAは疾患特異性が比較的高く，P-ANCA（MPO-ANCA）は顕微鏡的多発血管炎と好酸球性多発血管炎性肉芽腫症（チャーグ・ストラウスChurg-Strauss症候群）で，C-ANCA（PR3-ANCA）は多発血管炎性肉芽腫症（ウェゲナーWegener肉芽腫症）で認められる．

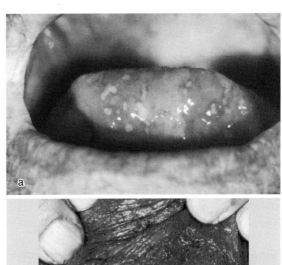
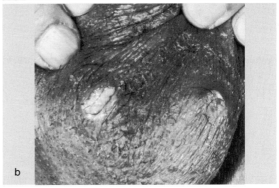

図17　ベーチェット病の口腔内アフタ（a）と外陰部潰瘍（b）（水上勇治先生ご提供）

発作を繰り返す難治性疾患である（図17）．その多彩な症状の病理学的根拠の主体は血管炎と考えられている．ベーチェット病で障害される血管は大動脈から毛細血管，静脈までさまざまであり，ベーチェット病はvariable vessel vasculitis（種々のサイズの血管が障害される血管炎）に分類される．

b. 病因

原因は不明であるが，HLA-B51との関連が知られており，遺伝的に規定される免疫応答機構の関与が示唆される．とくに，眼症状のある男性例ではHLA-B51の陽性率が高い．

c. 臨床事項

炎症に基づく症状と，血管の狭窄や閉塞に基づく症状がある．炎症に基づく症状としては，発熱，全身倦怠感，体重減少などがある．血管の狭窄や閉塞に基づく症状としては，鎖骨下動脈の閉塞による鎖骨下動脈盗血症候群や深部静脈血栓症による下肢の浮腫・疼痛，上大静脈の閉塞による上大静脈症候群などがある．

d. 検査所見

白血球増加，赤沈の亢進，CRP陽性などの炎症反応が認められる．HLA-B51の陽性所見が診断上参考となる．

e. 病理所見

すべての大きさの動静脈が侵される．動脈では大動脈とその主要分岐，上腕動脈，尺骨動脈，冠状動脈などに好中球やリンパ球の浸潤を伴う血管炎を認める．仮性動脈瘤を形成する場合もある．小型血管の病変は壊死性血管炎の像を呈する．静脈が侵されると，血栓性静脈炎や閉塞性静脈疾患などを起こす．

総論

X. 感染症

まとめ

1. 感染症は，病原性をもった微生物（病原体）が体内に侵入することによって起こる．病原性には，感染性や組織侵入性・毒素産生能が関与している．
2. 病原体が感染源から体内に侵入する経路により，接触感染や経気道感染，経口感染などに分けられる．侵入門戸となる宿主の皮膚や気道，消化管には，種々の感染防御機構が備わっている．
3. 病原体はウイルス，細菌，真菌，原虫，寄生虫に分けられる．感染症は，その病原体の種類により一定の特徴をもった組織所見を示す．また，種々の染色法により組織中の病原体を同定できる場合がある．ある種のウイルス感染症では，感染細胞の中で増殖したウイルスの塊を封入体として観察することができる．細菌類は，その形態から球菌と桿菌とに，グラム染色の染色性によって陽性菌と陰性菌とに分けられる．真菌類はPAS染色やグロコット染色によってその同定が容易になる．

A 感染症とは

　ウイルス・細菌・真菌・寄生虫などの多くの微生物が自然界に存在するが，そのうち限られた種の微生物のみがヒトに感染し，疾患を引き起こす．

1. 感染 infection と感染症 infectious disease

　微生物が体内に侵入し増殖することを感染と呼び，それにより病害をもたらした状態を感染症という．体内に侵入し寄生した微生物がすべて宿主に病害をもたらすわけではなく，多くの寄生体は宿主と平衡関係を保っている．これを共生 symbiosis と呼ぶ．したがって，感染がそのまま感染症に結びつくとはかぎらない．ある微生物が感染して病害をもたらす場合，その微生物には病原性があるといい，病原性のある微生物を病原体と呼ぶ．

2. 顕性感染 apparent infection と不顕性感染 inapparent infection

　感染は，自覚あるいは他覚の症状の有無により，顕性感染と不顕性感染とに分けられる．病原体に感染し症状を呈している状態，すなわち，発症した状態が顕性感染である．これに対して，感染しながら症状のない状態が不顕性感染である．通常，ある微生物に感染してから症状を呈するまで，数時間から数日ほどの期間を要する．この間の症状のない不顕性感染の期間を潜伏期 latent period と呼ぶ．また，病原性のある微生物に感染しながら，長期間発症することなく，無症状のまま不顕性感染を持続した状態の宿主を健康保菌者 healthy carrier，あるいは無症候性キャリア asymptomatic carrier と呼ぶ．健康保菌者は患者とともに感染源として問題となる．

表1 感染症予防に関わる法規(2015年9月現在)

法令	分類	対象疾患
感染症の予防及び感染症の患者に対する医療に関する法律(感染症予防・医療法)(1999年)	一類感染症	エボラ出血熱,クリミア・コンゴ出血熱,痘そう,南米出血熱,ペスト,マールブルグ病,ラッサ熱
	二類感染症	ポリオ,結核,ジフテリア,鳥インフルエンザ(H5N1およびH7N9),重症急性呼吸器症候群(SARSコロナウイルスによるもの),中東呼吸器症候群(MERSコロナウイルスによるもの)
	三類感染症	コレラ,細菌性赤痢,腸管出血性大腸菌感染症,腸チフス,パラチフス
	四類感染症	E型肝炎,ウエストナイル熱(脳炎を含む),A型肝炎,エキノコックス症,黄熱,オウム病,オムスク出血熱,回帰熱,キャサヌル森林病,Q熱,狂犬病,コクシジオイデス症,サル痘,重症熱性血小板減少症候群,腎症候性出血熱,西部ウマ脳炎,ダニ媒介脳炎,炭疽,チクングニア熱,つつが虫病,デング熱,東部ウマ脳炎,鳥インフルエンザ(H5N1およびH7N9を除く),ニパウイルス感染症,日本紅斑熱,日本脳炎,ハンタウイルス肺症候群,Bウイルス病,鼻疽,ブルセラ症,ベネズエラウマ脳炎,ヘンドラウイルス感染症,発疹チフス,ボツリヌス症,マラリア,野兎病,ライム病,リッサウイルス感染症,リフトバレー熱,類鼻疽,レジオネラ症,レプトスピラ症,ロッキー山紅斑熱
	五類感染症(全数)	アメーバ赤痢,ウイルス性肝炎(E型およびA型を除く),急性脳炎(四類疾患を除く),クリプトスポリジウム症,クロイツフェルト・ヤコブ病,劇症型溶血性レンサ球菌感染症,後天性免疫不全症候群,ジアルジア症,侵襲性インフルエンザ菌感染症,侵襲性髄膜炎菌感染症,侵襲性肺炎球菌感染症,先天性風疹症候群,梅毒,破傷風,バンコマイシン耐性腸球菌感染症,バンコマイシン耐性黄色ブドウ球菌感染症,風疹,麻疹,水痘(入院例に限る),カルバペネム耐性腸内細菌科細菌感染症,播種性クリプトコックス症,薬物耐性アシネトバクター感染症
	(定点)	RSウイルス感染症,咽頭結膜熱,A群溶血性レンサ球菌咽頭炎,感染性胃腸炎(ロタウイルスやノロウイルスなど),水痘,手足口病,伝染性紅斑,突発性発疹,百日咳,ヘルパンギーナ,流行性耳下腺炎,急性出血性結膜炎,インフルエンザ(鳥インフルエンザ等を除く),流行性角結膜炎,性器クラミジア感染症,尖圭コンジローマ,性器ヘルペスウイルス感染症,淋菌感染症,クラミジア肺炎(オウム病を除く),細菌性髄膜炎,ペニシリン耐性肺炎球菌感染症,マイコプラズマ肺炎,無菌性髄膜炎,メチシリン耐性黄色ブドウ球菌感染症,薬剤耐性緑膿菌感染症
	新型インフルエンザ等感染症	新型インフルエンザ,再興型インフルエンザ
	指定感染症	一類,二類及び三類感染症を除く既知の感染症で,国民の生命及び健康に重大な影響を与えるおそれがあるもの
	新感染症	既知の感染症と異なる伝染性感染症で,病状が重篤であり,疾病の蔓延により国民の生命及び健康に重大な影響を与えるおそれがあるもの
学校保健安全法施行規則	学校感染症 第一種	エボラ出血熱,クリミア・コンゴ出血熱,痘そう,南米出血熱,ペスト,マールブルグ病,ラッサ熱,ポリオ,ジフテリア,重症急性呼吸器症候群(SARSコロナウイルスによるもの),中東呼吸器症候群(MERSコロナウイルスによるもの),鳥インフルエンザ(H5N1およびH7N9),および指定感染症,新感染症
	第二種	インフルエンザ,百日咳,麻疹,流行性耳下腺炎,風疹,水痘,咽頭結膜熱,結核,髄膜炎菌性髄膜炎
	第三種	コレラ,細菌性赤痢,腸管出血性大腸菌感染症,腸チフス,パラチフス,流行性角結膜炎,急性出血性結膜炎,その他の感染症
予防接種法(1989年)		ジフテリア,百日咳,ポリオ,麻疹,風疹,日本脳炎,破傷風,インフルエンザ,結核,インフルエンザ菌b型(Hib)感染症,肺炎球菌感染症,ヒトパピローマウイルス感染症
検疫法(1951年)	検疫感染症	一類感染症(エボラ出血熱,クリミア・コンゴ出血熱,痘そう,南米出血熱,ペスト,マールブルグ病,ラッサ熱),鳥インフルエンザ(H5N1,H7N9),中東呼吸器症候群(MERS),国内に常在しない感染症のうちその病原体が国内に侵入することを防止するためその病原体の有無に関する検査が必要なもの(チクングニア熱,デング熱,マラリア等),新型インフルエンザ等感染症

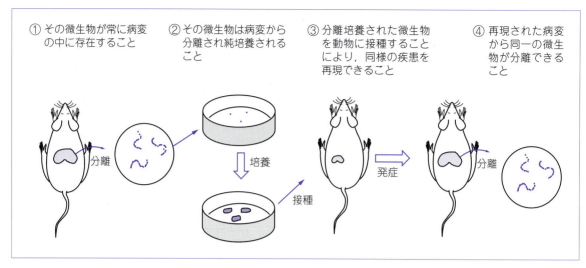

図1 コッホの条件

3. 流行 epidemic

ある感染症が，特定の期間に特定の地域や集団に集中してみられる場合，流行という．インフルエンザやコレラなどでは，ヒトからヒトへ直接あるいは間接的に伝播し，流行性に発生するが，尿路感染症などは一般にヒトからヒトへは伝播しない．「感染症の予防及び感染症の患者に対する医療に関する法律（1999年施行）」では，流行の危険がある感染症についてその発生動向を知り迅速な対応をとるために，対象となる疾患を定めて，医療機関に対し患者の届け出を義務付けている（**表1**）．

4. コッホ Koch の条件

ある微生物が特定の感染症の原因であるための条件としてコッホが記載したものを，コッホの条件と呼ぶ（**図1**）．①その微生物が常に病変の中に存在すること，②その微生物は病変から分離され純培養されること，③分離培養された微生物を動物に接種することにより，同様の疾患を再現できること，④再現された病変から同一の微生物が分離できること，の4項目である．

B 病原体と宿主の防御機構

感染症の成立には，病原体の性質と宿主の防御機構の両者が関係する．

1. 病原体 pathogen と病原性 pathogenicity

ある微生物が病原体としての病原性を示すか否かには，感染性，組織への侵入性，毒素産生能などが関与する．

a. 感染性 infectivity

多くの微生物はその感染性に種特異性を有し，ある種の動物には感染性を示すが，別の動物種には感染性を示さない場合や，ある種の動物では病気を起こすが，別の種では病原性を示さないで共生状態を保つ場合がある．

b. 組織侵入性 invasiveness

病原体の中には，組織侵入性がなく，もっぱら皮膚表面や消化管内などの組織外でのみ増殖するものもみられる．しかし，多くの病原体は組織侵入性をもち，組織に侵入することで病原性を発揮する．また，組織に侵入したのち，さらに血流などを介して体内に拡散するものもある．組織侵入性を示す病原体では，ウイルスのように特異的な受容体を介して生体の細胞や組織に吸着して侵入する場合や，ヒア

ルロニダーゼなどのタンパク分解酵素を分泌することによって組織を破壊しながら侵入する場合などがある．また，多くの病原体では，食細胞によって貪食されるのを防ぐ特別な表層構造をもち，組織への侵入を容易にしている．

c. 毒素産生能 toxigenicity

ある種の細菌は毒素を産生し，その毒性によって生体に有害な作用を及ぼす．また，ある種の細菌では，菌体構成成分そのものが毒性を有することが知られている．これらの毒素産生能は，細菌の病原性と密接にかかわっている．

1) 外毒素 exotoxin

菌体外毒素とも呼ばれ，細菌が産生し菌体外に分泌する生体に有害な物質の総称である．ジフテリア菌，破傷風菌，コレラ菌，ボツリヌス菌，ブドウ球菌などが外毒素を産生する．ボツリヌス菌やブドウ球菌の毒素は毒素型食中毒の原因となる（F-3. 細菌性・ウイルス性食中毒の項参照）．

2) 内毒素 endotoxin

菌体内毒素あるいはエンドトキシンとも呼ばれ，グラム陰性桿菌の細胞壁を構成するリポ多糖 lipopolysaccharide（LPS）がその本体である．発熱などの全身症状を引き起こし，また，敗血症など重篤な感染の際にはエンドトキシンショックの原因となる．

2. 感染経路と体内での拡散

感染症の発症過程と，これに対する宿主の防御機構を理解するためには，病原体の感染経路と体内での拡散様式を知ることが重要である．

a. 感染経路

病原体が感染源から体内に侵入する経路を感染経路と呼ぶ．口・気道・皮膚などの侵入門戸の違いや，空気・水・食物など何を介するかなどによりいくつかに分類される．

1) 接触感染 contact infection

感染したヒトと接吻や性交をすることで直接に，あるいは，病原体に汚染されたタオルや器物を介して間接的に，病原体と接触するために生じる感染を接触感染と呼ぶ．

2) 経気道感染（空気感染 aerosol infection）

呼吸する空気を介して，鼻腔や気管，気管支，肺などの気道粘膜から感染することを経気道感染と呼ぶ．真菌の胞子など乾燥に強い病原体は，塵埃によって経気道感染を生じる．咳やくしゃみによる場合は，とくに飛沫感染と呼ぶ．また，結核菌などでは，飛沫が乾燥してさらに小さな飛沫核となり，空気中を長時間浮遊して感染を起こすことがある．

3) 経口感染 oral infection

食物や飲み水などとともに経口的に病原体を摂取し，口腔や消化管の粘膜から感染することを経口感染と呼ぶ．アニサキス（web）は正常な胃粘膜に侵入し，腹痛の原因となる．

4) 経皮感染 percutaneous infection

経皮感染は皮膚を介する感染で，皮膚の傷口からの感染や，カやダニなどの媒介動物を介してその刺創や咬創から感染するものなどが含まれる．フィラリア（糸状虫）など，ある種の寄生虫は水中で健常な皮膚から感染する．

5) 経胎盤感染 transplacental infection

胎盤からの母体血を介して，胎児に感染することを経胎盤感染と呼ぶ．母子間の垂直感染の経路として重要である．経胎盤感染を示すものとして，梅毒，トキソプラズマ症，風疹などが知られる．経胎盤感染は，早産や死産の原因となるばかりでなく，妊娠中期の梅毒感染やトキソプラズマの初感染は，胎児に先天梅毒や先天性トキソプラズマ症を引き起こす．また，妊娠初期の風疹感染は奇形の原因となる．ヒト免疫不全ウイルス（HIV）やB型肝炎ウイルス，クラミジア，ヘルペスウイルスなどでは，分娩時に産道内で感染を起こすが，産道感染は接触感染の特殊な例である．

b. 病原体の体内での拡散

体内に侵入した病原体は，気道や消化管，皮膚などの局所にとどまり，その場で増殖する場合と，リンパ管や血管を介して全身に拡散したのち，親和性の高い臓器に病巣をつくる場合とがある．血管を介して血行性に拡散する際には，血漿中に浮遊した状態，あるいは白血球内や赤血球内に侵入した状態で拡散する．ウイルスが血管内に侵入し，全身に拡散した状態をウイルス血症と呼ぶ．麻疹や風疹などの発疹性ウイルス疾患では，ウイルス血症を経て感染症を発症する．ある種の細菌では，同様に菌血症という状態を示す．また，回虫の幼虫が門脈血流を介

して肺に移行するなど，ある種の寄生虫ではやや複雑な経路の体内移行を示す．

1) 菌血症 bacteremia と敗血症 septicemia

細菌が血管内に侵入し，全身に拡散した状態を菌血症という．抜歯などの際にみられる一過性の菌血症は，肝，脾，肺などで貪食系の細胞に捕食されることにより，無症状のまま消退することが多い．これに対し，肝膿瘍や心臓の弁に生じた感染性疣贅など，体内の感染巣から大量の細菌が血液中に持続的に流入している状態では，発熱，白血球増多などの全身症状を伴い，時に敗血症性ショックと呼ばれるショック状態を呈することがある．このような重篤な全身症状を呈する菌血症を敗血症と呼ぶ．

2) 腸内細菌の腸管外移行（bacterial translocation）

腸管内の細菌が腸管外組織へ移行することをbacterial translocation と呼ぶ．多臓器不全状態の患者における敗血症では，血液培養にて血中に細菌の証明されないことがしばしばあるが，このような敗血症の発生に関与するものとして bacterial translocation が注目されている．すなわち，完全静脈栄養下の患者や全身栄養状態の悪い患者などで，腸管粘膜が萎縮すると，粘膜のバリア機能が破綻して細菌やエンドトキシンが血中に流出し，これが肝機能障害や敗血症症状の原因となることがある．

3. 宿主の感染防御機構

宿主の防御機構は病原体の種類によらない抗原非特異的な防御機構と，抗原特異的に働く免疫機構とに分けられる．

a. 非特異的感染防御機構

皮膚，気道粘膜，消化管粘膜など外界と直接接する部位には，非特異的な感染防御機構が存在する（図2）．このほか，マクロファージや好中球などの貪食系の細胞群が，非特異的な感染防御機構として働いている．

1) 皮膚 skin

皮膚は重層扁平上皮で覆われており，最表層の乾燥した角質層は，微生物の侵入を防ぐ物理的な障壁となっている．また，表皮には汗腺や皮脂腺が付属しており，絶えず発汗し付着した微生物を洗い流している．皮脂腺の分泌物は脂肪酸に富み，酸性を保つことで微生物の定着を防いでいる．実際に，皮脂分泌の少ない小児期では，白癬菌に対する抵抗性が低いことが知られている．

2) 気道 respiratory tract

気道粘膜上皮の細胞表面には線毛が存在し，線毛の運動によって微生物を塵埃とともに喉頭へ押し戻し，痰として喀出したり，食道へ嚥下させる働きがある．杯細胞と呼ばれる細胞は粘液を豊富に産生し，その粘液は粘膜を保護すると同時に，線毛による塵埃排除の働きを助けている．肺胞にまで達した微小な病原体は，肺胞マクロファージや好中球によって貪食される．

3) 消化管 alimentary tract

消化管粘膜は腺上皮で被覆されており，粘液を絶えず分泌して微生物の定着を防いでいる．胃酸や膵酵素などは微生物を殺傷する働きをもつ．ヘリコバクター・ピロリは，ウレアーゼを産生しアンモニアを発生させることで胃酸を中和している（web）．また，胆汁酸は界面活性作用によって微生物の付着を防いでいる．粘膜固有層の細胞によって産生されるIgAやリゾチームなどにも抗菌作用がある．

b. 特異的感染防御機構

免疫系は抗原特異的に病原体の排除に働き感染を防御する．麻疹や風疹，百日咳などは，一度罹患すると終生免疫が得られる．このような疾患では有効なワクチンが開発されており，予防接種が広く行われている．

c. 宿主の全身反応

敗血症など，重症感染症の際には，大量の炎症性サイトカインが放出されることにより，発熱や心拍数増加，呼吸数増加，白血球増多などの全身症状がみられる（総論「Ⅷ.炎症」B-3.炎症の全身反応の項を参照）．このほか，鉤虫症などの寄生虫疾患では貧血がみられたり，免疫系の作用により種々の病原体に関連した抗体価が上昇したりする．病原体に特異的な抗体価の上昇は，とくにウイルス感染などの際に病原体の特定に役立つ．感染の際に増加する白血球の種類は病原体により異なり，通常の細菌感染症では好中球増多を示すが，ウイルス性疾患ではリンパ球増多を示すことが多い．また，ほとんどの寄生虫疾患では好酸球増多がみられる．化膿性菌の

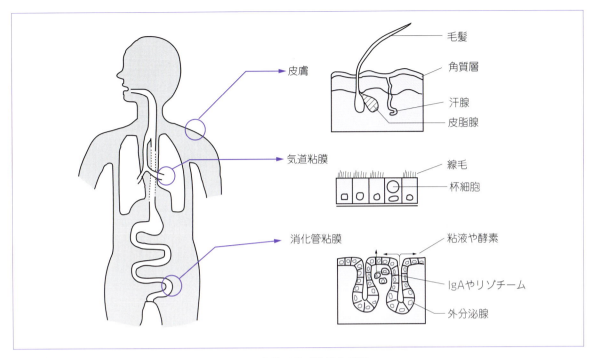

図2　非特異的感染防御機構

重篤な感染症では，末梢に多量の好中球が動員されるため，幼若型の比率が増して好中球分画の核左方移動がみられる．

4. 正常細菌叢と菌交代症

皮膚や口腔・消化管の粘膜など，外界の微生物と直接接触する部位には，正常の状態で種々の微生物が存在し，年齢や部位によって比較的固定した型の微生物からなる定住フローラを形成している．これに対して，一時的にみられる細菌叢を一過性フローラという．生理的な状態で形成される細菌叢を，正常細菌叢あるいは常在微生物叢と呼ぶ．

a. 正常細菌叢 normal flora

皮膚では，正常細菌叢としてブドウ球菌(主として表皮ブドウ球菌)やプロピオニバクテリウムなどがみられる．口腔の正常細菌叢は，種々の連鎖球菌や放線菌(アクチノミセス)，バクテロイデス，真菌のカンジダなどで構成される．消化管では，バクテロイデス，ペプトストレプトコッカス，ビフィドバクテリウムなど多くの嫌気性菌と，腸球菌や大腸菌群など少数の好気性菌で正常細菌叢が構成されている．

正常細菌叢を構成する微生物は非侵入性で通常は宿主と共生しているが，外傷などによって体内に入り込んだ際に病気を起こすことがある．たとえば，口腔連鎖球菌は口腔内の正常細菌叢を構成しているが，抜歯の際に血流に入り込み，細菌性心内膜炎の原因となることがある．また，腸内細菌であるバクテロイデスは，腸管穿孔などの際に腹膜炎や敗血症の原因となることがある．

b. 菌交代症 superinfection

正常細菌叢は生体の正常機能を維持するのに一定の役割を果たしており，正常細菌叢が妨害されると他の微生物が増殖して病気を起こすことがある．正常細菌叢が妨害され他の微生物が増殖する現象を菌交代現象と呼び，菌交代現象の結果生じる疾患を菌交代症と呼ぶ．たとえば，広域スペクトルの抗菌薬を長期に連用した際に薬剤耐性菌の異常増殖をきたし，クロストリジウム・ディフィシルによる偽膜性腸炎やブドウ球菌腸炎などの菌交代症を起こすことが知られている．

5. 日和見感染 opportunistic infection

免疫系の機能が正常に働かない免疫不全の状態では，さまざまな感染症に罹患しやすくなり，また，

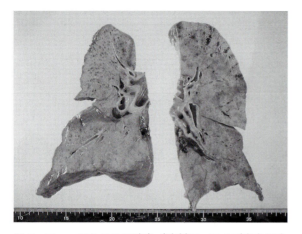

図3 ニューモシスチス肺炎（肺割面．エイズ患者に生じた肺炎）
気腔を埋めるように白色調の肺炎病巣がびまん性に広がっている．

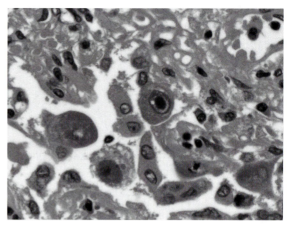

図4 サイトメガロウイルス（免疫不全患者の肺組織）
Ⅱ型肺胞上皮細胞の核内に，「フクロウの眼」と呼ばれる大きな封入体が観察される．

通常では病原性のないウイルスや細菌によっても感染症を起こすようになる．通常は病原性のない病原体による感染症を，日和見感染症と呼ぶ．原因となる病原体の多くは正常細菌叢を構成する微生物である．代表的な日和見感染症として，ニューモシスチス肺炎（図3）やサイトメガロウイルス感染症（図4）などがあり，白血病など悪性腫瘍に対する化学療法中の患者やエイズ患者などでみられる．

C 病原体と主な感染症

感染症の原因としての病原体は，ウイルス・クラミジア・リケッチア・細菌・スピロヘータ・真菌・原虫・寄生虫などに分類される（総論「Ⅲ．病気と病因」B-1．感染症の項を参照）．

1. プリオン prion

従来の感染症とは異なり，微生物などではなくプリオンと呼ばれる異常なタンパク質が病因となって発症する感染性疾患をプリオン病という．感染したヒトや動物の体内にある異常なプリオンを健康なヒトが摂取することにより，健康なヒトの体内にもともとある正常なプリオンが次から次へと同じ異常を生じ，ヒトからヒト，あるいは動物からヒトへと感染する．発症までに長い潜伏期を有するが，一度発症すると進行性に悪化し，脳に特異的な海綿状の所見を示す．クロイツフェルト・ヤコブ Creutzfeldt-Jakob 病やヒツジの病気であるスクレイピー，ウシの海綿状脳症（狂牛病）などがプリオン病として知られている（各論「Ⅶ．神経系疾患」A-4．b．(4)プリオン病の項を参照）．

2. ウイルス virus

ウイルスは DNA あるいは RNA のどちらか一方しか有しておらず，自己複製のために必要な酵素をコードする遺伝子を有していないので，もっぱら宿主細胞内に寄生し，宿主細胞のタンパク合成系を利用することで増殖している．

a. 封入体 inclusion body

サイトメガロウイルス（図4）やその他のヘルペスウイルス（web）など，ある種のウイルスでは，感染細胞内で増殖したウイルスが核内ないし細胞質内の封入体として光学顕微鏡下で観察され，ウイルス感染細胞の同定に役立つことがある．

b. 持続感染 persistent infection

多くのウイルス感染では上気道炎などの症状を呈し，やがてウイルスは体内から排除されるが，ウイ

ルスによっては症状を呈さず不顕性感染を示したり，慢性感染を示したりすることがある．このように長期間にわたってウイルスが体内にとどまるものを持続感染という．たとえば水痘ウイルスは，水痘治癒後に神経節細胞に持続感染し，のちに帯状疱疹を引き起こす．またヒトパピローマウイルスやB型・C型肝炎ウイルス，あるいはエプスタイン・バー Epstein-Barr（EB）ウイルスなどは持続感染を示し，ある種の腫瘍の発生に関与している．

3. クラミジア chlamydia

クラミジアは小型の寄生性細菌で，もっぱら宿主の細胞内で増殖し，ウイルスとよく似た生活史を示す．しかしながら，ウイルスとは異なってDNAとRNAの双方を有し，2分裂により増殖する．クラミジアによって起こるヒトの病気には，オウム病，トラコーマ，クラミジア肺炎などがある．

4. リケッチア rickettsia

リケッチアも小型の細菌で，クラミジアと同様，細胞外では増殖しない．リケッチアはノミ，シラミ，ダニなどに寄生しており，これらの節足動物によって媒介される．ノミなどの糞便中に含まれるリケッチアが，皮膚の咬傷からヒトの体内に侵入し，小血管の内皮細胞内で増殖する．リケッチア感染症の多くは発疹と発熱を主症状とし，代表的な疾患に発疹チフスや種々の紅斑熱が含まれる．

5. 細菌 bacteria（一般細菌）

病原体として最も一般的なものが細菌である．細菌は原核生物の代表であり，その形態から球菌と桿菌に，グラム染色と呼ばれる代表的な細菌染色の染色性によってグラム陽性菌とグラム陰性菌とに，また，酸素要求性ないし抵抗性により好気性菌と嫌気性菌とに分けられる．なお，クラミジア，リケッチア，スピロヘータはいずれも細菌の一種であるが，一般の細菌と異なる特徴を有するため別項で扱う．また，放線菌は細菌の一種であるが，真菌に類似した性質をもっている．

a. 形質転換

外部からDNAを取り込んで形質を変化させることを形質転換という．細菌では，バクテリオファー

● インフルエンザ influenza

オルトミクソウイルス orthomyxovirus 科のインフルエンザウイルスによる感染症．飛沫感染で伝播し，潜伏期は数日．発熱・頭痛・筋肉痛・全身倦怠感，鼻汁・咳などを生じる．合併症がなければ1週間ほどで回復するが，小児や老年者・基礎疾患を有する患者では死亡することもある．通常のインフルエンザは，毎年，冬に流行するため，季節性インフルエンザと呼ぶ．

エンベロープを有する一本鎖RNAウイルスで，A型・B型・C型の3属がある．C型は乳幼児に単発し，流行することはない．A型とB型は，ウイルス粒子の表面にヘムアグルチニン（赤血球凝集素，HAタンパク）とノイラミニダーゼ（NAタンパク）を有し，これが変異することで流行を繰り返す．とくにA型ではシフトと呼ばれる不連続変異を生じ，世界的流行 pandemic flu を起こすことがある．これを，通常の季節性インフルエンザと区別し，新型インフルエンザと呼ぶ．

A型は，HAタンパクに16亜型，NAタンパクに9亜型があり，亜型の組み合わせによって種々の型を生じ，ヒト・トリ・ウマ・ブタなどに感染する．トリの間で流行していた病原性の高いウイルスが，ヒトウイルスとの遺伝子交雑により，ヒトからヒトへと感染する能力を獲得することがある．このようにして新型インフルエンザウイルスが出現する．免疫をもつヒトがほとんどいないため，急速にまん延し大流行をきたすが，免疫を獲得したヒトが増えると流行はおさまる．2009年に流行した新型インフルエンザ（H1N1型）は，2011年4月以降，季節性インフルエンザとして扱われるようになった．

鳥インフルエンザウイルスは，ヒトでは末梢肺組織の細胞にのみ感染するため容易にはヒトへ感染しないが，ひとたび感染した際には肺炎として発症し，急性呼吸窮迫症候群（ARDS）や多臓器不全（MOF）を起こす．高病原性へと変異するのはH5亜型とH7亜型のウイルスに限られ，現在，H5N1型とH7N9型が二類感染症に分類されている．

ジ，プラスミド，トランスポゾンなどを介することにより，遺伝子の突然変異以外に形質転換する手段を有している．バクテリオファージは細菌に感染するウイルスの一群で，感染することによって菌の性

質を変化(形質転換)させたり，1つの細菌から他の細菌へ遺伝子を導入(形質導入)したりする働きがある．プラスミドは染色体外の細菌DNAで，毒素産生能や薬剤抵抗性を支配している場合がある．トランスポゾンは染色体上に存在するが，ある染色体から他の染色体へ転移することが可能な遺伝子である．細菌同士を接合させることにより，プラスミドやトランスポゾンを介して，毒素産生能や薬剤耐性などの形質を他の細菌へ導入することが可能である．

b. 化膿性球菌

感染巣に著明な化膿性炎症を起こすことを特徴とする球菌としては，連鎖球菌やブドウ球菌などのグラム陽性球菌と，ナイセリア属のグラム陰性双球菌である髄膜炎菌，淋菌が知られている．

1) 連鎖球菌 streptococcus

連鎖球菌は球形の菌が連珠状に連なった細菌で，種々の酵素や毒素の産生能により，溶血性連鎖球菌(溶連菌)や口腔連鎖球菌などに分けられる．溶連菌はストレプトリジンと呼ばれる溶血性毒素を産生し，化膿性炎症などの原因となる．口腔連鎖球菌は口腔などの正常細菌叢を構成しているが，細菌性心内膜炎の原因となることがある．肺炎球菌は連鎖球菌属に含まれるが，他の連鎖球菌と異なり，2つの球菌がくっついた形の双球菌として存在する．大葉性肺炎や中耳炎，副鼻腔炎などの原因菌となる．腸球菌は連鎖球菌と形態は類似しているが，別の属に分類される．

2) ブドウ球菌 staphylococcus

ブドウ球菌はブドウの房状の配列を示す球菌で，黄色ブドウ球菌や表皮ブドウ球菌などに分けられる．病原性を示すものは，コアグラーゼと呼ばれる酵素を産生する黄色ブドウ球菌である．皮膚の蜂巣炎や，毒素型食中毒の原因となる．

3) 髄膜炎菌 meningococcus

髄膜炎菌は鼻咽腔から血流に侵入して菌血症を起こし，髄膜炎を発症する．

4) 淋菌 gonococcus

淋菌感染症は性感染症としてみられ，また，産道感染は新生児眼炎の原因となる．

c. グラム陰性桿菌(腸内細菌群)

多数の細菌種がグラム陰性桿菌に含まれる．そのうち大腸菌群など多くのものが腸内細菌として正常腸内細菌叢を構成している．大腸菌やクレブシエラなどは，尿路感染症や胆道感染症の原因となる．緑膿菌は薬剤耐性を生じやすく，院内感染の原因菌として重要である．腸内細菌群には，腸チフス菌，赤痢菌，コレラ菌などのように，正常では存在しない細菌性腸炎の原因菌も含まれる．

d. グラム陽性桿菌

破傷風菌，ガス壊疽菌など，嫌気性のクロストリジウム属や，好気性のジフテリア菌などがグラム陽性桿菌に含まれる．これらの菌は，それぞれの菌に特徴的な毒素を産生することで病原性を発揮する．

e. マイコプラズマ mycoplasma

マイコプラズマは，人工培地に発育可能な原核生物としては最も小さく，他の細菌と異なり細胞壁を欠く特徴を有する．ヒトに病原性を有するものとして，非定型肺炎の原因となる肺炎マイコプラズマがよく知られている．

f. 抗酸菌 acid-fast bacterium

マイコバクテリウム属 *Mycobacterium* は，染色されにくいが一度染色されると酸やアルコールで脱色されにくい特徴を有する桿菌で，抗酸菌とも呼ばれる．抗酸菌は，チール・ネールゼン Ziehl-Neelsen 染色と呼ばれる特殊な染色で同定できる(web)．結核菌やらい菌など，肉芽腫性炎症を起こす菌が含まれる．

g. 放線菌 actinomyceta

放線菌属 *Actinomyces* は口腔などの常在菌で，フィラメント状の形態を示す細菌である．放線菌症 actinomycosis では，ドルーゼ(web)と呼ばれる菌塊を含んだ膿瘍形成を特徴とし，深在性真菌症とよく類似した病態を示す．

6. スピロヘータ spirochete

スピロヘータはらせん状の形態を示す細菌群からなり，細胞壁が薄く柔軟で活発な運動を行う特徴をもつ．ヒトに病原性を有するスピロヘータには，トレポネーマ(梅毒)，ボレリア(回帰熱やライム Lyme 病)，レプトスピラ(ワイル Weil 病)の3属が

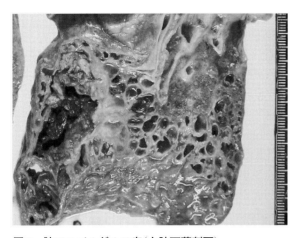

図5 肺アスペルギルス症(右肺下葉割面)
蜂窩肺になった肺の胸膜直下(左側)に空洞を形成しており，内部に菌塊をいれている．

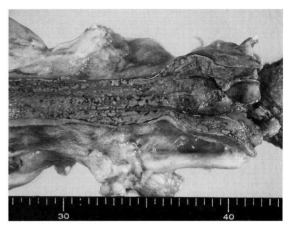

図6 カンジダ食道炎[剖検検体の咽頭(右)から食道(左)の粘膜](カラー口絵参照)
食道粘膜面に汚い苔状の真菌塊が地図状に付着している．

ある．

7. 真菌 fungus

真菌はいわゆるカビと呼ばれるもので，真核生物に属し，植物に類似した特徴をもつ．多数ある真菌のうち，ごく限られた菌種のみがヒトに疾患を起こす．真菌感染症はその病変の広がり方から，表在性真菌症と深在性真菌症に分類される．

a. 表在性真菌症 superficial mycosis

表在性真菌症には，白癬菌などによる皮膚糸状菌症や，皮膚・口腔カンジダ症などが含まれ，皮膚，毛髪，爪などの表在性角質組織に限局した病巣を形成する．

クロモミコーシスやスポロトリコーシスなどは，外傷により菌が接種されることで，皮膚深部の真皮や皮下組織に病巣を形成する．このため，深部皮膚真菌症と呼ばれ，ごくまれに皮膚以外の内臓病巣を形成することがある．

b. 深在性真菌症 deep-seated mycosis

深在性真菌症は，肺などの臓器や髄膜腔，あるいは全身性に生じる真菌症で，多くの場合，免疫能の低下など宿主の感染防御機構の障害がその発症に大きく関与している．深在性真菌症では，菌体成分に対する過敏症反応を起こし，肉芽腫や膿瘍(図5)を形成するのが特徴的である．また，好気性の菌は肺病変をつくりやすいなど，菌種により臓器親和性がみられる．原因となる真菌には，カンジダ(図6)のように皮膚，気道，消化管，女性性器などの正常細菌叢を形成しているものや，クリプトコッカス(web📷)やアスペルギルスのようにハトの糞や土壌など自然界に広く認められるものなどが含まれる．後者では経気道感染を示すが，多くの場合は吸入しても感染しないか，無症状のままであり，発症には宿主因子の関与が大きい．

8. 原虫 protozoa

原虫類(原生動物)は単細胞の真核生物で，根足虫類(赤痢アメーバなど)，鞭毛虫類[トリパノソーマ，ランブル鞭毛虫，腟トリコモナスなど(web📷)]，胞子虫類[トキソプラズマ(web📷)，マラリア(web📷)など]，繊毛虫類(大腸バランチジウムなど)が人体に病気を起こす．以前原虫に分類されていたニューモシスチス・カリニは，真菌の一種であることが明らかにされ，ニューモシスチス・イロベチ *Pneumocystis jiroveci* と改められた．

〈アメーバ赤痢 amebic dysentery〉

赤痢アメーバ *Entamoeba histolytica* による疾患のうち，血便などの赤痢症状を示すものをアメーバ赤痢という．赤痢アメーバの嚢子を経口摂取することで感染し，小腸で脱嚢して栄養体となり大腸粘膜に寄生する．組織融解酵素を放出することで盲腸や

直腸などに潰瘍を形成し，粘血便を生じる(図7)．栄養体が血流に侵入すると，肝などに散布されて膿瘍を形成し，腸管外アメーバ症と呼ばれる．赤痢アメーバ症は輸入感染症として知られているが，最近では男性同性愛者間の性行為感染症として発生するものをはじめ，国内感染例が増加している．

9. 寄生虫 parasite

多細胞の寄生蠕虫による疾患を寄生虫疾患 parasitic disease として扱う．線形動物の線虫(回虫，アニサキス(web)，蟯虫，鉤虫，糞線虫，糸状虫など)，扁形動物の吸虫(肝吸虫，肺吸虫，日本住血吸虫など)や条虫(広節裂頭条虫，無鉤条虫，有鉤条虫，単包条虫，多包条虫など)が寄生虫疾患を起こす．

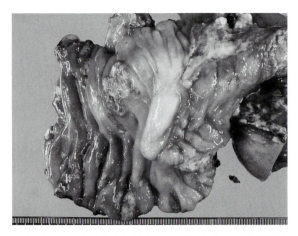

図7　アメーバ腸炎(赤痢アメーバ症患者の回盲部切除術検体)
回盲部の粘膜に類円形の潰瘍がみられる．腸管周囲に膿瘍を形成している．

a. 回虫症 ascariasis

回虫 *Ascaris lumbricoides* は，30 cm 長と大きな虫体からなり，世界に広く分布している．また，寄生率も高いため，かなり古い時代から知られていた寄生虫である．国内では，全学童を対象とした検便や駆虫薬の普及，人糞肥料を使用しなくなったことから，戦後急速に寄生率が低下したが，近年の健康食品や有機野菜のブームにより，最近ではやや増加傾向がみられている．ヒトの糞便とともに排泄された受精卵は，外界で幼虫包蔵卵となり，これを経口摂取することで感染する．小腸で孵化した幼虫は，腸壁から門脈に侵入し，肝・心臓を介して肺に運ばれ発育したのちに，気管をさかのぼり咽頭・食道を経て再び小腸に寄生する．このような肺移行を行うため，一度に多数の虫卵に感染すると一過性に喘息様の肺炎症状を呈し，好酸球増多を伴う．また，虫体が胆管や虫垂に迷入すると急性腹症を呈し，開腹手術されることもある．

b. 日本住血吸虫症 schistosomiasis japonica

日本住血吸虫 *Schistosoma japonicum* は日本で発見された寄生虫で，かつては筑後川流域などの特定の地域で患者の発生がみられたが，現在では新規の国内感染者はなくなっている．これは，用水路のコンクリート化などにより，中間宿主のミヤイリ貝が撲滅されたためである．成虫は雌雄異体で，ヒトなどの門脈内に寄生しており，雌雄が合体したまま門脈をさかのぼって，腸管壁の細血管内に産卵する(web)．血管が虫卵で塞栓されるため，周囲組織は壊死に陥り脱落し，虫卵は糞便とともに排泄される．虫卵は水中で孵化し，ミラシジウムとなって中間宿主のミヤイリ貝に寄生する．感染性のセルカリアまで発育すると再び水中に遊出し，水中に露出した皮膚から経皮的に感染する．体内に侵入した幼虫は血流に乗って心臓から肺循環を経て大循環に入り，腸間膜動脈枝から門脈に移行し成虫になる．慢性期の症状として，血流で運ばれた虫卵による諸臓器の塞栓症が重要である．肝臓の門脈に塞栓すると，虫卵の周囲に肉芽腫性炎症を起こし，最終的には肝硬変症となる．

D　感染症の治療

感染症の治療は，病原体を死滅させる作用をもった抗菌薬の投与が主体となるが，病原微生物に感受性のある薬剤を選択して投与することが重要である．感受性の低い薬剤を投与したり，不必要に長い期間にわたって抗菌薬を投与することは，無駄であるばかりでなく，無用な副作用による害を引き起こ

表2 抗菌薬

- βラクタム系
  - ペニシリン系(ペニシリンG, アンピシリン, ピペラシリンなど)
  - ペニシリン系とβラクタマーゼ阻害薬との合剤(アンピシリン・スルバクタムなど)
  - セフェム系(セファゾリン, セファレキシン, セフォタキシム, セフメタゾールなど)
  - カルバペネム系(メロペネム, イミペネムなど)
  - モノバクタム系(アズトレオナムなど)
- アミノグリコシド系(ストレプトマイシン, カナマイシン, ゲンタマイシン, アミカシンなど)
- テトラサイクリン系(ミノサイクリン, ドキシサイクリンなど)
- リンコマイシン系(リンコマイシン, クリンダマイシンなど)
- マクロライド系(エリスロマイシンなど)
- ペプチド系(バンコマイシン, ポリミキシンB)
- クロラムフェニコール
- ホスホマイシン
- キノロン系(シプロフロキサシンなど)
- ポリエン系(アムホテリシンBなど)
- トリアゾール系抗真菌薬(フルコナゾール, イトラコナゾールなど)
- イミダゾール系抗真菌薬(ミコナゾールなど)
- 抗結核薬(イソニアジド, リファンピシン, エタンブトールなど)
- サルファ剤(スルファジメトキシンなど)・ST合剤(スルファメトキサゾール・トリメトプリム)
- プリンヌクレオチド誘導体抗ウイルス薬(アシクロビルなど)
- ビダラビン(アデニンアラビノシド)
- 抗トリコモナス薬(メトロニダゾールなど)

したり, 薬剤耐性菌の出現・増加を促すことになるので慎まなければならない.

1. 抗菌薬 antimicrobial

抗菌薬には抗生物質とその他の抗菌化学療法薬が含まれる. 抗生物質 antibiotics は, 微生物によって産生され, 微生物その他の細胞の発育を阻害する薬剤の総称である. そのうち抗菌作用を有するものと抗腫瘍作用を有するものとが, 治療薬剤として利用されている. 微生物から直接分離する抗生物質のほかに, 人工的に合成された抗生物質や, その他の化学合成された合成抗菌薬が抗菌薬として使用されている(表2). 抗生物質はその種類により作用機序が異なり, それぞれの薬剤によって抗菌作用を示す病原体の種類は限られている.

ブドウ球菌以外の化膿性球菌感染症, 梅毒, 放線菌症の治療では, ペニシリンが第一選択となる. ブドウ球菌やグラム陰性桿菌では多くの菌株がβラクタマーゼを産生し, 従来のペニシリンには耐性である. 薬剤耐性の多くはプラスミド支配下にあり, 菌株間で伝達される. また, 淋菌では近年, ペニシリン耐性菌株が増加しており, 治療上の問題となっている. マイコプラズマは細胞壁を欠くため, 細胞壁合成阻害薬であるペニシリンなどには抵抗性であるが, エリスロマイシンやテトラサイクリンに感受性を示す. クラミジアやリケッチア感染症にはテトラサイクリン系の抗生物質が有効である. 結核症の治療には, リファンピシン, イソニアジド, エタンブトール, ストレプトマイシンなどの抗結核薬が使用され, 真菌症の治療には, アムホテリシンBなどの抗真菌薬が使われる. 赤痢アメーバ症などの原虫疾患にはメトロニダゾールなどを, 寄生虫疾患には駆虫薬を使用する. 抗ウイルス薬には, ヘルペスウイルスに対するアシクロビル, インフルエンザに対するアマンタジン(アマンタジン塩酸塩:シンメトレル®)やノイラミニダーゼ阻害薬(オセルタミビルリン酸塩:タミフル®, ザナミビル:リレンザ®)などがある.

2. 薬剤耐性 drug resistance

ある種の細菌では, 抗菌薬投与中に, その薬剤に対する耐性を獲得することがある. ひとたび耐性を獲得した細菌は, 従来感受性を示していた抗菌薬に対して抵抗性となり, 再び増殖し始める. 通常, 薬剤耐性菌は入院患者の治療中に出現し, 次項で述べる院内感染の原因菌として重要である. 特定の抗菌薬の長期連用や, 不適切な抗菌薬選択が薬剤耐性菌の出現を促す. メチシリン耐性黄色ブドウ球菌 methicillin-resistant *Staphylococcus aureus* (MRSA)や, バンコマイシン耐性腸球菌 vancomycin-resistant enterococcus(VRE), 多剤耐性緑膿菌 multiple-drug resistant *Pseudomonas aeruginosa* (MDRP)などが, 院内感染の原因となる薬剤耐性菌として知られている. これらの菌では, しばしば多数の薬剤に対して高度の耐性を獲得している. 日本では高度耐性化したMRSAが多いことが特徴で

3. 院内感染 nosocomial infection

入院中の患者に新たに感染症が発生することを院内感染と呼ぶ．院内感染では，薬剤耐性菌による感染が多いこと，免疫能低下など感染症に対する抵抗性の低いコンプロマイズドホスト（易感性性宿主）compromised host が多いこと，複数の病原体に同時に感染する重複感染が多いことなどが問題となる．褥瘡や術創の感染，カテーテルを介した感染，あるいは肺炎，尿路感染症などが院内感染として多くみられる．

そのほかの院内感染としては，水冷式空調設備を介したレジオネラ感染症（在郷軍人病）や，抗菌薬投与中にみられる偽膜性腸炎などが知られる．偽膜性腸炎の原因菌であるクロストリジウム・ディフィシル *Clostridium difficile* は，芽胞を形成し外界における生存力が強いため院内感染の原因となる．

E 人畜共通感染症

脊椎動物とヒトとの間に自然に移行しうる感染症を人畜共通感染症 zoonosis と呼ぶ．家畜やペット，野生動物などの病気がヒトに感染するものがほとんどであるが，時にはヒトから動物に感染することもある．古くから，炭疽やペストが家畜や野生動物からヒトに移行する病気として知られている．多くの人畜共通感染症では，自然界において脊椎動物とそれを取り巻く自然環境の間で感染がサイクルを形成して維持されており，感染したヒトや動物，あるいは井戸水や土壌などの環境が感染源となりうる．一部の疾患では，無脊椎動物が中間宿主としてヒトへの感染源となっている．最近では，家畜やペットとして海外から輸入された動物が原因となる，輸入人畜共通感染症も増加している．主な人畜共通感染症を表3に示す．

1. 感染経路

感染経路には，接触や咬傷による直接感染と，飲食物，空気を介する間接感染の経路がある．また，節足動物などによって病原体が媒介される場合には，機械的な媒介と生物学的な媒介とがあり，後者の場合には媒介動物をベクター vector と呼ぶ．

2. 伝播様式

人畜共通感染症の伝播様式には以下の4つがある．

①ダイレクトズーノーシス：病原体の生息のためにはヒトを含めて1種類の動物で十分であり，かつ，ヒトと動物の間を自然に移行しうるもの．

②サイクロズーノーシス：病原体の生息のために2種類以上の脊椎動物が必要な場合．

③メタズーノーシス：脊椎動物と無脊椎動物の両者が必要なもの．

④サプロズーノーシス：植物や土壌などに病原巣があり，ヒトと動物がともに感染するもの．

3. 宿主の感受性

同一の病原体でも，宿主の感受性によって発症のしかたに違いがみられる場合がある．ブルセラは，

表3 人畜共通感染症の原因となる病原体

分類	主な疾患
ウイルス	狂犬病，ニューキャッスル病，Bウイルス病，ラッサ熱，マールブルグ病，腎症候性出血熱（ハンタウイルス），リンパ球性脈絡髄膜炎
クラミジア	オウム病
リケッチア	ツツガムシ病，Q熱，ネコひっかき病
細菌	イヌブルセラ症，結核症，サルモネラ症，細菌性赤痢，パスツレラ症，野兎病，エルシニア症，カンピロバクター症，リステリア症
スピロヘータ	ワイル病（レプトスピラ症），ライム病
真菌	皮膚糸状菌症（白癬），クリプトコッカス症
原虫	トキソプラズマ症，アメーバ赤痢
寄生虫	包虫症（エキノコッカス），イヌ・ネコ回虫幼虫移行症
節足動物	ワクモ類刺咬傷，ノミ刺咬傷，疥癬，ニキビダニ症

ヒツジに流産を起こすが，ヒトでは熱性疾患を発症する．サルモネラやカンピロバクターは，動物では無症状で単なる病原体保有動物（レゼルボア reservoir）として存在するが，ヒトには下痢症などの疾患を発症する．狂犬病ウイルスや，化膿性疾患を起こすブドウ球菌などでは，ヒトにも動物にも同様の症状を引き起こす．

F 感染症予防と細菌性・ウイルス性食中毒

ある種の感染症や細菌性ないしウイルス性食中毒では，特定の感染源から同時に多人数の感染者を流行的に発生する危険性が大きいため，公衆衛生的な見地からの対策が必要とされ，この目的でいくつかの法規が制定されている．

1. 感染症予防と関係法規

感染症の流行を予防するためには，感染源，感染経路，宿主の抵抗性（感受性）の3条件すべてに対する対策が必要である．感染源の対策として，特定の疾患について，感染者の届け出義務，感染者の就業制限や入院勧告，汚染地域の消毒などを法令で定めている．上下水道の整備などの衛生行政は，感染経路対策として重要である．また，宿主の抵抗性を高めるための対策として，特定の疾患についてワクチンの接種が行われている．関連のある法令は**表1**を参照されたい．2007年4月，結核予防法が廃止され，結核は感染症予防・医療法の二類感染症に統合された．また，SARSコロナウイルスによる重症急性呼吸器症候群やH5N1型，H7N9型鳥インフルエンザも二類感染症に含められている．

2. 輸入感染症 imported infectious disease

マラリア，細菌性赤痢，コレラ，腸チフスなど，国内に常在しないか，あってもまれな感染症が，国外から持ち込まれるものを輸入感染症と呼ぶ．具体的には，これらの感染症が常在・流行している国に旅行して感染し，帰国後に発症したり，あるいは，輸入食品によって国内に持ち込まれたりするものである．

3. 細菌性・ウイルス性食中毒 bacterial & viral food poisoning

食物に付着し増殖した特定の細菌やウイルス，または，その細菌などの産生する毒素を，食物とともに摂取することで生じる疾患を，細菌性あるいはウイルス性食中毒と呼ぶ．感染型と毒素型とに分けられる．以前は細菌性のものが多かったが，近年，ノロウイルス[かつて，ノーウォークウイルスあるいは小型球形ウイルス small round structured virus (SRSV)と呼ばれていたもの]による食中毒が増加している．これらの食中毒では，感染の拡大を防ぐための対策が必要となるため，食品衛生法（1947年制定）によって届け出が義務付けられている．

a. 感染型食中毒

摂取された菌やウイルスが腸管内で増殖することによって発症する食中毒を，感染型食中毒という．腸炎ビブリオ，病原性大腸菌，サルモネラ，カンピロバクター，ノロウイルスなどが感染型食中毒の原因となる．また，感染型食中毒の中でも，毒素原性大腸菌（病原性大腸菌のうち毒素を産生するもの），腸炎ビブリオの一部，ある種のウェルシュ菌などでは，腸管内で増殖した菌がエンテロトキシン（腸管毒）と呼ばれる外毒素を産生し，この毒素により食中毒症状を起こす．腸管出血性大腸菌（O157など）は毒素原性大腸菌の一つで，赤痢菌の産生するものと同じ腸管毒である志賀毒素（ベロ毒素）を産生し，溶血性尿毒症症候群 hemolytic uremic syndrome (HUS)と呼ばれる特異的な病態を引き起こす．

b. 毒素型食中毒

汚染された食品内であらかじめ産生された毒素を体内に摂取することで発症するものを毒素型食中毒という．黄色ブドウ球菌やボツリヌス菌，セレウス菌などが毒素型食中毒の原因となる．

総論

XI. 老　　　化

まとめ

1. ヒトの生涯において，老化の特徴を胎児期の発生・小児期の発育と比較し理解することが重要である．
2. 老化のメカニズムは十分解明されていないが，基本的にプログラム説とエラー蓄積説の2つの学説で説明されている．プログラム説は老化が遺伝子レベルで制御されているという考え方であり，エラー蓄積説は生体を構成する臓器，細胞，DNA，タンパク質などに傷害や老化物質が蓄積して機能を低下させるという考え方である．
3. 老化は個体差や表現型など多様性がみられる．その一方，普遍性，内在性，進行性，有害性という共通する4原則がみられる．
4. 老化とともに諸臓器の重量は一般に減少し，萎縮する．
5. 老年期によくみられる疾患を老年病という．老年者によくみられる疾患と加齢による生理的変化は類似点がみられるが，厳密には区別すべきである．
6. 年齢より早期に老年性変化が出現する病態があり，早老症と称する．ウェルナー症候群，ハッチンソン・ギルフォード症候群などが代表的な疾患である．
7. わが国は，65歳以上の老年人口が25%を超える超高齢社会を迎えた．老年医療は保健医療福祉と密接に連携し，総合的なチームケアであることを認識することが重要である．

　老化 senescence とは，発育が完成した成熟期以降，加齢 aging とともに生じる生理的な現象であり，諸臓器，組織は萎縮し個体の生理的機能が減退する結果，恒常性維持能力が次第に失われて最終的に死に至る過程であると定義される．

　老化は生理的に進行する生命現象で，衰退過程にあるものの疾病の状態ではない．ただ，種々の疾病に罹患しやすい状態にあり，また老化はそれらの疾病による影響も受ける．このようなことから，老化は概念的に生理的老化と病的老化の2つに分類される．病的老化は，生理的老化に種々の疾患や環境要因が加わることにより老化が著しく加速された状態を指す．

　老化の進行や表現型は多様であるが，老化に関しては普遍性，内在性，進行性，有害性という共通点がみられ，老化の4原則といわれている．老化はすべてのヒトに例外なく起こり（普遍性），環境要因の影響を受けるもののヒトの体に備わった要因により生じる（内在性）．老化は徐々に進行し後戻りせず（進行性），臓器・組織の機能低下をもたらす（有害性）．

A　老化と寿命

　寿命は個体の生存可能な最長期間で，ヒトの最長寿命は120歳前後といわれている（図1）．なお，平均寿命とは，その年に出生したヒトが何年生きられるかの予測値，すなわち0歳児の平均余命のことである．医療制度や食生活・生活環境の改善により平均寿命は年々延びてきており，厚生労働省の発表によると，2014年における日本人の平均寿命は男性80.50歳，女性86.83歳で，男女とも世界のトップクラスとなっている．一方，多細胞生物である脊椎動物の体細胞を培養すると，細胞の増殖は一時遅くなったり停止したりする．これは細胞老化による現象であり，最終的に細胞は死滅する．細胞老化に至るまでの細胞集団倍加数を細胞寿命あるいは分裂寿命と呼んでいる．

　生物細胞学者であるHayflick博士は，ヒトの胎児の皮膚，心臓，肺その他の器官の線維芽細胞を継代培養し，培養細胞は分裂回数に限界があることを見出した．これをHayflickの限界仮説ないしは分裂寿命仮説という．この現象は多くの哺乳動物で観

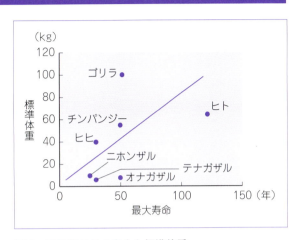

図1　霊長類の最大寿命と標準体重
最大寿命と標準体重は正の相関がみられ，体重が大きいほど最大寿命も長い傾向を示す．

察され，また線維芽細胞の供与者年齢が高いほど，細胞寿命は短い傾向にある．また，動物の最長寿命とその線維芽細胞の細胞寿命との間には正の相関があることも指摘されている．

B　老化の機序

　老化の機序はまだ十分に解明されていないが，内在する遺伝子によるプログラム説と種々の外因が働くエラー蓄積（破綻）説の2大学説で説明されている．しかし，複雑な老化現象はこれらが独立して関与するのではなく，相互に影響しながら作用する．

1. プログラム説 programmed theory

　あらかじめ遺伝的に老化がDNA上にプログラムされているという考え方である．生物は種によって固有の寿命が決まっていることやHayflickの限界仮説（分裂寿命仮説）は，プログラム説を支持する現象である．

　染色体の両末端に存在するテロメアtelomere DNAは，細胞分裂のたびに短縮することにより細胞寿命（分裂寿命）を規定する．実際，テロメアが長いと最長寿命は長く，短いと寿命も短い傾向がある．また，ウェルナーWerner症候群，ハッチンソン・ギルフォードHutchinson-Gilford症候群，コケインCockayne症候群，ブルームBloom症候群，ダウンDown症候群などのように老化現象が年齢より早期に出現する遺伝性早老症では，テロメアの短縮速度が速く，早老症患者から採取した細胞の寿命も著しく短縮していることが証明されている．

2. エラー蓄積（破綻）説 error accumulating (catastrophe) theory

　遺伝子の発現機構中にあるDNAの塩基配列がmRNAに転写される過程，あるいはタンパク質合成に至る翻訳の過程でエラーが生じると異常タンパク質がつくられ，蓄積されることになる．これが繰り返し起こることにより，やがて細胞の機能が破綻し，個体は老化していくという説である．

　なお，このエラー蓄積（破綻）説の中には次のa〜cのような機序も含まれる．

a. 体細胞突然変異説 somatic mutation theory

体細胞において遺伝子そのものの変質を想定したものであり，突然変異やDNA傷害の蓄積によって，細胞機能に衰えが生じてくるという説である．

高齢者では染色体異常が多いこと，遺伝的に長命なマウスでは染色体異常の出現頻度が低いこと，長命の動物の細胞ほどDNA傷害の修復能力が高いことなどは，この説を支持している．

b. フリーラジカル説 free radical theory

酸素や過酸化物，放射線などが原因となって生じるフリーラジカル（遊離基）がタンパク質，核酸，膜脂質に傷害を与え，その結果，細胞機能が減退し，老化が起こるという説である．

とくに活性酸素により過酸化脂質が形成され，これが重合して消耗色素といわれるリポフスチンとなることや，DNA傷害や異常タンパク質の増加などに対する活性酸素の関与が最近注目されている．したがって，フリーラジカル説は酸化ストレス説とも呼ばれている．

c. 生体機能異常説 deteriorated function theory

老廃物や異常細胞など本来非自己に属するものを免疫学的に排除する機構が異常をきたし，不要な物質が細胞・組織内に蓄積し老化が進行するという説である．さらに，生体の恒常性維持には神経・内分泌・免疫系のネットワーク機構がかかわっており，加齢に伴ってこのネットワーク機構に障害が生じていく．

C 老化と分子生物学

染色体の両端部はテロメアと称され，約12 kbの6塩基の反復配列と4 kbのサブテロメア領域からなる共通した構造をもっている（図2）．

このテロメアの反復配列は，DNAの複製時に少しずつ脱落していく．すなわち，ヒトでは1回の細胞分裂にあたり50～200の塩基対が失われるといわれており，細胞分裂を重ねるごとにDNA末端は短縮することになる．しかし，ヒトではテロメアの反復配列は約2,000回と有限であり，約半分になると細胞分裂が停止するので，そこで細胞寿命（分裂寿

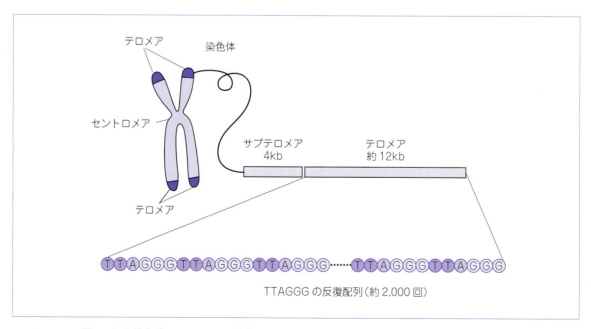

図2 ヒト染色体のテロメアの模式図
約12 bp長のTTAGGGの反復配列（約2,000回）と4 kbのサブテロメア領域からなる．

表1 早期に老化をきたす疾患とその原因遺伝子

遺伝性早老症	原因遺伝子	遺伝子の機能
Werner症候群	*WRN*ヘリカーゼ遺伝子	組み換え修復
Hutchinson-Gilford症候群	ラミンA遺伝子	核膜裏打ちタンパク質
Cockayne症候群	*CSA*遺伝子, *CSB*遺伝子	転写共役型DNA修復
Bloom症候群	*BLM*ヘリカーゼ遺伝子	DNA修復酵素
毛細血管拡張性運動失調症	*ATM*遺伝子	細胞周期チェックポイント制御
Down症候群	21番染色体トリソミー	原因遺伝子不明

命)が規定される．したがって，テロメアは分裂時計とも呼ばれている．なお，テロメアの長さは細胞分裂のみではなく，活性酸素のような因子によっても短縮する．

一方，生殖細胞や幹細胞，あるいは癌細胞や不死化した細胞では，テロメアの反復配列を伸長させる酵素のテロメラーゼtelomeraseが発現している．

生殖細胞や幹細胞では，テロメアの長さがとくに長いことはなく，テロメラーゼが働いてその長さを維持しているのである．一方，テロメア短縮に伴う染色体の不安定化は，体細胞の突然変異を誘発し，かつテロメラーゼ活性化による細胞の自律性・不死化も加わり，最終的に癌化をきたすといったメカニズムも論議されている．

事実，Werner症候群やHutchinson-Gilford症候群では，早期からテロメアの短縮とともに悪性腫瘍の発生が報告されている．また，90％以上の癌細胞でテロメラーゼ活性が発現していることより，テロメラーゼを阻害する抗癌剤の開発も始まっている．

現在，早老症の原因遺伝子としては表1に掲げたようなものが知られており，さらに細胞増殖・抑制やアポトーシスにかかわる*MYC*や*RB*, *p53*などの遺伝子も老化関連遺伝子として細胞寿命(分裂寿命)の観点から研究が進められている．

D 老化の形態学

老化とともに諸臓器・組織の重量は一般に減少し，萎縮する(図3)．すなわち，老人性萎縮の像をとる．

1. 細胞の変化

細胞の増殖能は低下し，核の不規則化，2核化やポリプロイドpolyploid化がみられ，核小体は小型となる．細胞質には種々の変性や各種の代謝産物などが蓄積し，とくに心筋細胞や肝細胞，神経細胞などにはリポフスチンの沈着が増加する(図4, 5)．また，ミトコンドリアの数は減少するとともに，大小不同がみられ，巨大ミトコンドリアもしばしば出現する．

2. 細胞間質の変化

膠原線維ではタンパク分子間の架橋結合が増加し，弾性線維には断裂，細片化が起こる．その結果，結合組織の弾性や膨化能が低下・消失し，基質の水分も減少する．

一般に，基底膜には硝子様の肥厚がみられるようになる．また，血管壁などにアミロイドの沈着する頻度も加齢とともに高くなってくる．

3. 主要な臓器・組織の変化

a. 中枢神経系

ヒトの中枢神経系には約1,000億個の神経細胞が存在するが，成人以降は1日に数万個の神経細胞が死滅・消失していくともいわれている．したがって，この神経細胞の脱落・消失に伴い脳重量は減少する．

加齢に伴い神経細胞には，リポフスチン沈着の増加，中心部にアミロイドの芯を有する老人斑や神経

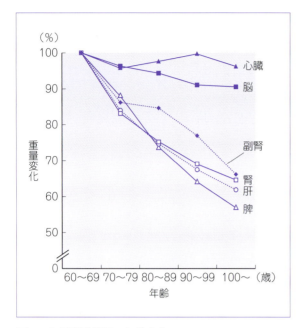

図3 主要臓器重量の加齢変化
60歳代における臓器重量を100とした場合の，各年代における臓器重量の比率を示す．心臓（▲），脳（■）の重量の減少率は低いが，副腎（◆），腎（□），肝（○），脾（△）は60歳代に比べて，90歳代で10〜40％程度減少する．（Sawabe M, et al：Pathol Int 56：315-323，2006のデータを基に作図）

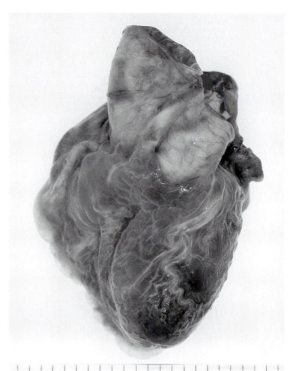

図4 心臓の褐色萎縮（カラー口絵参照）
心臓は萎縮し，褐色調を呈している．

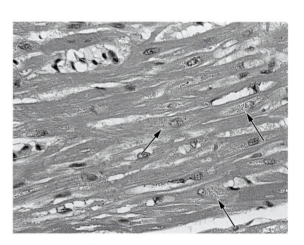

図5 図4の組織像
心筋細胞の核の近傍にはリポフスチン沈着（矢印）が顕著にみられる．

原線維変化もみられるようになる．なお，アルツハイマー Alzheimer 型老年認知症では神経原線維変化や老人斑，リポフスチン沈着などが目立ち，パーキンソン Parkinson 病ではレヴィ Lewy 小体の出現が特徴的である．

b. 心臓，血管系

加齢とともに血圧は徐々に上昇することが多く，左室壁は肥厚し重量も増加する．しかし，高血圧症を伴わない場合には老年性変化として心筋は萎縮し，リポフスチン沈着も伴い褐色萎縮の状態になることがある（図4，5）．

また，加齢とともに血管はしなやかさを失い，動脈には粥状硬化やモンケベルグ Mönckeberg 型硬化，細小動脈硬化などがみられるようになる．

c. 呼吸器系

老化に伴って肺組織の弾性は低下し，老人肺 aging lung の状態となり肺機能も低下してくる．また，線維化や塵埃の沈着も増加する．

d. 消化器系

消化管，とくに胃粘膜では一般に加齢とともに萎縮や腸上皮化生が進行するが，Helicobactor pylori 感染率の低下により高齢者でも胃粘膜がよく保たれるようになってきた．

肝臓には褐色萎縮がみられるようになる．

e. 泌尿・生殖器系

腎臓では動脈硬化性あるいは細動脈硬化性の萎縮が加齢とともに強くなり，糸球体には硝子化がみられるようになる．

生殖器は老化現象が顕著に現れる器官の1つであり，精巣では造精細胞が減少し，造精子能も低下する．一方，女性では閉経後，卵巣は萎縮し全体が膠原線維で置き変わる．また，子宮も縮小してくる．

f. 内分泌系

甲状腺では濾胞上皮の扁平化やコロイドの濃縮がみられ，副腎では皮質が3層とも萎縮してくる．

また，唾液腺や下垂体，甲状腺，副甲状腺（上皮小体）などには，好酸性細胞 oncocyte と呼ばれる大型細胞が出現してくる．

g. 造血器，免疫系

骨髄では脂肪髄の部が拡大し，造血域は縮小してくる．

リンパ節や脾臓も，リンパ濾胞の萎縮とともに全体が縮小してくる．とくに胸腺は思春期以降著明に退縮し，T細胞の減少，機能低下もみられる．

また，自己抗体の出現頻度や自己免疫疾患の発症も増加してくる．

h. 筋骨格系

骨格筋の筋量および筋力は，加齢とともに低下する．この加齢性筋肉減弱症（サルコペニア sarcopenia）は ADL（日常生活動作）や QOL（生活の質）を低下させるとともに，転倒のリスクを増加させる．

骨では骨梁の萎縮・消失がみられ，全体的に骨量は減少する．すなわち，骨は脆弱化し骨折を起こしやすく，骨粗鬆症の病態を呈するようになる．

i. その他

皮膚は表皮・真皮ともに萎縮し，結合組織には膠原線維の増加や弾性線維の断裂がみられ，基質の水分も減少してくる．したがって，皮膚は弾力性を失い，乾燥傾向を示す．

感覚器では眼に白内障，耳には難聴などの老年性変化が出現してくる．

E 老年病

老年期によくみられる疾患を老年病あるいは老人病と総称する．

老年病は，①種々の腫瘍のように，年齢と本質的に関連があるとは断定できないが，年齢と一定の平行関係があるもの，②動脈硬化や骨の病変などのように，年齢が疾患の本質に直接関連してくるもの，③肺炎や髄膜炎などのように，年齢に従ってその経過や症状の程度，あるいはその全体像が異なる疾患の3型に区別される．

厚生労働省の人口動態調査によると，老年者では悪性腫瘍，心疾患，肺炎，脳血管疾患が死因の上位を占めている．また老年期では，多数の異なった病変が諸臓器にみられるといった多病性であることも特徴的である．

1. 悪性腫瘍

加齢とともに悪性腫瘍の発生頻度は高くなる．老年者ではとくに肺癌，胃癌，大腸癌の発生数の増加が目立つ．また，多重癌・重複癌の比率も増加し，担癌患者の約1/4に第2，第3の悪性腫瘍が発生する．さらに，潜在性癌（潜伏癌）が見出される頻度も増加する．

しかし，多くの場合，癌の発症年齢にはピークがあり，その年齢を超えると癌の発生率はむしろ低下するといわれている．

2. 感染症

生体の防御機構としての免疫系の機能低下に伴い，高齢者では一般に感染に対する抵抗力が低下し，かつ生体反応も弱い．

感染症では肺炎，とくに嚥下性肺炎や尿路感染が多くみられる．また，敗血症も起こりやすい．

3. 循環障害

老年期では動脈硬化症や高血圧症に基づいた心筋梗塞，脳梗塞，脳出血などの心臓血管障害や脳血管

F 早老症

　前述したように，年齢より早期に老年性の変化が出現する疾患群があり，これを早老症 progeria と呼んでいる．これに属するものとしては，Werner 症候群，Hutchinson-Gilford 症候群，Cockayne 症候群，Bloom 症候群，Down 症候群などがある（**表1**）．これらは老化のモデルにも相当し，その病因・病態の解明が老化の機序の理解にもつながるものである．

　さらに，わが国で開発された老化促進モデルマウス senescent accelerated mouse や早期老化症状を呈するクロトー klotho マウスなどの動物モデルによる研究も進められている．

G 個体の死

1. 個体死

　ヒトの死は伝統的に，①心停止，②呼吸停止，③瞳孔散大・対光反射消失という死の3徴候をもって判定されている．この3条件がそろった状態が個体死とされていたが，臓器移植を施行する観点からは脳死を個体死とする考えもある．

2. 脳死 brain death

　わが国では，脳死臨調が1992年1月に答申した脳幹を含む脳全体の機能が失われた状態を脳死と定義している．諸外国でもこうした全脳死をもって脳死としていることが多いが，イギリスなど一部の国では，脳幹だけの機能が失われた状態の脳幹死 brain stem death をもって死としている．

　脳死では自発呼吸は消失するが，心臓は動いており，人工呼吸器により，ある一定の期間，呼吸と血液の循環は維持される．

　一般に，脳死の状態から心臓死に至るまでは，数日〜1週間程度といわれている．

3. 脳幹死 brain stem death

　脳幹死とは，自発呼吸や脳幹反射が全くなくなり，脳幹の機能が喪失した状態をいう．

> ● 脳死判定基準
>
> 　わが国の脳死の判定は，1985年に厚生省（当時）の脳死に関する研究班によって設定された以下の基準（竹内基準）によりなされている．すなわち，
> 　①深昏睡
> 　②瞳孔は固定し，瞳孔径は左右とも4mm以上
> 　③対光反射などの脳幹反射の消失
> 　④平坦脳波
> 　⑤自発呼吸の消失
> 　⑥上記の①〜⑤の条件が満たされた後，6時間経過をみて変化がないことを確認する
> の6項目によって判定される．
>
> 　なお，急性薬物中毒や32℃以下の低体温，肝性脳症などの代謝・内分泌障害の症例は判定対象から除かれている．また，6歳未満の小児については，別に判定基準が策定されている．

4. 植物状態 vegetative state

　植物状態とは，大脳の機能は失われているが，脳幹の機能は保持されている状態である．したがって，植物状態では自発呼吸は維持されている．

H 老年医療

　わが国は今や世界有数の長寿国となり，65歳以上の老年人口の比率は，1995年に14.5％であったも

のが 2015 年には 26.7% に上昇した．すなわち，国民の 4 人に 1 人が 65 歳以上という超高齢社会を迎え，さらにその比率が増加すると予測されている．

一方，老年期の患者はさまざまな慢性障害によって，自立した日常生活を営むことが困難な場合が多く，最終的には寝たきりの状態になることも少なくない．

したがって，長期の介護や在宅介護を要する場合も多く，老年医療は保健・医療・福祉が緊密に連携した総合的なチームケアであるということを常に認識し，公的に介護し支援する保健・医療・福祉制度の一層の充実を図っていかなければならない．

総論

XII. 放射線病理学

> **まとめ**
> 1. 放射線感受性は各臓器により異なるが，骨髄，生殖器，水晶体，小児甲状腺は感受性の高い臓器である．また，若年者は成人に比し著しく高い．
> 2. 放射線は種々の遺伝子異常を誘発して発癌を誘導するが，放射線誘発癌に特異的な遺伝子異常はみつかっていない．
> 3. 腫瘍の放射線感受性は，一般的に悪性リンパ腫，胚細胞腫瘍＞扁平上皮癌＞腺癌＞骨・軟部腫瘍，悪性黒色腫，また低分化癌＞高分化癌である．その他，小児腫瘍の多くが高い放射線感受性を有することが知られている．
> 4. 放射線照射により，核の腫大，凝縮，多核や巨核，高度異型核が出現する．悪性所見と見違えることがあり，診断にあたっては放射線照射の既往に注意を払う必要がある．

現代の医学において，放射線は診断（X線撮影）や治療（放射線治療）に必須の手段となっている．しかし，放射線は人体にとり本質的に有害であり，大量の放射線被曝は細胞や組織の死を生じ，少量の放射線被曝でも突然変異や発癌の原因となる．本章では，放射線被曝による臓器の病理学的変化について述べる．

A　放射線の種類と単位

"放射線"とは一般に電離放射線をさし，大きく電磁波と粒子線に分けられる．γ線とX線は電磁波に，α線，β線，陽子線，中性子線は粒子線に含まれる（表1）．これら2種類の電離放射線は生物学的性質が異なるが，医学の分野では透過性の強いX線やγ線が主に利用されている．

放射線線量の単位にはいくつかあるが，主に使用されるのは生体組織への吸収をもとに定められた吸収線量である．吸収線量は，通常グレイ gray（Gy）で表される．100ラド（rad）は1Gyである．シーベルト sievert（Sv）は放射線防護の観点からの線量で，吸収線量に線質係数を乗じたもので（生物学的効果の加味），1Sv＝100 rem（レム）である．通常の医療

表1　放射線の種類と特徴

名　称	電磁波/粒子線	電荷	透過性
α　線	粒子線	あり	低　い
陽子線			
β　線			中程度（＞α線，陽子線）
中性子線			
γ　線	電磁波	なし	高　い
X　線			

の範囲では，1 Gy＝1 Sv と考えてよい．そのほか，ベクレル(Bq)やキュリー(Ci)があるが，これらは放射性核種が崩壊する量の単位であり，強さ(エネルギー)を表していない．

放射線の線質を表す値として線エネルギー付与 linear energy transfer(LET)が用いられる．これは飛程単位長さあたりに与えられたエネルギーとして表され，単位として keV/μm を用いる．放射線による生物学的効果は，同じ吸収線量を与えたとしても放射線の線質により異なる．その比率を表す値として生物学的効果比 relative biological effectiveness(RBE)がある．RBE は，250 kV の X 線によりある効果をもたらす線量を分母とし，異なる線質の放射線により同じ効果が出た線量を分子にしたときの比率で表される．250 kV の X 線の RBE は 1.0 である．RBE は LET が 200 keV/μm あたりで最大となる．

B 放射線による生物学的効果

1. 放射線は DNA 損傷を引き起こす

分裂期の細胞では修復不可能な DNA 損傷により，正常な細胞分裂が阻害され細胞死に至る．このため，細胞分裂の盛んな骨髄や消化管などは，放射線に対する感受性が著しく高い．一方，細胞分裂の乏しい神経や筋組織では，放射線照射の影響はほとんどない(表2)．

2. 放射線は水を放射線分解しヒドロキシラジカルを生成する

このヒドロキシラジカルが DNA と反応し DNA

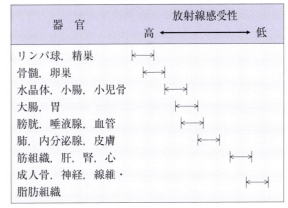

表2 正常各器官の放射線感受性

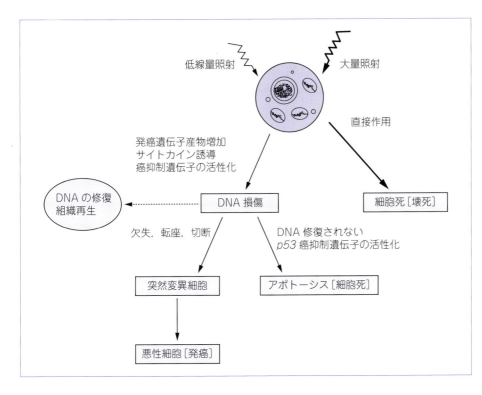

図1 放射線照射による細胞死，発癌のメカニズム

複製を阻害する．一般に，大量の放射線照射は，分裂期細胞も静止期細胞も直接的に死に至らしめる．一方，低線量の放射線であっても，放射線は遺伝子発現を変化させ（発癌遺伝子産物の増加，サイトカインの誘導あるいは癌抑制遺伝子の活性化など），細胞の正常な調節機構を混乱させる．放射線によりDNA損傷が修復されない場合，$p53$癌抑制遺伝子によりアポトーシスが誘導され細胞死に至る．生存した細胞では，染色体の欠失 deletion，転座 translocation，切断 fragmentation を生じ，突然変異細胞となり悪性細胞へ転化する（図1）．

C 放射線による細胞・組織の形態学的変化

1. 細胞レベル

核の腫大，凝縮，クロマチンの凝集や多核，巨核，高度異型核など多彩な変化を示す．高度の異型を示す核は，悪性腫瘍との鑑別が困難なほどである．また，アポトーシスの特徴を示す場合もある．細胞質の変化も同時に認められ，細胞質の腫大，好酸性変化（ミトコンドリアの増加や変性），空胞変性などが認められる（図2A・B, 3A・B）．

2. 組織レベル

放射線照射を受けた組織では，血管の変化と間質の線維化が共通して認められる．血管は小動脈や毛細血管が最も傷害を受けやすく，まず内皮細胞に変性が生じ，次に内皮細胞の増殖と線維性組織の増生，さらに線維化が進み，動脈は狭窄・閉塞する．照射野の間質にも膠原線維の増生が生じ，組織全体の瘢痕化をきたす（図4）．

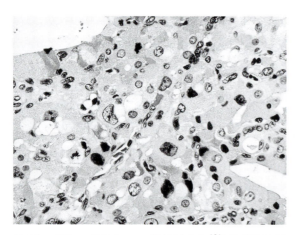

図2A　グレーヴス Graves 病に対する ^{131}I 治療後の甲状腺組織
濾胞細胞の細胞質は好酸性・顆粒状を呈する．核は大型・濃染化し，種々の程度の核異型を示す．

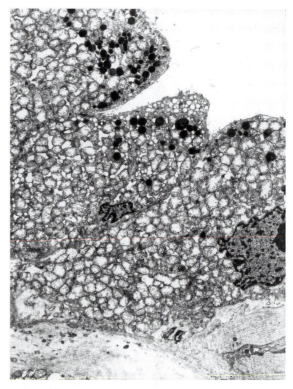

図2B　^{131}I 治療後の Graves 病甲状腺
好酸性変化をした濾胞細胞はミトコンドリアで充満している．

C. 放射線による細胞・組織の形態学的変化　147

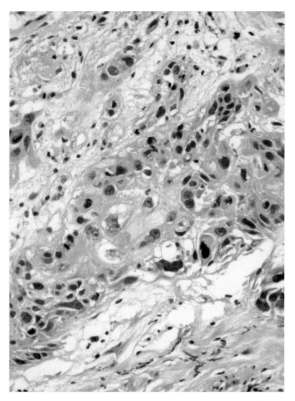

図3A　食道の中分化型扁平上皮癌に対する放射線治療後
残存する扁平上皮癌巣では核濃縮，核異型，奇怪な形態を示す核が認められる．

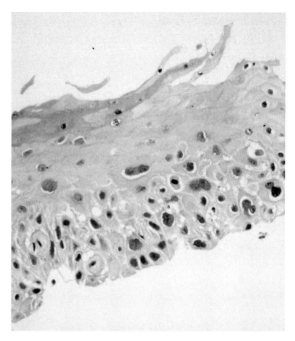

図3B　食道癌に対する放射線治療後の癌周囲の食道粘膜
重層扁平上皮には，基底層から中層にかけて大型異型核の出現が認められる．

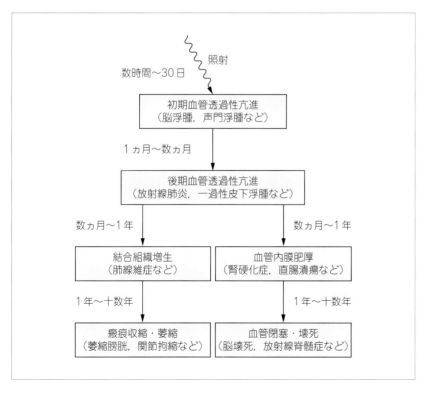

図4　放射線照射後の血管・結合組織の時間的変化

3. 放射線治療の評価

腫瘍に対する放射線治療の臨床的効果判定は，①完全奏効（著効）complete response（CR），②部分奏効（有効）partial response（PR），③安定 stable disease（SD）または不変 no change（NC），④進行 progressive disease（PD）に分けられる．表3に，口腔癌の効果判定基準を示す．

表3 口腔癌の効果判定基準（口腔癌取扱い規約第1版，2010）

1. 完全奏効（著効）complete response（CR）：すべての標的病変の消失．
2. 部分奏効（有効）partial response（PR）：ベースライン長径和と比較して標的病変の最長径の和が治療前の長径和に比し30％以上減少．
3. 安定 stable disease（SD）：PRとするには腫瘍の縮小が不十分で，かつPDとするには治療開始以降の最小の最長径の和に比して腫瘍の増大が不十分．
4. 進行 progressive disease（PD）：治療開始以降に記録された最小の最長径の和と比較して標的病変の最長径の和が20％以上増加．

D 放射線の全身被曝

人体が大量の放射線を全身被曝することはまれであるが，広島や長崎での原子爆弾での被爆，最近ではチェルノブイリ原発事故での被曝が認められた．全身被曝では全身臓器が曝露されるので，少量の線量でも深刻な影響を受け急性死に至る．その経過は線量によって異なるが，これは各臓器の放射線に対する感受性の違いによるものである．人が全身被曝したときの半数致死線量 $LD_{50/60}$（被曝した人の50％が60日以内に死亡する線量）はほぼ4 Gy，$LD_{100/60}$（被曝した人全員が60日以内に死亡する線量）はほぼ8 Gyとされている（図5）．

1. 中枢神経（脳）死

20 Gy～数百Gyの全身被曝では，痙攣，昏睡をきたし，数時間から数日で死亡する．これは，脳の血管内皮細胞の傷害による脳浮腫や血液脳関門の破綻が原因と考えられる．

2. 消化管死

5～20 Gyの被曝では，消化管全体の粘膜に重篤な傷害が生じ，3日から2～3週間で死亡する．これは，消化管の上皮細胞は数日の寿命で常に新しい再生上皮で置換されているためである．放射線被曝により腸管での上皮の再生が停止すると，新しい上皮による被覆がなくなり，粘膜が脱落し，びらんや潰瘍を形成する．腸管の放射線感受性は高く，とくに小腸が最も高い．症状は，重度の下痢と脱水，さらに出血，感染が加わり，敗血症を合併し死に至る．

3. 造血器（骨髄）死

2～5 Gyの被曝では2週頃より造血器の異常が出現し，多くは3～6週間で死亡する．死因は，血小板減少による出血や白血球減少による感染である．

E 局所被曝による障害

その多くは悪性腫瘍の放射線治療の過程で，その照射野に含まれる正常組織が傷害を受ける場合であるが，まれに放射線業務従事者に不測の事故として発生する場合もある．とくに傷害を受けやすい臓器について述べる（図6）．

1. 造血器

骨髄の局所的被曝は，骨髄の予備力が大きいため

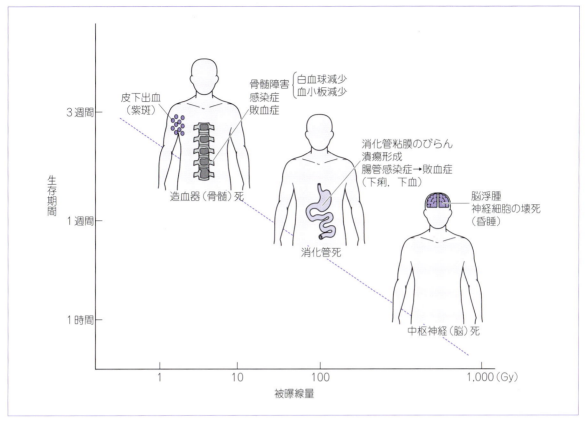

図5　全身被曝による急性放射線障害

ほとんど影響を受けないが，線量が多く照射野が広い場合，まずリンパ球の減少が認められる．これは，リンパ球の寿命が2～3日と短いことによる．次いで好中球，血小板が減少する．赤血球の寿命は120日と長く，減少は軽度である．減少した血球は，血液幹細胞の機能回復とともに元に戻るが，幹細胞が死滅するほどの傷害ではすべての血球が減少する汎血球減少症（再生不良性貧血）をきたす．

2. 生殖器

精巣，卵巣ともに細胞回転が速い臓器であり，放射線感受性はきわめて高い．精祖細胞の分裂障害により精子は2～3ヵ月後に減少する．線量が多い場合，血管傷害も加わり，精細管の萎縮，間質の線維化が起こり，永久不妊となる．ライデッヒ Leydig 間細胞の放射線感受性は低く，男性ホルモン状態は正常に保たれる．卵巣でも，卵母細胞が放射線感受性が高く傷害を受けやすい．また，卵胞細胞も傷害を受けやすく，女性ホルモン分泌異常により不妊をきたす．

3. 消化管

消化管も放射線感受性の高い臓器で，小腸，とくに空腸は最も高い．初期には，腺上皮の脱落によるびらん，潰瘍形成が認められ，やがて粘膜の萎縮と平坦化，粘膜下や漿膜下における膠原線維の増加，小動脈壁のフィブリノイド変性が出現する．線維芽細胞には，しばしば奇怪な核が認められる．口腔や食道は重層扁平上皮で覆われている．幹細胞は重層扁平上皮の基底層にあり，上皮細胞は上層に移動しつつ成熟する．幹細胞の傷害により，粘膜は菲薄化し，しばしばびらん，潰瘍を形成する．重層扁平上皮には奇怪な核がしばしば認められる．口腔では唾液腺も同時に傷害を受ける場合があり，唾液分泌低下をきたす．

4. 皮膚

放射線治療では皮膚は必ず被曝するので，放射線

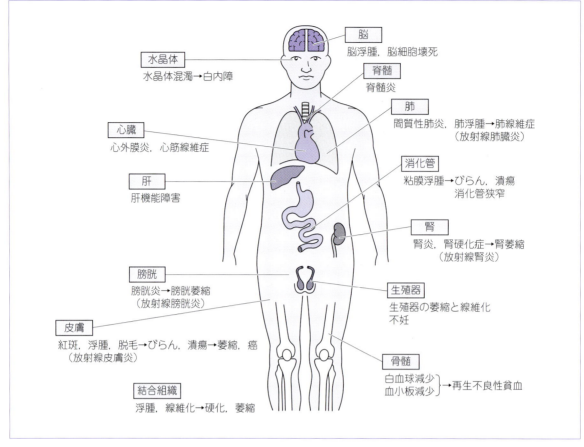

図6　放射線の局所被曝による臓器の障害

皮膚炎 radiation dermatitis としてよく知られている（図7）．早期の症状は，毛細血管の拡張による発赤や紅斑，皮脂腺や汗腺の傷害による皮膚乾燥，毛根の傷害による脱毛，メラニン色素の増加による色素沈着などである．反復して放射線照射を受けると，真皮の膠原線維の増加で皮膚は硬化し，血管壁の肥厚，血管内腔の閉塞により潰瘍形成を伴うこともある．線維芽細胞にはしばしば奇怪な核が出現する．皮膚癌を合併することも多い（図8A・B）．

5. 水晶体

　水晶体も放射線感受性の高い臓器である．放射線により水晶体の前面を覆う水晶体上皮細胞が傷害を受け脱落し，この結果，水晶体が混濁し白内障をきたす．

6. 肺

　放射線による肺の傷害は，放射線肺臓炎 radia-

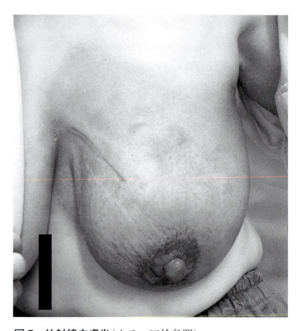

図7　放射線皮膚炎（カラー口絵参照）
乳癌術後 50 Gy 照射．照射部位に一致して紅斑が認められる．乳輪には湿性落屑を伴う．

E. 局所被曝による障害　151

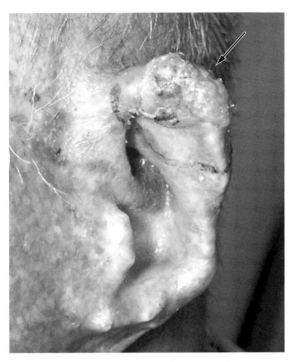

図8A　放射線照射70年後に発生した皮膚癌（カラー口絵参照）
尋常性狼瘡に対し放射線治療後，左耳介上部に腫瘍が発生した．

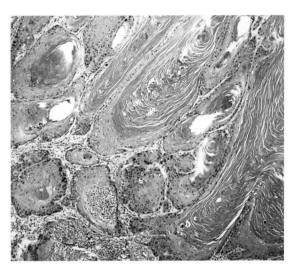

図8B　皮膚癌の組織像
組織学的に，角化傾向の目立つ高分化型扁平上皮癌である．

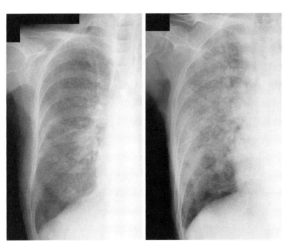

図9A　放射線66 Gy照射前（左）・後（右）の胸部写真
右肺全体に間質影の増加が認められ，放射線肺臓炎の所見が認められる．

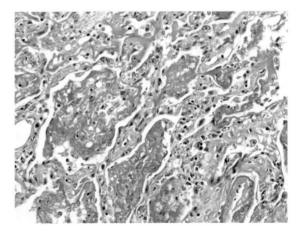

図9B　放射線肺臓炎の組織像
肺胞壁は肥厚しリンパ球浸潤が認められる．肺胞腔内は，硝子膜の滲出と剝離した肺胞上皮や貪食細胞が認められる．

tion pneumonitisと呼ばれている（図9A・B）．基本的に小血管や毛細血管の内皮細胞の傷害により生じると考えられている．肺の毛細血管傷害により，肺胞間質への滲出，肺胞上皮の傷害，硝子膜の滲出，リンパ球浸潤よりなる急性間質性肺炎を生じる．こ のとき，胸部X線写真でも肺炎様陰影が認められる．これらの変化は一過性のこともあるが，肺線維症に移行することも多い．照射野が広範囲では呼吸困難を引き起こす．

7. 腎 臓

腎臓を含む腹部の広範囲な放射線治療を受けたとき，放射線腎炎 radiation nephritis が発生する．主に，毛細血管の傷害により糸球体や尿細管に萎縮や線維化を生じ，糸球体腎炎様の症状を呈する．腎の一部の照射では，腎の予備能が高く，とくに症状を示さない．

8. 膀 胱

膀胱癌のみならず，子宮や骨盤臓器の悪性腫瘍の放射線治療が行われた場合に生じる（放射線膀胱炎 radiation cystitis）．膀胱壁の血管の拡張，粘膜の脱落，潰瘍形成，線維性肥厚などが認められる．穿孔を生じ，腟，子宮，直腸と瘻孔を形成することもある．

F　放射線と発癌

放射線が癌を引き起こすことは経験的によく知られている．現在までに報告されている事例について図 10 に示す．放射線による発癌は，被曝した時点での年齢がその発生率に大きく影響する．10 歳未満で被曝した場合の発生率は，成人期に被曝したときの数倍高いことが知られている（図 11A・B）．

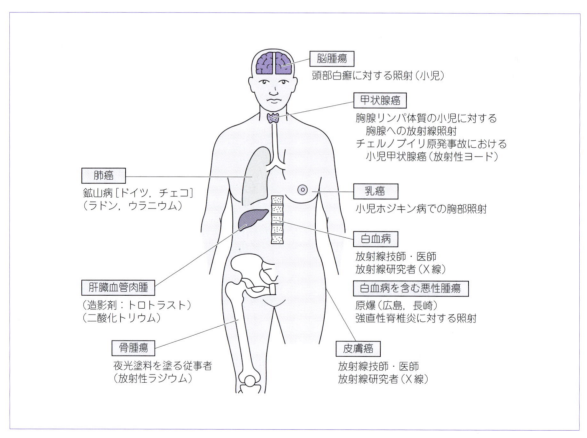

図 10　放射線により誘発される悪性腫瘍

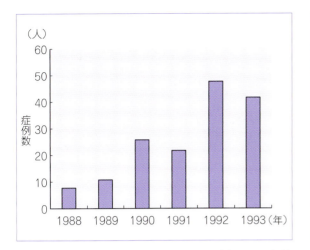

図11A　チェルノブイリ原発事故（1986年）による小児（0〜14歳）甲状腺癌の年度別発生頻度
（Likhtarev IA, et al：Nature 375：365, 1995 より）

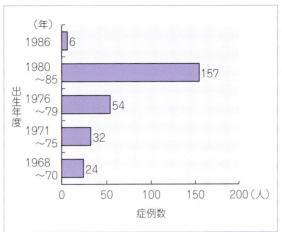

図11B　チェルノブイリ原発事故（1986年）による小児甲状腺癌の年齢別発生頻度
（Jacob P, et al：Br J Cancer 80：1461-1469, 1999 より）

● チェルノブイリ原発事故と小児甲状腺癌

1986年のチェルノブイリ原発事故後，現在までに約6,000人の甲状腺癌が発生し，その80％が被曝時10歳以下（とくに0〜5歳）と報告されている．これは，放射性ヨードに汚染された牧草を食べた乳牛のミルクを介してミルク摂取量の多い小児に移行したためと，小児の甲状腺は発達過程にあり放射線に対し高感受性であることによるものである（また，この地域が内陸部でヨード欠乏地域であったことも内部被曝を助長）．

放射線による甲状腺癌発生の機序：放射性ヨード（^{131}I）は，体内では甲状腺に集積する．これは，甲状腺が分泌する甲状腺ホルモン（サイロキシン thyroxine）がヨードを含む化合物だからである．集積したヨードの放射線により，甲状腺濾胞細胞のゲノム（遺伝子）DNAが切断され不安定になる．細胞は，切断されたDNAを再びつなぐことができるが，完全に元通りにつなげない場合もある．この修復ミスにより遺伝子組み換えや遺伝子変異が生じる．一方，細胞の癌化は遺伝子の変異が積み重なることにより引き起こされる．したがって，DNA切断の修復ミスとともに，被曝時の年齢，被曝前後の生活環境（ヨードの摂取状況など），ゲノムDNAの個人差などが，甲状腺癌発症までの期間や甲状腺癌の悪性度に影響を与えると考えられる．

G　癌の放射線治療

1. 腫瘍の放射線感受性

組織の放射線感受性あるいは放射線治療効果を予測するうえで，ベルゴニエ・トリボンドー Bergonié-Tribondeau の法則（1906年）は基礎となっている．これは次の3点である．

（1）細胞は分裂頻度が高いほど放射線感受性が高い．
（2）将来行う細胞分裂の数の大きいものほど放射線感受性が高い．
（3）形態的あるいは機能において未分化である細胞は，放射線感受性が高い．

このほか，腫瘍細胞の種類により放射線感受性が異なることも知られている．たとえば，扁平上皮癌＞腺癌，低分化癌＞高分化癌，同じ腺癌でも乳癌＞胃癌，大腸癌である．図12に腫瘍別の放射線感受性をまとめた．

2. 放射線治療の組織学的効果判定基準

腫瘍に対して放射線治療を行った場合，腫瘍組織には組織学的に種々の変化が認められる．これらの

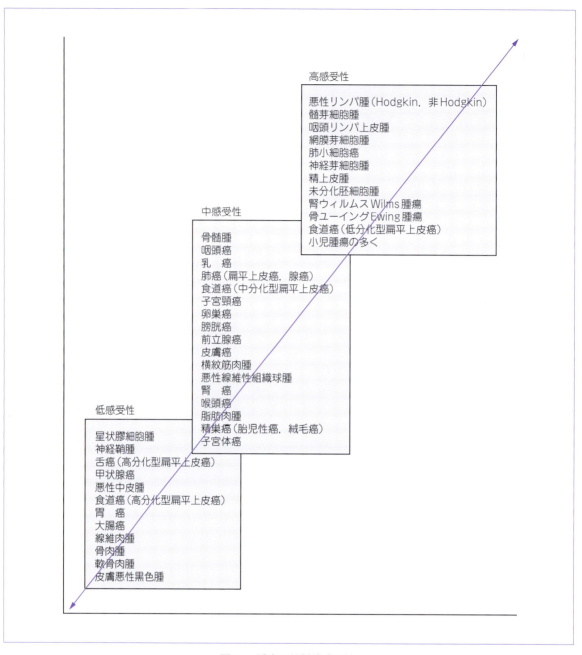

図12 腫瘍の放射線感受性

表4 肺癌の治療効果の組織学的判定基準(肺癌取扱い規約第7版, 2010)

Ef. 0：無　効
　　癌細胞，癌組織に治療による変性，壊死等の形態学的変化を認めない場合．
Ef. 1：a) ごく軽度の効果　癌の約2/3以上が生存し得ると判断される癌細胞で占められている場合．
　　b) 軽度の効果　癌の約1/3以上2/3未満に生存し得ると判断される癌細胞が認められる場合．
Ef. 2：中等度の効果
　　癌の約1/3未満に生存し得ると判断される癌細胞が残存している場合．
Ef. 3：著　効
　　癌細胞がまったく認められないか，残存していても生存し得ないと判断される場合．

● 重粒子線治療

　重粒子線治療は，陽子より重い荷電粒子，炭素，アルゴン，ヘリウムなどを用いて行われる．現在，臨床に応用されているのは炭素イオンのみで，重粒子線治療は取りも直さず"炭素イオン線治療"を意味する．この重粒子線治療は，従来のX線やγ線とは異なる物理学的・生物学的特徴があり，大きな利点を有する．物理学的にはブラッグBraggピーク*を形成することである．この性質を利用して，ブラッグピークを腫瘍の中心に調整し，ピークの幅を拡大して腫瘍を包み込む．結果として，腫瘍の前後の正常組織に障害を与えることなく最適な線量分布を設定することができる．一方，生物学的には重粒子線が高LETに属することから，その生物作用は密な電離による直接作用が主体となる．そのため，RBEは従来のX線，γ線，陽子線と比較して2～3倍と高く，組織内酸素濃度依存性や細胞周期依存性も低い．したがって，放射線治療に抵抗性を示す悪性黒色腫，骨・軟部腫瘍などに効果が期待できる．わが国では1994年6月より放射線医学総合研究所・重粒子線医科学センターにおいて臨床応用がなされ，これまでに放射線抵抗性とされてきた骨・軟部腫瘍や頭頸部原発の悪性黒色腫，腺癌，仙骨や頭蓋底の脊索腫，その他一般的な肺癌，肝臓癌，前立腺癌などでも高い効果を示してきた．

　*ブラッグピーク：超高速で飛び込んできた粒子は体表面近くでは小さなエネルギーしか与えないが，その速度を減じながら体内深部で停止する直前に高いエネルギーを放出して消滅する．

変化の程度より，放射線治療の組織学的効果判定が行われている．表4に，肺癌の判定基準を示す．

総論

XIII. 腫　　瘍

A　発癌メカニズム，形態

まとめ

1. 腫瘍細胞の重要な性質は，自律性で周囲から制御されない細胞の増殖である．
2. 悪性腫瘍は浸潤するか転移をする．良性腫瘍は定義上浸潤も転移もしない．ただし，浸潤していないが，将来浸潤する可能性が大きいとみなされる核の形態を示す腫瘍は上皮内癌あるいは非浸潤癌と呼ばれている．
3. 転移形式にはリンパ行性転移，血行性転移，播種性転移がある．
4. 悪性腫瘍は核の形態変化（異形成），すなわち多形性，濃染，腫大，クロマチン凝集などにより同定される．
5. 悪性腫瘍は細胞の由来により，上皮性の癌腫と非上皮性の肉腫に分けられ，発生部位，発生年齢など著しい相違がある．癌腫はさらに腺癌，扁平上皮癌，尿路上皮癌の組織型に分けられ，発生部位，予後，治療法が異なる．
6. さまざまな因子が正常細胞の遺伝子を変化させて，がん細胞が発生する（がん化する）．これらの因子には種々の化学物質（発がん物質），紫外線，放射線，ウイルスがあるが，これらを避けることは理論的に可能である．
7. 正常な機能が細胞の増殖を促進するタンパクをコードする多くの遺伝子が癌原遺伝子であり，タンパクの機能が亢進するような遺伝子変化によりがんが生じる．このような遺伝子変化として点突然変異，遺伝子増幅，染色体の転座がある．対して，正常な機能が細胞の増殖を抑制するタンパクをコードする遺伝子の多くががん抑制遺伝子である．がん抑制遺伝子産物の機能が低下することががん化につながる．このような変化に不活性化突然変異や染色体の欠失がある．
8. DNA修復酵素の機能消失により，がん化を起こす遺伝子変化が修復されないためにがんの発生率が飛躍的に増大する．この変化は胚細胞あるいは体細胞に起きる．
9. メンデルの遺伝形式をとって遺伝する遺伝性癌（家族性癌）は，癌抑制遺伝子あるいはDNA修復遺伝子に点突然変異がある．

「腫瘍 tumor」は腫瘍細胞の増殖からなり，白血病を除けば，体内あるいは体表に異常な塊を形成する．腫瘍細胞はもともと自己の細胞であり，遺伝子が変化して，形態的にも機能的にも特徴的な性質を獲得する．腫瘍細胞の重要な性質は，自律性で周囲から制御されない細胞の増殖性である．これらの変化は複数の遺伝子の変化に基づき，腫瘍細胞がもとの細胞に戻ることはない．腫瘍の同義語に「新生物 neoplasia」があり，もともとの意味は若干の違いはあったが，現在では全く同一のものを表す用語となっている．

異常な塊を形成する腫瘍は，腫瘍細胞のみからな

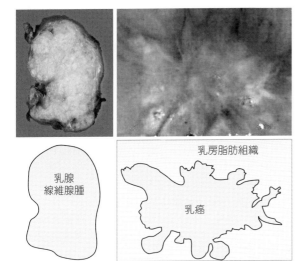

図1 圧排性増殖をする良性腫瘍（乳頭腺腫，左）と浸潤性増殖をする乳癌（右）
左：境界明瞭な線維腺腫では腫瘍のみが摘出されている．右：切除乳房の割面で，乳癌は周囲の脂肪組織中に浸潤し，境界不明瞭．

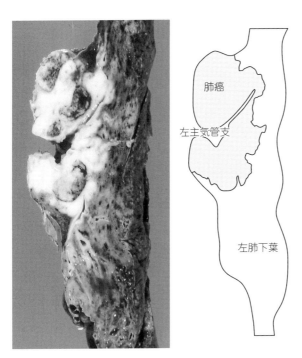

図2 既存組織を破壊して浸潤増殖する肺癌
喫煙者に発生した肺門部の肺癌で，癌は左主気管支および葉気管支周囲に広がっている．

っているわけではない．腫瘍の構成成分として，増殖する腫瘍細胞とともに，それを支える間質成分を忘れてはいけない．間質は線維芽細胞とそれが産生する細胞外マトリックスよりなり，腫瘍細胞とともに腫瘍を形づくっている．また，間質の毛細血管は腫瘍の生育に不可欠な栄養を供給している．線維芽細胞や血管内皮細胞は非腫瘍性の正常細胞であるが，腫瘍細胞が産生する増殖因子などの刺激により増殖して腫瘍中に取り込まれ，腫瘍の一成分となる．

1. 自律性の細胞機能 autonomous function of tumor cell

正常のどの細胞も，同種の細胞あるいは異種の細胞に制御されている．たとえば，創傷欠損部を埋めるために細胞が増殖する．増殖速度は腫瘍よりむしろ速いことが多い．しかし，欠損部が充満すると細胞の増殖は停止する．虚血や炎症により細胞・組織が壊死に陥ったりした場合でも同様である．生理的に新しい細胞が生まれ，古い細胞が死んでいく組織でも，死んでいく細胞の数以上の新生は行われない．非腫瘍性の病変では細胞の増殖は常に周囲からコントロールされている．腫瘍では増殖が持続性であり，制御されない過剰の増殖をする．

しかし，このような自律性の性格が腫瘍のすべてにおいて完璧な形で現れているわけではない．上記のように，腫瘍の生育は正常細胞由来の間質に依存している．また，腫瘍は正常細胞に複数の遺伝子変化が起こって形態機能が変化していくが，遺伝子変化が比較的少ない腫瘍細胞ではもとの細胞の形態と機能を保持しており，周囲からの制御機構が若干残存していることが多い．このように，腫瘍細胞は正常細胞にかなり似ているものから全く似ていないものまで雑多であり，自律性の性格の程度は幅が広い．

また，周囲から制御されない自律性の性格は，増殖ばかりではなく，さまざまな腫瘍細胞の機能に現れる．次に述べる悪性腫瘍では，その性格が良性腫瘍よりも顕著であり，制御されない細胞の運動は悪性腫瘍の特徴となっている．

2. 良性と悪性 benign and malignant

医療の場で腫瘍を扱う際に最も重要なことは，腫瘍を良性腫瘍と悪性腫瘍に分けることである．これは予後と治療に密接に関係しており，腫瘍が悪性腫瘍と判定されたならば，必ず何らかの治療方針を決めなければならない．逆に，良性腫瘍は緊急の治療が必要ないことが多い．

良性と悪性では腫瘍細胞の機能と形成する腫瘍の性格がかなり異なっている．多くの良性腫瘍では圧排性の増殖を示し，境界が明瞭である（図1）．悪性腫瘍では腫瘍細胞が浸潤して境界不明瞭なことが多く（図1,2）．良性腫瘍は決して浸潤性の発育をしない．

悪性の定義は2つある．局所浸潤 local invasion と転移 metastasis である．腫瘍が浸潤していれば悪性であるし，転移していれば悪性と定義される．転移は悪性腫瘍であることを最も象徴的に表す事象であり，悪性腫瘍は最終的に全身に転移して広がり，担がん患者は死に至る．悪性腫瘍は一般的にがん cancer と呼ばれる．

a. 局所浸潤

良性腫瘍細胞は圧排性の増殖を示し，悪性腫瘍細胞は浸潤性に増殖する．浸潤とは周囲組織の破壊を伴う腫瘍細胞の移動である．定義によれば，浸潤すれば悪性腫瘍であるが，肉眼的な浸潤性増殖と顕微鏡的な浸潤とはしばしば異なる．肉眼的に浸潤性増殖をしていれば悪性であるが，肉眼的に圧排性増殖をしていても悪性であることが少なくない．顕微鏡的に精査して浸潤が見出されれば悪性と判定される．

悪性腫瘍細胞は腫瘍の発生地点から周囲に浸潤して移動し，やがて血管やリンパ管の壁を破壊して内腔に入って，次の転移の第一歩が始まる．このように，浸潤がなければ転移することはない．

ここで，肉眼的に境界不明瞭な腫瘍は必ずしも浸潤を意味するものではない．皮膚線維腫や皮膚の神経線維腫，脳の星細胞腫では腫瘍細胞は周囲の組織と交錯して増殖し，圧排性の増殖形態を示さず，組織の破壊がない．

b. 転 移

転移は腫瘍がもともとの発生部位から離れた部位に運ばれて，そこで成長することをいう．もともとの腫瘍は原発腫瘍といい，転移部で増殖して新たに形成された腫瘍は転移性腫瘍という（図3）．悪性腫瘍細胞が運ばれる経路は3つある．

1）血行性転移 hematogenous metastasis

腫瘍細胞が組織中を浸潤して静脈の壁を破壊して血管内に入ると，腫瘍細胞は血行性に他臓器に運ばれる．転移先の臓器で頻度が高く最も重要な2つの

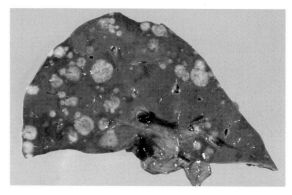

図3　胃癌の肝への転移（カラー口絵参照）
胃癌は肝に転移しやすく，多発性の転移腫瘍を形成する．肝には肝硬変がないので，第一に腹部臓器の癌の転移を考える．

臓器は肝と肺であり，多くの場合，多発性の腫瘍を形成する．

胃癌では，がん細胞が門脈静脈内に侵入すると胃から門脈を経由して肝臓へ運ばれる．肝臓内では，腫瘍細胞は静脈が多数分岐してできた細い類洞に接着あるいは塞栓を形成し，肝に転移性腫瘍を形成する（図3）．このように，腹部の門脈域にある臓器の腫瘍では肝転移が多い．一方，腎癌細胞が静脈内に入ると，腫瘍細胞は下大静脈から右心系に入り，さらに肺動脈を経由して肺の毛細血管網にトラップされて肺に転移性腫瘍を形成する．このように，静脈血が大静脈に入る臓器に発生した悪性腫瘍は肺に転移することが多い．肝臓に転移した胃癌や肝原発の癌は，肝静脈から大静脈・右心を経由して肺に転移する．

肺癌あるいは肺に転移した腫瘍は左心系に戻り，大動脈を経由して全身諸臓器に転移する．骨髄の毛細血管網にトラップされ，発育して骨を破壊する腫瘍は骨転移として知られ，種々の悪性腫瘍の末期の状態である．このように原発巣と転移巣の解剖学的位置関係は重要であり，静脈の流れの先に最初に毛細血管様構造がある臓器に転移することが多いが，胃癌が肝の類洞をすり抜けて肺に転移したり，乳癌が肺の毛細血管をすり抜けて骨転移をしたりすることがある．

解剖学的位置関係とは異なる因子により転移先が決定される場合があり，seed and soil theory（種と土壌の原理）として知られている．たとえば，前立

腺癌，甲状腺癌，乳癌は骨転移をしやすいことが古くから知られている．逆に，毛細血管が豊富な骨格筋は転移が起こりにくい部位であり，転移という面では不毛の土壌である．種と土壌の関係を規定すると，因子の一つはがん細胞が発現する接着分子と末梢血管の内皮細胞が発現する接着分子の関係である．対応する接着分子が発現している血管内皮がある臓器に腫瘍が定着する．このような接着因子に関する研究は数多くあり，一定の傾向はあるものの，完璧な法則は示されていない．もう一つの因子は細胞の走化性因子であるケモカインである．ある種のケモカインに対する受容体を膜上に有する腫瘍細胞は，対応するケモカインを多く産生する臓器で発育する．しかし，今のところ，どの癌がどこに転移をするかを正確に知ることはできない．

2）リンパ行性転移 lymphogenous metastasis

組織内を浸潤してきた腫瘍細胞がリンパ管内に入り，リンパ液の流れに乗って他の部位に運ばれる．リンパ液は通常いくつかのリンパ管を経由してリンパ管内を流れる．転移する部位はまず腫瘍近傍の領域リンパ節である．胃では腫瘍に近い漿膜側のリンパ節にまず転移する．リンパ節で成長した腫瘍細胞は再びリンパ管内に入って次のリンパ節に転移する．このようにして，胃癌のリンパ行性転移は腫瘍近傍から食道周囲のリンパ節へと上行性に広がっていく．乳癌でも，リンパ行性転移は正常のリンパの流れに沿って広がるので，外側の乳癌は腋窩リンパ節に転移し，内側に発生した乳癌は前胸部リンパ節に転移する．

時に原発巣から離れた遠くのリンパ節に転移して，リンパ転移により悪性腫瘍が発見されることがある．胃癌が左鎖骨上窩に転移して，体表から触れるようになるのはウィルヒョウ Virchow 転移と呼ばれる．また，正常のリンパの流れを逆行するように転移する場合がある．以前は腹腔を経由する播種性の転移と考えられていた胃癌の卵巣への転移であるクルーケンベルグ Krukenberg 腫瘍は，卵巣表面にがん細胞が露出していないことが多く，今では逆行性のリンパ行性転移と考えられている．

リンパ管内にがん細胞が多数連なって塞栓を形成し，リンパ管が拡張して蛇行し，周囲の組織は赤く炎症を起こしているようにみえる特殊な病態は癌性リンパ管炎 lymphangitis carcinomatosa と呼ばれ，乳癌などで時にみられることがある．

3）播種 dissemination

体腔中をがん細胞が広がって，体空表面に散布される．胃癌は厚い壁内をがん細胞が固有筋層を越えて漿膜面に達すると，露出したがん細胞は腹腔全体に種を撒くように広がり，膀胱表面や腸管の漿膜面に多数の播種性転移結節を形成する．同様に，肺の末梢の胸膜下にできる肺腺癌は，比較的早期に胸膜面に露出して，肺表面全体に播種性の転移をする．播種とともに滲出液が体腔内に貯留して，癌細胞が浮遊する多量の腹水や胸水がある状態は，胸膜癌腫症 pleural carcinomatosis や腹膜癌腫症 peritoneal carcinomatosis と呼ばれる．脳では脳脊髄液の流れに乗って膠芽腫が転移することがある．

c. 悪性腫瘍の組織学的形態

悪性腫瘍は上記の発育形式などより，X 線写真や CT などの画像でかなりの正確さで悪性と推定することができる．しかし，最終診断は顕微鏡的な細胞形態や組織形態で決定される．がん細胞と決定するための形態は細胞あるいは核の異型性 atypism, atypia である．異型性という用語は正常細胞からの形態の隔たりを指しており，次のいくつかの指標から異型性の有無やその強さを判断する．形態を表す用語なので時に主観的になりがちであるが，悪性かどうか判断する際にこの用語がよく使用される．異型性が強ければ悪性腫瘍であり，弱ければ良性腫瘍，あるいは後に述べる異形成と判定される．

異型性を構成する形態変化はとくに核にあり，多形性，核濃染，核腫大，クロマチン凝集，著明な核小体の腫大からなる（図 4）．細胞や核の形が同一の正常細胞では同じ形をしているが，悪性腫瘍細胞ではさまざまな形をとることを示しているのが多形性である．しばしば奇妙な形の核（bizarre nuclei）をもった細胞が出現する．また，細胞の形でも多形性が重要である．核が腫大して濃染する性格は全体の DNA 量を反映し，腫瘍細胞では必ず DNA 量が正常細胞を上回っている．核が腫大しても細胞質が腫大していれば良性細胞であることが多く，核と細胞質の大きさの比（N/C 比）が重要である．N/C 比という用語は病理組織よりも細胞診の分野でよく用いられる．また，異型核分裂は悪性腫瘍を強く疑うマーカーの一つである．正常細胞では細胞分裂は必ず

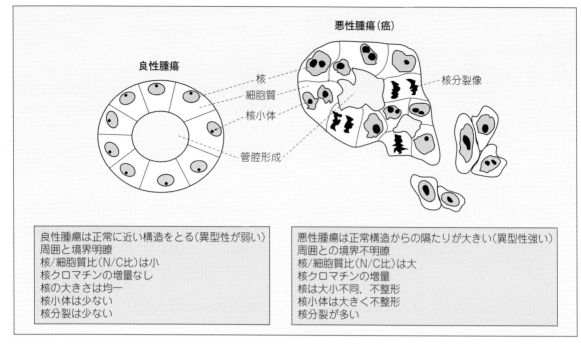

図4 良性腫瘍，悪性腫瘍の相違点

2分裂であるが，悪性腫瘍細胞ではしばしば3分裂，4分裂をし，分裂中期の染色体の配列が3方向，4方向を向く（図5）.

核分裂は悪性腫瘍では多くみられ，静止期にある正常細胞では認められない．しかし，組織の修復がある場合は活発な細胞分裂をし，このような場合は癌細胞よりずっと分裂数が多いことがしばしばであるので，核分裂数自体は一般的な悪性の指標とはならない．ただし，良性の平滑筋腫では核分裂がきわめて少ないので，分裂数が悪性の決め手になる．

浸潤あるいは転移があれば，定義から悪性と判断される．リンパ管侵襲と血管内侵襲の存在も同様に悪性の指標である．

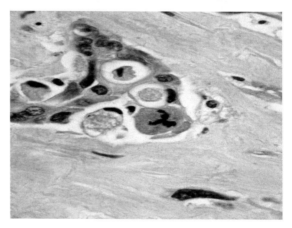

図5 低分化扁平上皮癌の異型核分裂
染色体が3方向に向かい3分裂しようとしている．

3. 腫瘍の分類
a. 良性腫瘍の分類

腫瘍は由来する細胞が非上皮性か上皮性かで分類することができる．良性腫瘍で非上皮細胞由来の場合は，由来するもとの細胞あるいは類似する正常細胞の名前をつけることが多い．平滑筋腫 leiomyoma，軟骨腫 chondroma，骨軟骨腫 osteochondroma，血管腫 hemangioma，横紋筋腫 rhabdomyoma，線維腫 fibroma などである．また，血管でも血管の種類によって分ける．毛細血管腫 capillary hemangioma，静脈性血管腫 venous hemangioma，海綿状血管腫 cavernous hemangioma などである．

良性上皮性腫瘍では細胞構築で命名することが多い．円柱上皮の性格を示し，腺細胞の構造に似た腔を形成する性格があれば腺腫 adenoma とする．腔の大きさはさまざまで，径が数 cm あれば嚢腫 cystoma あるいは嚢胞腺腫 cystadenoma とする．体表

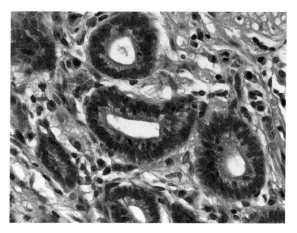

図6　胃の腺癌
癌細胞が腺腔を形成する腺癌．腺腔を形成している細胞の核は濃染し，不整形であることから癌とわかる．

や管腔臓器の内腔に向かって乳頭状の構造をとれば乳頭腫 papilloma である．食道や表皮の重層扁平上皮に乳頭腫が形成される．腺腫でも内腔に向かって乳頭状増殖をすれば乳頭腺腫 papillary adenoma と名付ける．また，腫瘍細胞が分泌して腔内に貯留した成分によっても漿液性乳頭腺腫 serous papillary adenoma や粘液性乳頭腺腫 mucinous papillary adenoma と分類される．これらの構造名が複合的に適応されて粘液性乳頭状嚢胞腺腫 mucinous papillary cystadenoma という名ができあがる．

良性腫瘍では上記のさまざまな腫瘍名でわかるように，名前の末尾に直接"腫"(-oma)を付けるので，その名前から良性であることがわかる．

b. 癌腫と肉腫

臨床的により重要なのは悪性腫瘍の分類であり，予後や治療法が異なって形態が異なる腫瘍は，それぞれに独自の名前をつけるのが基本である．悪性腫瘍の最初の組織学的分類は癌腫 carcinoma と肉腫 sarcoma である．癌腫は上皮由来の悪性腫瘍であり，肉腫は非上皮性の悪性腫瘍である．癌腫と肉腫の間には種々の大きな相違がある．癌腫は通常中高年期に多く，小児に発生することはきわめてまれである．肉腫はどの年齢でも発生するが，種類によっては小児にのみ発生する肉腫がいくつかあり，小児で発生する悪性腫瘍は肉腫であるが，悪性腫瘍の発生自体が少ない．中高年で発生する悪性腫瘍は癌腫のほうが圧倒的に多く，すべての年齢における癌腫と肉腫の発生頻度を比べると癌腫のほうが多い．同じ臓器の悪性腫瘍でも癌腫と肉腫は予後や治療法が異なる．

例外は造血器腫瘍と脳腫瘍であり，肉腫にも癌腫にも分類せず，独立した分類となっている．リンパ球由来の固形腫瘍は悪性リンパ腫 malignant lymphoma，同様の腫瘍細胞が血中を浮遊して循環していればリンパ性白血病 lymphoid leukemia である．同様に，骨髄細胞が末梢血中を循環していれば骨髄性白血病 myeloid leukemia である．そのほか，種々の亜型を加えてまとめて造血器腫瘍と総括する．脳に特異的な細胞由来の悪性腫瘍もまた癌腫や肉腫とはせずに独立させる．成人の大脳に発生する神経細胞由来の悪性腫瘍は膠芽腫 glioblastoma である．

c. 癌腫の組織学的分類

癌腫の主要な分類方法は組織学的構築にあり，通常の分類は腺癌と扁平上皮癌である．

1) 腺癌 adenocarcinoma（図6）

腺癌はさまざまな円柱上皮の性質を示す癌腫である．重要な性質は腺腔を形成すること，あるいは粘液を分泌することである．腔の形成は肉眼的にみられる程度の径 10 cm 以上の大きさから，顕微鏡的に細胞 1 個分程度の数 mm の大きさまでさまざまである．腔が大きい場合は嚢胞状 cystic と表現し，それが目立つ癌は嚢胞腺癌 cystadenocarcinoma と名付けることができる．小さい腔は管状 tubular と表現され，管状腺癌 tubular adenocarcinoma と名付ける．腔の内容物は漿液でも粘液でもよく，卵巣癌では漿液性腺癌 serous adenocarcinoma と粘液性腺癌 mucinous adenocarcinoma が区別されている．さらに，特別に粘液産生能が強い場合には特別の名前がある．細胞が個々ばらばらに浸潤し，細胞質内に多量の粘液を貯留する場合があり，この場合は印環細胞癌 signet-ring cell carcinoma と呼ばれる．進行胃癌の印環細胞癌はコラーゲン性の多量の間質の中に個々ばらばらに浸潤しており，浸潤性の強い予後が悪い癌であるが，早期胃癌の粘膜内にとどまる印環細胞癌の予後は良好である．産生した粘液が細胞外に多量に分泌して間質に貯留した粘液湖 mucinous lake 中にがん細胞が浮遊しているようで

あれば，粘液癌あるいは膠様癌 mucinous carcinoma と呼ぶ．

腺癌は円柱上皮からなる表面を被覆する上皮，導管上皮，腺上皮から発生する．消化管では胃から直腸まで，他の消化器，子宮体部，前立腺，腎などでは発生する癌の大部分が腺癌である．細胞質は明るく，核は基底部に並ぶ傾向にあり，腔を形成していないときは細胞質内の粘液のために核は偏在する．

2) 扁平上皮癌 squamous cell carcinoma（図7）

扁平上皮癌は重層扁平上皮の性格を有する癌である．重層扁平上皮を構成する細胞はすべてが扁平で，膜，基底部の細胞は立方状である．表面に向かって徐々に扁平化し，最表層では細長い角化細胞となって核を失う．扁平上皮癌でもこのような層勾配を形成するが，深部組織に浸潤した部位で増殖した場合は「層勾配」は球状の増殖巣の中心に向かう．「角化細胞」は中心に存在する傾向にある．中心にある角化は扁平上皮癌に特徴的であり，顕微鏡で観察される構造であるが，大きい癌胞巣の中心に角化細胞が多数存在すると，角化細胞の塊は肉眼的にも認めることができるようになり，割面でみると白い真珠様光沢がある球形構造として認められ，「真珠腫 cancer pearl」と呼ばれる．癌では正常の構築とは異なり，角化があちこちで1個の細胞に認められることも多い．また，「細胞間橋」がみられることも扁平上皮癌の特徴である．光学顕微鏡で観察することができるこの構造は，電子顕微鏡でみえるデスモゾームが標本作製時に強い結合をしている部分のみを残して収縮したためにできる線状構造である．扁平上皮癌では，細胞質は濃染して核は中心にある傾向にある．

扁平上皮癌が発生するのは，もともと重層扁平上皮で覆われている臓器である皮膚および体表に近い管腔臓器である口腔，咽頭，食道であり，これらの臓器に腺癌が発生することはあまりない．また，気管支は線毛のある円柱上皮で覆われているが，そのような気管支から発生する肺癌では腺癌と扁平上皮癌がほぼ同率に発生する．円柱・扁平上皮境界部から発生する子宮頸癌では大部分が扁平上皮癌である．これらの部位では扁平上皮化生が起こった後に扁平上皮癌が発生すると説明されてきたが，現在では実際にそのような経過をたどって癌が発生するとは考えられていない．

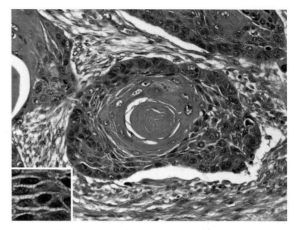

図7 食道の扁平上皮癌
癌胞巣の中心部に扁平上皮癌と特定できる角化が明瞭．このように中心に明瞭な角化がある癌胞巣はしばしば癌真珠 cancer pearl と呼ばれる．inset（拡大像）：細胞間に細胞を橋渡しするような多数の短い線状構造は細胞間橋．

3) 尿路上皮癌 urothelial carcinoma（移行上皮癌 transitional cell carcinoma）

尿路上皮から発生し，尿路上皮の性格を残した癌である．尿路上皮で覆われた腎盂，尿管，膀胱から発生する．正常尿路上皮は広い細胞質と1〜2個の核を有する傘細胞（被蓋細胞）で覆われた4〜6層の細胞からなる．細胞は重層しているようにみえるが，細胞の一部は深層の基底膜に付着している．癌では傘細胞が消失する．尿路上皮癌の特徴は乳頭状増殖であり，7層以上の層からなる異型上皮が乳頭状増殖をする．

4) 未分化癌 undifferentiated carcinoma

特定の分化を全く示さない癌で，特徴のない円形あるいは多角形の細胞，紡錘形細胞が髄様増殖をする場合や，間質中に個々ばらばらに浸潤する場合がある．時に巨細胞を含み，細胞や核が多彩な形態をとる場合もある．どの臓器にでも発生しうる．発生率はあまり高くないが，増殖速度は速く，予後が悪い．

d. 特定の上皮細胞由来の癌

腺癌の中でさらに発生細胞を特定しうる形態をとる腎細胞癌 renal cell carcinoma は尿細管由来の腺癌であり，明るく広い細胞質を特徴とする．乳腺の

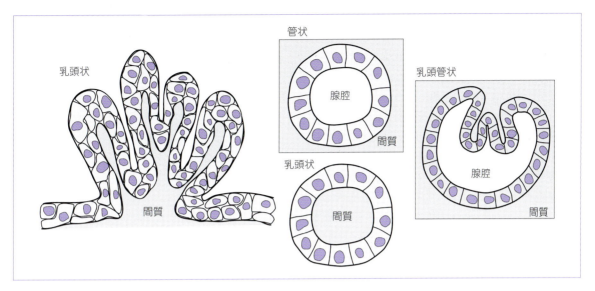

図8 腫瘍の組織構築
上皮の乳頭状増殖は典型的には間質の増加を伴う．一つの突起の横断面は管状と似た構造をとるが，乳頭状では上皮は間質を取り囲んでいる．管状では腔を取り囲んでおり，腺腔内にはしばしば分泌物が貯留している．腺腔内に乳頭状に増殖したパターンは乳頭管状．

乳管由来と考えられる腺癌は乳管癌 ductal carcinoma of breast と称する．肝癌は肝細胞由来の肝細胞癌 hepatocellular carcinoma と肝内胆管由来の胆管細胞癌 cholangiocellular carcinoma に分類する．

e. 異なる細胞への分化

外胚葉，中胚葉，内胚葉の2葉以上の異なる細胞へ分化した場合は奇形腫 teratoma と呼ぶ．全能性の分化能を有する totipotential 細胞由来で，生殖細胞などから発生する．奇形腫は皮膚組織，気管支，脳組織，軟骨，歯，腸管，下垂体，甲状腺その他の成熟した組織を形成する．卵巣の奇形腫はとくに皮膚への分化が強く，毛髪や皮脂腺の形成を伴って，表皮で内張りされる囊胞内腔に脂質や毛髪を入れているので，通常，皮様囊胞 dermoid cyst と呼ばれる．時に分化した組織が未熟な場合がある．通常の分化した成熟組織であれば成熟奇形腫 mature teratoma，未熟であれば未熟奇形腫 immature teratoma と呼ぶ．一般に成熟奇形腫は良性であり，未熟奇形腫は悪性である傾向があるが，悪性か良性かは発生臓器によって異なる．卵巣の成熟奇形腫はすべてが良性であるが，同じ組織像を示す成人の精巣の成熟奇形腫は悪性の経過をたどる．奇形腫の発生は卵巣に多く，他に精巣に発生し，さらに松果体，縦隔，後腹膜の中心線に沿った部位から発生する．

唾液腺の多形腺腫 pleomorphic adenoma は多分化能を有する multipotential 細胞から発生し，上皮性の腺腫の部分や軟骨などの間葉細胞の部分からなっている．正常の導管の外側部分に位置する筋上皮由来の細胞が間葉細胞に分化すると考えられている．この腫瘍はその組織像の多様性から，かなり以前には混合腫瘍 mixed tumor と呼ばれていた．

癌肉腫 carcinosarcoma では癌腫の部分と肉腫の部分が混在している．まれではあるが，どの臓器からも発生する．

f. 慣用的に用いられている名前

表皮内にあるメラノサイトから発生した悪性黒色腫 malignant melanoma は，慣用的に悪性を付けずにメラノーマと呼ばれる．人名を付した名前は用いられない方向にあるが，ホジキン病 Hodgkin disease，ユーイング肉腫 Ewing sarcoma，ウィルムス腫瘍 Wilms tumor は正式名として認められる重要な悪性腫瘍である．

g. 組織構築

良性の上皮性腫瘍でのように，癌腫でも組織構築を表す名前がしばしば用いられる．よく用いられる

のは乳頭状発育(図8)を示す腫瘍で，乳頭状に増殖していれば乳頭癌あるいは乳頭型の癌であり，高分化癌でよくみられる．尿路癌の大部分は乳頭状発育を示す(urothelial carcinoma, papillary type)．腺癌で，管腔の内腔に乳頭状に突出したパターンがよくみられるが，この場合は乳頭管状あるいは単に乳頭状と表現する．腺癌の一型である甲状腺の乳頭癌 papillary carcinoma は，甲状腺癌の大部分を占める高分化な癌である．胃癌の高分化癌にも管状腺癌 tubular adenocarcinoma (図7,8) と乳頭状腺癌 papillary adenocarcinoma (図8) がある．大腸癌では乳頭管状の増殖を示す癌が大部分を占めるので，特別な修飾語を付けずに単に腺癌とする．

乳頭状の間質に石灰沈着 calcification することがしばしばある．甲状腺の乳頭癌では，散在性にみられる多数の微小な石灰化が砂のようであるので，砂粒体 psammoma body と呼ばれる．画像でよく捉えられ，腫瘍の存在を示唆するが，良悪性を判断できるものではない．

コラーゲン性間質の量が特別に多いか特別に少ない場合にその特徴を示す名前がある．間質成分が多い場合は硬癌 scirrhous carcinoma で，間質がほとんどなく細胞が充実性に増殖している場合は髄様癌 medullary carcinoma と呼ぶ．胃の硬癌で，豊富な間質の中に低分化な腺癌細胞が個々ばらばらに浸潤している場合は，臨床的にしばしばスキルス癌と呼ばれ，浸潤性性格が強く，しばしば進行した状態で発見される，予後が悪い癌として知られている．

h. 肉腫の種類

肉腫は対応する正常細胞の名前を付けることが多い．その細胞から由来した場合と，単にその細胞への分化を示した場合がある．線維肉腫 fibrosarcoma，悪性線維性組織球腫 malignant fibrous histiocytoma (MFH)，脂肪肉腫 liposarcoma，骨肉腫 osteosarcoma，軟骨肉腫 chondrosarcoma (図9)，平滑筋肉腫 leiomyosarcoma，横紋筋肉腫 rhabdomyosarcoma，血管肉腫 hemangiosarcoma などがある．幼小児の横紋筋肉腫は横紋筋がない部位から発生するが，腫瘍細胞はミオグロビンを含み，しばしば明らかな横紋を有する．これに対して，成人の横紋筋肉腫は四肢の骨格筋から発生する．

i. 芽細胞腫 -blastoma

神経芽細胞腫 neuroblastoma，網膜芽細胞腫 retinoblastoma，腎芽細胞腫 nephroblastoma (Wilms tumor)，肝芽細胞腫 hepatoblastoma，小脳の髄芽細胞腫 medulloblastoma は，すべて小児に発生する腫瘍である．芽細胞腫は発生途上の未熟な細胞からなる髄様腫瘍であり，円形から短紡錘形単一の細胞からなる場合と，発生途上の特定の構造を示す場合とがある．時に芽細胞腫が成人の悪性腫瘍に適用され，大脳の膠芽腫 glioblastoma は60歳頃に発生のピークがある低分化な神経膠細胞からなる悪性腫瘍である．

j. 過誤腫 hamartoma

腫瘍よりもむしろ後天的な組織奇形と考えられている．肺では軟骨性の境界明瞭な結節が発生する．しばしば軟骨周囲に不完全な気管支が形成され，気管支の成分よりなる過誤腫である．

4. 腫瘍に関連した用語

a. ポリープ polyp

ポリープは体表あるいは管腔臓器の内腔面の隆起性病変を指す用語である．子宮頸部では良性病変を指し，消化管では良悪性の区別をしない曖昧な用語であるが，病変が組織学的に確定していないときによく使用される．ドーム状 dome-like，広基性 sessile，有茎性 pedunculated などの形をさらに細分する修飾語がある．胃や大腸のポリープはⅠ～Ⅳ型までに分類される山田分類がよく用いられる．

b. グレード grade (組織学的分化度) とステージ stage (臨床病期)

グレードは正常構造からどの程度隔たっているかを表す用語で，組織学的分化度ともいう．癌腫では grade 1, grade 2, grade 3 の3分類がよく用いられ，高分化癌，中分化癌，低分化癌に対応する．しばしば G1, G2, G3 と略す．大腸の腺腫でも同様に3分類していたが，最近では low grade や high grade のように大まかに2つに分けている．

グレードが組織学的な分類であるのに対して，ステージ(病期)は体内での腫瘍の広がりを表し，グレード分類よりもよく予後を表しているので，臨床でよく用いられている．国際的な組織である UICC

A. 発癌メカニズム，形態　165

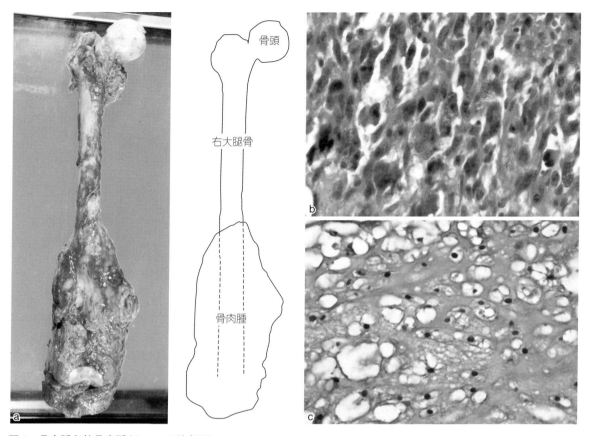

図9　骨肉腫と軟骨肉腫(カラー口絵参照)
非上皮性の悪性腫瘍である肉腫は小児から若年に多い．a：18歳の大腿骨遠位部にできた骨肉腫．b：組織学的には互いに結合しない紡錘形細胞の増殖よりなり，核異型が強い．c：軟骨肉腫では軟骨細胞が産生する無構造塩基性の軟骨基質がつくられている．この組織の腫瘍細胞の核異型は弱く，核が小さい．核の周りには軟骨に特徴的な明帯がある．

(国際対がん連合)で，各臓器の癌について TNM 分類による臨床的病期が決められている．stage Ⅰ〜Ⅳまであり，腫瘍の大きさ(T)，リンパ節転移(N)，遠隔転移(M)のそれぞれの因子の組み合わせで決定される．

c. 上皮内癌 carcinoma *in situ* (CIS) と非浸潤癌 non-invasive carcinoma

上皮内癌や非浸潤癌の名は，基底膜を破って浸潤していない癌を意味する．悪性腫瘍の定義は浸潤あるいは転移があるということであったので，その定義には当てはまらない癌である．将来確実に浸潤が予測される病変と考え，細胞形態で判断する．欧米では浸潤して癌とする定義に従う傾向が強く，子宮頸部や消化管の病変で，日本では上皮内癌とする病変が欧米では異形成とされることが少なくない．統計的に上皮内癌のほぼすべてが浸潤癌になる場合と，半数程度である場合があり，臓器によってその率はかなり異なる．いずれにしろ，上皮内癌は浸潤していないので転移していることがなく，局所切除すれば完全治癒が期待される予後のよい病変である．

d. 微小浸潤癌 microinvasive carcinoma

上皮内癌に似るが，顕微鏡的に精査すると微小浸潤がみつかることがある．この場合は浸潤があるので微小であっても明らかに癌であり，脈管内に侵入して転移する可能性が出てくる．

e. 異形成 dysplasia，境界病変 borderline-lesion

異形成は，顕微鏡的に組織構築の変化と個々の細胞の変化により判定される．個々の細胞の核の多形

性やクロマチンの増量など，がんの指標と同様の異型性があるが，がん細胞とはいえない程度の病変に用いる．異型性の程度で軽度，中等度，高度異形成の3分類するのが通常であり，前がん病変 precancerous lesion と考えられている．子宮頸部や食道上皮などの重層扁平上皮系の異形成の判定基準はほぼ確立されている．

また，種々の臓器で良性腫瘍か悪性腫瘍の間の細胞異型の程度は連続性であり，浸潤がない場合には良性か悪性かはっきり区別し難い中間の病変が存在する．このような病変は境界病変に分類するが，そのための判定基準がそれぞれの臓器で定まっている．

顕微鏡的に良性の腺腫と明らかな腺癌の中間にみえる病変は，きわめてまれに転移をすることが知られており，卵巣や膵では境界悪性腫瘍あるいは低悪性度腫瘍と呼ばれている．

f. 早期癌 early cancer と進行癌 adavanced cancer

早期胃癌は早期に発見された癌で，がん浸潤がないかあるいはがん浸潤の早期に発見された癌であり，転移があることは少なく，予後がよい．日本で多い胃癌でよく用いられ，早期胃癌では浸潤が粘膜下までにとどまっている．

進行癌はある程度以上浸潤して，大きく成長した癌について用いる．転移する可能性が大きく，手術的に取り除いても予後が悪い．

g. オカルト癌 occult carcinoma, 偶発癌 incidental carcinoma, ラテント癌 latent carcinoma

原発巣の存在がわかっておらずに偶然発見された癌に，不顕性癌，潜在癌，潜伏癌，偶発癌，オカルト癌，ラテント癌などの用語が当てられ，混乱しやすいが，前立腺癌取扱い規約や甲状腺癌取扱い規約では，発見動機の違いにより見出しの3種の用語が明瞭に定義されている．

オカルト癌は，転移巣による症状があるために原発巣を検索したが発見されず，その後，原発巣が明らかになった癌に用いる．

偶発癌は，非悪性疾患として切除あるいは摘出された組織に，顕微鏡的検索により癌が発見された場合に用いる．前立腺肥大症の手術により，10%に偶発癌が発見される．

ラテント癌は，生前臨床的に癌の徴候が認められず，死後の剖検により初めて癌の存在が明らかになったがんである．

偶発癌やラテント癌は概して高分化な小さい癌(微小癌)が多い．多くの場合，成長がきわめて遅い癌であり，甲状腺癌や前立腺癌に多い．微小な甲状腺乳頭癌は剖検時に精査すれば10%程度に発見される．

h. 多重癌，多発癌

多重癌は異なる悪性腫瘍が複数ある場合に用いる．組織学的に転移でないことが確かめられなければならない．

多発癌は同じ臓器に複数の悪性腫瘍がある状態をいう．胃などで複数の癌が互いに連続していないことが証明されれば多発癌と判定される．同時に複数ある場合は同時多発，腫瘍が最初の腫瘍と離れたところに遅れて発生すれば異時多発という．膀胱などの尿路上皮癌ではしばしば異時多発する．

5. がんの原因

正常細胞をがん細胞に変化させる刺激の種類は後述するように数多いが，さまざまな刺激が遺伝子を変化させることを通じてがん細胞に変化(がん化)させる．実際にがん細胞では多数の遺伝子に変化が起こっている．

がん化と関連する体細胞での遺伝子変化は非致死的であり，細胞の増殖を調節する遺伝子を変化させることにより自律性の細胞増殖というがんの基本的性質を獲得する．DNAを修復する酵素をコードする遺伝子の変化も，2次的に細胞の増殖を調節する遺伝子に変化を起こす．このような遺伝子変化は発がん物質，放射線によって起こり，時に遺伝的に受け継がれる．がんを発生させるウイルスでは，その遺伝子産物がヒト細胞の増殖を促進する機能を有する場合と，ヒト細胞の増殖を調節する遺伝子産物と結合して機能を低下させる場合の2通りの発がん機構がある．

細胞を調節する遺伝子は2種に分けることができる．細胞増殖を促進する遺伝子群はがん遺伝子 oncogene あるいはがん原遺伝子 protooncogene と呼ばれ，がん細胞ではこの遺伝子産物の機能が亢進している．逆に，細胞増殖を抑制する遺伝子群はがん抑制遺伝子と呼ばれる．がん抑制遺伝子産物の機能が

止まると細胞増殖が亢進し，発がんへと導かれる．

ヒトの細胞では単一の遺伝子の変化でがんは発生しない（多段階説 multistep theory）．がん細胞となるためには複数の遺伝子の変化が必要である．2003年に肺癌が発生するために必要な遺伝子数を計算した論文では，6個以上と算出されている．

a．化学発がん

種々の化学物質が遺伝子変化を引き起こして細胞をがん化させ，発がん物質として知られている．今では数多くの発がん物質が知られ，発がん性があることが明らかになった多くの物質で使用が規制されている．

1）化学発がん研究の歴史

発がん物質の歴史は特定の職業に特定の癌が発生したことに始まる．18世紀に始まる産業革命の時代のヨーロッパでは，多くの工場で化学物質を生産したが，そのうちの発がん性がある物質に濃厚に曝露した工場従業員にある特定の型の癌が多発した．単一の化学物質でなくても，工場の煙突の煤が皮膚癌を発生させることも知られていた．

実験的に化学物質ががんを発生させることを世界で初めて証明したのは，東京大学の病理学者の山際とその弟子の市川である．ウサギの耳に毎日コールタールを塗り続けて，約300日後に皮膚癌を発生させることに成功したのは1915年のことである．しかし，世界初の実験的化学発がんの功績によるノーベル賞はスウェーデンの学者に与えられた．1914年にラットの胃にがんを発生させたという論文が発表されていたからである．しかしその後，その実験結果は良性腫瘍であったことがわかり，今では山際らの成果が世界初と広く知られるようになったが，ノーベル賞を受賞することはできなかった．

それからは発がん成分を単離させる努力が払われ，コールタール中の発がん成分の一つであるベンズピレンが単離されたのは，1960年代初頭のアメリカのスペンサーらによる．引き続く研究により続々と加速度的に多くの発がん物質が同定・単離され，今ではきわめて多くの発がん物質が知られている．

2）発がん性と変異原性

ここで，がんを発生させる性質がある物質に対して，発がん性 carcinogenesis という用語の代わりに，変異原性 mutagenesis という用語を用いることがある．発がん性は動物実験でがんを発生させることが証明された場合に用い，変異原性は細菌の遺伝子に突然変異を引き起こして形質転換を起こすことが証明されたことに基づく．変異原性のある物質の多くはがんを発生させるので，変異原性と発がん性は実際的にはほぼ同じ内容を指すといってよい．発がん性のスクリーニングのために，細菌を用いた変異原性の有無を検査することがよく行われている．

3）イニシエーションとプロモーション

化学物変化が起こって悪性腫瘍が形成されるまでにいくつかの段階がある．イニシエーション initiation は最初の段階で，発がん物質の作用により1つの細胞に遺伝子変化が起こる．第2の段階はプロモーション promotion であり，遺伝子変化を起こした1つの細胞が増殖して新しいクローンを作る．プロモーションを起こす刺激として，PMA（ホルボールミリステートアセテート）のような強い細胞増殖促進作用がある化学物質や，口腔粘膜に接する義歯のような物理的刺激，乳管や子宮内膜の増殖を促すエストロゲンのようなホルモンあるいは増殖因子がある．第3の段階はプログレッションであり，いくつかの遺伝子変化が起きて自律性の増殖を行うようになり，さらなる遺伝子変化により浸潤と転移の形質を獲得してがんとなる．

4）イニシエーションを行う化学物質

a）芳香族炭化水素

ベンズピレン，ジベンズアントラセン，メチルコラントレンなどがある．タバコの煙の発がん物質はこの仲間である．

b）芳香族アミン，アゾ色素

バターイエローは肝細胞癌を発生させる．ナフチルアミンにより膀胱癌が発生する．

c）アフラトキシン

麹菌の近縁種である *Aspergillus flavus* が産生するアフラトキシンは，肝細胞癌を発生させる．アフリカや南アジアの温度が高くて湿度が高い地域で貯蔵されたピーナツや穀物にこの真菌が繁殖して，多量の強力な発がん作用があるアフラトキシンを産生する．この地域の肝細胞癌の主要原因はアフラトキシンである．

d）金属

ニッケル，クロム，ヒ素などの金属は，がんを発生させる．

表1 ウイルス発がん

ウイルス名(略称)	DNA/RNA	発生する腫瘍
ヒト乳頭腫ウイルス(HPV)	DNA	子宮頸癌高危険群(高危険群) 尖圭コンジローム，尋常性疣贅(低危険群)
B型肝炎ウイルス(HBV)	DNA	肝癌
C型肝炎ウイルス(HCV)	RNA	肝癌
ヒトT細胞白血病ウイルス1型(HTLV-1)	RNA	成人T細胞性白血病
EBウイル(EBV)	DNA	バーキットリンパ腫，ホジキン病，上咽頭癌
ヒトヘルペスウイルス8型(HHV8)	DNA	AIDSにおけるカポジ肉腫

5) 化学発がんに影響する因子

　発がん物質には強力な発がん性を示すものがあるが，多くは化学反応性が穏やかである．多くの発がん物質は体内で代謝されて，より化学反応性の強い物質に変わることにより発がん性を示す．このように，弱い発がん物質あるいは前がん物質を強力な発がん活性がある物質に変える酵素の有無や，発がん物質を代謝する酵素の有無ががんの発生を調節するので，個体により発がん物質に対する感受性は異なる．

　また，発がん物質に対する感受性には性差がある．実験的には雄の動物は芳香族アミンによる肝細胞癌の発生率が高い．逆に，アミノアゾトルエンとジエチルニトロサミンの発がん活性は雌マウスで強い．この性差に関する機構は明らかになっていない．妊娠は乳癌，子宮内膜癌，卵巣癌の発生を抑えるが，この場合はこれらの細胞が受容体を有するエストロゲンが関与すると考えられている．

b. 物理的発がん

1) 紫外線

　紫外線は皮膚癌を多発させる．紫外線によって増加する皮膚癌は単一の癌ではなく，扁平上皮癌，基底細胞癌，悪性黒色腫の3種である．これら3種の癌の予後は全く異なり，基底細胞癌は転移することがない．悪性黒色腫は転移能が強く予後が悪い悪性腫瘍であるが，日本人には少なく白人に多い．

　紫外線はDNAのピリミジン間にリン酸ジエステル結合以外の共有結合を2つ形成する．形成される新たな共有結合は5位と6位の炭素間で，サイクロブタンリングとも呼ばれる．新しい共有結合による構造の変化はDNA複製時に塩基配列の読み違いを引き起こして，異なる塩基配列を有する細胞が生まれる．サイクロブタンリングは通常はDNA修復酵素群によって修復されるが，時に永続的な突然変異として残り，さまざまな悪性腫瘍が発生する．

　DNA修復酵素がなければ突然変異が1,000倍の確率で起こると概算されるが，実際にDNA修復酵素が欠損しているまれな常染色体劣性遺伝疾患である色素性乾皮症では皮膚癌の発生がきわめて高率に起こる(後述の「DNA修復遺伝子」の項参照)．

2) 石綿(アスベスト)asbestos

　アスベストは繊維性の鉱物であり，アスベストが浮遊している環境では，気道から肺の組織中に取り込まれて排出されない．きわめて強い毒性があり，これが関与している場合にはきわめてまれな悪性中皮腫を発生させる．また，肺癌の発生率を高める．

c. ウイルス発がん

　ヒトに悪性腫瘍を発生させることが明らかな下記のウイルスが知られている(表1)．

1) ヒトT細胞白血病ウイルス1型 human T-lymphotropic virus type 1 (HTLV-1)

　レトロウイルスとして知られるRNAウイルスである．ウイルスがもつ逆転写酵素を利用して細胞のゲノムに取り込まれることにより，レトロウイルスの多くの種が種々の動物の細胞に肉腫や白血病を発生させることが1960年代からの多くの研究で明らかになったが，HTLV-1はヒトの細胞に悪性腫瘍を発生させることが知られている唯一のレトロウイルスである．近縁関係にあるヒト免疫不全ウイルス(HIV)では，B細胞性のリンパ腫が発生するが，感染するリンパ球と発生するリンパ腫は異なり，HIV自体に発がん性は見出されていない．

　HTLV-1を保有している人が多い地域は，四国，中国を中心とした地域であり，他地域でもここの出

身者に多い．世界的には，日本以外にもカリブ海諸国や西アフリカにウイルス多発地域が偏在している．HTLV-1 は CD4$^+$ T リンパ球に感染し，このウイルス保有者の 2～5％に成人 T 細胞白血病/リンパ腫 adult T-cell leukemia/lymphoma (ATLL) が発生する．発症年齢は 40～70 歳代であり，通常の急性リンパ性白血病が幼小児に発生するのとは異なり，分葉傾向の強い特徴的な核形態を有している．

HTLV-1 がコードする *TAX* 遺伝子は *IL-2* や *GM-CSF* 遺伝子の転写活性があり，これらはマクロファージを刺激して IL-1 を産生させ，IL-1 が最終的に T 細胞の増殖を促すという，パラクリン的増殖機構が考えられている．

2）ヒト乳頭腫ウイルス human papilloma virus (HPV)

HPV はヒトの表皮や子宮頸部に良性・悪性腫瘍を形成する．HPV 6，11 型は皮膚の良性腫瘍である疣（尋常性疣贅）を形成する．また，子宮頸に良性の尖圭コンジローマや前癌病変である異形成性病変を形成する．子宮頸癌の発生に密接に関わる型は高リスク型と一括され，16，18，33 型などがある．ウイルスががんを発生させるためにはウイルスゲノムがヒト細胞のゲノム DNA に組み込まれることが必要であり，ウイルスの遺伝子産物である E6 や E7 タンパクががん抑制遺伝子産物である RB や p53 の機能を阻害することが発がんに関わっている．

3）B 型および C 型肝炎ウイルス hepatitis B & C virus（HBV，HCV）

HBV は DNA，HCV は RNA ウイルスであり，どちらも肝細胞癌ができる．いずれも慢性肝炎から肝硬変を経て肝細胞癌となるのが通常の経過である．HBV ゲノムがコードする X タンパクはがん遺伝子の転写を有していてがん化に関係するらしいが，先行する肝硬変の存在自体に発がん作用があり，繰り返す肝細胞の再生もまたがんの発生に重要な因子である．

4）EB ウイルス Epstein-Barr virus (EBV)

EB ウイルスは日本では成人のほぼ 100％が抗体を有し，世界的にも多くのヒトに感染していて，時に急性の感染症を引き起こす．そのような EB ウイルスがいくつかの悪性腫瘍の発生に関わっている．バーキット Burkitt リンパ腫は，アフリカの赤道上の小児に多くみられる B 細胞性のリンパ腫である．古くからこの腫瘍の発生と EB ウイルスとの関係が疑われており，95％の症例で EB ウイルスゲノムが腫瘍細胞内に証明される．他のいくつかの型の悪性リンパ腫でも高率に証明される．癌腫では，東アジアの上咽頭癌，日本のある型の胃癌に EB ウイルスのゲノムが in situ hybridization 法により核内に証明されている．

6．がん細胞の遺伝子変化

a．がん遺伝子 oncogene とがん原遺伝子 protooncogene

がん遺伝子あるいはがん原遺伝子は，細胞の増殖を促進して機能が亢進すると発がんする遺伝子群であり，この遺伝子に関する長年の膨大な研究によりがんの発生に対する理解が深まり，同時に正常の細胞増殖調節機構が理解されるようになった．

歴史的には，実験的に動物の細胞を腫瘍細胞に形質転換する RNA ウイルスに関する研究から始まった．動物細胞に感染して 2～3 週で腫瘍を形成する急性形質転換レトロウイルス acute transforming retrovirus は，逆転写酵素，エンベロープやカプシドを作る酵素をコードする遺伝子に加えて，がん遺伝子（v-*onc*）を有している．このがん遺伝子産物に細胞を形質転換させる作用があり，ウイルスによってこの遺伝子は全く異なっているが，共通して細胞増殖作用がある．v-*onc* には，たとえば v-*SRC*（ラウス肉腫ウイルス Rous sarcoma virus）や v-*FES*（ネコ肉腫ウイルス feline sarcoma virus）がある．その頃，ヒトの正常細胞が有する遺伝子の塩基配列も徐々に明らかになりつつあったが，v-*FES* の配列はヒトの血小板由来増殖因子（PDGF）の遺伝子ときわめて似ていることが明らかになって以来，数多くの v-*onc* に相当する遺伝子がヒトの正常細胞にあることが明らかになり，対応する遺伝子は c-*onc* と呼ばれるようになった．v-*onc* と c-*onc* はきわめてよく似ているが，同一ではなく，しばしば 1 塩基のみが異なっている．v-*onc* の由来はどうなっているのかは完全に解明されてはいないが，癌細胞の c-*onc* の配列はしばしば正常細胞とは異なり，v-*onc* の配列と同様であるので，c-*onc* をがん原遺伝子 protooncogene，v-*onc* をがん遺伝子 oncogene と呼んでいる．がんの発生に c-*onc*，すなわちがん原遺伝子の変化が重要であることを示している．しか

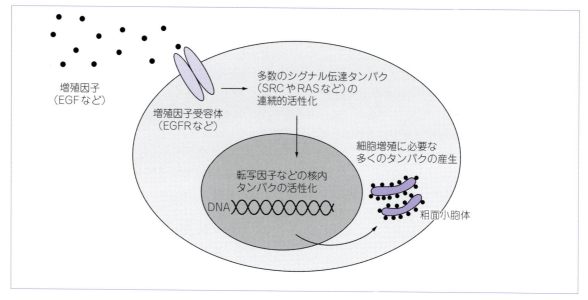

図10　細胞増殖のための細胞内シグナル伝達経路
この伝達経路にあるタンパク質の多くはがん遺伝子でもある．増殖因子，増殖因子受容体，細胞内シグナル伝達タンパク，核内タンパクの4種に分けると，数多くて複雑ながん遺伝子の機能を理解する端緒となる．

し，現在ではヒトの遺伝子に関してがん原遺伝子とがん遺伝子を厳密に使い分けることは煩わしい場合が多いので，がん原遺伝子をがん遺伝子と同じ意味で用いることが多い．がん遺伝子の表記は由来ウイルスの名前を略して3文字で表すこと多かったので，小文字3文字で表記することが多かったが，最近ではさまざまな略語の遺伝子が多いので，遺伝子は大文字の斜体で，遺伝子産物は大文字の立体で表記している．

b．細胞増殖に関係する細胞内シグナル伝達経路（図10）

　細胞の増殖は通常は細胞外にある物質の刺激によって行われる．遠隔地で作られるホルモンや局所で作られる増殖因子は，細胞膜上に存在する対応する受容体に結合して細胞分裂を促す．分裂のための細胞内シグナル伝達は，①増殖因子が対応する受容体に結合すること，②結合した受容体が活性化して受容体周囲のシグナル伝達タンパクを活性化し，それに続いて次々にいくつかの異なるシグナル伝達タンパクを活性化すること，③最終的にシグナルは核内に入り核内調節タンパクを活性化すること，により細胞分裂に必要な多数のタンパク質が産生される．この経路にあるタンパク質の多くががん遺伝子になることができ，このシグナル伝達が亢進するような変化ががん細胞を作る．シグナル伝達のためのタンパク質の活性化はキナーゼによるリン酸化や結合によって行われる．がん遺伝子をこの経路に沿った次の4群に分類すると理解しやすい．

1）増殖因子

　増殖因子そのものががん原遺伝子である．前記のように *SIS*（simian sarcoma virus）は PDGF であり，星細胞腫で遺伝子増幅がみられ，タンパク質が多量に産生されることにより全体として細胞増殖能が亢進する．*HST* は TGF-α であり，骨肉腫にその遺伝子増幅が多い．*INT-2* は線維芽細胞増殖因子（FGF）であり，膀胱癌，胃癌で過剰発現がよくみられる．

2）増殖因子の受容体

　増殖因子の受容体であるがん遺伝子は多数ある．多くの増殖遺伝子受容体は受容体自身のキナーゼ活性により，増殖遺伝子が結合すると自己リン酸化されて活性化する．表皮増殖因子受容体（EGFR）である *ERBB1*（avian erythroblastosis virus B1）や *ERBB2/HER2*（human epidermal growth factor receptor 2）があり，遺伝子増幅あるいは点突然変異がみられる．乳癌における *ERBB2/HER2* の遺伝子増幅は多くの例にみられる．*HER2* 遺伝子の

増幅は FISH 法で検出され,遺伝子増幅の結果起こるタンパクの過剰発現は免疫染色で検出される.乳癌のほぼ全例に免疫染色で過剰発現を確認することが広く行われており,過剰発現があればヒト化抗HER2 マウスモノクローナル抗体が治療に用いられ,良好な治療効果が得られている.

肺腺癌では EGFR の点突然変異が日本人に多く,シークエンスにより約 30% に検出される.EGFR の変異があり,EGFR の機能を亢進させる変異が見出されると,チロシンキナーゼ阻害薬が治療に用いられる

KIT は腸管の GIST (gastrointestinal stromal tumor)に過剰発現する受容体である.ERBB1 などでは自己のチロシン残基をリン酸化して活性型になるので,受容体型チロシンキナーゼと呼ばれる.

3) シグナル伝達タンパク

数多くのシグナル伝達タンパクがあり,がん遺伝子の中で最も多い.SRC, ABL, RAS, RAF などの代表的ながん遺伝子が含まれる.タンパク質のシグナル伝達に関する機能により,非受容体型のチロシンキナーゼ(SRC, SHC, ABL),セリン/スレオニンキナーゼ(RAF),GTP 結合タンパク(RAS, RHO)に分類される.チロシンキナーゼは種類が多く,GTP 結合タンパクは突然変異が頻繁にみられるという点で重要である.

4) 核内調節タンパク

核内調節タンパクには転写因子の群とサイクリンおよびサイクリン依存性キナーゼ(CDK)の群の2つがある.多くの転写因子の遺伝子ががん遺伝子として働き,MYC, JUN, FOS, REL などが知られている.MYC はとくに肺癌や神経芽細胞腫,悪性リンパ腫などで変化がよくみられる.サイクリンおよびサイクリン依存性キナーゼ群は細胞分裂の各期で発現して分裂に重要な役割を果たしている.

c. がん遺伝子の活性化の機序
1) オートクリン刺激

SIS/PDGFβ はそれに対する受容体を有する肉腫や星細胞腫で産生される.通常は PDGF を産生する細胞と受容体をもつ細胞とは異なるが,1つの細胞で両者の機能を有すると,自己の産生する物質が自己の細胞を増殖させる(オートクリン刺激)ことになり,がん化につながる.

2) 点突然変異 point mutation と欠失 deletion

RAS は多くのがん細胞で点突然変異がある.膵癌で 90%,結腸癌,甲状腺癌で 50%,肺癌で 30% あり,最もよく点突然変異がみられる遺伝子である.点突然変異がミスセンス変異であれば,多くの場合,変異部分に相当するタンパク質部分の機能は低下する.これによりシグナルの下流にあるタンパク質を活性化する機能が低下したならば,細胞増殖活性は低下することになり,がん化という観点からは不都合な変化である.したがって,がん遺伝子における変異は他の機能を有する部分の変異であり,それによってシグナル伝達能が亢進するような変異でなければならず,若干トリッキーな変化である.

たとえば,RAS は通常 GDP と結合して不活性型の形で存在するが,上流からシグナルが伝達されると GDP は GTP となり,GTP と結合した RAS は活性型となる.次いで,下流のシグナル伝達タンパクである RAF と結合することにより RAF を活性化させるが,シグナル伝達の機能を終えた RAS は自己のタンパク質が有する GTPase の機能により GTP を GDP に変化させ不活性型に戻る.ここで,RAS タンパク内の GTPase 機能を有している部分に変異が起こって GTPase 機能が低下することになれば,RAS は常に活性型のままでいて,腫瘍の特徴であるコントロールされない持続的増殖の性質を獲得することになる(図 11).また,RAS の GTPase 活性は GAP(G 活性化タンパク)に結合することにより増強するが,RAS の GAP と結合する部位の変異は同様の効果を生む.

肺癌では ERBB2 のリン酸化を行う部位のチロシン残基が欠失しているが,このような変異体ではチロシン残基のリン酸化と関係なく構造的に常にシグナルを伝達する活性がある.ほかにもさまざまな方法で点突然変異や短い欠失ががん遺伝子の機能を恒常的に活性化させる.

3) 染色体の転座 chromosomal translocations

染色体の転座によりがん遺伝子の発現が亢進することがしばしばある.白血病,悪性リンパ腫,肉腫では転座が多く,しかも転座を同定することにより腫瘍名が確定することさえある.個々の腫瘍における転座の形については各論に譲ることにして,ここでは遺伝子発現の増幅機序について簡単に述べる.

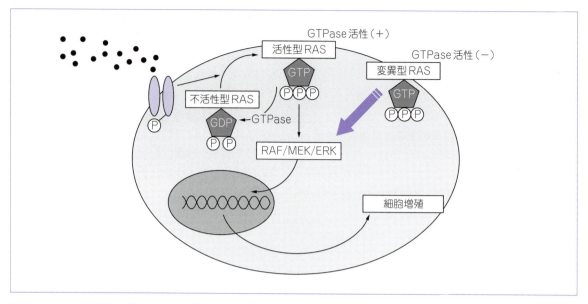

図11　RASの点突然変異によってシグナル伝達機能が亢進するメカニズム
RASタンパクは下流のRAFに結合してシグナル伝達するドメインと，活性型RASのGTPをGDPに分解するGTPase活性ドメインがある．RASのGTPase活性ドメインに変異が起きてその活性が消失すると，RASはいつまでもGTPと結合した活性型のままでいる．

　バーキットリンパ腫では8番染色体と14番染色体の長腕間で相互転座t(8；14)がみられる．8番染色体の長腕の末端には*MYC*遺伝子があるが，相互転座により*MYC*が14番染色体の長腕にある免疫グロブリン重鎖の遺伝子の直下に位置するようになる．すると，Bリンパ球では免疫グロブリン遺伝子が常にonの状態にあるために，その直下に移動した*MYC*遺伝子も常に発現がonの状態になり，MYCタンパクが過剰発現overexpressionする結果となる．タンパク質の量が増加するために全体の活性は高まる．Bリンパ球に由来するリンパ腫や白血病では，このような機構から免疫グロブリン遺伝子がある染色体が絡んでいる転座が多い（図12）．

　慢性骨髄性白血病で古くから診断的価値のあったフィラデルフィア染色体は，9番染色体と22番染色体の長腕間の相互転座の結果，正常でも最も小さい22番染色体がさらに小さくなった染色体である．22番染色体の長腕には*BCR*遺伝子があり，転座の結果，9番染色体の*ABL*遺伝子が*BCR*遺伝子の直下にきて新しい融合遺伝子*ABL-BCR*遺伝子が作られる．この融合遺伝子はもとの*ABL*遺伝子が有するチロシンキナーゼ活性よりも強力な活性を有している．

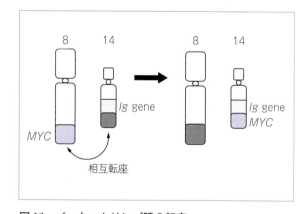

図12　バーキットリンパ腫の転座
*MYC*がリンパ球では常に発現している免疫グロブリン遺伝子の直下に位置するようになり，免疫グロブリン遺伝子と同様に恒常的な発現をするようになる．

4）ポリソミーpolysomyと遺伝子増幅gene amplification

　がん遺伝子産物の過剰発現はがん細胞の増殖を促すが，ポリソミーや遺伝子増幅はがん遺伝子を過剰発現する．がん細胞では染色体の変化が著しく，染色体のトリソミーやポリソミーが普通に数多く起こっている．これらの染色体上にがん遺伝子が位置していれば，それらの遺伝子は3倍あるいはそれ以上

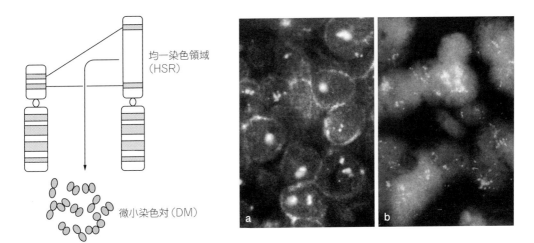

図13 遺伝子の増幅,均一染色領域(HSR)と微小染色対(DM)(カラー口絵参照)
写真:FISH法による *ERBB2* 遺伝子の増幅を示す.a:間期の核内に大きく単一のシグナルがあり,HSRのパターンに相当する.b:小さなシグナルが核内に多数散在している.DMのパターンを示している.(写真は金沢市立病院 小林雅子博士のご厚意による)

の遺伝子発現が起こる.

がん遺伝子によっては遺伝子そのものが数十,数百個に増えることがある.この遺伝子増幅の仕方は均一染色領域 homogeneously staining region(HSR)あるいは微小染色対 double minute(DM)として知られており,神経芽細胞腫や肺小細胞癌での *MYC*,乳癌や胃癌での *ERBB2* によくみられる.染色体は,ギムザ Giemsa 染色を行うと特徴的な縞模様が現れるが,あるがん遺伝子がその周辺部分の配列を伴って数百の繰り返し配列をするようになると,染色態度が同じ部分が続いて縞模様が部分的に消失するようになる.このように,比較的長い部分にわたって同じように染色される部分がHSRである.染色体の長さは増幅した分だけ長くなる.また,この染色体内の増幅部分が分裂時に染色体外に飛び出すことがある.この場合,染色体外のDMは繰り返しの1つの単位であり,姉妹染色体の構造を反映して対になっている.このような数百のDMが染色体外にばらまいたように認められる(図13).

d. がん抑制遺伝子 suppressor gene

がん抑制遺伝子産物は前述のように,細胞の増殖を抑制する遺伝子(*RB*,*p53*,*p16*,*NF-1*)が主要な遺伝子であるが,ほかに細胞間の接着分子(カテニン,カドヘリン),細胞の分化を誘導する遺伝子(*WT-1*)がある.がん遺伝子の変化は1個のアレルの遺伝子のみでよいが,がん抑制遺伝子は2つのアレルの遺伝子がともに変化することが必要であり,一方の遺伝子の変化のみでは機能の変化はない.いくつものがん抑制遺伝子が知られているが,有名で重要なのは *RB* と *p53* である.

1) *RB*

がん抑制遺伝子に共通の基本的原理は Knudson の2ヒット理論(図14)である.網膜芽細胞腫は幼児の網膜に発生するまれな悪性腫瘍で,30～40%に家族性の発生がみられる.家族性網膜芽細胞腫の責任遺伝子は13q14にある *RB* であり,常染色体優性の遺伝形式をとる.この遺伝子の名前は網膜芽細胞腫retinoblastomaにちなんでいる.*RB* 遺伝子の変異は,患児の細胞のすべてに変異を有している(1st hit)が,変化は起こらず,正常の細胞として機能する.しかし,生後に網膜細胞のもう一方のアレルの *RB* に変異が起こると(2nd hit),2本のアレルの *RB* に変異を獲得した細胞は細胞増殖抑制機能が低下して増殖を始め,やがていくつかの変異を獲得して網膜芽細胞腫となる.すべての細胞に変異があるので,2nd hit が起こる確率はほぼ100%であり,4歳までに腫瘍が発生する.一方,孤発性の網膜芽細胞腫の場合には,最初の網膜細胞の変異(1st hit)が起こる確率は家族性で2nd hit が起こる確率と同様でほぼ100%であるが,同じ細胞に2nd hit が起

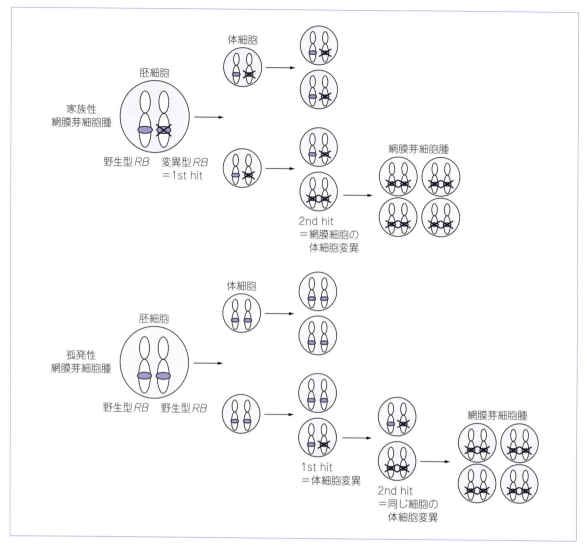

図14 Knudsonの2 hit theory

こる確率はかなり低い．しかし，低い確率でも同じ細胞のもう一方のアレルに変異が起こるとまれな網膜芽細胞腫が発生する（図14）．

肺小細胞癌や骨肉腫でも*RB*の異常が発がんに関係している．この場合，片方のアレルは変異であり，もう一方のアレルは13番染色体長腕の欠損による遺伝子の消失である．*RB*は高リスク群のHPV感染を伴った子宮頸癌の発生に関与する．この場合はHPVの遺伝子産物であるE6が*RB*に結合して*RB*の活性が抑制される．

2) p53

p53はきわめて重要ながん抑制遺伝子で，多くの悪性腫瘍で変異がみられる．p53の機能はやや複雑で，細胞の増殖を抑制することに加えて，いくつかの重要な働きがある．すなわち，p53はp21の発現を阻害することにより細胞をG1期にとどめておく．次いでp53はG1期におけるDNA修復酵素の発現を誘導する．修復がうまくいかなかったら，p53は細胞の分裂を停止させてアポトーシスを誘導する．このようにp53は細胞のゲノムの維持に関わっており，その消失はがん化と密接に関わっている．変異はがんの発生の初期に起こっているので，悪性と良性を分ける指標としても用いられている．

3) カドヘリン

接着に関わる遺伝子もがん抑制遺伝子となる．カドヘリンとカテニンは日本でよく研究されたがん抑

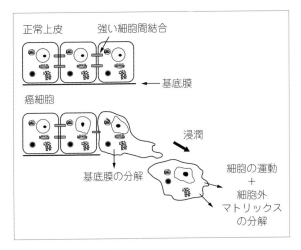

図15 がん浸潤の初期
臓器の表面を覆う上皮性のがん細胞は，強く結合していた上皮と離れて，また基底膜を破壊して組織深部に浸潤し始める．上皮間の接着分子はカドヘリンが代表的で，がん細胞ではカドヘリンにしばしば変異が起きる．次いで，がん細胞は周囲の細胞外マトリックスを破壊しながら移動する．

制遺伝子であり，がん細胞が浸潤するためには，これらの機能である細胞間結合が低下する必要がある（図15）．

4） 家族性（遺伝性）のがん

網膜芽細胞腫以外にがん抑制遺伝子の変異による遺伝性のがんがいくつかある．家族性大腸腺腫症 familial adenomatous polyposis coli ではがん抑制遺伝子である *APC* に変異がある．この病気では大腸にきわめて多数の腺腫が発生し，そのいくつかから必ずがんが発生する．*BRCA-1* や *BRCA-2* は乳癌と関係するがん抑制遺伝子で，この遺伝子の1個のアレルに変異がある場合は大部分が乳癌になる．その他の遺伝性のがんを表2に掲げる．

e. DNA修復遺伝子

DNAの変化は常に自然に起こっている．約5,000個のDNAのプリン基が生理的温度の変化による加水分解により脱落し，あるいはシトシンのアミド基が脱落してウラシルに変化する．このような変化が起こった細胞が分裂すると，突然変異として変化が固定する．また，このような自然の変化に加えて，活性酸素，化学物質，紫外線によりDNAにさまざまな変化が起こる．これらの大部分はDNA修復機構によって修復されるが，1,000個に1つが非可逆的に突然変異として残る．DNAの修復には多くの酵素が関わっており，異なる型のDNAの変化の修復は異なるDNA修復酵素によって行われる．これらの酵素のうち1つでも欠けると変異が蓄積して，がんに関係する遺伝子にも多くの変異が起こってくる．このように修復遺伝子の酵素自身に変異があると，高率に悪性腫瘍が発生する．

歴史的に有名な修復遺伝子の欠損によるがんの発生は，紫外線の項で触れた色素性乾皮症である．紫外線の作用によりTT, CC, CT, TC間にできたサイクロブタンリングは，一連の修復酵素により修復される．サイクロブタンリングの形成はDNAの二重らせんにゆがみを生じさせ，そのゆがみを大型修復酵素複合体が認識する．次いで，酵素複合体のある型のエンドヌクレアーゼによりサイクロブタンリングを含んだ11塩基前後でニックを入れる．二重らせん間の11個の水素結合はヘリカーゼにより外されて，不要部分は除去される．DNAポリメラーゼIは除去された部分の相補鎖を鋳型にして塩基を合成する．最後に残ったニックはDNAリガーゼによって結合する．したがって，これらに関する酵素のどの欠損も同じこの病気を引き起こす．

遺伝性非ポリポーシス性大腸癌 hereditary non-polyposis colon carcinoma（HNPCC）は，ポリープ状の腺腫を経ないで大腸癌が高率に発生する常染色体優性の遺伝性疾患である．この疾患では，ミスマッチ修復遺伝子である *MSH2*, *MLH1*, *PMS1*, *PMS2* が欠損する．これらの遺伝子はDNAの塩基の1つが変化して，対となる塩基とミスマッチを起こした部分を修復するので，スペルチェッカー遺伝子とも呼ばれる．これらの修復遺伝子の欠損により，マイクロサテライトの複製の正確性も損なわれて，しばしば繰り返し配列の長さが変化する．この現象をマイクロサテライトの不安定性 microsatellite instability と呼び，ミスマッチ遺伝子の異常を示唆している．

f. テロメアとテロメラーゼ

老化の項で述べたように正常な細胞には寿命があり，細胞の寿命はテロメラーゼの長さで規定されている．細胞は分裂するごとに50〜200塩基対が失われて短くなっていき，最初のテロメアの長さの約半分に達すると分裂を止める．

表2 遺伝性のがんとがん抑制遺伝子あるいはDNA修復遺伝子

	発生する腫瘍	原因遺伝子	遺伝型式
1. 家族性網膜芽細胞腫	膜芽細胞腫, 骨肉腫	*RB*	AD
2. Li-Flaumeni症候群	多様な悪性腫瘍	*p53*	AD
3. 家族性Wilms腫瘍	Wilms腫瘍(腎芽細胞腫)	*WT1*	AD
4. von Hippel-Lindau病	血管芽腫, 腎細胞癌	*VHL*	AD
5. 遺伝性腎細胞癌	腎細胞癌	*VHL*	AD
6. 家族性大腸腺腫症	大腸腺腫, 大腸腺癌	*APC, β-catenin*	AD
7. Gardner症候群	大腸腺腫, 大腸腺癌, 骨腫, 皮膚線維腫	*APC*	AD
8. 神経線維腫症1型	多発性神経線維腫, 悪性末梢神経腫瘍	*NF-1*	AD
9. 家族性メラノーマ	悪性黒色腫	*CDK2N*	AD
10. 毛細血管拡張性運動失調症	さまざまな癌と悪性リンパ腫	*ATM**	AD
11. 遺伝性乳癌	乳癌	*BRCA1, BRCA2**	AD
12. 遺伝性非ポリポーシス性大腸癌	大腸癌	*MSH2, MLH1, PMS1, PMS2**	AD
13. 色素性乾皮症	皮膚癌	*XP**	AR
14. Bloom症候群	多様な腫瘍	*BLM**	AR
15. Fanconi貧血	再生不良性貧血, 白血病, 扁平上皮癌	*FNAC**	AR

*：DNA修復遺伝子, AD：常染色体優性遺伝, AR：常染色体劣性遺伝

RNAを鋳型にした逆転写酵素であるテロメラーゼは, テロメアのTTAGGGの繰り返し配列を伸長させる. このようなテロメラーゼはがん細胞で活性が高く, がん細胞のいわゆる"不死化"に関係している. ただし, がん細胞は死なないのではない. がん細胞はアポトーシスを起こしてどんどん死んでいるが, 細胞の生と死のバランスが生に傾いているので腫瘍が大きくなっている. がん細胞の死はアポトーシスあるいは壊死によるものであり, 正常細胞のようなテロメアが関係した寿命で死ぬわけではない.

g. DNAのメチル化

DNAの塩基配列のCG配列のCはメチル化していることが多い. また, 遺伝子の転写を調節するプロモータ部分にはCG配列が多く, CGアイランドと呼ばれる. 正常ではこの部分では逆にメチル化しているCGは少なくて, 異常にメチル化するようになると転写因子が結合できなくなる. このことに関係する遺伝子はいくつかある. たとえば, がん抑制遺伝子は発現しないほうががん細胞にとって好都合なので, がん細胞のがん抑制遺伝子のプロモータ領域は時にメチル化している. 白血病では*RB*遺伝子のプロモータ部分のメチル化が亢進している.

7. 浸潤と転移の細胞生物学
a. 基底膜の破壊

上皮細胞は直下に網目状に配列したIV型コラーゲンやラミニンなどからなる, 厚さ約200 nmの強固なバリアとして働く基底膜を有している. 良性腫瘍や異形成あるいは上皮内癌は基底膜の上で増殖する. がん細胞はこの基底膜を破壊して初めて周囲に浸潤することができる. 破壊された基底膜を通じて周囲の細胞外マトリックスの中を遊走して, コラーゲンなどの細胞外マトリックスを消化して進んでいく. すなわち, ①細胞外マトリックスを分解すること, ②遊走の足場としてマトリックスに接着すること, ③細胞の移動を行うことの3段階を繰り返して広がっていく. 細胞の遊走は良性病変でもみられ, 創傷治癒の場合などの線維芽細胞や血管内皮細胞に例をみるように, 活発に遊走することができるが, ある時点で遊走は止まる. しかし, がん細胞では増殖の概念と同じように, 周囲の環境にコントロールされない遊走を持続的に行う.

b. 細胞間接着の阻害(図15)

基底膜を破壊して浸潤し始める際には, 上皮性の癌細胞が接着している周囲のがん細胞から離脱して動かなければならない. このときは, カドヘリンや

カテニンなどが関わる細胞間結合は遺伝子の変異により結合能が低下している．一方，細胞・細胞外マトリックス間の接着に関与する分子の変化がみつかることはほとんどなく，この結合は細胞の遊走に必要であると考えられている．

c. 細胞外マトリックスの分解

このような過程において，細胞は基底膜やコラーゲンを分解する酵素を産生して放出する．種々の酵素が関与しているが，細胞外マトリックスを分解するのはマトリックスメタロプロテイナーゼ（MMP）の仲間が代表的である．基底膜を分解するのはMMP2（ゼラチナーゼ）やMMP9であり，コラーゲンを分解する酵素にはMMP1（コラゲナーゼ）があり，他の糖タンパクやプロテオグリカンは他のMMPが分解することができる．

d. 細胞外マトリックスへの接着

細胞が動くために必要なマトリックスへの接着は，種々のインテグリンで行われている．細胞の運動はインテグリンによる接着と増殖因子の刺激により，運動のための細胞内シグナルが活性化して行われるが，がん細胞ではこのシグナルが亢進している．たとえば，種々のがんで表皮増殖因子に対する受容体の遺伝子増幅がみられたり，活性が亢進する変異がみられるが，このことにより細胞が増殖するとともに細胞の遊走能が亢進する．

e. 転　移

転移は浸潤に引き続いて，血管壁を破壊して血管内に入り込むことから始まる．血管内に入ったがん細胞は血流により他臓器に運ばれ，他臓器の微小循環の内皮細胞に接着する．接着した細胞は白血球の遊走のように血管外に出て，そこで定着・増殖して転移巣を形成する．このようながん細胞が血管の中を流れて転移部の血管に接着，血管外に出るダイナミックな様子は，ノーベル賞の対象となった緑の蛍光物質（GFP）で標識した培養がん細胞を用いた動物実験などで観察することができるようになった．

f. 血管新生

腫瘍は腫瘍細胞と正常間質細胞と間質からなっており，腫瘍を形づくることと，腫瘍自体の生育に必要不可欠な栄養を行っている．間質は，コラーゲン性の間質とそれを産生する線維芽細胞に加え，血管からなる．線維芽細胞と血管内皮細胞は非腫瘍性の正常細胞であるが，腫瘍細胞が産生する増殖因子によって増殖し，腫瘍の一部を形成するようになる．血管新生に関する因子では，血管内皮増殖因子 vascular endothelial growth factor（VEGF）が最も重要である．血管新生はまた，転移部で増殖する際にも重要な要素である．

B　臨　床

まとめ

1. わが国の人口の高齢化に伴い，がんの死亡率，罹患率とも著明な増加を示している．
2. がんは進行しないと症状が出ない場合が多く，血液中の腫瘍マーカーも高値を示さないので，現状では画像診断でがんの存在を診断し，病理診断で確定する方法が一般的である．
3. がんの治療は手術，放射線療法，化学療法の3つが中心で，一部のがんには内分泌療法，IVR（interventional radiology），免疫療法が有効で，近年は分子標的治療の進歩も著明で，全体としては治療成績は向上してきている．
4. がんの進行程度は病期として表され，TNM分類がよく用いられる．
5. がんの征圧にはがん予防が必須で，がんの発生そのものをおさえる一次予防と，早期発見・早期治療でがんの死亡を減少させる検診による二次予防がある．

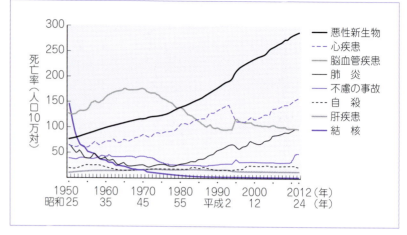

図16 主要死因別にみた死亡率（人口10万対）の推移
資料：厚生労働省「人口動態統計」
注1）平成6年までの死亡率は旧分類によるものである．
注2）平成24年は概数である．

1. がんの疫学

a. がんの頻度

わが国のがんによる死亡率は1981年に死因の第1位となり，以後，増加の一途をたどり，2013年には，わが国で年間約36.5万人（女性15万人，男性22万人）ががんで亡くなっており，全死亡者の3割を超えている（図16）．一般にがんの罹患しやすさは年齢の4乗に比例するといわれ，高齢化社会を迎えている日本では，今後さらに増加する一方と予想されている．実のところ，現在の人口の年齢比率を1985年度に補正して高齢化の因子を除いた年齢調整死亡率をみると，がんによる死亡は徐々に減少しているので，わが国におけるがんによる死亡数の著明な増加は高齢化の影響のためと考えられる．

一方，がんの罹患数をみると，最新のデータでは2011年度には85万人（男性50万人，女性36万人）ががんに罹患したと推計されており，年次推移をみても実数はもちろん，年齢調整罹患率も増加しており，高齢化の影響を差し引いてもがんに罹患する人は増加していることがわかる．現時点での推計値では生涯にがんに罹患する確率は男性60％，女性45％で，日本人の2人に1人ががんに罹患する時代を迎えており，がんは国民病とも呼ぶべき状況になっている．

がんの中で臓器別の頻度の推移を比べると，粗死亡率でみる限りは，ほとんどのがんは増加しているが，とくに欧米で多い肺癌，大腸癌，乳癌の増加が著明であり，食生活を含めたライフスタイルの変化が大きく関与していると考えられる（図17）．その中で，胃癌，子宮癌，肝癌など，死亡率が減少傾向にあるがんも一部にみられる．罹患率をみると肝癌は減少傾向を示すが，胃癌，子宮癌は漸増しており，死亡率との間に較差がみられる（図18）．胃癌，子宮癌の減少はX線検査あるいは細胞診を用いた検診によって早期発見・早期治療される症例が増えているためで，わが国の検診体制の優秀さを示している．肝癌は死亡率，罹患率ともに減少傾向であり，慢性肝炎・肝硬変患者を治療することにより，肝癌に進展するのをくい止めているということができる．今後の問題点は，増加傾向の著明な肺癌，大腸癌，乳癌，前立腺癌などの対策である．

b. 地理的要因

世界全体でみると，国によって疾病構造が異なるが，世界のほとんどの国でがんによる死亡者数が増加している．2012年のWHOの統計によると，世界全体のがん死亡者数は820万人で，先進諸国では抑制に成功しつつあるのに対して，発展途上国で全体の70％を占めて，増加が著しく，対策の遅れが指摘されている．がんの種類として，先進国では肺癌，乳癌，前立腺癌，結腸癌などが多いが，発展途上国では子宮頸癌，肝癌，食道癌，口腔咽頭癌がよくみられる．日本におけるがんのパターンをみると，発展途上国型から先進国型に移行しているところと考えられる．

がんには地域集積性がみられることがあり，がんの原因との関連から興味深い．食道癌の多発地帯は，イランのカスピ海沿岸から中央アジア，中国の林県地方に至るベルト状の地域で，ここでは酒，タバコ，偏った食生活が原因とされている．肝癌は東

B. 臨床　179

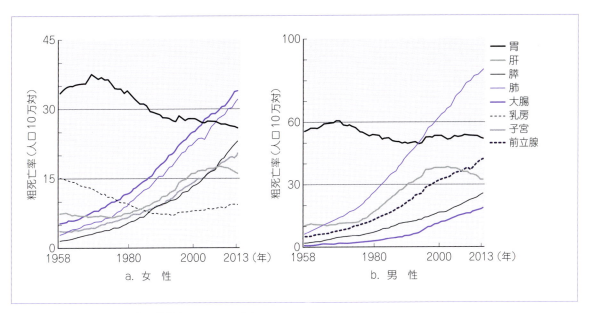

図17　部位別がん粗死亡率の推移(1958〜2013年)
男女とも大部分の臓器のがん死亡率は増加しているが，胃癌，子宮癌，肝癌は横ばい〜減少傾向がみられる．（国立がん研究センターがん対策情報センターデータ）

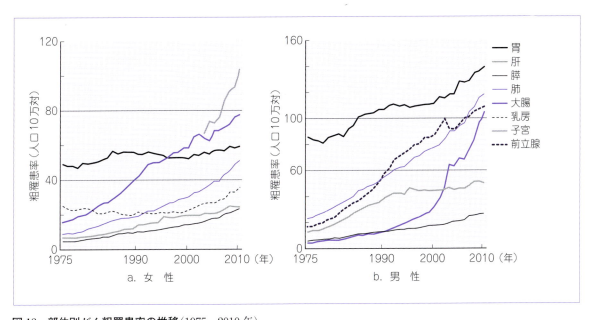

図18　部位別がん粗罹患率の推移(1975〜2010年)
男女ともすべての臓器のがん罹患率は増加しており，乳癌，大腸癌，前立腺癌の増加傾向は著明である．死亡率で減少していた胃癌，子宮癌，肝癌も，横ばい〜増加傾向を示している．（国立がん研究センターがん対策情報センターデータ）

南アジアやアフリカに多いが，これらの地域は肝炎ウイルスの流行地であり，一部では食品中のアフラトキシン（カビ）が原因ともいわれている．また，日本の南九州では成人T細胞白血病が多く発生し，

その原因であるHTLV-1はヒトで最初に発見された腫瘍を起こすウイルスである．アフリカ中央部にはバーキットBurkittリンパ腫が多くみられ，エプスタイン・バーEpstein-Barr(EB)ウイルスが原因

ウイルスと解明された．日本国内でみても沖縄で口腔・咽頭癌，食道癌，肺癌が多く，飲酒・喫煙との関係が指摘されている．肝癌，子宮癌などウイルスが関係するものは西日本のほうに多くみられる．しかし，大部分のがんは地理的に似通った分布をとり，原因が多様なことを示している．

c. 年齢，性差

年齢別にがんの死亡率，罹患率をみると，いずれも50〜60歳代から増加し，高齢になるほど高くなる．多くのがんが高齢になるほど多くみられることから，長年の間に，種々の生活習慣により体細胞レベルの遺伝子変異が蓄積することががんの発症に重要であると考えられている．しかし，乳癌の発生は40歳代にピークがあり，子宮頸癌も若年で増加が著しいという例外も存在する．成人に比べると小児ではがんの頻度は高くなく，死亡原因の10%ががんによるものである．小児に多いのは白血病，神経芽細胞腫，脳腫瘍，ウィルムスWilms腫瘍などで，成人とは異なり，血液系，神経系，筋肉・骨に発生するものが多いという特徴がある．性別でみると，ほとんどのがんは男性のほうに多いが，これはアルコール，タバコなどのライフスタイルの要因と免疫学的な影響の両者が関係しているといわれている．しかし，甲状腺癌のように女性の罹患率の高いものもある．

d. 遺 伝

がんの患者は家族集積性を示すことが多いが，大部分は生活習慣を含めた環境素因によるといわれている．食事の嗜好や肝炎ウイルスの家族内感染などがその一例である．しかし，明らかに遺伝性を示すがんもある(表2参照)．小児にできる網膜芽細胞腫，高頻度に大腸癌が発生する家族性大腸ポリポーシス，日光に当たる部位が皮膚癌になる色素性乾皮症，内分泌系に腫瘍が多発する多発性内分泌腺腫症などがそうである．いずれも種々の遺伝子の異常が報告されており，遺伝性のがんをきっかけに一般のがんの原因遺伝子が明らかになったものも少なくない．

2. 腫瘍の臨床
a. 腫瘍の診断
1) 症 候

腫瘍が小さいときには一般的には症状が出ないことが多く，腫瘍の増大とともに症状を表す．腫瘍の示す症状は，腫瘍の存在により直接生じる局所症状と，腫瘍により間接的に生じてくる全身症状とがある．前者はとくに腫瘍の発生した部位により症状が大きく異なり，嚥下困難を起こす食道癌と同じ大きさでも胃癌では一般的には症状がみられないが，幽門近くに発生した胃癌では嘔吐などの幽門狭窄症状を示すのがよい例である．消化管などの内腔に突出する腫瘍では表面の潰瘍形成により出血や感染による症状を示す．また，腫瘍の著明な増大による症状(大腸癌による腸閉塞)，圧迫・浸潤による症状(甲状腺癌による嗄声，膵癌神経浸潤による疼痛)，転移による症状(骨転移における病的骨折)など，腫瘍の進行とともに多彩な症状が出現する．ホルモン産生腫瘍では，腫瘍が小さくても比較的早期からホルモン過剰による症状がみられる．

腫瘍に起因する全身症状として腫瘍随伴症候群 paraneoplastic syndrome がある．腫瘍随伴症候群は腫瘍と離れた部位に生じる宿主の臓器機能障害と定義され，腫瘍の産生した物質により症状が出る場合，正常にある物質が減少する場合，宿主の反応による場合など，さまざまなものが含まれるが原因がはっきりしないものもある(表3)．ACTH産生によるクッシングCushing症候群，副甲状腺ホルモン関連タンパク parathyroid hormone-related protein(PTHrP)による高カルシウム血症などのホルモン産生，内分泌系の症候を示すもののほかに，血液系，筋・骨格系などに症状を占める場合もある．

がんの末期になると患者は食欲がなくなり，やせて体重が減り，元気がなくなり衰弱する．このような全身の消耗を示す症候群を悪液質cachexiaと呼ぶ．先人ががん細胞から悪い液性因子が出ると考えたので，このような名前があるが，現在では腫瘍壊死因子 tumor necrosis factor(TNF)α，インターロイキン interleukin(IL)-1，IL-6などの種々のサイトカインが産生されることによると考えられている．これらのサイトカインの作用により食欲低下，倦怠感，発熱などの症状が引き起こされるし，脂肪組織，筋組織で代謝異常が起こるため，るいそうが

表3 腫瘍随伴症候群

分類	症候	腫瘍	原因
内分泌系	クッシング症候群	肺小細胞癌, 膵癌	ACTH
	ADH不適合分泌症候群	肺小細胞癌	ADH, ANP
	高カルシウム血症	肺扁平上皮癌, 乳癌, 腎癌, 成人T細胞白血病, 卵巣癌	PTHrP
	低血糖	線維肉腫, 肝癌	インスリン
	カルチノイド症候群	肺カルチノイド, 胃癌, 膵癌	セロトニン
皮膚・筋系	黒色表皮腫	胃癌, 肺癌, 子宮癌	EGF, 免疫反応
	皮膚筋炎	肺癌, 乳癌	免疫反応
	筋無力症	肺癌	免疫反応
骨・関節系	ばち状指	肺癌	不明
血管・血液系	静脈血栓炎(トルソー症候群)	肺癌, 膵癌	ムチン
	貧血	胸腺腫瘍	不明
	多血症	腎癌, 小脳血管腫, 肝癌	エリスロポエチン
腎泌尿器系	ネフローゼ症候群	種々の癌	腫瘍抗原, 免疫複合体

表4 代表的な腫瘍マーカー

癌胎児性タンパク	CEA, AFP
ホルモン	hCG, カルシトニン
酵素アイソザイム	ALP, PAP, LDH, GGT, NSE
免疫グロブリン	Mタンパク
糖鎖抗原	CA19-9, DU-PAN-2, CA15-3, CA125, sLe^x
その他	PSA, PIVKA-Ⅱ, ポリアミン, 癌遺伝子産物, p53抗体

CEA : carcinoembryonic antigen, AFP : α-fetoprotein, hCG : human chorionic gonadotropin, ALP : alkaline phosphatase, PAP : prostatic acid phosphatase, LDH : lactate dehydrogenase, GGT : γ-glutamyl transpeptidase, NSE : neuron specific enolase, sLe^x : sialyl Lewis X, PSA : prostate specific antigen, PIVKA : prothrombin induced by vitamin K absence.

起こるといわれている.

2) 生化学的診断(腫瘍マーカー)

腫瘍細胞によって特異的に産生され,正常あるいは非腫瘍性疾患ではほとんど産生されない物質を腫瘍マーカーといい,これを測定することにより腫瘍の生化学的診断,とくに経過観察や再発の予知に利用されている.当初,癌胎児性抗原 carcinoembryonic antigen (CEA) やα-フェトプロテイン α-fetoprotein (AFP) など,胎児期に産生され,成人では作られず,腫瘍から産生される癌胎児性タンパクが研究の主流であった.これらは現在でも有用な腫瘍マーカーとして臨床的に使用されている.その後の検討で胎児・腫瘍特異的であると考えられていたものも,検出法の改良により測定感度が高くなると成人正常細胞でも産生されていることがわかり,特異的という言葉は妥当ではなくなってきた.癌胎児性タンパク以外に,現在ではホルモン,酵素,糖鎖抗原,癌遺伝子産物,抗体など多くのものが腫瘍マーカーとして使用されている(表4).これらの中には,腫瘍細胞の遺伝子異常に直接由来するものや,腫瘍細胞によって引き起こされた二次的な生体反応なども含まれている.

一般的に腫瘍マーカーの検出には血清あるいは体液のサンプルを用いる.通常,ラジオイムノアッセイや酵素結合免疫吸着検査法 enzyme-linked immunosorbent assay (ELISA) など,免疫反応を利用したアッセイがよく用いられる.腫瘍マーカーは血清などに微量しか存在しないので,特異性の高い抗体が必要である.現在の段階では,残念ながら早期診断・早期発見に役に立つ腫瘍マーカーは見出されていない.しかし,ハイリスク群で腫瘍マーカーの経時的な変化をみることで診断の補助に用いたり,手術・化学療法などの治療の効果判定・モニタリングに用いたり,経過観察中に測定し再発の予知に用いたりして,臨床上,頻繁に使用されている.また,組織・細胞特異的な腫瘍マーカーを用いること

表5 画像検査，内視鏡検査

検査法	情報キャリア	像の生成	利点	欠点
X線検査	X線	X線吸収度	安価，空間分解能が高い	放射線被曝，組織間コントラストが悪い
CT	X線	X線吸収度	密度分解能が高い，3次元表示可能	放射線被曝，高価
MRI	磁気共鳴現象	組織の水素プロトン濃度と緩和時間	組織間コントラスト高い，血流情報，放射線被曝なし	検査時間が長い，高価，金属装着不可
超音波	超音波	超音波反射波の強度	簡便，リアルタイム表示，安価，放射線被曝なし	骨・空気が障害，空間分解能が低い，熟練度必要
PET	γ線	放射性医薬品の組織親和性	病変の識別容易，代謝・機能イメージング	放射線被曝，高価，空間分解能が低い
内視鏡	（肉眼）	直視	リアルタイム，生検可能，放射線被曝なし	侵襲性が強い，熟練度必要

により，腫瘍のサブタイプの分類，原発巣の推定などにも有用である．DNAチップ，プロテオミクス，メチル化の解析など最近の技術的な進歩に伴い，将来的には，血清だけでなく組織や細胞のレベルで腫瘍マーカーを検出していく試みも行われていくと期待されている．以下，代表的な腫瘍マーカーを述べる．

a) 癌胎児性抗原（CEA）

胎児の消化管，肝臓，膵臓などに存在する分子量180 kDの糖鎖の豊富な糖タンパクで，構造上は免疫グロブリンスーパーファミリーに属している．腫瘍では大腸癌をはじめとする消化管の癌に認められ，肺癌，乳癌などでも検出される．現在，臨床的に腫瘍マーカーの中で最もよく用いられている．当初は成人の正常組織にはないと考えられていたが，成人正常大腸粘膜上皮にも発現していることが明らかにされた．

b) α-フェトプロテイン（AFP）

分子量68 kDの血清タンパクであり，胎児の肝臓，卵黄嚢，消化管で産生され，胎児期においてアルブミンの役割を有していると考えられている．肝細胞癌，卵黄嚢腫瘍，肝芽腫などで産生され，血清中で高値となる．肝硬変でもある程度血清レベルの上昇がみられる．

c) CA19-9

単クローン抗体を作製する技術の進歩により，癌細胞を抗原とする種々の単クローン抗体が作られたが，その中で最も臨床的に使われている腫瘍マーカーである．CA19-9は大腸癌を免疫原として作製された単クローン抗体で認識され，シアル酸の付いたルイスa（Le^a）血液型物質である．CA19-9は膵癌，胆道癌をはじめ，種々の消化器癌で検出される．

d) 前立腺特異抗原（PSA）

前立腺上皮細胞に存在する分子量34 kDのセリンプロテアーゼで，組織カリクレインファミリーの1つ（hK3）である．通常は前立腺の腺腔に分泌され，精液中のseminogelinを分解して液状化させるのが生理作用といわれている．前立腺癌の時は基底膜の破壊により血中に入り，高値を示すと考えられている．前立腺肥大症でもある程度の値を示し，偽陽性率が高い（特異性が低い）が，前立腺癌検出の感度は高い．

3）画像診断，内視鏡検査

腫瘍の局在・性状を知るために画像診断，内視鏡検査の果たす役割は大きい．画像診断は大きく局所診断と遠隔転移の検索とに分けられる．局所診断では存在そのもの，存在部位，さらには腫瘍の質的診断を行う努力がなされてきている．そのために，単純X線撮影，消化管造影撮影，胆道造影，血管造影などに加えて，近年ではCT（computed tomography），超音波（echography），MRI（magnetic resonance imaging，核磁気共鳴画像），ラジオアイソトープを用いたPET（positron emission tomography）などの核医学など，多くの新しい技術を用いた画像

表6 細胞診の分類（パパニコロウ分類）

Class 1	陰性	異型細胞を認めない
Class 2	陰性	良性異型細胞は認めるが悪性細胞を認めない
Class 3	偽陽性	悪性の疑いを否定できない異型細胞を認める
Class 4	陽性	悪性の疑いが極めて強い異型細胞を認める
Class 5	陽性	悪性細胞を認める

表7 腫瘍における免疫組織化学的検索の応用

Ⅰ．病理診断…確定診断，補助診断
1．上皮性，非上皮性の鑑別：ケラチン，ビメンチン，CEA, LCA
2．良性，悪性の鑑別：アクチン，ラミニン
3．細胞分化の指標，細胞の同定：クロモグラニン，サイログロブリン，第Ⅷ因子

Ⅱ．機能的（質的）診断
1．治療への情報
  1）内分泌療法：ホルモンレセプター（ER, PgR）
  2）化学療法：P-glycoprotein, metallothionein, etc.
2．生物学的悪性度の検討
  1）増殖に関連する因子
    a）増殖能の指標：BrdU, PCNA, Ki-67
    b）増殖因子およびその受容体：erbB-2, EGFR, VEGF
    c）細胞内情報伝達物質：Ras, MAP kinase
    d）細胞周期に関連する物質：p53, RB, cdk, cyclin
  2）浸潤・転移
    a）タンパク分解酵素およびインヒビター：MMP, trypsin, PSTI
    b）接着分子：integrin, cadherin
    c）運動・遊走因子：EGF, HGF

診断ががんの存在診断には最もよく用いられており，近年は造影効果，分子プローブの開発で質的診断も向上している（表5）．

内視鏡検査には，管腔臓器の内腔をファイバースコープを用いて目で見て診断しようという消化管ファイバースコープ検査，小切開を加え腹腔・胸腔を検査する腹腔鏡・胸腔鏡検査，また1つのファイバースコープを用いてもう一段細いファイバースコープを挿入する膵管鏡などがあり，この領域の進歩は目覚ましい．内視鏡の利点の1つは肉眼像をみながら病理検査に必要な部位を採取できることで，とくに消化器癌などはファイバースコープで病変を探し，その部位の生検を行い確定診断をつけることが一般的である．最近は色素内視鏡，拡大内視鏡も開発され，顕微鏡レベルに迫る診断技術が開発されている．

4）病理診断

腫瘍の確定診断のためには形態学的に腫瘍細胞を証明する病理診断が不可欠である．今日，画像診断の発達で腫瘍を確定に近いレベルまで診断することが可能なこともあるが，最終的には"がん細胞"をみつけることががんの確定診断に必要である．病理診断には，体液，分泌物の中の細胞を材料とする細胞診と，組織片を材料とする組織診がある．細胞診は剥離してきた細胞を対象にしている（剥離細胞診）ので，変性が加わっていることが多く，通常，細胞診をスクリーニングに用い，確定診断には組織診を用いることが多い．しかし，穿刺吸引で，フレッシュなサンプルをとってくる穿刺吸引細胞診のように確定診断に用いられるものもある．剥離細胞診は子宮癌，肺癌，膀胱癌などに，穿刺吸引細胞診は乳癌，甲状腺癌などに対して用いられることが多い．

細胞診は，基本的には表6のように5段階に分類して判定される（パパニコロウ分類）．

組織診は病変の一部の組織片を観血的に採取してくる生検組織診が主体で，通常，ホルマリン固定，パラフィン切片にヘマトキシリン・エオジン（HE）染色が行われ，ほとんどの病変はHE染色で診断される．組織・細胞の分子レベルでの性質を知るにはHE染色では不十分なことがあり，特殊染色（組織化学）と免疫染色（免疫組織化学）が併用される．とくに組織中の物質レベルでの証明に免疫染色は頻用されており，病理診断の補助に加えて，治療方法への指針，悪性度の診断，さらに予後の推定などに応用されている（表7）．

がんの確定診断のためには，形態学的にがん細胞を証明する病理診断が不可欠である．病理診断には，体液・分泌物の中の細胞を材料とする細胞診と，組織片を材料とする組織診がある．病理診断は確定診断にとどまらず，がんの悪性度，治療法への

指針，さらに予後の推定など，他の診断法では得られない多くの情報を得ることができる．とくに最近では形態学的診断だけにとどまらず，免疫組織化学を用いた検索も日常的に行われており，さらに組織や細胞の中の DNA, mRNA を検出する in situ hybridization，標識された核酸プローブを用いて染色体上および分裂間期細胞核内における特定の DNA 配列を同定する FISH(fluorescence in situ hybridization)などを利用することにより，がんの悪性度，治療方針などに関連する分子の質的・量的異常をタンパク質あるいは遺伝子レベルで調べることが可能になり，有用な情報を提供している．また，PCR(polymerase chain reaction)を用いてクロナリティの解析，染色体転座の診断，癌遺伝子・癌抑制遺伝子の異常の検出，マイクロサテライトの多型性を利用した解析などに応用されている．RT-PCR 法は 2〜3 時間を要するので迅速診断には用いられてこなかったが，最近は OSNA(one-step nucleic acid amplification)法のように 30 分以内で迅速診断できる技術も開発され，乳癌センチネルリンパ節の診断に実用化されている．

また，最近の技術の進歩により，多数の遺伝子を同時に解析して，その発現プロフィールを体系的・網羅的にみる手法(DNA チップ，DNA マイクロアレイ)も開発され，がんの生物学的な悪性度診断への応用が検討されてきた．たとえば，cDNA マイクロアレイを用いたびまん性大細胞型 B 細胞リンパ腫患者の腫瘍細胞における遺伝子発現プロファイルの解析により分子レベルの分類が可能になり，従来の形態学的な診断では不可能であった予後予測が行えるようになったとの報告がなされている．タンパク質レベルでも全タンパク質を網羅的に解析するプロテオミクスの方法が検討され，今後，遺伝子レベルあるいはタンパク質レベルで多数分子を網羅的に解析することによる診断技術が期待されている．

b. 腫瘍の治療
1) 良性腫瘍の治療

良性腫瘍は放置してもそのために死亡することはないので，本来は治療の必要がないと考えられるが，悪性化のポテンシャルをもつものや症状を示すものは治療の対象になる．また，自然に消失するわけではないので，患者の希望で治療することも実際上はしばしばみられる．治療法としては大部分，局所的な切除で十分なことが多い．胃や大腸のポリープ病変の場合，腺腫なら内視鏡的に病変部だけをとる内視鏡的ポリペクトミーが用いられる．病理検査で悪性の部分がみられても，少量ならそのままで経過観察をすることが通常行われる．しかし，子宮の平滑筋腫のように良性病変でもその臓器を全部摘出することもある．

2) 悪性腫瘍の治療

悪性腫瘍の治療法としては，局所をターゲットにした治療法と，全身治療がある．前者にはがん細胞の除去を行う手術治療と，放射線や熱のエネルギーでがん細胞を殺傷する放射線治療，ラジオ波・超音波焼灼治療，温熱治療，血流を途絶させる塞栓療法などがある．一方，全身治療には抗がん剤，分子標的薬などの投与による化学療法，免疫療法，内分泌療法などがあり，将来的には遺伝子治療が加わる可能性がある．悪性腫瘍に対する治療の原則は，腫瘍細胞が存在する可能性のあるところがすべて治療の対象になるということである．すなわち，腫瘍細胞が少数でも残ればそれらが再び増殖して進展していくことになるので，有効な治療ではないと考えられる．がん細胞が所属リンパ節を含む局所にとどまる段階では手術，放射線治療などの局所治療が奏効すると考えられるが，がん細胞がミクロのレベルで原発巣を離れて血流に乗り他臓器に進展している段階のがんに対して局所治療だけで治癒させるのは困難である．一方，局所である程度の腫瘍塊を形成しているがんに対して薬物だけの効果で完全にがん細胞を消滅させるのは現時点では容易ではないと考えられる．したがって，現在では進行がんに対しては手術治療を中心に，放射線治療，化学療法などの複数の治療法を併用するいわゆる集学的治療により治療成績を上げる努力がなされている．

a) 手術

現時点で悪性腫瘍を完全に治癒できる可能性の最も高い治療法が手術療法であり，完全治癒を目指した手術を根治手術 curative operation という．しかし腫瘍が進行し，周囲の重要臓器への浸潤，遠隔転移，広範囲リンパ節転移，播種がみられるようになると，治癒切除を行うことは不可能である．そのような時に治癒を目的とはせず，患者の病態を軽減し，QOL(quality of life)を高めるために手術を行う

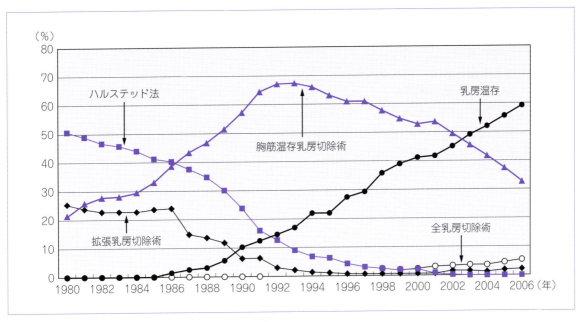

図19 わが国における乳癌手術術式の変遷(日本乳癌学会アンケート調査より)
1980年代は，乳腺および腋窩リンパ節郭清に加えて大胸筋，小胸筋を切除するハルステッド手術が標準術式であり，肋骨・胸壁の合併切除や胸骨傍リンパ節郭清まで行う拡大乳房切除術も行われていた．1990年代に入り，美容的見地，上肢の運動の観点から，胸筋切除を行わない術式が一般的となった．さらに1990年代後半から，QOL重視の考え方により，乳房の腫瘍だけを摘出して乳房を温存する術式が増加してきている．

ことがあるが，これを姑息手術 palliative operation という．

(1) 根治手術：概念的には，悪性腫瘍を含む組織をリンパ節を含めすべて手術的に切除することである．がんは初期からリンパ節転移を起こすことがあるので，原発巣に加えて，周囲のリンパ節を含む組織を広範に取らねばならない（郭清という）．もし，がんが他臓器に浸潤していれば，その臓器も合併切除しなければ根治的にはならない．腫瘍細胞がすべて切除されたかどうかは，切除範囲と腫瘍がどこまで広がっていたかによって相対的に決定されるものであるが，手術中にこれを明確にすることは不可能である．術後切除標本を顕微鏡的に検索し，切除断端に腫瘍細胞が認められず，非連続的にも腫瘍細胞の遺残のないときに根治手術と解釈する．しかし，厳密には切除されていない臓器や組織に腫瘍細胞の遺残のないことは証明できず，根治手術とは根治性が期待できる手術と理解すべきである．手術の根治性というのは術後の遠隔成績によって初めて知ることができる．

従来の外科手術では術後再発率が高く，過去数十年間，治癒手術を目指した超拡大リンパ節郭清あるいは周囲臓器を含めた他臓器合併切除など拡大手術が好んで行われた．その結果は，ある程度手術成績が向上したものもあったが，過大な手術に比して，概して満足できるものではなかった．拡大手術には大量臓器切除に伴う脱落症状，過大な侵襲による手術リスクあるいは合併症の増加などの短所があり，術後のQOLも低下することが多く，予後の悪いがんを除いて見直されてきている．

手術で治癒する症例の増大とともにQOLが重視されるようになり，郭清を含めて臓器を切除する定型的な手術にも疑問が投げかけられ，縮小手術の発想法が導入されてきた．治療成績のよい乳癌，大腸癌などから，切除範囲の縮小，リンパ節郭清範囲の縮小，神経の温存などが図られ，予後に大きな差がないことが証明され，多くのがんの早期がんで縮小手術が行われるに至った（図19）．また，腹腔，胸腔のがんに対して，従来の皮膚を大きく切離して行う定型的な手術をやめて，腹腔鏡，胸腔鏡を用いて皮膚を切離せずに器具で操作を行う鏡視下手術が導入され，合併症の減少，術後QOLの向上とともに増加してきている．リンパ節郭清そのものの必要性にも疑問が投げかけられ，センチネルリンパ節の概

念が導入された(図20).これは，がん細胞が最初に流入して転移する見張り役のリンパ節(センチネルリンパ節)にがん細胞がみられなければ，ほかのリンパ節の郭清をやめようというものであり，乳癌，メラノーマでは標準治療になっている．さらに，消化管の早期癌では手術も行わず，内視鏡で切除する方法[内視鏡的粘膜切除術(EMR)，内視鏡的粘膜下層剥離術(ESD)]が一般的になってきた．内視鏡で局所切除が完全にできれば，リンパ節転移の可能性のない症例では手術をする必要はないという考えに基づいており，臓器により基準を決めて導入されている．

(2) **姑息手術**：腫瘍が根治手術の範囲を越えた場合でも，手術の適応となることがある．腫瘍の根治を目的としたものではなく，症状をとったりQOLを向上する目的で行われ，姑息手術と呼ばれている．たとえば，潰瘍を形成し持続する出血を伴うような胃癌で出血予防のため非根治的な胃切除を行ったり，大腸癌で通過障害が起きた場合に主腫瘍はそのまま放置し，腸-腸吻合術や人工肛門造設術を施行して通過障害の改善を図り，全身状態を維持して延命を図ろうというものである．その他，膵頭部癌や下部胆管癌など，胆道系の閉塞をきたし黄疸を呈した場合の内胆汁瘻造設術などもこれに入る．

b) 放射線療法

放射線療法は電離放射線のエネルギーでがん細胞を殺すもので，一般的にはX線などの電磁波が用いられている．体外から照射されることが多いが，一部の癌には腫瘍局所に線源を挿入する小線源治療も行われている．体外照射では通常，直線加速器(リニアック)からX線を5〜7週間の期間にわたって，週5日，1回約2Gy(グレイ)の照射を行う25〜35回にわたる分割照射を行っている．その適応には第一選択として行われるものと第二選択として行われるものとがある．前者には頭頸部癌(舌癌，咽頭癌，喉頭癌など)，子宮頸癌，ホジキンHodgkin病などが含まれ，一般に手術と同程度かそれ以上の治療効果の得られるもので，腫瘍の根治を目指したものと考えられる．後者は手術的切除が不完全な場合あるいは手術が適応ではあるが，全身状態その他の理由から切除が不可能で，放射線感受性がある腫瘍に対して行われる．これには肺癌，食道癌，腎癌などが含まれる．また，手術と併用する場合，その

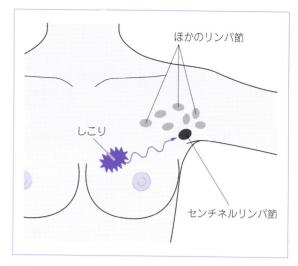

図20 センチネルリンパ節
癌細胞がリンパ管に入り，最初に到達するリンパ節をセンチネルリンパ節と呼んでいる(センチネルは見張り役の意味)．周囲の腋窩リンパ節はセンチネルリンパ節から癌細胞が流入すると考えられ，センチネルリンパ節に転移があれば従来どおり郭清を行う．しかし，センチネルリンパ節に転移がなければ周囲にあるほかのリンパ節の郭清は行わず，リンパ節郭清のために生じる上肢の浮腫などの合併症を避けることができるので，QOL向上の点から実施されるようになった．

時期によって術前照射，術中照射，術後照射と呼んでいる．化学療法との併用も放射線治療の効果の増感で行われることが多い．

最近は定位放射線照射，強度変調放射線治療など，腫瘍の形状に合わせて多方向から三次元的に放射線を集中して治療効果の向上を狙う高精度放射線治療が行われる施設が増えてきた．また，さらに強力な炭素線，陽子線などの粒子線や中性子線を用いた照射も臨床応用されてきて，治療成績の向上が図られている．

c) 化学療法

抗がん剤による薬物療法のことを化学療法というが，近年は内分泌治療，分子標的治療も含めて薬物療法全般を広義に呼ぶこともある．抗がん剤はがん細胞を直接的・間接的に破壊，減少させる薬物で，がん細胞は正常細胞よりも細胞の分裂・増殖が盛んであるので，抗がん剤はそのステップを傷害することにより有効に作用し，がんの治療を行うことができるというのが基本原理となっている．しかし，正常細胞でも消化管や骨髄のように分裂・増殖の速い細胞はあるので，抗がん剤は正常細胞にも作用し大

なり小なり副作用を示すことになる．しかし，正常細胞では抗がん剤の傷害から修復するシステムが存在するが，がん細胞ではそのシステムが不完全なことが多いので，がん細胞のほうにより強いダメージを与えることが可能になるといわれている．近年，新規抗がん剤の開発や投与方法の改善は著しく，奏効率に大きな向上がみられる．とくに白金製剤，トポイソメラーゼ阻害薬，微小管阻害薬など強力な抗がん作用をもつ薬剤が新規に開発され，またがん細胞だけに選択的に高濃度が投与される薬剤も考案されてきた．さらに，副作用に対する支持療法の改善により化学療法の適応は拡大し，治療成績も着実に向上している．

現在，化学療法は，①それのみで治癒が期待できるもの（悪性リンパ腫，急性白血病，胚細胞腫瘍など），②放射線治療との併用で治癒が期待できるもの（頭頸部癌，肺癌，子宮頸癌など），③術前あるいは術後の補助療法として使用されるもの（乳癌，大腸癌，食道癌，胃癌，肺癌，卵巣癌など），④延命効果，症状緩和を目的とするもの（多くの進行がん）に分けられる．また，⑤造血細胞も破壊するほどの大量化学療法を行い，骨髄移植をはじめとした造血幹細胞移植を行うことにより治癒を目指すもの（悪性リンパ腫，白血病など）もある．

d）内分泌療法

腫瘍の増殖は本来自律性であるが，中にはもとの細胞のホルモン依存性を保持するものもある．このような腫瘍では当該ホルモンの分泌を抑制する薬剤の投与，あるいはホルモン受容体の機能を阻害する薬剤の投与を行うことなどで腫瘍の増殖抑制ができる．この治療法を内分泌（ホルモン）療法という．前者としてLH-RHアナログとアロマターゼ阻害薬が，後者としては抗エストロゲン剤，抗アンドロゲン剤が使用されている．この対象となるものには乳癌，前立腺癌，子宮体癌などがあるが，これらのがんですべての症例がホルモン依存性であるのではない．たとえば，乳癌では摘出された腫瘍組織のエストロゲン受容体を免疫組織学的に検討し，内分泌療法の適応を決定している．内分泌療法は副作用の点で抗がん剤よりも一般的には軽度であり，投与が容易であることが多い．

e）分子標的治療

分子生物学の進歩により腫瘍細胞の増殖・進展に関わる分子が明らかにされ，その分子を標的としてその機能を阻害する薬剤の創薬が行われるようになり，分子標的治療薬と呼ばれる．開発されたのは近年であるが，標的分子をもつものには有効であること，標的分子をもつ細胞が比較的限定されており副作用が抗がん剤よりは軽度であることなどから，かなり期待が寄せられている．現在，臨床で標準的な治療として使用されているものとしては，乳癌でErbB2（Her2）の抗体製剤であるトラスツズマブ，B細胞性悪性リンパ腫に発現しているCD20に対する抗体製剤であるリツキシマブ，慢性骨髄性白血病のbcr-ablおよび消化管間質腫瘍 gastrointestinal stromal tumor（GIST）のc-kitのチロシンキナーゼの阻害薬であるイマニチブ，肺癌で上皮細胞増殖因子（EGFR）のチロシンキナーゼ阻害薬であるゲフィチニブ，エルロチニブ，大腸癌でEGFRの抗体製剤であるセツキシマブ，血管新生因子である血管内皮細胞増殖因子（VEGF）の抗体製剤であるベバシズマブがあり，効果が証明されてきた．最近ではさらに新しい分子標的薬が次々と上市されている（**表8**）．

f）intervention radiology（IVR）

従来画像診断に用いられていた装置や器具を用いて，画像誘導下に治療を行うものをIVRと呼んでいる．抗がん治療として用いられているものには，主として肝癌に対して行われている経皮的腫瘍凝固療法と動注化学塞栓療法がある．前者は超音波下に経皮的に針を刺入し，ラジオ波による熱凝固あるいは凍結凝固によりがん細胞を破壊するものである．後者は血管造影下にカテーテルを肝動脈に挿入し，抗がん剤の投与とともに塞栓術を行う．肝癌の多くは肝硬変がベースにあるので，切除しても別の部位に発生することが多く，これらのIVRのほうが患者のQOLを保ちながら効果を得ることができるため行われる機会が増加している．

抗がん治療ではなく症状緩和を目的としたIVRには，大静脈，気管，胆道，消化管などの狭窄に対してステントを挿入して狭窄を解除するものがある．

g）免疫療法

宿主の免疫能を高め，腫瘍増殖を抑制しようとする治療法である．これには特異的免疫療法と非特異的免疫療法があるが，ヒトの腫瘍では，メラノーマを除き明らかな腫瘍特異抗原が同定されておらず，特異的免疫療法は臨床にはほとんど応用されていな

表8 分子標的薬

種類	薬剤名	標的分子	対象腫瘍
抗体薬	トラスツズマブ	ERBB2 (HER2)	乳癌
	リツキシマブ	CD20	B細胞リンパ腫
	ベバシズマブ	VEGF	大腸癌, 乳癌
	セツキシマブ	EGFR	大腸癌
	モガリズマブ	CCR4	成人T細胞白血病
	ラムシルマブ	VRGFR	胃癌
	ニボルマブ	PD-1	悪性黒色腫
	イピリムマブ	CTLA-4	悪性黒色腫
チロシンキナーゼ阻害薬	イマチニブ	BCR-ABL, c-Kit	慢性骨髄性白血病, GIST
	ゲフィチニブ	EGFR	肺癌
	エルロチニブ	EGFR	肺癌
	スニチニブ	PDGFR, VEGFR, c-Kit	GIST, 腎癌
	ソラフェニブ	Raf, VEGFR	腎癌, 肝癌
	パゾパニブ	VEGFR, PDGFR, c-Kit	腎癌, 軟部肉腫
	クリゾチニブ	ALK	肺癌
	ベムラフェニブ	B-RAF	悪性黒色腫
mTOR阻害薬	テムシロリムス	mTOR	腎癌
	エベロリムス	mTOR	腎癌
プロテアソーム阻害薬	ボルテゾミブ	プロテアソーム	多発性骨髄腫
HDAC阻害薬	ボリノスタット	HDAC	皮膚T細胞リンパ腫

い．一方，非特異的免疫療法としてはBRM(biological response modifier)，すなわち免疫反応を含めて腫瘍に対する患者の生物学的反応を修飾することによって，がん防御機構を調整あるいは増強させる物質を用いる治療が広く行われている．この中にはBCG, OK-432(A群溶連菌製剤)などの細菌菌体製剤, PSK, lentinanなどの植物多糖体，インターロイキン2(IL-2), インターフェロンなどのサイトカインが含まれる．また，患者のリンパ球を採取し，in vitroでIL-2と培養して得られたLAK(lymphokine activated killer)細胞を患者に戻す養子免疫療法なども試みられている．

近年は樹状細胞を用いた細胞療法や免疫チェックポイントを標的にした抗体治療が注目されており，とくに後者では抗PD-1抗体(ニボルマブ，pembrolizmab), 抗CTLA-4抗体(イピリムマブ)が悪性黒色腫に高い奏効率を示し，期待されている(表8).

h) その他の治療

がん細胞は高温で死にやすいことを応用して，胃癌の腹膜播種などで腹腔内に加熱した生理的食塩水を注入する温熱療法もしばしば用いられ，有効性を報告している施設がある．

遺伝子治療は，元来病気の原因となっている異常な遺伝子を修復することによって病気を治そうという治療法で，がんの治療に対しては癌遺伝子・癌抑制遺伝子治療(狭義の遺伝子治療), 免疫遺伝子治療，自殺遺伝子治療，多剤耐性遺伝子治療，遺伝子マーキングなどの戦略が検討されてきた．わが国では肺癌，食道癌に癌抑制遺伝子p53の投与などが行われたが，有効性ははっきりとは証明されていない．

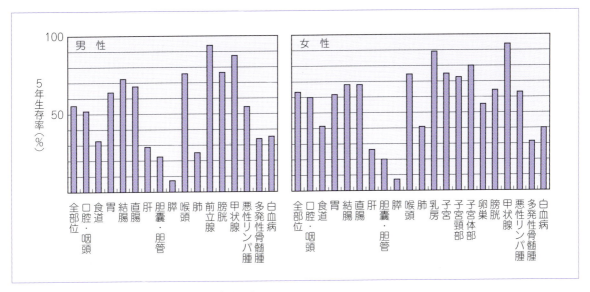

図 21 部位別がん 5 年生存率(2003〜2005 年症例)
甲状腺癌，乳癌，前立腺癌のような治療成績のよいがんがある一方で，膵癌，胆嚢・胆管癌，肺癌，肝癌の予後は不良である．（国立がん研究センターがん対策情報センターデータ）

そのほかに，早期肺癌などに対する光化学療法（光感受性物質のヘマトポルフィリンを投与し，光線で励起されたエネルギーでがんを治療），急性前骨髄性白血病に対する分化誘導療法（レチノイン酸を投与し，がん細胞を分化させ自然死に導入）などは実際の臨床の場で使われている．

c. 病期と予後

病期とはがんの進行程度を病期 stage として表したもので，患者の予後の推定，手術法・治療法の選択に重要な指標となる．同じ病期の者は経過や予後が同一であり，同じ治療を行った場合はその病期の違いに比例した治療成績が出る．世界で最もよく使われている病期分類は TNM 分類で，がんの大きさ（T），リンパ節転移程度（N），血行性転移程度（M）の 3 つの因子からがんの進行程度を表したものである．わが国では，TNM 分類をベースに各がんの取扱い規約を作成し，病期分類を行っている．

がんの予後は，一般的に多くの患者集団を一定期間観察して得られた生存率で表現される．従来から治療後 5 年生存すれば治癒したものとするという仮定のもとに 5 年生存率（5 生率）が予後を示す指標として用いられてきた．しかし，乳癌，甲状腺癌のように予後の良好ながんでは 10 年生存率で議論する必要があるといわれている．がんの予後は病期により異なるが，全体としてみると，甲状腺癌，乳癌のように予後の良好ながんと，膵癌，肺癌のように予後の不良ながんとに分けられる（図 21）．

d. 予 防

最近のがんの研究の進歩により，がんの発生・進展にはイニシエーション，プロモーション，プログレッションの多段階のステップを踏むことが遺伝子のレベルで明らかにされた．また，がんの発生から死亡に至るまでには，前臨床期および数段階の進行度の臨床期に分類できることも多くの臨床研究から知られている．これらの各ステップ，各ステージに適切な介入を行うことによりがんの死亡を防ぐ試みがなされてきた．がんの予防は，がんの発生そのものを予防する一次予防と，早期発見・早期治療によりがん死亡を予防する二次予防に分類されている．

1) 一次予防

がんの一次予防には禁煙指導や運動・食事指導などの生活習慣の改善を図るものと，薬剤などの投与による予防（化学予防）がある．化学予防として，C 型肝炎による肝癌予防のためのインターフェロン投与，胃癌予防のためのヘリコバクター・ピロリ除菌，家族性大腸腺腫症に対する非ステロイド系抗炎症薬投与などが行われており，研究が進行中のものも多くみられる．一般的に生活習慣改善は広く一般

表9 がん一次予防法の比較

	対象	介入に対するコンプライアンス	個人レベルの効果	集団レベルの効果	予防効果の波及度	安全性	費用
生活習慣改善	一般集団	低い	小	大	高い	高い	低い
化学予防	ハイリスク集団	高い	大	小	低い	低い	高い

表10 がん検診の方法と実績

部位	対象	検診法	受診者*(万人)	要精検率*(%)	癌発見率*(%)
胃癌	40歳以上	胃X線	451	11.5	0.15
子宮頸癌	30歳以上女性	細胞診	365	1.1	0.06
大腸癌	40歳以上	便潜血	640	7.3	0.17
肺癌	40歳以上	胸部X線	721	2.9	0.05
乳癌	30歳以上女性	触診	277	5.1	0.13
乳癌	40歳以上女性	マンモグラフィー	72	8.2	0.22

*2003年地域保健・老人保健事業報告.

集団に対して，化学予防はハイリスク集団に対して行われることが多い(表9).

2) 二次予防(検診)

癌の二次予防の目的はがんを早期に発見し，早期に治療して，がんで死亡する人を減少させることである．有効ながん検診が実施されるためには，死亡者が多いがんであること，検診に適したスクリーニング検査があること，早期発見による治療効果があること，安全性，検診精度，有効性，経済性などのいくつかの条件が必要である．わが国では1953年頃から胃間接撮影装置の開発が進められ，1960年には検診車による胃癌検診が宮城県で開始された．1962年には子宮頸癌検診が宮城県で開始され，以後この2つの検診が全国に普及していった．胃癌，子宮頸癌の死亡率が経年的に減少したのは，この2つの検診が早くから実施されていたことによると評価されている．その後，大腸癌，肺癌，乳癌などの検診も施行されている(表10).

総論

XIV. 先天異常

まとめ

1. 最初に，先天異常の概念・成因・作用機序を記載した．
2. 染色体異常では，代表的な常染色体異常症（ダウン症候群，18トリソミー，13トリソミー）と性染色体異常症（ターナー症候群，クラインフェルター症候群）を簡単に記載した．
3. 単一遺伝子異常として，古典的な常染色体優性遺伝（マルファン症候群など）・常染色体劣性遺伝（フェニルケトン尿症など）・X連鎖劣性遺伝（血友病など）のほかに，ミトコンドリア遺伝子異常（呼吸鎖異常症など）・ゲノムインプリンティング（ベックウィズ・ウィーデマン症候群など）・反復配列のトリプレットリピート病などを取り上げた．
4. 全身（体壁）・骨格器・神経系・心血管系・呼吸器系・消化器系・泌尿器系・生殖器系の代表的な先天異常をそれぞれの臓器の発生とその異常という観点で記載した．
5. 先天異常の環境的要因は先天異常の約10%を占める．子宮内感染症，物理的因子，化学的因子に分けて記載した．

A 先天異常の概念・成因・作用機序

先天異常とは，出生児に存在する正常でない発生・発達の状態で，構造・機能・代謝の異常である．先天異常の中でも，肉眼的に身体や臓器に形態の異常がみられるものを先天奇形という．複数の奇形が生じた場合は多発奇形症候群 malformation syndrome と呼び，第1段階の異常が原因となって第2，第3の奇形が引き起こされたものは連鎖 sequence，2つ以上の異常が偶発的でなく併発するも相互にどのような関連性があるか解明されていない状態である連合 association に分類される．

先天異常の成因に関する見解は次のごとくに大別されている．
 ①主として遺伝要因によるもの
 ②主として環境要因によるもの
 ③遺伝と環境との相互作用によるもの

先天異常の一般頻度をみると，およそ5%と推定されている．その内訳であるが，遺伝的要因によるものが30%，環境要因によるものが10%，多因子性および遺伝と環境の相互作用によるものが60%程度と推定されている．

奇形発生の機構の詳細はわかっていないが，奇形発生は主に有害物質の作用する時期と遺伝的構成からなっている．激しい分化を示す12週までの胎芽期にはほとんどの奇形誘発物質は重大な奇形を発現する．原基は器官形成の時期に最も感受性が強い．多くの内因性あるいは外因性の物質のどれもが，その臨界期において恒常性を壊し，それらの作用機構は違っていても結果としてよく似た奇形を生じる．

形態発生の異なった時期に同じ物質が作用すれば違った奇形を発生するし，同時にいくつかの原基が形成される時には多発奇形を起こす．妊娠 12 週から最終の胎児期まで，その時期は器官の発育で特徴づけられるが，奇形性に対する感受性は急速に減弱する．いくつかの器官（小脳，大脳皮質，泌尿器など）はこの時期にも分化し，障害を受けやすい傾向が続いている．

明白な防御機構にもかかわらず，哺乳動物は外因性の催奇形物質による病毒性の影響を被りやすい．出生時に生児の 2〜3％ は 1 つまたはそれ以上の先天奇形をもち，1 歳時にはその 2 倍の先天異常が見いだされるという．頻度はともあれ，そのような奇形がいかにして起こり，その予防がなされるかを理解することは非常に重要なことである．

B 染色体異常症

1. 染色体異常の頻度

出生時には，性染色体の異常の頻度は 1,000 人に 3 人である．そして常染色体の異常は 1,000 人に 4 人である．後者のうち 1,000 人に 1.5 人は常染色体のトリソミーである（主にダウン Down 症候群）．残りは転座型で，多くは均衡型である．流産における染色体異常はもっと高率である．妊娠中期までの流産物の研究では 20〜30％ の頻度である．初期流産のみの研究ではほぼ 50％ である．流産児では，22 トリソミーが最も高頻度に認められる．出生時によくみられる個々の染色体異常症を簡単に以下に述べる．

2. 特徴的な染色体異常症

a. ダウン症候群（21 トリソミー）

最も多い常染色体異常症はダウン症候群，蒙古症である．内眼角贅皮（目の内側を縦に走る皺），眼裂斜上，低い鼻稜，舌の前方突出，短い頸部，平坦な後頭部をもとに診断される．手足では，短く広い手，短く屈曲した手指，猿線，幅広い第 1・第 2 趾が特徴的である．約 40％ に先天性の心奇形を合併する．心内膜床欠損，心房中隔欠損，心室中隔欠損が代表的である．

b. 18 トリソミー（図 1）

後頭部の隆起を認め，長頭（異常に前後径の長い頭部）と小さな顎をもつ．耳は低位で，口腔は小さく，眼瞼下垂と広い内眼角贅皮が認められる．手では，第 2 指は第 3 指の上に重なり，時に第 5 指が第 4 指の上に重なる．手指の皮紋判定法で，弓状部が低く，第 5 指の末端溝が欠損することがある．多く

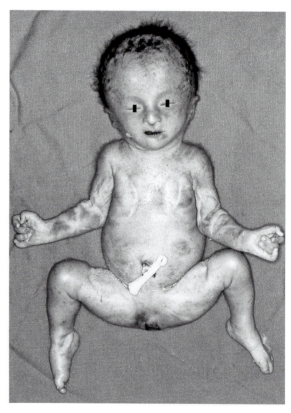

図1　18 トリソミーの全身像（カラー口絵参照）
38 週，1,840 g で出生し，生後 2 日目に死亡．

は先天性心疾患をもつ．ことに心室中隔欠損と動脈管開存症が多いが，左心低形成などの複雑な心奇形の合併も少なくない．結節状の弁尖異常が複数の弁でみられることは比較的本疾患で特異的といえる．

c. 13 トリソミー（図 2）

頭は小さく，三角形の形状をなし，前頭部はスロ

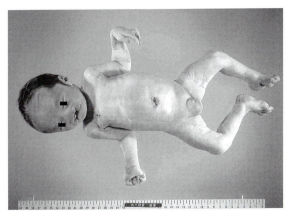

図2　13トリソミーの全身像（カラー口絵参照）
37週，1,622gで出生し，生後3日目に死亡．口唇口蓋裂・心奇形合併．

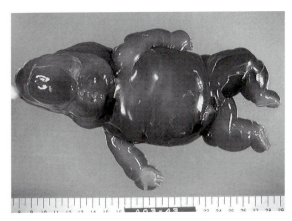

図3　ターナー症候群の全身像（カラー口絵参照）
20週，434g．四肢末端までの全身浮腫が著明．

ープ状である．単眼症や全前脳胞症の合併も時にみられる．両眼は小さく，虹彩欠損もよくみられる．多指症（尺骨側）と指の重なりと，舟底足 rocker-bottom foot はしばしば認められる．泌尿生殖器の異常と腸回転異常もしばしばみられる．

d. 性染色体異常症

ターナー Turner 症候群（45, X）の特徴的な像は頸部の余剰皮膚（翼状頸）・外反肘で，小人症を呈し，内外性器は女性型を示す．胎生20週頃まで卵巣はほぼ正常に形成されるが，その後は退縮し，索状性腺 streak gonad という線維組織になり，卵巣機能は失われる．多くは妊娠中期に全身浮腫・後頸部嚢腫で死亡するが，軽症例で，出生後に翼状頸として認められる．ターナー症候群の胎児水腫は，リンパ管系の発育不全が関連し，四肢を含む全身の強い浮腫を生じる（図3）．

クラインフェルター Klinefelter 症候群（47, XXY）は，身長は高く，身体的には男性であるが，体毛の発達は不良で，無精子症（男性不妊）となる．

C　単一遺伝子異常

遺伝子の変異によって，読みかえられるアミノ酸が変化し，タンパク質の異常をきたす．この単一遺伝子の異常はメンデルの法則に従い，先天異常の約20％を占める．相同染色体の同じ座位にある一対の遺伝子を対立遺伝子と呼ぶ．正常な対立遺伝子を野生型対立遺伝子といい，異常な対立遺伝子を変異遺伝子という．対立遺伝子が同じものをホモ接合体と呼び，異なっているものをヘテロ接合体と呼ぶ．

1. 常染色体優性遺伝 autosomal dominant inheritance

常染色体上に優性遺伝子を1本もったヘテロ接合体である．マルファン Marfan 症候群（フィブリリンタンパクの異常が原因とされ，解離性大動脈瘤やくも状指，水晶体亜脱臼を伴う）・神経線維腫症Ⅰ型（ニューロフィブロミンタンパクの異常で，多発性神経線維腫や脳腫瘍，カフェオレ斑を伴う）が代表的であるが，異常ヘモグロビン症などの分子や細胞の構造異常を主とするものが多い．出生時に骨格系統に異常をもつもの（軟骨無形成など），あるいは成人になってから発症する疾患（家族性アミロイドーシス，ハンチントン Huntington 舞踏病など）も多い．

遺伝形式は，原則として親から子へ直接伝わるが，実際には重症の優性遺伝の児が健康な両親から突発的に生まれてくることは珍しくない（*de novo* 突然変異）．

2. 常染色体劣性遺伝 autosomal recessive inheritance

異常遺伝子がホモ接合体になった場合に発症するもので，同胞の1/4に発病する危険性がある．白皮症，フェニルケトン尿症（フェニルアラニン水酸化酵素活性の低下が原因であり，精神遅滞・痙攣・毛髪，皮膚の淡色化を伴う）など先天性代謝異常症のほとんどが該当する．

3. X連鎖劣性遺伝 X-linked recessive inheritance

X染色体上に存在する劣性変異遺伝子によって発生する．保因者の母親と正常の父親から生まれた男子の1/2に発病する．血友病（血液凝固の第Ⅷ因子や第Ⅸ因子の異常が原因で，皮下・関節出血を伴う）やデュシェンヌ Duchenne 型筋ジストロフィー（対称性筋萎縮・偽性肥大や心筋障害を伴う）が代表的なものである．

4. ミトコンドリア遺伝子による母性遺伝 maternal inheritance due to mitochondrial gene

ミトコンドリア遺伝子の変異によるものである．ミトコンドリアはATP産生の場であり，疾患として，ATP依存性の強い脳や筋が侵されることが多い．精子のミトコンドリアは受精卵に入らないために，ミトコンドリアは母から子に伝えられる．ミトコンドリア呼吸鎖異常症は最も多いエネルギー代謝系の先天代謝異常症であり，出生5,000人に1人とされる．呼吸鎖はミトコンドリア遺伝子と核遺伝子の共同作業で生合成されるので，ミトコンドリア遺伝（母系遺伝）以外の遺伝形式でも発病しうる．乳幼児発病例は，脳・筋症状に消化器・肝症状や心筋症状など多岐にわたる．酵素診断で最も多いのは，複合体Ⅰ complex Ⅰ 欠損症である．従来から強調されている，筋肉症状が主であるMELAS（ミトコンドリア脳筋症・乳酸アシドーシス・脳卒中様発作症候群）やMERRF（赤色ぼろ線維・ミオクローヌスてんかん症候群）などは年長児発症例に多い．

5. ゲノムインプリンティング genomic imprinting

古典的なメンデルの遺伝法則では，変異遺伝子が父由来か母由来かは表現型に関与しない．しかし，ある種の常染色体遺伝子では，父あるいは母由来の遺伝子が子において選択的に不活化される．この現象をゲノム刷り込みと呼ぶが，変異がどちらの親由来に起きるかが重要な意味をもつ．ベックウィズ・ウィーデマン Beckwith-Wiedemann 症候群（BWS），プラダー・ウィリ Prader-Wili 症候群（PWS），アンジェルマン Angelman 症候群（AS）が知られている．

BWSは，内臓肥大・巨舌・臍帯ヘルニア・低血糖症などを伴う症候群で，胎児性腫瘍を発生することも多い．11番染色体短腕上の *IGF Ⅱ* 遺伝子が関与する疾患で，正常では父由来の1コピーのみ発現しているが，母由来の調節遺伝子の変異や相互転座，父性ダイソミー・重複などが起こるとこの症候群が起きる．胎盤の多囊胞疾患である間葉性異形成胎盤 mesenchymal dysplasia of placenta は，この遺伝子異常の胎盤における表現と考えられている．胎盤の代表的な囊胞性疾患である胞状奇胎は，全胞状奇胎では全ゲノムの雄性発生 androgenesis から生じ，部分胞状奇胎では三倍体が関係する．

PWSは，筋緊張低下・肥満・精神遅滞を主徴とする奇形症候群で，15番染色体上に存在する父由来の活性型遺伝子が欠失することにより起こる．

ASは，精神遅滞・てんかん・失調を主徴とする疾患で，PWSと同じ15番染色体上に原因遺伝子が存在するが，ASでは母由来の活性型遺伝子が欠失することにより起こる．

6. 反復配列の伸長による疾患 unstable repeat expansion disease

遺伝子の中で，繰り返して並んでいる配列単位が子孫へ伝達される過程で反復回数を増加させることがある．このような変異は不安定変異と呼ばれるが，反復単位が3塩基からなる疾患がよく知られている．筋緊張性ジストロフィーは緊張性拘縮・精神遅滞を伴う筋疾患であるが，19番染色体長腕に位置する *DMPK* 遺伝子内のCTGの3塩基繰り返し triplet repeat が関与するトリプレットリピート病である．精神遅滞を伴う脆弱X症候群やハンチントン Huntington 舞踏病，フリードライヒ Friedrich 運動失調症も，トリプレットリピート病である．

D 多因子遺伝

複数の遺伝子が発症に関与するため，メンデルの法則に従わず，染色体異常も伴わない．環境要因による修飾を受ける．ポリジーン遺伝あるいは多因子遺伝と称される．先天異常の60%以上を占めるといわれている．家族での集積性があり，居住地，季節，社会経済的要因により発生率の変動がみられる．多因子遺伝で説明される先天異常として，無脳症・口唇口蓋裂・大血管奇形などが挙げられる．また，高血圧症・糖尿病などの生活習慣病などの発症様式を説明するモデルといえる．

E 代表的な先天異常

1. 全身性および体壁の先天異常

身体の大きな巨人症，逆に小さい小人症などがある．

左右対称性の異常として，胚の発生過程で非対称は心臓に現れ，肺・気管・肝臓・脾臓に及ぶ．通常の臓器の位置関係に対して，鏡面像関係の位置を示すものが内臓逆位症である．非対称の発育が損なわれた場合，無脾症(右型の左右対称で，脾臓欠損・両肺3葉を伴う)や多脾症(左型の左右対称で，両肺2葉など)を生じる．

体壁の形成は，胎生3週末に胚内中胚葉は脊索，神経管の沿軸部と，中間部，外側板へと分化する．外側板はその後2つの層に分れる．外胚葉を伴った壁側中胚葉と，卵黄嚢を伴った臓側中胚葉を形成する．胚内体腔はこの2層の間に存する．心臓のすぐ尾側に横隔膜が形成され，胚内体腔を分かち，胸腔と腹腔へと分化する．横隔膜は横中隔の組織(中胚葉の腹側部の濃密組織)，背側外側の胸膜腹膜ヒダ，背側の食道間膜と体壁から形成される．種々の要素の癒合不全の時に，横隔膜ヘルニアが幅広く起こる可能性があり，横隔膜ヘルニアは頻度が高い(1:2,000)．胃，脾臓，腸管が胸腔に陥入する(図4)．右側は肝臓が防御するので，通常は左側に起こる．

前部腹壁の統合は，腹筋を構成する中胚葉成分の臍帯血管周囲の閉鎖による．6週に，中腸は急速に発育して小腸を形成し，腹腔はその内容物に対し小さすぎるので，腸管の胚外体腔へのいわゆる"生理学的臍帯ヘルニア"が起こる．正常ではこれは10週の終わりまでに再び還納される．もしこれが起こらなければ，腸管は臍帯内にとどまり，臍帯ヘルニアが発生する．先天性の臍帯部のヘルニアは前部腹壁の皮膚および腹筋が欠損する時に発生する．その最も重症のものは，欠損部は腹膜と羊膜のみによって覆われ，しばしば出産時に破れ，膀胱を含め腹部内臓が脱出する．

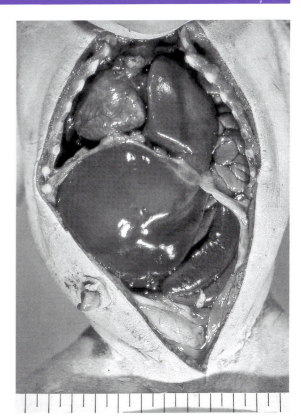

図4 横隔膜ヘルニア症例の胸腹部像(カラー口絵参照)
胃・小腸・肝臓左葉・脾臓などが左胸腔内に陥入．

2. 骨格器の先天異常

顔面は5つの顔部隆起から形成される．すなわ

ち，胎芽の頭部端の表面の皮膚を持ち上げ，深い切れ込みの辺縁を形成している中胚葉性の成分であり，これが口腔原基である．顔面の隆起部は初期には溝によって分かたれているが，次第に癒合する．無対の中央の前頭部突起は顔面隆起のうち最大のものである．それは口蓋を形成している（口腔前駆体）．上顎部の2つの隆起は両側壁を形成する．両下顎は中央で合し，口腔底を形成する．胎生4週末に2つの外胚葉性の隆起が前頭部突起の所に現れる．これが鼻板であり，後に鼻窩を形成する．上口唇が主に上顎隆起の部分から発達し，鼻板内側部の組織が人中(にんちゅう)を形成する．硬口蓋は鼻腔と口腔を境するものであるが，中央で癒合する上顎隆起の内側縁と鼻部隆起の前方部組織から発達する．これらの要素の癒合の結果が9～10週までに恒久的な顔部の形成へと導く．癒合が不適当な時に，多くの異常が起こる．口唇裂は鼻部および上顎突起の間に起こる．両側性のこともある．ほかに，口蓋板が部分的にあるいは全長において癒合不全を起こす．これら2つの欠損が同時に起こりうる．2つの内側鼻部隆起が中央部で癒合不全を起こすと，まれな中央部口唇裂が起こる．顔面裂の一次性の原因は遺伝性であると考えられているが，抗痙攣薬も示唆されている．顔面裂は男児に多く，口蓋裂は女児に多い．

四肢の原基は胎生4週末に中胚葉および外胚葉の一連の相互作用の結果現れる．主な構成物は34日目に水かき状の四肢原基の中に認めうる．全体の四肢の原基の欠損は無肢症として知られている．部分欠損症（海豹(あざらし)状奇形）とは複数の長管骨が欠損しており，手指骨が体幹部に付着しているものをいう．通常は遺伝性である．1960年代に妊娠悪阻の予防薬サリドマイドの使用で多くの発生がみられた．手指の数の異常は頻度が高く，6週における平坦な手足板を分割する橈骨溝の異常形成の結果であり，組み込まれた細胞死の結果である．多指症や合指症は通常は遺伝性である．

代表的な骨系統疾患は，骨形成不全症と致死性小人(しょうじん)症である．骨形成不全症は，Ⅰ～Ⅳ型に分類される．Ⅱ型が最も多い．胎内での多発骨折と腸管骨のアコーディオン様変形を特徴とする．致死性小人症は線維芽細胞増殖因子受容体(FGFR)のヘテロ接合性変異が原因で，生命予後の良好な軟骨無形成症achondroplasiaは対立遺伝子異常である．腸管骨の盃上変形・腸骨低形成に大腿骨彎曲を示すⅠ型と，頭蓋骨のクローバーリーフ変形をきたすⅡ型に分類される．特有の脳奇形（側頭葉下面に深い異常脳回）も合併する．骨形成不全症Ⅱ型は子宮内発育遅延(IUGR)を伴うことが多く，致死性小人症では羊水過多を伴う．

彎曲肢骨異形成症 campomelic dysplasia は，性決定遺伝子である SOX9 のヘテロ接合性変異が原因であり，腸管骨の彎曲に加えて性分化異常を伴うことが多い．

低ホスファターゼ症 hypophospatasia は，組織非特異的アルカリホスファターゼ(TNSALP)の活性低下により骨化障害をきたす疾患である．新生児期に死亡する重症型から成人型まで症状は多岐にわたる．

点状軟骨異形成症 chondrodysplasia punctata は，腸管骨骨端や手・足根骨の点状石灰化を特徴とする骨系統疾患で，10疾患程度の病因に分類される．ペルオキシゾーム酵素欠損が原因である ツェルヴェガー Zellweger 症候群は，肝臓や腎臓の異常を伴う致死性疾患である．

3. 神経系の先天異常

神経板は誘発物としての脊索上の外胚葉性の隆起物に由来する．ヒトでは胎生19日に形成される．神経溝は神経板の陥入によって起こり，神経襞として外側縁を立ち上げ，両側の神経襞の癒合により，神経管を形成する．脊髄の奇形が神経溝の閉鎖不全およびその後の細胞分化の障害や癒着によって起こる．神経溝の閉鎖は21～28日の間に起こる．脊椎の後弓の形成は神経管の形成に引続いて起こる．そのため神経管の異常は脊椎の異常を起こす．頻度の高い異常は二分脊椎である．複数の脊椎後弓が形成されずに，各々の椎体は2つの骨性の棘として終わり，脊椎を挟んでいるだけである．二分脊椎は腰仙部に最も多いが，時には脊髄全体を障害する．二分脊椎の重症型では，神経管は閉鎖されていない．軽症型では，神経管は不完全に閉鎖し，神経管の後部の誘導が欠如する．髄膜瘤では，髄膜のみが骨欠損の部分から突出している．脊髄髄膜瘤では脊髄自身もヘルニアを起こしている．不顕性二分脊椎は全体の15～20%に起こり，皮膚や髄膜は正常で，後弓のみが欠損している．神経管の欠損が頭蓋において発生すると，頭蓋骨の骨化に障害を生ずる．無脳症

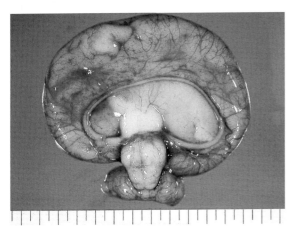

図5 無葉型全前脳胞症（カラー口絵参照）
大脳の左右への分化はなく，囊胞状の大きな脳室が中央にみられる．

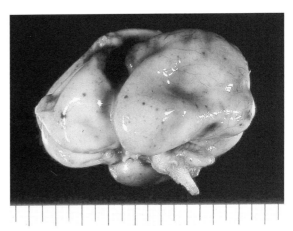

図6 滑脳症（カラー口絵参照）
34週，525gで出生し，生後15日目に死亡．脳回は全く認められず，週数に比較して明らかな異常．

は神経管の頭蓋部の完全な閉鎖不全の時に生ずる．

脳の左右への分化異常と顔面の正中部の形成障害の代表的な疾患として，全前脳胞症 holoprosencephaly がある．顔面の奇形は，重症の単眼症・象鼻症から眼間距離短縮と正中口唇口蓋裂のみの程度まで種々のものがあり，脳の左右分化異常の程度により，無葉型 alobar，半葉型 semilobar，葉型 lobar に分類される（図5）．顔面の異常と脳の亜型はほぼ対応がつく．16,000人に1人の割合で出生し，自然流産200例に1例の割合でみられ，その原因はさまざまである．染色体異常では13トリソミーの合併が代表的であり，遺伝以外の要因としては母体糖尿病がよく知られている．臨界期は胎生23日頃とされる．

胎児期の神経細胞移動障害として，滑脳症 lissencephaly がある（図6）．病理学的所見としては，当初より，正常6層である灰白質が本症患者では4層しかみられず，発生の段階で脳室部から外側に向けて行われる神経細胞の遊走に異常があると推定されていた．微小欠失領域に存在し，転座例の切断点にも一致した遺伝子 LIS1 において複数の滑脳症患者が変異を有することが判明し，この遺伝子が本症の責任遺伝子であると確定した．本症患者はこの遺伝子領域の欠失もしくは変異で，正常産物が半量しかつくられていない．滑脳症のほかに，皮質形成異常をきたす代表的な疾患は，多小脳回症 polymicrogyria，異所性灰白質，片側巨脳症 hemimegalen-

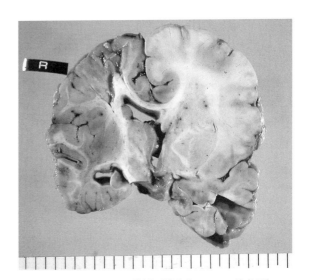

図7 1歳時死亡の片側巨脳症（カラー口絵参照）
大脳割面で，左半球の異常．

cephaly などがある．多小脳回症は，大脳皮質が多数の小さな脳回によりなっている状態をいう．層構造をもつタイプと不規則な層構造の2群に分けられる．異所性灰白質は，脳質周囲層で生成された幼弱神経細胞の移動障害により起こる．片側巨脳症は，終脳の片側性の巨大化がみられる状態で，他の半球は通常正常である．巨脳側は，肥厚脳回，多小脳回，ヘテロトピー，異常灰白質など重度の障害がみられる（図7）．

水頭症 hydrocephalus は頻回にみられる奇形であ

り，脳室あるいはくも膜下腔に脳脊髄液の異常な蓄積をみるものである．そしてその原因は，異常な脳脊髄液の産生，交通路の閉鎖，吸収の障害による．新生児の水頭症の原因の多くは，構造的異常，炎症，腫瘍によるシルヴィウス Sylvius 水道の閉鎖の結果である．二分脊椎のある例では，脊髄が皮膚に癒着しているために，体幹部の伸展が脳を大後頭孔へと引っ張り，閉鎖させて水頭症を起こす，いわゆるアーノルド・キアリ Arnold-Chiari 奇形である．

4. 心血管系の先天異常

胎児の血液と心血管系は中胚葉に由来し，胎生3週の中期に現れる．心臓は初期には馬蹄形の血管原性の集合体として神経板の頭側端の周囲に形成される．胎芽が成長するにつれて，初期の血管組織は両側に原始心内膜筒を作り，腹側中央部において合し，21日までに単一の腹側心内膜筒を形成する．そして23日頃に心拍動を生じるようになり，尾側（静脈）から頭側（動脈）へと血液を駆出する．心嚢腔が形成され，心嚢腔内において各部位がそれぞれ異なった発育を遂げる．心内膜筒は複雑なヒダ形成をなし頭側端（動脈）は腹側に位置し，管腔は尾側軽度右方に傾ける．一方，尾側（静脈）端は背側頭側，軽度左方に移動する．恒久的な心室腔はこの時期に形成される．胎生5週頃に相対する隔縁の進展により隔壁が形成される．この時期に隔壁異常が起こりうる．

心房中隔欠損は最もよくみられる先天性心疾患である．正常では，心房中隔は共通心房の後上方壁からの半月型の下方への発育から形成され（一次中隔），心内膜筒の壁の隆起と合体する（心内膜床）．このように最初の単一の心房を左右の半分に分ける．しかしながら，一次中隔が完成される前に上部に小孔が現れ，二次孔が形成され，両心房間の交通が維持される．一次中隔の右方には厚い二次中隔が発達し，これは卵円孔と呼ばれる欠損部を除いて完全な隔壁を形成する．中隔形成過程は，胎児期に右房血を左房に送るために必要なものである．一次中隔が強く吸収され，二次中隔が不完全だと心房欠損が起こる．

心房分離が起こっている時に，房室管が間葉系の隆起（心内膜床）によって左右に分かたれる．その時に心室の分割が起こり（心室壁の間葉系組織から），垂直に走る中隔が前方（右）および後方（左）の心室に分ける．同様の分割が心室の動脈端に起こり，腹側動脈は前方（肺動脈）と後方（大動脈）に分かれる．分割面は冠状面にとどまらず，互いにらせん状に回旋する結果，大動脈は肺動脈の後方に位置し，右方に突出する．

心内膜床の癒合不全では，共通房室孔の遺残となり，心房および心室の中隔欠損が認められる．癒合が完全に起こり，心房のみの異常は一次中隔欠損症である．過度の癒合は右の房室孔の狭窄を起こし，三尖弁閉鎖を起こす．肺動脈弁狭窄はしばしば肺動脈閉鎖を伴うが，大動脈弁の狭窄は通常大動脈の閉鎖を伴わない．

大動脈弁が完全に閉鎖すると，左室は小さく，血液は動脈管を通って大動脈へいく．心奇形は単独のものと，大血管の異常を合併するものとがある．大動脈は時に心室中隔欠損の直上にあり，両室からの血液を受ける．肺動脈狭窄，心室中隔欠損，大動脈位置異常（騎乗），右室肥大の合併はファロー Fallot 四徴症と呼ばれる．大血管の分離異常として肺動脈が左室より起こり，大動脈が右室より起こる，いわゆる大血管転位症が発生する．時に通常位の鏡面像的に胸部の右側に心臓が形成される（右胸心）．原始心臓を出た血液は腹側大動脈で頭部へいき，6対の鰓動脈が各々一対の背側動脈へ走行する．このうち大部分は完全に閉塞するが，第3弓は頸動脈循環に寄与する．第4弓は残り，右は右鎖骨下動脈を形成し，左は大動脈弓を形成する．第6弓は肺動脈に組み込まれ，動脈管は第6弓と背側動脈の恒久的な吻合遺残である．これらの血管に関係する異常には，大動脈縮窄を伴う動脈管開存症や，右鎖骨下動脈起始異常を伴う右側大動脈などがある．

5. 呼吸器系の先天異常

内胚葉は胎生8日に現れ，急速に卵黄嚢を形成する．1ヵ月の終わりに，体部円筒形成の過程で卵黄嚢を分割し，比較的早く退縮する胚外部と，胚内部原始腸管を形成する．これが消化管と呼吸器の基となる（およびその付随する肝，膵，胆嚢）．肺は前腸から腹側正中気管憩室として発展する．胚芽は原始胸膜腔の間葉系に増殖する．7ヵ月まで気管支はより細い気道へと分化するが，7ヵ月時には，終末気道は円柱上皮より扁平上皮をもつ原始肺胞腔にな

る．この原始肺胞腔の数は子宮内の最後の2ヵ月に増加し，肺胞上皮はより薄くなり，ガス交換をしやすくする．

肺の肉眼的異常（気管閉鎖，一側肺無形成）はまれなものである．しばしば末梢領域の過膨張による肺葉性肺気腫 lobar emphysema を合併する．肺分画症は，本来の肺気道系と交通がなく，隔絶した肺組織があり，大動脈からの異常血管からの供給を受けているものをいう．正常肺から分離されている肺葉外と肺葉内に組み込まれている2つのタイプがある．肺葉外肺分画症は左肺下葉に多く発生する．肺葉内肺分画症は既存の肺と同じ胸膜内に存在し，動脈供給は大循環系から供給されるが，静脈は肺静脈系に還流する．組織的に肺胞は正常構造を保つが，過誤腫様に細気管支の囊胞性増生がみられることもある．

肺の先天性囊腫では，先天性肺気道奇形（CPAM）がほとんどを占める．過誤腫性の多房性囊胞であるが，推定されている障害気管支のレベルに応じて0～Ⅳ型の5型に分類されている．0型は主気管支レベルの障害とされ，充実性で気管支様構造と軟骨を認める．Ⅰ型は葉気管支～近位細気管支に対応し，大小の囊胞を形成し，出生早期に発症する．最も多い．組織学的に粘液産生細胞が特徴的である（図8）．Ⅱ型は細気管支～呼吸細気管支に対応し，小型の囊胞から形成される．Ⅲ型は終末細気管支～肺胞道レベルに対応し，未熟肺組織よりなる充実性病変である．Ⅳ型は肺胞囊レベルとされており，Ⅰ型肺胞上皮と扁平な上皮による大型の囊胞が形成される．

6. 消化器系の先天異常

消化管の発達の特徴は，咽頭前部の複雑な分化と，中腸の長さの顕著な発達と，後腸における泌尿生殖器系との相互作用であるといえる．腸の奇形は消化管そのものの位置および配列の異常とともに，周囲組織の発達異常による．それはしばしば消化管閉鎖として起こる．消化管の一部の狭窄（閉鎖）はどこにでも起こるが，複雑な発達を遂げる部分（気管分岐付近）ではとくによく起こりやすい．食道閉鎖は気管食道中隔が偏位するときに起こる．しばしば頭側部は盲端として終わる．尾側は，瘻孔かまたは管状構造をもたない靱帯として気管に付着している

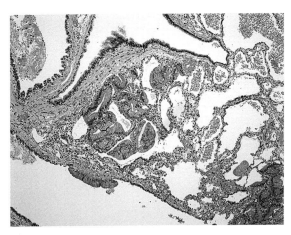

図8　先天性肺気道奇形（CPAM）Ⅰ型に特異的な粘液産生細胞

（Gross C 型食道閉鎖症）．まれには頭側も尾側も気管に開孔している．閉鎖部は羊水の通過を妨げるので，通常羊水過多を伴う．膵管の閉鎖はもっとまれであるが，軽度の異常はしばしば認められる．時に膵臓は十二指腸の周りに発育し，外からの圧迫で閉鎖をきたす．卵黄腸管は臍帯を通って卵黄囊へと続くものであるが，臍腸瘻やメッケル Meckel 憩室として残存する．消化管重複症は正常腸管とは別に腸管が存在するもので，回腸末端部に生じることが多い．腸間膜付着側に発生することが多い．形状から球状と管状に分類される．

十二指腸から横行結腸中部までの腸管は中腸 midgut と呼ばれ，上腸間膜動脈を栄養血管とする．胎生8週頃から生理的臍帯ヘルニアの状態であり，10週頃に腹腔に戻り，腔腹膜に固定される．その過程で上腸間膜動脈を軸として，反時計周りに270°回転する．回転が不完全の時（90～180°），結腸と盲腸が左側に位置する．結腸と後腹膜の間にラッド Ladd 靱帯が形成され，圧迫・腸閉塞の原因となる．中腸は腹腔内で固定されず，軸捻転の原因となる．

消化器末端は総排泄腔となり，そこでは内胚葉性の上皮が表面の外胚葉と続いている．移行部は初期には総排泄腔膜により区切られている．9週時に肛門膜の破れるのが障害されると鎖肛となる．もし，泌尿直腸中隔が後方に形成されると直腸閉鎖が起こる．不完全な泌尿直腸中隔は直腸と陰囊，腟，膀胱，尿道との間に瘻孔を造る．

ヒルシュスプルング Hirschsprung 病は，消化管

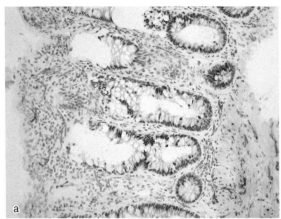

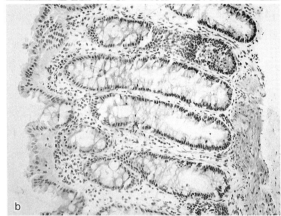

図9 AChE 染色
a：ヒルシュスプルング病では粘膜筋板・固有層ともに強い外来神経線維の増生がみられる．b：正常対照．

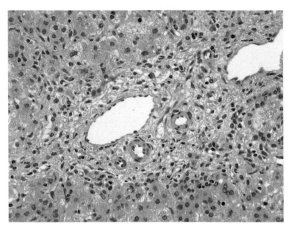

図10 肝内胆管減少症の肝臓組織
門脈内に胆管を認めない．

の蠕動を制御する神経節細胞の先天性欠損により起こる先天性腸閉鎖症である．消化管の神経節細胞は，胎生5〜12週頃にかけ食道口側より肛門に向かって伸展し直腸に達するが，この過程の障害が起きるとそれ以下の部分が無神経節部となる．ダウン症候群などで合併が多く，原因遺伝子も報告されているが，多因子遺伝によるものと考えられている．無神経節部では外来神経線維の増生があり，これらはコリン作動性神経線維であるので，アセチルコリンエステラーゼ(AChE)染色がその診断に有用である(図9)．ヒルシュスプルング病様の腸閉塞をきたす疾患として，乏神経節症，壁内神経未熟症，巨大神経節細胞や異所性神経節がみられる消化管神経性異形成(IND)，膀胱腫大と小結腸を認める巨大膀胱狭小大腸腸蠕動不全症候群 megacystis-microcolon-intestinal hypoperistalsis syndrome (MMIHS) や組織的に異常を示さない慢性特発性偽性腸閉塞症 chronic idiopathic intestinal pseudo-obstruction syndrome (CIIPS) などがある．これらは，ヒルシュスプルング病類縁疾患と総称される．

胆道閉鎖症は，一度形成された肝外胆管が何らかの炎症により破壊されて発生するものと考えられている．レオウイルスやロタウイルス感染，血行障害，Th1分化関連などの免疫異常などが関連するとされる．合併奇形の頻度は高くないが，多脾症候群は例外で，その50％に合併がみられる．I型は閉塞部位が総胆管にあり，II型は肝管レベルにあり，III型は肝門部閉塞のものをいう．閉鎖索状胆管は器質化された瘢痕組織であり，陳旧性炎症の存在を示唆する．肝は胆汁うっ滞，小葉間線維化拡大，胆管増生，リンパ球浸潤，巨細胞化などがみられる．

肝内胆管減少症は門脈域内の胆管減少をきたすもので，大部分は生後の発育とともに症状は軽快する．しかし，末梢性肺動脈狭窄，椎弓異常，特異顔貌などを認めるアラジール Alagille 症候群では重症例が多い(図10)．

7. 泌尿器系の先天異常

泌尿器系は中間中胚葉の中胚葉縁から発達し，それは沿軸中胚葉と外側板の間の腹腔の後壁に位置する．これらは中空となり，総排泄膜誘導物となる．横行縁(泌尿直腸中隔)が総排泄腔を横切って発育し，直腸を後に，泌尿生殖腔を前部に分割する．後者は2つのウォルフ Wolff 管を受け，原始尿管とな

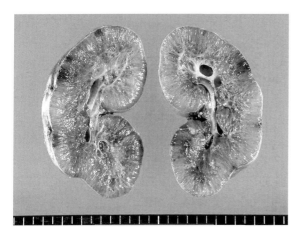

図11 常染色体劣性多発囊胞腎の腎臓割面像(カラー口絵参照)
腎は両側とも腫大し,紡錘状に集合管の拡張がみられる.

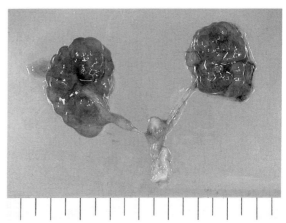

図12 両側多囊胞腎(カラー口絵参照)
多数の囊胞からなり,正常の構造は乏しい.

る.後腎あるいは恒久的腎は2つの一過性の組織により先行される.前腎は全く未分化な濾過機構であるが,すぐに取って代わられ,中腎は完全な発達を遂げるが,後に消失する.その残遺物は泌尿生殖器系に取り込まれる.3つの構造が時間的・空間的に引き続いて起こり,これらは腎臓の長い中胚葉索から起こり,頭側から尾側へと発展する.中腎管(ウォルフ管)は中腎細管を受け,泌尿生殖洞へ注ぐ.後腎の分化は2ヵ月の最初に起こる.後腎芽組織は,糸球体,近位,遠位尿細管,ヘンレ Henle ループを形成するが,尿管芽組織(ウォルフ管下部から起こる)―後に集合管を造る―がこれを陥入する.尿管芽組織の分化異常あるいはこれと後腎との連結に異常があれば,腎の排出部が形成されず,糸球体-尿細管系の圧が上がり,多囊胞腎が形成される.腎無形成は尿管芽組織の欠損によって起こる.なぜなら,尿管芽組織の存在が腎の排出部を形成するからである.両側の無形成はまれであるが,片側の欠損は1:1,500に起こる.尿管芽組織が分割して,後腎組織も分割すると,重複腎重複尿管が起こる.時に異所性尿管が膀胱にいかずに腟,尿道に開孔することがある.

腎無形成は腎組織の完全な欠損で,胎内で尿産生の不良のため,羊水過少・肺低形成・特異顔貌・手足の屈曲などを呈し,ポッター Potter 病と呼ばれる.腎臓は形成されるが,多発囊胞症や尿道の閉鎖などにより尿が産生されていても羊水減少により同様の徴候を呈するものは Potter 症候群といわれてきたが,最近では,いずれも羊水減少が第一原因であるので Potter 連鎖 sequence と称される.尿道閉鎖症は,胎児期より巨大膀胱を呈して発見される.プルーンベリー prune-belly 症候群は尿道閉鎖に腹直筋欠損を伴うもので,男児に多い.尿道の不完全閉鎖を呈するものとして,先天性後部尿道弁がある.ウォルフ管が尿生殖洞に合流する際の異常と考えられている.臨床症状に幅があり,早期に発症する例が重症である.

囊胞性腎疾患は遺伝性腎囊胞と非遺伝性腎囊胞に大別される.遺伝性腎囊胞では,常染色体優性(成人型)多発囊胞腎(ADPKD)が最も多く,16番染色体短腕上の PKD1 遺伝子や4番染色体長腕上の PKD2, PKD3,短腕の PKD4 などがその発症に関与しているといわれている.腎は両側性に腫大し,大小の囊胞がみられ,組織的には,立方から円柱上皮で覆われた囊胞がみられ,腎実質の充実部分は萎縮する.常染色体劣性(乳児型)多発囊胞腎(ARPKD)は出生1万人に1人程度とされており,6番染色体短腕の PKHD1 遺伝子が同定されている.新生児にみられ,肺低形成を伴って死亡することが多い.腎は両側とも著しく腫大し,表面は平滑であるが,紡錘状に集合管の拡張がみられる(図11).糸球体・近位尿細管は拡張しない.肝臓や膵臓に囊胞や線維症を認めることが多い.非遺伝性腎囊胞では,多囊胞腎(MCDK)が最も多い.大小多数の囊胞からなり,正常の構造は乏しい.胎生早期の尿管芽成分と後腎成分の分化発育に異常をきたしたためとされ

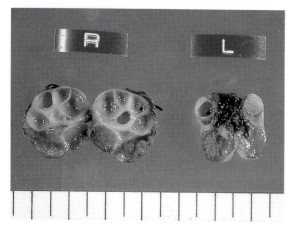

図13 両側の卵精巣(カラー口絵参照)
左右ともに卵巣および精巣組織を認める．

る．片側性では症状がみられず，偶発的に発見されることが多いが，両側性の場合は，羊水過少からPotter症候群を呈し死亡することが多い(図12)．

8. 生殖器系の先天異常

胎生6週までは男女とも形態的には同一である．この後染色体によって生殖器は精巣または卵巣へと分化する．その後，精巣のホルモンにより男性へと分化し，ミュラーMüller管は退縮し，ウォルフ管は発達分化する．女性への分化はアンドロゲンの欠如と関係する．尾側において2つのミュラー管は近接し，そして癒合して中央部の単一な管となる．男性ではこれは退縮し，女性では子宮，腟を形成する．3ヵ月末に中央隔壁は消失する．管の癒合不全や隔壁の遺残は，重複子宮や双角子宮，時には重複腟を生じる．片側または両側のミュラー管の終末部の部分的あるいは完全な閉鎖は，子宮腟部あるいは腟の閉鎖を起こす．中腎管系は女児ではほとんど消失するが，広靱帯内の囊腫状物として残存することがある．男児では中腎管(ウォルフ管)は主生殖管となり，膀中腎管は前立腺内の小管状物として残存する．中腎管の頭側部は，精巣垂のそばの盲管として遺残する．中腎管のいくつかが精巣上体をつくる．

3ヵ月から満期までの間に，精巣は分化成長を伴いながら後部体壁腰部の位置から陰囊内へと移動する．この移動を起こすために体腔の両側性の延長部(鞘突起)が陰囊へと伸びていく．この管は最初開孔しているが，次第に細くなり，近位部は全く閉鎖し，遠位部は精巣周囲の2層の外膜として存在する(鞘膜)．鞘突起と腹膜をつなぐ小管が出生時に閉鎖されていないと，腸管が陰囊内に入り先天性の鼠径ヘルニアが発生する．もし管腔の閉鎖が不完全であれば，小さな腹膜の囊腫が陰囊水腫として残る．鞘突起は陰囊の下部靱帯と平行に走り，精巣導帯となる．腺管の移動はこの列に沿って行われる．精巣導帯の異常などで精巣の下降が十分でなく，停留精巣として腹腔内にとどまる．後には腫瘍発生の危険性も高くなる．

性分化の過程では，まず染色体の性が決定され，次いで性腺の性そして内性器と外性器の性決定へ進み，社会的な性が決定される．この分化過程の中で，染色体・性腺・性器のいずれかに形成異常がみられるものを性分化異常と呼ぶ．出生児に外性器が男女いずれとも決定できず性の決定に困難を伴う病態として，女性仮性半陰陽・男性仮性半陰陽・真性半陰陽・混合型性腺異形成症の4つが重要である．性腺が女性でありながら外性器が男性であるものを女性仮性半陰陽と呼ぶ．胎児のコルチゾール生合成系の酵素障害(21-水酸化酵素または11β-水酸化酵素)に由来する先天性副腎過形成がその代表である．性腺が男性でありながら外性器が女性であるものを男性仮性半陰陽と呼ぶ．ライデッヒLeydig細胞の低形成・無形成，テストステロン合成酵素の先天的欠損，アンドロゲン標的臓器障害などが挙げられる．真性半陰陽は卵巣と精巣を認める(図13)．1個の性腺に卵巣，他側も精巣が存在する場合と，1つの性腺内に卵巣と精巣が存在する卵精巣 ovotestisの場合がある．混合型性腺異形成症 mixed gonadal dysgenesis では，性腺の一側が精巣で，他側が索状性腺を示し，内外性器は非対称な男女中間型を特徴とする

F 先天異常発生の環境的要因

妊娠中の母体を含め，環境から胎児に作用する要因で，先天異常の約10%を占めるとされる．

1. 子宮内感染

妊娠初期の風疹感染により，眼の奇形（白内障，小眼症）・心奇形・脳の奇形（小頭症など）・内耳性聾を生ずる．サイトメガロウイルス感染では，小頭症・水頭症・肝脾腫・胎児水腫を生ずる．トキソプラズマ感染では，脳の石灰化・水頭症・脈絡膜炎を生ずる．パルボウイルスの感染では，全身の貧血や胎児水腫が知られている．

2. 物理的因子

放射線によるものとして，胎児に小頭症や無脳症を生じる．生殖細胞にも突然変異を起こすといわれている．酸素欠乏で，実験的には酸素不足によって動物に奇形を発生させることができる．母体の貧血，ショックによる循環障害，子宮の異常に基づく胎児の血行障害なども中枢神経系などに奇形を起こす．

子宮内の羊水過少による Potter 症候群，羊膜異常では，羊膜索症候群 amniotic band syndrome なども物理的因子として挙げられる．索状となった羊膜が体の一部を絞扼するもので，手足に溝形成をする程度の軽いものから，ときには全身に起こり，顔面裂・臍帯ヘルニア・子宮内胎児死亡を起こす（図14）．胎児の内臓への血流障害の結果として，消化管閉鎖が生ずる．胎児期に腸重積が発生することがあり，その結果，小腸閉鎖（回腸末端がほとんど）が起こることも知られている．胎児の精巣絞扼の結果として片側精巣欠損が生じる．

3. 化学的因子

サリドマイド剤を最終月経から35～50日の妊婦が服用して無肢症やアザラシ肢症の児が多発し，

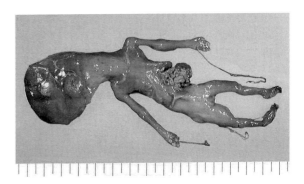

図14　19週で子宮内胎児死亡となった羊膜索症候群症例
（カラー口絵参照）
手足の羊膜索と臍帯ヘルニアを認める．

1960年代に大きな社会問題となった．有機水銀中毒が胎児に発生すると，小頭症，小脳顆粒層の形成不全，大脳皮質異常など，胎児性水俣病を生じる．妊婦のアルコール習慣性大量飲酒により胎児性アルコール症候群を呈する．胎児は小頭症，多毛，爪の形成異常と特徴的な顔貌を伴う．眼裂は狭小で，鼻根部は陥凹している．上口唇は薄く，人中は平坦化している．心奇形，水頭症や髄膜瘤も起こり得る．抗痙攣薬（ヒダントイン），バルビツール系薬剤を服用の母体から，口唇・口蓋裂，心奇形，四肢奇形，中心神経系奇形が生じる．母体の疾患が関連する先天異常として，糖尿病母体から低血糖症・巨大児・中枢神経奇形・下肢の奇形・心奇形などが生じる可能性がある．母体の全身性エリテマトーデス（SLE）では，カルジオリピン抗体が経胎盤性に心伝導系の発達を障害し，重度の房室ブロックを生じることがある．

総論

XV. 病理学的検査の意義

まとめ

1. 病理解剖は死体解剖保存法に基づいて行われ，通常は，病院の剖検室において病理医が解剖し，臨床検査技師が介助にあたる．
2. 病理解剖室は感染症などのバイオハザードに十分な対策を講じたものでならない．
3. 病理組織診断はいわば確定診断であり，診断に基づいて治療法が選択され，医療において重要な役割を担っている．
4. 手術中に術者からの依頼でなされる病理診断を術中迅速診断と呼び，診断によって治療法が決定されるような場合が適応となる．
5. 細胞診の主な目的はスクリーニングであるが，乳腺や甲状の穿刺細胞診では，組織診断に匹敵する診断率がある．
6. 分子病理診断は，形態学的診断を補助するものであり，免疫組織化学染色，FISH法，PCR法などが含まれ，近年重要性を増している．

A 病理解剖

解剖には系統解剖，病理解剖，司法解剖，行政解剖がある．系統解剖は主として医学生の教育ために行われ，人体の正常の構造を明らかにするものである．病理解剖は病死した患者を対象とし，病態の把握，治療の適切さ，死因の究明のために死体解剖保存法に基づいて病理医が行うものである．司法解剖は死因に事件性の疑いがある場合に，死因を明らかにするために刑事訴訟法に基づいて法医が行うものである．行政解剖は伝染病，中毒，災害などによって死亡した疑いがある場合に，死亡原因の究明のために監察医が行うものである．わが国では年間約80万人が病死するが，病理解剖が施行されるのは約2％にとどまり，減少傾向にある．

1. 病理解剖に関する法令

死体解剖保存法第2条に基づき妊娠4ヵ月以上の胎児を含み死体を解剖しようとするものは，あらかじめ解剖をしようとする場所の所属保健所長の許可を受けなければならない．しかし，死体解剖資格を有する医師，歯科医師が行う場合はその必要がない．通常は，病院の剖検室において病理医が解剖し，臨床検査技師が介助にあたる．死体解剖を行う場合，死体解剖保存法第7条に基づき，あらかじめ遺族の承諾を受けなければならない．主治医が遺族に病理解剖の必要性を遺族に説明し，同意を得た上で承諾書に署名・捺印をしてもらう．病理解剖を行う場所は，死体解剖保存法第9条，第10条に基づ

いて所定の解剖室(剖検室)で行わなければならない．病理解剖の後，医学教育のため死体解剖保存法第17条，第18条に基づいて遺族の承諾を得て，臓器の全部または一部を標本として保存できるが，遺族から引き渡しの要求のあった場合は応じなければならない．

2. 病理解剖の実際

主治医は遺族からの承諾を得た後に病理に解剖の依頼をする．解剖の開始時刻を確認し，遺体を剖検室に移送する．夜間などで解剖開始時刻まで時間がある場合は，遺体の死後変化を防ぐ目的で，死体冷蔵庫に保管される．全身諸臓器を調べる全身解剖が望まれるが，承諾が得られない場合，局所解剖となる．実際の臓器摘出方法には，全身臓器を一括して取り出すロキタンスキー Rokitansky 法と，臓器を一つずつ切り離して摘出するウィルヒョウ Virchow 法がある．執刀する病理医は主治医から臨床情報と解剖の目的の説明を受け，外表検査を行った後，皮膚切開(通常，前頸部から恥骨部まで正中切開)を加え，頸部，胸腔内，腹腔内の諸臓器を可能な限り摘出する．臓器摘出後は重量を計測し，肉眼所見の観察と記述，写真撮影を行う．摘出された臓器は，通常10％ホルマリンで固定される．臓器摘出後の遺体の空いたスペースには詰め物をして充填し，皮膚縫合をし，清掃したのち遺族のもとへお返しする．全身解剖には通常2時間程度を要するが，解剖終了後，病理医による肉眼所見の段階での総括が主治医に報告され，主治医から遺族へ説明がなされる．検査技師は実際の解剖のあいだ，病理医の介助，臓器の計測，写真撮影，皮膚縫合などの補助的な役割を担う．解剖を行う解剖室は感染症などのバイオハザードに十分な対策を講じたものでならず，入室を許可されるのは原則として少数の医療関係者のみである(図1)．

3. 病理解剖の報告

固定された摘出臓器は，標本を作製する部位を決めるために切り出しという作業を行う．執刀した病理医が担当するが，事前に肉眼所見の再検討と病理研修医の教育を兼ねてマクロカンファレンスが行われる．このカンファレンスには，研修医に加えて院内のすべての病理構成員が参加する．切り出された

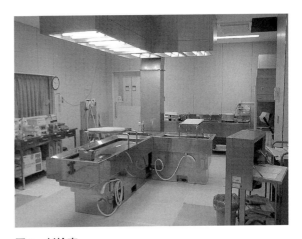

図1 剖検室
近代的な剖検室は，入室者は制限され，感染防御対策も完備している．

臓器の組織片はプレパラートとなる．担当病理医は臨床医から提出された臨床経過に関する資料の検討とプレパラートの顕微鏡的観察を行い，仮の病理解剖診断書を作成する．病理解剖から通常2ヵ月を要する．仮の診断書が終了すると，主治医，臨床医，研修医，病理関係者が参加するCPC(clinical pathological conference)が開催され，病理解剖例の問題点について討議される．CPC時の討論も踏まえて最終的な病理解剖診断書が作成される．CPCは教育，医療監査，精度管理の観点からもきわめて重要である．これらの病理解剖の結果は日本病理学会によって集計され，日本病理剖検輯報が作成される．剖検輯報は，毎年発刊され，日本人の病気の推移や統計を検索するうえで重要な働きを担っている．

4. 病理解剖記録の保管

病理解剖で摘出された臓器は一定期間真空パックされて保管されるが，その後は埋葬許可証をつけて斎場にて焼却される．剖検診断のために作製されたパラフィンブロックやプレパラートは保管スペースに余裕がある限り保管されるが，処分する場合は，臓器と同様の扱いが必要である．処分に際しては個人情報の保持にも配慮しなければならない．剖検記録，診断書は製本されて保管される．

5. 医療訴訟と病理解剖

医療行為の多様化・高度化に伴って，医療過誤や医療事故が増加し，医療訴訟も増加している．病理

解剖は遺族側と病院側の双方にとって立証のための負担を軽減し，死因を解明することで責任の有無が明らかとなり紛争の防止に役立つ．教訓を得ることによって病院側も防止対策を立てやすくなる．病院内の部署として医療安全対策室あるいは医療の質に関する部署を設けている医療機関も増えており，病理部門もそうした部署と緊密な連携をとる必要がある．

B　病理組織診断

現在知られる多くの疾患は，病理学とくに病理形態学的な検索によって病因が解明され，定義づけられ，命名されている．したがって，病理形態学は現在の疾病を体系化するうえできわめて重要である．病理組織診断はいわば確定診断であり，診断に基づいて治療法が選択され，医療において重要な役割を担っている．

1. 病理組織診断の実際
a. 標本の固定

手術や生検によって患者から検体が採取されると，まず固定することが必要である．通常は10%ホルマリンが使用される．電子顕微鏡で観察するためには2%グルタルアルデヒドが用いられる．ホルマリンで固定する場合は，組織に固定液が浸透するように固定する標本の厚みを5mm以下にする必要があり，そのために大きな検体ではナイフで割面を作るなどの工夫が必要である．電子顕微鏡の検体では組織を細切する必要がある．固定することによって形状が固定されてしまうので，胃や腸管などでは切り開いて展開し，固定用のコルク板の辺縁にピンを打って張り付けて固定槽に入れるなどの工夫がなされる．固定は通常1～3, 4日行うことが望ましい．固定することによって組織の活動は停止し，変性を防ぎ，形態が保存されることになる．良好な固定が，よい標本をつくるうえで最も大切なプロセスである．

b. 切り出し

手術材料などの摘出検体は，固定後に肉眼観察を行い，標本を作製する部位を確定し，実際のプレパラートに入る大きさにトリミングする．切り出した部位が肉眼像と対比できるように切り出し図を作成することも重要である．主要な病変部や断端など，

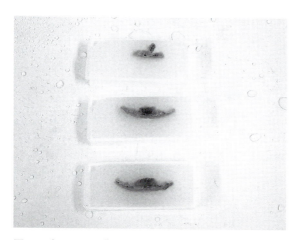

図2　パラフィンブロック
切り出しされ，トリミングされた検体がパラフィンに包埋されている．薄切される面が上になっている．

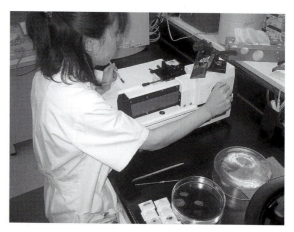

図3　ミクロトームによる薄切
本邦の病理検査室で一般的に使用されている滑走式のミクロトーム．ブロックを固定し刃を手前に引くと1枚切片が薄切される．1回引いて戻すと設定した分だけ台が上昇するので一定の厚さの切片が薄切できる．切れた切片をシャーレに浮かべると切片が広がり，しわのない展開した切片ができる．

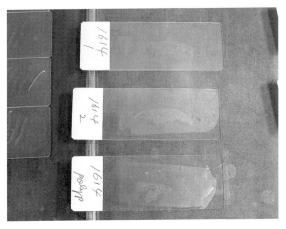

図4　未染色のプレパラート
中央にパラフィン切片が付着している．伸展器の上に置かれ過熱されることにより，切片とプレパラートがより固着する．

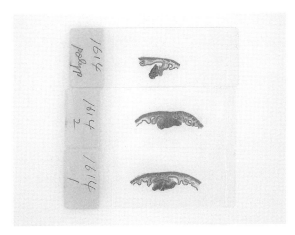

図5　ヘマトキシリン・エオジン染色標本
標本が良好にできあがっているか確認の後，患者の病理番号，氏名，年齢などの属性が記入された医療機関ごとに独自のラベルが貼られて完成となる．

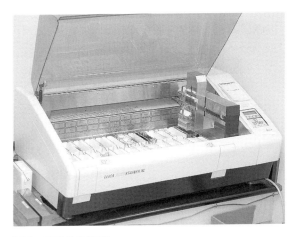

図6　自動染色装置
プレパラートが挿入されたラックをアームが吊り上げて，各液相間を移動する．液相に入っている時間はプログラムされている．

診断に必要な部位を切り出すことが大切である．通常，病理検査室では毎朝，病理医と検査技師の立ち合いのもとに切り出しが行われる．また必要に応じて，臨床医と合同で切り出しを行う場合もある．

c．脱水，包埋

切り出された検体は，切片として薄切するためにパラフィンに包埋される．骨など硬組織が含まれた検体は，包埋の前に脱灰操作が必要となる．パラフィンブロック(**図2**)が作製されるためには，アルコール脱水やパラフィンが組織に浸透する必要がある

が，現在ではコンピュータでプログラムされた自動包埋装置が用いられている．

d．薄切，伸展

パラフィンブロックはミクロトームと呼ばれる装置で薄切される(**図3**)．通常は3〜4μmの切片が作製され，スライドグラスに張り付けられる．他の工程は自動化が進んでいるが，ミクロトームによる薄切は，検査技師の技術を要する工程である．50℃前後の伸展器の上で，パラフィンを溶かして，切片がスライドグラスに固着し，剥がれないようにする(**図4**)．

e．染色，封入

キシロールでパラフィンを溶かした後で，ヘマトキシリン・エオジン染色を行う．脱水を経て，カバーグラスで封入し，切片が空気と触れることなく，長期間保存できるようにする(**図5**)．未染色のプレパラートを染色する過程やカバーグラスによる封入は，自動染色装置(**図6**)や自動封入装置が用いられることが多い．

2．病理組織診断と報告

できあがった標本は，指示どおりに観察面が出ているか，染色に問題はないかなどをチェックしたのちにラベルを張り，診断を担当する病理医に提出される．病理医は臨床経過や検査の目的が記入された

依頼箋と切り出し図を参照しながらプレパラートを光学顕微鏡で鏡検し，病理診断を行う．病理組織診断書には，所見と病理診断が記述され，依頼医に提出される．生検であれば，提出日2日後には標本ができあがり，3日後には結果が報告される．通常のヘマトキシリン・エオジン染色による標本で，大部分の症例は病理診断が可能であるが，症例によっては後述の免疫組織化学染色や組織化学染色が追加されたり，電子顕微鏡による検索が行われる場合がある．従来の報告は，依頼箋や病理診断書は紙を媒体として手書きで行われてきたが，現在では電子カルテの普及に伴い，コンピュータを用いたデジタル化が進んでいる．

● オートプシー・イメージング（Ai）と遠隔病理診断（テレパソロジー）

オートプシー・イメージング autopsy imaging（Ai）は，「autopsy＝病理解剖」と「imaging＝画像診断」を組み合わせた言葉で，コンピュータ断層撮影 computed tomography（CT）や核磁気共鳴画像法 magnetic resonance imaging（MRI）などによって撮影された死後画像 postmortem imaging（PMI）により死亡時の病態把握，死因の究明などを行うシステムである．画像検査によって，ある程度の器質的異常所見を確認し，死因の推定する計る目的で行われる．わが国の病理解剖は，病理解剖資格をもつ医師の不足などによって，きわめて低い剖検率にとどまっている．異状死はもちろんのこと，病院内での死亡についても，死亡時の真の病態，真の死因が明確になる例はきわめて低い現状にあり，多くの病院でAiの取り組みが始まっている．

遠隔病理診断（テレパソロジー）とは，特殊な顕微鏡を用い，病理医が通信回線を介して病理標本を観察し病理診断を行うことである．病理診断が必要なとき近くに病理診断科がない場合や，または病理医がいない場合に行われる．保険医療で行う場合は「テレパソロジーによる術中迅速病理標本作製料の施設基準」で送信側・受信側の施設基準が定められている．また送信側・受信側双方が地方社会保険事務局長に届け出る必要がある．地域医療を充実し，地方における病理医などの不足に対処するために，病理診断の地域拠点医療施設（病院，診療所）を設け，複数の医療機関と契約して遠隔病理診断を実施するネットワークも検討されている．顕微鏡を用いなくても，バーチャルスライド撮影装置を用いて病理標本全体を撮影してデジタルデータとして蓄積し，データを送信して診断することも可能である．

C　術中迅速診断

手術中に検体が提出され，病理診断がなされることによって治療法の選択が変わることがあり，そうした目的で，手術中に術者からの依頼でなされる病理診断を術中迅速診断，ドイツ語でゲフリールと呼んでいる．迅速標本の作製は，通常のホルマリン固定やパラフィンブロック作製では時間がかかりすぎるので，未固定の生の検体が提出され，凍結切片が作製される．カセットの中に，薄切り面を下にして検体を置き，OCTコンパウンドと呼ばれるパラフィンの代わりになる物質を充填し，ドライアイスアセトンに浮遊させるとブロックができあがる．このブロックを凍結切片を作製するクリオスタットと呼ばれる装置で薄切する．クリオスタットは回転式のミクロトームで，－20℃の環境下で切片が作製され，ヘマトキシリン・エオジン染色で染色される．検体の提出には，提出までに乾燥してはならないので，生理食塩水で湿らせたガーゼにくるむなどの工夫を要する．検体提出から病理診断の報告まで約10分程度の時間を要する．適応となる検体は，あくまで病理診断によって治療方針が変わる場合で，切除断端，転移が疑われるリンパ節や，予期しない腫瘍などの存在が疑われるような場合に限る．また，迅速標本は永久標本に比べて精度に限界があることも踏まえて，確実な所見のみを有意とし，限界をわきまえて診断する姿勢が大切であり，結果を受け取る臨床医の理解も必要である．

D 細胞診

細胞診は，採取された細胞標本で癌細胞や特殊な物質の存在などを診断する手段である．細胞診の主な目的はスクリーニングであるが，乳腺や甲状の穿刺細胞診では，組織診断に匹敵する診断率がある．組織診断との比較を**表1**に示す．

表1 病理組織診と細胞診の違い

	組織診	細胞診
迅速性	結果が遅い	結果が早い
侵襲性	高侵襲	低侵襲
確定診断率	高い	低い
染色法	ヘマトキシリン・エオジン染色	パパニコロウ染色，ギムザ染色
重視する点	組織構築	細胞所見
再現性	複数の切片作製可能	不可能
診断者	病理医	細胞検査士＋細胞診専門医

1. 細胞診の種類

細胞診の細胞採取には以下の方法がある．

剥離細胞診：自然に剥離した細胞を対象とする．尿，喀痰，腟プールスメアなどがこれにあたる．

擦過細胞診：病変の表面を綿棒などで擦過して細胞を採取する．気管支擦過，子宮頸部擦過などがこれにあたる．

捺印細胞診：割面の表面をスライドに当ててスタンプする方法である．リンパ節や腫瘍割面などに用いる．

剥脱細胞診：スライドグラスの面で病変表面を剥脱して細胞を採取する方法である．

圧挫細胞診：組織小片をスライドグラス間で押しつぶして薄い標本にする方法で，組織構築も観察できる．

穿刺吸引細胞診：注射器を病変部に刺入し，細胞を吸引する．吸引した細胞をスライドグラスに吹き出して標本にする方法である．乳腺や甲状腺，唾液腺，リンパ節，軟部腫瘍などが対象となる．

液状化細胞診：採取した細胞を液状固定液で固定し，塗抹標本を作製する．背景がきれいで，細胞の重なり合わない標本が作製できる．保存が可能で，遺伝子検索や免疫染色への応用も可能である．

2. 細胞診の実際

a. 検体の提出

検体は，患者の属性，臨床情報，検査の目的などを記した依頼票と一緒に，速やかに病理細胞診検査室に提出されなければならない．標本は変性を防ぐために固定されるが，染色法によって固定法が異なる．パパニコロウ Papanicolaou 染色では，標本を乾燥させず，速やかに95％エタノールに浸し，いわゆる湿固定を行う．ギムザ Giemsa 染色では，ガラス標本を風乾するいわゆる乾燥固定を行う．

b. 標本作製

パパニコロウ標本ではヘマトキシリン，オレンジG，EA50，ライトグリーンで染色後，カバーグラスで封入する．

c. 鏡検

まず，細胞検査士がスクリーニングを行う．スクリーニングは，標本中の細胞をすべて見て，異常所見や問題ある細胞をチェックすることで，スクリーニングでの問題例は細胞診専門医が最終判定する．

d. 細胞診，診断結果の報告

1) パパニコロウ分類

Class Ⅰ～Ⅴの5段階判定である．Class Ⅰは，異型または異常細胞を認めない．Class Ⅱは，異型または異常細胞を認めるが，悪性の疑いがない．Class Ⅲは，悪性を疑う異常細胞を認めるが，悪性といいきれない．Class Ⅳは，悪性の可能性が高いが，断定できない．Class Ⅴは，明らかな悪性細胞を認める．

2) 3段階分類

良性，悪性，中間（疑陽性）の3段階に分ける分類で，子宮頸部細胞診以外の臓器の細胞診でしばしば用いられる．

3) ベセスダシステム

子宮頸部の細胞診の報告に用いられる分類で，標本作製法，検体の適否を明示した上で，判定結果と

推定病変を報告する．

細胞検査士によるスクリーニングでClass Ⅱ以下や陰性に相当する検体は，細胞検査士の判断で報告されるが，それ以上の症例は細胞診専門医が最終診断を行う．

> ● **液状化細胞診 liquid-based cytology（LBC）**
>
> 　細胞診の検体には，擦過，捺印，穿刺吸引などがあるが，従来，スライドグラスに塗抹し染色した標本を検鏡する方法がとられてきた．1980年代の後半に，子宮頸部検診の精度管理の問題が米国で指摘され，問題解決の一手段として標本作製の標準化を目的として開発されたのが液状化細胞診 liquid-based cytology（LBC）である．方法としては，採取した検体を特殊な固定液の中に入れ，撹拌し，固定が完了した後に分離剤を加え遠心分離を行った後に，分離剤部分を捨て，沈渣を精製水で希釈し，スライドグラス上のチャンバー内にサンプリングしスライドグラスに細胞を吸着するというもので，いくつかの市販のシステムが開発され，導入されている．利点としては，標本が均一化されること，細胞の回収率が高いこと，検鏡する範囲が限定され負担が少ないこと，複数の標本を作製することができ，検体の免疫細胞化学や遺伝子検索への転用が可能であることが挙げられるが，欠点として設備に高い投資が必要なこと，消耗品が高額なことなどの費用的な面や，細胞の膨化・収縮，集塊の解離，従来は診断の補助となった夾雑物の除去など，新たな細胞所見への習熟を要する点や，診断基準の転換が挙げられる．大量検体の処理や自動スクリーニングといった観点からも今後の発展が期待されている．

E　分子病理診断

　分子病理診断は，病理形態学的所見と遺伝子解析などの分子病理学的解析を包括した診断である．現在の疾病概念は，形態学的な所見を基盤として構築されているが，最近の臨床医学の進歩により，さまざまな分子や遺伝子の異常を機軸とした治療法が開発され，新しい疾患体系が構築されつつある．病理診断学は，そうした進歩に対応して分子病理学的な診断技術を取り入れていかなければならない．

1. 検体と方法

　通常は，ホルマリン固定パラフィン包埋組織を対象とするが，他の臨床検体も対象となりうる．タンパクや抗原の発現は免疫組織化学染色で検討する．遺伝子の変異，欠失や遺伝子多型については，切片から抽出したDNAを用いてPCR（polymerase chain reaction）法とシークエンシング，SSCP（single strand conformation polymorphism）や制限酵素処理を組み合わせて解析する．またlaser capture microdissectionを行えば目的とする組織のみを回収して解析できる．パラフィン切片上での染色体異常や遺伝子コピー数の変化についてはFISH法（fluorescence in situ hybridization）によって解析する．

2. 免疫組織化学染色

　細胞におけるタンパク質，抗原の発現を検査するもので，特定の抗原に特異的なモノクローナルあるいはポリクローナル抗体を用いて抗原抗体反応を利用して抗原の存在を可視化する染色法である．蛍光抗体法，酵素抗体法がある．蛍光抗体法は蛍光色素を用いる染色法で，酵素抗体法は酵素標識抗体を用いる方法で，凍結切片やパラフィン切片上の抗原存在部位をDAB（diaminobenzidine）などの発色基質を用いて発色し，同定する方法である．PAP（peroxidase-antiperoxidase）法やさらに感度を上昇させたABC（avidin-biotin complex）法などが開発されてきた．さまざまな腫瘍に特異的な抗体が開発され，鑑別診断や悪性度の解析に用いられている．自動染色装置も開発され，ルーチンに行われる補助診断法として確立されている．最近では，分子標的治療の発展に伴って，乳癌におけるHER2，消化管間質腫瘍におけるc-kitの発現などは，標的薬の適応の検査として必須の染色となってきている（図7，8）．免疫組織化学染色は，腫瘍の病理診断において

E. 分子病理診断　**211**

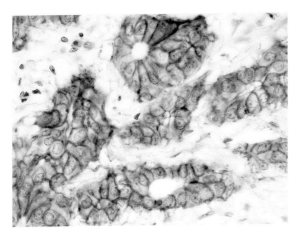

図7　HER2 の免疫組織化学染色による検索
乳癌細胞の細胞膜が強く染色され，3段階のスコア化でscore 3 と判定される．

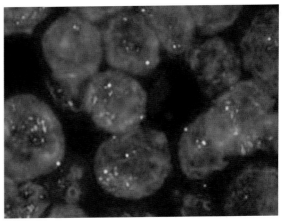

図8　FISH 法による HER2 の検索
黄色のシグナルに比べて赤のシグナル(HER2)が増幅している．

重要な役割を担っているが，特定の抗体の陽性反応に短絡的にとらわれるのではなく，他の複数の抗体の結果や組織像と照らし合わせて総合的に診断することが重要である．

各論

I. 循環器疾患

A 心臓疾患

まとめ

1. 循環器は，血液およびリンパ液の循環に関わる臓器で，心臓，動脈，静脈，毛細血管およびリンパ管からなる．とくに心臓は循環中枢として血液を末梢組織に送り出すポンプ作用を有する臓器であることはよく知られており，生命の維持に最も重要な役割を果たす臓器でもある．
2. 本章では，循環器の中でも，その中心的な臓器である心臓とその疾患について述べる．まず心臓の基礎的知識として，胎生期における心臓および大血管の発生について述べ，心臓の肉眼的，組織学的な正常構造とその機能について述べる．次に，循環器の発生途中の障害に基づく異常（先天性心奇形）とその形態について述べる．先天性心奇形としては，心房中隔欠損，心室中隔欠損，ファロー四徴，大動脈縮窄（絞窄），動脈管開存などがよく知られている．
3. 心臓の器質的疾患については，冠状動脈病変と虚血性心疾患が最も重要であり，最もよく知られている．虚血性心疾患としては，狭心症および心筋梗塞があり，その原因としては加齢による冠状動脈硬化症とそれに基づく心筋細胞壊死と心機能不全である．その他の心疾患としては，炎症性心疾患（心筋炎など），心内膜疾患（心内膜炎など），心外膜疾患（心外膜炎など），特発性心筋症（肥大型，拡張型，拘束型），代謝性心疾患（ポンペ病，コリー病，ファブリー病など），および心臓腫瘍などがあり，これらについて述べる．

1. 心臓の発生 development of heart

ヒト心臓の発生は，発生第3週前後に神経板の前方および両側の中胚葉内に形成される造血管細胞集団に始まる．この細胞集団は左右一対の造心索と呼ばれる管状細胞集塊（原始心筒）を形成する．この両側の原始心筒が次第に近接して前腸前面で癒合し，1本の心筒が形成される．この心筒周囲に心膜腔（心外膜腔）も形成される．心筒内面は心内膜になり，心筒外側の細胞から心筋心外膜外套（将来の心筋と心外膜）が形成される．心筋心外膜外套と心内膜筒の間には心ゼリーと呼ばれるゼラチン状組織がある．

単一となった心筒はS状に屈曲して動脈幹，心球，心室，心房の原基ができあがる．

第4週中に房室管の背側と腹側に一対の心内膜床が形成され，第5週中に両者が接近して癒合し，房室管を左右に分ける（図1-B, C, D）．

原始心房では，頭方背側壁から一次中隔が矢状方向に形成され，その下面は房室部心内膜床との間に一次孔をなす．一次中隔は次第に心房内を下降して，癒合したばかりの房室部心内膜床と接着して一次孔を閉じ，心房内を左右に分ける．一次孔の閉鎖と並行して，一次中隔の背側部に二次孔と呼ばれる穿孔を生じる．さらに一次中隔の右側に二次中隔が

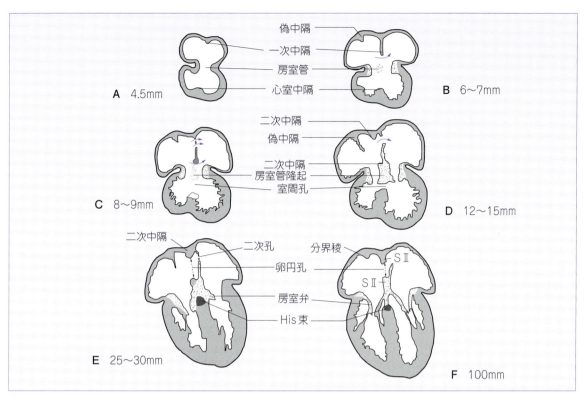

図1 胎児心臓形成過程の縦断面所見
(Carlson BM(ed)：Patten's Foundations of Embryology, 5th ed, McGraw-Hill, 1988 より一部改変)

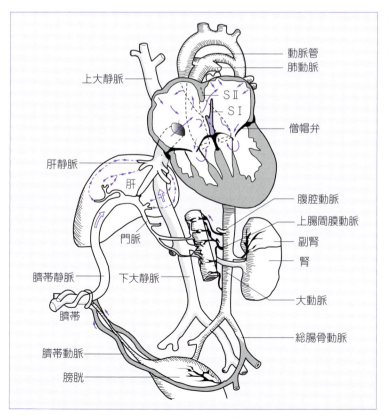

図2 胎児血液循環
(Carlson BM(ed)：Patten's Foundations of Embryology, 5th ed, McGraw-Hill, 1988 より一部改変)

●房室結節と田原結節

心臓を学ぶ者は世界中の誰でも，刺激伝導系に属する房室結節が田原結節と呼ばれていることを知っている．この結節の発見者である田原淳（1873～1952）は，明治6年7月5日大分県に生まれ，明治34年東京帝国大学医科大学を卒業した．卒業後病理学を専攻し，同36年ドイツに留学，マールブルグ大学病理学教室のアショッフ Aschoff 教授に師事した．アショッフ教授のもとで「心不全」をテーマとして研究を開始した．不全心の研究手段として膨大な心臓の連続切片を作製し，顕微鏡で丹念に観察しているうちに，心房と心室の間に特殊な細胞群のあることを発見して報告した．これがいわゆる田原結節（房室結節）である．これは後に，刺激伝導系の細胞として心臓の拍動に重要な役割を果たしていることが明らかとなるが，恩師のアショッフ教授の名前を加えてアショッフ・田原結節とも呼ばれる．帰国後，九州大学医学部病理学教室の教授となり，その後28年間九州大学で教鞭をとった．

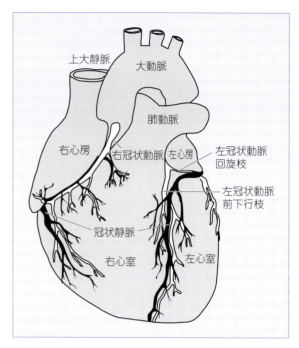

図3　正常成人の心臓外観

形成され，後下方に向かう三日月状の窓を残す．二次中隔のこの窓と一次中隔にあいた二次孔を通る両心房間の交通を卵円孔という（図1-E,F）．

原始心室の分割は心尖部付近の心床部に三日月形の筋性隆起が生じ，これが徐々に伸びて心室中隔を形成し，第7週の末頃に心室中隔孔は閉鎖する．

肺静脈は左心房の後壁から原始肺静脈として発生し，外側に成長して左右の肺静脈となる．これは肺内部の静脈叢と連絡する．

動脈幹では第5週頃から内部に一対の隆起（動脈幹隆起）が発生し，次第に動脈幹を二分する．これはらせん状に走る肺動脈大動脈中隔となる．大動脈と肺動脈が形成されるが，胎生期には両者は動脈管と呼ばれる小管で交通している．

刺激伝導系の洞房結節および房室結節は，第4週頃から左右静脈洞角の壁内に発生し，心臓の発達とともに洞房結節は静脈洞の分界稜の部分に，房室結節は心房中隔後方基底部の右心房心内膜下に小結節としてみられる．

出生直前の胎児血液循環は，図2に示すごとく，胎盤から臍帯静脈を経て動脈血が門脈に入り，肝臓を経て下大静脈から右心房に入る．この血液は右心室，肺動脈を経るものと，卵円孔を経て左心系に入るものとに分かれる．

2. 心臓の正常構造 normal structure of heart
a. 心臓の肉眼的構造

成人の心重量は男性と女性でやや異なるが，約250～300gで，「心臓の発生」の項でも述べたごとく，左右の心房と左右の心室からなる中腔臓器である（図3）．右心房は大静脈から静脈血を受け，それを右心室に送り込み，右心室は肺動脈を通じて肺に静脈血を送り込む．右心房と右心室との間には血液の逆流を防ぐ三尖弁が，また右心室と肺動脈の間には肺動脈弁がある．肺で酸素を得て動脈血となった血液は肺静脈を経て左心房に流れ込む．この動脈血は左心房から左心室に送り込まれ，ここから大動脈を経て全身に動脈血が送り出される．左心房と左心室の間には僧帽弁が，また，左心室と大動脈の間には大動脈弁がある．

心房は心室に血液を送る役割を果たしているが，その間の抵抗は少なく，仕事量も心室と比較して少ないので壁の厚さは心室より薄い．一方，心室は体循環および肺循環に血液を送り込むが，末梢血管抵抗が大きいので仕事量も多く，壁は心房と比較して厚い．また体循環の末梢血管抵抗は肺循環のそれよ

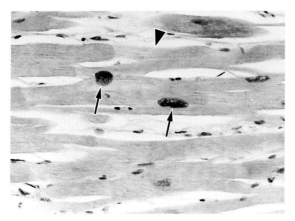

図4 心筋細胞の組織所見
核(矢印)は細胞中心部にあり,豊富な筋原線維(矢頭)を有している.

りも大きく(約8.5倍).したがって,左心室の仕事量は右心室の仕事量よりも大きいので壁の厚さも左室が厚く,1本の心筋細胞にかかる負担も左室の方が大きい.

冠状血管は心臓の栄養血管で,冠状動脈と冠状静脈からなる.

冠状動脈は左右2本(左右の冠状動脈)からなり,いずれも大動脈起始部(バルサルバ Valsalva 洞)から始まる.ヒトの心臓では一般に右冠状動脈が優勢で約50%を占め,左が優勢なもの約20%,左右のバランスのとれているもの約30%といわれる.

左冠状動脈は大動脈基始部を出ると間もなく前下行枝と回旋枝に分かれ,前下行枝は左室前壁と心室中隔前2/3を栄養する.一方,回旋枝は左心房と左心室側壁の間を後方に走り,左室側壁を栄養する.

右冠状動脈は右心室と右心房の間を走りながら右室前壁,側壁,後壁を栄養し,心後部に達すると室間溝を下降する後下行枝と,左室後壁枝に分かれる.後下行枝は心室中隔の後部1/3を栄養し,左室後壁枝は左室後壁を栄養する.

冠状静脈は細いものは動脈とほぼ平行して走るが,集合して大きくなると房室溝を後方に走り,冠状静脈洞となって右心房に開口する.

b. 冠循環 coronary circulation

冠状血管の血流量は心筋の酸素消費量に依存しており,安静時と運動時とではその差が大きい.すなわち,安静時の左室心筋の酸素消費量は8 mL/分/100 gで,循環血液量は60〜80 mL/分/100 gであるが,運動時にはその数倍となり,激しい運動時では約5倍(循環血液量300〜400 mL/分/100 g)にも達するといわれる.これはほかの組織の安静時酸素消費量0.4〜0.5 mL/分/100 g,循環血液量5〜8 mL/分/100 gと比べて心臓がいかに多くの血液と酸素を必要としているかがわかる.

また,安静時においても心筋の酸素摂取量は60〜70%と高く,冠状静脈血の酸素含有量はきわめて少ない(約5 vol%).したがって,運動時の心筋酸素消費量の増加には循環血液量の増加によって対応している.

c. 心臓の組織学的構造

1) 心内膜および弁膜 endocardium and valves

心内膜は心臓の内腔表面を覆う薄い線維性結合組織の膜様組織で,表面は内皮細胞で覆われている.内皮細胞下の組織は密な膠原線維と弾性線維とからなる.

弁膜組織も表面は内皮細胞で覆われており,内皮細胞下には密な膠原線維と弾性線維がみられる.

2) 心筋 myocardium

心筋は心臓の大部分を占める細胞で,機能的には心臓のポンプ機能を担う最も重要な構成細胞である.心房筋と心室筋はいずれも横紋筋であるが,その形態はやや異なる.

心室筋細胞は直径約15 μm,長さ約30 μmの円柱状の細胞で,光輝線と呼ばれる細胞境界を介して縦に連なっている.核は細胞の中心部にみられ,細胞質内には横紋を有する豊富な筋原線維がみられる(図4).

超微形態的には,筋原線維は,Z線と呼ばれる電子密度の高い線に挟まれた約2 μmの筋節の連続からなる.この筋節にはアクチンからなる細い線維と,ミオシンからなる太い線維がみられ,規則正しく六方晶形に配列して明帯,暗帯を形成している(図5).また暗帯中央部にはM線と呼ばれる暗線がある.

細胞質内にはそのほか糸粒体,筋小胞体,ゴルジ Golgi 装置,リソソームなどがみられる.また心筋細胞の細胞膜が陥入して T 細管を形成している.この T 細管は刺激の細胞内伝導に関係しており,1〜2個の筋小胞体とともに2つ組 diad あるいは3

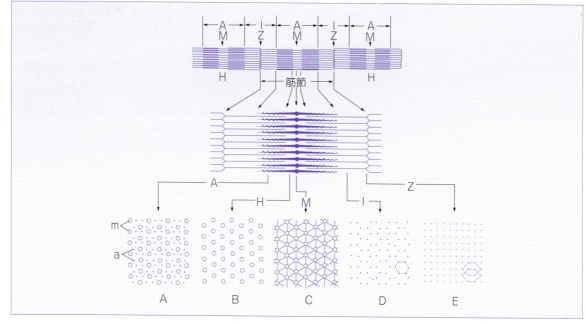

図5 筋原線維の横紋とアクチン線維,ミオシン線維の配列
A：A帯(暗帯),I：I帯(明帯),M：M線,Z：Z線,H：H帯,m：ミオシン線維,a：アクチン線維.

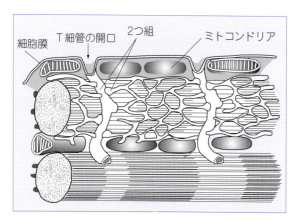

図6 心筋細胞の筋原線維,糸粒体(ミトコンドリア),細胞膜,T細管,筋小胞体の関係

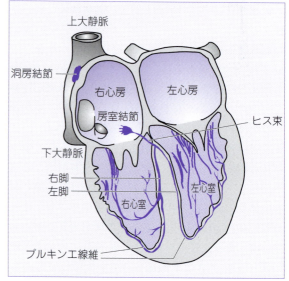

図7 心臓の刺激伝導系(洞房結節,房室結節,ヒス束,プルキンエ線維)

つ組 triad を形成している(図6).

　心房筋細胞は心室筋細胞とほぼ同様の横紋筋細胞であるが,一般に心室筋細胞より小さく,筋原線維もやや少ない.細胞質内にはT細管がみられず,核周囲の細胞質内に特殊顆粒と呼ばれる小さな顆粒がみられる.特殊顆粒内には心房性ナトリウム利尿性ペプチド(ANP)が貯留されている.

　3) 刺激伝導系 conduction system
　a) 洞房結節(キース・フラック Keith-Flack 結節)
　洞房結節の細胞は刺激を房室結節に伝えて心臓の拍動を調節するので,ペースメーカーと呼ばれている.この細胞は一般に紡錘形を呈し,心房の固有筋細胞よりやや小さく,側々結合して網状に配列している.周囲は薄い線維性結合組織で覆われている.この結節細胞は3つの経路(前,中,後結節間路)を介して房室結節に刺激を伝える(図7).

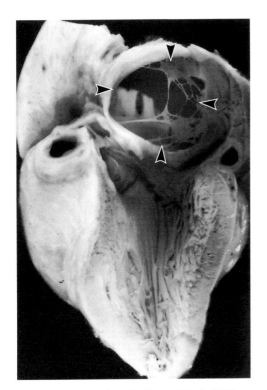

図8 心房中隔欠損(矢頭で囲まれた部分)

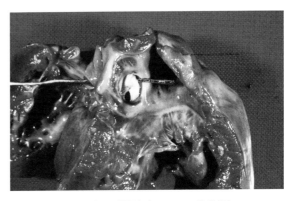

図9 卵円孔開存(カラー口絵参照)

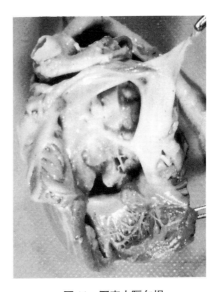

図11 房室中隔欠損

b) 房室結節,ヒス His 束およびプルキンエ Purkinje 線維

房室結節の細胞も洞房結節と同様小型の細胞で,周囲は線維性結合組織で囲まれている.房室結節からは前方に向かって走るヒス束が出るが,これは間もなく左右の両脚に分かれてプルキンエ線維となり,左右心室の中隔心内膜下を下降して心室心内膜下に分布し,心室筋に刺激を伝導する(図7).

プルキンエ線維は一般に大型の細胞で,筋原線維は少なく,細胞質には豊富なグリコーゲンを含み,淡明に染まる.糸粒体は小さく,T細管はみられない.

4) 冠状血管 coronary vessels

冠状動脈は心外膜側からほぼ直角に心筋内に進入し,ほとんどのものは分枝を繰り返しながら毛細血

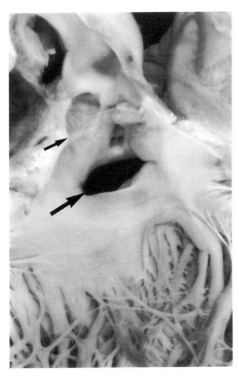

図10 心室中隔欠損
大動脈弁(小矢印)の下に欠損部(大矢印)がみられる.

管となり，心筋細胞の周囲に分布する．この冠状動脈はほかの臓器の動脈と比較して動脈間の交通（吻合）がきわめて少なく，機能的には終動脈と考えられている．しかし，動脈末梢の一部は心室腔に直接つながっているものもある．

毛細血管の密度は1本の心筋細胞を囲んで約4本の毛細血管が分布しており，毛細血管密度は非常に高い．すなわち左室心筋では 2,500〜4,000/mm^2 といわれる．またヒトの心臓の毛細血管総面積は 20 m^2 とされている．

毛細血管は再び合流して冠状静脈に移行するが，静脈の一部は心室腔とつながっているものもある（テベシアン静脈）．

5）心外膜 pericardium

心外膜は心臓の表面を覆う薄い線維性の膜様組織で，表面は中皮で覆われており，中皮下には冠状血管，神経が分布し，豊富な脂肪組織を有している．

3. 先天性心奇形 congenital anomaly of heart

心奇形は全出産の0.1％にみられるといわれ，発生頻度としてはかなり高い．

■原因と病態発生

原因の明らかなものとしては遺伝子異常（21 トリソミー，ダウン Down 症候群），低酸素，放射線，ウイルス感染（麻疹，風疹など），ビタミン・ホルモン異常，化学物質（薬剤）などがある．これらの原因が胎生1〜7週に胎児に作用すると，心奇形が発生するといわれる．しかし，心奇形の80％は原因不明である．

■種類

a. 心房中隔欠損 atrial septal defect

心房中隔欠損には，①卵円孔開存，②二次中隔欠損，③一次中隔欠損の3つを区別することができる（図8,9）．卵円孔開存は，生後閉鎖すべき二次中隔の卵円孔が生後も開口している場合と，二次中隔の発育障害により卵円孔の裂隙を伴う場合をいう．二次中隔欠損では二次孔の開存がみられ，心房中隔上部に欠損がみられる．一次中隔欠損の場合は二次中隔の発育も障害されるので広範な心房中隔の欠損を伴う．

b. 心室中隔欠損 ventricular septal defect

心室中隔欠損は一般に高位の膜様部を欠損する場

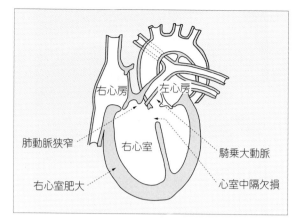

図12 ファロー四徴の略図

合が多く，また他の部分の奇形と合併することも多い（図10）．

c. 房室中隔欠損（心内膜床欠損）atrioventricular septal defect (endocardial cushion defect)

胎生初期の心臓では心房と心室が共通房室管で連絡しており，この房室管の前後壁から心内膜床が隆起し，この部分に心房中隔と心室中隔が集まってきて中隔と房室弁を形成する．この部分の形成不全で生ずる奇形で，心房中隔欠損と三尖弁，僧帽弁の裂開をきたす重篤な奇形である（図11）．

d. 動脈管開存 patent ductus arteriosus

動脈管は生後間もなく閉鎖するものであるが，生後も閉鎖することなく開口し，大動脈と肺動脈の間にシャントを形成しているものである．

e. ファロー四徴 tetralogy of Fallot

複数の奇形の合併したもので，①心室中隔欠損，②大動脈騎乗，③肺動脈狭窄，④右心室肥大の4徴候を有するものをいう．複数の奇形を有するものの中では最も頻度の高いものである（図12）．

f. ファロー五徴 pentalogy of Fallot

ファロー四徴に心房中隔欠損の加わったものをファロー五徴あるいはガサル Gasul 五徴という．

g. ファロー三徴 trilogy of Fallot

心室中隔欠損，肺動脈狭窄，右心室肥大の3徴候

を有するものをいう．

h. **アイゼンメンゲル複合症** Eisenmenger complex
心室中隔欠損，大動脈騎乗，右心室肥大の3徴候を有するものをいう．

i. **右心症** dextracardia
心臓が右側にみられるもので，すべての内臓が完全に逆転した場合と，心臓のみが右側に移動したものとがある．

j. **大動脈縮窄（絞窄）** aortic coarctation
乳児型と成人型とがある．乳児型は動脈管から心臓側にかなり幅広く狭窄のみられるもので，一般的には動脈管の開存を伴っている．成人型は動脈管に近接した末梢部に狭い範囲の狭窄がみられるもので，一般的には動脈管は閉鎖している．

k. **肺動脈狭窄** pulmonary stenosis
ファロー四徴のようにほかの部分の奇形とともにみられるものもあるが，単発性に発生することもある．狭窄は弁口部，漏斗部などにみられる．

4. **虚血性心疾患** ischemic heart disease
心臓は左右の冠状動脈によって酸素と栄養を供給されているが，酸素需要のきわめて大きい臓器で，動静脈の酸素分圧較差の最も大きい臓器でもある．したがって冠状動脈の循環血液量の減少，あるいは酸素を運搬する赤血球の減少，すなわち貧血は心臓の機能に大きく関係してくる．このように心筋の酸素需要と供給に不均衡が生じ，心機能に異常をきたす場合を虚血性心疾患という．
この虚血性心疾患には，①心筋の酸素需要に対して酸素供給が相対的に不足する場合と，②血液供給が完全に途絶えて絶対的に酸素供給がなくなる場合とがある．前者は狭心症，後者は心筋梗塞と呼ばれている．

a. **狭心症** angina pectoris
心筋は安静時においても酸素摂取量が多く，冠状静脈血の酸素含有量はきわめて少ない（酸素分圧の動静脈較差が大きい）．したがって，運動などによる心筋の酸素需要の増大には冠状動脈の拡張による循環血液量の増加で対応している．しかし，動脈硬化などにより冠状動脈内腔が狭窄されると，心筋の酸素需要の変化に対して血管拡張による適応ができなくなってくる．この適応破綻が狭心症である．

■**原因と病態発生**
冠状動脈の血液供給能にはかなり大きな予備力があり，激しい運動の際には血管が拡張して血流量は安静時の4～5倍にもなることはすでに述べたごとくである．しかし冠状動脈疾患やその他の疾患により，心筋の酸素需要に対して血液供給が十分でなく，心筋に相対的な虚血が生じた場合に狭心症が発生する．
狭心症（相対的心筋虚血）の原因には，①冠状動脈疾患（動脈硬化症，動脈炎，圧迫，攣縮など）と，②冠状動脈以外の疾患（大動脈炎，弁膜疾患，高度な貧血など）の2つがあるが，ほとんどの場合は冠状動脈疾患，とくに冠状動脈硬化症によるものである．
最も一般的な冠状動脈硬化症について述べると，動脈の内膜肥厚により内腔が次第に狭窄されていくが，冠状動脈の血液供給予備能力はかなり大きく，内腔がかなり狭窄されても安静時の心筋には相対的虚血は生じない．しかし，運動時には心筋の酸素需要が冠状動脈の予備能力を超えて増大し，心筋に相対的な虚血が生ずる（図13）．これが狭心症の発症するメカニズムである．

■**分類**
狭心症の分類は時代的な変遷もあるが，一般的には労作性狭心症と不安定狭心症，異型狭心症に分けられる．労作性狭心症は，冠状動脈の器質的内腔狭窄により予備能が減少するために生ずるもので，身体の労作により発症する．不安定狭心症は，身体の労作なしに生ずるものをいう．異型狭心症とは夜間あるいは早朝に発生し，冠状動脈の攣縮が原因である．

■**臨床所見**
狭心症発作時の典型的な症状としては，締めつけられる（圧迫される）ような胸部不快感があり，しばしば左肩，左腕への放散する痛みを感ずる．
労作によって生ずる胸心痛（労作性狭心症）は一般に1～5分間で消失するが，不安定狭心症では5～15分と比較的長く持続するものが多い．
狭心症発作時の心電図の所見としては，ST，Tに変化がみられる．労作性狭心症では一般にSTの

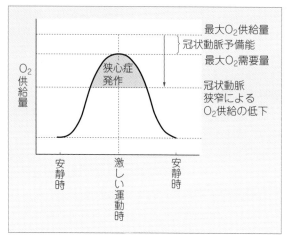

図13　冠状動脈狭窄による相対的冠循環障害と狭心症の発生機序

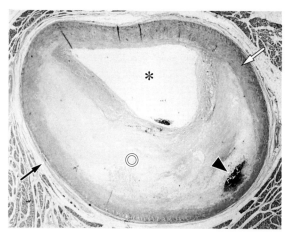

図14　粥状硬化の強い偏心性冠状動脈硬化
黒矢印：外膜，白矢印：中膜，＊：血管内腔，◎：内膜肥厚，矢頭：石灰化.

低下がみられ，異型狭心症ではSTの上昇がみられる．Tの変化は多彩で，増高したり，逆転あるいは2相性を呈するものもある．

狭心症の誘発試験として運動負荷試験がある．これには室内歩行，膝屈伸，階段昇降やトレッドミルなどの運動負荷があるが，一般によく知られているのはマスターMasterの二階段試験である．これは高さ9インチの2段の階段を，性別，年齢，体重に応じて一定時間，一定の速度で昇降するもので，そのときの心電図所見で判定する．

■病理所見

狭心症の心臓病変には，①冠状動脈病変と，②心筋病変がある．その中でも冠状動脈病変，とくに冠状動脈硬化は狭心症における中心的な病理所見である．

冠状動脈は生体の動脈の中でも最も早くから内膜肥厚の生ずる動脈で，20歳代ですでに内膜への脂質の沈着がみられ，30歳代以後は次第に粥腫の形成と線維化が進み，コレステリン結晶の析出，石灰沈着などを伴いながら内腔の狭窄をきたす．内膜肥厚の組織所見としては，粥腫の多いものから比較的少ないものまであり，内膜内層の線維性結合織が厚く，粥腫の少ないものでは内膜破裂が起こりにくく，安定性プラークと呼ばれ，労作性狭心症の症状を呈する（図14）．また，粥腫が多く，内膜内層の線維性結合織の薄いものでは容易に破裂して血栓を形成しやすいので不安定性プラークと呼ばれ，容易

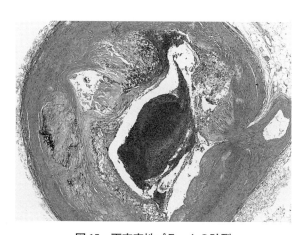

図15　不安定性プラークの破裂
（東京医科歯科大学大学院保健衛生学研究科　沢辺元司博士ご提供）

に心筋梗塞に移行する（図15）．

心筋病変としては，心内膜側の心筋や乳頭筋に選択的心筋細胞壊死が起こり，散在性に心筋の小壊死巣がみられる．また，古いものでは巣状の小線維化巣が心内膜側に散見される．

b.　**心筋梗塞** myocardial infarction

ヒトの冠状動脈は動脈間吻合のきわめて少ない血管で，機能的には終動脈と考えられている．この冠状動脈が急激に高度狭窄あるいは閉塞し，その血管の栄養領域の心筋組織が生存できなくなり，心筋組織が限局性に壊死に陥った場合，これを心筋梗塞という．すなわち狭心症の場合が相対的虚血であるの

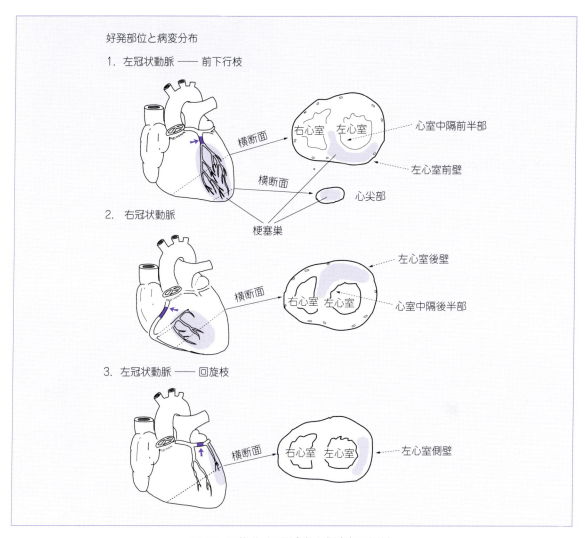

図16 冠状動脈の閉塞部と梗塞部の関係

に対し，心筋梗塞の場合は絶対的虚血といえる．
■原因と病態発生
　冠状動脈の急激な高度狭窄あるいは閉塞の原因は，狭心症の場合と同様大部分(90％以上)が動脈硬化を基盤としたものである．とくに冠状動脈起始部から2～5 cmの部位に硬化が最も強く，動脈硬化性に肥厚した内膜の剝離，粥腫の破綻などによる血栓形成と内腔閉塞が原因となる場合が圧倒的に多い．そのほかの器質的病変としては，梅毒性大動脈炎，結節性動脈周囲炎などがある．機能的な原因としては，冠状動脈攣縮による内腔狭窄が挙げられる．また，まれではあるが血栓などの栓子による塞栓症が原因となる心筋梗塞もある．
　心筋梗塞の危険因子としては高血圧，高脂血症，糖尿病，喫煙，ストレスなどがある．
■分類
　(1) 梗塞発生部位による分類(図16)
　①**左室前壁梗塞**：左冠状動脈前下行枝が閉塞した場合で，その栄養領域である左室前壁，心尖部，心室中隔前方約2/3の心筋組織に壊死が生ずる．心筋梗塞の中で最も頻度の高いものである(梗塞発現頻度40～50％)．
　②**左室後壁梗塞**：右冠状動脈の後室間枝の閉塞した場合で，その栄養領域である左室後壁と心室中隔後方約1/3に壊死が生ずる．これは左室前壁梗塞に次いで多い梗塞である(30～40％)．
　③**左室側壁梗塞**：左冠状動脈回旋枝が閉塞した場合で，その栄養領域である左室の側壁に壊死が生ず

る(15〜20％).

以上の3型が最も頻度の多い梗塞であるが，そのほかにまれではあるが下記のものがある.

④右室梗塞：右心室を栄養する右冠状動脈の枝が閉塞した場合であるが，それほど多くない.

⑤心房梗塞：心房を栄養する血管の閉塞によって生ずるもので，まれにみられる.

(2) 梗塞の筋層局在による分類

①貫壁性梗塞：梗塞層が心内膜層から心外膜層にかけて貫壁性にみられるものをいう.

②非貫壁性(心内膜下)梗塞：梗塞層が心筋層の一部に限局しているものをいうが，一般的には心内膜下層の心筋にみられるので，心内膜下層に限局する場合が多く，このような梗塞を心内膜下梗塞とも呼ぶ.

■臨床所見

臨床症状としては10〜50％の症例において動悸，倦怠感，胸痛などの前駆症状がある．心筋梗塞の発作時には持続的な狭心性疼痛があり，呼吸困難，不安感，悪心，嘔吐，発熱などを伴うことがある．また血圧は低下し，重症であればショック状態となる.

血液所見としては白血球増多(一般的には15,000〜20,000/μL)，赤沈の亢進などがみられ，血清化学的にはAST(アスパラギン酸アミノトランスフェラーゼ)が上昇して24〜48時間以内に最高値に達する．またLDH(乳酸脱水素酵素)は遅れて上昇し，3〜4日で最高値に達し，8〜14日で正常値に復帰する．心電図所見としては，典型的なものではSTの上昇，T波の逆転，深いQが出現する.

■合併症

乳頭筋断裂による弁膜障害，心臓破裂(心タンポナーデ)，心外膜炎，心臓瘤，不整脈，心不全などをしばしば合併する．また，心内腔に壁在性血栓の形成があると血栓性塞栓症をきたすこともある.

■病理所見

肉眼的には一般的に責任血管に血栓の形成がみられる(図17a)．梗塞発生後約15時間で梗塞巣は蒼白となり，浮腫状に腫大する．約36時間後には梗塞巣の中心部は光沢を失い，黄色ないし黄白色を呈してくる(図17b)．また，この梗塞巣周囲には出血を伴ってくる．3〜4日後には梗塞巣はゴム様硬となり，1週間後には梗塞巣がやや縮小し，周囲は肉芽組織の形成とともに赤色調を帯びてくる．中心部

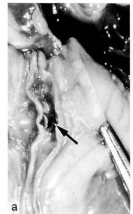
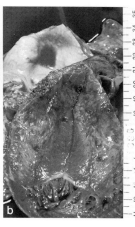

図17 左冠状動脈前下行枝の血栓性閉塞(a：矢印)と左心室前壁新鮮梗塞(b)

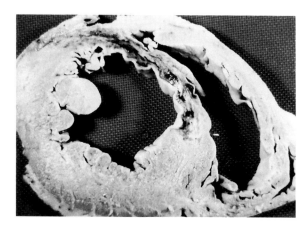

図18 左心室前壁中隔陳旧性梗塞

が軟化したものもみられる．約3週間後には梗塞巣は菲薄化し，周囲から線維化が進むとその部分は陥凹してくる．6〜8週頃には線維化がさらに進み，3ヵ月頃には梗塞巣は瘢痕化して白色調となり，6ヵ月頃までに梗塞巣は硬い線維性結合組織で置き換えられる(図18).

組織学的には6〜8時間後すでに梗塞部心筋細胞の細胞質が好酸性を増し，12〜24時間で核融解がみられるようになり，白血球の浸潤を伴ってくる．48〜72時間で心筋細胞の核は消失し，明瞭な凝固壊死となる．4〜5日頃から梗塞巣周辺部に肉芽組織が形成され始め，2〜6週頃から徐々に線維化が進み，3ヵ月頃までには梗塞巣は瘢痕化する．比較的大きい梗塞巣でも6ヵ月頃までには完全に瘢痕化が完了する(図19).

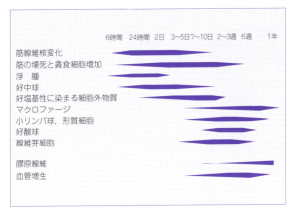

図19　心筋梗塞後の梗塞部心筋の経時的変化

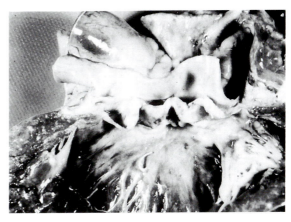

図20　リウマチ性心内膜炎による大動脈弁肥厚

5. 炎症性心疾患 inflammatory heart disease

a. リウマチ性心疾患（汎心臓炎）rheumatic heart disease

リウマチ性心疾患は，リウマチ熱の際に出現する心臓の炎症で，統計的にはリウマチ熱に罹患した人の約65％にみられる．

リウマチ熱は一般的には小児および若年者の罹患する疾患で，その発症は5〜14歳に最も多い．その本体は免疫学的反応により生ずる炎症性疾患と考えられており，全身各部位の結合組織に炎症を生ずる疾患であるが，心臓が最も高頻度に侵される．

■原因

現在なお不明な点が多いが，素因と誘因がある．素因としては年齢，性，栄養状態などが挙げられる．誘因としては細菌感染，とくにβ溶血性連鎖球菌（A群）による咽頭感染が先行することが多い．

■病態発生

β溶血性連鎖球菌（A群）感染に始まり，細菌に対する抗体［抗ストレプトリジンO（ASLO）など］の産生（①細菌と共通抗原を有する組織と抗体との反応による炎症，②抗原抗体複合体と補体の組織沈着），Ⅲ型アレルギー反応の発生，といった種々の経路が考えられている．

■臨床経過

細菌感染後3〜4週頃から発熱，全身倦怠感，白血球増多，ASLO値上昇などがみられ，局所症状としては関節炎，皮膚病変（発疹，紅斑など），皮下リウマチ結節などがみられる．

最も重要な病変は心臓病変で，心外膜，心筋，心内膜のすべてが侵され，汎心臓炎の所見を呈する．

1）リウマチ性心内膜炎 rheumatic endocarditis

急性期には心内膜にも炎症が生ずるが，とくに機械的な強い外力が加わる弁膜にみられる．すなわち，弁の閉鎖縁を中心に内膜の炎症が生じ，内皮細胞の剥離と血栓形成を伴ってくる．この血栓形成が疣状を呈するので疣贅性心内膜炎と呼ばれている．このような弁膜病変は，右心系の弁膜（三尖弁，肺動脈弁）よりも内圧の高い左心系の弁膜（僧帽弁，大動脈弁）に多く出現する．

リウマチ熱の急性期が消退すると，弁膜病変も線維化・瘢痕化し，弁の変形を残して治癒するが，少数例では再発を繰り返し，弁の変形が高度となり，いわゆる弁口狭窄，弁閉鎖不全といった弁膜疾患を招来する（図20）．

2）リウマチ性心筋炎 rheumatic myocarditis

心筋の炎症もリウマチ熱の急性期にみられる病変である．筋層の炎症が顕著な場合は心不全で死に至ることもある．この場合には心筋層全体にわたる非特異的な炎症が主体である．

炎症が比較的軽い場合には，まず筋層内の間質結合組織（膠原線維）に限局性の変性と浮腫およびリンパ球を主体とした炎症細胞浸潤がみられ，間もなく変性組織を中心に大型の単核細胞や多核巨細胞が出現し，いわゆるアショッフ Aschoff 体が形成される（図21）．アショッフ体を形成する大型単核細胞は，一般にフクロウの目様の核を有しており，アショッフ細胞と呼ばれる．また，クロマチンが毛虫様に凝集した核（キャタピラー核 caterpillar nucleus）を有

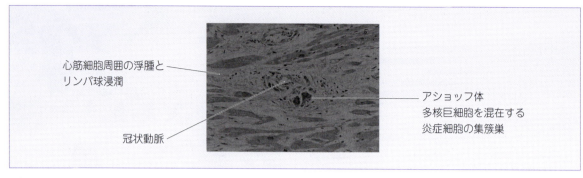

図21 リウマチ性心筋炎とアショッフ体

する細胞もみられるが，これはアニチコフ Anichkov 細胞と呼ばれる．アショッフ細胞もアニチコフ細胞も組織球由来と考えられている．

急性期が過ぎるとアショッフ体も次第に線維化・瘢痕化して消失する．

3) リウマチ性心外膜炎 rheumatic pericarditis

リウマチ熱の急性期に発生し，心外膜の非特異的な炎症とともに心外膜表面への線維素（フィブリン）の析出，心囊内への滲出液の貯留がみられる．線維素の析出が顕著な場合は，心臓の表面がビロード状にみえるのでビロード心と呼ばれる．しばしば心囊膜と線維性に癒着し，この線維化した部分に石灰が沈着して硬くなれば鎧心と呼ばれる．

b．非リウマチ性心臓炎 non-rheumatic heart disease

1) 心内膜炎 endocarditis

a) 細菌性心内膜炎 bacterial endocarditis

健康人であっても血液内に一過性に細菌が侵入すること（菌血症）はそれほどまれなものではない．その際，心臓の弁膜に細菌の定着しやすい条件，たとえば生体防御機構の低下，リウマチ性心内膜炎，弁奇形，弁硬化，人工弁などがあれば，侵入した細菌が心内膜に定着して細菌性心内膜炎を引き起こす．

細菌の侵入門戸（感染源）としては口腔内感染巣（抜歯），扁桃腺炎，上気道感染などが多く，全体の70％を占めている．

■原因菌

ブドウ球菌と連鎖球菌がほとんどで，90％以上を占めている．ブドウ球菌の中でも黄色ブドウ球菌の感染が多く，この場合は急性の経過をたどる．表皮ブドウ球菌（皮膚に広く分布）の感染もあるが，この場合は病原性が比較的弱く，亜急性の経過をたどる．連鎖球菌では緑色連鎖球菌や溶血性連鎖球菌の感染があるが，その中でも緑色連鎖球菌感染が重要である．

■臨床症状

急性と亜急性ではやや異なるが，菌血症ないし敗血症を伴うので，急性のものでは突然の発熱と悪寒戦慄に始まる．また倦怠感，疲労感，関節痛，出血斑，脾腫，血尿などがみられ，ほとんどの症例に心雑音が聴かれる．亜急性のものでは発熱は軽い．皮膚にはしばしばオスラー Osler 結節（有痛性）が出現する．

血液学的には白血球増多がみられ，溶血性連鎖球菌感染のある場合には ASLO 値の上昇，CRP 陽性などの所見がみられる．

■病理所見

心臓弁膜，とくに左室系の弁膜に病変が多い．すなわち僧帽弁，大動脈弁に好発し，数 mm〜1 cm 前後の疣贅を形成するが，一般的には弁膜組織の破壊を伴って潰瘍を形成する（潰瘍性弁膜炎）．また弁穿孔，乳頭筋腱索断裂などもみられる．組織学的には血栓の形成とともに細菌の増殖がみられ，急性のものでは好中球の浸潤が目立つ．

■合併症

心病変と心外病変とがある．心病変としては弁膜穿孔，腱索断裂などの弁膜障害，心筋炎，心筋梗塞，心不全などの心筋障害がみられる．心外病変としては細菌性塞栓症によるものが最も多く，各臓器，組織の感染症ないし膿瘍形成（脳，肺，腎，皮膚など）が挙げられる．

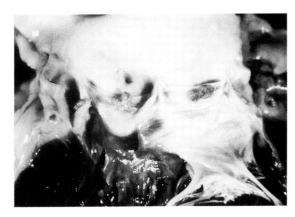

図22　非細菌性血栓性心内膜炎（終末性心内膜炎）の疣贅形成

b）**非細菌性心内膜炎** non-bacterial endocarditis

病変部に細菌の増殖がみられない心内膜炎を非細菌性心内膜炎といい，非定型的疣贅性心内膜炎，非細菌性血栓性心内膜炎およびレフレル Löffler 症候群がこれに属する．

(1) **非定型的疣贅性心内膜炎** atypical verrucous endocarditis

リブマン・ザックス Libman-Sacks 型心内膜炎ともいう．すなわち，全身性エリテマトーデス（SLE）の際にしばしば（約70%）弁膜に出現する直径1〜4mm の血栓性病変である．

(2) **非細菌性血栓性心内膜炎** non-bacterial thrombotic endocarditis

終末性心内膜炎とも呼ばれ，消耗性疾患，とくに結核や癌患者の末期に心臓の弁膜に直径数 mm の血栓を形成してくるものである（図22）．

(3) **レフレル症候群** Löffler syndrome

好酸球増多症とともに心内膜の線維性肥厚を伴ってくる原因不明のまれな疾患である．男性に多くみられ（約3/4），30歳代に好発する．

病理学的には心内膜，とくに心室の血液流入部の心内膜に線維性肥厚がみられ，肥厚した心内膜表面にはしばしば線維素の析出を認める．心筋は肥大している．組織学的には，線維性に肥厚した心内膜および心内膜下の心筋にびまん性の好酸球浸潤がみられる．

2）**心筋炎** myocarditis

心臓の筋層に炎症性病変をきたす疾患を心筋炎といい，原因の明らかなものと原因不明のものとがある．

臨床的には炎症の程度によってさまざまであるが，発熱，動悸，前胸部痛，易疲労感などが初期の症状である．

a）**ウイルス性心筋炎** viral myocarditis

心筋炎を引き起こすウイルスとしてはコクサッキーウイルス（A 群および B 群），インフルエンザウイルス，ECHO ウイルス，アデノウイルス，サイトメガロウイルスなどが知られている．

病理学的にはリンパ球を主体とする炎症細胞浸潤がみられ，比較的早くから心筋細胞の変性・壊死を伴ってくる．時間の経過とともに組織球の浸潤がみられ，次第に線維性結合組織の増生を伴ってくる．

b）**細菌性心筋炎** bacterial myocarditis

菌血症や敗血症に合併したり，細菌性心囊炎からの心筋層への波及などがある．ブドウ球菌や連鎖球菌感染の場合には筋層内に膿瘍形成を伴ってくる．

そのほかの感染症として，真菌感染（カンジダ，アスペルギルスなど）は菌交代現象による全身真菌感染症の部分症としてしばしばみられ，シャーガス Chagas 心筋炎は原虫（トリパノソーマ）感染によるものである．

c）**中毒性心筋炎** toxic myocarditis

心筋細胞を傷害する毒性物質によって生ずる心筋炎がある．その代表的なものがジフテリア心筋炎である．これは上気道に感染したジフテリア菌の出す菌体外毒素が血液を介して心臓に達し，心筋細胞を傷害するもので，心筋細胞，とくに右室心筋細胞の広範な変性・壊死を伴ってくる．また刺激伝導系の細胞も傷害され，不整脈をきたすと同時に急死の原因となる．

最近，抗腫瘍性抗生物質の中にアントラサイクリン（アドリアマイシン，ダウノマイシンなど）のような心毒性の強いものがあり，投与量が一定量を超えると心筋細胞の変性・壊死が顕著となり心不全をきたす．いわゆるアントラサイクリン心筋症 anthracycline cardiomyopathy である．

d）**特発性心筋炎** idiopathic myocarditis

原因不明の心筋炎をいう．すなわち心臓のみに病変が限局しており，そのほかの臓器に病変が認められないものをいう．この疾患に属するものとして下記のものがある．

(1) **非特異性びまん性心筋炎** non-specific diffuse myocarditis

孤立性心筋炎，あるいはフィードラー Fiedler 心筋炎とも呼ばれている．単一の原因によるか否かは議論のあるところで，ウイルス，アレルギーなどが考えられている．臨床的には比較的若い年齢層にみられ，一般的には急性致死性である．

病理学的には心臓は一般に肥大・拡張し，心筋は蒼白ないし黄白色を呈して軟らかい．組織学的には間質へのリンパ球を主体とする炎症細胞浸潤が目立ち，それとともに心筋細胞の壊死と脱落を伴っている．

(2) **巨細胞性心筋炎** giant cell myocarditis

この疾患も原因不明の心筋炎で，臨床的には一般に亜急性ないし亜慢性の経過をたどる．

病理学的には間質にリンパ球を主体とする炎症細胞浸潤とともに多核巨細胞の出現を伴ってくる．結核菌や梅毒のような肉芽腫を形成する疾患の原因菌はみられない．

(3) **好酸球性(アレルギー性)心筋炎** eosinophilic (allergic) myocarditis

スルホンアミド，アンチモンなどの薬剤が原因と考えられる心筋炎で，間質に好酸球の浸潤が目立つ心筋炎である．臨床的には重篤な症例が多く，急性の経過をたどって一般的に予後は悪い．

e) **心サルコイドーシス** cardiac sarcoidosis

サルコイドーシスは全身の各臓器および組織に肉芽腫を伴ってくる原因不明の疾患である．したがって，心臓にも全身性サルコイドーシスの部分症として肉芽腫を伴ってくる．組織学的には類上皮細胞の集簇とともに多核巨細胞がみられ，周囲にはリンパ球浸潤を伴っている．結核性の肉芽腫と類似しているが，中心部の壊死組織に乏しい．また巨細胞内にしばしば星芒小体がみられる．

3) **心外膜炎** pericarditis

心囊内には健康時でも5〜10 mL の心囊液を入れているが，心囊膜に炎症が生ずると，心囊内に多量の滲出物が貯留してくる．この滲出物の性状はさまざまで，炎症の原因によっても異なる．一般的には下記のごとく分類されている．

a) **漿液性心外膜炎** serous pericarditis

心囊内に漿液性の滲出液が貯留する場合をいい，ウイルス性炎症，非特異性炎症などでみられる．

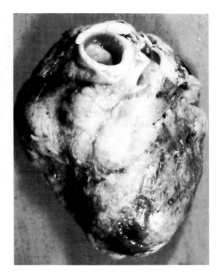

図23 線維素性心外膜炎（ビロード心）

b) **線維素性心外膜炎** fibrinous pericarditis

心囊表面に線維素の析出してくる炎症で，リウマチ性心外膜炎，尿毒症性心外膜炎などが代表的なものである．線維素が心外膜に析出すると肉眼的にビロード状を呈するので，このような心臓をビロード心あるいは絨毛心という（図23）．

c) **化膿性心外膜炎** suppurative pericarditis

心囊内に細菌感染，とくにブドウ球菌，連鎖球菌，グラム陰性桿菌などの感染が生ずると心囊内に好中球の浸潤が顕著となり，化膿性の心外膜炎を呈する．細菌の侵入門戸としては，隣接臓器感染巣からの直接波及が最も多く，まれに血行性感染がある．

d) **出血性心外膜炎** hemorrhagic pericarditis

血性滲出液を伴う心外膜炎で，結核性心外膜炎，悪性腫瘍転移などでよくみられる．心囊血腫とは区別される．

e) **腫瘍性心外膜炎** carcinomatous pericarditis

悪性腫瘍の心囊内転移でも心囊炎が生ずる．転移経路としては血行性，リンパ行性のみならず，肺癌や乳癌の直接浸潤によるものもある．

f) **その他**

(1) 心不全や低タンパク血症などで浮腫が生ずる場合には，炎症がなくても心囊内に水分が貯留してくる．これを心囊水腫という．

(2) また心臓の外傷，心筋梗塞による心臓破裂，剝離性大動脈瘤などの際には，心囊内に血液が大量に貯留する．このような状態を心囊血腫という．

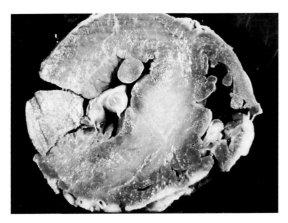

図24 閉塞性肥大型特発性心筋症の肉眼所見
心室中隔後部の肥大がみられる.

(3) 心嚢内に大量の滲出液,漏出液,血液などが貯留し,心臓の機能を障害するような場合を心タンポナーデという.

(4) 心嚢が線維性に癒着し,心嚢腔が消失して硬い線維性結合組織で囲まれたような状態を癒着性心外膜炎といい,この線維化組織内に石灰の沈着が生じて硬くなった状態を鎧心という.

6. 特発性心筋症 idiopathic cardiomyopathy

心臓が一次的に障害され,その原因が明らかでないものを特発性あるいは原発性心筋症と呼んでいる.しかし,その疾病概念は必ずしも明確なものではなく,現在なお議論の多い疾患群である.歴史的にはさまざまな名称で呼ばれた変遷があり,その分類も統一的に確立されたものはないといえるが,現在では臨床的あるいは臨床病理学的に下記の3つの病型分類が一般的に採用されている.

a. 肥大型心筋症 hypertrophic cardiomyopathy

心筋,とくに左室心筋に異常な肥大を伴ってくるもので,非対称性肥大とも呼ばれている.これは閉塞性のものと非閉塞性のものとに分けられる.

1) 閉塞性肥大型心筋症

心室中隔の異常な肥大があり,心臓の収縮時に左室流出路が狭窄ないし閉塞されるのでこの名称がある.肥大型心筋症の代表的なものである(図24).

臨床的には動悸,失神,呼吸困難,狭心症様症状などを伴ってくる.病理組織学的には肥大部の心筋細胞の肥大および錯綜配列がみられる(図25).

2) 非閉塞性肥大型心筋症

中隔以外の部分,とくに左室自由壁にも肥大がみられるもので,心臓の収縮時に左室流出路の狭窄・閉塞をきたさないものをいう.

病理組織学的には閉塞性のものと同様,心筋の肥大部に一致して心筋細胞の肥大と錯綜配列を認める.

肥大型心筋症は家族性にみられることが多く,常染色体優性遺伝の形式をとるといわれている.年齢は新生児から老人に至るまで幅広くみられ,男性に多い.閉塞性肥大型心筋症では突然死する症例が多いが,天寿を全うし,病理解剖時に発見されることもある.

b. 拡張型心筋症 dilated cardiomyopathy

明らかな原因を認めることなく心筋の収縮力が低下し,心室の拡張と収縮期駆出率が低下する心疾患を一括して拡張型心筋症と呼んでいる.

臨床的にはうっ血性心不全の所見を呈してくるのでうっ血型心筋症とも呼ばれており,予後はきわめて悪い.発症年齢は若年から老年に至る各年齢層に幅広くみられ,男性にやや多い(女性の約2倍).

成因としては,一部に家族的な発症もみられることから遺伝的な要因の関与も考えられているが,本症とされている症例には感染,中毒,代謝異常などの関与している可能性もあり,原因の異なる疾患の終末像である可能性も考えられている.

病理学的には心臓は一般に肥大し,各心室・心房の著しい拡張を伴っている(図26).組織学的には種々の程度の線維化と心筋細胞の肥大がみられる.線維化には一定の特徴はみられない.

c. 拘束型心筋症 restrictive cardiomyopathy

心内膜が拘縮し,心室の拡張障害および拡張期血液量の減少を伴ってくるタイプの心筋症であるが,独立した疾患ではない.比較的まれな疾患で下記の疾患が代表的なものである.

1) 心内膜心筋線維症 endomyocardial fibrosis

アフリカに多い疾患で,わが国ではまれである.病理学的には心室の内膜に著しい線維化がみられ,心内腔の狭窄を伴ってくる.

原因は明らかではないが,アフリカの特定の部族に多くみられることから遺伝的あるいは栄養的な要因が考えられている.

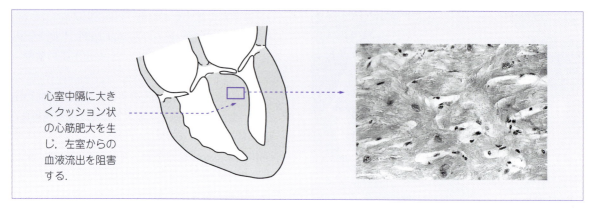

図25　閉塞性肥大型特発性心筋症の肥大部（左）と心筋細胞の錯綜配列（右）

2）**心内膜線維弾性症** endocardial fibroelastosis
　幼児あるいは小児に多くみられる疾患で，左室心内膜のびまん性線維性肥厚を伴ってくる．組織学的には線維性結合組織の増生とともに弾性線維の増生を認める．

7. 代謝障害 metabolic disorder
a. ポンペ病 Pompe disease
　ポンペ病は別名，糖原病Ⅱ型とも呼ばれている．この疾病はグリコーゲンを分解するリソソーム酵素（α-グルコシダーゼ）が先天的に欠損しているもので，心筋細胞や骨格筋細胞を中心にグリコーゲンが蓄積してくる．小児型と成人型があり，小児型では心筋にグリコーゲンの蓄積が目立ち，心肥大，心不全をきたして早期に死亡する．成人型は骨格筋にグリコーゲンの蓄積が目立つ．
　心臓の組織所見としては，心筋細胞への著しいグリコーゲンの蓄積により細胞質の腫大，淡明化（空胞化）がみられ，筋原線維は細胞外側に押しやられて，いわゆる race work 状と呼ばれる所見を呈する．
　電子顕微鏡的には，細胞質内にグリコーゲン顆粒が充満し，リソソーム内にグリコーゲンを充満した，いわゆるグリコゲノソーム glycogenosome と呼ばれる特徴的なリソソームがみられる．

b. コーリー病 Cori disease
　コーリー病も糖原病の一型（糖原病Ⅲ型）で，先天性にアミロ-1,6-グルコシダーゼの欠損がみられる．この酵素はグリコーゲンのα-1,6結合の分枝を分解するもので，脱分枝酵素 debranching enzyme と

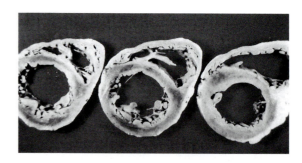

図26　拡張型心筋症の心臓横断肉眼所見
心室は著明に拡張している．

も呼ばれ，リソソーム内に含まれている．
　小児期に発症する全身型（小児型）と，骨格筋のみが障害される骨格筋型（成人型）がある．小児型は全身性に障害されるが，とくに肝腫大とともに心肥大を伴う．
　心臓の組織所見としては，心筋細胞の細胞質内にグリコーゲンの蓄積がみられ，細胞質は淡明化（空胞化）する．電子顕微鏡的にはグリコーゲン顆粒が充満し，リソソーム内にグリコーゲンを充満したグリコゲノソームを多数散見する．

c. ファブリー病 Fabry disease
　本疾患は，細胞内のリソソームに存在するα-ガラクトシダーゼA（lysosomal α-galactosidase A）の欠損によって発生する先天性脂質代謝異常症で，伴性劣性遺伝の形式をとる．全身諸臓器・組織に蓄積する脂質はトリヘキソシルセラミド（tri-hexosyl ceramide）が特徴的であるが，組織によってはジガラクトシルセラミドの蓄積をみることもある．これ

らの脂質の蓄積は，その化合物の末端にあるガラクトースのα結合を切断するリソソーム酵素αガラクトシダーゼA活性の低下であることが知られている．

本疾患は男性のみに発症し，思春期前に気づかれることが多く，特異な皮疹がみられ，経過は緩慢で，青壮期に腎障害，高血圧，心・血管障害などで死亡することが多い．一方，女性は保因者となり，発症することはない．

脂質の蓄積する臓器・組織は全身にわたるが，骨髄，リンパ節などの造血器ではマクロファージ内に顕著で，そのほかには心臓，血管，皮膚，腎臓などにも蓄積する．

心臓では心筋細胞は脂質の蓄積により肥大し，肥大型心筋症と誤診されることが多い．まれには突然死をきたす場合もある．

心臓の組織所見としては，心筋細胞の腫大，細胞質内への黄褐色調の顆粒状ないし無定形物の沈着がみられ，これらの沈着物質はズダン Sudan 染色，PAS 染色陽性で，脂質の蓄積を示唆している．電子顕微鏡的には，心筋細胞質内に層状構造を混在するオスミウム好性の暗調物質（dense material）として脂質が認められる．

d. 心アミロイドーシス cardiac amyloidosis

アミロイドは澱粉に似た性質を有するタンパク質（類澱粉質）で，原発性あるいは続発性に全身諸臓器に広く沈着してくる．心臓に沈着するタイプのアミロイドーシスは免疫グロブリン軽鎖，トランスサイレチン由来のアミロイド沈着によるものが多い．拘束型の心機能不全をきたして死亡する．

病理学的には心臓の間質，とくに心筋細胞周囲の間質に沈着が目立つ．沈着したアミロイドはコンゴー赤に染まり，電顕的には直径 5〜10 nm の細線維状を呈している．

8. 腫瘍 tumor

心臓原発の腫瘍はきわめてまれであるが，心内膜，心筋，心外膜を構成する細胞から発生する．

良性腫瘍としては粘液腫が最も多く，左心房に好発する．組織学的には酸性ムコ多糖類を主体とする粘液様物質が豊富で，その中に星芒状細胞の増生を伴っている．そのほかには横紋筋腫，脂肪腫，血管腫などがみられる．

悪性腫瘍としては横紋筋肉腫，血管肉腫，線維肉腫などがあり，また心外膜，心囊由来の中皮腫もみられる．

B 血管疾患

まとめ

1. 血管は大きく動脈，静脈，リンパ管に分けられるが，それぞれの分布に対応した血流量や血圧に応じた内腔や壁の構造と特徴を理解する必要がある．
2. 血管の病変は血圧，血流の変化，血中脂質の状態によってさまざまな形態を示すこと，さらに血管壁の炎症によっても生じること，その結果は血管局所のみでなく，末梢領域の循環障害による病変を引き起こすことを理解する必要がある．

1. 血管の構造 structure of blood vessels

血管は，心臓から末梢の毛細血管に血液を送る動脈と，毛細血管から心臓へ血液を送り返す静脈とからなり，動脈と静脈は内腔を流れる血液が異なっているとともに，両者の内圧もそれぞれ異なっており，動脈と静脈の壁はそれに適応した構造を示している（図27）．

a. 動脈 arteries

動脈は心臓側から大型（弾性型）動脈，中型（筋型）動脈，小・細動脈に分けられる．動脈の壁は内膜，中膜，外膜の3層構造を示し，内膜は内皮細胞，内皮下結合組織（通常内膜と呼ぶ），内弾性板からなり，内弾性板から外側が中膜である．弾性型動脈では中膜に弾性線維が豊富で，弾性線維間に平滑筋細

胞が介在している（図27a, b）．筋型動脈では中膜に弾性線維はほとんどなく，筋細胞が互いに密に接している（図27c, d）．一般に筋型動脈は内弾性板の発達がよく，外膜の外弾性板もよく発達している．しかし，脳動脈には外弾性板の形成がない．

1）弾性型動脈 elastic arteries

大動脈，腕頭動脈，総頸動脈，総腸骨動脈，肺動脈主幹部は弾性型動脈である．弾性型動脈では内皮細胞および内皮下に少数の平滑筋細胞，細い弾性線維，膠原線維からなる内膜組織が形成され，この部に動脈硬化が生ずる．内膜と中膜との境界をなす内弾性板は不明瞭である．大動脈の中膜は弾性線維が層状（成人では約70層）に形成され，弾性線維間に平滑筋細胞と少量の膠原線維が介在している．外弾性板の発育は貧弱である．大動脈では動脈壁が厚く（約1～2 mm），栄養補給のための栄養血管が外膜から中膜の外1/3にまで侵入している．外膜は膠原線維，線維芽細胞，小血管，神経線維からなる結合組織である．

2）筋型動脈 muscular arteries

弾性型動脈から分岐し，臓器組織に血液を送る動脈で，脳動脈，上腕動脈，腹腔動脈，上腸間膜動脈，腎動脈，大腿動脈などである．筋型動脈では一般に内皮下の内膜組織はきわめて少ないが，冠状動脈では胎児期より内膜組織が形成され，小児期では平滑筋細胞，弾性線維，膠原線維からなる内膜組織がよく発達している．内弾性板の発育は良好で，厚い内弾性板が内膜と中膜の境界部に形成され，脳動脈ではほかの筋型動脈に比較し厚い．また，冠状動脈では小児期より内弾性板の断裂が認められる．中膜は平滑筋細胞が主体で，筋細胞間に少量の基質，膠原線維，弾性線維が認められる．外弾性板は腸間膜動脈ではよく発達しているが，脳動脈では外弾性板の形成がない．外膜組織は膠原線維，線維芽細胞，神経線維で形成されている．

3）小動脈と細動脈

筋型動脈の末梢に連続するのが小動脈であり，直径は0.1～1 mm程度である．内皮細胞は内弾性板に密着し，内弾性板は末梢になるに従い，薄く，非連続性となる．中膜には平滑筋細胞が分布する．細動脈は小動脈に連続し，微小循環の血流調節に関係している．その直径は20～100 μm であり，中膜の平滑筋細胞は1～2層となり，外弾性板は消失し，外膜は少量の膠原線維と線維芽細胞とで構成されている．

4）毛細血管 capillaries

細動脈の末梢である毛細血管の太さは7～8 μm で，1層の内皮細胞と内皮細胞周囲の基底膜からなり，周囲に周皮細胞が位置している．消化器粘膜，肝類洞，内分泌腺などでは内皮細胞に小孔のある有窓内皮細胞で形成されている．

b. 静脈 veins

静脈は壁が薄く，内膜，中膜，外膜の3層構造を有し，大型静脈，中型静脈，小・細静脈に分けられる．中・小静脈では弁を有し，壁には弾性線維がきわめて少なく，膠原線維がよく発達している．

大型静脈は，内皮下の筋細胞，膠原線維，弾性線維からなる薄い内膜，輪状走行を示す平滑筋細胞からなる中膜，縦走平滑筋束と膠原線維からなる外膜からなり，外膜は中膜より厚い（図27e, f）．

中型静脈は皮下や深部を走行する静脈で，弁を有し，内膜，中膜，外膜の構造は大型静脈と同様で，さらに内膜，中膜の発育は貧弱で，外膜の発達がよい（図27g, h）．

小・細静脈は毛細血管に連続した血管で，毛細血管近位では細く，15～20 μm の太さを示し，内皮細胞と内皮下の少量の細線維で形成されている．この部は物質透過の著しい部で，ことに炎症時，内皮細胞は血液成分の透過性亢進を示す．細静脈より太い静脈では内皮下に平滑筋細胞が形成されており，この部では血液成分の透過はみられない．

c. 血管壁を構成する細胞 cells of vessel wall

1）内皮細胞 endothelial cells

血管の内腔面を覆い，血液・組織の関門の役割を演じている内皮は内皮細胞の集合体である．内皮細胞は扁平な細胞で，内皮細胞の相互の結合は密で，内皮細胞間には10～20 nm の間隙があり，その部に細胞膜の外側膜の癒着した tight junction と細胞間相互の情報交換を行う gap junction があり，通常では血液成分は透過しないが，炎症などにおいて内皮細胞間が開き，物質の透過性が亢進する．内皮細胞の内腔側と内膜側の細胞膜に小窩があり，細胞質内の飲小胞と連絡して選択的物質透過を行っている．内皮細胞は通常の細胞内小器官のほか，血液凝

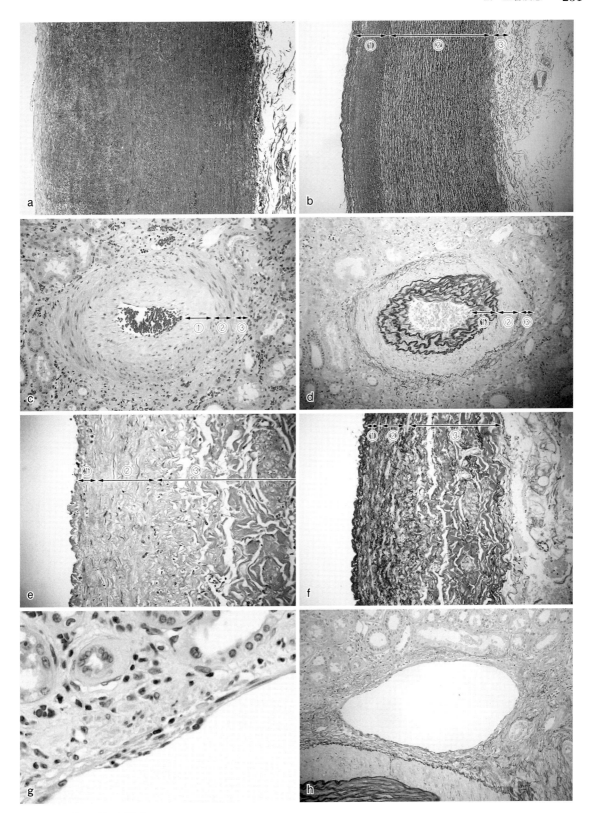

図27 血管の種類と構造
a,b:弾性型動脈(腹部大動脈),c,d:筋型動脈(腎内動脈),e,f:大型静脈(下大静脈),g,h:中型静脈(腎静脈).①:内膜,②:中膜,③:外膜.a,c,e,g:HE染色,b,d,f,h:弾性線維染色.

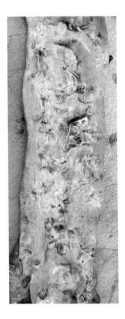

図28 粥状硬化（腹大動脈）
内腔面に黄色の脂肪斑がみられる．

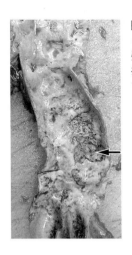

図29 粥状硬化の複合病変（腹大動脈，石灰化と血栓）
壁が粥状硬化，石灰化によって拡張性となり，血栓が形成されている（矢印）．

固第Ⅷ因子を入れているバイベル・パラーデWeibel-Palade小体を有しているほか，抗血栓因子や抗線溶阻止因子，サイトカイン，接着因子，増殖因子，血管作動性物質，細胞外基質を産生している．

2）平滑筋細胞 smooth muscle cells

平滑筋細胞は内膜および中膜の構成細胞で，血管の収縮や拡張に関与するほか，膠原線維，プロテオグリカン，サイトカイン，増殖因子を産生する．内膜および中膜の平滑筋細胞は形態学的に細胞骨格フィラメントが多く，細胞小器官の少ない収縮型と，粗面小胞体が著明に増加し細胞骨格フィラメントの少ない合成型がある．中膜筋細胞は収縮型が多いが，内膜直下の平滑筋細胞は内膜へ遊走し，合成型となって内膜の弾性線維，膠原線維，基質などを産生し，動脈硬化を起こす．

2. 動脈疾患 arterial diseases
a. 動脈硬化 arteriosclerosis

動脈硬化は，通常，粥状硬化，小・細動脈硬化，メンケベルクMönckeberg型硬化に分類されるが，臨床病理学的に重要なのは前二者である．この成り立ちの基本は内膜における増殖と侵入にある．増殖とは内膜における平滑筋細胞の増殖，基質や線維の形成で，侵入とは内膜におけるβ-リポタンパクなどの脂質［ことに低比重リポタンパク（LDL）コレステロール］などを有する血漿の浸潤とそれらのうっ滞で，この増殖と侵入のさまざまな組み合わせによりさまざまな型の動脈硬化が生ずる．

1）粥状硬化 atherosclerosis

粥状硬化は大動脈などの大型動脈や中型動脈に生じ，肥厚した内膜の深層に粥腫（アテローム），すなわち脂質（遊離型およびエステル型コレステロール，中性脂肪，リン脂質，糖脂質），カルシウム，組織の壊死崩壊物の集積が生じ，表層には線維化組織からなる線維性被膜を形成した病変である．アテローム周囲には細胞質が泡沫状となった泡沫細胞がみられ，線維性被膜にも泡沫細胞やリンパ球が散在性に浸潤している（図28）．

a）粥状硬化の複合病変 complications of atherosclerosis

複合病変には潰瘍，血栓，石灰化があり（図29），大動脈粥状硬化に伴った潰瘍は壁の脆弱性のため動脈瘤の原因となる．また，頸動脈の潰瘍は剝離血栓を伴い，一過性脳虚血発作の原因となる．血栓は潰瘍部や粥状硬化部に形成され，血管内腔を閉塞し，梗塞を引き起こす．石灰化は粥腫周囲組織や粥腫内にカルシウム塩を沈着し，弾性の低下をきたし，潰瘍形成を発生しやすくする．冠状動脈の複合病変は狭心症や心筋梗塞の原因となり，内頸動脈や脳動脈の複合病変は一過性脳虚血発作や脳梗塞の原因となる．腹大動脈の粥状硬化は腹大動脈瘤を形成し，下肢の動脈では粥状硬化を基盤とした血栓性閉塞により下肢の壊疽を起こす．粥状硬化のアテロームは，表面を覆う線維性被膜の破裂によりアテローム成分が流血中へ流出して，諸臓器にアテローム塞栓を形

成し，梗塞を発症する．

b）粥状硬化の成り立ち pathogenesis of atherosclerosis

動脈病変は胎児期より発生していると考えられ，大動脈では胎齢6ヵ月頃より内膜肥厚が観察されるが，この内膜肥厚が数十年経過して若年者の胸部大動脈に生ずる線条脂肪斑から，さらに数十年経て粥状硬化となるが，これらの病変の進展にはさまざまな因子が働いている．

粥状硬化の成り立ちは，さまざまな内皮細胞傷害因子によって内皮細胞が透過性亢進を示し，脂質を含む血液成分の内膜への侵入，単球・リンパ球の浸潤が生じ，単球はマクロファージに変化して内膜の脂質を貪食し，泡沫細胞へと変化する．内皮細胞傷害により内皮面に血小板が付着して血小板より増殖因子が放出され，さらに内膜のマクロファージも増殖因子を放出して，中膜から平滑筋細胞を内膜へ遊走させるとともに，内膜においても平滑筋細胞を増殖させ，増殖した筋細胞は膠原線維，弾性線維，ムコ多糖を産生し，内膜肥厚を起こす．この一連の病変が反復して起こることにより，粥状硬化が形成されると考えられている．

内皮細胞傷害は，血管透過性亢進を生ずるとともに，内皮細胞の接着因子である VCAM (vascular cell adhesion molecule)-1 の発現や ICAM (intercellular adhesion molecule)-1 の発現増強をもたらして，単球などの白血球の内皮への接着を起こす．また，内皮は炎症性サイトカイン［インターロイキン(IL)-1，IL-6，IL-8，腫瘍壊死因子(TNF)］を産生し，白血球の接着・遊走を促進する．

単球が内皮に接着後，内皮に生じた走化性因子により内膜へ侵入し，マクロファージとなり，変性LDLをスカベンジャーレセプターで細胞内に取り込み泡沫細胞となって内膜に集積するとともに，マクロファージは血小板由来増殖因子(PDGF)，線維芽細胞増殖因子(FGF)，TNF，IL-1，インターフェロン(IFN)α，トランスフォーミング増殖因子(TGF)βを産生して平滑筋細胞の増殖を促進する．一方，インターフェロンαやTGFβは平滑筋細胞の増殖を抑制する．また，IL-1やTNFは内皮細胞に作用し血栓形成を促進させる．

以上のように，血液細胞，動脈壁細胞やこれらの細胞の産生するサイトカイン，接着因子などが相互

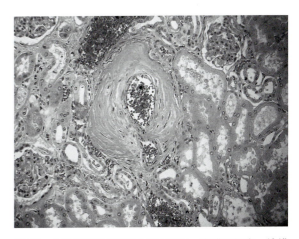

図30 小動脈硬化症（腎小葉内動脈，内膜の細胞・線維性肥厚）
内膜に平滑筋細胞，膠原線維が増生し，内腔が狭小化している．

に活発に作用し，粥状硬化が形成される．

c）粥状硬化の危険因子 risk factors of atherosclerosis

危険因子は多数挙げられているが，そのうちで脂質異常症，高血圧，喫煙，糖尿病，肥満は5大危険因子といわれ，そのほかに年齢，男性，遺伝的要因（家族性高脂血症），ストレス，職業（事務職）などが挙げられている．

■検査事項

血液中の脂質は，遊離脂肪酸以外はすべて球状のリポタンパクとして血液中を流れており，その比重によりカイロミクロン，超低比重リポタンパク(VLDL)，LDL，高比重リポタンパク(HDL)に分類される．カイロミクロンは小腸で吸収された脂質で，VLDL は肝で合成された脂質である．両者ともにトリグリセリドが多い．LDL はコレステロールの多い脂質で，肝で合成された VLDL が血中で変化した代謝産物で，動脈硬化の原因となる脂質である．HDL は肝や腸より分泌されるものとカイロミクロンや VLDL の代謝過程で生成されるものがあり，組織や細胞のコレステロールを肝へ逆転送する働きを有し，動脈硬化を抑制する．

血清脂質の正常値は総コレステロール 220 mg/dL 以下，中性脂肪 150 mg/dL 以下，HDL 40 mg/dL 以上，LDL 150 mg/dL 以下である．

2）小・細動脈硬化症 arteriolosclerosis

中膜筋細胞層が1〜数層の臓器内小・細動脈にみ

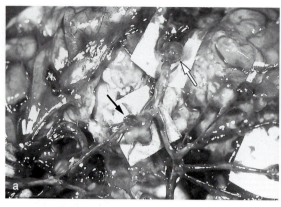
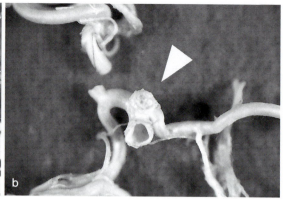

図31 脳動脈瘤(囊状)
a：多発脳動脈瘤(黒矢印：中大脳動脈・後交通動脈分岐部動脈瘤，白矢印：中大脳動脈分岐部動脈瘤)．b：中大脳動脈・後交通動脈分岐部動脈瘤(矢頭)．

られる硬化で，脳の小型梗塞，良性腎硬化症の原因となる．組織学的に内膜に硝子物質が沈着した内腔狭小化を示す硝子様肥厚(腎細動脈，脾中心動脈，脳内動脈，膵・子宮・精巣内小動脈)，内膜に層状に弾性線維を形成した層状弾性増生(腎小動脈)，平滑筋細胞と膠原線維，弾性線維よりなる細胞・線維性ないし線維性内膜肥厚(全身臓器)などがある(図30)．

3）メンケベルク型動脈硬化 Mönckeberg arteriosclerosis

メンケベルグ型動脈硬化症は主に四肢および骨盤内の筋性動脈で認められる．組織学的に内弾性板近傍に粗大な石灰化を認める．本症は糖尿病に高率，高齢者に高頻度に認める．

b. 動脈瘤 aneurysms

動脈瘤は壁が限局性に拡大したもので，外見的な形から紡錘状ないし囊状に分けられる．また，動脈壁が限局性に拡大した真性動脈瘤と，外傷などにより動脈壁が離断し，その部が結合組織からなる壁で形成された動脈瘤(仮性動脈瘤と呼ぶ)に分けられるが，大部分の動脈瘤は真性動脈瘤である．

1) 粥状硬化性動脈瘤 atherosclerotic aneurysm
■臨床事項

粥状硬化性動脈瘤は一般に無症状で，腹部ではまれに腹痛，動脈瘤に形成された血栓の塞栓による下肢の虚血症状，腹部腫瘤などを訴え，CTやX線などの検査で気付かれる．腹部大動脈瘤の合併として最も危険なことは大動脈瘤の破裂による出血で，ショックにより死亡することが多い．予防的治療としては現在，人工血管による置換が行われている．脳底動脈の粥状硬化性動脈瘤は，破裂によりくも膜下出血を発症することがある．

■病理事項

粥状硬化性動脈瘤の大部分は大動脈に発生し，まれに総腸骨動脈や脳底動脈に認められる．形は紡錘状で，囊状はまれである．組織学的には粥状硬化巣のアテロームは潰瘍形成により大部分消失し，アテロームの痕跡を一部にみるのみで，中膜は筋細胞が消失，線維性組織で置換され，弾性線維の残存をみることがある．

2) 脳動脈瘤 cerebral aneurysm (図31)

脳動脈瘤破裂によるくも膜下出血を発症するが，本症は若年から認められ，50歳代にピークを有する疾患である．脳出血，脳梗塞の発症が減少している現在でも発症に減少が認められず，その予防は脳ドックにより脳動脈瘤を発見し，早期に治療する方法のみである．

■臨床事項

破裂のない脳動脈瘤は通常，無症候性であるが，動脈瘤の破裂によるくも膜下出血は突然の激しい頭痛で発症し，嘔吐，項部硬直，ケルニッヒ Kernig 徴候などの特徴的症状を示し，約50％は死亡する．また，くも膜下出血後に遅発性脳動脈攣縮による脳梗塞の合併を起こし，死因となることもある．治療は主に外科的治療(動脈瘤頸部クリッピング，動脈

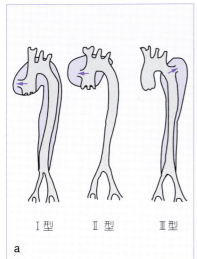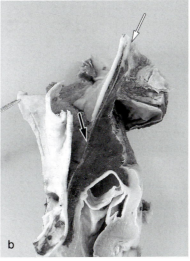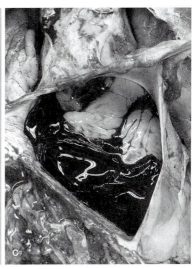

図32 動脈解離(DeBakeyの分類)
a：DeBakeyの分類．b：上行大動脈解離．上行大動脈支部に解離が生じ，内膜から外膜に出血している．黒矢印：裂孔，白矢印：偽腔．c：bの症例の出血が心嚢内に波及し，心タンポナーデが生じている．

瘤コイル塞栓術)が適応となる．
　動脈瘤の発生に高血圧の関与が考えられるが，統計的に高血圧は危険因子としての重要度は少ない．

■病理事項

　脳動脈瘤は分岐部に木の実状に発生することからベリーberry動脈瘤といわれている．動脈瘤の発生要因としては，Y字形分岐部の先天性中膜欠損が考えられるが，内頸動脈瘤などは中膜欠損のない部に形成されており，中膜欠損は内頸動脈瘤では発生要因ではない．動脈瘤発生要因としては分岐部中膜欠損は1つの要因であるが，血行力学的影響を最も受けやすい構造，すなわち分岐角度が鈍角，前交通動脈は左右の太さが異なる，内頸動脈・後交通動脈では後交通動脈が太いなどが発生要因として重要であり，各分岐部で動脈瘤発生要因は異なる．脳動脈瘤は破裂によりくも膜下出血を発症するが，動脈瘤の破裂は内頸動脈瘤が最も多く，次いで前交通動脈瘤，中大脳動脈瘤・前大脳動脈瘤，脳底動脈瘤の順であるが，発生した前交通動脈瘤の破裂の危険度はほかの動脈瘤に比し最も高い．
　検査では，髄液は血性である．脳血管撮影により分岐部に動脈瘤が確認され，CTでは大脳周囲の高吸収像が認められる．

3) 動脈解離 arterial dissection

　解離性動脈瘤は，動脈壁内に血液が流入して偽腔を形成し，血管壁内を血液が流れ，流出口より壁内の血液が流れ出す場合と血管壁内に偽腔を形成する場合とがあり，真の動脈瘤でなく，便宜的に動脈瘤と命名されている．大動脈における発症が最も多く，椎骨動脈や脳動脈，腹腔内動脈にも発生する．好発年齢は60～70歳代である．ドベーキーDeBakeyは解離の部位により，Ⅰ型(上行大動脈に発生した解離が総腸骨動脈にまで及ぶもの)，Ⅱ型(上行大動脈に発生した解離が大動脈弓までで止まるもの)，Ⅲ型(左鎖骨下動脈のすぐ下から発生した解離が総腸骨動脈に及ぶもの)に分類し，このDeBakey分類(図32a)が用いられてきたが，近年では上行大動脈に解離があるスタンフォードStanford A型と上行大動脈に解離のないSranford B型の分類が多く用いられている．

■病因

　動脈の解離の原因は動脈壁の脆弱化による．一般に，限局性の弾性線維や筋細胞の消失と粘液様物の貯留を示した嚢胞性中膜壊死 cystic medial necrosisといわれる病変がある．これらの病変の形成原因は不明であるが，先天的結合組織の代謝障害であるマルファンMarfan症候群にも同様の病変がみられ，なんらかの原因で結合組織代謝異常が生じたものと考えられる．

■臨床事項

　動脈解離は高血圧症を既往症としてもっている例が多い．動脈解離の発症は急激で，胸や胸背部に激

痛を訴え，心筋梗塞と誤診されることが多いが，心電図所見に乏しく，エコー，CT，MRIにて偽腔を確認することが診断の助けとなる．外科手術が適応となるが，発症例の1/3は24時間以内で死亡し，生存例の約半数が3ヵ月以内に死亡するといわれている．

■病理事項

解離を示す大動脈の上行大動脈には内膜に1〜3cmの亀裂が生じ（図32b），大動脈は内2/3と外1/3とに解離し，この解離が腕頭動脈，総頸動脈，腎動脈，上腸間膜動脈，腸骨動脈，大腿動脈に及ぶことがある．また，解離部の下部大動脈に新しい亀裂を生じて血液の流出口となり，解離した偽腔により血流が再開されることがある．解離腔より外膜側へ破裂が生じ，心嚢内出血による心タンポナーデ（図32c）や胸膜内出血，縦隔出血，後腹膜出血を起こし，死因となることが多い．

4）感染性動脈瘤 infective aneurysm

動脈壁への感染により壁が脆弱化して動脈瘤を形成するもので，細菌性心内膜炎の続発症として発症することが多く，大動脈や脳動脈に生じ，脳動脈においては脳出血の原因となる．梅毒性大動脈中膜炎による動脈瘤は胸部大動脈に生じ，嚢状の動脈瘤を形成する．

c. 血管炎 vasculitis

血管炎は各種血管に生ずる炎症性疾患で，大型血管のみを侵すものから，系統的に全身の血管を侵すものまでさまざまである．大動脈炎症候群，側頭動脈炎，結節性動脈周囲炎，川崎病などは原因不明であるが，スピロヘータ（梅毒性大動脈炎）やウイルスなどの感染による動脈炎，免疫反応による血管炎〔DNA抗体による血管炎：全身性エリテマトーデス（SLE）など，抗好中球細胞質抗体（ANCA）による血管炎：ウェゲナー Wegener 肉芽腫症など〕，抗B型肝炎ウイルス抗体などによる血管炎がある．

血管炎の分類は血管の太さによる分類が主流で，Chapel Hill の分類が用いられている．

1）大動脈炎症候群 aortitis syndrome

大動脈炎症候群は日本に多くみられる疾患で，1908年に，高安が若年女性症例を報告したことにより高安病ともいわれ，その後，上肢動脈拍欠損，特有な眼底所見，頸動脈洞反射亢進などが主徴として

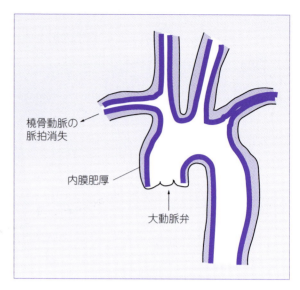

図33　大動脈炎症候群

挙げられ，脈なし病と命名されたが，1965年より大動脈炎症候群と改められた．病因は不明で，本疾患は，大動脈とその主要分枝および肺動脈に局在する特殊な，おそらく感染を引き金とする自己免疫機序により発生する動脈炎に起因する症候群である（図33）．

■臨床事項

本症は女性に多い疾患で，男女比は1：8〜9.4である．主要症状は，めまい，頭痛，失神発作，片麻痺などの頭部乏血症状，脈拍消失，血管痛，微熱などである．MRIやCTでは血管の狭窄や拡張などの病変が確認される．

■病理事項

本症は次の4型に大別される．

Ⅰ型：古典的な病型で最も多く，大動脈弓分枝の腕頭，左右総頸，左右鎖骨下動脈に内膜肥厚による高度狭窄および閉塞を認めるもの

Ⅱ型：異型大動脈狭窄型で，胸・腹部大動脈および腹腔動脈，上腸間膜動脈，腎動脈などに内膜肥厚による狭窄性病変を示すもの

Ⅲ型：広範囲型で，大動脈弓分枝の閉塞性病変と胸腹部大動脈およびその主要分枝に広範囲に病変の存在するもの

Ⅳ型：拡張病変型で，動脈瘤を合併するもの

肉眼的に病変部の外膜の著明な肥厚と，中膜の肥大，内膜肥厚を示し，狭窄型では内膜肥厚による内

腔狭小化がみられる．

組織学的に，内膜は細胞線維性肥厚を示すが，炎症細胞浸潤はほとんどみられない．中膜にはびまん性にリンパ球，形質細胞，組織球浸潤があり，多核巨細胞を有する肉芽腫が多数形成され，巨細胞による断片化した弾性線維の貪食像が観察される．外膜においてもリンパ球，形質細胞浸潤が著明で，栄養血管周囲には肉芽腫が形成される．

非活動期は外膜や中膜に膠原線維の増殖の著しい瘢痕化を示す．

■検査事項

赤血球沈降速度（赤沈）の亢進，CRP陽性，白血球増多，γ-グロブリン，IgG，IgA増加などの炎症反応所見のほか，貧血，凝固能亢進などを示す．

2）側頭動脈炎 temporal arteritis

側頭動脈炎は巨細胞性動脈炎，肉芽腫性動脈炎ともいわれ，高齢者に好発し，側頭動脈のみならずほかの動脈系も侵すことがある．

■臨床事項

側頭動脈炎は50歳以上で発症し，頭痛，発熱などが初発症状で，主要症状は側頭・後頭部痛，筋・関節痛，眼症状である．眼症状は失明に至る視力障害や眼底異常などである．側頭動脈炎の局所症状は局所疼痛，索状肥厚，怒張・蛇行などである．

■病理事項

浅側頭動脈が最も罹患頻度が高いが，眼動脈，網膜毛様体動脈，頸部椎骨動脈，外頸・内頸動脈，まれに脳内動脈にも発生することがある．そのほか大腿動脈，肺動脈，冠状動脈，腎動脈，腸間膜動脈，腕頭動脈などにも発生する．

病理組織学的に，病変は主として中膜に発生し，単球，好中球，好酸球浸潤と多核巨細胞からなる肉芽腫を形成した動脈炎で，内弾性板の破壊と内膜肥厚を伴っている．弾性線維片を貪食した多核巨細胞で特徴的である．

■検査事項

赤沈の亢進，CRPの陽性，好中球増多，好酸球増多，γ-グロブリンの増加，フィブリノーゲンの上昇などがある．

3）バージャー病 Buerger disease

本症は青壮年男子の下肢の中小動脈に好発する慢性動脈閉塞で，閉塞性血栓血管炎 thromboangiitis obliterans（TAO）と呼ばれている．患者の90％以

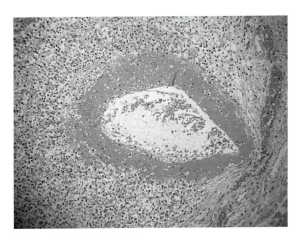

図34 結節性多発動脈炎
腎小葉内動脈中膜にフィブリノイド変性が生じ，平滑筋の脱落，外膜の炎症性細胞浸潤がみられる．

上が喫煙者であることから，タバコが病因と関連があると考えられている．

■臨床事項

50歳以下の男性で喫煙者に多く，動脈閉塞に伴う虚血症状として四肢末梢部のしびれ感，色調異常，筋萎縮，間欠性跛行，安静時疼痛，虚血性潰瘍，壊死が主症状である．

■病理事項

下肢の膝関節より末梢の主幹動脈，趾動脈の血栓性閉塞や，上肢では肘関節より末梢の動脈閉塞を起こす．早期病変部では動脈の血栓性閉塞とこの血栓の器質化に伴った多核巨細胞と組織球の出現がみられ，後期には再疎通腔，血鉄素に富む器質化血栓の組織像を示す．

4）結節性多発動脈炎 polyarteritis nodosa

本症は中型・小型の筋型動脈に発生するフィブリノイド（類線維素）変性を示す動脈炎で，病気の原因は明らかでないが，ANCAの関与が考えられている（図34）．

■臨床事項

高熱（38℃以上，4週以上持続），体重減少，多発関節痛，多発筋肉痛，筋力低下，高血圧，心肥大，腎不全に至る腎障害，皮膚潰瘍などの多彩な症状を示す．

■病理事項

組織学的に，血管炎の状態は4期に分けることができる．

Ⅰ期：変性期で，動脈の中膜壁細胞の壊死や中膜

への線維素の析出がみられる．

Ⅱ期：急性炎症の時期で，動脈の内膜や中膜のフィブリノイド変性，中膜と外膜における好中球浸潤，外膜には線維芽細胞の増加が認められる．

Ⅲ期：肉芽期で，好中球浸潤は少なくなり，内膜肥厚と中膜，外膜におけるリンパ球，形質細胞浸潤と線維芽細胞の著明な増殖が生ずる．

Ⅳ期：瘢痕期で，内膜肥厚による内腔狭小化と中膜，外膜の線維化による瘢痕化である．

■検査事項

赤沈の亢進，CRP陽性，貧血，白血球増加（好中球，好酸球），血小板増多，蛋白尿，血尿，円柱尿，血清クレアチニン増加，高グロブリン血症，リウマトイド因子（RF）陽性などを示す例が多い．

5）顕微鏡的多発血管炎 microscopic polyangiitis

諸臓器の小血管（細小動静脈や毛細血管）の血管壁が炎症が生じ，血栓形成や出血を伴い，その支配領域の虚血，壊死が生じる．主に腎の急速進行性糸球体腎炎（亜急性腎炎）と肺の出血，間質性変化を生じる．次項のチャーグ・ストラウス Churg-Strauss 症候群と異なり，約80％で MPO-ANCA が陽性であり，組織学的に肉芽腫形成がみられず，血管壁の免疫複合体の沈着は認めない（pauci-immune）．

臨床的には腎障害（70～80％），肺障害（40～50％），末梢神経障害（20％）の順に頻度が高く，それぞれが短期間に進行する．

6）チャーグ・ストラウス症候群 Churg-Strauss syndrome

Churg-Strauss症候群はアレルギー性肉芽腫性血管炎ともいわれ，病理学的には肺を含む全身の小動静脈のフィブリノイド変性を示す壊死性血管炎と好酸球浸潤を伴う血管外の肉芽腫形成を特徴とする．発症は，Ⅰ型アレルギー（気管支喘息，IgE高値，好酸球増多），Ⅲ型アレルギー（壊死性血管炎），Ⅳ型アレルギー（肉芽腫形成）によると考えられる．

臨床的に，気管支喘息，発熱，神経炎，皮膚症状（紫斑，皮下出血，有痛性皮疹），心不全，消化器症状，腎症状などの症状を示す．

検査では，好酸球増多，血小板増多，IgE増多，赤沈亢進，RF陽性などが認められる．

7）ウェゲナー肉芽腫症 Wegener granulomatosis

Wegener肉芽腫症はELK分類表に示される上気道（E：耳・眼・鼻・咽頭）の壊死性肉芽腫で始ま

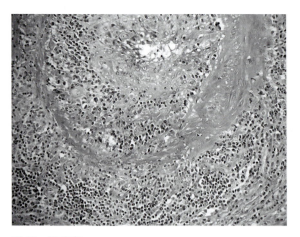

図35　川崎病
小動脈中膜のフィブリノイド壊死，外膜の炎症性細胞浸潤．

り，次に下気道（L：肺）の壊死性肉芽腫病変，さらに腎（K）に半月体形成性糸球体腎炎を生ずる．臨床経過は一般にEのみ，EL，Lの時期が続き，次いでELK，EK，LKが起こることが多い．

臨床的には30～50歳代の中年層に多く，発熱，鼻汁，鼻出血，中耳炎，嗄声などの上気道症状と発疹，関節痛，喀血，眼症状（上強膜炎，角膜炎），血尿，タンパク尿などの症状を訴える．

組織学的に，病変部には肉芽腫と血管炎がみられ，肉芽腫は壊死巣を囲んだ多核巨細胞，リンパ球，好中球，形質細胞からなり，血管病変は小細動脈のフィブリノイド変性を示す壊死性血管炎である．

■検査事項

本疾患に特異的に症状の活動と相関する好中球細胞質内の顆粒のプロテイナーゼ3（PR-3）に対応した抗原に対するANCAが陽性となる．そのほか赤沈亢進，CRP陽性，RF陽性，γ-グロブリン増加，補体価（CH_{50}）上昇，白血球増加，タンパク尿，血尿などが認められる．

8）川崎病 Kawasaki disease

本症は乳幼児に発生する疾患で，1967年，川崎富作博士によって初めて報告され，いまだその病因は不明である．当初予後良好な疾患と考えられていたが，心筋梗塞で死亡する例や冠動脈狭窄，動脈瘤などの後遺症や，現在では高度な冠動脈硬化症の発生などが問題になっている．罹患者の死亡率は0.08％である．

臨床的に発熱,発疹,手足の硬性浮腫,指趾先端の紅斑,膜様落屑(回復期),眼球結膜の充血,口唇の紅潮,いちご舌,リンパ節腫脹などが挙げられる.

病理学的に冠状動脈を中心とした血管炎を特徴とし,早期(stage I)は好中球,リンパ球浸潤を主とした小細動静脈炎で始まり,中型・大型動脈の内膜炎,外膜炎を示す.中期(stage II)は中型動脈炎が主体で,内・中・外膜の汎血管炎を示し,内膜は単球浸潤を中心とした細胞浸潤がみられ,壊死性血管炎類似の組織所見を示すが,フィブリノイド変性はきわめて弱い(図35).冠状動脈では動脈瘤や血栓形成を示す.後期(stage III)は肉芽期で,内膜肥厚のほか中膜・外膜に肉芽形成を示す.瘢痕期(stage IV)は動脈病変の瘢痕化と内膜肥厚がみられる.

検査では心電図の変化,タンパク尿,白血球増加,IL-1,TNFなどのサイトカインの増加が認められている.

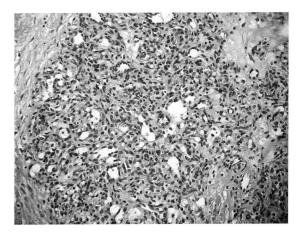

図36 毛細管性血管腫
皮下に毛細血管が結節性に増生している.

3. 静脈・リンパ管疾患 diseases of veins and lymphatic vessels

a. 静脈瘤 varix

静脈瘤は,内腔が拡張し蛇行を示した静脈で,下肢の表在静脈に好発する.肝硬変の場合には食道粘膜下静脈瘤や腹壁皮下静脈瘤が発生する.

臨床的に下肢静脈瘤は成人に多く,女性に好発する.また,家族性発生をみることがある.

外見的には皮下の蛇行を示した隆起した静脈で,下肢の浮腫や潰瘍,肺塞栓を起こす.また,長期の浮腫により皮膚の肥厚を示したうっ血性皮膚炎を起こす.

組織学的に,静脈瘤内膜は一般に肥厚していることが多いが,部位により著しい菲薄化を示す.内膜には肥厚や血栓の器質化などが認められる.

b. 血栓性静脈炎 thrombophlebitis

血栓性静脈炎は,うっ血により,有痛性浮腫が静脈周囲に起こることから静脈炎といわれる.

組織学的に,血栓形成を示した静脈で,炎症の結果の静脈血栓症を意味するものでない.

心不全,肥満,妊娠,長期臥床などは静脈血栓形成の誘因となり,下肢や骨盤内静脈血栓は肺塞栓症の原因となる.脳硬膜静脈洞の血栓は脳循環障害を起こし,死に至ることがある.また,有痛性白股症は妊婦に生ずる大腿・腸骨静脈血栓症で,遊走性血栓性静脈炎 migratory thrombophlebitis は下肢の多発静脈血栓症である.

c. リンパ管炎 lymphangitis

リンパ管炎は,皮膚などから菌が侵入しリンパ管内に菌が入った場合に発症するが,一般には少ない.しかし,リンパ管における炎症では皮下に線状発赤として観察され,その際には所属リンパ節の炎症を発症する.

癌性リンパ管炎はリンパ管内への腫瘍塞栓の状態を示している.

4. 血管・リンパ管腫瘍 tumors of blood vessels and lymphatic vessels

a. 血管腫 hemangioma

血管腫は乳児や小児に多くみられる腫瘍で,一般に真の腫瘍でなく,奇形ないし過誤腫と考えられている腫瘍が多い.血管腫の好発部位は皮膚や皮下組織であるが,内臓諸臓器,骨格筋,骨,脳などにも認められる.

1) 毛細管性血管腫 capillary hemangioma

肉眼的にポートワイン斑 portwine spot といわれる赤色の地図状形態を示し,組織学的に腫瘍は毛細血管状の壁の薄い小血管からなり,間質結合組織は少ない(図36).

臨床的に腫瘍は赤色で,数mm～数cmの大きさを示し,皮膚,皮下組織,口腔や口唇粘膜に発生する.皮膚では顔面に最も多く,頸部,体幹にも好発

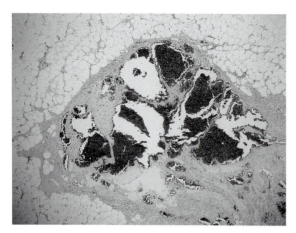

図37 海綿状血管腫
皮下軟部組織に巣状に拡張した血管腔の増生がみられる．

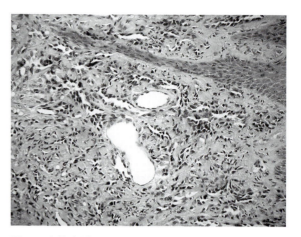

図38 血管肉腫
血管腔が増生し，内皮細胞の増生，核の肥大，核形不整がみられる．

し，内臓では肝，脾，腎などにも発生する．

2) 海綿状血管腫 cavernous hemangioma

肉眼的に紫紅色ないし青紅色を示す深在性腫瘍で，腫瘤を形成し，圧迫で縮小する．

臨床的に皮膚，粘膜における発生が多いが，肝，膵，脳などにもみられる．フォンヒッペル・リンダウ von Hippel-Lindau 病では小脳，脳幹部，眼底などに血管腫が発生する．

組織学的に大小の血管腔と血管の間に結合組織が介在している（図37）．

3) 血管内皮腫 hemangioendothelioma

血管内皮腫は真の腫瘍で，良性と悪性の境界に位置し，腫瘍細胞の細胞質の豊富な上皮様細胞からなる上皮様血管内皮腫は悪性と分類されることもあり，術後再発や転移をみる．

臨床的に本腫瘍は若年者の顔面，頭部に好発し，大きさは数mm～10cmに及ぶものもある．色は鮮紅色，深部で淡青色を示す．小児のいちご状血管腫 strawberry mark といわれる腫瘍では生後1年で大きさは一定となり，その後徐々に縮小し，3～4歳で自然に消失する．

組織学的に毛細血管類似の小血管形成を示し，内皮細胞は血管内腔や血管外での増殖を示す．

4) 血管肉腫 angiosarcoma (hemangiosarcoma)

血管肉腫はまれな腫瘍で，高齢者に好発するほか，慢性リンパうっ滞性浮腫の部位やX線照射部位に発生しやすい．

肉眼的に腫瘍は赤色ないし青紫色で，潰瘍や感染を合併しやすい．

臨床的に血管肉腫は高齢者（70～80歳）の頭部や顔面中央の皮膚および皮下組織に発生するが，無症状で，発育に伴って出血しやすい潰瘍を形成する．

組織学的に核異型を示した腫瘍細胞は大小の血管腔を形成し，腔内に腫瘍細胞の乳頭状増殖をみることが多い．また血管腔形成がなく，髄様増殖部もみられる．これらの組織は血液凝固第Ⅷ因子抗体，*Ulex europaeus*-1 レクチン，CD34で陽性に染色され，内皮細胞であることが確認できる（図38）．

5) カポジ肉腫 Kaposi sarcoma

本疾患は1869年Kobnerによって最初に報告されたが，Kaposiが特発性多発性色素性皮膚肉腫として詳細に報告したことにより命名された疾患である．本疾患は当初，地中海沿岸住民やユダヤ人，ザイールやウガンダの人々に生ずる疾患とされていたが，現在では臓器移植後の免疫抑制例やAIDS患者に多く発生している．95％以上でヒトヘルペスウイルス8型（HHV-8）の感染が認められ，発癌に中心的役割を果たす．

■臨床事項

本疾患は男性に多く，AIDS患者の1/3に発生する．腫瘍は下肢に生じ，初期に紫色の斑状病変を示すが，その後丘状から結節状となり，これらの病変が癒合し，潰瘍を形成する．

■病理事項

組織学的に，初期の斑状病変部では既存の血管周囲に毛細血管の増殖を示し，この毛細血管が既存の

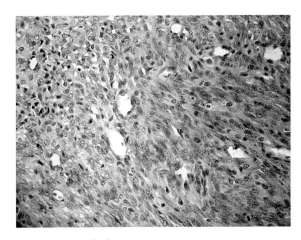

図39 Kaposi肉腫
血管腔が不明瞭となり，増生した紡錘状細胞間に裂隙状の血管腔がみられる．

血管腔内に岬状に突出する特徴がある．丘状の病変の時期では紡錘状細胞が膠原線維の間や血管周囲に増殖し，紡錘状細胞は赤血球を入れた裂隙をつくる（図39）．結節病変では肉眼的に紫色調で，境界明瞭なドーム状隆起を示した結節を形成し，線維肉腫様に紡錘状細胞の増殖が強く，出血，硝子球やヘモジデリン貪食マクロファージ，リンパ球，形質細胞浸潤が認められる．

b．**リンパ管腫** lymphangioma

リンパ管腫は血管腫と同様に過誤腫 hamartoma と考えられる．出生時に発見され，出生後発育する腫瘍である．一般にみられるリンパ管腫は次の3種，すなわち，①毛細管性リンパ管腫，②海綿状リンパ管腫，③嚢胞性リンパ管腫である．

1) **毛細管性リンパ管腫** capillary lymphangioma

毛細管性リンパ管腫はまれな腫瘍で，頸部や頭部の皮下組織，腋窩などに好発する．

肉眼的には隆起性ないし扁平な腫瘤を形成し，皮下組織や粘膜下組織にみられる．周囲との境界は明らかで，圧迫により退縮する．

組織学的には，内皮で覆われたリンパ管腔が網状にみられ，内腔には少数のリンパ球をみるが，赤血球はみられない．

予後は良性の経過をとり，悪性化はなく，摘出後，再発はみられない．

2) **海綿状リンパ管腫** cavernous lymphangioma

海綿状リンパ管腫は拡張したリンパ管腔よりなる腫瘍で，頸部，腋窩，縦隔，後腹膜などに生ずる．本腫瘍は一般に大きく，発生部位の変形をきたすことがある．腫瘍は軟らかく海綿状で，海綿状腔内にリンパ液を入れている．

組織学的には，内皮細胞で覆われた拡大したリンパ管腔がみられ，壁は薄く，間質にはリンパ球やリンパ性組織をみることがある．腫瘍の境界は明らかでなく，被膜はない．

予後は，完全な摘出が困難であるので，再発しやすいが，悪性化はない．

3) **嚢胞性リンパ管腫** cystic lymphangioma

嚢胞性リンパ管腫（ヒグローマ hygroma）は海綿状リンパ管腫に比し，リンパ腔は大きく，壁は厚く，壁に筋細胞などがみられる．この腫瘍と海綿状リンパ管腫との区別は困難な場合があり，また両者の混在もしばしばみられる．

好発部は頸部で，頸部に発生した場合には hygroma cysticum colli と呼ばれ，頸部に大きな腫瘤を形成する．

各論

II. 呼吸器疾患

> **まとめ**
> 1. 呼吸器疾患は，肺炎などの感染性疾患，喫煙を主な原因とする慢性閉塞性肺疾患，アレルギー性肺疾患，間質性肺炎，肺癌，悪性中皮腫など多岐にわたる．
> 2. 呼吸器疾患の中でも感染症はきわめて頻度が高く，主要な位置を占める．細菌感染による肺炎は死亡原因となることも多い．また，肺結核は近年，免疫不全者，高齢者，未感染の若年者などで再び流行し，再興感染症といわれている．
> 3. 肺癌の主な組織型には，腺癌，扁平上皮癌，小細胞癌，大細胞癌がある．肺癌は中高年に多く，日本の悪性新生物の死亡数のうち第1位を占め，しかも罹患率・死亡率ともに増加している．
> 4. 悪性中皮腫は胸膜に原発する悪性腫瘍の代表的存在で，アスベスト(石綿)の曝露と強い因果関係がある．発症するまで長い年月を要することから産業での使用が禁止された後も患者は増加し続けている．有効な治療法は少なく，予後不良である．

A 呼吸器系の構造と機能

1. 呼吸器系の概観(図1)

呼吸器系の主な機能は，血液中へ酸素を取り込み二酸化炭素を放出すること，すなわち外呼吸である．このガス交換の経路を気道 airway といい，外から順に鼻腔，副鼻腔，咽頭，喉頭，気管，気管支，細気管支よりなる．このうち鼻腔から喉頭までを上気道，気管から細気管支までを下気道という．気道は換気を行うとともに，吸気中の異物除去や，粘液分泌による粘膜面の保護など，生体防御機構の一翼も担う．肺内に取り込んだ空気と毛細血管内の血液との間でガス交換が行われる肺の末梢領域を呼吸帯または気腔といい，呼吸細気管支，肺胞道，肺胞囊，肺胞よりなる．

右肺は上葉，中葉，下葉の3葉，左肺は上葉(舌区を含む)，下葉の2葉よりなる．それぞれの葉 lobe は各々2～4個の区域 segment に分かれ，それらは多数の小葉 lobule よりなる．小葉は3～5個の細葉 acinus で構成され，胸膜と小葉間間質で区画される．

2. 気道の構造(表1)

上気道のうち，鼻前庭，中咽頭，下咽頭，喉頭の粘膜上皮は重層扁平上皮であり，鼻腔後部，副鼻腔，上咽頭の粘膜上皮は多列線毛円柱上皮である．

下気道のうち，気管は縦隔内で食道の前方にあり，左右に分岐して主気管支となり，肺門部から左右の肺に入る．肺内で分岐して，葉気管支，区域気管支を経て，計6～12回分岐を繰り返して細気管支

表1 呼吸器系の構造

		上 皮	その他の特徴
上気道	鼻腔,副鼻腔	多列線毛円柱上皮 重層扁平上皮(鼻前庭のみ)	鼻腔は嗅粘膜を含む
	咽頭,喉頭	重層扁平上皮 多列線毛円柱上皮(上咽頭のみ)	咽頭は消化器の一部でもある 喉頭は声帯を含む
下気道	気管,気管支	多列線毛円柱上皮	軟骨・気管支腺(気管腺)あり 径1~2mmまで
	細気管支 *最末梢は終末細気管支	線毛円柱上皮(クララ細胞あり)	軟骨・気管支腺なし
呼吸帯	呼吸細気管支	線毛円柱上皮(クララ細胞あり) Ⅰ型,Ⅱ型肺胞上皮細胞	気道と呼吸帯の境界
	肺胞道,肺胞嚢	Ⅰ型,Ⅱ型肺胞上皮細胞	
	肺 胞	Ⅰ型,Ⅱ型肺胞上皮細胞	径約200μm

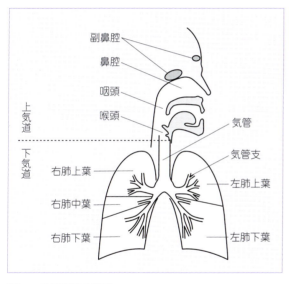

図1 呼吸器系の構造
気道は外から順に鼻腔,副鼻腔,咽頭,喉頭,気管,気管支,細気管支よりなる.このうち鼻腔から喉頭までを上気道,気管から細気管支までを下気道という.肺は左右に分かれており,右肺は上葉,中葉,下葉の3葉,左肺は上葉(舌区を含む),下葉の2葉よりなる.

に移行する.気管・気管支の粘膜は多列線毛円柱上皮で覆われ,上皮を構成するのは線毛円柱上皮細胞,杯細胞,基底細胞およびクルチツキー Kulchitsky 細胞(神経内分泌細胞)である.粘膜上皮直下には基底膜があり,その下の間質には平滑筋,気管支腺(気管腺)があり,さらに外側には軟骨がある(図2).細気管支には軟骨,気管支腺がなく,粘膜上皮にはクララ Clara 細胞が混在する.細気管支で最も細い部分を終末細気管支といい,それより末梢の肺組織が細葉である.クララ細胞は界面活性物質を分泌し,気管支粘膜幹細胞としての役割を有する.

3. 呼吸帯の構造

終末細気管支が分岐すると呼吸細気管支になる.さらに分岐して肺胞道になると壁はすべて肺胞よりなり,肺胞道は肺胞嚢として盲端に終わる.呼吸帯の基本単位である肺胞は径200μm前後の空胞で,内面は扁平なⅠ型肺胞上皮細胞と立方状から半円状のⅡ型肺胞上皮細胞で覆われる(図3).Ⅱ型肺胞上皮は界面活性物質を分泌し,分裂能を有する.肺胞中隔には毛細血管があり,ガス交換は肺胞上皮細胞,基底膜,毛細血管内皮細胞を通じて行われている.また,肺胞中隔には弾性線維があり,肺胞の構築の重要な要素となっている.

4. 肺の脈管

肺の血管は肺動静脈系と気管支動静脈系よりなる(二重支配).肺動脈は右心室を出て左右に分岐した後,肺門部から肺内に入り,気管支・細気管支に伴走しつつ分岐する.細動脈を経て肺胞中隔の毛細血管となる.

気管支動脈は胸部下行大動脈(または肋間動脈)から分岐し,気管支壁に沿って走行する.

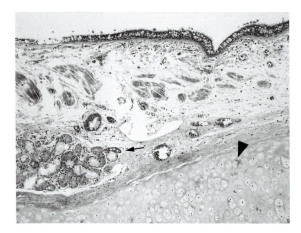

図2 気管支の組織像
気管支の粘膜は多列線毛円柱上皮で覆われ，上皮下の間質には平滑筋，気管支腺(矢印)(気管腺)があり，さらに外側には軟骨(矢頭)がある．

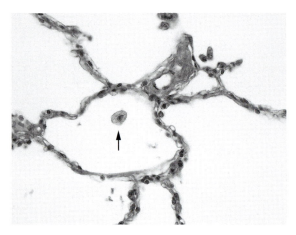

図3 肺胞の組織像
肺胞は径200μm前後で，内面は扁平なI型肺胞上皮細胞と立方状から半円状のII型肺胞上皮細胞で覆われる．肺胞内には少数の肺胞マクロファージ(矢印)もみられる．肺胞中隔には毛細血管があり，肺胞上皮細胞，基底膜，毛細血管の内皮細胞を通じてガス交換が行われる．

肺のリンパ管は肺の末梢から肺門に向かって流れ，肺門リンパ節を経由して胸管に合流する．

B 上気道の疾患

1. 鼻炎 rhinitis・副鼻腔炎[paranasal]sinusitis

■概念/病因と病態発生

鼻炎・副鼻腔炎は鼻腔粘膜とそれに連続する副鼻腔粘膜の急性・慢性の炎症である．

ライノウイルス，アデノウイルスなどの微生物や抗原性物質に曝露することにより炎症が起きる．細菌が二次的に感染することも多い．アレルギー性鼻炎は花粉などの抗原性物質に対するI型アレルギーによる．副鼻腔炎は鼻炎から波及する場合が多い．

■病理所見

急性の鼻炎・副鼻腔炎では粘膜に浮腫，炎症細胞浸潤がみられる．炎症細胞は細菌感染では好中球が，アレルギー性鼻炎では好酸球が主体である．

慢性の鼻炎・副鼻腔炎では粘膜は浮腫状に肥厚し，炎症細胞浸潤，粘液腺の拡張，扁平上皮化生がみられる．鼻粘膜はしばしばポリープ状に突出する(鼻茸 nasal polyp)．また，副鼻腔に膿汁が貯留したり(蓄膿 empyema)，真菌が菌塊を形成することもある．

2. 多発血管炎性肉芽腫症 granulomatosis with polyangitis(ウェゲナー肉芽腫症)

上気道，肺，腎を中心に全身諸臓器の肉芽腫性炎症と血管炎を特徴とする疾患である．詳細は「肺の疾患」の項で述べる．

3. 鼻腔・副鼻腔の腫瘍 tumors of nasal cavity and paranasal sinus

a. 鼻腔・副鼻腔乳頭腫 papilloma of nasal cavity and paranasal sinus

■概念/病因と病態発生

鼻腔・副鼻腔の上皮性腫瘍．良性であるが，再発を繰り返すタイプもある．

多くは原因不明であるが，ヒト乳頭腫ウイルス human papilloma virus(HPV)感染の関与が考えられる症例がある．

■病理所見

最も一般的な扁平上皮乳頭腫は，組織学的に重層扁平上皮が乳頭状に増生する．上皮下へ陥入して発育するタイプを内反性乳頭腫 inverted papilloma といい，再発しやすいことが知られている．

b. 鼻腔・副鼻腔癌 carcinoma of nasal cavity and paranasal sinus，上顎癌 carcinoma of maxillary sinus
■概念/病因と病態発生
　鼻腔・副鼻腔粘膜に発生する癌．このうち上顎癌の頻度が最も高い．またまれではあるが，この部位に特徴的な癌として鼻咽頭癌 nasopharyngeal carcinoma があり，エプスタイン・バーウイルス Epstein-Barr virus（EBV）感染と密接な関係を示す．
■病理所見
　組織学的に通常の扁平上皮癌が大半を占める．一方，鼻咽頭癌は主として未分化な上皮性腫瘍細胞の増生に著明なリンパ球浸潤を伴うものである．

4. 慢性扁桃炎 chronic tonsillitis・アデノイド adenoid
■概念/病因と病態発生
　口蓋扁桃，咽頭扁桃の炎症性疾患．とくに小児期に多い．A群β溶連菌による扁桃炎は，急性糸球体腎炎やリウマチ熱の基礎疾患としても重要である．
■病理所見
　扁桃は肥大する．組織学的にリンパ組織の過形成と陰窩には細菌集塊を伴う好中球浸潤がみられる．

5. 喉頭結節 laryngeal nodule，声帯ポリープ vocal cord polyp
■概念/病因と病態発生
　喉頭の結節性病変．声帯に発生することがほとんどで，声帯ポリープともいう．過度の発声などにより声帯粘膜に慢性的な機械的刺激が加わり生ずる．
■病理所見
　喉頭粘膜はポリープ状に突出し，組織学的に粘膜下の浮腫，フィブリン析出，血管拡張を特徴とする．

6. 喉頭癌 laryngeal carcinoma
■概念/病因と病態発生
　喉頭粘膜上皮由来の悪性腫瘍．上気道の悪性腫瘍で最も多い．喫煙が発症に強く関与し，香辛料などの刺激物，過度の飲酒も関与している．発症機序は，タバコの煙に含まれる発癌物質が喉頭粘膜上皮細胞に傷害を与え，上皮過形成→異形成→上皮内癌を経て浸潤性扁平上皮癌になると考えられている．
■病理所見
　声帯に最も多く，肉眼的に平坦な白斑から不規則に隆起する腫瘤性病変までさまざまな形態を示す．組織学的には扁平上皮癌がほとんどである．

C 肺の疾患

1. 肺の発生異常
a. 肺低形成 pulmonary hypoplasia
■概念/病因と病態発生
　肺の発育が胎齢に比して低い状態をいう．羊水過少症，横隔膜ヘルニア，腎嚢胞，腎無形成などに合併することが多い．
■病理所見
　肺は小さく，組織学的にも発育が未熟である．

b. 先天性嚢胞性腺腫様奇形 congenital cystic adenomatoid malformation（CCAM）
■概念/病因と病態発生
　肺の一部が嚢胞化や腺上皮の増生を呈する先天性の過誤腫性疾患である．原因不明であるが，発症機序として軟骨形成不全，細気管支の過形成，肺胞への成熟不全などが考えられている．

■病理所見
　病理学的に0～4型の5型に分けられ，そのうち1～3型がほとんどを占める．

c. 肺分画症 pulmonary sequestration
■概念/病因と病態発生
　正常肺の気管支系との連続性を欠いた肺組織で，分画肺が完全に肺外の胸郭内や縦隔にある肺葉外分画症と，分画肺が正常の肺実質と隣接して共通の胸膜で覆われる肺葉内分画症に分けられる．原因は不明であるが，肺葉外分画症は先天異常と，肺葉内分画症は反復する肺炎によると考えられている．
■病理所見
　分画肺は肉眼的に腫瘤状または嚢胞状を呈する．肺動脈からの血液の流入はなく，大動脈から分かれる異常動脈により栄養される．組織学的に未熟な肺

組織よりなり，分画肺内の気管支が囊胞状に拡張することがある．しばしば感染を合併する．

2. 無気肺 atelectasis
■概念/病因と病態発生

肺実質に空気がほとんどない状態をいう．発生機序によって，主に吸収性無気肺と圧迫性無気肺に分類される．吸収性無気肺では，気管支や細気管支の内腔が分泌された粘液や滲出物により閉塞し，末梢の肺胞領域の空気が血液中に吸収されて減少または消失し無気肺となる．慢性気管支炎，異物，腫瘍による閉塞などで起こることがある．圧迫性無気肺では，胸水や緊張性気胸など，胸腔内に液体や気体が貯留することにより，肺が圧迫され空気が出て無気肺となる．

■病理所見

肉眼的に肺の一部が収縮・虚脱し，組織学的に肺胞腔内の空気が消失し，肺胞中隔が相互に近接する．

3. 肺水腫 pulmonary edema
■概念/病因と病態発生

肺組織において血液中の水分が毛細血管内から肺胞内に滲み出て貯留した状態をいう．血行動態の異常による肺水腫と毛細血管障害による肺水腫に大別され，前者はさらに左心不全(心筋梗塞など)や僧帽弁狭窄などに伴う毛細血管内の静水圧上昇によるものと，低タンパク血症などに伴う血液の膠質浸透圧低下によるものに分けられる．膠質浸透圧低下による水腫は，ネフローゼ症候群や肝硬変など低タンパク血症を呈する疾患で起きる．血液の膠質浸透圧が低下すると毛細血管の外から中への水分の移動が減少し，相対的に血管の中から外への水分の移動が増加する結果となり水腫が生じる．毛細血管透過性亢進による水腫は，敗血症，有毒ガスなどにより毛細血管内皮細胞などが傷害され，血管壁の透過性が亢進し，水分が血管外へ流出することにより生じる．この病態がさらに高度な場合や進行した場合に，次項で述べる急性呼吸窮迫症候群(びまん性肺胞傷害)になることがある．

■病理所見

肺は肉眼的に暗赤色調で重量が増加し，割面からは多量の水分が流出する．組織学的に，肺胞内にはびまん性に水腫液が貯留する．静水圧上昇による水腫では，肺胞内の水分貯留に加えて肺胞中隔の毛細血管に血液が充満し，うっ血水腫となる．僧帽弁狭窄症のように慢性的な静水圧上昇をきたす疾患では，うっ血水腫に加えて心不全細胞 heart failure cell と呼ばれるヘモジデリン貪食マクロファージの出現もみられる．肺胞中隔の線維増生を伴うこともある．これらの変化により肺は硬く褐色調となる．

4. 急性呼吸窮迫症候群 acute respiratory distress syndrome (ARDS), びまん性肺胞傷害 diffuse alveolar damage (DAD)
■概念/病因と病態発生

急性呼吸窮迫症候群(ARDS)とは，急激に進行する呼吸困難，低酸素血症，X線画像で両側肺のびまん性浸潤影を主徴とする症候群である．表2に示すようにさまざまな原因で起きるが，いずれも治療に抵抗し，しばしば短期間のうちに死に至ることの多い予後不良の疾患である．ARDSでは原因を問わず，肺胞上皮細胞，毛細血管内皮細胞および基底膜の傷害による水腫を生じる．上皮や内皮の傷害に対しマクロファージなどが炎症性サイトカインを放出し，好中球などの遊走を引き起こす．集積した好中球からは活性酸素などが放出され，基底膜の破壊を促進する．

■病理所見

ARDSは病理学的にほぼびまん性肺胞傷害(DAD)に相当する．DADの病期は一般に滲出期，増殖期，線維化期に分けられ，この順に進行する．

滲出期：肉眼的にうっ血水腫が強く，暗赤色調を呈する．組織学的に，うっ血水腫とともに気腔の内面に硝子膜 hyaline membrane が出現する．肺胞中隔は浮腫状に肥厚し，比較的軽度な炎症細胞浸潤がみられる(図4)．

増殖期(器質化期)：肉眼的に暗赤色調から次第に蒼白になり，やや硬化する(図5)．組織学的に，線維芽細胞，筋線維芽細胞が間質および気腔において増殖する．またⅡ型肺胞上皮の過形成がみられる．

線維化期：肉眼的に硬化が進行し，蜂巣肺様の所見を呈することもある．組織学的に，線維化部には膠原線維が沈着し，収縮瘢痕化に伴って気管支・細気管支や残存した肺胞は拡張する．

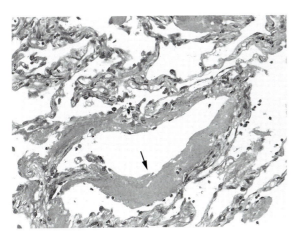

図4 びまん性肺胞傷害(滲出期)の組織像
肺胞の内面に硝子膜(矢印)がみられる.

表2 急性呼吸窮迫症候群の原因

感 染	敗血症(とくにグラム陰性桿菌による) 重症肺炎 胃内容物吸引(誤嚥)
外傷など	脂肪塞栓 肺挫傷 その他の外傷 熱 傷 溺 水
化学物質 吸引など	有毒ガス 酸素(高濃度) パラコート
治 療	放射線 抗癌薬 輸血関連
その他	急性膵炎 尿毒症

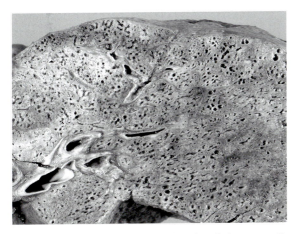

図5 びまん性肺胞傷害(増殖期)の肉眼像(カラー口絵参照)
肺実質はびまん性に硬化し,蒼白または暗赤色調である.
(横井豊治他:病理と臨床 24:821-827, 2006より)

5. 慢性閉塞性肺疾患 chronic obstructive pulmonary disease(COPD)

慢性閉塞性肺疾患(COPD)とは,気道の閉塞・狭窄などにより呼気能の低下を呈する疾患のうち,喫煙が発症に強く関与し,同一患者に合併することが多い慢性気管支炎,慢性肺気腫を統合した概念である.近年増加傾向にあり,日本国内では500万人以上の患者がいると推測されている.

以下に慢性気管支炎と慢性肺気腫をそれぞれに分けて述べるが,臨床的にはCOPDとしてまとめて扱われることが多い.

a. 慢性気管支炎 chronic bronchitis
■概念/病因と病態発生

3ヵ月以上持続する咳嗽と喀痰を主徴とし,肺機能検査で閉塞性障害を示す気管支の慢性炎症性疾患.患者のほとんどは喫煙者で,大気汚染も関与する.

慢性気管支炎では,タバコの煙に含まれるさまざまな化学物質や大気中に含まれる有害物質により,気管支粘膜に慢性の炎症が生じる.さらに,持続的な刺激に対し気管支粘膜における分泌物の増加が起こり,気管支腺の過形成,杯細胞の増加が引き起こされる.ウイルスや細菌の感染により粘膜にさらに傷害が加わると,この病態は一層増悪する.慢性炎症による浮腫,線維化,気管支腺の過形成のために気管支・細気管支壁は肥厚し,過剰な分泌物の貯留も加わって閉塞性障害が起きる.

■病理所見

気管支腺の過形成と慢性の炎症により気管支壁が肥厚する.とくに気管支腺の過形成は特徴的で,リード指数 Reid index が増大する.加えて,気管支・細気管支粘膜上皮における杯細胞の増加,扁平上皮化生もみられる(図6).

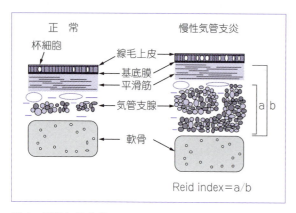

図6 慢性気管支炎
慢性気管支炎の病理学的特徴は気管支腺の過形成で，Reid indexが増大する．粘膜上皮における杯細胞の増加，扁平上皮化生もみられる．

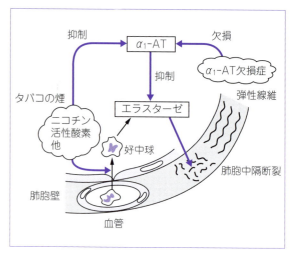

図7 慢性肺気腫の発症機序

b. 慢性肺気腫 chronic emphysema
■**概念/病因と病態発生**

　肺の弾力性低下のため，進行性の労作時息切れと肺機能検査での閉塞性障害を示す慢性疾患．患者の多くは喫煙者で，大気汚染，職業性粉塵曝露，感染なども関与する．また，遺伝性疾患のα_1-アンチトリプシン欠損症でも肺気腫をきたす．慢性肺気腫では進行すると肺高血圧，右心不全を呈する．限局型の肺気腫では自然気胸の合併がしばしばみられる．

　喫煙による慢性肺気腫では，煙中のニコチンや活性酸素により炎症が起こり好中球などが浸潤する．好中球からはエラスターゼなどのタンパク分解酵素が放出され，呼吸細気管支から肺胞道にかけての壁の弾性線維が分解され断片化し，壁の弾力性が失われて気腔が拡張する．加えて，煙中の活性酸素により，正常ではエラスターゼなどの活性を阻害するα_1-アンチトリプシンの活性が抑制され，エラスターゼによる肺胞の破壊がさらに亢進する．α_1-アンチトリプシン欠損症では，遺伝的にα_1-アンチトリプシンが欠損ないし活性低下しているため，肺気腫が生じる(図7)．

■**病理所見**

　小葉中心型，汎小葉型，限局型(傍隔壁型)に分類される(図8)．小葉中心型および汎小葉型の肺気腫ではびまん性の変化を呈するので，肉眼的には肺全体が過膨張となる．限局型の肺気腫では肺の一部，とくに肺尖部が拡張し，しばしば囊胞化する．

　組織学的特徴は，肺胞壁の断片化を伴う気腔の拡張である．間質の線維化は原則としてみられない．小葉中心型の肺気腫では呼吸細気管支から肺胞道にかけて気腔が拡張するが，末梢の肺胞レベルは保たれる(図9)．間質には炭粉沈着を伴い，気腔内にはマクロファージが増加する．一方，汎小葉型の肺気腫では小葉全体の気腔が一様に拡張する．限局型の肺気腫では肺胞が破壊され融合した結果，胸膜直下に巨大な囊胞が形成される．

6. 気管支喘息 bronchial asthma
■**概念/病因と病態発生**

　気道のアレルギー性炎症性疾患で，特定の抗原性物質の曝露により反復性・発作性の呼吸困難，咳嗽，喀痰，喘鳴を呈する．発作時には肺機能検査で閉塞性障害を呈する．気道狭窄は通常は可逆性で，気管支拡張薬，ステロイドの投与で速やかに軽快するが，重症の発作(喘息重積発作)では治療に抵抗し，死に至ることもある．気管支喘息は小児期に多く，成長とともに軽快または治癒することが多いが，成人になっても持続することもあり，成人の初発例もある．

　小児の気管支喘息の多くは，気道過敏性などアトピーといわれる遺伝的な体質を背景に，ダニを含む室内のほこり，動物の毛，花粉などのアレルゲン(抗原)への曝露が直接の引き金となって発症するI型アレルギーによる疾患である．アレルゲンに曝露することでIgE抗体が産生され，肥満細胞の細胞膜に結合した感作状態となる．再びアレルゲンに曝

粘膜上皮細胞からの粘液分泌亢進，④白血球遊走作用による気管支壁への好酸球を主とした炎症細胞浸潤を引き起こす．これらの作用により気管支は急激に発作性の狭窄と気道分泌物の増加を呈する（図10）．

ほかにも，職業性喘息，運動誘発性喘息，アスピリンなどの薬剤誘発性喘息などがある．

■病理所見

肉眼的に肺は気道狭窄により呼気が障害されるため膨張する．組織学的に気管支には粘膜上皮の杯細胞の過形成，基底膜の肥厚，平滑筋の過形成，多数の好酸球，肥満細胞を含む炎症細胞浸潤がみられる．発作時には平滑筋の収縮により，内腔の狭窄を起こす．気管支内腔には多量の粘液が分泌され，その中には多数の好酸球，シャルコー・ライデン Charcot-Leyden 結晶やクルシュマン Curschmann らせん体がみられる．

7. 気管支拡張症 bronchiectasis
■概念/病因と病態発生

気管支の不可逆的な拡張を呈する慢性炎症性疾患で，大量の膿性痰・咳嗽・発熱を主徴とする．

気管支拡張症の原因は，感染症の後遺症，気管支内腔の閉塞，気管支粘膜防御機構の遺伝的異常に大別されるが，後二者の場合にも感染症が重複して発症に関わることが多い．感染症の後遺症では感染による気管支肺炎などの炎症において，気管支壁の支持組織である平滑筋や弾性線維が破壊され，気管支の拡張が起きる．閉塞性の気管支拡張症は，気管支内腔が腫瘍，異物，粘液などにより閉塞・狭窄し，遠位部の気管支が拡張する．気管支粘膜防御機構に異常をきたす嚢胞性線維症 cystic fibrosis と線毛不動症候群 immotile cilia syndrome では，粘液性分泌物の異常や粘膜上皮の線毛運動の異常のため細菌感染が起きやすく，結果として気管支壁の炎症性破壊から拡張をきたす．

■病理所見

気管支は肉眼的に円柱状，紡錘状または嚢状に拡張する（図11）．感染症の後遺症や気管支内腔の閉塞が原因の場合は気管支拡張は限局性のことが多く，気管支粘膜防御機構の異常の場合はびまん性で下葉に強い．気管支内腔には粘液膿性分泌物が貯留する．組織学的に気管支壁に粘膜上皮の壊死脱落，

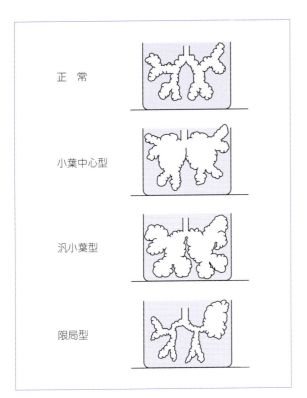

図8　慢性肺気腫の模式図
小葉中心型の肺気腫では呼吸細気管支から肺胞道にかけて気腔が拡張し，より末梢の肺胞領域は保たれる．汎小葉型の肺気腫では小葉全体の気腔が一様に拡張する．限局型の肺気腫では肺の一部，とくに肺尖部が拡張する．

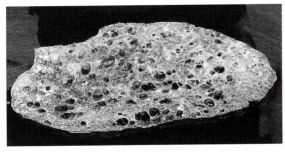

図9　慢性肺気腫（小葉中心性）の肉眼像（カラー口絵参照）
主として小葉中心性に気腔が拡張し，炭粉沈着を伴っている．

露し，アレルゲンが IgE 抗体に結合すると，肥満細胞からヒスタミンなどの化学伝達物質が放出される．これらの物質は，①気管支平滑筋の収縮，②血管透過性亢進作用による気管支壁の浮腫，③気管支

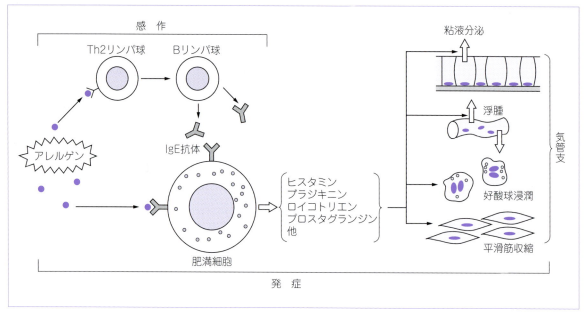

図10 気管支喘息の発症機序

急性および慢性の炎症細胞浸潤，扁平上皮化生がみられる．周囲の肺実質には線維化がみられることが多い．

8. びまん性汎細気管支炎 diffuse panbronchiolitis
■概念/病因と病態発生

慢性の咳嗽・喀痰と閉塞性障害を主徴とする細気管支の炎症性疾患．慢性副鼻腔炎を合併することが多い．日本をはじめ東アジアに多い．かつては予後不良であったが，マクロライド系抗生物質の少量長期投与が著効を示すことがわかり，予後は改善した．呼吸細気管支に慢性炎症が生じ，細気管支壁の肥厚と内腔の狭窄が引き起こされ，閉塞性の障害となる．

■病理所見

呼吸細気管支を主座とした慢性炎症細胞浸潤と泡沫状組織球の集合が特徴である．

9. 閉塞性細気管支炎 bronchiolitis obliterans
■概念/病因と病態発生

咳嗽を伴う呼吸困難を主徴とし，閉塞性障害を呈する細気管支の炎症性疾患．造血幹細胞移植（骨髄移植など），肺移植，関節リウマチ（RA），全身性エリテマトーデス（SLE）などの膠原病，ウイルス，マイコプラズマなどの感染症などでみられる．細気管

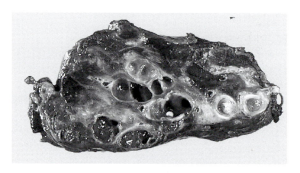

図11 気管支拡張症の肉眼像

支内腔の狭窄・閉塞により，高度の閉塞性障害が引き起こされる．

■病理所見

細気管支粘膜の炎症，上皮の脱落に始まり，次第に内腔が線維組織で部分的にまたは完全に閉塞する．周囲の肺胞領域にはほとんど変化がない．

10. 塵肺 pneumoconiosis

粉塵の曝露による肺の線維化を主要な所見とする疾患群である．粉塵の種類や曝露の様式により疾患・病態はさまざまであるが，頻度が高く臨床的に重要なのは珪肺およびアスベストによる疾患である．

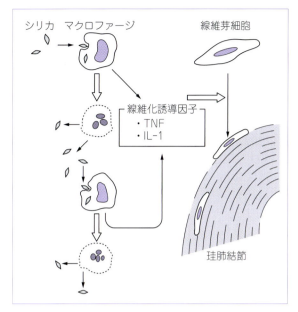

図12 珪肺結節の形成機序

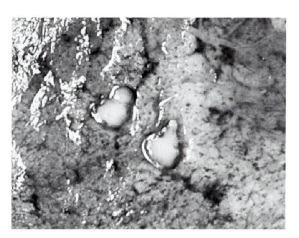

図13 珪肺結節の肉眼像
胸膜面に境界明瞭で硬い結節性病変がみられる．

a. 珪肺 silicosis
■概念/病因と病態発生

シリカ silica の吸引による塵肺である．シリカは二酸化珪素（SiO_2）の結晶で，陶器製造，炭鉱などで曝露が起きる．長期間の慢性的な曝露により潜行性に発症する慢性珪肺症 chronic silicosis が基本病型であるが，短期間の高濃度曝露による急性珪肺症 acute silicosis も知られている．慢性珪肺症では結核を合併することが多く，珪肺結核と呼ばれる．また，慢性珪肺症と関節リウマチの合併はカプラン Caplan 症候群という．

慢性珪肺症では，吸引されたシリカ粒子は肺胞に到達して肺胞マクロファージに取り込まれる．マクロファージはシリカの毒性により死滅するが，その前に腫瘍壊死因子（TNF），インターロイキン（IL）-1 などさまざまな線維化誘導因子を分泌し，線維芽細胞の増殖と膠原線維の合成・沈着を誘導する．シリカ粒子は再び他のマクロファージに取り込まれ，同じように線維化誘導の過程を繰り返す．これにより長い年月をかけて膠原線維の沈着が同心円状に積み重ねられて，珪肺結節 silicotic nodule が生じる（図12）．

■病理所見

慢性珪肺症では，肉眼的に両側びまん性に珪肺結節と呼ばれる大小多数の境界明瞭で硬い結節性病変がみられる（図13）．組織学的には，珪肺結節は同心円状を呈する膠原線維束よりなる（図14）．結節の周囲にはシリカ粒子と炭粉がみられる．シリカ粒子は偏光顕微鏡で明瞭に観察される．珪肺結節は通常，肺門リンパ節にも形成され，しばしば石灰化を伴う．

b. アスベストによる肺・胸膜の疾患 asbestos-related pleuropulmonary disease
■概念/病因と病態発生

線維状の珪酸塩であるアスベスト（石綿）は，図15に示すように多彩な肺・胸膜病変を引き起こす．造船所，建築資材工場などでの職業性曝露によることが多いが，作業従事者だけでなくその家族や工場周辺の住民も発症の危険性は高い．さらに，建造物の天井や壁面からの飛散の可能性も問題になっている．わが国では危険性の高いアスベストの使用はすでに禁止されているが，アスベストによる疾患は発症するまで長い年月を要することから，現在も患者は増加し続けている．

アスベスト線維には，クリソタイル（白石綿），アモサイト（茶石綿），クロシドライト（青石綿）など合計6種類がある．このうち，とくにクロシドライトの毒性が強い．アスベスト線維は空気に浮遊しやすく，肺内に吸引されると細気管支壁や肺胞，胸膜に達し上皮を貫通して間質組織に侵入する．いったん組織に侵入したアスベスト線維は排出されにくく，肺内にとどまって，鉄を含むタンパク質成分が表面

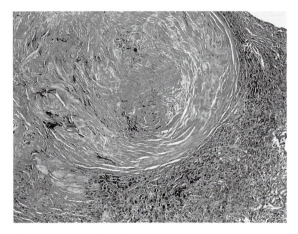

図14 珪肺結節の組織像
珪肺結節は層状に積み重なって同心円状を呈する膠原線維束よりなる.

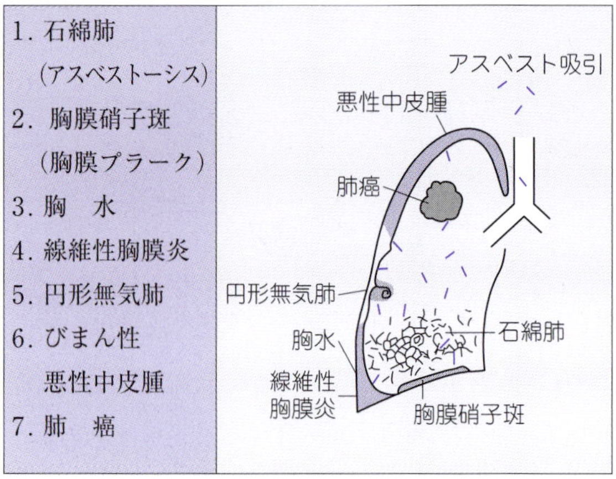

図15 アスベストによる肺・胸膜病変

を覆ってアスベスト小体となる.

アスベストによる肺・胸膜病変のうち，石綿肺 asbestosis は長年月にわたる慢性的な曝露により潜行性に発症する肺実質の線維化性疾患である．これに対し，胸膜疾患はより低濃度で短期間の曝露でも発症する．アスベストは線維化性病変のみならず，腫瘍性病変の原因となることも大きな特徴で，とくに胸膜中皮腫のほとんどはアスベスト曝露が原因である．原発性肺癌は喫煙をはじめ他のさまざまな原因でも発症するが，アスベスト曝露と喫煙が重なると相乗的に発症の危険性が高まる．

石綿肺では，肺組織に沈着したアスベスト線維がマクロファージに取り込まれ，活性化されたマクロファージから炎症性サイトカイン，活性酸素が放出されて慢性炎症，線維化を引き起こす．また，アスベスト線維そのものが直接に線維芽細胞を刺激し線維化を惹起する作用もある．これらの作用により肺実質にはびまん性の間質線維化が生じる．石綿肺の発症はアスベスト曝露開始後およそ20年とされているが，曝露が高度なほど早期に発症し，より重症になる傾向がある．

アスベストによる胸膜の疾患には，胸膜硝子斑，胸水，線維性胸膜炎，円形無気肺がある．いずれも吸引されたアスベスト線維が胸膜を刺激して炎症，線維化を引き起こす．悪性中皮腫もアスベストに関連するが，詳細は「胸膜の疾患」の項を参照のこと．

■病理所見

石綿肺では肉眼的に，間質の線維化による両側びまん性の肺実質の硬化と収縮を示す．進行すると正常の肺組織はほとんど失われて蜂巣肺を呈する．石綿肺では線維性胸膜炎などによる胸膜の線維性肥厚を伴うことが多い．石綿肺の組織学的所見は特発性肺線維症のそれに類似する．初期には呼吸細気管支壁およびその周囲の間質の線維化が起こり，次第に肺胞領域の間質にも線維化が進展する．さらに線維化巣は融合し，肺胞領域の縮小・硬化と拡張した気腔の出現により蜂巣肺となる．肺実質にはアスベスト小体が多数みられる（図16）．

胸膜硝子斑（胸膜プラーク）はアスベスト曝露に最も特異的な病変で，肉眼的に横隔膜面や外側下方の壁側胸膜に境界明瞭で硬い板状の肥厚としてみられる．組織学的には規則的に層状に積み重なった膠原線維束よりなり，しばしば石灰化を伴う．

11. 間質性肺炎・肺線維症 interstitial pneumonia・pulmonary fibrosis

間質性肺炎とは，肺の間質にびまん性の炎症細胞浸潤と線維化が生じた状態をいい，このうち線維化を主徴とするものは肺線維症ともいう．間質性肺炎・肺線維症は表3に示すようにさまざまな原因で発症する．このうち臨床的に重要なのは，原因不明の間質性肺炎の一群である特発性間質性肺炎である．特発性間質性肺炎は治療・予後の異なるいくつかのタイプからなるので，的確な鑑別診断が必要である（表4）．また，特発性間質性肺炎の各タイプは，RAやSLEなどの膠原病の肺病変や石綿肺，

C. 肺の疾患

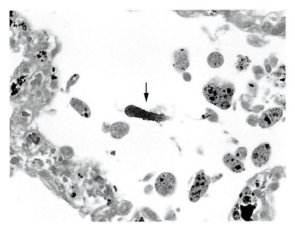

図16 アスベスト小体の組織像
吸引したアスベスト線維に体内で鉄を含むタンパク質成分が沈着し, 褐色のビーズ状あるいはダンベル状のアスベスト小体(矢印)となる.

過敏性肺臓炎との間に病態における共通性・類似性を示し, 間質性肺炎・肺線維症全体のプロトタイプでもある. 特発性間質性肺炎のうち主要なものを以下に述べる.

a. 特発性肺線維症 idiopathic pulmonary fibrosis (IPF), 通常型間質性肺炎 usual interstitial pneumonia (UIP)

■概念/病因と病態発生

特発性肺線維症(通常型間質性肺炎)は, 慢性に増悪する呼吸困難, 咳嗽, 肺機能検査での拘束性障害を主徴とする疾患である. 中高年に多い. 有効な治療法はなく, 平均4～5年で死に至る予後不良な疾患である. 経過は基本的に慢性であるが, 時に急性増悪をきたす.

特発性肺線維症の原因は不明であるが, 免疫異常や遺伝的素因, ウイルス感染など, いくつかの要因が発症に関与していると考えられる. これらの要因が複合して, 次のような過程で病変が進行すると考えられている. 原因因子が経気道的にまたは毛細血管を通じて肺上皮に対し反復性・持続性の刺激を及ぼし, 肺内のあちこちで局所的な急性肺傷害が生じる. ここではマクロファージやTリンパ球からトランスフォーミング増殖因子(TGF)βやTh2サイトカインのIL-4, IL-13などの線維化誘導因子が分泌され, 線維芽細胞の増殖と膠原線維の沈着が引き起こされる. 実際にはこの過程は傷害に対する修復であるが, 何らかの理由で反応に異常をきたし, 線維化巣は吸収・消失することなく持続して, 肺胞構造を改変しつつ線維瘢痕化を起こす(図17).

表3 間質性肺炎・肺線維症の原因

- 原因不明(特発性間質性肺炎)
- 感染症(ウイルス, マイコプラズマ, その他)
- アレルギー
- 放射線
- 薬物(ブレオマイシンなど)
- ガス・粉塵(アスベストなど)
- 全身の系統的疾患(RA, SLEなど)

■病理所見

肉眼的に, 胸膜面は敷石様外観を呈する. 割面では両側下葉に優位な肺実質の硬化と気腔の拡張が斑状にみられる. 病変の高度な部分では, 拡張した気腔と介在する線維化部分が蜂の巣のような肉眼像を呈する(蜂巣肺)(図18). 組織学的には, 胸膜や小葉間間質に接した肺胞領域に優位な間質の線維化を呈する. リンパ球主体の炎症細胞浸潤を伴う. 病変の程度は場所によって異なり, 病変部と正常の肺胞領域が交互に混在したり, 病変部でも新旧の線維化巣が混在するのが特徴である. 新しい線維化巣で, とくに気腔に面した半月状の線維芽細胞の増殖病変を線維芽細胞巣 fibroblast focus という(図19). 進行すると蜂巣肺となる.

b. 非特異性間質性肺炎 nonspecific interstitial pneumonia (NSIP)

■概念/病因と病態発生

非特異性間質性肺炎は, 慢性から亜急性に進行する呼吸困難, 咳嗽を主徴とする疾患である. 特発性肺線維症の患者よりはやや若い中年に多い. 病理学的に, 細胞型 cellular type と線維化型 fibrotic type に分けられる. 細胞型の予後はきわめて良好であり, 線維化型はかなり不良なこともあるが, 特発性肺線維症よりは良好である.

非特異性間質性肺炎は, 通常型間質性肺炎と同様に膠原病の肺病変としてしばしばみられることから, 免疫学的機序の関与が示唆される.

■病理所見

病変は中下葉に優位で, 間質にリンパ球主体の炎症細胞浸潤と線維化がみられる. 細胞型では炎症細

表4 特発性間質性肺炎の分類

特発性肺線維症(通常型間質性肺炎)	Idiopathic pulmonary fibrosis：IPF (Usual interstitial pneumonia：UIP)
非特異性間質性肺炎	Nonspecific interstitial pneumonia：NSIP
特発性器質化肺炎	Cryptogenic organizing pneumonia：COP
急性間質性肺炎	Acute interstitial pneumonia：AIP
呼吸細気管支炎関連間質性肺疾患	Respiratory bronchiolitis-associated interstitial lung disease：RB-ILD
剝離性間質性肺炎	Desquamative interstitial pneumonia：DIP
リンパ性間質性肺炎	Lymphoid interstitial pneumonia：LIP

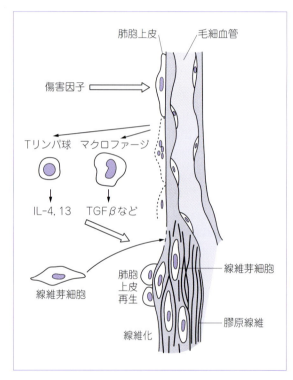

図17　特発性肺線維症の発症機構

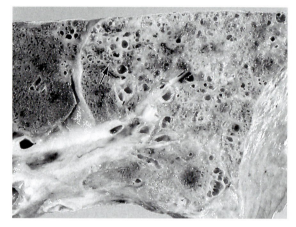

図18　肺線維症の肉眼像(カラー口絵参照)
肺の主として下葉において肺実質の硬化と気腔の拡張が著しく，蜂巣肺を呈する(矢印).

胞浸潤が，線維化型では間質の線維化が主たる変化であるが，連続的なスペクトラムをなす．特発性肺線維症との最大の相違点は，病変の時相(古さ)や程度がほぼ均一なことである．

c. **特発性器質化肺炎** cryptogenic organizing pneumonia(COP)

■概念/病因と病態発生

　特発性器質化肺炎は，亜急性に進行する呼吸困難，咳嗽，発熱を主徴とする疾患である．中年に多く，予後はほぼ良好である．本疾患は気腔内の病変

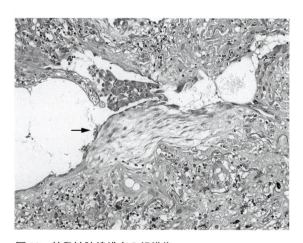

図19　特発性肺線維症の組織像
線維芽細胞巣(矢印)と膠原線維の沈着が隣接している．新旧の線維化巣が混在するのが特徴である．

が主であり，「間質性肺炎」の一型とすることには異論もあるが，他のタイプとの臨床的な共通性から特発性間質性肺炎に含められている．

病態は不明な点が多いが，基本的には局所性の急性肺傷害が何らかの理由で遷延化したものと考えられている．

■病理所見

組織学的に，肺胞領域から細気管支にかけての気腔内のポリープ状線維化よりなる．間質にはリンパ球主体の炎症細胞浸潤がみられる．

d. 急性間質性肺炎 acute interstitial pneumonia (AIP)

■概念/病因と病態発生

急性間質性肺炎は特発性間質性肺炎の一型で，臨床的に原因不明の急性呼吸窮迫症候群(ARDS)を呈し，かつ病理学的にびまん性肺胞傷害(DAD)を呈する疾患である．中高年に多く，急速に進行する呼吸困難，低酸素血症を主徴とする．

急性間質性肺炎の発症機序，病理所見については，本章の「急性呼吸窮迫症候群」の項を参照のこと．

e. 膠原病の肺病変 pulmonary involvement of collagen-vascular disease

■概念/病因と病態発生

膠原病では肺や胸膜に多彩な病変がみられる．肺実質の病変では間質性肺炎が多くを占め，特発性間質性肺炎のほとんどのタイプとほぼ共通の臨床像・病理像を呈する．とくに通常型間質性肺炎(UIP)のパターンは，RA，SLE，進行性全身性硬化症，多発性筋炎・皮膚筋炎などにしばしば合併し，予後を規定することが多い．

膠原病の肺病変の発症においては，免疫複合体の肺組織への沈着により炎症，線維化が生じると考えられる．詳細は総論「IX．免疫」の章を参照されたい．

f. 放射線肺炎と薬剤性肺炎 radiation pneumonitis and drug-induced pneumonitis

■概念/病因と病態発生

放射線肺炎は食道癌など胸部臓器の悪性腫瘍に対する放射線治療により肺に障害が及び発症するもので，照射後急性に発症するものから遅発性のものまであるが，通常は6ヵ月以内に発症する．予後不良なことも多い．放射線照射により発生する活性酸素が肺組織に傷害を加えることにより，炎症，線維化が起きると考えられる．

薬剤性肺炎はさまざまな薬剤による副作用で，抗癌薬など細胞毒性のある薬剤による組織障害性のものと，薬剤に対するアレルギー反応によるものに大別される．

■病理所見

放射線肺炎では，びまん性肺胞傷害からより慢性の肺線維化までの一連のスペクトラムの病理像を示す．薬剤性肺炎の病理像はきわめて多彩であるが，組織障害性のものは放射線肺炎に類似の病理像を示すことが多く，アレルギー性のものでは好酸球性肺炎の像や，特発性器質化肺炎に類似の像を示す．

12. 肺の感染症 infectious diseases of the lung

呼吸器疾患の中でも感染症はきわめて頻度が高く，主要な位置を占める．肺の感染症は，ウイルス，細菌，マイコプラズマ，真菌，原虫など多種類の病原微生物により引き起こされる．病変はそれぞれの微生物に特徴的な場合と，微生物の種類にかかわらず共通した像を呈する場合とがある(表5)．また，それぞれの病態には宿主側の生体防御機構の状態も大きく関わる．以下の項では，まず肺の感染症を病変の主座と広がりにより分類し総論的に述べ，次に微生物ごとに主要な疾患を解説する．

a. 気管支炎・細気管支炎 bronchitis・bronchiolitis

■概念/病因と病態発生

気管支または細気管支の炎症で，ウイルス・細菌・マイコプラズマなどの感染によることが多い．通常は一過性で予後良好であるが，時に炎症がより末梢の肺組織に波及し，気管支肺炎になることもある．

■病理所見

気管支・細気管支粘膜には，炎症細胞浸潤・浮腫・フィブリン析出がみられる．

b. 肺炎 pneumonia

■概念/病因と病態発生

肺の末梢組織である肺胞領域を主座とする炎症で

ある．肺炎に先立ち気管支炎・細気管支炎が発症していることが多いが，血行性感染の場合は必ずしもそうではない．肺炎のうち，気管支肺炎 bronchopneumonia は気管支や細気管支とその末梢の肺胞領域を病変の単位とし，大葉性肺炎 lobar pneumonia は 1 つの葉全体あるいは複数の葉に広がる．病原微生物の種類や患者の免疫状態により経過・予後はさまざまであるが，一般に高齢者・乳幼児・免疫不全状態では致死的となることも多い．

気管支肺炎の病原体は，細菌・マイコプラズマ・真菌など多岐にわたる．一方，大葉性肺炎は肺炎球菌，クレブシエラ菌が主要な起炎菌である．

■病理所見

気管支肺炎は，比較的細い気管支または細気管支から末梢の肺胞領域にかけて，気腔内に好中球を主とする炎症細胞が多数浸潤する(図20)．大葉性肺炎は病変が 1 葉全体あるいは複数の葉に広がる．

表5 主要な呼吸器感染症の病原体と病理

病原体の分類	主な病原体	病変の主座・パターン	その他の病理学的特徴
ウイルス	インフルエンザウイルス RS ウイルス パラインフルエンザウイルス 麻疹ウイルス アデノウイルス 単純ヘルペスウイルス 水痘・帯状疱疹ウイルス サイトメガロウイルス SARS ウイルス	気管支炎・細気管支炎 間質性肺炎 びまん性肺胞傷害	封入体(核内，細胞質内) 多核化 肺実質の壊死
細菌	肺炎球菌 インフルエンザ菌 クレブシエラ菌 黄色ブドウ球菌(MRSA 含む) 緑膿菌 レジオネラ	気管支肺炎 大葉性肺炎	好中球主体の炎症細胞浸潤 肺膿瘍
細菌	マイコプラズマ	気管支炎・細気管支炎 気管支肺炎	
細菌	クラミジア リケッチア	気管支炎・細気管支炎 気管支肺炎 間質性肺炎	
細菌	結核菌 非結核性抗酸菌	慢性肉芽腫性炎症(時に急性炎症もあり)	壊死性類上皮肉芽腫
細菌	アクチノマイセス ノカルジア	気管支肺炎	肺膿瘍
真菌	アスペルギルス クリプトコッカス カンジダ ムコール ヒストプラズマ	気管支肺炎 慢性肉芽腫性炎症	肉芽腫 血管侵襲 肺実質の壊死
真菌	ニューモシスチス	間質性肺炎 びまん性肺胞傷害	肺胞内泡沫状物質

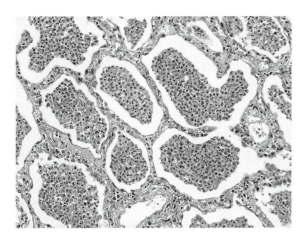

図20　気管支肺炎の組織像
肺胞内に好中球を主とする炎症細胞が多数浸潤している．

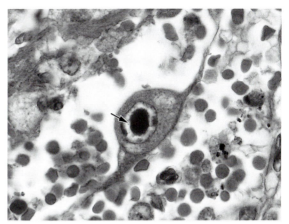

図21　サイトメガロウイルス肺炎の組織像
サイトメガロウイルスが感染した細胞に大型の核内封入体（矢印）がみられる．

c. 感染症による間質性肺炎 interstitial pneumonia due to infection

■概念/病因と病態発生

肺の感染症では，肺胞中隔などの間質が病変の主座になることがある．ウイルス，クラミジア，ニューモシスチスなどでみられる．

■病理所見

組織学的には，間質に炎症細胞浸潤，浮腫が起こり，後に線維化を伴う．びまん性肺胞傷害となることもある．ウイルス性肺炎では，感染細胞に封入体が形成されることもある（図21）．

d. 肺膿瘍 pulmonary abscess

■概念/病因と病態発生

肺内に膿汁が貯留し限局性の肺実質破壊をきたしたものである．さまざまな細菌感染により生じる．誤嚥による細菌の吸引，気管支肺炎や大葉性肺炎の遷延化により生じることが多い．

■病理所見

肺実質の一部が破壊され囊胞化して，その中に多数の好中球やマクロファージを含む炎症性滲出物が貯留して膿瘍となる．時に多発する．

e. 肺結核と非結核性抗酸菌症 pulmonary tuberculosis and nontuberculous mycobacteriosis

■概念/病因と病態発生

肺結核は結核菌 *Mycobacterium tuberculosis* の感染による慢性肉芽腫性疾患である．日本では1950年代までは死亡率が高く，国民病として猛威をふるったが，抗生物質の発見・普及により激減した．しかし近年，免疫不全者，高齢者，未感染の若年者などで再び流行し，再興感染症といわれている．

結核菌が初めて感染したときには肺実質と肺門リンパ節に小さい病巣が形成される（初期変化群 primary complex）．これは通常，間もなく潜伏し，陳旧性病変となる．やがて宿主の免疫能低下・老化などにより再燃し，二次結核を生じる（図22）．これが通常の結核である．通常の結核では経気道的に感染するが，血流を介して結核菌が運ばれ，多数の微小な病巣を形成することがある（粟粒結核 miliary tuberculosis）．

非結核性抗酸菌症は従来，非定型抗酸菌症と呼ばれていたものである．肺病変の原因となる頻度が高いのは *Mycobacterium avium* complex であり，日和見感染の主要な病原体である．

■病理所見

肉眼的には病巣の中心に空洞形成とチーズ様の黄色壊死物（乾酪壊死）を伴う結節性病変（図23）で，組織学的には中心に乾酪壊死巣があり，それを取り囲んで類上皮細胞とラングハンス Langhans 巨細胞が増生し，リンパ球浸潤・線維化を伴う（図24）．チール・ニールセン Ziehl-Neelsen 染色により抗酸性の桿菌が主として壊死巣にみられる．結核の病巣が気管支と交通すると壊死物が流出し，中心に空洞が形成される．非結核性抗酸菌症も基本的には同様の病理像を示す．

f. 肺の真菌感染症 pulmonary mycosis

1) アスペルギルス症 aspergillosis

■概念/病因と病態発生

アスペルギルス属の真菌のうち肺感染症の原因として最も多いのは Aspergillus fumigatus である．アスペルギルスの肺病変は主に3種類ある．浸潤性アスペルギルス症 invasive aspergillosis は，主として免疫不全者に発生する日和見感染で，肺組織の障害は高度である．アスペルギローマ aspergilloma では，結核などによる既存の空洞内に菌塊が形成される．アレルギー性気管支肺アスペルギルス症は，気管支喘息の患者に発生し，アスペルギルスが抗原として作用するアレルギー性の病態である．

■病理所見

アスペルギルスは，Y字形の鋭角な分岐と隔壁を特徴とする菌糸の形でみられる．浸潤性アスペルギルス症では，肺実質や血管において菌糸が浸潤性に増殖し，炎症細胞浸潤や出血を伴う（図25）．アスペルギローマでは，結核の空洞や気管支拡張症で拡張した気管支内で菌糸が密な集塊を形成する．アレルギー性気管支肺アスペルギルス症では，多数の好酸球を含む粘液塊が特徴的である．

2) クリプトコッカス症 cryptococcosis

■概念/病因と病態発生

Cryptococcus neoformans の感染による肺疾患．ハトなどの鳥の糞に含まれ，接触感染する．病原性が比較的強く，健常者でも発症し，肺に肉芽腫性病変を形成する．免疫不全者に感染すると広範に進展して播種性クリプトコッカス症となり，髄膜炎も高頻度に合併し予後不良である．

■病理所見

クリプトコッカスによる肉芽腫では，組織球の細胞質内に円形の芽胞が多数取り込まれた像がみられる．

3) ニューモシスチス肺炎 pneumocystis pneumonia

■概念/病因と病態発生

Pneumocystis jirovecii の感染による肺疾患．AIDSの肺感染症のうち最も頻度が高い．この病原体は従来 Pneumocystis carinii と呼ばれており，疾患もカリニ肺炎との名称が一般的であったが，現在はニューモシスチス肺炎と呼ばれている．病原体も従来は原虫に分類されていたが，現在は真菌とみなされている．健常者には病原性はないが，免疫不全者に感染すると主として間質性の肺炎を起こす．

■病理所見

肺胞内に泡沫状物質が充満し，グロコット Grocott 染色で円形またはヘルメット状のニューモシスチスの菌体が確認される．

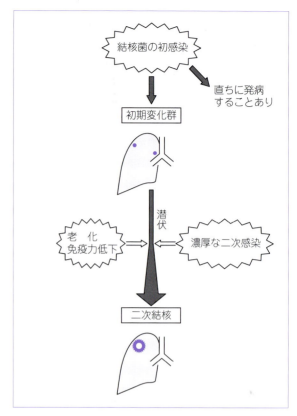

図22 肺結核の発症機構

13. サルコイドーシス sarcoidosis

■概念/病因と病態発生

肺を主とする全身諸臓器の慢性肉芽腫性疾患である．リンパ節・皮膚・眼・心臓などにも病変を形成する．若年から中年に多く，予後は比較的良好である．肺病変が慢性化して肺線維症になると予後不良なことがある．心病変による突然死もある．原因不明であるが，最近，Propionibacteria という常在菌が病因として提唱されている．抗原に対するヘルパーT細胞による過剰な免疫反応が基本的な発症機序と考えられる．気管支肺胞洗浄 bronchoalveolar lavage（BAL）ではリンパ球の増加，$CD4^+/CD8^+$ 比の増加がみられる．

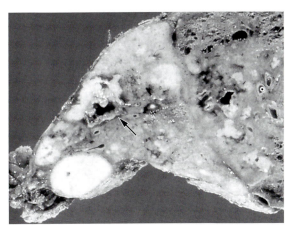

図23 肺結核（二次結核）の肉眼像（カラー口絵参照）
乾酪壊死（スイスチーズ様の黄色壊死物）を伴う病変に空洞を伴う（矢印）．

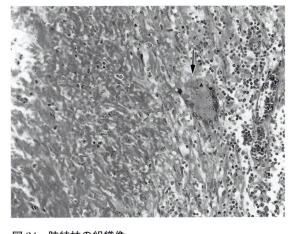

図24 肺結核の組織像
乾酪壊死巣（図左）を取り囲んで類上皮細胞とラングハンス巨細胞（矢印）の増生がみられ，リンパ球浸潤・線維化を伴う．

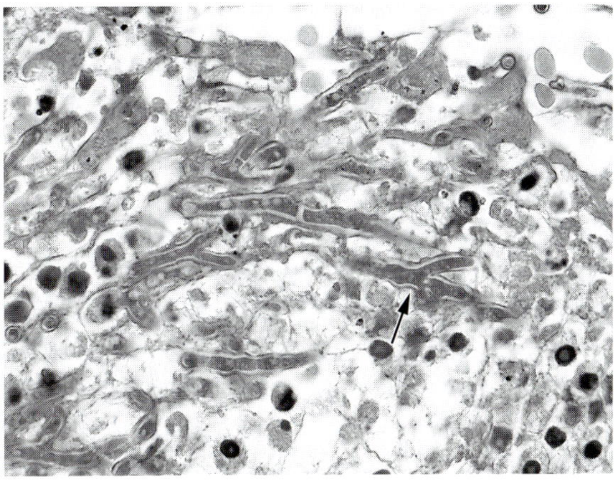

図25 浸潤性アスペルギルス症の組織像
Y字形の鋭角な分岐を示すアスペルギルスの菌糸（矢印）がみられる．

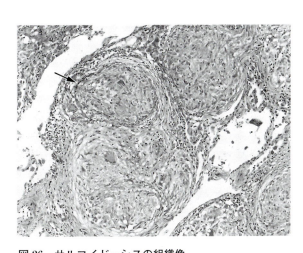

図26 サルコイドーシスの組織像
類上皮細胞とラングハンス巨細胞よりなる境界明瞭な壊死を伴わない肉芽腫（矢印）がみられる．

■病理所見

病理学的特徴は，類上皮細胞とラングハンス巨細胞よりなる境界明瞭な肉芽腫の形成で，原則として壊死を伴わない（図26）．巨細胞にはアステロイド体，シャウマン Schaumann 体がみられることがある．肉芽腫は主としてリンパ管の豊富に分布する気管支・細気管支壁，肺動脈周囲などにみられる．

14. 過敏性肺臓炎 hypersensitivity pneumonitis
■概念/病因と病態発生

真菌などのさまざまな抗原に対するⅢ型およびⅣ型アレルギーの機序で発症する．日本では *Tricho-sporon cutaneum* による夏型過敏性肺臓炎がよく知られている．急性型は抗原からの隔離により回復することが多い．
■病理所見

組織学的に細気管支を中心とし，周囲の肺胞領域にも進展するリンパ球主体の間質性の炎症性細胞浸潤と小型の肉芽腫がみられる．

15. 肺胞タンパク症 pulmonary alveolar proteinosis
■概念/病因と病態発生

肺胞内にタンパク性物質が蓄積するまれな疾患で

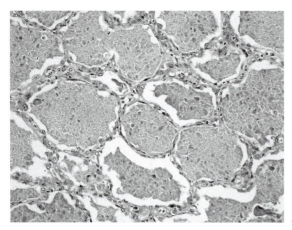

図27 肺胞タンパク症の組織像
肺胞内に好酸性で微細顆粒状の物質が充満している.

表6 肺血栓塞栓症の危険因子

- 下肢などの外傷
- 手　術
- 長期臥床
- 航空機内などでの長時間の座位
- 中心静脈カテーテル留置
- 悪性腫瘍
- 妊　娠
- 肥　満
- うっ血性心不全
- 血液の凝固亢進状態

ある．原発性，先天性，二次性に分類される．
■病理所見
　組織学的に，肺胞内に好酸性で微細顆粒状の物質が充満する（図27）．この物質はPAS染色で陽性である．電子顕微鏡的に層状小体 lamellar body がみられる．

16. 肺塞栓と肺梗塞 pulmonary embolism and infarction
■概念/病因と病態発生
　肺塞栓とは全身の静脈内または右心房・右心室内で生じたか，または静脈内に入った物質が，肺動脈に達して詰まることをいい，血管内に詰まった物質を塞栓子という．肺塞栓における塞栓子のほとんどは静脈血栓で，下肢深在静脈，骨盤内静脈に由来することが多く，さまざまな原因・誘因で生じる（表6）．また，腫瘍，脂肪，骨髄，羊水，異物なども塞栓子となり得る．
　大きい塞栓子は肺動脈主幹から左右肺動脈分岐部付近に詰まって急性循環不全を呈し，突然死することもまれではない．中小動脈の塞栓はそれより下流の肺実質の壊死である肺梗塞を引き起こす．肺の血管は肺動脈系と大動脈の分枝である気管支動脈系による二重支配であるため，肺動脈の閉塞による肺梗塞の病巣に，閉塞していない気管支動脈系からの出血を伴い，出血性梗塞となることが多い．小細動脈の微小な塞栓による肺高血圧の発症機序は「肺高血圧症」の項で述べる（表7）．

■病理所見
　大型の塞栓子による肺塞栓では，肺動脈主幹から左右の分枝にかけて，凝血塊よりやや硬く，とぐろを巻いた形の塞栓子が観察される（図28）．中小の肺動脈の塞栓は肺梗塞を引き起こす．これは胸膜面を底辺とし肺動脈の塞栓部位を頂点とした楔状の肺実質の壊死を呈し，出血を伴うことが多い．

17. 肺高血圧症 pulmonary hypertension
■概念/病因と病態発生
　肺動脈圧が持続的に上昇した状態を肺高血圧症と総称する．このうち若年女性に多い原発性肺高血圧症 primary pulmonary hypertension は原因不明で，従来有効な治療法がなく予後不良であったが，分子レベルでの病態解析により，骨形成因子受容体2型 bone morphogenetic protein receptor type 2 (*BMPR2*) の遺伝子変異の関与が明らかになっている．慢性血栓塞栓症は前項の肺塞栓症の範疇に含まれる病態であるが，臨床的に原発性肺高血圧症との鑑別が難しいこともある．慢性血栓塞栓症では，塞栓子そのものによる血流の阻害，または塞栓子の器質化による内膜肥厚，内腔の狭小化の結果として肺動脈圧の上昇が引き起こされる．その他さまざまな疾患・病態で肺高血圧を呈する（表8）．いずれも進行すると右心不全(肺性心)から死に至る．

■病理所見
　原発性肺高血圧症の組織学的特徴は，ヒース・エドワーズ Heath-Edwards のグレード分類によく示されている．肺動脈のうち主に細動脈・小動脈において，以下に示す変化が順次加わっていき，血管壁の全周性肥厚と内腔の狭小化が進む．

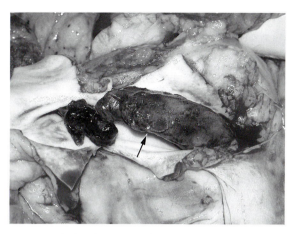

図28 肺塞栓の肉眼像(カラー口絵参照)
大きい塞栓(矢印)が肺動脈主幹の内腔を閉塞している．

表7 肺塞栓の塞栓子のサイズと病理・臨床所見

塞栓子の大きさ	塞栓部位	模式図	臨床病態
大	肺動脈主幹や太い分枝		急性肺性心突然死
中小	中小動脈		肺梗塞
微小	小細動脈		肺高血圧

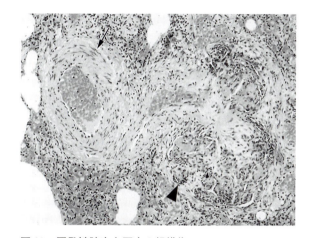

図29 原発性肺高血圧症の組織像
肺動脈中膜は平滑筋増生により著しく肥厚している(矢印)．肺動脈壁の外側には腎糸球体に類似した叢状病変(矢頭)がある．

①肺動脈中膜の平滑筋増生による肥厚
②肺動脈内膜の細胞増殖による肥厚
③肺動脈内膜の線維化による肥厚
④叢状病変 plexiform lesion の形成(図29)

さらに肺胞出血，血管壁の炎症・フィブリノイド壊死を伴うこともある．
慢性血栓塞栓症による肺高血圧では，肺の小細動脈に多数の血栓塞栓が両側びまん性にみられる．塞栓は新旧さまざまな段階のものがあり，古いものは器質化し内膜の偏心性肥厚としてみられる．

18. 血管炎症候群

a. 抗GBM抗体関連疾患(グッドパスチャー症候群 Goodpasture syndrome)

■概念/病因と病態発生

肺出血と急速進行性の腎障害を特徴とする疾患で，抗糸球体基底膜抗体(抗GBM抗体)が発症に関わる自己免疫疾患である．10～30歳代の男性に多く，以前は非常に予後不良な疾患であったが，治療法の進歩により予後は改善してきている．肺胞中隔毛細血管の基底膜および腎糸球体毛細血管の基底膜の構成成分であるⅣ型コラーゲンの一部に対する自己抗体が血中に出現し，それが基底膜に結合し補体の活性化を通じて基底膜を傷害する．このため，肺では肺胞内出血が起きる．

■病理所見

肺胞内に出血がみられ，ヘモジデリンを含むマクロファージを伴う．蛍光抗体法で，肺胞中隔の基底膜にIgGやC3の線状の沈着が観察される．

b. 多発血管炎性肉芽腫症 granulomatosis with polyangitis(ウェゲナー肉芽腫症)

■概念/病因と病態発生

全身諸臓器，とくに上気道，肺，腎の肉芽腫性炎症と血管炎を特徴とする疾患である．40～50歳代に多く，以前は高い死亡率であったが，免疫抑制薬の導入で予後は著明に改善してきている．原因不明であるが，抗好中球細胞質抗体 antineutrophil cytoplasmic antibody(ANCA)，とくに proteinase-3 に対する抗体(PR3-ANCA)が高率に検出されるので，

表8 肺高血圧症の病因

- 原発性肺高血圧症
- 慢性血栓塞栓症
- 左右シャントを伴う先天性心疾患
- 薬剤性：食欲低下薬
- 膠原病：進行性全身性強皮症(PSS)，混合性結合組織病(MCTD)，SLE
- 慢性閉塞性肺疾患・肺線維症
- 肺静脈閉塞症
- 肺毛細血管腫症

自己免疫疾患と考えられている．この抗体と肉芽腫性病変の関連はよく解明されていないが，抗体により好中球が活性化され血管壁などに傷害を及ぼすと推測されている．

■病理所見

肉眼的に，しばしば空洞を伴う境界不整な壊死性の腫瘤性病変である．組織学的には，肺実質の壊死性肉芽腫性炎症と壊死性・肉芽腫性血管炎が特徴である．また，肺胞中隔の毛細血管に好中球浸潤がしばしばみられ(好中球性毛細血管炎)，それに伴って肺胞出血を起こすことも多い．

c. **好酸球性多発血管炎性肉芽腫症** eosinophilic granulomatosis with polyangitis(EGPA)(アレルギー性肉芽腫性血管炎 allergic granulomatous angiitis, Churg-Strauss症候群)

■概念/病因と病態発生

気管支喘息，好酸球増多および血管炎による末梢神経炎，紫斑，消化管出血などを示す疾患である．ANCA，とくにミエロペルオキシダーゼに対する抗体(MPO-ANCA)が陽性のことが多い．30～60歳に好発する．

■病理所見

多数の好酸球を含む壊死性・肉芽腫性血管炎と血管組織以外での肉芽腫性病変が特徴である．

d. **顕微鏡的多発血管炎** microscopic polyangiitis

■概念/病因と病態発生

小血管(細動脈，毛細血管，細静脈)を侵す壊死性血管炎である．免疫複合体の沈着はほとんどみられない．壊死性糸球体腎炎が頻発し，肺の病変もしばしばみられる．MPO-ANCAが陽性のことが多い．

高齢者に多い．

■病理所見

肺では肺毛細管炎による肺胞出血，間質性肺炎がみられる．

20. 肺の腫瘍

a. **肺癌** lung cancer

■概念/病因と病態発生

肺原発の上皮性悪性腫瘍である肺癌は，日本の悪性新生物の死亡数のうち第1位を占め，しかも罹患率・死亡率ともに増加している．中高年に多い．肺癌の発生には喫煙が大きく関わっている．ほかにも大気中のさまざまな物質やアスベストなどの職業性粉塵曝露，放射線の曝露などが発生に関与する．肺癌では，$c\text{-}MYC$, $K\text{-}RAS$, $EGFR$, $HER2/neu$などの癌遺伝子の異常，$p53$, RB, $p16^{INK4a}$などの癌抑制遺伝子の異常が多くみられる．

■臨床事項

肺癌の主な臨床症状は，咳，胸痛，呼吸困難，体重減少などであるが，初期にはほとんど無症状で，胸部単純X線やCT，あるいは喀痰細胞診などで発見されることも多い．予後は全般的には不良である．転移はリンパ行性，血行性のいずれも高頻度にみられる．リンパ節転移は肺門部や縦隔に多い．血行性転移は肝，脳，骨，副腎などに多い．

肺癌の合併症には以下のものがある．

無気肺，肺気腫，閉塞性肺炎：いずれも癌による気管支の狭窄・閉塞のために生じる．

癌性胸膜炎，癌性心囊炎：肺癌が胸膜に浸潤・播種すると，胸水も貯留して癌性胸膜炎となる．同様に，心囊へ浸潤すると癌性心囊炎になる．

上大静脈症候群：肺癌が上大静脈に浸潤し内腔の狭窄をきたすことにより，頭頸部・上肢の浮腫など循環障害の症状を呈する．

パンコーストPancoast腫瘍：肺尖部に発生した肺癌が頸部神経叢に浸潤することより，上肢の疼痛，ホルネルHorner症候群(眼瞼下垂など)を呈する．これをパンコースト腫瘍という．また，反回神経に浸潤すると喉頭の機能が障害され嗄声となる．

傍腫瘍性症候群 paraneoplastic syndrome：癌の浸潤・転移の直接的な影響や治療の影響ではない症状よりなるもので，肺癌でしばしばみられ，小細胞癌からの副腎皮質刺激ホルモン(ACTH)の分泌に

C. 肺の疾患　263

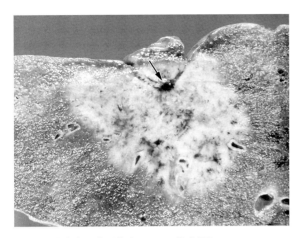

図30　肺腺癌の肉眼像（カラー口絵参照）
胸膜下に発生した腺癌. 灰白色充実性の境界不明瞭な病変で軽度の胸膜陥入(矢印)を伴う.

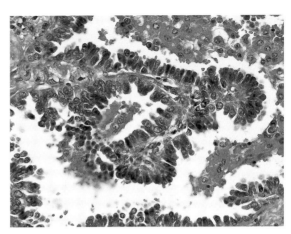

図31　肺腺癌乳頭状型の組織像
円柱状でクララ細胞に類似する癌細胞が乳頭状に増生している.

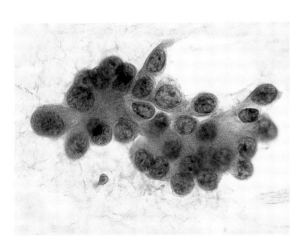

図32　肺腺癌の細胞像
癌細胞は集塊を形成する. 細胞質は淡明で泡沫状を呈し, 核は偏在性で大型円形の核小体を1～2個認める.

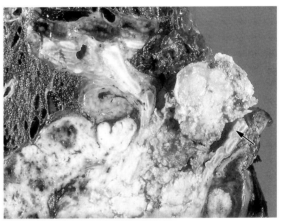

図33　肺扁平上皮癌の肉眼像（カラー口絵参照）
中枢気管支に発生した扁平上皮癌が気管支内腔を閉塞(矢印)するとともに周囲の組織に浸潤している.

よるクッシングCushing症候群などがある.
■病理所見
　肺癌の組織型は多彩であり, しかもいずれかが圧倒的多数を占めるのではなく, 各組織型がそれぞれ有意な頻度で発生するという特徴がある. 大まかには, 腺癌, 扁平上皮癌, 小細胞癌, 大細胞癌の4大組織型に分けられ, それぞれさらに細分化される. また, 1つの腫瘍の中に複数の組織型の領域がみられることもまれではない. 一方, 臨床的には, 非小細胞癌(腺癌, 扁平上皮癌, 大細胞癌)と小細胞癌の2大分類が一般的である.

1) **腺癌** adenocarcinoma
　腺癌は癌細胞の腺組織への分化または粘液産生で特徴づけられる. 原発性肺癌全体の40％前後を占め, 4大組織型で最も多い. 他の組織型に比べ, 女性および非喫煙者における発生頻度が高い. 前癌病変として異型腺腫様過形成 atypical adenomatous hyperplasia がある.
　腺癌は末梢肺実質に好発し, しばしば胸膜陥入を伴う(図30). 組織学的に, 増殖パターンにより腺房型(管状型), 乳頭型, 細気管支肺胞上皮癌(非粘液型, 粘液型), 粘液産生を伴う充実型腺癌, 混合型に分けられる(図31). 細胞診では, 癌細胞は集塊を形成する. 細胞質は淡明で泡沫状を呈し, 核は偏在性で大型円形の核小体を1～2個認める(図32).
　細気管支肺胞上皮癌は, 既存の組織構築を破壊す

ることなく肺胞壁に沿って癌細胞が進展する．間質への浸潤はみられない．非粘液型はクララ Clara 細胞またはⅡ型肺胞上皮細胞に類似する癌細胞よりなる．粘液型は細胞質に豊富な粘液を含む高円柱状の癌細胞よりなり，細胞外への粘液分泌も著明である．気腔を通じての進展が目立つことが多く，X線で肺炎様の陰影を呈することがある．

2) 扁平上皮癌 squamous cell carcinoma

扁平上皮癌は癌細胞の重層扁平上皮への分化で特徴づけられる．原発性肺癌全体の 30～40％を占め，4大組織型で腺癌の次に多い．喫煙との相関が高いことが特徴である．扁平上皮癌は，扁平上皮化生→上皮異形成→上皮内癌の段階を経て浸潤癌となる．

扁平上皮癌は中枢気管支に好発するが，末梢の発生も増えている．中枢に発生する癌では喀痰細胞診検査の陽性率が高い．肉眼的に気管支内腔へ隆起性に発育し，内腔を狭窄閉塞することもある(図33)．組織学的には，異型扁平上皮細胞が重層配列を呈し，または充実性・胞巣状に増生する．角化と細胞間橋の存在が特徴で，高分化の癌ほど多い(図34)．同心円状の角化巣は癌真珠と呼ばれる．喀痰細胞診では角化型の癌細胞は孤立散在性に出現することが多い．細胞質は厚く，オレンジGに好染し，多彩な形状の角化異常細胞がみられる，核は大小不同が目立ち，濃染し凝塊状を示す(図35)．

3) 小細胞癌 small cell carcinoma

小細胞癌は，小型で細胞質の乏しい癌細胞の充実性増生で特徴づけられる．原発性肺癌の 15～25％を占める．扁平上皮癌と同様，喫煙との関連が深い．

小細胞癌は中枢気管支に好発するが，末梢発生もある．肉眼的に割面は灰白色で透明感がある．気管支粘膜下における浸潤性発育が特徴である．組織学的に，癌細胞は小型で細胞質が乏しく，核/細胞質(N/C)比が高い．クロマチンは繊細で，核小体は一般に目立たない．癌細胞は充実性に増生する(図36)．核分裂像は多い．細胞診では，小型でN/C比大の細胞が散在性ないしは疎な結合性を示す集塊として認められる．鋳型様配列を示すこともある．裸核状のものも多い(図37)．免疫組織化学的に，神経内分泌系のマーカーであるCD56，クロモグラニンA，シナプトフィジンなどが陽性を示す．電顕ではしばしば細胞質に神経内分泌顆粒が観察される．

4) 大細胞癌 large cell carcinoma

大細胞癌は大型の癌細胞よりなり，腺癌や扁平上皮癌への分化を示さないタイプである．原発性肺癌の 5～15％を占める．

大細胞癌は，末梢肺実質にやや多く壊死を伴う．組織学的に，核は大型で核小体は著明，細胞質は比較的豊富である．光学顕微鏡的に，腺癌にみられる管状・乳頭状の増生，扁平上皮癌にみられる角化，細胞間橋を呈さないことが定義である．しかし，電顕的には腺癌や扁平上皮癌への分化が観察されることはある．

大細胞癌の亜型である大細胞神経内分泌癌 large cell neuroendocrine carcinoma は，組織学的に類器官配列 organoid pattern，索状配列，ロゼット形成を呈し，免疫組織化学的にも神経内分泌系の性格を示す腫瘍である．よって，小細胞癌との共通性が高く，それよりやや高分化な神経内分泌癌と考えられる．悪性度は高い．

b. カルチノイド腫瘍 carcinoid tumor

■概念/病因と病態発生

カルチノイド腫瘍は，神経内分泌細胞であるクルチツキー Kulchitsky 細胞由来の低悪性度の腫瘍である．肺腫瘍の 1～5％を占め，若年から中年に多い．臨床的に咳，血痰，無気肺，閉塞性肺炎など，主に腫瘍による気管支閉塞に関連した症候を呈する．まれではあるが，カルチノイド症候群といわれる症状(下痢，顔面紅潮など)を呈することもある．

■病理所見

中枢気管支に好発し内腔に突出して発育し，しばしば気管支を閉塞する．定型的カルチノイド typical carcinoid と非定型的カルチノイド atypical carcinoid に分類される．定型的カルチノイドは，類円形から紡錘形核の細胞が類器官配列，索状，リボン状，ロゼット状に配列して増生する．腫瘍の表面は正常の気管支粘膜上皮で覆われていることが多い．免疫組織化学的にCD56，クロモグラニンA，シナプトフィジンなどが陽性を示す．定型的カルチノイドと非定型的カルチノイドの違いは異型性の有無・程度にあるが，正確な鑑別の基準は，核分裂像の頻度，壊死の有無に基づいている．

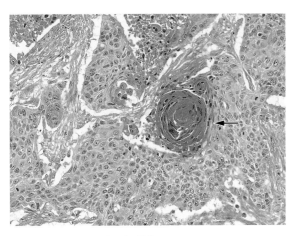

図34 肺扁平上皮癌の組織像
細胞質の豊富な癌細胞が重層配列をとって増生し，癌真珠(矢印)を伴う．

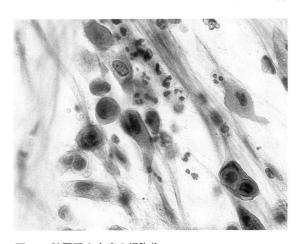

図35 肺扁平上皮癌の細胞像
癌細胞は孤立散在性に出現する．細胞質は厚く，オレンジGに好染し，多彩な形状の角化異常細胞がみられる．

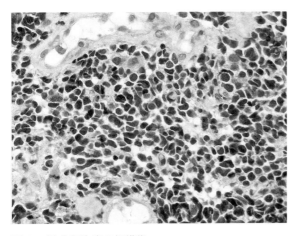

図36 肺小細胞癌の組織像
小型で細胞質の乏しい癌細胞が充実性に増生している．腺管形成，角化，細胞間橋はみられない．

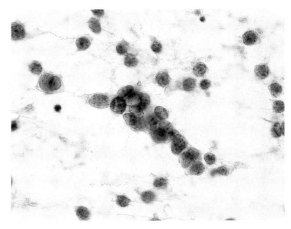

図37 肺小細胞癌の細胞像
小型でN/C比大の細胞が散在性ないしは疎な結合性を示す集塊として認められる．鋳型様配列を示すこともある．

c. 転移性肺腫瘍 metastatic lung tumor

■概念/病因と病態発生

肺は他臓器の悪性腫瘍の転移が最も多い臓器の一つである．全身の静脈血は右心系を経て肺へ還流しているので，肺胞中隔の毛細血管網は他臓器からの腫瘍細胞のフィルターとなり，そこで生着し増殖すると転移巣を形成する．血行性転移は肝癌，大腸癌，胃癌などの頻度が高い．一方，リンパ行性転移も多く，胃癌，乳癌などに由来することが多い．

■病理所見

血行性転移では両側肺に多発性の境界明瞭な転移結節を形成することが多いが，単発性のこともある．一方，リンパ行性転移では気管支や血管周囲，胸膜，小葉間間質のリンパ管内に腫瘍細胞が充満し癌性リンパ管症を起こす．

d. その他の肺腫瘍

上記以外の肺腫瘍の主なものには，気管支過誤腫，炎症性筋線維芽細胞腫瘍，硬化性血管腫，悪性リンパ腫(MALTリンパ腫，びまん性大細胞性リンパ腫，血管中心性リンパ腫)，癌肉腫，肺芽腫などがある．詳細は呼吸器病理の成書を参照されたい．

D　胸膜の疾患

　胸腔は肋骨などからなる胸郭の内部の腔で，その中に左右の肺が収まっている．胸腔の内面および肺の最外層は胸膜で覆われ，それぞれ壁側胸膜，臓側胸膜という．胸膜の表面は1層の中皮細胞で被覆される．胸腔内は陰圧であり，そのため肺は胸腔全体に広がっている．健常時には胸腔にはごく少量の液体が存在するのみである．

　胸水 pleural effusion とは胸腔に液体が貯留することで，多くの胸膜疾患においてX線写真での胸水貯留が発見の端緒となる．表9に示すように，胸水の性状は病態によりさまざまであり，おおまかな鑑別診断には有用な所見となる．また胸水の細胞診は胸膜における腫瘍の診断に広く用いられる．以下に，主要な胸膜疾患について述べる．

1. 胸膜の非腫瘍性疾患

a. 胸膜炎 pleuritis

■概念/病因と病態発生

　胸膜の炎症性疾患の総称であり，感染，SLE や RA などの全身性膠原病などに伴って起こる．

■病理所見

　原因に応じて表9に示すような性質の胸水が貯留する．胸膜には炎症性細胞浸潤，フィブリン析出，中皮細胞の反応性過形成をみる．結核性胸膜炎では乾酪壊死を伴う類上皮肉芽腫を形成し，陳旧化すると線維化による癒着を起こす．

b. アスベストによる非腫瘍性胸膜疾患

　アスベスト線維の吸引により胸膜にも多彩な病変が生ずる．詳細は「肺の疾患」の項を参照されたい．

2. 胸膜腫瘍

a. 悪性中皮腫 malignant mesothelioma

■概念/病因と病態発生

　胸膜に原発する悪性腫瘍の代表的存在で，アスベスト（石綿）の曝露と強い因果関係がある．アスベストの刺激により，胸膜表面の中皮細胞が腫瘍化すると考えられている．造船所，建築資材工場など石綿を使用する産業で患者が多発し，発症するまで長い年月を要することから現在も患者は増加し続けている．有効な治療法は少なく，予後不良である．

■病理所見

　肉眼的に腫瘍は胸膜面に沿って胸腔内にびまん性に進展する（図38）．組織学的には立方状細胞が乳頭状・管状に増殖する上皮型，紡錘形細胞が豊富な膠原線維を伴って増殖する肉腫型，および両者の混在した2相型に分類される（図39）．このうち，上皮型は腺癌に類似し，しばしば鑑別診断が問題になる．免疫組織学的に上皮型中皮腫は calretinin, WT1, D2-40, cytokeratin 5/6 (CK5/6) などが陽性であり，腺癌は CEA, MOC31, BerEP4 などが陽性である．

b. 限局性線維性腫瘍（孤立性線維性腫瘍）localized fibrous tumor (solitary fibrous tumor)

■疾患概念

　胸膜に発生する紡錘形細胞腫瘍．原因不明でアスベストとは無関係とされる．ほとんどが良性であるが，まれに悪性例の報告がある．

■病理所見

　臓側胸膜に発生することが多く，肉眼的に境界明瞭で，組織学的に異型に乏しい紡錘形細胞よりなり，さまざまな程度に膠原線維の沈着を伴う．

c. 胸膜癌症（癌性胸膜炎）pleural carcinomatosis (pleuritis carcinomatosa)

■概念/病因と病態発生

　胸膜以外で発生した癌が直接浸潤または転移により胸膜面に到達すると，胸膜腔の至る所に播種し増殖する．これを胸膜癌症（癌性胸膜炎）といい，胸膜

表9　胸水の種類と原因

漏出性	心不全，低タンパク血症，肝硬変，ネフローゼ，メーグス Meigs 症候群
滲出性	感染性胸膜炎（ウイルス，一般細菌，結核菌，真菌），膠原病，アスベスト
化膿性	感染性胸膜炎（一般細菌，結核菌，真菌）
血性	肺梗塞，癌性胸膜炎，悪性中皮腫，出血傾向
乳び性	胸部手術，縦隔腫瘍，リンパ管拡張症

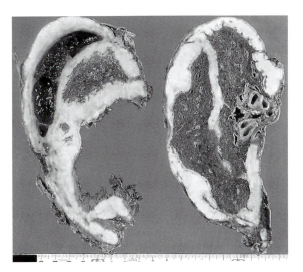

図38 悪性中皮腫の肉眼像
腫瘍は胸膜面に沿って胸腔内にびまん性に進展する．
(愛知県がんセンター 谷田部恭先生のご厚意による)

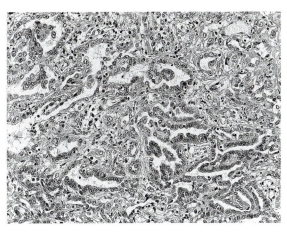

図39 悪性中皮腫(上皮型)の組織像
立方状細胞が乳頭状・管状に増殖する．

の悪性腫瘍の大多数を占める．胸水貯留を伴う．肺癌による胸膜癌症が最も多く，とくに末梢に多い腺癌の直接浸潤によるものがほとんどを占める．

■病理所見

胸膜面に多数の播種結節がみられ，胸水中にも癌細胞が浮遊し，細胞診でしばしば検出される．

E 縦隔の疾患

1. 縦隔の構造

縦隔 mediastinum とは，左右の胸腔の間に位置し，心・大血管，気管，食道，胸腺，リンパ節などの臓器が存在する．縦隔は胸骨角と第4胸椎下縁を通る面を境界として上縦隔と下縦隔に分けられ，下縦隔はさらに前・中・後縦隔に分けられる(図40)．

2. 縦隔炎 mediastinitis

縦隔に起きる炎症性疾患の総称で，多くは感染症である．急性縦隔炎は心臓手術や外傷，食道破裂などに引き続いて発症する．慢性縦隔炎の多くは結核菌やヒストプラズマの感染による肉芽腫性縦隔炎である．硬化性縦隔炎(線維性縦隔炎)はまれな原因不明の疾患で，縦隔臓器の圧迫症状を呈する．

3. 縦隔腫瘍および腫瘍様病変

■概念/病因と病態発生

縦隔腫瘍は一般に縦隔の組織のうち心・大血管，気管，食道以外から発生した腫瘍を指す．縦隔に発生する腫瘍・腫瘍様病変は部位ごとに特徴があり，

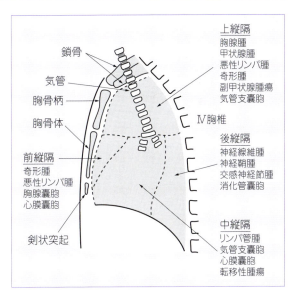

図40 縦隔の腫瘍好発部

前上縦隔には胸腺腫瘍，甲状腺腫，胚細胞腫，悪性リンパ腫，中縦隔には気管・気管支嚢胞，心膜嚢胞，悪性リンパ腫，後縦隔には神経性腫瘍，胃・腸

管囊腫が好発する．このうち，胸腺腫は比較的頻度が高く，重症筋無力症との合併など特徴的な所見が多い．

■病理所見

胸腺腫は胸腺上皮細胞が腫瘍化したもので，さまざまな程度にリンパ球の浸潤を伴う．上皮細胞の形態の特徴や異型性の程度およびリンパ球浸潤の程度に応じて亜型に分類される．多くは良性であるが，まれに浸潤性に増生し再発を繰り返すものがある．

胸腺癌は上皮性の悪性腫瘍で，肺など他臓器にみられるものとほぼ同様の組織像を呈し，胸腺腫の特徴を欠くものである．扁平上皮癌が多い．

縦隔の胚細胞腫瘍は精巣の胚細胞腫瘍との類似性が高く，良性の成熟奇形腫が最も多く，精上皮腫，胎児性癌などの悪性腫瘍もしばしばみられる．

神経性腫瘍は後縦隔に多く，交感神経節などから発生する．成人では神経鞘腫，神経線維腫，小児では神経芽細胞腫などが多い．

縦隔には真の腫瘍ではないが，多彩な囊胞性病変が発生することも特徴である．胸腺囊胞，気管支囊胞，心膜囊胞，消化管囊胞などがある．

各論

III. 消化器疾患

A 消化器疾患

まとめ

1. 頭頸部領域は，多種の臓器から構成される．消化器官の入り口としての咀嚼嚥下機能を有する．最も頻度の高い悪性腫瘍は扁平上皮癌であり，頭頸部悪性腫瘍全体の90％以上を占める．
2. 消化管共通の壁構造（粘膜，粘膜下層，固有筋層，漿膜）を知る．ただし，食道と直腸下部には漿膜はない．癌は粘膜から生じ，その深さ（深達度）によって早期癌と進行癌に分ける．
3. 食道，胃，小腸（十二指腸，空腸，回腸），大腸（盲腸，上行結腸，横行結腸，下行結腸，S状結腸，直腸）および虫垂，肛門管について，それぞれ代表的な形態・機能異常，循環障害，炎症性疾患，腫瘍様病変と腫瘍性病変を学ぶ．
4. 食道癌には扁平上皮癌が多く，飲酒や喫煙と関連が強い．逆流性食道炎とバレット食道を背景にした腺癌も少しずつ増加している．静脈の走行と静脈瘤の関連を知っておく．
5. 胃炎の主たる原因はヘリコバクター・ピロリ菌であるが，ピロリ胃炎を背景にして，腸上皮化生，過形成性ポリープ，消化性潰瘍や腺腫・腺癌が生じる．
6. 腸炎にはいろいろな種類があるが，炎症性腸疾患（潰瘍性大腸炎とクローン病）に関する理解を深める．潰瘍性大腸炎は直腸から連続性・上行性に広がるが，クローン病は消化管全体に不連続に生じる．
7. 粘膜が隆起した状態をポリープという．大腸のポリープは病理組織学的に腺腫が多く，癌化するものもある．大腸癌は高脂肪食や遺伝がリスク因子である．

1. 歯 tooth

a. 構造

歯は乳歯と永久歯に分かれる．上顎，下顎それぞれ対称な馬蹄形状に萌出する．乳歯は正中前歯から臼歯方向にそれぞれA，B，C，D，Eと呼称され，総計20本である．永久歯は1，2，3，4，5，6，7と呼称され，総計28本である．智歯は8と呼称され，多くの場合完全には萌出されない．歯牙の本数はしばしば過剰な場合や欠失が起こる．構造は表面から96％以上が無機質であるエナメル質，細胞成分が含まれる象牙質，血管・神経線維が入る歯髄腔からなる．歯槽骨に接する歯牙表層にはエナメル質はなく，細胞成分が含まれるセメント質により覆われ，歯槽骨間にはシャーピーSharpey線維による歯根膜が構成される．神経支配は上顎が三叉神経第2枝，下顎が第3枝である．

b. 形成異常

遺伝性のものとして，外胚葉異形成症によるエナメル質形成不全がよく知られている．母胎からの垂

直梅毒感染に伴う半月状切痕歯は，角膜実質炎，難聴とともにハッチンソン Hutchinson 三徴候の一つである．歯牙の発生は乳歯で胎生 7～8 週，永久歯で胎生約 20 週に始まり，この時期に母胎へのさまざまな要因が歯の発生異常をきたすとされている．

c. 歯ならびに歯に関連する疾患

1) う蝕(虫歯) dental caries

歯垢(プラーク)内で増殖する Streptococcus mutans などの細菌により産生される酸が歯質を腐食することが主因とされている．

2) 歯周組織炎 periodontitis

歯と周囲歯肉間における慢性持続性の炎症による緩徐な進行性組織破壊である．グラム陰性嫌気性菌を主とした複合的な細菌感染によることが明らかになってきている．

3) 囊胞 cyst

歯根囊胞 radicular cyst：歯髄腔内の炎症により歯根端部に形成される囊胞．

濾胞性歯囊胞 follicular dental cyst：歯の発育異常により歯胚ないし成熟した歯牙を囊胞腔内に含む．智歯周囲に形成されることが多い．

その他：発生段階での癒合不全や胎児性組織遺残から先天性囊胞が形成されることが知られている．

4) 歯原性腫瘍 odontogenic tumor

まれな疾患ではあるが，多くは顎骨内に囊胞状の病変を形成する．歯原性腫瘍の中ではエナメル上皮腫 ameloblastoma が最も頻度が高く，若年者の下顎骨に多い．良性腫瘍とされているが，局所浸潤性を示し，時に悪性化をきたす．病理像は，歯胚エナメル器に類似した浮腫状間質と星状細胞が特徴的である．その他，歯原性角化囊胞と呼称されていた疾患は，2005 年 WHO 分類から角化囊胞性歯原性腫瘍として分類されている．

2. 口腔 oral cavity

a. 発生と構造

発生初期の口窩から口腔咽頭膜が崩壊し，口腔と腸管がつながり口鼻腔を形成する．さらに口鼻腔は鼻頭隆起と上顎隆起により口蓋が形成され，口腔と鼻腔が形成される．頭頸部の構造を図 1 に示す．

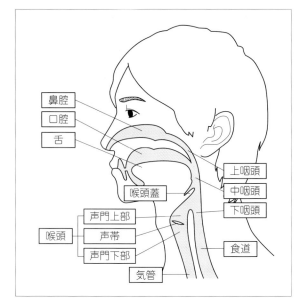

図 1　頭頸部の構造(矢状断面)

b. 頭蓋顔面の奇形

顔面の発生時における隆起の接合の不調は，裂隙を形成する．口唇裂は外表奇形の中で最も頻度が高い．人種間による発生頻度は大きく異なり，日本人の発生率は最も高く，おおよそ新生児 500 人に 1 人といわれている．多くは片側性であるが，両側性にみられる場合もある．口蓋の癒合不全は口蓋裂と呼称される．さらに両者の合併した口唇口蓋裂もみられる．遺伝性の要因，染色体異常などが強い関連因子であるが，単独因子としてではなく，胎生期の環境要因を含めた多因子による発生異常として理解されている．

c. 感染性疾患

1) カンジダ症 candidiasis

主に Candida albicans による日和見感染．白色の偽膜を形成する．高齢者の不衛生な状態の義歯下粘膜などにみられることも多い．

2) 放線菌症 actinomycosis

口腔常在菌の放線菌属細菌，主に Actinomyces israelii による感染症．板状硬結形成とその後菌塊(ドルーゼ)を伴う膿瘍形成が特徴的．

3) 単純疱疹 herpes simplex

単純ヘルペスウイルス herpes simplex virus (HSV) の感染および潜伏感染したウイルスの再活性化によ

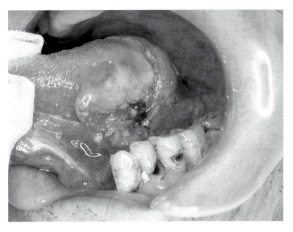

図2　舌癌の肉眼像
中心部に潰瘍を伴う不整な隆起性腫瘤が認められる．

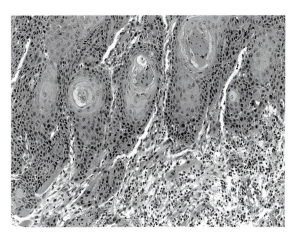

図3　舌癌の組織像
異型角化細胞が胞巣を形成し浸潤・増生する．胞巣内に癌真珠の形成を伴う．

り生じる水疱性疾患．水疱は自壊し，びらんを形成する．口腔は主に HSV-1 の感染であることが知られている．

4) 手足口病 hand foot and mouth disease（HFMD）

コクサッキーウイルス 16 型，エンテロウイルス 71 型が病因とされ，強い感染力をもって主に幼児を中心に流行する．口腔粘膜，手掌，足背に小水疱性発疹を形成する．

d. 炎症性疾患

1) 慢性再発性アフタ

不定形の浅い楕円形の潰瘍．粘膜の脱落とフィブリンの析出，非特異的な炎症像を呈する．原因は不明であり，ストレスやビタミン B 群の欠乏などが誘因と考えられている．

ベーチェット Behçet 症候群は，アフタ性口内炎，皮膚結節紅斑，外陰部潰瘍，再発性ぶどう膜炎を4徴候とする原因不明の難治疾患である．

2) 扁平苔癬 lichen planus

口腔粘膜のレース状の白斑，発赤を伴う慢性粘膜炎病変．上皮直下のリンパ球の帯状浸潤像がみられる．寛解・再発を繰り返す．原因不明であるが，アレルギー反応や感染などが考えられている．

e. 自己免疫疾患

1) 尋常性天疱瘡 pemphigus vulgaris

皮膚や粘膜の上皮間結合の脆弱化により水疱を形成する自己免疫疾患である．抗原は細胞間接着分子であるデスモグレイン．40 歳以上の女性に多い．病理組織所見として，上皮間の棘融解 acantholysis 現象による水疱内浮遊細胞（ツァンク Tzanck 細胞）を認める．

2) 水疱性類天疱瘡 bullous pemphigoid

皮膚や粘膜の上皮基底層-上皮下結合組織間の剝離による大小の水疱形成を生じる自己免疫疾患．抗原は BP230 と BP180．60 歳以上の高齢者に多く，性差はみられない．

f. 腫　瘍

1) 良性腫瘍

乳頭腫や義歯性線維腫などのウイルス感染や反応性の粘膜増生が多い．

神経鞘腫，脂肪腫，顆粒細胞腫，血管腫，リンパ管腫などの発生もみられる．

2) 悪性腫瘍

■概念/病因と病態発生

頭頸部癌の発生頻度は全身の癌全体の約2％である．病理組織は扁平上皮癌が最も多く全体の 90％以上を占める．喫煙や飲酒がリスク因子であり，ヒトパピローマウイルス human papilloma virus（HPV）やエプスタイン・バー Epstein-Barr（EB）ウイルスなどの特徴的なウイルス感染による癌も知られている．好発年齢は 50 歳以上が約 80％である．その他，悪性黒色腫，悪性リンパ腫，平滑筋肉腫や悪性線維性組織球腫/未分化多形肉腫などもまれに発生する．

■臨床事項

　口腔では，難治性の白斑や紅斑を伴う潰瘍や外向性の腫瘤を形成する．咽頭・喉頭では嚥下時の不快感や嗄声（かすれ声）が初期症状としてみられる．また頸部リンパ節転移が起こりやすく，頸部のリンパ節腫大が持続するなども重要な徴候である．治療法は，手術による原発巣切除と必要に応じて頸部リンパ節郭清術を行う．また放射線療法，化学療法の併用を行う．

■病理所見

　扁平上皮癌は，高分化型，中分化型，低分化型に分かれる．また角化型，非角化型にも分類される．組織学的には，異型重層扁平上皮が大小の胞巣を形成し間質内に浸潤・増殖する．特徴的な癌真珠と呼称される角化像がある（図2, 3）．

3. 顎関節 temporomandibular joint

a. 構造と疾患

　顎関節は下顎骨関節突起と側頭骨下顎窩の間にクッションの役割を果たす線維軟骨の関節円板が存在する．関節円板の前後に靱帯とその周囲を取り囲む関節包により構成される．開口時に前方への滑走・回転運動をする関節である．

　関節軟骨の位置の偏位による運動（開口）障害，損傷による非細菌性関節炎が最も多い（いわゆる顎関節症）．反応性病変として，滑膜の増殖肥厚と関節内小軟骨形成を伴う滑膜性軟骨腫症が比較的多く認められる．きわめてまれに軟骨肉腫，滑膜肉腫を生じることもある．

4. 唾液腺 salivary gland

a. 構造

　唾液腺には大唾液腺（耳下腺，顎下腺，舌下腺）と小唾液腺（口腔内から口唇粘膜下に径約3〜5mm大の小腺組織が多数存在する）がある．耳下腺は漿液腺優位であり，顎下腺，舌下腺は混合腺であり，粘液腺を多く混じる

b. 炎症性疾患

1) 粘液囊胞 mucocele

　小児の下口唇に多い．誤咬など外傷により小唾液腺からの唾液排出不全が起こり，粘膜下に唾液の貯留による囊胞が形成される．通常，囊胞形成と自壊を繰り返すことにより周囲粘膜の硬化による囊胞の増大がみられる．

2) 唾石症 sialolithiasis

　多くは排出導管内に細菌塊やリン酸カルシウムの析出からなる結石を要因とした唾液の排出障害による腫脹（唾腫）や痛み（唾仙痛）を生じる．時として感染（唾膿瘍）を伴う．

3) 流行性耳下腺炎（おたふくかぜ）mumps

　要因はムンプスウイルスによる飛沫感染．6歳以下に多くみられる．潜伏期間は2〜3週間で，片側ないし両側に2日以上の持続した腫脹を呈する．耳下腺開口部の発赤をみるが，多くは細菌の感染は伴わない．成人の感染では髄膜炎，膵炎，精巣炎，卵巣炎の合併症がみられ，重篤化することもある．ムンプスウイルス抗体価による既感染の確認が可能．

c. 自己免疫疾患

1) シェーグレン症候群 Sjögren syndrome

　慢性唾液腺炎と乾燥性角膜炎を主徴とする自己免疫疾患．1999年の厚生省の診断基準は，①口唇小唾液腺の病理生検組織1 focus 50個以上のリンパ球浸潤がある，②唾液分泌量の低下の証明，③涙液の分泌低下の証明，④抗SS-A抗体か抗SS-B抗体陽性である，の4項目のうち2項目以上が陽性であればシェーグレン症候群と診断される．

2) ミクリッツ病 Mikulicz disease

　1892年にMikuliczが両側唾液腺，涙腺の腫脹をきたす症例を報告し，1950年代以降は病理組織学的な類似性からシェーグレン症候群の一亜型とされてきた．ミクリッツ病は，臨床像や，通常血清学的に抗SS-A/SS-B抗体陰性であり，IgG4陽性形質細胞浸潤はシェーグレン症候群では観察されないことなどから新たな新規リウマチ性疾患として位置づけられ，全身性IgG4関連疾患の一種とされている．

　IgG4関連ミクリッツ病の診断基準は，①涙腺，耳下腺，顎下腺の持続性・対称性の腫脹，②血清学的な高IgG4血症（135 mg/dL以上），③涙腺，唾液腺組織に著明なIgG4陽性形質細胞浸潤（強拡大5視野でIgG4陽性/IgG陽性細胞が50％以上）を認める，のうち①と②または項目③を満たすものとされている．また，サルコイドーシス，キャッスルマンCastleman病，ウェゲナーWegener肉芽腫症，リンパ腫，癌を鑑別することとされている．

d. 腫　瘍
1) 良性腫瘍
a) 多形性腺腫 pleomorphic adenoma
最も頻度の高い唾液腺腫瘍．緩慢に境界明瞭な腫瘤を形成する．上皮-筋上皮細胞の増殖と粘液腫様や軟骨様の間葉系組織が混在し，多様な像を呈する．まれに悪性化する．

b) ワルチン腫瘍 Warthin tumor
耳下腺に好発し，境界明瞭な腫瘤を形成する．好酸性上皮細胞とリンパ組織間質からなる腫瘍である．

2) 悪性腫瘍
唾液腺腫瘍の多くは緩慢な成長を示す低悪性度腫瘍とされているが，抗癌剤，放射線照射に不応なことが多く，再発を繰り返し，最終的には予後不良となる場合もある．

a) 唾液腺導管癌 salivary duct adenocarcinoma
排出導管上皮様腺管からなる腺癌．唾液腺腫瘍の中では最も予後不良であることが知られている．

b) 腺様囊胞癌 adenoid cystic carcinoma
腺上皮と筋上皮から構成される2層性を有する．篩状構造が特徴的．神経周囲への浸潤がよくみられ，再発や転移を生じやすい．

c) 粘表皮癌 mucoepidermoid carcinoma
扁平上皮様細胞，粘液産生細胞とそれらの中間細胞からなる腫瘍．腫瘍細胞の構成比によるグレード分類があり，粘液産生細胞が多いものは低悪性度と分類される．

d) 腺房細胞癌 acinic cell carcinoma
腺房細胞様細胞からなる低悪性度癌．典型像として好塩基性顆粒状細胞質と小型核を有する漿液性腺房様細胞が充実性に増生する．

5. 咽頭・喉頭 pharynx・larynx
咽頭は上方から上咽頭（後鼻孔の後方），中咽頭（口腔の後方），下咽頭（食道につながる）からなり，下咽頭前方に声帯を構成する喉頭がある．下咽頭はさらに梨状陥凹，輪状後部，咽頭後壁に分けられる．また，扁桃肥大として口蓋扁桃肥大や咽頭扁桃肥大（アデノイド）は気道の狭窄による口呼吸やいびき，睡眠時無呼吸症候群や滲出性中耳炎や副鼻腔炎の原因となる．通常6歳時をピークに縮小するが，症状により手術の適応となる．

> ● HPV感染と頭頸部扁平上皮癌
> 　HPV感染は発癌のリスク要因として疫学的にも証明されてきている．子宮頸癌の大部分を占める扁平上皮癌は，HPV感染率はほぼ100％である．近年，口腔咽頭扁平上皮癌（OPSCC）についても，HPVの関連が明らかになってきている．実際に北米のOPSCCの20％以上がHPV陽性であることが報告され，本邦でも同様なデータが出ている．HPV関連のOPSCCは舌根部・扁桃に好発し，非関連群に比してやや若い年齢層に多く，病理組織学的には，角化の弱い異型の乏しい癌といった特徴をもつ．これまでの理解では，HPV陽性群は陰性群に比して予後が良好であることが報告され，放射線単独療法の選択といった治療法に寄与しつつある．HPVは閉鎖環二本鎖のsmall DNA virusであり，多くの亜型を有し，その中でもハイリスクタイプとして16，18，31，33，35，39，52，58型などが知られている．HPVによる感染などが起こった場合，p16経路の下流であるRBはHPVゲノム由来のE7分子により不活化され，転写因子のE2fを放出することによりp16タンパクの蓄積による抑制機構に関わらず細胞周期は亢進し，結果としてp16タンパクが非常に蓄積した像を呈する．そのためHPV感染の検出を目的としたポリメラーゼ連鎖反応（PCR）によるDNA genotyping以外に，HPV感染の代替マーカーとして抗p16タンパク抗体による免疫組織化学染色が行われている(web)．

a. 炎症性疾患
咽頭・扁桃炎 pharyngitis・tonsilitis：10歳以下の小児に多くみられる．溶血性連鎖球菌感染では，血清による抗ストレプトリジンO（ASO），抗ストレプトキナーゼ（ASK）値の検査による診断を行う．ウイルス感染では，アデノウイルスによるものが多く認められる．EBウイルス感染による伝染性単核球症も知られる．

b. 腫　瘍
1) 上咽頭癌 nasopharyngeal cancer
特徴的な低分化型扁平上皮癌（鼻咽頭癌）が多く，EBウイルス感染により惹起されることが知られている．南アジアなどの地域で多い．EBウイルスは，その他にバーキットBurkittリンパ腫，ホジキンHodgkinリンパ腫，移植後リンパ増殖異常症，

T/NK細胞リンパ腫，膿胸関連リンパ腫への関与が知られる．診断には，EBウイルス感染により認められるEBER（EBV encoded small RNA）という特徴的なRNAを *in situ* hybridization法により標識する．

2）中咽頭癌 oropharyngeal cancer

中咽頭では，HPV感染により惹起される扁平上皮癌の発生頻度が高いことが知られている．比較的若年の男性に多い．病理組織学的には角化が弱く，乳頭状を呈し増殖する．

3）下咽頭癌 hypopharyngeal cancer

50歳以上の男性に多い．食道につながる領域であり，喫煙や飲酒がリスク因子である．例外的に，下咽頭輪状後部では鉄欠乏性貧血の女性に多く発症することが知られている．

4）喉頭癌・声門癌 laryngeal cancer・glottic cancer

喉頭癌は90％以上が50歳以上の喫煙者に認められる．声門癌は，声門上，声門，声門下に分けられる．多くは角化の亢進した扁平上皮癌である．

6. 食道 esophagus
a. 構造と機能

食道は咽頭から胃に至る長さ約25 cmの管状臓器であり，後縦隔を下行し，横隔膜を正中よりやや左で貫く（食道裂孔）．上部から中部の食道は胸部大動脈より分岐する食道動脈から血液が供給されるが，下部は腹部大動脈から分岐する左胃動脈に支配される．静脈血は奇静脈を経て上大静脈と下大静脈に流れ込むが，下部食道では門脈系と大静脈系が吻合している（図4）．

食道壁は粘膜（上皮，粘膜固有層，粘膜筋板），粘膜下層と固有筋層と外膜から構成される（図5）．粘膜を覆う上皮は重層扁平上皮で，基底層と傍基底層で分裂・増殖した細胞が表層へ向かって，分化しつつ有棘層を経て剥がれ落ちる．粘膜固有層は上皮を支える間質で，毛細血管とリンパ管が発達している．平滑筋からなる粘膜筋板と固有筋層の間が粘膜下層で，やや太い血管やリンパ管が走っており，食道腺とマイスナーMeissner神経叢もみられる．食道腺で産生される粘液と漿液は粘膜層を貫く導管を経て食道内腔に分泌され，食物の通過を滑らかにしている．固有筋層は内輪・外縦の2層からなり，筋層間にはアウエルバッハAuerbach神経叢が存在す

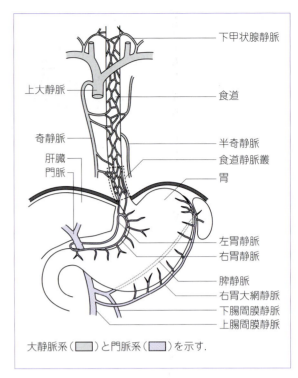

図4 食道と胃の静脈
（塩田浩平（編）：わかりやすい人体の構造と機能，中山書店，2013，p128，図5より）

る．食道上部（1/3〜1/4）の固有筋層は横紋筋であるが，中部から下部は平滑筋である．上部の横紋筋は上部食道括約筋として嚥下を行い，食道胃接合部に近い平滑筋は下部食道括約筋として胃内容物の逆流を防いでいる．固有筋層より外側の疎性結合組織を外膜というが，腹腔臓器のように漿膜に包まれるわけではなく，後縦隔と連続している．

b. 形態・機能異常
1）先天性食道閉鎖症 congenital esophageal atresia
■概念/病因と病態発生

食道は胎生4〜7週頃の器官形成期に気管と分離しながら形成されるが，この過程に異常が生じることで食道閉鎖症が発生する．いくつかの病型が知られているが，上部食道が盲端となり，下部食道と気管の間に瘻孔ができるパターンが多い．

■臨床事項

生後ミルクが飲むことができず，泡状の唾液を大量に出していることで気づかれる．

図5 食道壁の組織像と各層の名称

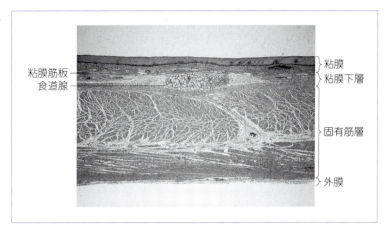

2) 食道裂孔ヘルニア esophageal hiatal hernia
■概念/病因と病態発生
　横隔膜の食道裂孔をヘルニア門として胃壁が横隔膜より上部の縦隔内に脱出することである．原因として先天的には横隔膜の形態異常，後天的には下部食道括約筋の機能低下や肥満などによる腹圧上昇などがある．
■臨床事項
　胸やけや嚥下障害を認めるが，大半は無症状である．逆流性食道炎（後述）の原因として重要である．上部消化管造影と内視鏡検査で診断される．

3) 食道アカラシア esophageal achalasia
■概念/病因と病態発生
　神経支配の異常により下部食道括約筋（平滑筋）が機能不全（弛緩不全）になった状態をさす．下部食道が狭窄・閉塞し，それより口側の食道が拡大する．
■臨床事項
　胸やけや嚥下障害の原因となり，上部消化管造影と内視鏡検査で診断される．比較的若い年齢で生じる食道癌の発生母地になりうる．
■病理所見
　狭窄部の食道壁では固有筋層が肥厚し，拡大部ではそれが菲薄化する．筋層間のアウエルバッハ神経叢の欠如や炎症が認められることもある．

c. 循環障害
1) 食道静脈瘤 esophageal varix
■概念/病因と病態発生
　図4に示したように下部食道では門脈系と大静脈系が吻合し，食道静脈叢を形成しており，門脈圧が亢進すると食道静脈叢の静脈圧も高くなり，食道静脈瘤が形成される．
■臨床事項
　門脈圧が亢進する原因のほとんどは肝硬変症である．突然の出血により大量吐血を生じることがある．内視鏡検査で連珠状あるいは結節状に腫大した静脈瘤を認める（図6）．治療としては内視鏡的硬化療法や結紮療法が施行される．

d. 炎症性病変
1) 逆流性食道炎 reflux esophagitis
■概念/病因と病態発生
　酸度の高い胃内容物の食道内への逆流が原因で，下部食道の粘膜が傷害されることにより生じる炎症反応である．肥満などによる腹圧上昇が主たる原因とされ，欧米白人での頻度が高い．食道裂孔ヘルニアや下部食道括約筋の機能低下も要因となる．
■臨床事項
　胸やけ，胸痛，呑酸の原因として最も頻度の高い疾患であり，内視鏡検査により診断される．プロトンポンプ阻害薬などの胃酸分泌抑制作用をもつ薬剤が処方される．
■病理所見
　食道胃接合部直上の粘膜にびらん，再生性変化がみられ，好中球，好酸球とリンパ球が浸潤する（web）．バレット Barrett 食道（後述）の発生母地となる．

2) 感染性食道炎 infectious esophagitis
■概念/病因と病態発生
　ヘルペスウイルスやサイトメガロウイルスなどのウイルス感染や，カンジダなどの真菌感染によって生じる炎症反応である．

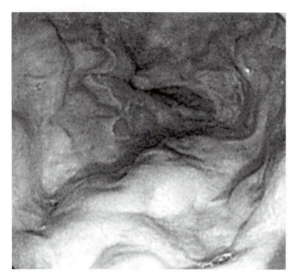

図6　食道静脈瘤の内視鏡像
粘膜下層にある静脈が拡張し粘膜が結節状に著しく腫大してみえる．

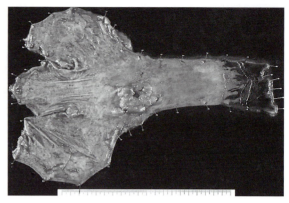

図7　バレット食道の肉眼像（カラー口絵参照）
ヨードを塗布しており，扁平上皮の部分が褐色に染め出されている．食道下部には潰瘍を伴う隆起性病変（腺癌）を認める．

■臨床事項

　悪性腫瘍の化学療法中などの免疫不全状態で生じることが多いが，そうでない場合もある．

■病理所見

　食道粘膜にびらんや潰瘍が生じる．ヘルペス（web）やサイトメガロウイルス感染では核内封入体を有する細胞が出現する．カンジダ食道炎では表層部に菌体成分と強い好中球浸潤を認める．

3）その他の食道炎

　好酸球性食道炎，炎症性腸疾患（とくにクローンCrohn病）の食道病変などが知られている．好酸球性食道炎はアレルギー疾患に関連して発生することが多く，食道壁の各層に強い好酸球浸潤が認められる．クローン病では類上皮細胞肉芽腫を伴う慢性炎症反応が不連続に生じ，病変は縦走傾向を示すことが多い．

e. バレット食道 Barrett esophagus

■概念/病因と病態発生

　食道胃接合部から連続的に重層扁平上皮が円柱上皮粘膜に変化（化生）した粘膜のことである．

■臨床事項

　逆流性食道炎やそれを伴う食道裂孔ヘルニアが持続することにより発生することが多いが，胃全摘術後にみられることもある．胸やけ，胸痛などが主訴となり，胃酸分泌抑制薬が用いられるが，腫瘍が発生すれば内視鏡的・外科的切除の対象となる．

■病理所見

　肉眼的には胃粘膜から連続して同じ色調の粘膜が観察される．ヨード（ルゴール）に染色されない（図7）．組織学的に胃粘膜に似た円柱上皮粘膜が形成されるが，腸型の細胞（杯細胞やパネート Paneth 細胞）が出現することもある（web）．図7のように，全周性に3cm以上のバレット粘膜を認める場合を long segment Barrett esophagus（LSBE）といい，それに満たないものを short segment Barrett esophagus（SSBE）という．食道原発腺癌の発生母地となる．

f. 腫瘍様病変 tumor-like lesion

　腫瘍様病変として下記のようなものが知られている．内視鏡検査と生検組織検査で診断される．

1）異所性胃粘膜 heterotopic gastric mucosa

　食道胃接合部から離れた部位の重層扁平上皮内に胃型の円柱上皮粘膜がみられることで，頸部食道に多い．

2）炎症性ポリープ inflammatory polyp

　炎症性肉芽組織と再生性の粘膜から形成される．食道胃接合部に多く，逆流性食道炎に関連している．

3）糖原過形成 glycogenic acanthosis

　重層扁平上皮の反応性肥厚であり，上皮細胞内に豊富なグリコーゲンが証明される．

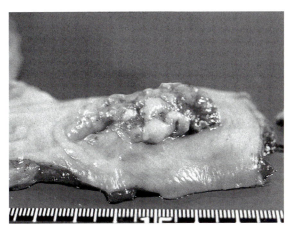

図8 食道扁平上皮癌の肉眼像
不整な隆起性病変を形成し食道壁が肥厚している.

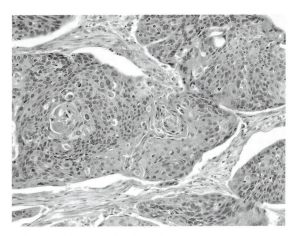

図9 食道扁平上皮癌の組織像
扁平上皮としての分化(角化傾向や層状構造)が認められる.

g. 腫瘍性疾患 tumor/neoplasia

1) 扁平上皮乳頭腫 squamous papilloma

重層扁平上皮の増殖からなる良性腫瘍である(web). 他の臓器の乳頭腫と異なり,パピローマウイルスが証明されることは少ない.経過観察あるいは内視鏡的に切除される.

2) 扁平上皮癌 squamous cell carcinoma

■概念/病因と病態発生

食道重層扁平上皮から発生する最も多い悪性腫瘍で,日本では食道癌の90％以上を占める.中部食道から下部食道に多く発生する.

■臨床事項

中高年の男性に多く,飲酒・喫煙歴と高い相関を示す.嚥下困難(通過障害)や胸痛が主訴となるが,自覚症状が出現する状態では進行癌となっていることが多い.早期の癌はほとんど無症状である.上部消化管内視鏡検査,造影検査と生検組織検査で診断される.平坦な早期の癌は内視鏡検査でも発見が難しく,ヨード散布(色素内視鏡検査)や拡大内視鏡検査が有用である.早期の癌は内視鏡的切除の対象となるが,粘膜下層以深に浸潤した癌は手術や放射線・化学療法が選択される.

■病理所見

原発巣の深達度が粘膜下層までにとどまる表在癌と,固有筋層以深に浸潤する進行癌に二大別する.また粘膜内にとどまる食道癌を早期癌と呼ぶ.早期癌や表在癌は肉眼的に平坦あるいは浅い陥凹や低い隆起を示す.進行癌では明瞭な隆起や潰瘍性病変を呈することが多い(図8).組織学的には扁平上皮としての層構造や角化傾向を指標として高・中・低分化型に分類する(図9).腫瘍と診断できるが明らかな癌とまではいえないような病変を上皮内腫瘍あるいは異形成という(web).

3) 腺癌 adenocarcinoma

■概念/病因と病態発生

欧米白人の食道癌では扁平上皮癌より頻度が高いことが知られており,日本人でも少しずつ増加している.食道原発腺癌のほとんどはバレット食道から発生しバレット腺癌と呼ばれるが,食道腺由来の腺癌もごくまれに経験される.

■臨床事項

進行癌では扁平上皮癌と同様の自覚症状が出現するが,早期のバレット腺癌はバレット粘膜の詳細な内視鏡観察によって発見され,生検組織で診断される.早期の分化型癌は内視鏡治療の対象となるが,未分化型癌や進行癌では手術や化学療法が選択される.

■病理所見

肉眼的には胃粘膜と同じ色調を示す粘膜内に隆起性あるいは陥凹性,潰瘍性の病変が観察される(図8).組織学的には胃癌に類似した腺癌が増殖し,早期癌では管状〜乳頭状構造を示すもの(分化型癌)が多いが,進行癌では低分化腺癌や印環細胞癌(未分化型癌)の割合が高くなる(web).

4) 食道胃接合部癌

食道胃接合部の上下2cm以内に腫瘍中心がある

腫瘍を食道胃接合部癌という．腺癌では胃噴門腺粘膜とバレット食道から発生するものが含まれる．

5）その他の食道腫瘍
a）癌肉腫 carcinosarcoma
癌腫と肉腫が混在した腫瘍．食道では扁平上皮癌が肉腫様（紡錘形細胞）に変化した「いわゆる癌肉腫」がほとんどである．肉眼的に明瞭な隆起性病変を示すのが特徴的である．

b）非上皮性腫瘍
悪性黒色腫，悪性リンパ腫，平滑筋腫，消化管間質腫瘍 gastrointestinal stromal tumor（GIST）と顆粒細胞腫などがまれに経験される．

7．胃 stomach
a．構造と機能
胃は筋性の袋状臓器で，入口を噴門，出口を幽門という．胃は噴門部 cardia，穹窿部（または胃底部）fornix，胃体部 body，幽門前庭部 pyloric antrum に区分される．短い方の縁を小彎 lesser curvature，長く膨らんだ側の縁を大彎 greater curvature という．小彎に沿って2/3ほどのところの折れ曲がったところを胃角 angulus という（図10）．大動脈から伸びる腹腔動脈の枝から栄養を受け，静脈血は門脈に流入し肝臓へ向かう（図4参照）．

胃壁は粘膜（上皮，粘膜固有層，粘膜筋板），粘膜下層，固有筋層，漿膜から構成される．粘膜筋板と固有筋層は平滑筋でつくられ，胃の固有筋層は食道や腸に比べて厚く，内斜筋，中輪筋，外縦筋の3層から構成されている．筋層間にはアウエルバッハ神経叢がある（図11）．

胃粘膜上皮の腺の種類と構築から，噴門腺粘膜，胃底腺粘膜，幽門腺粘膜の3つに分けられる．胃粘膜は表層粘液細胞 surface mucous cell といわれる中性粘液の豊富な単層の円柱細胞に覆われている．胃粘膜には胃小窩または胃腺窩 foveola（gastric pit）と呼ばれる多数の陥凹部がある．表層粘液細胞はどの領域も同じ形態であるが，くびれた腺頸部を挟んで腺窩の下部を構成する細胞の種類が3つの領域で異なる．噴門腺粘膜と幽門腺粘膜は類似しており，表層粘液細胞の下部に房状の粘液腺がある（web）．胃底腺粘膜は表層粘液細胞から深部まで直線的な腺からなり，頸部粘液細胞，壁細胞，主細胞が存在する（web）．頸部粘液細胞は主細胞の前駆細胞とされている．壁細胞と主細胞はそれぞれ塩酸とペプシノーゲンを分泌している．このほか胃粘膜上皮内には内分泌細胞があり，セロトニンやソマトスタチンを分泌する細胞が噴門腺，胃底腺と幽門腺粘膜に存在し，ガストリンを分泌する細胞は幽門腺粘膜に認められ，ガストリンは壁細胞の酸分泌を調節する．胃粘膜上皮細胞は腺頸部にある未熟な細胞が分裂増殖することによって生み出されている．表層粘液細胞は腺頸部か表層に向い，胃底腺，幽門腺（噴門腺）の粘液腺細胞や内分泌細胞は下方に向かうようにして細胞が更新される．

b．形態・機能異常
肥厚性幽門狭窄症 hypertrophic pyloric stenosis：先天的に胃の出口である幽門部の固有筋層が肥厚しているため，新生児から生後3ヵ月くらいまでの乳児がミルクを噴水状に吐く疾患として知られている．

c．炎症性病変
1）ヘリコバクター・ピロリ胃炎 Helicobacter pylori gastritis
■概念/病因と病態発生

胃壁（主に胃粘膜）に対する傷害に対して生じる炎症反応である．いろいろな原因があるが，ヘリコバクター・ピロリ Helicobacter pylori（ピロリ菌）の感染による胃炎（ピロリ胃炎）が日本では最も多い（図12）．ピロリ菌が幼小児期に感染すると胃粘膜に慢性持続的な炎症が生じ，年齢経過とともに粘膜が萎縮し，種々の胃病変が生じる可能性が高まるのである．

■臨床事項

ピロリ菌に感染していても無症状で一生を経過することがほとんどであるが，上腹部不快感，悪心・嘔吐を訴える患者も多い．また，ピロリ胃炎は胃潰瘍，十二指腸潰瘍，胃癌や胃悪性リンパ腫の発生母地なりうると考えられており，除菌が考慮される．上部消化管造影や内視鏡検査で，胃粘膜萎縮の広がりや潰瘍や腫瘍など二次的に生じる病変の有無が調べられる．

■病理所見

感染初期には胃粘膜表層部に好中球浸潤がみられるが，感染が持続し慢性化するとリンパ球や形質細胞が浸潤し粘膜が萎縮していく（慢性萎縮性胃炎）．

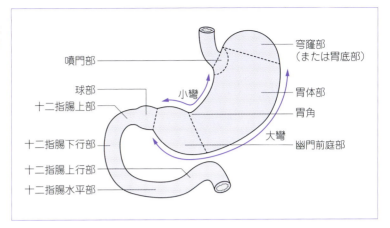

図10 胃・十二指腸各部の名称
(塩田浩平(編):わかりやすい人体の構造と機能, 中山書店, 2013, p131, 図9より)

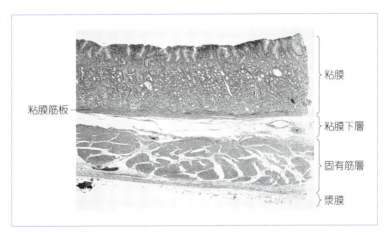

図11 胃壁の組織像と各層の名称(胃底腺領域)

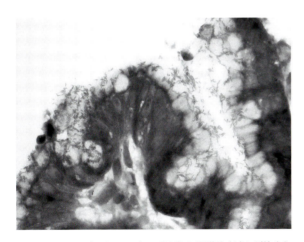

図12 ヘリコバクター・ピロリ胃炎の組織像(ギムザ染色)
表層粘液細胞上に多くの菌体を認める.

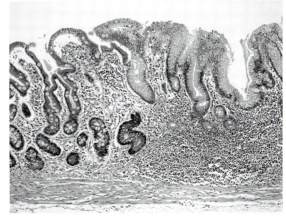

図13 慢性萎縮性胃炎の組織像
強い慢性炎症細胞浸潤と腸上皮化生を認める.

この過程で,胃粘膜内に腸型の細胞(杯細胞,吸収上皮細胞やパネート細胞など)が生じるようになる(腸上皮化生)(図13).

2) その他の胃炎

a) **自己免疫性胃炎** autoimmune gastritis

自己免疫的に胃底腺粘膜が萎縮し,腸上皮化生が生じる.神経内分泌腫瘍(カルチノイド)が好発する.

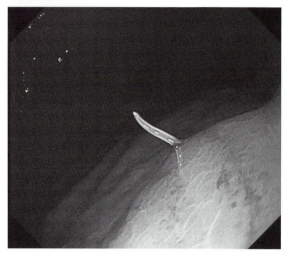

図14 胃アニサキス症の内視鏡像(カラー口絵参照)

b) 化学性胃炎 chemical gastritis

非ステロイド性抗炎症薬や逆流胆汁による炎症で腺窩上皮過形成と浮腫がみられる.

c) その他の胃炎 other gastritis

アニサキス症,好酸球性胃炎,肉芽腫性胃炎などが知られている.アニサキス症はサバやイカの生食によって生じる寄生虫感染症であり,急激な上腹部痛を主訴とする(図14).

d. 潰瘍性病変(消化性潰瘍)

1) 胃・十二指腸潰瘍 gastric ulcer, duodenal ulcer

■概念/病因と病態発生

種々の原因で生じた粘膜や表皮などの欠損を潰瘍という.消化管粘膜で,塩酸を含む攻撃因子と粘膜側の防御因子のバランスが崩れ,粘膜が欠損する病態を消化性潰瘍と呼ぶ.潰瘍の深さによりUL-I～IVに分類する(図15).UL-Iに相当する浅い潰瘍をびらんという.ここでは胃潰瘍と十二指腸潰瘍を合わせて記載する.

■臨床事項

発症経過によって急性と慢性に分類する.古くから重度の火傷や頭部外傷などによる頭蓋内上昇で急性胃・十二指腸潰瘍が生じることが知られており,それぞれカーリング Curling 潰瘍,クッシング Cushing 潰瘍という.これらはストレスや神経反応が原因と考えられている.しかし,現在一般的に知られている胃・十二指腸潰瘍の発症にはピロリ胃炎の存在が最も重要で,これに二次的な要因が加わることで発症すると考えられるようになった.上腹部不快感や胃痛などを訴え,内視鏡検査で発見される.治療としては胃酸分泌抑制薬の投与やピロリ菌の除菌が行われる.

■病理所見

急性期には境界明瞭な円形の粘膜欠損がみられ,潰瘍底は白苔と称される滲出物に覆われる(図16).自然経過あるいは治療により再生・修復反応が進むと潰瘍が瘢痕化し,胃粘膜のヒダが集中するようになる(図17).組織学的には,急性期の潰瘍底には壊死と肉芽組織がみられ,慢性期になると潰瘍底は再生粘膜に覆われ,上皮下には線維化・瘢痕化が生じる.

e. 腫瘍様病変 tumor-like lesion

1) 胃底腺ポリープ fundic gland polyp

胃底腺の構成異常と囊胞状変化からなるポリープで,ピロリ菌のいない胃粘膜にみられることが多い.家族性大腸腺腫症の患者で多発することがある.プロトンポンプ阻害薬が原因となってこれによく似た変化がみられることもある.通常は治療を要しない.

2) 過形成性ポリープ hyperplastic polyp

表層粘液細胞(腺窩上皮)の過形成と浮腫性の間質

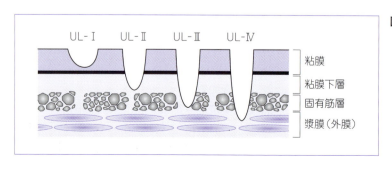

図15 消化性潰瘍の深さによる分類

A. 消化器疾患

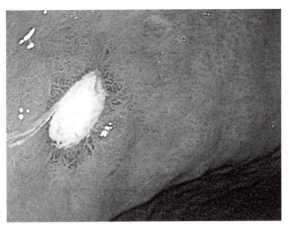

図16　急性胃潰瘍の内視鏡像
境界明瞭な円形潰瘍で潰瘍底は白苔に覆われている．

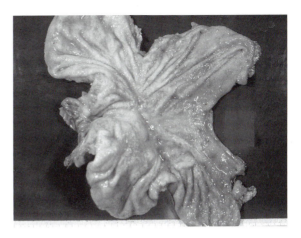

図17　潰瘍瘢痕の肉眼像
胃の襞（ひだ）が集中しているようにみえる．

からなるポリープで，ピロリ胃炎を伴う胃粘膜にみられることが多い（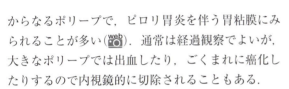）．通常は経過観察でよいが，大きなポリープでは出血したり，ごくまれに癌化したりするので内視鏡的に切除されることもある．

3）異所性膵 heterotopic pancreas

膵臓以外の部位に膵組織がみられることで，正常粘膜に覆われた隆起性病変（粘膜下腫瘍）として発見されることが多い．組織学的には膵臓の外分泌組織や内分泌組織がいろいろな組み合わせで観察される．胃の幽門部に多いが，十二指腸や空腸にも認められる．治療の必要はないが，まれに膵炎と同じ炎症の発症や，癌化例も報告されている．

f. 腫瘍性病変 tumor/neoplasia

1）腺腫 adenoma

■概念/病因と病態発生

軽度の異型性を示す上皮細胞からなる良性腫瘍で，ゆっくりと発育しあまり大きくならない．背景粘膜にはピロリ菌感染を伴う慢性胃炎がみられることが多い．

■臨床事項

通常無症状で，中高年者の内視鏡検査で偶然に発見される．内視鏡的・肉眼的には平坦な退色調の低い隆起性病変を示す（図18）．治療方針は施設により異なるが，2 cm以上の大きなものや，陥凹・発赤の目立つものは癌化の可能性を考慮し内視鏡的に切除されることが多い．

> ● ポリープについて
>
> 消化管疾患ではポリープpolypという病名が一般的によく知られている．ポリープとは消化管粘膜の一部が隆起したものの総称である．キノコやカリフラワーに似たものから，台形状，ドーム状ものまであり，肉眼的・内視鏡的には有茎性，亜有茎，広基性などと称される．炎症性に膨らんだ粘膜，正常組織が増生した過形成性ポリープである場合も腫瘍性の場合もある．良性腫瘍（腺腫）もあれば悪性腫瘍（腺癌）もある．内視鏡による観察である程度診断は可能であるが，ポリープの一部を生検するかポリープ全体を切除したものを病理診断する必要がある．

■病理所見

腸上皮化生に類似した異型腺管から形成される腸型管状腺腫（図19）と，幽門腺に類似した異型腺管から形成される胃型管状腺腫（幽門腺腺腫）がある．

2）癌腫 carcinoma

■概念/病因と病態発生

胃癌のほとんどは腺癌 adenocarcinomaであり，胃の固有上皮あるいは腸上皮化生に類似した異型細胞が増殖する．粘膜上皮から発生し，深部の各層（粘膜下層，固有筋層，漿膜下層，漿膜）に浸潤し，リンパ節や他臓器に転移する．背景粘膜にはピロリ菌感染を伴う慢性胃炎がみられることが多い．

■臨床事項

粘膜あるいは粘膜下層にとどまった癌を早期癌，それより深部に浸潤した癌を進行癌という．上腹部

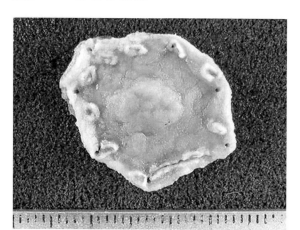

図18 胃腺腫の肉眼像(内視鏡切除検体)
平坦な退色調の低い隆起性病変を示す.

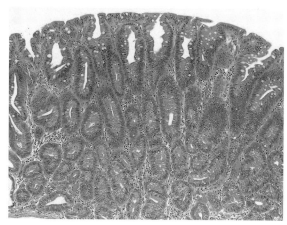

図19 腸型管状腺腫の組織像
よく揃った管状構造が密に増殖している.

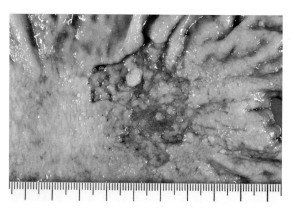

図20 0-IIc型早期胃癌の肉眼像(カラー口絵参照)

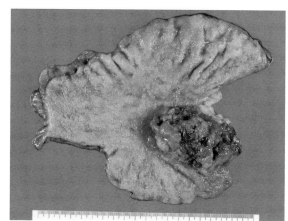

図21 1型進行胃癌の肉眼像

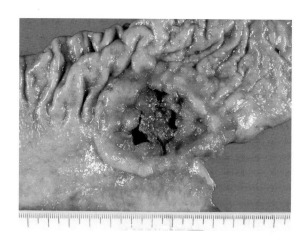

図22 2型進行胃癌の肉眼像

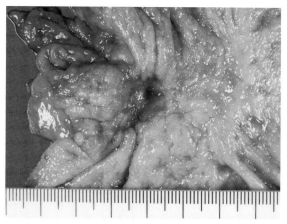

図23 3型進行胃癌の肉眼像

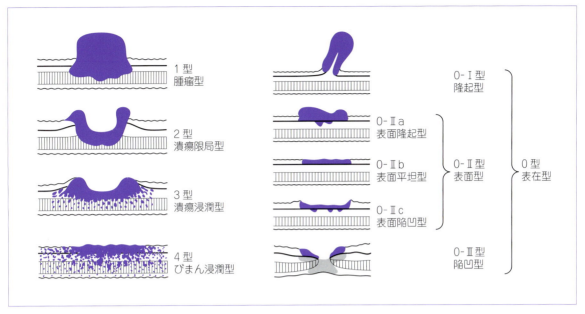

図24 胃癌の肉眼型分類
(日本胃癌学会(編):胃癌取扱い規約,第14版,金原出版,2010より)

不快感や上腹部痛を主訴とするが,検診で偶然発見されることも多い.進行するとリンパ節転移,肝転移,癌性腹膜炎などが生じる.中高年の男性に多いが,若年者や女性にも比較的多い癌である.治療方針は進行度(病期)によって,内視鏡的切除,外科手術切除や化学療法などが選択される.

■病理所見

肉眼的には隆起の目立つものから,陥凹するものや潰瘍を形成するものまでさまざまな形態を示す腫瘍があり(図20〜23),早期癌と進行癌についてそれぞれ図24のように分類される.組織学的には管状腺癌(高分化,中分化)(図25),乳頭腺癌,低分化腺癌,印環細胞癌(web)などに分類される.管状腺癌と乳頭腺癌を「分化型癌」,低分化腺癌と印環細胞癌を「未分化型癌」と分類することもあり,分化型癌と未分化型癌の比率はほぼ1:1である.分化型癌は高年者や男性に多く,未分化型癌は若年者や女性に多い.

3) その他の腫瘍

a) 神経内分泌腫瘍 neuroendocrine tumor

低悪性度のカルチノイド neuroendocrine tumor (NET)と高悪性度の神経内分泌癌 neuroendocrine carcinoma(NEC)に分類され,後者は分化型癌由来のものがほとんどである.

● 胃癌の内視鏡的切除

内視鏡下で原発巣が完全切除可能で,リンパ節転移の可能性がない症例に対して内視鏡的切除が施行される.とくに内視鏡的粘膜下層剥離術 endoscopic submucosal dissection(ESD)の発達・普及により,比較的大きな腫瘍の切除も可能になり,開腹せずに切除される早期胃癌の症例が増加した.2 cm以下の肉眼的粘膜内癌で潰瘍を伴っていない分化型癌が内視鏡的切除の「絶対適応病変」とされ,術後の病理検査で2 cm以下,分化型優位,脈管侵襲陰性,潰瘍なし,断端陰性と診断された場合に治癒切除と判定されるが,「適応拡大病変」の検討も進んでいる.

● 腹水細胞診と腹腔洗浄細胞診

胃癌が進行し漿膜まで浸潤すると,癌細胞が腹腔内にこぼれ,癌性腹膜炎を生じることがある.癌性腹膜炎で腹水が貯留すると,腹水内に腺癌細胞が認められる(図26).また,手術中に生理食塩水で腹腔内を洗浄・回収したものに含まれる癌細胞の有無を調べる検査が腹腔洗浄細胞診で(web),その結果は患者の予後を推定し,治療方針の決定に重要な因子となっている.

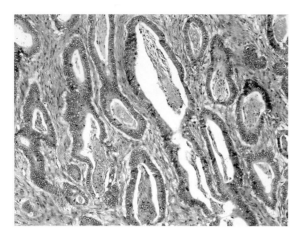

図25 胃癌(管状腺癌)の組織像
異型性の強い細胞からなる管状構造である．腺腫(図19)と比較されたい．

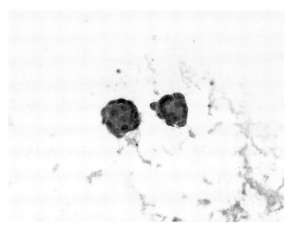

図26 腹水細胞診
ボール状に重積した腺癌細胞がみられる．

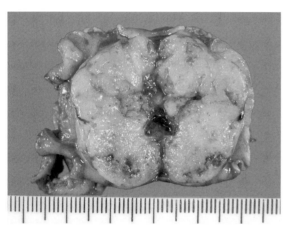

図27 GISTの肉眼像
胃粘膜下に境界明瞭な白色調の腫瘍をみる．

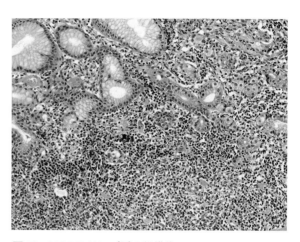

図28 MALTリンパ腫の組織像
小型から中型のリンパ球が上皮を破壊するように増殖している．

b) 間葉系腫瘍 mesenchymal tumor

消化管間質腫瘍 gastrointestinal stromal tumor (GIST)が最も多く，神経鞘腫，平滑筋腫，平滑筋肉腫などが発生する．GISTは消化管壁に発生する間葉系腫瘍で最も多く，とくに胃壁と小腸壁で好発する(図27)．固有筋層にあるカハールCajal介在細胞に関連する未分化な間葉系細胞から発生し，紡錘形細胞が束状に増殖する(web)．細胞膜にある*c-kit*遺伝子あるいは*PDGFRα*遺伝子の変異が主な原因である．正常粘膜を盛り上げるように発育する「粘膜下腫瘍」として発見される．治療は外科的切除が基本であるが，*c-kit*遺伝子変異によりKIT蛋白が発現している腫瘍(web)に対しては，KITがも

つチロシンキナーゼという酵素に対する「分子標的薬」の一種であるイマチニブの投与が考慮される．

c) 悪性リンパ腫 malignant lymphoma

胃ではMALTリンパ腫(図28)とびまん性大細胞型B細胞リンパ腫が多い．粘膜にあるリンパ装置をMALT (mucosa-associated lymphoid tissue；粘膜関連リンパ組織)と呼び，それを発生母地とする低悪性度のB細胞リンパ腫をMALTリンパ腫というが，胃粘膜のMALTとはピロリ菌感染により二次的に形成されるリンパ濾胞を伴うリンパ球浸潤のことを指し，胃MALTリンパ腫のほとんどはピロリ胃炎を背景に発生し，除菌により寛解する症例も多い．

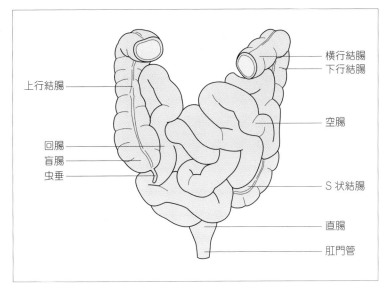

図29 空腸，回腸，大腸各部の名称
(塩田浩平(編)：わかりやすい人体の構造と機能，中山書店，2013，p123，図1より)

8. 腸 bowel

小腸と大腸には共通の疾患が多いので，重複を避け理解しやすくするためまとめて記載することにする．虫垂と肛門管については最後に述べる．

a. 小腸の構造と機能

小腸は胃の幽門から回盲弁（バウヒン Bauhin 弁）までの管状臓器で，十二指腸 duodenum，空腸 jejunum，回腸 ileum の3つに区分されている．十二指腸は20～25 cm ほどのC字状の管で後腹膜腔にあり，上部，下行部，水平部，上行部の4つに分けられ，上部のうち始めの2 cm ほどの膨らんだ部分を球部という（図10参照）．下行部にはファーター Vater 乳頭と呼ばれる粘膜が少し隆起した部分があり，総胆管と主膵管が開口する．十二指腸が後腹膜から腹腔に現れたところから空腸となり，回腸へと続く．空腸と回腸の境界ははっきりしない（図29）．

十二指腸下行部ファーター乳頭までは胃と同様に腹腔動脈の分枝から血液の供給を受けるが，ファーター乳頭から回腸までは上腸間膜動脈の支配を受ける．静脈血は上腸間膜静脈に流れ込み，門脈に合流し肝臓へ向かう．

小腸壁は粘膜（上皮，粘膜固有層，粘膜筋板），粘膜下層と固有筋層と漿膜から構成される．固有筋層は，内輪，外縦2層の平滑筋束で，筋層間にはアウエルバッハ神経叢がみられる．分解された食物を効率よく吸収するために粘膜から粘膜下層が小腸内腔に突出し多数の輪状の襞（ひだ）が形成されており，ひだを拡大してみると，先の尖った絨毛が発達している．

小腸粘膜を覆う円柱上皮は絨毛と陰窩に区分される(web)．絨毛には分解された食物を吸収する吸収上皮細胞と粘液を分泌する杯細胞がみられ，陰窩の底部にはパネート細胞とセロトニンやソマトスタチンなどを分泌する内分泌細胞がある．十二指腸の粘膜下層にはブルンネル Brunner 腺と呼ばれる粘液腺が発達している．

b. 大腸の構造と機能

大腸は，回盲弁（バウヒン弁）を越えて大腸に流入した液状の小腸内容物から水分と塩類を再吸収し肛門へと運搬する管状臓器で，盲腸 cecum，上行結腸 ascending colon，横行結腸 transverse colon，下行結腸 descending colon，S状結腸 sigmoid colon，直腸 rectum の6つに区分される（図29）．盲腸には虫垂が付属している．上行結腸から横行結腸，横行結腸から下行結腸に移行する部分をそれぞれ肝彎曲，脾彎曲という．

盲腸，虫垂，上行結腸と横行結腸の右2/3は上腸間膜動脈・静脈，横行結腸の左1/3から直腸までは下腸間膜動脈・静脈の支配を受ける．静脈血は門脈となって肝臓へ向かう．

大腸壁は小腸壁と同様に粘膜（上皮，粘膜固有層，粘膜筋板），粘膜下層と固有筋層と漿膜から構成さ

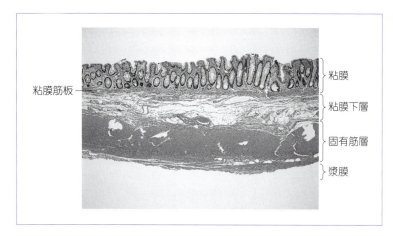

図30　大腸壁の組織像と各層の名称

れる（図30）．固有筋層は，内輪・外縦2層の平滑筋束で，筋層間にはアウエルバッハ神経叢がみられる．ただし，直腸の下部は腹膜に覆われないので筋層の外側を外膜という．

大腸粘膜上皮細胞は直線状の腺管（陰窩）をつくっており，小腸のような絨毛構造を示さない（web）．陰窩には吸収上皮細胞と粘液を分泌する杯細胞がみられる．ホルモンをもつ内分泌細胞も陰窩の底部に少数認められる．小腸に近い盲腸粘膜ではパネート細胞もみられる．

c．形態・機能異常

1）ヒルシュスプルング病 Hirschsprung disease

腸管壁内に存在する神経叢（粘膜下層のマイスナー神経叢と固有筋層内のアウエルバッハ神経叢）の神経細胞が先天的に欠損するため，蠕動できず狭窄する．狭窄部より口側の腸管が著しく拡大するため先天性巨大結腸症とも呼ばれる．腸閉塞症状や慢性的な便秘などの排便障害がみられる．直腸から上行性に神経細胞が欠損していることが多い．

d．循環障害

1）虚血性腸炎（虚血性腸疾患）ischemic enterocolitis

■概念/病因と病態発生

小腸～大腸壁におけるいろいろなレベルの血管の循環障害によって生じる変性・壊死性の変化である．動脈硬化症に基づく血管の狭窄・閉塞，腹部手術や外傷の既往，便秘や浣腸による腸管内圧の上昇などが原因となる．

■臨床事項

突然の腹痛，下痢・下血で発症する．一過性型，狭窄型，壊死型に分類され，内視鏡検査や注腸造影検査で診断される．下行結腸～S状結腸の一過性型虚血性腸炎が最も多い．壊死型は急性腸梗塞ともいわれ緊急手術の適応となる（図31）．

■病理所見

一過性型では炎症細胞浸潤は乏しいのに粘膜の変性が目立ち，上皮の立ち枯れ様の脱落や，間質の好酸性変化がみられる（web）．狭窄型では境界明瞭な管状（求心性）の狭窄がみられ，病変に一致して血管の増生と線維化が認められる．壊死型では腸管壁全層が出血・壊死に陥る．

e．炎症性病変

1）感染性腸炎 infectious enterocolitis

細菌，ウイルス，寄生虫などの病原微生物の感染が原因で主に粘膜に炎症が生じる．潜伏期間や症状，経過は原因となる病原体によって異なるが，一般的には下痢，発熱，腹痛，血便などで発症する．

a）一般的な細菌感染症

鶏卵や牛肉につくサルモネラ菌による腸炎の頻度が高く，鶏肉・豚肉が感染源となるカンピロバクター腸炎もよくみられる．腸炎ビブリオは魚介類が原因となる．ブドウ球菌や大腸菌には種々の感染経路がある．ベロ毒素を産生する腸管出血性大腸菌の一種であるO157の感染によって，溶血性尿毒症症候群が生じ重症化することがある．

内視鏡的には軽度の出血，白苔の付着や浅いびらんが認められ，病理組織学的には粘膜固有層に好中

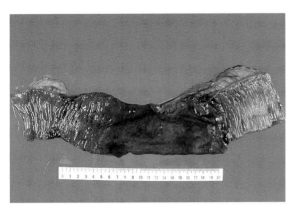

図31　急性小腸梗塞の肉眼像
境界明瞭な出血・壊死領域がみられる．

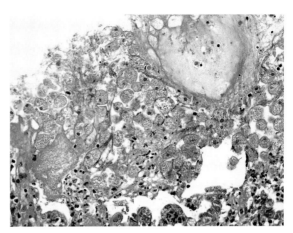

図32　アメーバ赤痢の組織像
多数のアメーバ虫体をみる．

球浸潤がみられる．毒素による腸炎では虚血性腸炎や薬剤性腸炎と同様の組織像を示す．

b) 抗酸菌症

腸結核は肺結核に併発することが多く，腸閉塞症状や慢性的な腹痛，下痢などが出現する．回盲部が好発部位であり，内視鏡検査，注腸造影検査，病理検査と細菌学的な検査を合わせて診断する．肉眼的には輪状潰瘍〜帯状潰瘍が特徴的である．潰瘍が慢性化した領域は萎縮瘢痕帯となる．バウヒン弁もしばしば変形する．組織学的には活動期の潰瘍底に乾酪壊死を伴う類上皮細胞肉芽腫が認められるが，肉芽腫がみつからないことも多い．

また，結核菌以外の抗酸菌（非結核抗酸菌症）が免疫不全状態の患者にみられることがある．

c) ウイルス感染症

エンテロウイルス，腸管アデノウイルス，ノロウイルス，ロタウイルスなどの感染による腸炎がよく知られている．上気道炎症状や上部消化管症状を伴うことが多い．

また，免疫不全状態や潰瘍性大腸炎の経過中にサイトメガロウイルス感染によって大腸に潰瘍が多発することがある．

d) 寄生虫感染症 parasitic infection

アニサキス症，ジアルジア症（ランブル鞭毛虫症），アメーバ赤痢（アメーバ腸炎）などがよく知られている．アニサキス症は「胃」の項で述べたとおりである．ランブル鞭毛虫は十二指腸から上部小腸に感染し，吸収不良症候群と難治性の下痢を起こす．アメーバ赤痢はイチゴゼリー状と称される下痢を生じ，大腸に潰瘍を起こす．潰瘍底からの生検組織内にアメーバ虫体が観察される（図32）．

2) 薬剤性腸炎 drug-induced enterolitis

抗生物質，非ステロイド性抗炎症薬（NSAIDs）や抗癌剤などが原因となる腸炎で，下痢，腹痛，下血などが生じる．抗生物質による腸炎には急性出血性腸炎と偽膜性腸炎がある．急性出血性腸炎では一過性虚血性腸炎と同様の形態を示し，毛細血管内皮細胞傷害が考えられる．

a) 偽膜性腸炎

炎症性滲出物が大腸粘膜に膜のように張り付いた状態である．種々の原因があるが，抗生物質により腸内細菌叢のバランスが乱れ（菌交代現象），クロストリジウム・ディフィシル菌が異常に増殖し，その毒素が大腸粘膜を傷害することによって生じることがよく知られている．

b) NSAIDs 腸炎

急性出血性腸炎や虚血性腸炎と同様の内視鏡的・病理組織学的所見を示すが，上皮細胞のアポトーシスが目立つ．打ち抜き状の深い潰瘍や膜様狭窄症を示すこともある．

3) 炎症性腸疾患（潰瘍性大腸炎とクローン病）と類縁病変

特定疾患（難病）に指定され，難治性で原因が明らかでなく，近年患者数が増加している腸炎として潰瘍性大腸炎とクローン病がよく知られている．この2つの疾患を合わせて炎症性腸疾患 inflammatory

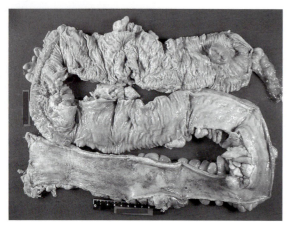

図33 潰瘍性大腸炎の肉眼像
直腸(写真左下)から上行性・連続的に粘膜襞が消失している．

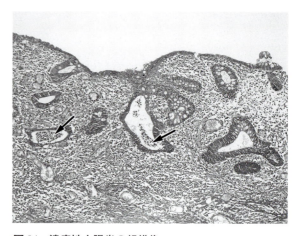

図34 潰瘍性大腸炎の組織像
陰窩上皮(腺管)の歪み・拡張が目立ち，粘膜全体に慢性炎症細胞浸潤が強い．陰窩膿瘍(矢印)が形成されている．

bowel disease (IBD) というが，いずれも腸壁に生じる慢性持続性の炎症性疾患で，再燃と寛解を繰り返すのが特徴である．IBD に類似した炎症性疾患であるベーチェット Behçet 病と単純性腸潰瘍も合わせて紹介する．

a) 潰瘍性大腸炎 ulcerative colitis

■概念/病因と病態発生

大腸粘膜にびらんや潰瘍ができる大腸の慢性炎症性疾患で，病変は直腸から連続的にかつ上行性(口側)に広がる特徴を示す．原則的に小腸に病変はみられない．原因は不明であるが，遺伝的因子と環境因子が関与し，大腸粘膜の免疫応答に異常が生じると考えられている．

■臨床事項

若年者から高齢者まで発症するが，発症ピークは20歳代である．頻回の下痢，下血，腹痛が特徴的な症状である．病変の拡がりによって，直腸炎型，左側大腸炎型，全大腸炎型に分類する．また，病勢により活動期と寛解期に分けられる．内視鏡検査，注腸造影と生検病理検査により診断される．治療としては抗炎症薬，ステロイド剤，免疫調整薬などが処方され，血球除去療法なども施行される．治療抵抗例や，経過中に深い潰瘍，著しい腸管拡張(中毒性巨大結腸症)，大腸癌が二次的に発生すると大腸切除が行われる．

■病理所見

肉眼的には直腸から上行性かつびまん性に病変がみられる．びらんや浅い潰瘍が不規則に分布し，炎症性ポリープが多発する(炎症性ポリポーシス)．横走するひだが消失し鉛管状を呈する(図33)．組織学的には粘膜固有層内全体に強い慢性炎症細胞浸潤がみられ，腺管(陰窩)が不規則に歪み拡張するのが特徴的である．活動期には好中球浸潤が目立ち，拡張した腺管内に膿が貯まった状態(陰窩膿瘍)が多発し(図34)，びらんや浅い潰瘍を伴う．寛解期には炎症細胞浸潤が消退する．健常人に比べると腺癌の発生率が高いことも重要である．

b) クローン病 Crohn disease

■概念/病因と病態発生

深い潰瘍や狭窄を伴う炎症性病変で，回腸から右側大腸に好発するが，口腔から肛門まで消化管のどの部位にも起こりうる．消化管以外にも病変が起こることがある．原因は不明であるが遺伝的因子と環境因子が関与し，各臓器で異常な免疫反応が生じると考えられている．

■臨床事項

10～20歳代に多く，腹痛，下痢，体重減少，発熱，肛門病変(難治性痔瘻)などがよくみられる．腸管の狭窄，穿孔，穿通で発症することもある．内視鏡検査，注腸造影検査，生検病理検査で診断されるが，病変が大腸のみ場合は潰瘍性大腸炎との鑑別が難しい．小腸病変では腸間膜付着側の縦走潰瘍が最も重視される．消化管外合併症として関節炎，脊椎炎，口腔内アフタ，虹彩炎や皮膚症状などがあり，ベーチェット病との鑑別が問題となる．治療としては栄養療法(経腸栄養療法，完全静脈栄養)や薬物療

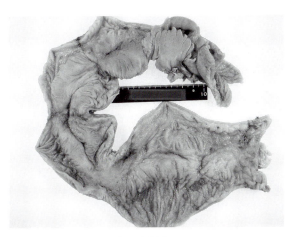

図35　クローン病の肉眼像
縦走潰瘍と狭窄が不連続的に認められる．

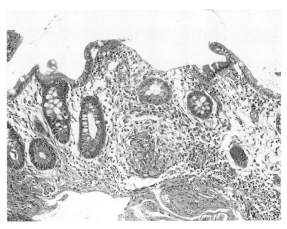

図36　クローン病の組織像
類上皮細胞肉芽腫が形成されている．多核巨細胞もみられる．

法(抗炎症薬，ステロイド剤，免疫調整薬など)が行われ，狭窄，穿孔，穿通あるいは癌が発生した症例には外科切除が選択される．

■病理所見

　肉眼的に縦走潰瘍と敷石像が主要所見(図35)，縦列する不整形潰瘍またはアフタ，上部消化管と下部消化管の両者に認められる不整形潰瘍またはアフタが副所見とされている．組織学的には非乾酪性類上皮細胞肉芽腫(図36)が主要所見とされ，形質細胞主体の慢性炎症細胞巣が不連続的に認められる．縦走する潰瘍部とその周囲にはリンパ球集簇巣が腸管壁全層性にみられる．敷石状外観部の粘膜には浮腫が強い．肉眼的にも組織学的にも病変が不連続に分布するのが特徴である．腺癌が続発することもあり，肛門病変からは痔瘻癌が発生する．

　c) ベーチェット病と単純性腸潰瘍 Behçet disease and simple intestinal ulcer

　原因不明の全身疾患であるベーチェット病では消化管に潰瘍が形成されることがあり，回盲部に好発する．肉眼的に下掘れ状の(フラスコ型)潰瘍が形成され，潰瘍部には非特異的な炎症性肉芽組織が形成される．ベーチェット病の診断基準には合わないが，病理学的にそれと区別できない腸潰瘍を単純性腸潰瘍という．これらは炎症性腸疾患(とくにクローン病)との鑑別がしばしば困難となる．

　4) 粘膜脱症候群 mucosal prolapse syndrome (MPS)

　直腸下部の粘膜(とくに前壁側)にみられる炎症性病変で，内腔からの機械的刺激が原因とされている．便秘症で排便時に過度にいきむ習慣のある人に多く発生する．直腸粘膜の下降・脱出が繰り返され，粘膜が反応性に隆起したり，不規則な潰瘍が形成されたりする．それぞれ隆起型MPS(web)，潰瘍型MPSと呼ばれ，肉眼的に直腸癌と鑑別が難しいこともある．

　f. 腫瘍様病変

　小腸では十二指腸にブルンネル腺過形成(図37，web)，異所性胃粘膜や異所性膵がみられる．大腸では過形成性ポリープ，若年性ポリープや炎症性ポリープなどが発生する．

　g. 腫瘍性病変

　1) 上皮性腫瘍

　a) 腺腫 adenoma

■概念/病因と病態発生

　異型性を示す上皮細胞からなる良性腫瘍で，ポリープとして発見される．前癌病変として重要である．大腸に好発し，S状結腸から直腸での発生頻度が高い．小腸ではまれであるが，十二指腸で比較的多い．

■臨床事項

　通常無症状で，中高年者の内視鏡検査で偶然に発見される(図38)．治療方針は施設により異なるが，1 cm以上ものや，不整なものは癌化の可能性を考慮し内視鏡的に切除されることが多い．

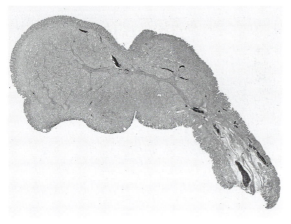

図37　ブルンネル腺過形成のルーペ像
ブルンネル腺が結節状に増殖し大きな十二指腸ポリープを形成している．

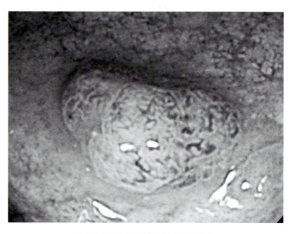

図38　大腸腺腫の内視鏡像

■病理所見

　組織形態によって管状腺腫，管状絨毛腺腫，絨毛腺腫，鋸歯状腺腫に分類される．また異型性の程度によって低異型度腺腫と高異型度腺腫に分けられる．腺腫が大きくなると腺癌の発生率が高くなり，腺腫内に腺癌がみられるものを腺腫内癌という（図39）．

　b）**腺癌** adenocarcinoma

■概念/病因と病態発生

　大腸癌は肺癌・胃癌と並んで癌死亡率の上位を占め，ほとんどは腺癌である．深部の各層（粘膜下層，固有筋層，漿膜下層，漿膜）に浸潤し，肝臓やリンパ節に転移する．高脂肪食や遺伝がリスク要因とされ，腺腫から発生する経路（腺腫・癌連鎖 adenoma-carcinoma sequence）と正常粘膜から発生する経路（*de novo* 発癌）が知られている．炎症性腸疾患（とくに潰瘍性大腸炎）由来の腺癌もある．

　小腸癌は大腸癌に比べてきわめてまれであるが，十二指腸での頻度が比較的高い．

■臨床事項

　胃癌と同様，粘膜あるいは粘膜下層にとどまった癌を早期癌，それより深部に浸潤した癌を進行癌と呼ぶ．大腸のどの部位にも発生するが，Ｓ状結腸から直腸での発生頻度が高い．下血，便通異常，腸閉塞症状を主訴とするが，検診（便潜血検査）で発見されることも多い．治療方針は大きさや進行度（病期）によって，内視鏡的切除，外科手術切除，化学療法などが選択される．

> ●**遺伝性（家族性）腫瘍とポリープ症**
> 　**家族性大腸腺腫症** familial adenomatous polyposis（FAP）と**リンチ** Lynch **症候群**が知られている．FAPは，生殖細胞レベルで *APC* という遺伝子に変異が生じて多数の大腸腺腫が生じ，その中から腺癌が発生する常染色体優性遺伝疾患であり，小腸や胃にも腺腫や腺癌が発生する．リンチ症候群は以前，遺伝性非ポリポーシス大腸癌 hereditary non-polyposis colorectal cancer（HNPCC）と呼ばれていたもので，DNAミスマッチ修復遺伝子の異常により大腸癌や子宮内膜癌が好発する症候群である．
> 　ポリープが多発した状態を**ポリポーシス**（**ポリープ症**）polyposis という．個数に決まりはないが，家族性大腸腺腫症では100個以上みられる状態を指す．ポリープ症を生じる疾患として，これ以外に次のようなものがよく知られている．
> 　**ポイツ・イェーガー** Peutz-Jegher **症候群**：消化管ポリポーシスと皮膚・粘膜の色素沈着症を合併する遺伝性疾患である．ポリープは過誤腫性または過形成性である．
> 　**クロンカイト・カナダ** Cronkhite-Canada **症候群**：消化管ポリポーシスと爪の萎縮，全身の脱毛がみられる．蛋白漏出性胃腸症を合併する．非遺伝性である．

■病理所見

　肉眼的には隆起性，陥凹性，潰瘍形成性などさまざまな形態を示す腫瘍があり，胃癌とほぼ同様の分

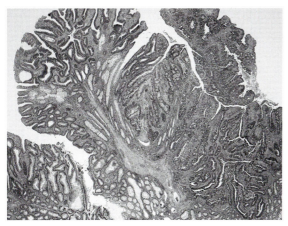

図39 大腸腺腫内癌の組織像
腺腫内(写真左側)に境界明瞭な異型性の強い領域(右側)がある.

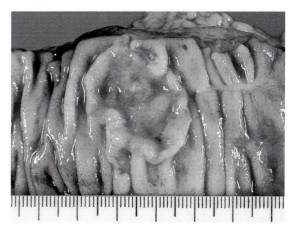

図40 大腸癌の肉眼像
境界明瞭な潰瘍形成性病変(2型)である.

類法が用いられている.進行癌では2型が圧倒的に多い(図40).組織学的には管状腺癌(高分化,中分化),乳頭腺癌,低分化腺癌,印環細胞癌などに分類されるが,管状腺癌(図41)あるいは乳頭腺癌が多い.

c) 神経内分泌腫瘍 neuroendocrine tumor

胃と同様,低悪性度のカルチノイド(web)と高悪性度の神経内分泌癌に分類され,後者は腺癌由来のものがほとんどである.腸管カルチノイドの多くは直腸に発生し,緩徐な発育を示し,小型のもの(1 cm程度まで)は内視鏡治療でほとんど完治するが,大きくなると肝転移を生じることがある.神経内分泌癌は予後不良とされている.

2) 間葉系腫瘍

腸管には胃と同様GISTが最も多く,神経鞘腫,脂肪腫,平滑筋腫や平滑筋肉腫などが発生する.

3) 悪性リンパ腫

胃と同様,B細胞性のびまん性大細胞型B細胞リンパ腫,MALTリンパ腫やマントル細胞リンパ腫が多いが,十二指腸では濾胞性リンパ腫が好発し,空腸・回腸ではバーキットBurkittリンパ腫やT細胞リンパ腫の頻度が比較的高い.

9. 虫垂 appendix

a. 炎症性疾患

1) 虫垂炎 appendicitis

■概念/病因と病態発生

虫垂は盲腸に付着するひも状の臓器で,虫垂孔を

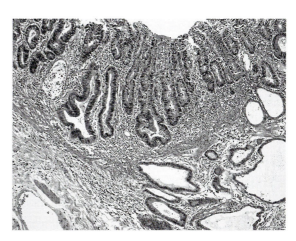

図41 管状腺癌(高分化)の組織像
異型性の強い細胞からなる管状構造が浸潤している.

通して盲腸と粘膜が連続している.盲端であるため腸内細菌による炎症が生じやすい.

■臨床事項

右下腹部痛,発熱などを主訴として発症する.炎症が強くなると虫垂壁に潰瘍・穿孔が生じ,化膿性腹膜炎や回盲部周囲膿瘍などを併発する.軽症の場合は抗生物質により治療されるが,しばしば外科手術の対象となる.

■病理所見

急性化膿性虫垂炎,蜂窩織性虫垂炎,壊疽性虫垂炎などに分類される.虫垂粘膜から全層性に急性〜慢性炎症細胞浸潤がみられ,膿瘍が形成されることも多い(図42, web).

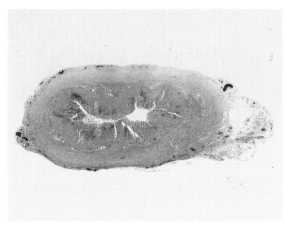

図42　急性虫垂炎のルーペ像
虫垂壁全体が炎症性に腫大・肥厚している．

b. 腫瘍性疾患

1) 虫垂腫瘍 appendiceal tumor

盲腸・結腸と同様の腫瘍(腺腫，腺癌，神経内分泌腫瘍)が発生するが，虫垂特有の粘液産生性腫瘍(低異型度虫垂粘液性腫瘍)や粘液癌が発生し，**腹膜偽粘液腫**＊の原因となる．

＊腹膜偽粘液腫：虫垂や卵巣に発生した粘液産生腫瘍は初め内腔に粘液を貯留するが，内圧が亢進して破裂すると腫瘍細胞を含む粘液が腹腔内に流出し，腹膜偽粘液腫と称される．腹腔内の腫瘍細胞は粘液を産生し続け，ゼラチン状の粘液で腹腔が充満するようになる．

10. 肛門管 anal canal

a. 構造と機能

大腸(直腸)の円柱上皮粘膜から肛門部の重層扁平上皮粘膜に移行する領域を肛門管といい，固有筋層も平滑筋から骨格筋(肛門括約筋)に変化する．粘膜の境界部を歯状線という(図43)．粘膜下には血管が発達し静脈叢が形成されている．

b. 形態・機能異常

直腸肛門奇形(鎖肛)：直腸肛門の形成異常で，直腸が閉鎖する位置によって高位，中間位，低位に分けられる．膀胱や尿道，子宮や腟との間も瘻孔が生じることもある．

c. 非腫瘍性疾患と腫瘍様病変

痔核，痔瘻などが好発するが(図43)，直腸粘膜部には結腸・直腸と同様の非腫瘍性病変・腫瘍性病変が発生する．

痔核：粘膜下層に発達する静脈叢がうっ血・拡張し，粘膜がポリープ状に隆起する状態を指す．歯状線を挟んで内痔核と外痔核に分類される．腹圧亢進，門脈圧亢進，便通異常などが原因とされている．拡張した静脈内に血栓が形成されると痛みが増強する．

痔瘻：肛門管粘膜(一次口)から瘻孔 fistula が形成され，肛門から肛門周囲皮膚組織に貫通する．瘻孔周囲にはしばしば膿瘍が形成される(肛門周囲膿

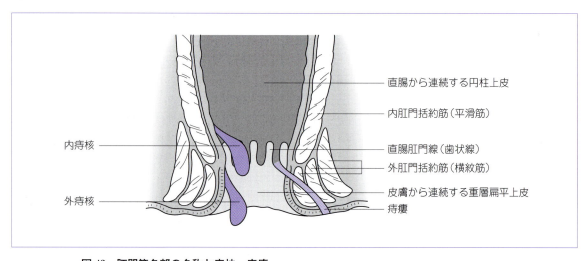

図43　肛門管各部の名称と痔核・痔瘻
(塩田浩平(編)：わかりやすい人体の構造と機能，中山書店，2013，p138，図18より)

瘍).クローン病に併発する痔瘻は難治性であることが多い.

d. 腫瘍性病変

直腸粘膜部には腺腫,腺癌など,結腸・直腸と同様の腫瘍性病変が発生するが,粘液癌の頻度が高く,クローン病に併発することもある.扁平上皮部には尖圭コンジローマ,皮膚付属器腫瘍,扁平上皮癌,乳房外パジェット Paget 病や悪性黒色腫などが認められる.

B 肝臓・胆囊および胆道・膵臓・腹膜

まとめ

1. 肝臓の代表的な感染症は A 型,B 型,C 型肝炎ウイルスによるウイルス肝炎である.C 型肝炎ウイルス感染は急性肝炎から慢性肝炎,肝硬変,肝細胞癌へと進展することが多い.肝硬変は肝細胞の壊死・脱落,結節性再生と線維の増生が反復した慢性肝疾患の結果として生じ,肝機能低下と門脈圧亢進症などから多彩な臨床症状を呈する.原発性肝癌の大部分は肝細胞癌であり,次いで肝内胆管癌である.
2. 乳頭部を含む肝外胆道系に原発した癌腫を胆道癌と総称する.胆嚢癌,胆管癌,乳頭部癌は癌による胆道狭窄に起因する閉塞性黄疸を初発症状とすることが多い.
3. 急性膵炎・慢性膵炎は膵消化酵素による膵の自己消化によることが多い.膵癌の多くは外分泌組織に由来する広義の膵管癌である.内分泌細胞系腫瘍として神経内分泌腫瘍が発生する.
4. 腹膜が関わる代表的な病態では,ヘルニア(とくにヘルニア嵌頓),腹膜炎(とくに急性細菌性腹膜炎),悪性中皮腫および転移性腫瘍である癌性腹膜炎,腹膜偽粘液腫が挙げられる.

1. 肝臓 liver

a. 肝臓の発生

肝および胆道系の原基は胎生 3 週頃に前腸と卵黄腸管の合流部付近に認められる.胎生 4 週頃に十二指腸相当部位の内胚葉組織が突出して肝憩室を形成し,やがて肝臓部と胆嚢部に分かれる.前者から肝臓,肝管,総胆管が,後者から胆嚢,胆嚢管が形成される.

b. 肝臓の構造と機能

1) 構 造

肝は腹腔内で横隔膜下に位置する実質臓器である.横隔膜に付着する上後面と肝門部を除き腹膜で覆われる.日本人成人男性では約 1,100〜1,400 g,女性では約 900〜1,200 g である.解剖学的には肝鎌状間膜を境に左葉と右葉に区分され,血管支配と胆管走行からはカントリ Cantlie 線(胆嚢底と肝背面の下大静脈を結ぶ線)を境に左右 2 葉に分けられる(図 44).また,表面形状から尾状葉,方形葉を区分する.肝区域は 5 区域または 8 亜区域に区分される.

肝臓は組織学的には肝小葉(中央に中心静脈がある)と,その辺縁の門脈域(グリソン Glisson 鞘)から構成される(図 45, 46).肝細胞は中心静脈に向かい索状に配列する肝細胞索を形成し,肝細胞間に毛細胆管をつくる(図 47〜49).門脈域に面する肝細胞は限界板を構成する.門脈域には肝動脈由来の小葉間動脈,門脈由来の小葉間静脈,毛細胆管に由来する小葉間胆管が存在する.肝小葉の概念には Rappaport らの肝細葉構造説もある.中心静脈周囲の肝実質は小葉中心帯(ほぼ Rappaport の zone 3 に対応),門脈域周辺部は小葉周辺帯(zone 1),その間を小葉中間帯(zone 2)と称する.肝細胞は多面体で,弱好酸性の細胞質と円形核を有する.隣接する肝細胞索の間には内皮細胞で覆われた類洞がある.肝細胞索と内皮細胞との間をディッセ Disse 腔という.内皮細胞の類洞内側にクッパー Kupffer 細胞が,ディッセ腔には伊東細胞(脂肪貯蔵細胞,肝星細胞)がみられる.

肝臓は肝動脈と門脈との二重支配を受けている.

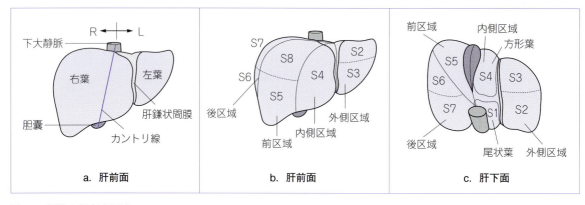

図44 肝臓の解剖と区分
a：解剖学的な右葉と左葉を示す．R-Lはカントリ線にて区分される血管支配に基づく右葉(R)と左葉(L)を示す．
b：Healey & Schroyによる肝区域分類(前・後・内側・外側区域，尾状葉)を実線で示す．c：Couinaudによる区域分類(亜区域：S1～S8)を実線と点線で示す．

肝動脈は大動脈の枝の腹腔動脈から分枝し動脈血を送る．門脈は胃腸，膵，脾の静脈血が流入する血管である．肝臓の流入血液量は成人で約1,500mL/分とされ，その約75％は門脈に，約25％は肝動脈に由来する．門脈域の肝動脈枝と門脈枝由来の血液は合流して類洞を流れて中心静脈に注ぎ，肝静脈，下大静脈へと至る．

2) 機　能

肝臓の機能は，代謝機能，解毒作用，胆汁の生成と分泌，異物・微生物などに対する生体防御という4つに要約される．

a) 代謝機能

糖代謝：①小腸で吸収されたグルコースの取り込み，②グリコーゲンの合成，貯蔵，分解，③グルコースの血中への放出(血糖の調節)，④糖新生．

タンパク質代謝：①タンパク質の合成，貯蔵，分泌：肝臓で合成される主な血漿タンパクはアルブミン，リポタンパク，セルロプラスミン，血液凝固因子，フィブリノーゲン，アンチトロンビンⅢ，C反応性タンパク(CRP)などである．②タンパク質，アミノ酸の分解・代謝．

脂質代謝：①脂肪酸の取り込み，②中性脂肪，コレステロール，リン脂質などの合成，③リポタンパクの生成．

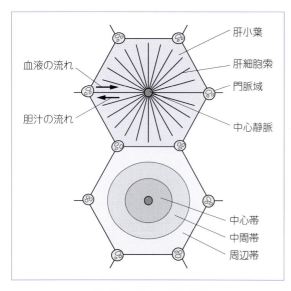

図45 肝小葉の模式図

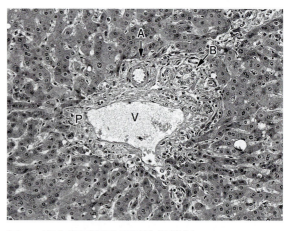

図46 肝小葉辺縁部と門脈域(組織像)
P：門脈域，A：小葉間動脈，V：小葉間静脈，B：小葉間胆管．

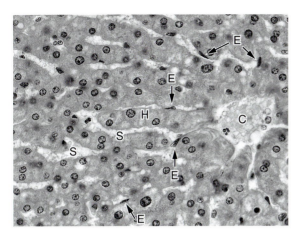

図47 肝細胞索と類洞の組織構造(組織像)
H：肝細胞索，S：類洞，E：内皮細胞の核，C：中心静脈．

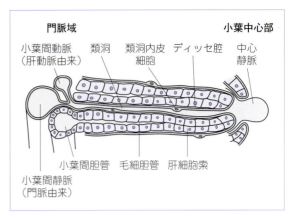

図48 肝細胞索，門脈域，中心静脈の模式図

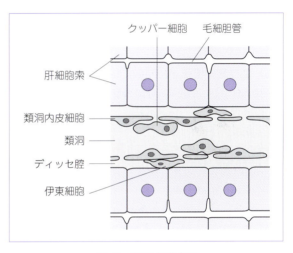

図49 類洞の模式図

ビタミン代謝：各種ビタミンの活性化，貯蔵(伊東細胞はビタミンAを貯蔵する)．

ホルモン代謝：性ホルモンなどの不活性化，分解．

b) 解毒作用

肝臓は諸種の薬物や化学物質，有害な体内代謝産物などを分解・不活化し，破壊する．①薬物代謝：グルクロン酸抱合，グルタチオン抱合により解毒・分解する．②アルコール代謝：吸収されたアルコールの大部分が肝においてアルコール(エタノール)→アセトアルデヒド→アセテートへと酸化処理される．③アンモニア代謝：尿素を合成して解毒する．④過酸化脂質の還元・分解．

c) 胆汁の生成と分泌

崩壊赤血球由来のヘモグロビン，筋由来のミオグロビン，チトクロームなどのヘムが非水溶性の非抱合型(間接)ビリルビンとなる．非抱合型ビリルビンはアルブミンと結合して血液中を運ばれ，肝細胞に取り込まれる．①肝細胞内ではキャリアタンパクと結合しミクロソームに移動し，グルクロン酸抱合を受け抱合型(直接)ビリルビンとなる．②抱合型ビリルビンは水溶性であり，胆汁に溶けて毛細胆管腔へ分泌される．

d) 異物・微生物などに対する生体防御

①クッパー細胞は常在するマクロファージであり，貪食能，抗原提示細胞の機能をもつ．②門脈域における免疫グロブリンA(IgA)の局所産生と胆管を介した分泌による局所免疫作用．

肝は代償能が大きい臓器であり，かなりの肝実質傷害があっても必ずしも肝機能低下を示すとは限らない．そのため，肝臓の病変や機能障害の判定には，種々の肝機能検査，画像検査，生検組織検査，免疫学的検査などを組み合わせることが多い．肝機能の重篤な障害により高度の黄疸，肝性脳症，腹水などの特有な臨床症状を呈する病態を肝不全 hepatic failure という．

c. 形成と形態の異常

1) 先天性異常

肝の無形成，肝葉欠如，発育不全，過大発育，分葉異常などがある．

2) 後天性異常

矢状溝は肝上面の大きな縦走溝をいう．横溝は肝表面に横走する溝状陥凹をいう．ともにコルセット

や帯などによる持続性圧迫痕とされる．

d. 肝細胞の壊死と再生

肝細胞は炎症, 中毒, 感染, 循環障害, 代謝障害などの細胞傷害因子を受けると種々の変性(混濁腫脹, 空胞変性, 水腫性変性, 好酸性変性, 脂肪変性, 糖原変性など)をきたし, それらの細胞傷害因子が高度であったり, または持続すると壊死に陥る. 肝細胞壊死は融解壊死と凝固壊死を呈する.

1) 肝細胞壊死の分布と程度

a) 巣状壊死 focal or spotty necrosis

肝細胞1個～数個の集団の壊死である. 肝細胞1個の壊死は単細胞壊死 single cell necrosis という. 凝固壊死した細胞が凝縮すると, 好酸体 acidophilic body やカウンシルマン体 Councilman body と呼ばれる.

b) 削り取り壊死 piecemeal necrosis

門脈域に接する限界板領域の肝細胞の壊死をいう.

c) 帯状壊死 zonal necrosis

肝小葉の約1/3の領域にわたるやや大きな肝細胞集団の壊死である. 小葉中心帯壊死 centrilobular necrosis(慢性うっ血, 酸素欠乏, 肝炎ウイルス, ハロタン, 四塩化炭素など), 小葉中間帯壊死 midzonal necrosis(黄熱病など), 小葉周辺帯壊死 peripheral necrosis(黄リン中毒など)に分けられる.

d) 架橋壊死 bridging necrosis

隣接した門脈域と門脈域間(P-P架橋), 門脈域と中心静脈間(P-C架橋), 中心静脈と中心静脈間(C-C架橋)の壊死またはそれらの合併である.

e) 広範性・亜広範性壊死 massive/submassive necrosis

1個の肝小葉の約2/3の領域にわたる大きな肝細胞集団の壊死は亜広範性壊死, 1個の肝小葉のほとんどすべての肝細胞の壊死は広範性壊死という.

2) 肝細胞の再生

肝細胞の再生能力は著しい. 肝細胞の壊死脱落が小範囲で一過性の場合には, 肝細胞の壊死脱落部は再生した肝細胞により完全に修復され, 小葉構築には変化が起こらない. 一方, 肝細胞の壊死脱落が広範囲であったり, 反復したり, 炎症細胞反応が持続する場合には, 肝細胞の再生, 膠原線維の増生, 線維化をきたし, 小葉の改築(偽小葉形成)をきたすことになる.

e. 代謝障害

1) 褐色萎縮 brown atrophy

肝全体が萎縮し褐色調を呈する状態をいう. 肝細胞内に消耗性色素(リポフスチンなど)が著増するためである. 慢性消耗性疾患でみられる.

2) 脂肪化 fatty change

■概念/病因と病態発生

脂肪変性 fatty degeneration は, 肝細胞内に貯蔵された中性脂肪の利用が酸素欠乏, 貧血, うっ血, 中毒などで障害されるために, 肝細胞内に中性脂肪が滴状に出現することである. 主に小葉中心帯にみられる. 脂肪浸潤 fatty infiltration は肝への脂肪供給過剰のために, 主に小葉周辺帯に中性脂肪滴が出現することである. 脂肪変性と脂肪浸潤を区別することは困難な場合が多く, 一括して脂肪化 fatty change という(図50).

脂肪肝 fatty liver：肝細胞内に中性脂肪を主とした脂質が多量に貯留した状態をいう. 組織学的には肝小葉の約1/3以上の領域にわたる脂肪滴沈着を認める状態とされる. 脂肪肝の原因には肥満, アルコール長期飲用, 糖尿病, 高脂血症, 薬剤(テトラサイクリン系抗生物質, 副腎皮質ホルモンなど), 中毒(四塩化炭素, 黄リンなど), 妊娠, 循環障害, 低栄養状態などがある.

■臨床事項

脂肪肝には特徴的な自覚症状はない. 肝腫大がみられる.

■検査所見

脂肪肝ではトランスアミナーゼ[AST(GOT), ALT(GPT)]の軽度の上昇, コリンエステラーゼ, アルブミン, 総コレステロール, 中性脂肪, pre-βリポタンパク分画(VLDL)の高値が特徴的である. 画像診断では腹部超音波検査(肝実質のエコー輝度の上昇), CT(低いCT値)が有用である. 確定診断は肝生検による.

■病理所見

脂肪肝は, 肉眼的に腫大して黄色調を呈し, 組織学的に肝細胞内に多数の脂肪滴が認められる. 周辺脂肪化は小葉周辺帯の肝細胞に脂肪滴が出現する場合であり, 貯蔵脂肪の増加, 血中毒素の直接作用(黄リン中毒など)でみられることが多い. 中心脂肪化は小葉中心帯の肝細胞に脂肪滴が出現する場合であり, 高度の貧血, 酸素欠乏, 敗血症, 中毒などの

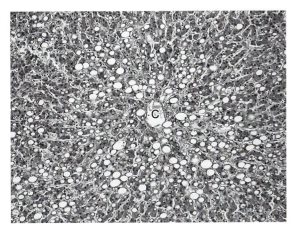

図50 肝の脂肪化（組織像）
小葉中心帯を主体として肝細胞に大小の空胞（脂肪滴）がみられる．C：中心静脈．

際に肝細胞の機能障害に関係してみられることが多い．

3）非アルコール性脂肪肝炎 non-alcoholic steatohepatitis（NASH）

脂肪肝を伴った原因不明の慢性肝疾患のうち，ウイルス性，薬物性，遺伝性肝疾患などの既知の肝疾患が除外でき，飲酒歴のない症例を，非アルコール性脂肪性肝疾患 non-alcoholic fatty liver disease（NAFLD）という．NAFLD 症例の肝組織検査で，アルコール性肝炎類似の組織所見を呈する場合に非アルコール性脂肪肝炎（NASH）とされる．

肥満，糖尿病など種々の代謝性疾患や長期経静脈栄養などの過剰栄養摂取でみられる．組織学的には，小葉中心性で高度な大滴性脂肪沈着，肝細胞の風船様腫大，巣状壊死，マロリー小体 Mallory bodies，炎症細胞浸潤，種々の程度の線維化がみられる．進展すると非アルコール性脂肪性肝線維症から肝硬変へと移行する．

4）リソソーム蓄積症 lysosomal storage disease

リソソーム酵素の先天性の異常・欠損のために中間代謝産物が蓄積する疾患である．肝病変をきたすものとして，スフィンゴリピドの蓄積（ゴーシェ Gaucher 病，ファブリー Fabry 病など），スフィンゴミエリンの蓄積（ニーマン・ピック Niemann-Pick 病など），ガングリオシドの蓄積（全身性ガングリオシドーシスなど），ムコ多糖類代謝異常症（ハンター Hunter 病など）などがある．一般に肝腫大を示す．

5）糖原病 glycogen storage disease

グリコーゲン代謝系酵素の先天性欠損により組織にグリコーゲンの異常蓄積をきたす疾患である．主に肝が障害されるのはⅠ型，Ⅲ型，Ⅳ型，Ⅵ型，Ⅷ型である．肝は腫大し，組織学的に肝細胞はグリコーゲン蓄積により大型化・淡明化する．肝線維症や肝硬変をきたす型もある．

6）アミロイドーシス amyloidosis

アミロイドが肝に沈着する病態である．肝は腫大して硬度を増し，割面は光沢を増して蠟様となる．アミロイド沈着は主に門脈域の肝動脈壁やディッセ腔にみられる（図51）．ディッセ腔のアミロイド沈着が高度になると，肝細胞は圧迫萎縮に陥る．やがて肝細胞索は分断され，アミロイドに置換される．多量のアミロイドが沈着しても肝機能障害は軽微であることが多い．

7）ビリルビン代謝異常

■ 概念/病因と病態発生

血中ビリルビン値の異常増加を高ビリルビン血症といい，ビリルビン沈着により皮膚，眼球粘膜が黄色調に着色した状態を黄疸 jaundice, icterus という．黄疸は原因部位により肝前性，肝性，肝後性に分類される．

a）肝前性黄疸

肝細胞に取り込まれる前の非抱合型（間接）ビリルビンが高値になることによる黄疸である．溶血性貧血などでヘモグロビン分解が異常亢進した結果起こる．肝臓自体には病変がない．

b）肝性黄疸

肝細胞内でのビリルビンのグルクロン酸抱合異常，細胞内輸送や毛細胆管への分泌の障害に起因する黄疸である．

体質性黄疸は肝細胞内でのビリルビン代謝に先天性障害をもつ疾患群である．①ギルバート Gilbert 症候群，クリグラー・ナジャール Crigler-Najjar 症候群ではグルクロン酸抱合酵素活性の欠如〜低下により非抱合型（間接）ビリルビン高値の黄疸となり，②デュビン・ジョンソン Dubin-Johnson 症候群，ローター Rotor 症候群ではビリルビン分泌障害により抱合型（直接）ビリルビン高値の黄疸となる．

新生児の生理的黄疸や未熟児黄疸はグルクロン酸抱合酵素活性や肝細胞内キャリアタンパクの不足による非抱合型（間接）ビリルビン高値の黄疸である．

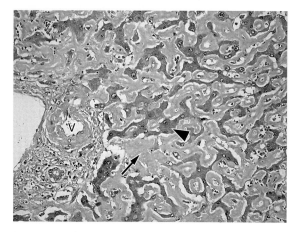

図51 肝アミロイドーシス(組織像)
アミロイド(矢印)がディッセ腔に沈着し，肝細胞(矢頭)は圧迫され，萎縮している．アミロイドは門脈域の小血管壁(V)にも沈着している．

ウイルス肝炎などの肝細胞障害では肝細胞内のビリルビン代謝の諸過程の障害で黄疸となり，一般に抱合型(直接)優位の高ビリルビン血症となる．

c) 肝後性黄疸

毛細胆管から十二指腸乳頭部までの胆管系に胆汁流出障害があり，流出障害部位から上流の胆管系，肝内に胆汁うっ滞 cholestasis を生じ，漏出したビリルビンが血中に移行して抱合型(直接)ビリルビン高値となることによる黄疸である．薬物性肝障害，敗血症では毛細胆管や細胆管に，原発性胆汁性肝硬変，原発性硬化性胆管炎では肝内胆管に胆汁流出障害がある．

胆道閉鎖症，胆道系の結石，炎症および胆道系・膵頭部・十二指腸乳頭部の悪性腫瘍などにより，肝外胆管系が機械的に閉鎖・狭窄した場合には閉塞性黄疸 obstructive jaundice といわれる．

■臨床事項

胆管の三管合流部より十二指腸乳頭側に閉塞をきたすと胆汁うっ滞による閉塞性黄疸，胆道系の拡張，無痛性の腫大胆囊を触知できるようになる．これをクールヴォアジエ Courvoisier 徴候という．

■検査所見

健常人の血清総ビリルビン値は $0.2 \sim 1.0\,\mathrm{mg/dL}$ 以下である．視覚的に捉えられる顕性黄疸は血清総ビリルビン値 $2 \sim 3\,\mathrm{mg/dL}$ 以上である．

■病理所見

胆汁うっ滞は肝性と肝後性黄疸にみられる．組織学的には胆管内の胆汁貯留，毛細胆管内の胆汁栓および肝細胞，クッパー細胞やマクロファージ内の胆汁色素としてみられる(図52)．胆汁うっ滞は肝細胞を傷害し，変性や壊死(網状壊死)をきたし，肝細胞の脱落部位に胆汁湖 bile lake を形成する．胆汁うっ滞が遷延すると肝細胞の脱落が進行し，線維化の進展をきたして胆汁性肝硬変へと移行する．

8) 鉄代謝異常

鉄の吸収亢進または長期過剰摂取により，体内に鉄が過剰に増加すると，肝にヘモジデリン hemosiderin として沈着する．肉眼的に肝は赤褐色調(さび色)を呈する．主にクッパー細胞や門脈域のマクロファージに沈着して組織破壊がないものをヘモジデローシス hemosiderosis(図53)，肝細胞への過剰沈着のために組織破壊や機能障害があるものをヘモクロマトーシス hemochromatosis に区別する．ヘモクロマトーシスは遺伝的に起こる特発性と，頻回の輸血や鉄の過剰摂取などによる続発性とに分類される．

a) 特発性(遺伝性，原発性)ヘモクロマトーシス idiopathic (hereditary, primary) hemochromatosis

常染色体劣性遺伝であり，男性に多い．十二指腸，空腸からの鉄の過剰吸収による．肝疾患，皮膚色素沈着(副腎不全によるメラニン増加とヘモジデリン沈着)，糖尿病(膵への鉄沈着)を3徴とし，青銅糖尿病ともいう．肝は腫大し，鉄の過剰沈着に伴い肝細胞は壊死に陥り，肝細胞の脱落部に線維化をきたし，肝線維症，小結節型肝硬変(色素性肝硬変)へ進展する．肝細胞癌の合併率が高い．

b) 続発性ヘモクロマトーシス secondary hemochromatosis

輸血，鉄剤投与に伴う通常の過剰鉄はクッパー細胞や門脈域マクロファージに貯蔵されるが(ヘモジデローシス)，処理能を超えると肝細胞に沈着し続発性ヘモクロマトーシスとなる．組織障害，線維化は軽度であり，肝硬変への移行はまれである．

9) 銅代謝異常

ウィルソン Wilson 病は常染色体劣性遺伝の銅代謝異常である．肝レンズ核変性症ともいう．肝，脳，角膜，腎などに銅が沈着し障害を引き起こす．セルロプラスミンへの銅の取り込み障害，胆汁への銅排泄障害，肝でのセルロプラスミン合成低下のために肝細胞に銅の過剰蓄積を起こす．肝細胞への銅

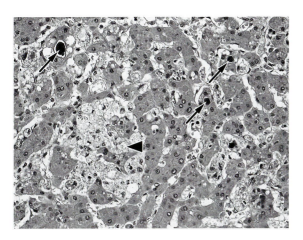

図 52　肝の胆汁うっ滞（組織像）
毛細胆管に胆汁栓（矢印），肝細胞内に胆汁色素がみられる．肝細胞の網状壊死がみられる（矢頭）．

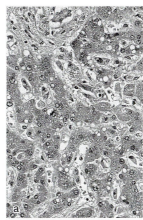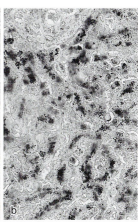

図 53　肝ヘモジデローシス（組織像）
a：クッパー細胞内や肝細胞内に褐色微細顆粒がみられる．b：ベルリン青染色にて，褐色微細顆粒は青藍色を呈する．ヘモジデリン沈着である．

の過剰沈着は肝細胞障害，壊死を惹起し，大結節型肝硬変へと進展する．

f. 薬物性肝障害 drug-induced liver injury
■概念/病因と病態発生

　薬物により誘発される肝障害をいう．発生機序からは，通常型として薬物の過剰投与による中毒性肝障害 toxic liver injury と，生体の過敏反応により少量でも起こる特異体質性肝障害 idiosyncratic hepatic injury とがある．前者にはアセトアミノフェン，四塩化炭素などがある．後者には抗生物質，解熱鎮痛薬，抗癌剤などがある．臨床的には後者が多い．

　特殊型には抗癌剤動注による胆管栄養血管の障害，経口避妊薬による肝腺腫や癌，タンパク同化ホルモンによるペリオーシスの発生などがある．

■臨床事項

　初発症状として発熱，発疹，好酸球増多，皮膚瘙痒感，黄疸などが出現する．薬物服用後に肝機能障害が発生し，他の病因が否定されれば，薬物性肝障害が疑われる．

■検査所見

　血液検査では肝酵素が上昇する．胆汁うっ滞型では ALP および γ-GTP の上昇が主体に，肝細胞型では AST(GOT) および ALT(GPT) の上昇が主体となる．両型とも中等度以上では直接型優位のビリルビン上昇がみられる．アレルギー性機序の場合には好酸球増加がみられる．

■病理所見

　薬物性肝障害は急性型と慢性型とに分類される．多くは急性型である．非腫瘍性病変の急性病変は胆汁うっ滞型，肝細胞障害型および両者の混合型に分類される．胆汁うっ滞型はクロルプロマジン，タンパク同化ホルモンなどで起こる．肝細胞障害型は肝細胞壊死・変性をきたし，イソニアジド，リファンピシン，ハロタンなどで起こる．慢性病変としては慢性肝炎類似の変化（オキシフェニサチンなど），脂肪肝（抗癌剤，副腎皮質ホルモン剤など），原発性胆汁性肝硬変類似病変（クロルプロマジン，トルブタミドなど）をきたす．

g. アルコール性肝障害 alcoholic liver disease
■概念/病因と病態発生

　長期間のアルコールの過剰摂取により引き起こされる肝障害である．アルコール（エタノール）およびアルコール代謝で生ずる中間代謝産物（アセトアルデヒド），ミクロソームエタノール酸化系（MEOS）による肝細胞障害，過剰の補酵素（NADH）の肝内代謝系への影響，アルコールの肝線維増生作用などが関与する．

■臨床事項

　アルコール性脂肪肝に始まり，アルコール性肝線維症→アルコール性肝炎→アルコール性肝硬変へと進展する．アルコール性肝炎は飲酒量の急増に伴う急性増悪として発症する．重症型アルコール性肝炎

は急性肝機能不全をきたし，予後不良である．

■検査所見

AST(GOT)優位の血清トランスアミナーゼ上昇，γ-GTP高値などがある．アルコール性肝障害の各型の確定診断は肝生検による．

■病理所見

①アルコール性脂肪肝 alcoholic fatty liver：肝腫大を呈する．小葉中心性ないし汎小葉性の大滴性脂肪沈着が特徴である．肝細胞の腫大もみられる．アルコール性肝障害では最も頻度が高い．変化は可逆的であり，禁酒後に改善する．

②アルコール性肝線維症 alcoholic liver fibrosis：アルコール性脂肪肝の変化に加えて，小葉中心性の肝細胞周囲線維症，中心静脈周囲線維症，門脈域からの星芒状線維症がみられる．

③アルコール性肝炎 alcoholic hepatitis：肝細胞の脂肪沈着，風船様膨化，多発の巣状壊死，好中球浸潤，マロリー小体(アルコール硝子体 alcoholic hyaline)がみられる(図54)．変化は小葉中心部に高度である．

④アルコール性肝硬変 alcoholic liver cirrhosis：飲酒を継続している場合には，アルコール性肝線維症への進展やアルコール性肝炎の繰り返しの結果として小結節型肝硬変に至る．断酒後経過した場合には，結節型または混合型肝硬変となる．

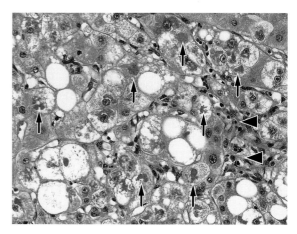

図54 アルコール性肝炎(組織像)
肝細胞は風船状に腫大．肝細胞内に好酸性不定形の封入体(マロリー小体)がみられる(矢印)．肝細胞の脱落と炎症細胞の浸潤がみられる(矢頭)．

h. 循環障害

1) 肝静脈系の異常

a) 肝静脈閉塞症 veno-occlusive disease

中心静脈および小葉下静脈の線維性の閉塞や狭窄である．高度の肝うっ血を生ずる．原因は植物アルカロイドや抗癌剤投与，放射線照射，骨髄移植後の反応などである．初期病変は小静脈の内皮細胞障害と考えられている．

b) バッド・キアリ症候群 Budd-Chiari syndrome

太い肝静脈や肝部下大静脈の閉塞・狭窄により持続的な肝うっ血をきたす病態である．静脈閉塞の原因としては血栓が多く，腫瘍によることもある．

c) うっ血肝 congestive liver

肝静脈閉塞症，バッド・キアリ症候群，右心不全などの肝静脈系の血液うっ滞では肝にうっ血を生じる．急性うっ血では肉眼的に肝は腫大して暗赤色を呈する．組織学的には小葉中心性に高度にうっ血し，中心静脈と近接した類洞の拡張がみられる．慢性うっ血の肝割面では，肉眼的にうっ血した小葉中心帯の暗赤色部と門脈域周辺の脂肪化による黄色調部分とが斑紋模様を呈し，ニクズク肝 nutmeg liver と称される．組織学的には小葉中心性に中心静脈・類洞の拡張，うっ血，肝細胞の萎縮，壊死，脱落がみられる(図55)．長期に経過すると，線維化が中心帯領域から進展してうっ血性肝線維症となり，うっ血性肝硬変に至る．

2) 門脈の異常

a) 肝外門脈閉塞症 extrahepatic portal obstruction

門脈本幹や主要な門脈枝に閉塞が生じる疾患である．病因不明の一次性と，肝硬変や特発性門脈圧亢進症，腫瘍塞栓・浸潤，隣接する肝・膵・胆道の病変などに続発する二次性とがある．一次性では門脈本幹の血栓性閉塞や肝門部の海綿状血管増生がみられることがある．門脈圧亢進症を呈する．

b) 特発性門脈圧亢進症 idiopathic portal hypertension

脾腫，貧血，門脈圧亢進症を3主徴とし，肝硬変，肝外門脈・肝静脈閉塞，血液疾患などを証明しえない疾患と定義されている．組織学的には，原因不明の肝内末梢門脈枝の狭窄や潰れ，消失による．慢性の門脈圧亢進症の結果として肝内門脈枝に新旧の血栓が高頻度にみられる．中年女性に多い．食道静脈瘤破裂の出血死を除けば，予後良好である．

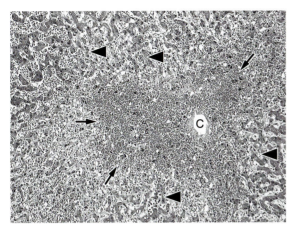

図55　肝の慢性うっ血（組織像）
小葉中心部に著明な血液のうっ滞（矢印）があり，肝細胞索は壊死，消失している．その周囲では類洞は拡張し，肝細胞索は萎縮している（矢頭）．C：中心静脈．

3）門脈圧亢進症 portal hypertension

■概念/病因と病態発生

門脈は胃腸，膵，脾からの静脈が合流してできた血管である．門脈血は肝内では門脈域の門脈枝（小葉間静脈），類洞，小葉中心静脈を経て，肝静脈，下大静脈に注ぐ．門脈から下大静脈に至る経路に閉塞などの血流障害が起こると門脈血圧が持続的に上昇し，特有の臨床症状を呈する．これを門脈圧亢進症（門脈高血圧症）という．成人では肝硬変による場合が最も多い．

■臨床事項

門脈圧亢進症は多種の続発症状を引き起こすが，側副血行路 collateral circulation の形成，脾腫 splenomegaly，腹水 ascites，肝性脳症 hepatic encephalopathy が重要である．

側副血行路：主な経路は食道下部（食道静脈瘤 esophageal varix），直腸周囲（痔 hemorrhoid），鎌状靱帯・腹壁（メズサの頭 caput medusae，腹壁静脈の怒張）に形成される．とくに食道胃静脈瘤破裂による出血は致命的となる．

脾腫：門脈圧亢進による慢性うっ血が原因である．脾腫により脾機能亢進をきたし血球処理が亢進するために，汎血球減少症，貧血，易感染性となる．門脈圧亢進は腸間膜静脈にうっ血をきたし，消化管壁にうっ血，浮腫を起こす．

腹水：門脈循環系の血圧亢進に低アルブミン血症による血漿膠質浸透圧の低下が加わり，肝表面と消化管壁，肝外門脈枝からタンパク質を含む水分が漏出したものである．

門脈圧亢進に伴う肝性脳症：側副血行路の形成によりアンモニアなどの神経毒作用物質が肝臓で解毒されることなく直接に体循環系に入り，脳に達して中枢神経を障害するために発症し，傾眠から昏睡（肝性脳症・肝性昏睡 hepatic coma）をきたす．

■検査所見

重症になるに従い，肝機能不全を示す．内視鏡検査では食道・胃静脈瘤をみる．

■病理所見

門脈圧亢進症は血流障害の部位により肝前性，肝内性，肝後性に大別される．

肝前性：血流障害は門脈血が類洞に入る前にある．門脈本幹や主要な門脈枝が血栓形成や悪性腫瘍による圧迫などで閉塞されるものである．

肝内性：通過障害は肝実質内の門脈末梢枝（前類洞性）や肝静脈末梢・中心静脈（後類洞性）にある．特発性門脈圧亢進症，日本住血吸虫症は門脈末梢枝の変化により前類洞性門脈圧亢進症をきたす．肝硬変は線維化や再生結節による類洞や中心静脈，肝静脈末梢の圧排や閉塞，血管構築の改変などのために後類洞性門脈圧亢進症となる．

肝後性：血液が肝を出た後の肝静脈，下大静脈，心臓での血流障害による．バッド・キアリ症候群，肝静脈の腫瘍塞栓，右心不全などが原因である．

4）ツァーンの梗塞 Zahn infarct

限局性のうっ血と肝細胞萎縮をきたし，肉眼的に暗赤色の梗塞様にみられる病変である．肝内門脈枝の閉塞により肝静脈側から血液が逆流するためと考えられている．

5）急性循環不全に伴う肝障害

急性心不全やショックでは，肝静脈，門脈，肝動脈の血流低下のために肝は虚血となり，小葉中心性に肝細胞壊死がみられる（ショック肝）．

i. 肝炎 hepatitis

1）ウイルス肝炎 viral hepatitis

a）肝炎ウイルスによる肝炎

■概念/病因と病態発生

ウイルス肝炎は肝炎ウイルスの感染による肝臓の炎症性病変である．主なヒト肝炎ウイルスとしてA型〜E型肝炎ウイルスまでの5種類が知られてい

る．これらの肝炎ウイルスは肝細胞内に侵入・増殖する．肝炎ウイルスには肝細胞を直接傷害する作用はない．肝炎ウイルスによる肝炎，すなわち肝細胞の変性・壊死は，細胞傷害性Tリンパ球を中心とした細胞性免疫機序を介して，肝炎ウイルスに感染して細胞膜表面にウイルス抗原を発現している肝細胞を破壊することにより肝炎ウイルスを排除する過程であるとされている．肝細胞が壊死すると，肝細胞内のトランスアミナーゼなどの酵素が血中に移行する．その上昇値が肝細胞壊死の程度を表す．

A型とE型肝炎ウイルスは飲食物を介して経口感染し，一過性感染（急性肝炎）のみで終わり，慢性化しない．一方，B型，C型，D型肝炎ウイルスは血液や体液を介して感染し，一過性感染のみならず持続感染もあり，一部は慢性肝炎→肝硬変→肝細胞癌へと進展する．本邦で主に問題となるのはA型，B型，C型肝炎ウイルスによる肝病変である．

A型肝炎 viral hepatitis type A：A型肝炎ウイルス hepatitis A virus（HAV）の経口感染による．HAVはピコルナウイルス科に属するRNAウイルスである．感染経路は飲料水，食物（生食）が多い．A型肝炎は急性肝炎で発症し一過性であり，慢性化はない．一般に予後良好である．時に劇症肝炎として死の転帰をとることがある．

B型肝炎 viral hepatitis type B：B型肝炎ウイルス hepatitis B virus（HBV）の血液，体液を介した感染による．HBVはヘパドナウイルス科に属するDNAウイルスである．感染経路には垂直感染と水平感染とがある．母児間垂直感染（出生時の経産道的感染），乳幼児水平感染では持続感染となりキャリア化することが多い．その約90％は無症候性キャリアとして経過するが，約10％は青年期や成人期に慢性肝炎で発症し，その一部は肝硬変や肝細胞癌に至る．青年期や成人期水平感染は汚染された注射針や性的接触での血液や体液を介するものである．成人期の初感染の多くは急性肝炎あるいは不顕性の一過性感染として治癒し，一般に持続感染，慢性化しない．

C型肝炎 viral hepatitis type C：C型肝炎ウイルス hepatitis C virus（HCV）の血液を介した感染による．HCVはフラビウイルス科に属するRNAウイルスである．主要な感染経路は医療従事者の針刺し事故，汚染された輸血，血液製剤，医療器具，入れ墨，覚醒剤注射の回し打ちなどである．C型急性肝炎の症状は軽く，劇症化はまれであるが，臨床的寛解は少なく，高率（約60～80％）に慢性化する．慢性肝炎の自然治癒はほとんどなく，緩徐に肝硬変（感染から20～30年後），肝細胞癌（感染から30年前後）へ進展する．

D型肝炎 viral hepatitis type D：D型肝炎ウイルス hepatitis D virus（HDV）の血液を介した感染による．HDVはRNAウイルスである．感染・増殖にはHBVの共存を必要とする不完全ウイルスである．B型肝炎の重症化との関連が問題となっている．主に地中海沿岸，アフリカの一部などに分布する．

E型肝炎 viral hepatitis type E：E型肝炎ウイルス hepatitis E virus（HEV）の経口感染による．HEVはカリシウイルス科に属するRNAウイルスである．臨床的にはA型肝炎に似る．一過性感染に終わり，慢性化はない．若年成人に好発し，妊婦に感染すると劇症化する．インド，中国，東南アジア，アフリカなどに分布し，日本には常在しない．

(1) 急性ウイルス肝炎 acute viral hepatitis

肝炎ウイルスの初感染による一過性の肝炎である．急性に経過する肝全体の壊死炎症反応と肝細胞の再生が特徴である．多くの場合は軽症型であり，2～3ヵ月の経過で改善し，6ヵ月以内に治癒する．重症化すると劇症肝炎となる．

■ 臨床事項

自覚症状のない軽度例から重篤例まである．症状は全身倦怠感，発熱，黄疸，食欲不振，悪心，嘔吐，右上腹部痛などである．症状はA型肝炎では強く，C型肝炎では軽い傾向がある．

■ 検査所見

トランスアミナーゼ［AST（GOT），ALT（GPT）］の上昇がみられる．ALP，γ-GTP，ビリルビン（直接型優位），TTTは上昇し，プロトロンビン時間，コリンエステラーゼ，アルブミンは低下する．原因ウイルスの確定診断はウイルス抗原，抗体の血清学的検査による．画像診断では肝腫大を認める．

■ 病理所見

病理所見は肝炎ウイルスでは基本的に共通である．発症により肝は腫大する．組織学的に急性期には肝細胞の傷害像が主体である．肝細胞の変性や水腫様腫大，風船化 ballooning が肝小葉中心部を主体として小葉内にびまん性にみられる（図56）．肝

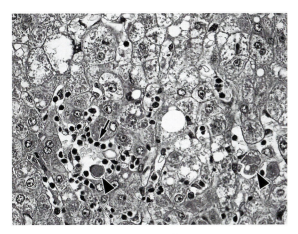

図56　急性ウイルス肝炎（組織像）
肝細胞は変性，腫大し（風船細胞），巣状壊死（矢印）を示す．好酸体（矢頭），リンパ球などの細胞浸潤がみられる．

細胞は融解壊死や凝固壊死により巣状壊死として消失する．凝固壊死に陥り好酸性に凝縮した細胞を好酸体という．変性した肝細胞や巣状壊死の部分には免疫反応を反映してリンパ球を主体とする炎症細胞浸潤がある．クッパー細胞の増生もみられる．胆汁うっ滞が肝細胞や毛細胆管内にみられる．門脈域にはリンパ球，形質細胞を主体とした炎症細胞浸潤がみられる．

約2～3週間後には肝細胞壊死や小葉内や門脈域の炎症細胞浸潤は減少し，セロイドを貪食したクッパー細胞が出現する．約2～3ヵ月後に肝細胞は再生し，約6ヵ月後には門脈域の炎症細胞浸潤は消失し，約1年後には肝細胞索は正常化する．

（2）劇症肝炎 fulminant hepatitis
■概念/病因と病態発生

急激で広範な肝細胞壊死により急激な経過で肝不全に陥る予後不良な肝炎である．本邦では（肝炎）ウイルスおよび薬剤に起因するものをいう（欧米ではウイルス起因性に限定している）．急性ウイルス肝炎の重症化が大部分（約80～90％）である．起因薬物としては鎮痛薬，抗生物質が多い．発症後10日以内に脳症が発現する急性型と，それ以降に発現する亜急性型とに分類される．肝細胞の広範性壊死により解毒機能が著しく低下するために，アンモニアなどの血中濃度が増して肝性脳症が発生する．広範な肝細胞壊死の発生機序として肝炎ウイルス遺伝子変異，宿主側の過剰な免疫反応などが挙げられている．

■臨床事項

進行性の黄疸，肝性脳症，出血傾向，腹水をきたし，播種性血管内凝固（DIC）や多臓器不全になることが多い．経時的な画像検査（腹部超音波検査，CT）と血液生化学検査が劇症化の予知と予後の推定に有用である．

■検査所見

血清逸脱酵素［AST（GOT），ALT（GPT），LDH］は異常高値となり，凝固系検査の異常（プロトロンビン時間40％以下），アルブミン低下，ビリルビン高値などをきたす．

■病理所見

肝は萎縮し黄色調が目立つ．組織学的に肝細胞は広範性壊死ないし亜広範性壊死に陥る．亜広範性壊死では肝細胞が島状に残存する．壊死部にはビリルビン，ヘモジデリン，セロイドなどを貪食したマクロファージやリンパ球，形質細胞などの炎症細胞が浸潤する．

患者が3～6ヵ月以上生存した場合には肝細胞壊死部分に線維増生が著明となり，残存肝細胞が再生して，幅広い間質と大小の再生結節をもつ肝硬変へと移行する．

（3）慢性ウイルス肝炎 chronic viral hepatitis
■概念/病因と病態発生

臨床的には6ヵ月以上の肝機能検査値の異常とウイルス感染が持続している病態をいう．本邦ではC型・B型肝炎ウイルスに起因するものが多く，約70％がC型慢性肝炎である．慢性肝炎は何らかの理由で，自己の免疫系により肝細胞内の肝炎ウイルスを排除できなかったものである．肝炎ウイルスが持続感染となり，壊死炎症反応と肝細胞の再生が繰り返されることになる．慢性肝炎は肝硬変，肝細胞癌に進展する危険性のある病変であり，C型慢性肝炎での進展はことに高率である．

■臨床事項

多くは自覚症状を認めないか，全身倦怠感，食欲不振などである．

■検査所見

トランスアミナーゼ［AST（GOT），ALT（GPT）］は上昇し，肝細胞壊死の程度により変動する．病状把握，治療適用の判定，予後予測に肝生検は有用である．病因を明らかにするためにウイルスマーカー

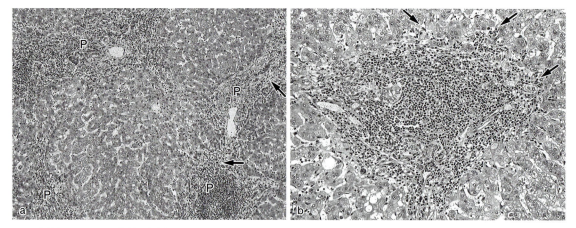

図57 慢性ウイルス肝炎(組織像)
a：門脈域(P)は線維性に拡大し，線維性架橋(矢印)も形成している．門脈域にはリンパ球浸潤がみられる．b：門脈域には線維化と細胞浸潤が強く，門脈域に接する肝小葉には削り取り壊死(矢印)もみられる．

検索は重要である．

■**病理所見**

　肝は腫大し，急性肝炎よりも硬度が増す．組織学的には門脈域にリンパ球を主体とした炎症細胞浸潤，肝細胞の削り取り壊死 piecemeal necrosis および門脈域の線維性拡大を認め，肝実質内には種々の程度の肝細胞の変性・壊死，炎症細胞浸潤がみられる(図57)．慢性肝炎が進行すると門脈域から架橋線維化が進展して小葉のひずみをきたし，肝細胞が再生結節を形成するために肝小葉の改築が進み，肝硬変へと移行する．

　慢性肝炎の組織診断基準として本邦では新犬山分類が用いられている(表1)．新犬山分類では，線維化の程度(fibrosis staging)は門脈域から線維化が進展し小葉が改築され肝硬変へと進展する段階を F0(線維化なし)〜F4(肝硬変)に分類し，壊死・炎症所見の程度(activity grading)は活動性の強さを削り取り壊死，小葉内の細胞浸潤と肝細胞の変性ならびに壊死により A0〜A3 に評価する．

b) 肝炎ウイルス以外のウイルス感染症

　肝炎を惹起するウイルスとしてサイトメガロウイルス，ヘルペスウイルス，エプスタイン・バー Epstein-Barr ウイルスなどがある．これらのウイルスは肝炎ウイルスとは異なり，主要な標的は肝以外の臓器であり，肝細胞に感染した場合には肝細胞を直接傷害して変性・壊死させる．

2) その他の肝炎

a) 自己免疫性肝炎 autoimmune hepatitis

■**概念/病因と病態発生**

　肝炎の発症・進展に自己免疫機序が想定されている慢性肝炎である．慢性肝炎患者の約 2.5% を占める．進行すると肝硬変に至る．中年以降の女性に好発する．

■**臨床事項**

　初発症状として全身倦怠感と黄疸が多い．自己免疫疾患の合併が多い．確定診断に肝生検は重要である．

■**検査所見**

　一般に肝炎ウイルスマーカー陰性，トランスアミナーゼ高値，IgG 高値(2,000 mg/dL 以上)，自己抗体(抗核抗体，抗平滑筋抗体など)陽性が特徴である．

■**病理所見**

　活動性の高い慢性肝炎を呈し，肝実質内に多発する肝細胞壊死，形質細胞を伴う門脈域でのリンパ球浸潤，リンパ濾胞形成，削り取り壊死，肝細胞のロゼット形成(毛細胆管の腺房状拡張)がみられる．

b) 新生児肝炎 neonatal hepatitis

　新生児〜乳児期の肝炎である．肝細胞の巨細胞化をみることが多く，巨細胞性肝炎 giant cell hepatitis ともいう．原因として半数程度にウイルス感染が疑われている．単一の病因ではない可能性が高い．組織学的には肝細胞の巨細胞化，多核化，変性，胆汁うっ滞，門脈域の炎症細胞浸潤がみられる．

表1 慢性肝炎の肝組織診断基準（新犬山分類）

慢性肝炎とは臨床的には6ヵ月以上の肝機能検査値の異常とウイルス感染が持続している病態をいう．組織学的には門脈域にリンパ球を主体とした細胞浸潤と線維化を認め，肝実質内には種々の程度の肝細胞の変性・壊死所見を認める．そして，その組織所見は線維化と壊死・炎症所見を反映させ，各々線維化（staging）と活動性（grading）の各段階に分け表記する．

【staging】

線維化の程度は，門脈域より線維化が進展し小葉が改築され肝硬変へ進展する段階を線維化なし（F0），門脈域の線維性拡大（F1），bridging fibrosis（F2），小葉のひずみを伴う bridging fibrosis（F3）までの4段階に区分する．さらに，結節形成傾向が全体に認められる場合は肝硬変（F4）と分類する．

【grading】

壊死・炎症所見はその程度により，活動性なし（A0），軽度活動性（A1），中等度活動性（A2），高度活動性（A3）の4段階に区分する．すなわち，活動性の評価は piecemeal necrosis，小葉内の細胞浸潤と肝細胞の変性ならびに壊死（spotty necrosis，bridging necrosis など）で行う．

【付記】

F0：線維化なし	A0：壊死・炎症所見なし
F1：門脈域の線維性拡大	A1：軽度の壊死・炎症所見
F2：線維性架橋形成	A2：中等度の壊死・炎症所見
F3：小葉のひずみを伴う線維性架橋形成	A3：高度の壊死・炎症所見
F4：肝硬変	

j. 細菌などの感染症

1) 細菌性肝膿瘍 bacterial liver abscess

大腸菌などグラム陰性桿菌が肝に感染し，細菌性肝膿瘍を形成することがある．感染経路としては，化膿性胆管炎に続発する場合（経胆管性）が最も多い．腸管感染の門脈を介する波及（経門脈性），敗血症での肝動脈を介する波及（経肝動脈性），横隔膜下膿瘍からの連続感染および外傷からの直接感染などもある．多発性膿瘍が多い．

2) 梅毒 syphilis

スピロヘータの感染により，肝にゴム腫や線維増生などの梅毒性病変が好発する．

3) ワイル病 Weil disease

レプトスピラの感染による．肝細胞の変性，壊死，出血，胆汁うっ滞がみられる．

k. 寄生虫症

1) 吸虫症

a) 日本住血吸虫症 schistosomiasis japonica

日本住血吸虫による．人体に侵入した幼虫は門脈系血管内で成虫となり，腸管壁で産卵する．虫卵が肝内門脈枝を塞栓し，虫卵周囲に肉芽腫性炎症を起こす．次第に門脈域の線維化と肝細胞の変性・萎縮をきたし，進展すると肝線維症，肝硬変となる．門脈枝の狭窄・閉塞により門脈圧亢進をきたす．本邦では広島，山梨，北九州に分布していた．近年，新規の感染はなく，慢性型のみがみられる．

b) 肝吸虫症 clonorchiasis

肝吸虫による．幼虫は淡水魚に寄生し，その生食により感染する．成虫が肝内胆管内に寄生する．胆管を閉塞し胆管炎，胆管周囲炎を起こす．長期にわたると胆汁うっ滞で胆汁性肝硬変に移行する．本邦では各地で散発性に発生している．

2) エキノコックス症（肝包虫症）echinococcosis

エキノコックス（単包条虫，多包条虫）による．成虫はイヌ，キツネの腸管内に寄生し，糞便中の虫卵が経口感染して腸管内で幼虫となる．幼虫は門脈あるいはリンパ行性で肝に達し，包虫と呼ばれる囊胞を形成する．単包条虫では単房性の単包虫を，多包条虫では多房性の多包虫をつくる．本邦では多包条虫症は北海道や本州北部でみられ，単包条虫症はまれである．

3) アメーバ赤痢 amebic dysentery

赤痢アメーバによる．アメーバ性大腸炎から栄養型赤痢アメーバが門脈を経て肝に達して，肝実質を融解し，アメーバ性肝膿瘍 amebic liver abscess を形成する．膿瘍は肝右葉に好発し，大きな単発性膿瘍で赤褐色の粘稠な液体を入れる．

l. 肝硬変 liver cirrhosis

■概念/病因と病態発生

肝硬変は，肝細胞の再生結節と結節間に介在する線維性結合組織とが肝全体にびまん性に形成される病態である．種々の原因により肝細胞の壊死・脱落が起こると，肝細胞の結節性再生と線維性結合組織の増生が生じる．肝硬変はこのような過程が反復した結果として生じ，種々の慢性肝疾患の終末像であ

る．再生結節では門脈域と中心静脈との立体的位置関係は失われ，正常の小葉構築を示さない．これを小葉構造の改築といい，再生結節は偽小葉 pseudo-lobule とも呼ばれる．

■臨床事項

機能的分類では，症候を認めない代償性肝硬変と，症候を認める非代償性肝硬変に分類される．肝細胞数の減少は肝機能低下を，小葉構造の改築は門脈圧亢進症を惹起するために，黄疸，腹水，浮腫，肝性脳症，消化管出血などの多彩な臨床症状を呈する．肝不全，消化管出血（食道静脈瘤破裂），肝細胞癌が3大死因とされる．肝細胞癌による死亡が増加している．

間質の血管を流れて肝細胞に直接接しない血流（肝内短絡血流）が増加するために，肝血流量のわずかな変動でも肝機能が障害され肝機能不全を発生しやすい．重症例では肝性脳症に至る．肝のエストロゲン不活性化能は低下し，高エストロゲン血症のために手掌紅斑，クモ状血管拡張，女性化乳房，精巣萎縮がみられる．肝でのアルブミン，フィブリノーゲン，プロトロンビンなどの血漿タンパク産生が減少するために浮腫，出血傾向をきたす．

門脈圧亢進症は，結合組織の増生と再生結節の形成による肝内門脈枝，肝静脈の圧迫，迂曲，肝内短絡血流の発生などにより門脈血の循環抵抗が増大するために生じる．腹水，脾腫，側副血行路が形成される．とくに食道静脈瘤の破裂は肝硬変の直接死因となる．

B型肝炎関連肝硬変（B型肝硬変）の約30％に，C型肝炎関連肝硬変（C型肝硬変）の約80％に肝細胞癌が発生するとされている．

■検査所見

トランスアミナーゼやγ-グロブリンの上昇，血小板減少，アルブミン低下，プロトロンビン時間の延長などがみられる．腫瘍マーカー［α-フェトプロテイン（AFP），AFP-L$_3$分画，PIVKA-Ⅱ］の測定と画像診断（腹部超音波検査，CT，MRI）との併用が肝細胞癌の合併を早期診断するためにも有用である．確定診断は腹腔鏡検査，肝生検による．

■病理所見

肉眼的には肝臓は萎縮し，表面はびまん性に結節化して硬い（図58）．偽小葉には肝細胞の再生機転で形成されたものと，既存の肝実質が線維性結合組織で小結節状に分断されたものとがある．結節内に2つ以上の門脈域を認めるものを複小葉性，正常小葉が分割されたものを亜小葉性という．

1) 肝硬変の形態学的分類

肝硬変は再生結節の大きさから大結節型（直径3 mm以上の再生結節が主体），小結節型（直径3 mm以下の再生結節が主体），混合型（大小の再生結節の混合）の3型に分類している．

2) 肝硬変の成因的分類

本邦では肝硬変の約76％はウイルス肝炎起因性（C型が約61％，B型が約14％，B+C型が約1％），約14％はアルコール起因性である（表2）．残りは胆汁性（約3％）や自己免疫性肝炎（約2％），NASH（約2％）などに起因する．欧米の肝硬変はアルコール性が多く，ウイルス肝炎によるものは少ない．

3) 肝硬変の成因と形態的特徴

B型肝硬変は大結節型が多く，再生結節内や線維性隔壁の炎症細胞浸潤が目立たず，線維性隔壁が薄い傾向がある（図59）．C型肝硬変は小結節型や混合型が多く，再生結節内や門脈域周囲の炎症細胞浸潤が目立ち，線維性隔壁は広い傾向がある．アルコール性肝硬変は小結節型で，緻密な線維性隔壁を形成することが多く，肝細胞の脂肪沈着，肝細胞周囲性線維化，アルコール硝子体の形成が特徴である．NASH-肝硬変はアルコール性肝障害・肝硬変に類似する．

4) 特殊な肝硬変

a) 胆汁性肝硬変 biliary [liver] cirrhosis

(1) 続発性胆汁性肝硬変 secondary biliary cirrhosis

胆道閉鎖症，胆管系の結石，炎症，腫瘍などの胆汁通過障害に続発する肝硬変である．肝は正常または軽度腫大し，胆汁うっ滞のために暗緑色を呈する．組織学的に胆汁うっ滞，肝細胞傷害・壊死，門脈域を中心とする線維化による偽小葉の形成と胆管増生がみられる．上行性胆管炎や膿瘍を合併することがある．

(2) 原発性胆汁性肝硬変 primary biliary cirrhosis

中等大の小葉間胆管の慢性破壊性変化に基づく慢性の肝内胆汁うっ滞症である．中年以降の女性に多い．小葉間胆管上皮細胞を標的とする自己免疫疾患とされる．組織学的には門脈域に限局する慢性非化

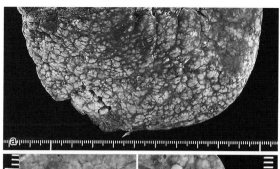
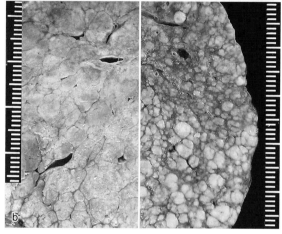

図58 肝硬変
a：肝表面．びまん性に結節状を呈する．b：肝割面．大結節型肝硬変(左)と小結節型肝硬変(右)．

膿性破壊性胆管炎 chronic non-suppurative destructive cholangitis（CNSDC）を特徴とする．胆管上皮内へのリンパ球浸潤と上皮の変性・壊死，胆管周囲のリンパ球・形質細胞浸潤，リンパ濾胞形成，組織球の集簇，類上皮細胞性肉芽腫などがみられ（図60），小葉間胆管は破壊され，消失する．胆汁うっ滞，肝細胞傷害・壊死，門脈域の線維化が拡大し，単小葉性あるいは亜小葉性の偽小葉が形成され，肝硬変へと移行する．

b）うっ血性肝硬変 congestive [liver] cirrhosis
心臓性肝硬変 cardiac cirrhosis ともいう．右心不全による高度の肝の慢性うっ血に続発する肝硬変である．慢性うっ血により肝小葉中心性の肝細胞の変性・壊死に続いて中心静脈周囲の線維化が起こり，相互に伸展して中心静脈間を結ぶ架橋線維帯となり，幅広い隔壁へと進展する．

c）色素性肝硬変 pigmentary [liver] cirrhosis
ヘモクロマトーシスから進展した肝硬変である．肝細胞への鉄の過剰沈着に伴い，肝細胞の持続的脱落と門脈域や肝小葉内への線維増生により小葉が分

表2 肝硬変の成因別分類

1. ウイルス性肝硬変：ウイルス肝炎（B型，C型，非B非C型肝炎ウイルス感染）
2. アルコール性肝硬変：アルコール性疾患
3. 非アルコール性脂肪肝炎（NASH）―肝硬変
4. 自己免疫性肝炎後肝硬変：自己免疫性肝炎
5. 胆汁性肝硬変：慢性胆汁うっ滞性肝疾患（原発性胆汁性肝硬変，胆道閉鎖症など）
6. うっ血性肝硬変：慢性うっ血性肝疾患（うっ血性心不全，Budd-Chiari症候群，肝静脈閉塞症など）
7. 代謝性肝硬変：代謝性疾患（Wilson病，ヘモクロマトーシス，α_1-アンチトリプシン欠損症，糖原病Ⅳ型，ガラクトース血症，チロシン血症など）
8. 寄生虫性肝硬変：日本住血吸虫症
9. その他（先天性梅毒，毒物・薬物など）
10. 原因不明

断され，小結節型肝硬変へ進展する．

d）ウィルソン病 Wilson disease
銅およびセルロプラスミンの代謝異常による常染色体劣性遺伝疾患である．多量の銅沈着により肝細胞が持続的に傷害され，大結節型肝硬変へ進展する．

e）寄生虫性肝硬変 parasitic [liver] cirrhosis
日本住血吸虫症において，虫卵が肝内門脈枝を塞栓すると虫卵周囲に炎症を生じ，門脈域からの線維化をきたし，一部は肝線維症や肝硬変へと進行する．

m．臓器移植に伴う肝障害
1）移植肝の拒絶反応 hepatic allograft rejection
拒絶反応は，移植されたドナーの臓器組織に移植を受けたレシピエントとは異なったHLAやABO血液型抗原などが存在するために免疫反応が発生し，移植臓器が障害を受ける現象である．進行すれば移植臓器の機能廃絶に至る．

肝移植では超急性拒絶反応（移植後数時間〜1日以内にみられ液性抗体と補体を介する）はまれである．急性拒絶反応は移植後1〜2ヵ月にみられる．可逆性反応である．細胞性免疫が想定される．組織学的には門脈域のリンパ球浸潤，小葉間胆管の障害，門脈と中心静脈の血管内皮炎がみられる．慢性拒絶反応は移植後数ヵ月以上を経て発生する非可逆的反応である．細胞性免疫が想定される．組織学的に門脈域の小葉間胆管の消失，胆汁うっ滞，肝門部肝動脈の閉塞性血管病変を特徴とする．

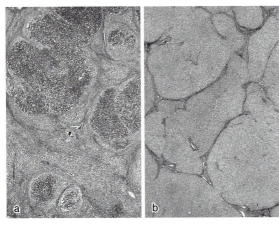

図59 肝硬変(組織像)
a:混合型肝硬変. b:大結節型肝硬変.

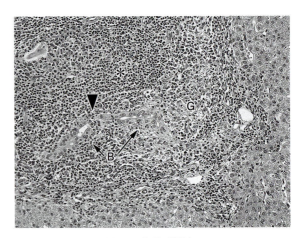

図60 原発性胆汁性肝硬変(組織像)
小葉間胆管(B)の上皮細胞の配列不整,細胞質の好酸性変化,上皮内へのリンパ球浸潤(矢頭)がある.周囲にはリンパ球,形質細胞などの炎症細胞が高度に浸潤し(＊),類上皮細胞性肉芽腫(G)も形成されている.

2) 移植片対宿主病 graft-versus-host disease (GVHD)

移植片の免疫系細胞が宿主の臓器を障害するものである.細胞性免疫が関与する.骨髄移植後では肝,皮膚,腸管が主な標的となる.急性肝GVHDは骨髄移植後1〜3ヵ月で発症し,肝細胞壊死,門脈域のリンパ球浸潤,胆管上皮の障害を伴う胆管炎がみられる.慢性GVHDは骨髄移植後3ヵ月以上経過して発症し,胆管障害を伴う門脈域へのリンパ球,形質細胞浸潤を特徴とする.

n. 腫瘍類似病変

1) 限局性結節性過形成 focal nodular hyperplasia

肝硬変などのびまん性の肝疾患を伴わない肝にみられる.多くは単発性結節である.肝細胞の過形成から構成され,中央部に瘢痕を有することが多い.

2) 腺腫様過形成 adenomatous hyperplasia

慢性肝炎,肝硬変の肝に大きな結節としてみられる.細胞密度が中等度に増加するが,構造異型はない.

3) 炎症性偽腫瘍 inflammatory pseudotumor

臨床的・肉眼的に腫瘍性病変が疑われ,組織学的には炎症性病変である病態である.マクロファージや形質細胞を主体とする慢性炎症細胞の浸潤と線維性結合組織の増生からなる腫瘤である.

o. 腫 瘍

1) 腺 腫

a) 肝細胞腺腫 hepatocellular adenoma

正常肝を背景に発生する良性腫瘍である.正常肝細胞に類似した異型の乏しい細胞が索状配列して充実性に増生し,境界明瞭な結節を形成する.胆管や中心静脈は含まれない.経口避妊薬服やタンパク同化ホルモンの長期服用との関連が示唆されている.

b) 肝内胆管腺腫 intrahepatic bile duct adenoma

胆管上皮細胞に類似した細胞が多数の小型管腔を形成して,線維性間質を伴い,密に増生する病変である.門脈域に接して発生し,結節をなす.被膜下に好発する.

2) 原発性肝癌

原発性肝癌取扱い規約(2015)は肝に原発する悪性腫瘍を表3のように分類している.

a) 肝細胞癌 hepatocellular carcinoma

■概念/病因と病態発生

肝細胞に由来する癌腫である.本邦では原発性肝癌の約95%が肝細胞癌である.その約90%は肝炎ウイルス感染が関係している(約75%はC型,約15%はB型).C型肝炎ウイルス感染では急性肝炎が高頻度に持続感染,慢性化して,緩徐に慢性肝炎→肝硬変→肝細胞癌へと進展する.本邦の肝細胞癌の約80〜90%は肝硬変を合併しており,肝硬変の発癌率はB型肝硬変では年約3〜5%,C型肝硬変

表3 原発性肝悪性腫瘍の組織型分類(原発性肝癌取扱い規約, 2015)

1. 肝細胞癌
2. 肝内胆管癌(胆管細胞癌)
3. 細胆管細胞癌(細胆管癌)
4. 粘液囊胞腺癌
5. 混合型肝癌(肝細胞癌と肝内胆管癌の混合型)
6. 肝芽腫
7. 未分化癌
8. その他*

*その他には,肉腫をはじめ肝臓に原発するまれな悪性腫瘍が含まれる.

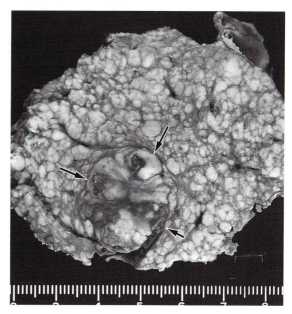

図61　肝細胞癌(肝割面)
単純結節型(矢印). 肝硬変を併存する.

では年約7%とされる.

■臨床事項

近年,肝細胞癌は画像診断により小さく無症状の状態で発見されることが多い. 肝硬変などの肝疾患を合併する場合にはその症状がみられる. 進行すると腹部腫瘤,黄疸,右季肋部痛,腹水貯留による腹部膨満感などがみられる.

■検査所見

早期発見のために腫瘍マーカーと画像診断による経過観察が行われる. 腫瘍マーカーではAFP, AFP-L_3分画やPIVKA-IIが有用である. 画像診断では腹部超音波検査,CT, MRIが結節性病変の検出に有用である. 結節性病変に対しては肝生検が行われる.

■病理所見

[肉眼所見と肉眼分類] 実質性の軟らかい腫瘤を形成する(図61). 腫瘤は出血や変性・壊死を起こす傾向が強く,灰白色,黄色(脂肪浸潤),暗赤色(出血),緑色(胆汁産生)などの色調を呈する. 肝臓表面に生じた腫瘤は半球状に突出し,癌臍をつくらない. 血管内に侵入して増殖・進展する傾向が強く,門脈系に侵入して肝内転移巣をつくり,門脈や肝静脈に連続性進展や腫瘍塞栓をみることが多い. 遠隔転移は主に血行性転移であり,肺,骨などに多い. 原発性肝癌取扱い規約では,小結節境界不明瞭型,単純結節型,単純結節周囲増殖型,多結節癒合型,浸潤型の5型に分類する. 剖検例などで5型分類が困難な場合には,結節型,塊状型,びまん型の3型に分類する.

[組織学的所見と組織分類] 基本的に肝細胞に似た多面体で豊富な好酸性細胞質を有する腫瘍細胞が島状の集塊を形成する(図62). 1層の内皮細胞で被覆され,毛細血管のみの間質を伴う. クッパー細胞を欠く. 原発性肝癌取扱い規約では,組織学的分化度として高分化型,中分化型,低分化型に分け,さらに未分化癌を区別する. 腫瘍細胞島の組織構造は索状型,偽腺管型,充実型,硬化型に分類される. 腫瘍細胞はグリコーゲンや脂肪の含有,胆汁産生,細胞質内封入体(球状硝子体,マロリー小体, pale body)を示したり,細胞の多形性,淡明細胞,好酸性細胞,紡錘型細胞を呈することがある. 癌細胞は時に胆汁を産生し,AFP, フィブリノーゲン,アルブミン, α_1-アンチトリプシンが免疫組織化学的に証明される.

b) 肝内胆管癌(胆管細胞癌) intrahepatic cholangiocarcinoma (cholangiocellular carcinoma)

■概念/病因と病態発生

肝内胆管(胆管の二次分枝およびその肝側)の上皮細胞に由来する癌腫である. 本邦では原発性肝癌の約5%である. 背景肝は正常であることが多い. 肝吸虫感染は発癌の高危険群とされ,肝内結石症,先天性胆管拡張症,膵胆管合流異常でも発癌が多い.

■臨床事項

症状は黄疸が特徴であり,肝腫大,発熱,腹痛なども多い.

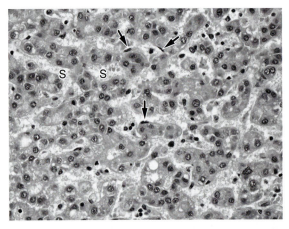

図62　肝細胞癌(組織像)
高分化型肝細胞癌の索状型．腫瘍細胞は島状に配列し，血管内皮細胞(矢印)に覆われ，間に類洞様血液腔(S)を形成している．

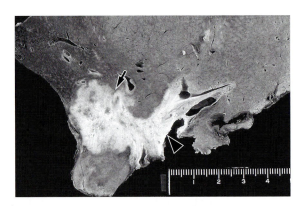

図63　肝内胆管癌(胆管細胞癌)の肝割面
腫瘤形成型＋胆管浸潤型．肝実質内へ浸潤し(矢印)，胆管の長軸方向へも進展している(矢頭)．

■**検査所見**

　診断は腹部超音波検査，CT，MRIなどの画像所見に基づくことが多い．腫瘍マーカーではCA19-9とCEAの陽性率が高い．肝機能検査では胆道系酵素(ALP，LAP，γ-GTP)の上昇を認める．

■**病理所見**

　[肉眼所見と肉眼分類] 肝内に灰白色，充実性の硬い腫瘤を形成する(図63)．腫瘤状に発育するものや，門脈域に沿って浸潤性増殖を示すものがある．腫瘤内に出血や壊死は少ない．肝臓表面の生じた腫瘍は半球状に突出し，癌臍を形成する．原発性肝癌取扱い規約では，腫瘤形成型，胆管浸潤型，胆管内発育型を基本型とする．

　[組織所見と組織分類] 胆管上皮に似た上皮で覆われた腺腔を形成し，線維性間質が発達しているものが多い(図64)．原発性肝癌取扱い規約では，腺癌(高分化型，中分化型，低分化型)と特殊型に分ける．大部分は腺癌であり，管腔構造，乳頭状増殖を示す．癌細胞は立方状，円柱状で，腫瘍細胞内あるいは管腔内に粘液産生をみる．門脈域に沿うように増殖することが多い．肝門部では神経周囲浸潤が高頻度にみられる．

c) 肝芽腫 hepatoblastoma

■**概念/病因と病態発生**

　胎児期，胎生期の肝細胞に類似する上皮性細胞が増生する悪性腫瘍である．小児肝癌の大部分を占める．肝静脈への浸潤がみられ，肺転移をきたしやすい．

■**臨床事項**

　新生児期，小児期に多い．腹部腫瘤，肝腫大，腹痛，発熱などがみられる．

■**検査所見**

　血清AFP高値が多い．診断には腹部超音波検査，CT，血管造影などが有用である．

■**病理所見**

　肉眼的には塊状型が多い．肝硬変や肝線維症はない．組織学的には腫瘍細胞は胎児期の肝臓原基に類似する．間葉成分(肉腫様紡錘形細胞，線維性組織，筋，類骨，拡張した血管など)を伴うものがある．組織型は胎児型，胎芽型，胎児・胎芽混在型，大索状型，未分化小細胞型，上皮・間葉混合型，類奇形種混合型に分類する．

3) 非上皮性腫瘍

　非上皮性腫瘍では血管腫が最も多い．多くは海綿状血管腫である．悪性腫瘍では血管肉腫が多い．

4) 転移性肝腫瘍

　肝は腫瘍転移の好発部位である．剖検例では肺癌，胃癌，大腸癌，膵癌の転移が多い．転移は門脈性(胃癌，大腸癌，膵癌など消化器癌)，動脈性(肺癌など消化器以外の癌)，リンパ行性(胆囊癌などの隣接臓器癌)の経路で起こる．血行性転移がほとんどである．多くは肝全体に散布する多発性結節を呈する(図65)．肝表面の腫瘍結節では，中心部の壊死や線維化により結節表面が陥凹して癌臍を形成する．

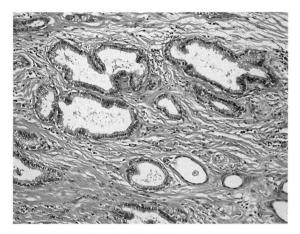

図64 胆管細胞癌（組織像）
高分化型管状腺癌．間質に線維増生を伴う．

2. 胆囊および胆管 gallbladder and bile duct

a. 胆囊および胆管の構造と機能

1) 構　造

　胆道 biliary tract は肝細胞から分泌された胆汁が十二指腸に流出するまでの全排泄経路を指し，肝内胆管系と肝外胆管系とに区分される（図66）．

　肝内胆管系は肝細胞に囲まれた毛細胆管より始まる．毛細胆管は集合し門脈域内で小葉間胆管に移行し，隔壁胆管（以上を肝内小型胆管と呼ぶ），肝内大型胆管となり，肝門部から肝外胆管系（左右肝管）として肝外に出る．

　肝外胆管系は肝外胆管，胆囊，乳頭部に区分される．解剖学的には，左右の肝管が合流して総肝管となり，胆囊管合流部（胆管・胆囊管合流部，いわゆる三管合流部）を経て総胆管として下行し，十二指腸下行部内後方に達し，膵頭部を走行して，十二指腸壁内で主膵管と合流して共通管をつくり，大十二指腸乳頭（ファーター Vater 乳頭）で十二指腸内腔に開口する．成人では総肝管は3～4 cm，総胆管は5.5～9 cm の長さで，総胆管径は0.5～0.8 cm である．胆道癌取扱い規約（2013）では，十二指腸壁までの肝外胆管は肝門部領域胆管と遠位胆管とに区分し，さらにオッディ Oddi 筋に囲まれた乳頭部胆管，乳頭部膵管，共通管，大十二指腸乳頭を総称して乳頭部としている．組織学的に，肝外胆管の壁は粘膜，線維筋層，漿膜下層，漿膜ないし外膜からなる．粘膜は胆囊固有の単層円柱上皮で覆われ，炎症例では胃型細胞化生や杯細胞化生，腸上皮化生も

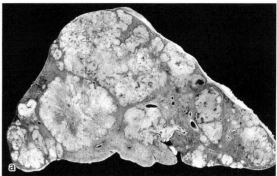

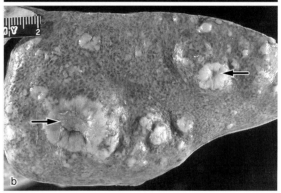

図65 転移性肝癌
a：肝割面．胃癌の肝転移巣．多発性結節を呈する．b：肝表面．胆囊の管状腺癌の肝転移巣．癌臍を形成（矢印）．

出現する．粘液腺もみられる．総胆管末端では線維筋層の筋線維が増加し，乳頭部胆管のオッディ筋に連続する．

　胆囊 gallbladder は，成人では長さ7～10 cm，径3～4 cm の西洋梨形の囊状臓器であり，30～60 mL の容積をもち，肝右葉下面の胆囊窩に固定されている．胆囊は底部，体部，頸部に分けられ，頸部にて胆囊管により胆管と交通する．肉眼的に正常胆囊の内腔面は粘膜からなる網目状模様を呈するが，粘膜萎縮の際には菲薄な粘膜により被覆された固有筋層の筋束のために索状模様を呈する．組織学的に胆囊壁は粘膜，固有筋層，漿膜下層，漿膜（漿膜を有しない肝床部では外膜）の4層からなり，粘膜筋板と粘膜下層はない．粘膜は単層の胆囊固有円柱上皮が被覆する．炎症例では胃型細胞化生や杯細胞化生，腸上皮化生も出現する．頸部には粘液腺がみられる．固有筋層の筋束間には間隙が多い．ロキタンスキー・アショフ Rokitansky-Aschoff 洞は，粘膜が固有筋層の筋束間や漿膜下層に彎入したものである．胆囊管は長さ3～4 cm，太さ2～3 mm で，内

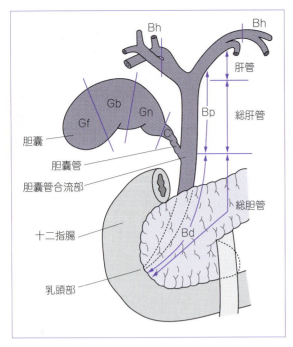

図66　肝外胆道系の解剖と区分
Bh：肝内胆管，Bp：肝門部領域胆管，Bd：遠位胆管，Gf：胆嚢底部，Gb：胆嚢体部，Gn：胆嚢頸部，C：胆嚢管．（胆道癌取扱い規約，2013より一部改変）

腔側にらせん状のひだ（ハイスター Heister 弁）を形成する．この弁状構造により胆汁の出入りを調節している．

2）機　能

胆道の機能は，肝細胞で産生された胆汁の十二指腸への移送および貯留である．胆嚢は胆汁の貯留，濃縮，排出を行う．胆汁は肝より1日約500〜1,500 mL 分泌される．胆汁の約85％は水分であり，主な胆汁成分は胆汁酸，ビリルビン，コレステロール，リン脂質，電解質である．肝細胞で産生された胆汁（肝臓胆汁）は毛細胆管から肝内胆管系を流れ，左右肝管，総肝管，胆嚢管を経て胆嚢に入り，濃縮を受け，貯留される（胆嚢胆汁）．胆嚢胆汁は胆嚢の収縮により，総胆管に送られ，ファーター乳頭部により十二指腸内腔に排出される（胆管胆汁）．胆汁排出には体液性，神経性などの因子が関わる．十二指腸粘膜に食物刺激（とくに脂肪）が達すると小腸からコレシストキニンが分泌され，その血中濃度の上昇により胆嚢の収縮とオッディ筋の弛緩が起こり，胆汁が十二指腸内腔に排出される．

b．形成異常と関連疾患

1）胆道閉鎖症 biliary atresia

■概念/病因と病態発生

胎生後期から新生児期にかけて肝外および肝内胆管の一部または全部が閉塞し，閉塞性黄疸をきたす疾患である．原因は不明であるが，一度形成された胆管が炎症などのために閉塞する場合が多いとされる．総胆管の閉鎖が最も多い．肝の胆汁うっ滞が著明で，線維症から胆汁性肝硬変をきたす．

■臨床事項

新生児期からの閉塞性黄疸，灰白色便で発症し，加齢とともに肝腫大，脾腫大が認められる．尿はビリルビン尿のために濃褐色となる．

■検査所見

尿中ビリルビン陽性・ウロビリノゲン陰性，便中ビリルビン陰性，血清肝機能異常，血清リポタンパク質 X の陽性化を示す．十二指腸液内に胆汁を認めない．胆嚢の超音波検査や胆道シンチグラムも用いられる．

■病理所見

胆管閉鎖部は肉眼的には線維性索状物としてみられ，組織学的には胆管上皮の小集団や小管腔，炎症細胞浸潤，線維症がみられる．

2）先天性胆管拡張症 congenital biliary dilatation

■概念/病因と病態発生

先天的に胆道系，主に総胆管が囊胞状，紡錘状に拡張する疾患である．主に肝内胆管が囊胞状に拡張した病態をカロリ Caroli 病（先天性肝内胆管拡張症）という．成因として，膵胆管合流異常に起因する膵液の胆管内逆流や末梢胆管狭窄に続発する胆道拡張，胎生期の形成異常が挙げられている．

■臨床事項

東洋人，とくに日本人に多く，女児に多い．3主徴は腹痛，黄疸，上腹部腫瘤（囊胞状拡張部）である．胆道癌の発生率が高く，通常の胆道癌よりも若年に発生する．

■検査所見

診断では，胃・十二指腸造影，腹部超音波検査，肝胆道シンチグラム，内視鏡的逆行性膵胆管造影検査（ERCP），CT などにより，胆道拡張を確認する．

■病理所見

拡張胆管に線維性肥厚，炎症細胞浸潤，上皮の過形成や化生がみられる．

3) 膵胆管合流異常 pancreaticobiliary maljunction
■概念/病因と病態発生

　膵管と胆管が十二指腸壁外で合流する先天性の異常である．胎生期の形成異常による．
■臨床事項

　閉塞性黄疸，反復性膵炎，腹痛など示す．先天性胆道拡張症を併存することが多い．胆道癌の発生率が高く，胆管嚢胞状拡張型では胆管癌が，胆管非嚢胞拡張型では胆嚢癌が多い．膵胆管合流異常に伴う胆嚢癌の発生率は高く，若年で女性に多い特徴がある．
■検査所見

　胆管拡張例では腹部超音波検査やCTで胆管拡張を確認する．胆管非拡張例では腹部超音波検査で胆嚢壁の肥厚や腫瘤を契機に診断される．
■病理事項

　胆道粘膜の過形成がしばしばみられ，胆道癌の発生母地として注目されている．

c. 胆石症 cholelithiasis
■概念/病因と病態発生

　胆石 gallstone は胆道系で胆汁の濃縮により生成される結石の総称である．胆石を有する病態を胆石症という．結石の部位により胆嚢結石症と胆管結石症とに区分され，後者には肝外胆管結石症と肝内胆管結石症（肝内結石症）とがある．肝外胆管結石症は総胆管に多い．肝内胆管結石症は肝管合流部よりも肝側の肝管，肝内胆管に結石を認めるものである．

　胆石の成因には，胆汁組成の変化，胆汁うっ滞，胆嚢・胆管系の細菌感染などが関係する．コレステロールは水に不溶性であるが，胆汁中では胆汁酸塩およびリン脂質（レシチン）と混合ミセルをつくり溶存している．この胆汁中の胆汁酸とレシチンに対するコレステロールの比が大きくなるとミセルの溶存力は弱くなり，コレステロール結晶が胆汁中に析出し，多くは胆嚢内で胆石に成長する．胆道感染（主に大腸菌）があると細菌性βグルクロニダーゼ活性が増強し，胆汁中の抱合型ビリルビンは非抱合型ビリルビンになり，ビリルビンにカルシウムが結合して析出しビリルビン系石を形成する．
■臨床事項

　胆石があっても無症状のことも多く，無症状胆石 silent stone という．胆石症では発作性の右季肋部疼痛（胆石仙痛），発熱（胆道感染），胆道閉塞に伴う閉塞性黄疸が3主徴である．疼痛は結石の胆嚢頸部，胆嚢管，乳頭部での嵌頓に伴う壁の攣縮や内圧上昇による．合併症には，急性・慢性の胆嚢炎や胆管炎，胆石性膵炎，隣接管腔臓器との内胆汁瘻などがある．
■検査所見

　診断には腹部超音波検査法（音響陰影），胆道造影検査が用いられる．検査値では血清ビリルビン，胆道系酵素（ALP，LAP，γ-GTP）の上昇を認める．
■病理所見

　胆石の主組成分は正常胆汁と同じくコレステロール，ビリルビンおよびカルシウムである．胆石はコレステロール系とビリルビン系に大別される（図67）．胆嚢結石はコレステロール胆石が多く，胆管結石はビリルビンカルシウム石が多い．

1) コレステロール胆石 cholesterol stone

　純コレステロール石 pure cholesterol stone：胆嚢に単発し，卵形で白色調である．割面は放射状構造を示す．

　混成石 combination stone：胆嚢に単発する．割面で内層（純コレステロール石あるいは混成石）と外層（色素成分に富み，褐色調）を区別できる．

　混合石 mixed stone：本邦で最も頻度が高い．形は接面性を呈し，淡黄色から暗褐色調と多彩である．数個〜数百個に及ぶ．割面は放射状構造と層状構造が混在する．胆嚢内で生成されるが，胆管内にも逸脱する．胆汁の細菌検出率が高い．

2) 色素胆石 pigment stone

　ビリルビンカルシウム石 calcium bilirubinate stone：多くは胆管内にある．多発が多い．暗褐色ないし黒色調を呈する．不整形で，もろく，くずれやすい．割面は層状構造を示す．胆汁に大腸菌が検出されることが多い．

　黒色石 black stone：主に胆嚢内にみられる．不規則な砂状，金平糖状などで黒色を呈する．数個〜数十個存在することが多い．割面は無構造である．胆汁に細菌が検出されることは少ない．

3) まれな胆石

　炭酸カルシウム石 calcium carbonate stone や脂肪酸カルシウム石 fatty acid calcium stone など．

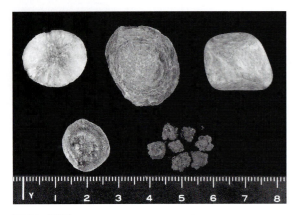

図 67　胆石
上：コレステロール胆石．左より純コレステロール石（割面），混成石（割面），混合石（表面）．下：色素胆石．左よりビリルビンカルシウム石（割面），黒色石（表面）．

d. **胆囊炎** cholecystitis

1) **急性胆囊炎** acute cholecystitis

■概念/病因と病態発生

　臨床的な急性胆囊炎には初発性急性胆囊炎と慢性胆囊炎の急性増悪期とが含まれる．原因は胆汁成分による胆囊壁への化学的刺激，循環障害，感染が主体とされる．急性胆囊炎は急性閉塞性胆囊炎（有石性胆囊炎）と急性非閉塞性胆囊炎（無石性胆囊炎）とに大別され，前者が90％以上である．急性閉塞性胆囊炎の大部分は，胆石の胆囊管，胆囊頸部への閉塞とそれに伴う粘膜障害，血流障害，浮腫などにより発症する．無石性胆囊炎は動脈硬化，心不全，ショックなどによる胆囊の血流低下や濃縮胆汁による胆囊管閉塞，細菌感染などが起因となる．起炎菌は大腸菌などグラム陰性桿菌が多く，主に腸内から胆管を経由する上行性感染である．

■臨床事項

　主症状は右季肋部から右背部に放散する疼痛，発熱，右季肋部圧痛，好中球増多である．合併症として壊死性炎，化膿性炎の進行により，胆囊壁が穿孔して胆汁性腹膜炎を併発することがある．

■検査所見

　急性炎症による白血球増多やCRP上昇を認める．胆道系酵素が上昇する．診断には腹部超音波検査，CT，胆道造影検査が有用である．

■病理所見

　急性胆囊炎の病理学的分類には種々のものがある．初発性急性胆囊炎と慢性胆囊炎の急性増悪期とを含めた急性胆囊炎は，形態学的に，うっ血・出血・浮腫型，壊死型（非全層型，全層型），化膿型（膿瘍型，蜂窩織炎型），黄色肉芽腫型に分類される（図68）．うっ血・出血・浮腫型では，胆囊壁は肥厚し，うっ血，出血，浮腫，フィブリン析出を主体にびらんも伴う（図69）．壊死型は胆囊壁全層にまたは非全層の壊死が広範囲にみられる．化膿型は著明な好中球浸潤がみられ，膿瘍および蜂窩織炎を呈する．黄色肉芽腫型では胆囊壁内に泡沫状マクロファージを主体とした結節性の炎症巣がみられ，周囲には肉芽組織や線維性結合組織も増生している．

2) **慢性胆囊炎** chronic cholecystitis

■概念/病因と病態発生

　慢性胆囊炎は最初から慢性化し緩徐な病変として進行する場合と，急性胆囊炎の遷延化あるいは再燃により慢性へ移行する場合とがある．胆囊結石を合併することが多い．

■臨床事項

　女性に多い．症状は右季肋部痛，腹部膨満感などであるが，胆石症の場合には胆石症の症状を示す．慢性胆囊炎が急性増悪すると臨床的には急性胆囊炎の症状を呈する．

■検査所見

　腹部超音波検査やCTなどにより診断する．胆囊壁の肥厚を認めることが多い．

■病理所見

　慢性胆囊炎の胆囊は腫大したものから萎縮したものまでさまざまである（図70）．慢性胆囊炎の粘膜面の肉眼所見は，網目型，索状型，顆粒型，葉状型，平坦型に分類される．胆石の嵌頓や圧迫でびらん，潰瘍や瘢痕を伴うことがある．組織学的には，慢性炎症細胞浸潤，リンパ濾胞形成，線維症が種々の程度にみられる（図71）．粘膜上皮は胆囊固有上皮と化生上皮とがあり，化生性変化は加齢とともに増加し，胆囊底部から体部，頸部へと広がる．ロキタンスキー・アショフ洞は粘膜が筋層以深へ陥入したものであり，慢性胆囊炎でみられる．胆囊管の閉塞があると胆囊内には透明水様粘液が貯留し胆囊水腫となり，胆囊は緊満腫大する．胆囊壁が著明に線維性肥厚して萎縮した萎縮胆囊や，壁全層が高度に石灰化した陶器様胆囊もみられる．

B.　肝臓・胆嚢および胆道・膵臓・腹膜　**315**

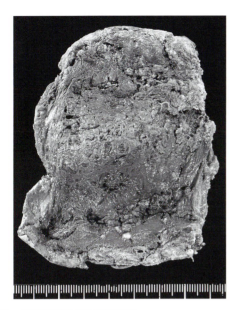

図68　急性胆嚢炎（胆嚢粘膜面）
胆嚢壁は肥厚しており，胆嚢頸部（右）から底部（左）の内腔面には滲出物，壊死物，出血が高度にみられる．

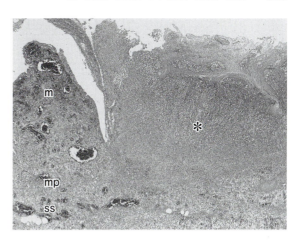

図69　急性胆嚢炎（組織像）
粘膜は壊死・脱落して滲出物が覆っている（＊）．残存粘膜（m）には著明な出血，うっ血がみられる．固有筋層（mp），漿膜下層（ss）にはうっ血，出血，好中球などの炎症細胞浸潤がみられる．

e.　**胆管炎 cholangitis**

1）**肝外胆管炎 extrahepatic cholangitis**

■概念/病因と病態発生

　肝外胆管炎には胆道閉塞に続発する閉塞性胆管炎と，胆嚢炎の波及や胆管結石に伴う胆管炎などの非閉塞性胆管炎とがあり，前者が多い．閉塞性胆管炎は，胆管結石，胆道系・膵・乳頭部癌による胆道閉塞のために胆汁うっ滞，胆道内圧亢進をきたし，細菌感染を併発して発症する．急性化膿性胆管炎が多い．感染経路は，腸内から胆管を経由する上行性感染，感染巣からの血行性感染やリンパ行性感染がある．上行性感染が多い．原因菌として腸内細菌が多く，大腸菌などグラム陰性桿菌の頻度が高い．近年，バクテロイデスなどの嫌気性菌やエンテロコッカスなどのグラム陽性菌も増加している．

　肝外胆管の炎症は胆道を広範囲に侵し，肝内胆管に波及して胆管炎性肝膿瘍や胆管炎性肝線維症を併発しやすい．急性閉塞性化膿性胆管炎では，胆道内圧の上昇により毛細胆管・肝細胞が破壊され，細菌が類洞に逆流して菌血症などの重篤な病態を引き起こす．

■臨床事項

　軽度の発熱，腹痛程度の軽症から，悪寒戦慄を伴う発熱，上腹部痛，黄疸（シャルコー Charcot の三徴）を伴うもの，さらにショック，意識障害（レイノルズ Reynolds の五徴）を呈する重症例まである．

■検査所見

　急性炎症では白血球増多や CRP 上昇を認める．診断には腹部超音波検査，CT，胆道造影検査が有用である．

■病理所見

　急性期には胆管壁に好中球を主体とする炎症性細胞浸潤があり，上皮は変性・壊死に陥り，びらん，潰瘍を形成することもある．慢性期には炎症細胞は消退し，線維症をみることがある．閉塞を伴う場合には，閉塞部位より肝側の胆管は拡張する．

2）**硬化性胆管炎 sclerosing cholangitis**

a）**原発性硬化性胆管炎 primary sclerosing cholangitis**

　肝外・肝内胆管に著明な線維性狭窄をきたす原因不明の疾患である．胆管の狭窄・閉塞から肝内胆汁うっ滞を呈し，胆汁性肝硬変，肝不全に至る．予後不良である．本邦例では40～50歳の男性に多い．潰瘍性大腸炎の合併頻度が高い．組織学的には，肝外・肝内胆管の周囲に輪状の線維化と非特異的な慢性炎症細胞浸潤とが分節的・不連続性に多発し，胆管内腔の狭窄と上流部の拡張が交互にみられる．進展例では胆管の閉塞や消失もみられる．胆管造影検査では数珠状胆管像，肝内胆管系の枯れ枝状所見が特徴である．

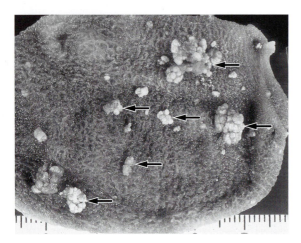

図70 慢性胆囊炎とコレステロールポリープ（胆囊粘膜面）
慢性胆囊炎であり，粘膜面は網目型模様を呈し，組織学的には胆囊固有上皮から被覆される．コレステロールポリープ（矢印）が多発している．

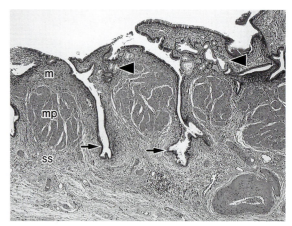

図71 慢性胆囊炎（組織像）
粘膜層（m）から固有筋層（mp），漿膜下層（ss）に線維組織が増生し，胆囊壁は肥厚している．炎症細胞浸潤を伴う．偽幽門腺化生（矢頭），ロキタンスキー・アショッフ洞（矢印）がみられる．

b）続発性硬化性胆管炎 secondary sclerosing cholangitis

総胆管結石症，感染性胆管炎，術後性胆道狭窄・閉塞，胆管の虚血などに続発して胆管壁に線維化を生ずる．変化は限局性である．

f. コレステロール沈着症 cholesterosis

胆囊の粘膜隆起部の粘膜固有層にコレステロール・コレステロールエステルを貪食したマクロファージが集簇した状態である．肉眼的には，胆囊の網目状粘膜隆起の先端部に細顆粒状ないし網状の黄色調部分としてみられる．限局性またはびまん性にみられる．

g. 腫瘍類似病変

1）コレステロールポリープ cholesterol polyp

胆囊の粘膜固有層内に泡沫マクロファージが集簇して隆起するものである．胆囊ポリープのなかで最も多い．大きさ10 mm以下で，黄白色，桑実状の頭部と糸状の茎からなる（図70）．

2）過形成ポリープ hyperplastic polyp

胆囊のポリープ形成の主要素が上皮過形成からなる隆起である．

3）腺筋腫症 adenomyomatosis

腺筋腫様過形成 adenomyomatous hyperplasia ともいう．胆囊壁がロキタンスキー・アショッフ洞と平滑筋および線維組織の増生のために，限局性（底部型：胆囊底部に好発）ないし輪状・亜輪状（区域型：胆囊体部や頸部に好発）やびまん性に肥厚する病変である（図72，73）．

h. 腫瘍

1）良性腫瘍

胆囊の良性腫瘍はまれである．腺腫は大きさ15 mm未満で有茎性が多く，組織学的には管状腺腫が多い．腺腫内癌は大きさ15 mm以上に多い．

2）胆道癌 carcinoma of biliary tract

■概念/病因と病態発生

乳頭部を含む肝外胆道系に原発した癌腫を胆道癌と総称する（胆道癌取扱い規約）．

胆囊癌は胆囊および胆囊管に原発する癌腫をいう．胆管癌は肝門部領域胆管と遠位胆管に原発する癌腫である．乳頭部癌は乳頭部に発生する癌腫を総称する．

早期胆管癌は組織学的深達度が粘膜内または線維筋層内にとどまるもの，早期胆囊癌は組織学的深達度が粘膜内または固有筋層内にとどまるもの，早期乳頭部癌は組織学的深達度が粘膜内またはオッディ筋内にとどまるものをいい，いずれもリンパ節転移の有無は問わない．胆管壁・乳頭部付属腺内およびロキタンスキー・アショッフ洞内の上皮内癌はどの層にあっても粘膜内癌とされる．早期胆道癌は進行

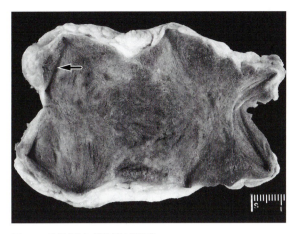

図72　腺筋腫症（胆嚢粘膜面）
底部型．胆嚢底部に腫瘤性病変を形成する（矢印）．

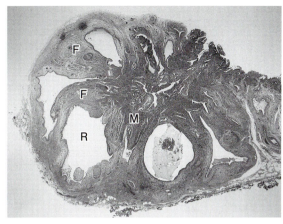

図73　腺筋腫症（底部型）（組織像）
ロキタンスキー・アショッフ洞（R）と平滑筋（M）および線維組織（F）の増生のために胆嚢壁が限局性に肥厚している．

胆道癌に比べ予後良好である．

■臨床事項

初期には特有な症状はない．胆嚢癌の胆管浸潤，胆管癌や乳頭部癌の胆道狭窄による黄疸が初発症状となることが多い．

■検査所見

胆道癌の画像診断法には腹部超音波検査，経皮経肝胆管造影検査（PTC），ERCP，排泄胆道造影検査，CT, MRIなどがある．胆管癌では胆道鏡による病変からの生検，胆汁細胞診は診断に有用である．乳頭部癌では内視鏡的観察と生検が有用である．腫瘍マーカーとしてCEA, CA19-9が上昇するが，早期には低値である．

■病理所見

［肉眼所見と肉眼分類］胆道癌取扱い規約では，胆管癌・胆嚢癌は乳頭型（乳頭膨張型，乳頭浸潤型），結節型（結節膨張型，結節浸潤型），平坦型（平坦膨張型，平坦浸潤型），その他の型に分類される．早期胆管癌・早期胆嚢癌は隆起型，表面型，陥凹型に分類される．乳頭部癌は腫瘤型（非露出腫瘤型，露出腫瘤型），混在型（腫瘤潰瘍型，潰瘍腫瘤型），潰瘍型，その他の型に分類される．

［組織所見と組織分類］胆嚢・胆管の壁は薄く，筋層の筋線維束は疎で薄い．このために胆嚢癌・胆管癌は容易に深部浸潤し，周囲組織や隣接臓器へ浸潤しやすい．胆嚢癌・胆管癌の進展様式として直接浸潤，リンパ行性，血行性，神経周囲行性，管腔内進展（胆嚢表層ないし壁内進展）が重視される．胆道癌取扱い規約の組織型分類を**表4**に示す．

a）胆嚢癌　carcinoma of gallbladder

■概念/病因と病態発生

50歳以上の中高年齢層に好発する．男女比は1：2～3で女性に多い．胆嚢癌の約60～90％に胆石を合併する．好発部位は胆嚢底部である．胆嚢癌は発生経路から*de novo*発生癌と腺腫由来の癌とに分類される．前者が主体（早期胆嚢癌では約90％）であり，主に化生粘膜の上皮から発生する．膵胆管合流異常症にみられる胆嚢固有上皮過形成も胆嚢癌の発生母地と考えられている．

■臨床事項

初期にはほとんど症状を現さない．胆石症や胆嚢炎を併発する場合には，その症状を呈する．進行すれば黄疸，腹痛，体重減少も出現する．末期には肝浸潤により肝不全を呈する．

■検査所見

胆嚢癌の診断は腹部超音波検査法により胆嚢壁の異常像，内腔の腫瘤像を見出すことである．さらに前記の画像診断法などを施行する．この際，早期胆嚢癌には術前画像診断が容易ではない表面型が高い頻度で存在することに留意する必要がある．

■病理所見

早期胆嚢癌は表面型が多く（約65％），次いで隆起型（約35％）であり，陥凹型はみられない．癌の特徴的粘膜像は結節状，乳頭状，集合性ないし融合性の粗大・微細顆粒状変化である．進行した胆嚢癌は乳頭型，結節型，平坦浸潤型を呈し，胆嚢壁の限

表4 胆道癌の組織型分類(胆道癌取扱い規約, 2013)

a. 腺癌
　1) 乳頭腺癌
　2) 管状腺癌　ⅰ) 高分化型, ⅱ) 中分化型
　3) 低分化腺癌　ⅰ) 充実型, ⅱ) 非充実型
　4) 粘液癌
　5) 印環細胞癌
b. 腺扁平上皮癌
c. 扁平上皮癌
d. 未分化癌
e. 絨毛癌
f. 癌肉腫
g. AFP産生腺癌
h. 神経内分泌腫瘍
　1) 神経内分泌腫瘍
　2) 神経内分泌癌
　3) 混合型腺神経内分泌癌
　4) 杯細胞カルチノイド
　5) 管状カルチノイド
i. 粘液嚢胞性腫瘍
j. 分類不能腫瘍

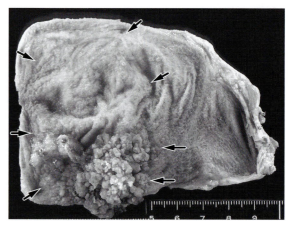

図74　胆嚢癌(胆嚢粘膜面)
癌は胆嚢底部から体部にあり,乳頭浸潤型＋表面型進展を示す(矢印).

局性またはびまん性の肥厚や胆嚢内腔への乳頭状増殖を呈する(図74).組織学的には腺癌(主に乳頭腺癌や高分化型管状腺癌)が大部分である(図75).胆嚢壁肝側の癌は肝内へ直接浸潤する.リンパ行性転移は肝十二指腸間膜内リンパ節に高頻度である.血行性転移は肝,肺,骨に多い.

b) 胆管癌 carcinoma of bile duct

■概念/病因と病態発生

胆嚢癌より少ない.男女比は2:1で男性に多い.50歳以上の中高年齢層に好発する.下部の胆管癌が約40％を占める.胆石合併率は約30％である.膵胆管合流異常を伴う先天性胆管拡張症では胆管癌の発生率が高い.

■臨床事項

胆管を閉塞しやすいために黄疸を主症状とすることが多い.上腹部痛,全身倦怠感,発熱などもみられる.遠位胆管癌の胆管閉塞では,無痛性の腫大した胆嚢を触れることがあり,クールヴォアジエ徴候という.

■検査所見

諸検査では胆管壁の不整・狭窄・閉塞,肝側の胆管の拡張,閉塞性黄疸の所見がみられる.

■病理所見

肉眼的には結節浸潤型が多い(図76).組織学的には大部分が腺癌(乳頭腺癌や高分化型管状腺癌)である.肝管から肝内への管腔内進展や,胆嚢,膵臓,十二指腸,大血管などの隣接臓器への直接浸潤がみられる.

c) 乳頭部癌 carcinoma of papillary region

50歳以上の中高年齢層に好発する.早期より閉塞性黄疸が発生し,上腹部痛,発熱もみられる.確定診断には上部消化管内視鏡検査による直接観察,生検が有用である.超音波内視鏡検査は進展度診断に役立つ.肉眼的には腫瘤型が多い(図77).組織学的には腺癌(乳頭腺癌や高分化型管状腺癌)が多い.

3. 膵臓 pancreas

a. 膵臓の発生

膵は胎生3～4週に内胚葉由来の前腸から出る腹側原基(腹側膵:膵頭部の大部分を形成)と背側原基(背側膵:膵頭部の一部と膵体尾部を形成)とから形成される.胎生6～7週に腹側原基は十二指腸とともに時計回りに背部へ回転し,背側原基と癒合して膵ができる.背腹両膵の膵管が癒合して主膵管(ウィルスング Wirsung 管)となり,十二指腸ファーター乳頭部で総胆管と合流して十二指腸内腔に開口する.背側膵の膵管近位部が残存して副膵管(サントリーニ Santorini 管)となり,ファーター乳頭の口側に副乳頭を形成して十二指腸内腔に開口すること

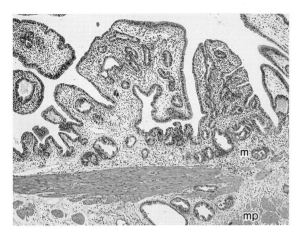

図75 胆嚢癌（組織像）
高分化型管状腺癌．粘膜層(m)から固有筋層(mp)へ浸潤している．

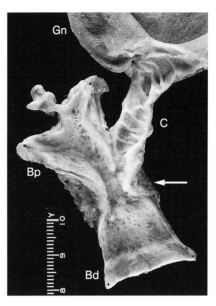

図76 胆管癌（肝外胆管粘膜面）
癌（矢印）は胆嚢管合流部にあり，結節浸潤型である．Bp：肝門部領域胆管，Bd：遠位胆管，C：胆嚢管，Gn：胆嚢頸部．

がある．膵原基の上皮細胞索は増殖と分枝を行い，腺房は分岐した上皮細胞索（原始膵管）の末端部から形成され，膵島細胞は上皮細胞索から分化し，細胞集団をなして膵島 pancreatic islet（ランゲルハンス Langerhans 島）をつくる．

b. 膵臓の構造と機能

1）構　造

膵臓は後腹膜にあり，第1〜第2腰椎の高さで腹部大動脈の前を横走する．長さ約15〜20 cm，幅約3 cm，厚さ約2 cmで，重量約60〜100gである．淡黄色の実質臓器である．頭部，体部，尾部に3分される（図78）．膵頭部は十二指腸下行部に接し，膵尾部は脾門部にあり，前面は腹膜に覆われる．

膵臓には膵液を産生・分泌する外分泌組織とホルモンを産生・分泌する内分泌細胞とが存在する．外分泌組織が膵実質の大部分を占める．外分泌組織は小葉 lobulus を単位とし，小葉は多数の細葉 acinus から構成される．細葉は立方形の腺房細胞 acinar cell が1層に並び腺腔を形成する（図79）．腺房細胞は活性のないチモーゲン zymogen 顆粒（酵素原顆粒）を豊富に有し，これを消化酵素として膵液中に分泌する．膵管系は腺房中心細胞から介在部上皮，小葉内膵管，小葉間膵管，主膵管からなり，膵液を十二指腸に導く．腺房中心細胞，介在部は扁平な上皮細胞からなり，細い膵管は短円柱状〜立方状上皮細胞で覆われる．太い膵管は円柱上皮細胞で覆われ，杯細胞を混じ，粘液腺をもつ．内分泌細胞は膵島（ランゲルハンス島）を形成する以外に，膵管上皮や腺房細胞間などにも散在している．膵島はA（αまたはグルカゴン glucagon）細胞，B（βまたはインスリン insulin）細胞，D（δまたはソマトスタチン somatostatin）細胞，PP（膵ポリペプチド pancreatic polypeptide）細胞からなり，内部に毛細血管が介在している．

2）機　能

膵は外分泌と内分泌の2つの機能をもつ．膵外分泌機能は膵液による消化酵素の分泌と十二指腸内での中和である．膵液は成人で1日に約800〜1,000 mL分泌される．アルカリ性（pH 7.5〜8.5）で，消化酵素・タンパクと水・電解質からなる．消化酵素はトリプシン，キモトリプシン，エラスターゼ，アミラーゼ，リパーゼ，ホスホリパーゼなどであり，膵内では不活性だが，十二指腸内で活性化される．膵液中の重炭酸塩が十二指腸内の胃酸を中和し，消化酵素の至適pHに調整して酵素活性を高める．膵液分泌は神経性（迷走神経），体液性（コレシストキニン，セクレチン）などで調整される．膵内分泌機能は各論「Ⅳ．内分泌疾患」の章に記されている．

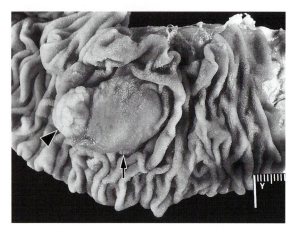

図77 乳頭部癌(十二指腸粘膜面)
癌は露出腫瘤型. 乳頭部は腫瘍のために腫大し(矢印), 乳頭部開口部から腫瘍が露出している(矢頭).

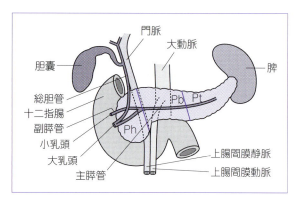

図78 膵臓の解剖と区分
点線は区分を示す. Ph:膵頭部, Pb:膵体部, Pt:膵尾部.(膵癌取扱い規約, 2013より一部改変)

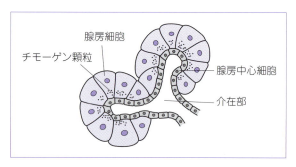

図79 膵腺房の模式図

c. 先天異常

1) 輪状膵 annular pancreas

膵が完全にまたは不完全に十二指腸下行脚を取り囲む発生異常である. 胎生期に膵腹側原基の右葉が固定されたまま発育, 回転し, 膵頭部と癒合するために起こる. 新生児の十二指腸狭窄, 閉塞の原因となる.

2) 膵胆管合流異常 pancreatico-biliary maljunction

膵管胆道合流異常症ともいう. 主膵管と総胆管とが十二指腸壁外で合流する発生異常である. 膵胆共通管が長くなる. このため, 胆汁の膵管への逆流は膵炎の原因となり, 膵液の胆管への逆流は先天性胆道拡張症およびそれに起因する胆道癌の発生に関わる. 反復する腹痛, 胆管炎による発熱, 黄疸がみられる. 東洋人に多く, 女性に多い.

3) 異所性膵 heterotopic pancreas

膵臓以外に存在する膵組織をいう. 好発部位は胃幽門部, 十二指腸, 上部空腸である. 多くは単発で, 粘膜, 粘膜下層, 筋層に限局性小結節をつくる. 組織学的にHeinrich分類があり, 膵の腺房, 導管, ランゲルハンス島のあるHeinrich Ⅰ型, 腺房と導管からなるⅡ型, 導管のみのⅢ型に分類される. Ⅲ型病変で導管拡張と反応性の筋増生が目立つものは腺筋腫 adenomyoma ともいう.

4) 囊胞性線維症 cystic fibrosis

粘液粘稠症 mucoviscidosis ともいう. 常染色体劣性遺伝である. 白人に多い. 日本人にはまれである. 全身の外分泌腺で, 腺上皮細胞のCl^-の輸送障害のために分泌液の粘稠性が増し排出障害を生じる. 膵では, 濃厚粘稠な膵液が粘液栓となるために, 膵管は閉塞して囊胞状に拡張し, 慢性膵炎を生じて, 腺房は萎縮・消失して線維化で置換される. 重篤な膵外分泌機能不全をきたし, 脂肪便を伴う吸収不良症候群を起こす. 肺, 腸管, 唾液腺, 肝, 胆道, 汗腺にも分泌異常がみられる. 汗の電解質異常(Na^+, Cl^-の濃度増加)が臨床診断に有用である.

d. 萎縮・代謝障害

1) 萎縮 atrophy

膵実質の体積の減少をいう. 一次性萎縮は加齢, 栄養障害による. 加齢による萎縮では実質細胞の減少が主体で, 間質に脂肪組織, 線維化がみられる. 栄養障害では実質細胞の変性が加わる. 二次性萎縮は慢性膵炎などで膵実質が脱落し線維化をきたした場合である.

2) 脂肪浸潤 fatty infiltration

膵間質の脂肪組織が増加し，膵実質構造を部分的ないしびまん性に置換する変化をいう．肥満，脂肪代謝異常，糖尿病膵，老人性萎縮などでみられる．

3) ヘモジデローシス hemosiderosis

大量輸血，溶血性疾患，大出血などでは，膵にヘモジデリンが沈着する．

4) ヘモクロマトーシス hemochromatosis

鉄過剰によりヘモジデリンが膵，肝，副腎，心などに沈着し組織障害や機能障害をきたす疾患である．特発性ヘモクロマトーシスは常染色体劣性遺伝であり，鉄の過剰吸収による．皮膚色素沈着，糖尿病，肝硬変を3徴とし，青銅糖尿病ともいう．輸血，鉄剤投与に伴う通常の過剰鉄による続発性ヘモクロマトーシスでは，症状や組織障害は特発性よりも軽度である．

膵は肉眼的に赤褐色調(さび色)を呈し，高度例では萎縮硬化する．組織学的には，ヘモジデリンは腺房細胞，膵島細胞に沈着し，細胞の変性，萎縮，消失と小葉内外の線維化を認める．膵島への沈着程度により内分泌機能低下をきたし，糖尿病に至る．

5) アミロイドーシス amyloidosis

限局性アミロイドーシスのうちの内分泌アミロイドーシスとして，2型糖尿病，インスリノーマ，非糖尿病老齢者では膵島にアミリン amylin [islet amyloid polypeptide(IAPP)ともいう]を前駆体タンパクとする AIAPP アミロイド沈着がみられることがある．膵島アミロイドーシスという．全身アミロイドーシスの際に膵にアミロイドが沈着する．この場合にはアミロイドは膵島以外の腺房，間質結合組織，血管壁に主に沈着する．

6) 石灰沈着 calcification

膵管内濃縮分泌物への石灰沈着は膵石を形成する．脂肪組織壊死に続発して壊死部に石灰沈着がみられる．

e. 循環障害

急性出血性膵炎では，膵実質や脂肪の壊死とともに血管壁も障害され出血をきたす．外傷，血管炎などで出血を生じる．

f. 炎症

膵消化酵素による膵の自己消化例が多い．感染例や自己免疫例はまれである．

1) 急性膵炎 acute pancreatitis

■概念/病因と病態発生

種々の原因により膵酵素が膵内で活性化され，膵組織を自己消化するために起こる急性炎症である．原因として胆道系疾患とアルコール性が多いが，成因不明の特発性も少なくない．胆道系疾患では胆石症が多い．総胆管末端の胆石嵌頓による胆汁の膵管内逆流，十二指腸液の膵管内逆流のために膵管や腺房細胞傷害を起こし，膵液が間質へ逸脱する．アルコール性は膵外分泌亢進，十二指腸乳頭部の浮腫とオッディ筋攣縮により膵液の流出障害をきたすためとされる．手術後や ERCP 後の急性膵炎などもある．消化酵素のうちタンパク分解酵素のトリプシンが膵炎発症の key-enzyme であり，大量に活性化を受けると，膵，周囲組織の消化や他の膵酵素の活性化から出血・壊死を引き起こす．重症型は急性出血性壊死性膵炎 acute hemorrhagic necrotic pancreatitis といい，膵の出血・壊死をきたし，血中に逸脱した膵酵素，誘導された大量のサイトカイン，ケモカインなどによりショックや多臓器不全，DIC などに陥り死亡することもある．

■臨床事項

急性の激しい上腹部痛で発症する．上腹部の圧痛を認める．麻痺性イレウスが出現する．

■検査所見

血中・尿中のアミラーゼ，リパーゼ，トリプシンなどの膵酵素が高値になる．腹部超音波検査，CT などの画像検査で急性膵炎に特徴的な所見(膵腫大，内部不均一像，膵周囲の炎症性変化など)がみられる．

■病理所見

軽症型(浮腫性膵炎)：肉眼的に膵の浮腫性腫大・硬化，膵周囲の灰白色～黄色調の脂肪壊死がみられる．組織学的には膵間質の浮腫が主体で膵実質壊死はほとんどない．

重症型(壊死性膵炎)：肉眼的に脂肪壊死，膵実質壊死，出血が種々の程度に入り交じる．組織学的に膵の浮腫，膵腺房・膵管・膵島の融解壊死，血管の壊死，出血，血栓の形成，脂肪組織の壊死，好中球浸潤が種々の程度にみられる(図80)．時間経過とともにマクロファージの浸潤や脂肪壊死組織へのカルシウム沈着(鹸化)がみられる．遷延化すると組

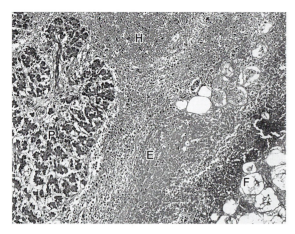

図80 急性膵炎（組織像）
急性出血性壊死性膵炎．膵実質は融解壊死し，出血（H），好中球浸潤と線維素析出（E）をきたし，脂肪組織も壊死（F）している．P：残存した膵実質．

織の融解は膵周囲に広く及び，偽囊胞を形成することがある．

2) 慢性膵炎 chronic pancreatitis
■概念/病因と病態発生

膵酵素の自己消化による膵組織障害が軽度に長期間にわたり反復し，次第に膵実質の減少と膵内・外分泌機能低下をきたす病態である．原因としてはアルコールによる場合が多く，次いで原因不明の特発性である．アルコール多飲により膵外分泌が持続的に亢進し，膵液中のタンパク濃度が増加してタンパク栓が形成され，細胆管を閉塞して膵液の漏出を生じ，膵実質の障害，消失と線維化をきたすとされる．アルコールには膵腺房細胞への傷害作用もある．初期には膵外分泌機能低下による消化吸収障害がみられるが，末期には内分泌機能の障害により糖尿病が発症する．

■臨床事項

軽度な代償期では反復性・持続性の上腹部痛が最も多い．時に背部に放散する．疼痛は膵管内圧の亢進などによる．膵外分泌機能低下による脂肪下痢や糖尿病の合併が多い．進行して膵実質の荒廃が進んだ非代償期には疼痛は軽減・消失する．慢性膵炎が急性増悪し急性型の膵炎が起こることがある．合併症として偽囊胞，消化吸収障害，胸・腹水がみられる．

■検査所見

特徴的な画像所見と組織所見により確診される．

腹部単純X線検査による膵の石灰化，腹部超音波検査，CT，ERCPでの膵管狭窄，拡張，膵石，タンパク栓により診断される．膵外分泌機能検査により膵機能低下を証明できれば慢性膵炎と診断される．外分泌機能検査にはセクレチン試験，BT-PABA試験（PFD試験），便中キモトリプシン測定などがあり，内分泌機能検査にはブドウ糖負荷試験が行われる．増悪期には血中の膵酵素値（アミラーゼなど）が上昇する．非代償期には血中の膵酵素値は低値である．

■病理所見

肉眼的に膵は硬化・萎縮する．膵管は拡張して粘稠な物質や膵石を入れ，囊胞形成もみられる．組織学的には，膵腺房細胞の萎縮，脱落とびまん性〜限局性の不規則な線維化が特徴である（図81）．主膵管，分枝膵管は種々の程度に拡張し，囊胞形成，腺の増生，膵管上皮の扁平上皮化生，粘液上皮化生，杯細胞化生がみられ，タンパク栓や結石を伴うこともある．膵間質には線維増生，リンパ球を主体とする炎症細胞浸潤がある．線維化組織内に膵島が散在性に残存している．

3) 自己免疫性膵炎 autoimmune pancreatitis

成因に自己免疫機序が想定される慢性膵炎である．高齢男性に多く，主訴は閉塞性黄疸や腹部不快感が多い．糖尿病合併も多い．本邦の「自己免疫性膵炎臨床診断基準2011」では，膵画像検査にて特徴的な主膵管狭細像と膵腫大，血液検査で高IgG4血症，病理組織学的所見として膵に高度のリンパ球，形質細胞の細胞浸潤と線維化を認めることの一方または両方を満たした症例を自己免疫性膵炎と診断する．病変内には多数のIgG4陽性形質細胞浸潤が認められる．膵外にIgG4関連硬化性疾患（硬化性胆管炎，硬化性唾液腺炎，後腹膜線維症など）を合併することが多い．

g. 腫瘍類似病変
1) 貯留性囊胞 retention cyst

膵管が腫瘍，結石，炎症などにより閉塞し，上流の膵管が囊胞状に拡張したものである．

2) 偽囊胞（仮性囊胞）pseudocyst

被覆上皮を欠き，肉芽組織や線維組織により囲まれている囊胞をいう．単発が多い．急性膵炎や外傷に続発し，破綻した膵管から逸脱した膵液，血液，

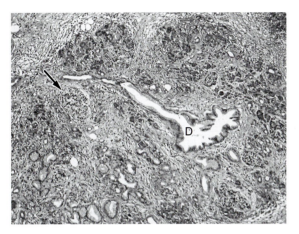

図81　慢性膵炎(組織像)
膵外分泌部(腺房)は萎縮・消失し，小葉間および小葉内に線維が増生している．膵管(D)は拡張している．ランゲルハンス島は残存している(矢印)．

組織崩壊物，滲出液が周囲組織により被包されて形成される．

h. 腫　瘍

1) 腺　腫

内分泌腫瘍が多い．膵外分泌部由来の腺腫はまれであるが，多房性の囊胞腺腫 cystadenoma は比較的頻度が高く，特徴的な形態を示す．

a) 漿液性囊胞腺腫 serous cystadenoma

薄い線維性被膜をもつ凹凸のある類球形で，小囊胞の集合からなる多房性腫瘍であり，水様透明液を入れる．内面は1層の立方〜扁平上皮細胞で覆われる．上皮細胞は豊富なグリコーゲンを有する．中年女性の膵体尾部に好発する．

b) 粘液性囊胞腺腫 mucinous cystadenoma

厚い線維性被膜をもつ巨大球形の多房性腫瘍であり，粘液を入れる．被覆上皮は粘液性，非粘液性高円柱上皮細胞である．卵巣様間質をもつものが多い．中年女性の膵尾部に好発する．

2) 膵癌 pancreatic carcinoma

■概念/病因と病態発生

膵癌の好発年齢は50〜80歳であり，60歳代をピークとする．男性にやや多い(男女比1.6：1)．膵臓には外分泌組織として膵管と膵腺房とがあり，膵管上皮細胞からは広義の膵管癌が，腺房細胞からは腺房細胞癌が発生する．内分泌組織の膵島からは神経内分泌腫瘍が発生する．膵癌の約90%は広義の膵管癌である．なかでも浸潤性膵管癌が約90%を占める．浸潤性膵管癌は早期発見が困難であり，予後不良な癌である．膵臓が後腹膜にあり，症状が現れにくく早期診断が困難であること，そのために診断時にはすでに進行して膵周囲浸潤，転移が多いことなどが理由である．膵癌全体の5年生存率は約2%とされる．膵切除後でも5年生存率は通常型膵癌で20%以下である．

膵癌は主占居部位から膵頭部癌，膵体部癌，膵尾部癌に分類される．膵頭部癌が最も多く膵癌全体の約2/3を占める．次いで体部，尾部の癌である．

■臨床事項

初発症状は非特異的である．上腹部痛，背部痛が最も多く，次いで黄疸が多い．膵頭部癌は膵内胆管，乳頭部へ直接浸潤して閉塞性黄疸をきたし，また膵管閉塞により尾側の膵管拡張，膵炎を起こしやすい．膵体尾部癌は症状に乏しい．腹痛を契機に診断されることが多いが，診断時にはすでに進行していることが多い．膵癌のほぼ半数に耐糖能異常がある．神経周囲浸潤例では疼痛をきたしやすい．

■検査所見

膵癌の発見には腹部超音波検査が有用である．精密検査にはERCP，CT，MRI，血管造影検査などがある．膵管鏡による膵管内の直接観察や病変部位からの生検組織診断や膵液細胞診も行われる．生化学検査では，閉塞性黄疸を伴う場合にはビリルビン，胆道系酵素の上昇がある．膵癌が膵管を閉塞し膵液うっ滞をきたすと膵酵素値が上昇する．膵管癌の腫瘍マーカーでは血中CA19-9，CEA，DUPAN-2，CA50などの上昇がみられる．神経内分泌腫瘍では血中ホルモンの上昇がみられることがある．

■病理所見

[肉眼所見と肉眼分類] 膵癌取扱い規約(2013)では，肉眼型は潜在型，結節型，浸潤型，囊胞型，膵管拡張型，混合型，分類不能型に分類する．大部分を占める浸潤性膵管癌では結節型が最も多い．浸潤性膵管癌は灰白色調で硬く，びまん性に浸潤し，境界不鮮明のことが多い(図82)．

[組織所見と組織分類] 膵癌取扱い規約は膵の上皮性腫瘍を外分泌腫瘍，神経内分泌腫瘍，併存腫瘍，分化方向の不明な上皮性腫瘍とに大別している(表5)．悪性上皮性腫瘍の大部分は腺癌である．膵癌取扱い規約では膵管上皮細胞への分化や膵管類似

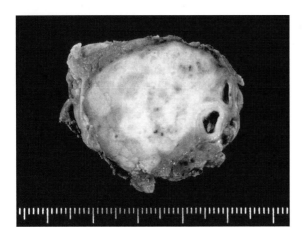

図82 膵癌(膵横断面)
膵体部癌，結節型．組織学的には浸潤性膵管癌(管状腺癌)である．

表5 膵腫瘍の組織型分類(膵癌取扱い規約，2013)

[1] 上皮性腫瘍
　A．外分泌腫瘍
　　1．漿液性嚢胞腫瘍
　　　a) 漿液性嚢胞腺腫
　　　b) 漿液性嚢胞腺癌
　　2．粘液性嚢胞腫瘍
　　　a) 粘液性嚢胞腺腫
　　　b) 粘液性嚢胞腺癌
　　3．膵管内乳頭粘液性腫瘍
　　　a) 膵管内乳頭粘液性腺腫
　　　b) 膵管内乳頭粘液性腺癌
　　　c) 膵管内管状腫瘍　・膵管内管状腺腫
　　　　　　　　　　　　・膵管内管状腺癌
　　　d) その他
　　4．異型上皮および上皮内癌
　　5．浸潤性膵管癌
　　　a) 乳頭腺癌
　　　b) 管状腺癌　高分化型，中分化型
　　　c) 低分化腺癌
　　　d) 腺扁平上皮癌
　　　e) 粘液癌
　　　f) 退形成癌
　　　g) その他
　　6．腺房細胞腫瘍
　　　a) 腺房細胞腺腫
　　　b) 腺房細胞癌
　B．神経内分泌腫瘍
　　1．神経内分泌腫瘍
　　2．神経内分泌癌
　C．併存腫瘍
　D．分化方向の不明な上皮性腫瘍
　　1．Solid-pseudopapillary neoplasia
　　2．膵芽腫
　　3．未分化癌
　E．分類不能
　F．その他
[2] 非上皮性腫瘍

の腺腔形成を示す広義の膵管癌 ductal carcinoma について，明らかな進行膵癌は浸潤性膵管癌(図83)とし，これとは肉眼形態と浸潤度の違う漿液性嚢胞腺癌，粘液性嚢胞腺癌，膵管内乳頭粘液性腺癌(図84)，上皮内癌は別に分類している．

①上皮性腫瘍(広義の膵管癌 ductal carcinoma)
- 漿液性嚢胞腺癌 serous cystadenocarcinoma は，漿液性嚢胞腺腫に対応する腺癌である．
- 粘液性嚢胞腺癌 mucinous cystadenocarcinoma は，粘液性嚢胞腺腫に対応する腺癌である．上皮は乳頭構造，腺腔構造を示し，内腔に突出したり，結節性病変を形成する．
- 膵管内乳頭粘液性腫瘍 intraductal papillary-mucinous neoplasm は，膵管内に限局して膵管内をはうように増殖し，粘液貯留や腫瘍により膵管拡張を示す腫瘍である(図84)．癌では膵管内乳頭粘液腺癌 intraductal papillary-mucinous carcinoma と膵管内管状腺癌がある．高年男性の膵頭部に好発する．
- 上皮内癌 carcinoma in situ は膵管内に限局し，膵管拡張はないか軽度であり，癌上皮は平坦ないし低乳頭状に増殖する．
- 浸潤性膵管癌 invasive ductal carcinoma は広義の膵管癌のなかで最も多い．組織形態は乳頭腺癌，管状腺癌，低分化腺癌，腺扁平上皮癌，粘液癌，退形成癌などに分類される．最も頻度の高いのは管状腺癌であり，大小の腺管が線維組織の増生を伴いながら浸潤性に発育していることが特徴である(図83)．

②腺房細胞癌 acinar cell carcinoma
　腺房細胞に類似した腫瘍細胞が腺房構造を形成して増殖し，細胞内に電顕的にチモゲン顆粒が，免疫組織化学的にアミラーゼ，トリプシンなどの膵酵素が証明される癌である．粘液は陰性である．肉眼的には充実性腫瘍である．

③神経内分泌腫瘍 neuroendocrine neoplasm

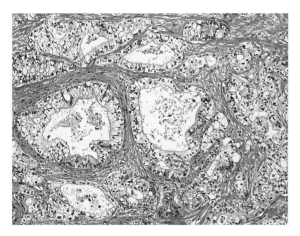

図83　膵癌(組織像)
浸潤性膵管癌(高分化型管状腺癌)．線維性間質を伴う．

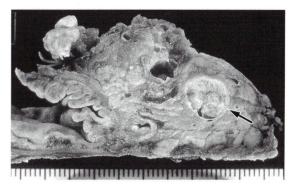

図84　膵癌(膵横断面)
膵頭部癌(矢印)．膵管拡張型．組織学的には膵管内乳頭粘液性腺癌である．

膵・消化管ホルモンを産生する内分泌細胞から構成される腫瘍である．一般には充実性腫瘍であり，腫瘍細胞は毛細血管性間質を伴い，索状，リボン状，敷石状に増殖する(図85，86)．組織診断では，電顕，鍍銀染色，内分泌マーカー免疫染色により内分泌細胞から構成されていることを証明する．WHO消化管腫瘍分類(2010)では，神経内分泌腫瘍を核分裂数とKi67指数による細胞増殖能の多寡から低増殖能のneuroendocrine tumor (NET)と高増殖能のneuroendocrine carcinoma (NEC)に大別し，同一癌巣に腺癌成分とNEC成分が共存して，それぞれが量的に癌巣の30％以上を占める癌腫をmixed adenoneuroendocrine carcinoma (MANEC)としている．ホルモン過剰症状の有無により，症候性(機能性)腫瘍と非症候性(非機能性)腫瘍に分類する．機能性腫瘍は症候群の責任ホルモン名に"-oma"を付けて呼ばれることがある(例：insulinoma，gastrinoma，glucagonomaなど)．

④ solid-pseudopapillary neoplasm

若年女性に好発するまれな腫瘍である．大部分は良性であるが，悪性例もある．厚い線維性被膜を有する球状腫瘍で，充実部分と出血壊死性の囊胞部分が共存する．組織学的に小〜中型，円形〜卵円形の好酸性細胞からなり，毛細血管性間質を有する充実性腫瘍であり，出血部では偽乳頭状構造が目立つ．分化方向の不明な上皮性腫瘍である．

3) 非上皮性腫瘍

まれである．

4. 腹膜 peritoneum

a. 腹膜の構造と機能

腹膜は腹腔，骨盤腔，腸間膜，大網，小網および腔内臓器の表面を覆う漿膜である(図87)．臓器・腸間膜を覆う部分を臓側腹膜，体壁面を覆う部分を壁側腹膜という．表面は平滑で光沢を有する．腹膜に囲まれた腔を腹膜腔peritoneal cavityという．腹膜腔は男性では閉塞されているが，女性では卵管を介して子宮内腔に連絡する．骨盤内の腹膜腔は，男性では直腸膀胱窩を，女性では膀胱子宮窩と直腸子宮窩(ダグラス窩)を形成する．組織学的に表面は中胚葉由来の1層の中皮細胞mesothelial cellに覆われ，その下に疎性線維性結合組織，脂肪組織があり，リンパ管，毛細血管が豊富である．腹膜腔内には生理的にごく少量の透明漿液があり，腹膜を湿潤している．腹膜には漏出能，滲出能，吸収能がある．半透膜であり，腹膜灌流に利用される．癒着作用は腹膜炎の防御に働く．

後壁側の壁側腹膜の背側には後腹膜臓器と総称される膵，腎臓，副腎，尿管，十二指腸の一部，上行結腸，下行結腸，腹部大動脈，下大静脈などが位置する．

b. ヘルニア hernia

1) 外ヘルニア external hernia

■概念/病因と病態発生

腹腔内臓器が外方へ膨出した壁側腹膜に包まれて腹壁の裂隙を通り皮下に脱出する病態である．腹膜腔への出口をヘルニア門，膨出した壁側腹膜をヘルニア囊，脱出した臓器をヘルニア内容，ヘルニア囊

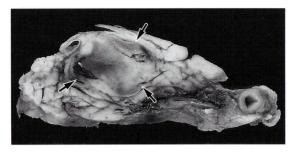

図85 膵神経内分泌腫瘍(膵横断面)
腫瘍は充実性・膨張性に増殖し，境界明瞭な腫瘤を形成する(矢印).

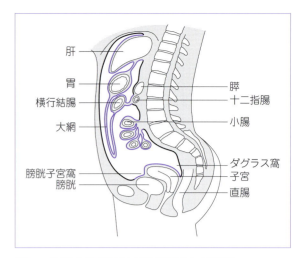

図87 腹膜の模式図(女性腹部正中矢状断面)
青線は臓側腹膜，黒線は壁側腹膜を示す．男性では骨盤内で直腸膀胱窩を形成する．

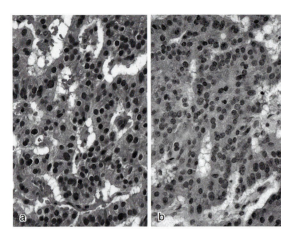

図86 膵神経内分泌癌(組織像)
a：腫瘍細胞は低異型度であり，毛細血管性間質を伴い，吻合リボン状に増殖する．b：インスリン免疫染色にて腫瘍細胞はびまん性にインスリン陽性を示す．本例は臨床的にも症候性のインスリノーマである．

を覆う外側の組織をヘルニア被膜という(図88).
可動性の大きい小腸，大網がヘルニアを起こすことが多い．鼠径ヘルニア(鼠径管内へ脱出)が最も多い．ほかに，大腿ヘルニア(大腿管を通じて大腿皮下に脱出．中年女性に多い)，臍ヘルニア(臍輪に脱出)，腹壁ヘルニア(腹直筋，腹横筋間の隙間または腹壁の瘢痕部へ脱出)，坐骨ヘルニア(坐骨孔へ脱出)，閉鎖孔ヘルニア(閉鎖管へ脱出)などがある．

■臨床事項
　ヘルニア内容を腹腔内に還納できるものを還納性ヘルニア，全く還納できないものを不還納性ヘルニアという．急激にヘルニア内容の還納不能になり，血行障害を伴うものをヘルニア嵌頓 incarceration of hernia という．症状は部位，内容により異なる．症状はヘルニア嵌頓時以外は軽度である．ヘルニア嵌頓では疼痛で発症し，腸管腔の閉塞をきたして絞扼性イレウスとなる．

■検査所見
　診断には超音波検査，X線検査，CT検査などが有用である．

■病理所見
　ヘルニア嵌頓は血流障害のためにヘルニア内容に出血と壊死を起こす．

2) 内ヘルニア internal hernia
　腹腔内臓器が腹膜陥凹部や腹腔内の裂隙に嵌入する病態である．傍十二指腸ヘルニアは後腹膜陥凹部へのヘルニアであり，ヘルニア内容は小腸が多い．経腸間膜ヘルニアは腸間膜の異常な裂隙に腸管が嵌入したものである．

c. 腹水 ascites
■概念/病因と病態発生
　腹腔内の過剰な貯留液をいう．腹水が貯留した状態を腹水症という．腹水は性状により漏出液 transudate と滲出液に分けられる．漏出性腹水は門脈圧亢進症(右心不全，肝硬変など)による毛細血管内圧の上昇や低タンパク血症(腎不全，肝不全，悪液質など)による血漿膠質浸透圧の低下などの非炎症性の病態で起こり，門脈系毛細血管や腹膜から水分が漏れ出るためである．滲出性腹水は炎症や癌性腹膜炎で起こる．

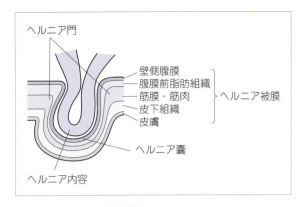

図88 ヘルニアの模式図
ヘルニア内容,ヘルニア門,ヘルニア囊,ヘルニア被膜を示す.

■**臨床事項**
　高度の腹水症では腹腔内臓器,大血管の圧迫,横隔膜の挙上による呼吸困難を起こす.

■**検査所見**
　漏出液は比重1.015以下,タンパク濃度3 g/dL以下,リヴァルタ Rivalta 反応陰性,透明で,少量の線維素,細胞成分を含む.滲出液は比重1.018以上,タンパク濃度4 g/dL以上,リヴァルタ反応陽性,混濁し,多量の線維素,細胞成分を含む.

■**病理所見**
　淡黄色透明腹水は漏出性腹水,非化膿性炎症,腹膜癌腫症の初期,血性腹水は腹膜癌腫症や出血,膿性腹水は化膿性腹膜炎,乳び腹水はリンパ管損傷,粘稠性腹水は悪性中皮腫に多い.腹水細胞診が鑑別に有用である.

d. 腹膜炎 peritonitis

　腹膜の炎症を腹膜炎という.発症からは急性と慢性とに,原因では無菌性化学的刺激による非細菌性と細菌感染による細菌性とに,炎症の広がり程度により限局性と汎発性(びまん性)とに分けられる.

1) 非細菌性腹膜炎 aseptic peritonitis

　腹腔内大出血(外傷,卵管妊娠破裂,腹部大動脈瘤破裂など)では,出血の直接刺激に対して急性滲出性腹膜炎が起こる.胆嚢の穿孔により胆汁が漏れ出ると,その化学的刺激で急性腹膜炎を生じる.これを胆汁性腹膜炎という.急性出血性壊死性膵炎では漏出した膵液により急性腹膜炎や脂肪鹸化が起こる.これらは当初は化学的刺激による非細菌性腹膜炎であるが,しばしば二次的に細菌感染を併発し,細菌性腹膜炎になりやすい.

2) 急性細菌性腹膜炎 acute bacterial peritonitis

■**概念/病因と病態発生**
　細菌感染による腹膜炎であり,化膿性腹膜炎となる.虫垂炎,腸炎,胆嚢炎など腹膜腔内臓器の炎症巣からの波及,虫垂炎,胃十二指腸潰瘍,腸憩室の穿孔,外傷,手術による直接感染などで起こる.起炎菌は上部消化管穿孔ではグラム陽性球菌とグラム陰性桿菌の混合感染が,下部消化管穿孔ではグラム陰性桿菌が多い.腹膜に炎症が起こると,大網や腸管が炎症巣に癒着して炎症の拡大を防ぐ機序がみられるが,防ぎきれない場合には汎発性腹膜炎となる.腹膜面は充血,出血,好中球浸潤,線維素析出が起こる.化膿性滲出物は仰臥位で低い陥凹に貯留する.ダグラス窩膿瘍,右肝下面膿瘍,横隔膜下膿瘍が多い.

■**臨床事項**
　初発症状は腹痛である.腹痛は炎症に続発する場合には緩徐に始まり,穿孔の場合には突然に始まる.重症では腹痛は激しく持続性で,経過とともに腹部全体に波及し,腹膜刺激症状による筋性防御,悪心・嘔吐,腸管の麻痺性イレウスがみられる.

■**検査所見**
　検査は必要かつ非侵襲的なものだけを短時間で行う.血液検査では一般に好中球増加を伴う白血球増加を認める.腹部単純X線写真で消化管内ガスや穿孔の場合には腹腔内へ漏出したガス(遊離ガス),麻痺性イレウスの所見を認める.腹部CT,腹部超音波検査も有用である.

■**病理所見**
　腹膜炎は,滲出液の性状により漿液性,線維素性,化膿性,出血性腹膜炎などに分類される.線維素性ないし化膿性滲出物が吸収されない場合には器質化され,腹膜の線維性肥厚や癒着(癒着性腹膜炎 adhesive peritonitis)をきたし,腸管蠕動運動の抑制によりイレウスの原因となることがある.

3) 慢性腹膜炎 chronic peritonitis

　炎症が緩徐に発症・進行し,慢性の経過をとる腹膜炎をいう.代表例が結核菌による結核性腹膜炎 tuberculous peritonitis である.多くは腸,腸間膜リンパ節,卵管などの結核病巣から波及する.結核結節が限局性ないし腹膜全体に多発性に散在する.

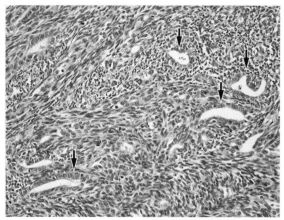

図 89 腹膜悪性中皮腫（組織像）
2相型．紡錘形細胞が密に増殖し，その中に上皮型細胞が管腔を形成している（矢印）．

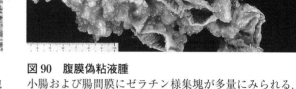

図 90 腹膜偽粘液腫
小腸および腸間膜にゼラチン様集塊が多量にみられる．虫垂の粘液嚢胞腺癌による腹膜偽粘液腫である．

e. 子宮内膜症 endometriosis

子宮内膜の特徴を備えた組織が子宮内膜以外の部位に存在することをいう．子宮以外に発生する外子宮内膜症では，骨盤腔に多い．腹膜面にびまん性あるいは数 mm の青色調の結節を形成する．月経期の疼痛，腹膜の出血，癒着の原因となる．

f. 腫 瘍

腹膜の原発性腫瘍はきわめてまれである．腹膜腫瘍の大部分は悪性腫瘍の転移である．

1) 良性中皮腫 benign mesothelioma

腹膜原発の良性腫瘍である．腹膜に付着した限局性の乳頭状小腫瘤を呈する．組織学的に1層の立方状，円柱状の腫瘍細胞が線維性，浮腫状の間質を覆って乳頭状に増殖する．

2) 悪性中皮腫 malignant mesothelioma

腹膜原発の悪性腫瘍である．アスベスト被曝と関係するものが多い．肉眼的には腹膜面にびまん性で灰白色調の多結節状腫瘤を形成する．腸管の癒着や周囲諸臓器への局所浸潤をきたす．反復する腹水がある．腹水は強い粘稠性でヒアルロン酸高値を示す．組織学的には腫瘍細胞が上皮細胞の形態をとり，乳頭状に増殖する上皮型，紡錘形細胞からなる線維型（肉腫型，紡錘細胞型），両者からなる混合型（2相型）の3型に分類される（図89）．上皮型悪性中皮腫の腫瘍細胞は比較的小型で異型性が低く，乳頭状，腺管状で腺癌様に増殖する．腺癌との鑑別が重要である．腫瘍細胞内外にヒアルロニダーゼで消化される酸性粘液多糖類を豊富に有する．腹水細胞診は診断に重要である．

3) 転移性腫瘍

a) 癌性腹膜炎 peritonitis carcinomatosa

腹膜腔への癌転移をいう．腹膜癌腫症 peritoneal carcinomatosis ともいう．胃，腸，胆嚢，膵，卵巣などの腹膜腔臓器の癌が起こしやすい．癌細胞の腹膜腔内播種は骨盤腹膜部，ダグラス窩，腸管付着部腸間膜，大網，横隔膜下面に多い．広範な腹膜転移では多発性結節状ないしびまん性肥厚の転移巣をつくり，血性腹水の貯留を伴うことが多い．臓器は癒着し，腸管運動は抑制される．腹水細胞診が診断に用いられる．

b) 腹膜偽粘液腫 pseudomyxoma peritonei

粘液産生細胞が腹膜腔内に播種され，産生粘液のゼラチン状集塊が腹膜腔内に限局性またはびまん性に充満している病態である（図90）．卵巣や虫垂の粘液嚢胞，粘液瘤，粘液（性）嚢胞腺腫・腺癌の破裂による場合が多い．粘液嚢胞，粘液瘤，腺腫の破裂では限局性病巣が多いとされる．

各論

IV. 内分泌疾患

まとめ

1. 内分泌臓器とはホルモンを分泌する機能をもつ臓器の総称で，視床下部，下垂体，甲状腺，副甲状腺，副腎などの主要内分泌臓器に加え，膵臓内分泌部や精巣・卵巣などの生殖器，消化管，脳などさまざまな臓器の中に存在する内分泌機能をもつ細胞から構成される．ホルモンは血中に放出され，微量で標的臓器に働きかけることができる化学物質であり，われわれの体の恒常性の維持・調節に重要な役割を担っている．
2. 内分泌臓器の特徴として，その機能状態の変化，つまり活性化および不活化の状態自体が病気の原因となることが挙げられる．機能活性化による病態は機能亢進症，機能不活化による病態は機能低下症と呼ばれ，それぞれの臓器から分泌されるホルモンに応じたホルモン過剰およびホルモン欠乏の症状が出現する．
3. 内分泌臓器はネガティブフィードバック機構により相互に機能調節を行っている．ある臓器由来の症状をきたす疾患でも，原因の所在はその臓器自身（原発性），その上位の調節器官および全身的要因（続発性）など多岐にわたり内分泌疾患の理解を複雑にしているので，内分泌の調節機構全体を把握することが疾患理解の上で重要である．

A 視床下部と下垂体疾患

1. 構造と機能

視床下部は脳底部の第三脳室周囲に位置し，大きく分けて3つの働きをもつ．1つ目は自律神経の中枢として生命維持に関わる体温，摂食，睡眠，飲水，生殖などの調節を司る．2つ目は内分泌腺の調節中枢としての働きであり，下垂体前葉からの各種ホルモン分泌を調節する放出ホルモンや抑制ホルモンを産生し，下垂体門脈へ放出することで前葉の腺細胞からのホルモン分泌を調節している．さらに3つ目としては視床下部自体が内分泌腺の働きをもち，視索上核の神経からは抗利尿ホルモン antidiuretic hormone（ADH）が，室傍核からはオキシトシン oxytocin（OXT）が産生され，これらは軸索を通って下垂体後葉に運ばれ下垂体後葉ホルモンとして分泌される．

下垂体は脳底部の視床下部と下垂体茎でつながった豆の形をした0.6gほどの小さな組織で，頭蓋底部のトルコ鞍内に位置する．下垂体前葉は腺性下垂体とも呼ばれ，内分泌腺として6種類のホルモンを産生・分泌する．これらのホルモン産生細胞はHE染色での細胞質の染色性が異なる好酸性細胞，好塩基性細胞，色素嫌性細胞で構成される．下垂体前葉ホルモンには成長ホルモン growth hormone（GH），プロラクチン prolactin（PRL），副腎皮質刺激ホルモン adrenocorticotropic hormone（ACTH），甲状腺刺激ホルモン thyroid-stimulating hormone（TSH），黄体形成ホルモン luteinizing hormone（LH）と卵胞刺激ホルモン follicle-stimulating hor-

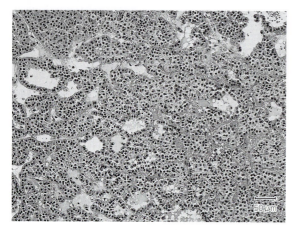

図1 下垂体腺腫の組織像(HE染色)
好酸性の細胞質をもつ多角形の腺腫細胞が増殖している．図は成長ホルモン分泌細胞腺腫であった．

mone (FSH)がある．一方，下垂体後葉は神経性下垂体とも呼ばれ，ホルモン分泌細胞自体は後葉には存在せず，視床下部の視索上核，室傍核で作られた下垂体後葉ホルモン ADH と OXT が軸索を通じて下垂体後葉に運ばれて分泌される．下垂体後葉は視床下部の神経細胞由来の軸索突起とグリア細胞で構成される．

2. 循環障害

下垂体前葉に虚血性壊死をきたす病態がいくつか知られ，妊娠，播種性血管内凝固症候群，頭蓋内圧亢進，外傷のほかにショックに伴って生じ，さまざまな下垂体前葉ホルモンの欠乏症状をきたす．この中で分娩時出血に伴う下垂体前葉壊死から下垂体前葉機能低下症をきたすものをシーハン Sheehan 症候群と呼ぶが，近年の周産期医療の向上により激減している．下垂体機能低下症については後述する．

3. 腫瘍

a. 視床下部の脳腫瘍

視床下部には原発性腫瘍として頭蓋咽頭腫，胚細胞腫，奇形腫や神経膠腫などが発生することがある．腫瘍による圧迫の症状が出現し，視交叉圧迫による両耳側半盲や尿崩症，性腺機能低下のほか，汎下垂体機能低下症をきたすこともある．

b. 下垂体腫瘍

下垂体腫瘍では圧倒的に下垂体腺腫が多く，全頭蓋内腫瘍の10％を占める．ホルモン産生性の腫瘍では産生されたホルモンによる症状がみられるほか，腫瘍自体の圧迫による症状として頭痛や視交叉圧迫による眼科的症状でみつかることもある．

1) 下垂体腺腫

■概念

下垂体前葉ホルモン産生細胞の良性腫瘍で，腫瘍細胞からのホルモン産生による機能亢進症状を示す機能性腺腫と無症候性の非機能性腺腫に分けられる．機能性腺腫では通常1種類のホルモンが産生される．

■臨床事項

機能性腺腫では産生されるホルモンに応じた症状がみられるが，無症候性の腺腫では発見が遅くなり，腫瘍が増大し腫瘤による圧排症状を示すまで気づかれないことがある．下垂体腺腫には家族性を示す症例があり，多発性内分泌腫瘍症1型(後述)の部分症として認められる．下垂体腺腫は産生されるホルモンにより以下のように分類される．

(1) 成長ホルモン分泌細胞腺腫：成人では末端肥大症，小児では巨人症をきたす．下垂体の機能性腺腫で2番目に多い(図1)．

(2) プロラクチン分泌細胞腺腫：乳汁分泌や無月経症候群をきたす．下垂体の機能性腺腫の中で最も頻度が高い．

(3) 甲状腺刺激ホルモン分泌細胞腺腫：甲状腺機能亢進症をきたすが，まれである．

(4) 副腎皮質刺激ホルモン分泌細胞腺腫：副腎皮質機能亢進症をきたし，クッシング Cushing 症候群を引き起こす．下垂体からの ACTH 分泌過剰による副腎皮質機能亢進症をクッシング病と呼んでいる．

(5) 性腺刺激ホルモン分泌細胞腺腫：黄体形成ホルモンや卵胞刺激ホルモンを分泌するが，臨床症状を示さず非機能性腺腫に含まれることが多い．

(6) ホルモン陰性腺腫：無症候性の腺腫の中でも真にホルモン陰性のもので，頻度はまれである．

4. 機能亢進症

下垂体機能亢進症の原因として最も多いのは下垂体前葉腺腫である．

a. クッシング病 Cushing disease
■概念/病因と病態発生
ACTH 分泌細胞からなる下垂体腺腫が原因となる．
■臨床事項
多くは径が 1 cm 以下の微小腺腫である．満月様顔貌，中心性肥満などの特徴的体型に高血圧，糖尿病などクッシング症候群の症状をきたす(「副腎皮質疾患」の項で後述)．
■検査所見
血中 ACTH・コルチゾル高値．
■病理所見
組織像：免疫組織化学で腫瘍細胞は ACTH が陽性となる．

b. 巨人症，先端巨大症 gigantism, acromegaly
■概念/病因と病態発生
GH 分泌細胞からなる腺腫が原因となる．
■臨床事項
症状が軽いため診断が遅れ，発見時には腫瘍が大きくなっていることもある．小児期に発症すると体全体が大きく手足が長い特徴的な体型を示し巨人症をきたすが，骨端軟骨線が閉鎖した後に発症すると先端巨大症となる．先端巨大症では顎の肥大・突出や手足が広く大きいといった身体的特徴を示す．
■病理所見
組織像：免疫組織化学で腫瘍細胞は GH が陽性となる．

c. 乳汁漏出・無月経症候群 galactorrhea-amenorrhea syndrome
■概念/病因と病態発生
PRL 分泌細胞からなる腺腫が原因となることが多いが，視床下部病変や薬剤が原因となり起きることもある．
■臨床事項
女性では無月経，不妊，乳汁漏出をきたすが，男性では症状が軽度であり気づいた時には腫瘍が大きくなっていることがある．

5. 機能低下症
下垂体で分泌されるホルモンの分泌不全状態であり，1 種類あるいは複数のホルモンの欠乏による症状をきたす．

a. 下垂体前葉機能低下症 anterior hypopituitarism
■概念/病因と病態発生
下垂体前葉機能低下症の原因としては下垂体腺腫が最も多いが，このほかに下垂体前葉の虚血性壊死，外傷による損傷などでも起きる．また，視床下部腫瘍など視床下部が破壊され下垂体ホルモン放出因子分泌が障害される場合も下垂体前葉機能低下症となる．
■臨床事項
欠乏するホルモンの種類に依存した症状が出現する．TSH の欠乏により甲状腺機能低下症を，ACTH の欠乏では副腎皮質機能低下症をきたす(「甲状腺疾患」「副腎皮質疾患」の項で後述)．LH や FSH など性腺刺激ホルモンの欠乏では，女性に無月経や不妊，男性には性欲減退や勃起不全などを生じる．

b. 下垂体性小人症 pituitary dwarfism
■概念/病因と病態発生
小児期に発症した成長ホルモン欠乏は成長障害から小人症をきたす．成長ホルモン遺伝子異常や視床下部の機能不全に伴った成長ホルモンの産生障害によるもの，成長ホルモン受容体の異常が原因となるものなどが少数ながら知られている．

c. 尿崩症 diabetes insipidus
■概念/病因と病態発生
視床下部の視索上核で ADH が産生され下垂体後葉から分泌されるまでの経路の障害で起きる ADH 欠乏症である．原因は視床下部の腫瘍，外傷，下垂体の炎症などさまざまである．尿崩症には ADH 分泌欠乏による中枢性尿崩症のほかに，腎臓での ADH 反応性低下による腎性尿崩症がある．
■臨床事項
腎尿細管での水再吸収の障害に起因する多尿とそれに伴う口渇，多飲がみられる．

B 甲状腺疾患

1. 構造と機能

甲状腺は前頸部で気管の前面に付着するように位置する重量約20gの臓器である．左右の葉が細い峡部でつながった，蝶が羽を広げたような形をしている．甲状腺は特徴的な径200〜400μmの濾胞構造の集合からなり，濾胞内面を濾胞上皮細胞が覆い，濾胞間には少数の傍濾胞細胞(C細胞)が存在する．濾胞上皮細胞は甲状腺ホルモンを産生し，傍濾胞細胞はカルシトニンを分泌する．甲状腺ホルモンは主として代謝の亢進に働き，その分泌は下垂体からのTSHによって調節され，濾胞上皮細胞にはTSH受容体が存在する．

2. 先天異常

■概念/病因と病態発生

甲状腺の形成異常(無形成，低形成)や甲状腺ホルモン合成酵素欠損などで先天的に甲状腺ホルモンが欠乏することによって生じる．乳幼児期に発症する甲状腺機能低下症をクレチン病 cretinism と呼ぶ．

■臨床事項

生後早期に発症し，周囲に無関心で不活発，低体温，精神発育遅延や低身長を示すため，適切な治療を早期に始めないと知能低下や小人症をきたす．

3. 進行性病変(過形成)

■概念/病因と病態発生

甲状腺の過形成により甲状腺が大きくなった状態を甲状腺腫 goiter と呼ぶ．主な原因としては自己免疫性の機序によりびまん性甲状腺腫大をきたすグレーヴス Graves 病と，甲状腺内に過形成結節を認める腺腫様甲状腺腫がある．

a. グレーヴス病 Graves disease(バセドウ病 Basedow disease)

■概念/病因と病態発生

血中にTSH受容体抗体が認められ，これが濾胞上皮細胞上に存在するTSH受容体に結合して持続的に刺激することで甲状腺ホルモンの分泌過剰から甲状腺機能亢進症をきたす臓器特異的自己免疫疾患である．

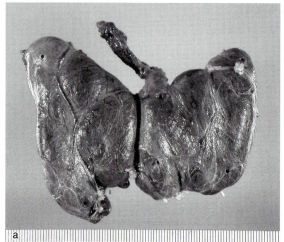
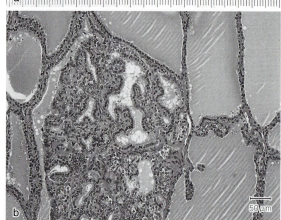

図2 Basedow病の甲状腺肉眼像と組織像
a：甲状腺の肉眼像．甲状腺は赤褐色調を示してびまん性に肥大している．b：甲状腺の組織像(HE染色)．濾胞上皮細胞は過形成により丈が高く立方上から円柱状で，濾胞内へと乳頭状に突出して増生する像が観察される．

■臨床事項

20〜40歳代の女性に多く，甲状腺腫大・眼球突出・心悸亢進を特徴とする甲状腺機能亢進症(後述)の症状を示す．

■検査所見

血中甲状腺ホルモン T_4 (サイロキシン thyroxine)が高値を示すが，まれに T_3 (トリヨードサイロニン triiodothyronine)が高い症例も認められる．甲状腺ホルモン高値によるネガティブフィードバックのため血中TSHが低値を示すことが特徴的であ

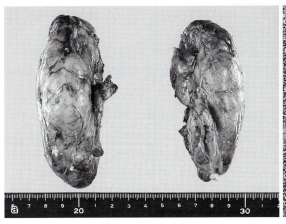
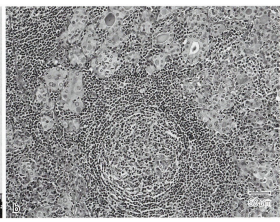

図3 橋本病の甲状腺肉眼像と組織像
a：甲状腺の肉眼像．甲状腺は灰白色調を示してびまん性に肥大している．b：甲状腺の組織像（HE染色）．甲状腺濾胞は萎縮し，リンパ球や形質細胞の湿潤とリンパ濾胞形が特徴的なリンパ球性甲状腺炎を呈している．

る．また抗TSH受容体抗体などの自己抗体が血中に認められる．

■病理所見

肉眼像：甲状腺はびまん性に腫大し，割面は赤褐色調で柔らかい（図2a）．

組織像：濾胞上皮細胞は過形成により丈が高く立方状から円柱状で，濾胞内へと乳頭状に突出して増生する像が観察される（図2b）．間質にリンパ球浸潤やリンパ濾胞の形成をみることもある．

b. 腺腫様甲状腺腫 adenomatous goiter

■概念/病因と病態発生

甲状腺に多発結節性病変を認め全体が腫大する病態であり，現在は腫瘍ではなく結節性過形成とされている．しかし近年多くの結節性病変が実は腫瘍である可能性が示され，今後の研究結果が待たれる．甲状腺疾患の中で最も頻度が高く，甲状腺機能は正常に保たれている場合が多い．

■病理所見

肉眼像：甲状腺には大小の結節性病変が多数認められる．結節は境界明瞭だが明らかな線維性被膜を欠く．

組織像：結節は正常の濾胞より大型の濾胞で構成されることが多いが，小型濾胞からなる場合に腺腫との鑑別が問題となることがある．

細胞像：濾胞上皮細胞がシート状・小濾胞状の集塊として出現する．コロイドが豊富で液状や濃縮したコロイドがみられる．囊胞変性を伴う病変の場合に泡沫細胞が認められる．

4. 炎 症

■概念/病因と病態発生

甲状腺に炎症をきたす疾患は感染性や自己免疫性などさまざまな病態のものを含むが，それぞれの経過の違いにより亜急性甲状腺炎，慢性甲状腺炎などと呼ばれている．

a. 慢性甲状腺炎 chronic thyroiditis・橋本病 Hashimoto disease

■概念/病因と病態発生

自己免疫性に甲状腺の炎症性破壊をきたす疾患であり，臓器特異的自己免疫疾患に含まれる．血中にはサイログロブリンや甲状腺ペルオキシダーゼ，TSH受容体などに対する自己抗体が存在し，甲状腺実質にはリンパ球や形質細胞浸潤が高度である．細胞性免疫の関与が大きいと考えられている．

■臨床事項

中高年の女性に多く，甲状腺機能低下をきたす疾患の中で最も頻度が高い．多くの場合，甲状腺機能は正常範囲で甲状腺の無痛性腫大で気づかれる．進行すると徐々に甲状腺機能低下をきたし，治療が不十分であると粘液水腫（後述）となることもある．慢性甲状腺炎の患者の中にMALT型悪性リンパ腫の発生をみることがある．

■病理所見
　肉眼像：甲状腺はびまん性に腫大し，硬度を増している（図3a）．
　組織像：病気の進展に伴い組織像は変化するが，リンパ球や形質細胞の浸潤に伴う甲状腺濾胞の破壊・萎縮，リンパ濾胞形成が特徴的なリンパ球性甲状腺炎を呈する（図3b）．濾胞上皮細胞は扁平化・萎縮状だが，腫大・好酸性変化を示すものもみられる．

b. 亜急性甲状腺炎 subacute thyroiditis（亜急性肉芽腫性甲状腺炎 subacute granulomatous thyroiditis）
■概念/病因と病態発生
　甲状腺のウイルス感染性疾患で，インフルエンザウイルス，コクサッキーウイルスなどが原因の上気道感染後に発症する．
■臨床事項
　女性に多く，前頸部痛，甲状腺の腫大がみられる．経過中に一過性に甲状腺機能の亢進や低下をきたすこともあるが，最終的には後遺症なく数ヵ月後には治癒する．
■病理所見
　組織像：初期には好中球などの急性炎症性細胞浸潤がみられるが，経過とともにリンパ球・マクロファージなど慢性炎症性細胞浸潤が主体となり，異物反応型の多核巨細胞をみる肉芽腫性炎症が認められるようになる．

5. 腫　瘍
　甲状腺には良性腫瘍と悪性腫瘍とが発生するが，良性腫瘍は濾胞上皮細胞由来の濾胞腺腫であり，傍濾胞細胞由来の良性腫瘍は存在しない．悪性上皮性腫瘍である甲状腺癌には濾胞上皮細胞由来の乳頭癌・濾胞癌・未分化癌とともに傍濾胞細胞由来の髄様癌が存在する．悪性の非上皮性腫瘍はまれであるが，悪性リンパ腫の発生をみることもある．

a. 濾胞腺腫 follicular adenoma
■概念
　甲状腺濾胞上皮細胞由来の良性腫瘍で，通常甲状腺の単発性結節性病変として認められる．甲状腺機能は正常である場合がほとんどである．
■病理所見
　肉眼像：周囲を線維性被膜で覆われた単発性，球状の結節性病変である．周囲非腫瘍部甲状腺組織との境界は明瞭である．
　組織像：よく分化した濾胞の増殖からなるが，周囲非腫瘍部甲状腺組織とは濾胞のパターンが異なることが多い．腺癌との鑑別には，線維性被膜が完全で被膜浸潤（web）や血管侵襲像がみられないことが重要である．
　細胞像：甲状腺の濾胞性病変（腺腫様甲状腺腫，濾胞腺腫，濾胞癌）の診断は細胞診では困難であり，濾胞腺腫や濾胞癌の鑑別は組織学的検査で初めて可能となる．濾胞性腫瘍（濾胞腺腫と濾胞癌を併せた名称）では血性背景に多数の小濾胞状集塊を認めるが，コロイドや泡沫細胞はほとんどみられない．

b. 甲状腺癌 thyroid carcinoma
　甲状腺癌は非機能性腫瘍であることがほとんどでごくまれに乳頭癌や濾胞癌に機能性のものがみつかるに過ぎない．甲状腺癌では予後良好な乳頭癌と濾胞癌が大部分を占めて発育が遅いため，一般に甲状腺癌は他の部位の癌に比べ予後がよいとされる．

1）乳頭癌 papillary carcinoma
■概念/病因と病態発生
　濾胞上皮細胞由来の悪性腫瘍で，甲状腺癌の中で最も頻度が高く約80％を占める．乳頭癌の発生には遺伝子変異の関与が判明しているものが多くを占め，癌遺伝子 *RET* の遺伝子再構成，*NTRK1* 遺伝子再構成のほか，*BRAF* 遺伝子の点突然変異が知られている．
■臨床事項
　女性に多く発生し，好発年齢は30〜50歳代と若い．進行が遅く，リンパ節転移が比較的高頻度にみられるが，10年生存率が90％以上と予後良好である．
■病理所見
　肉眼像：甲状腺内の結節性病変で被膜形成を示すことはまれであり，結節内に線維化や石灰化を認めることがしばしばある（図4）．
　組織像：典型的には乳頭状構造を示すが，濾胞状構造が優位な場合もある．乳頭癌の診断には核の特徴が重要であるが，微細なクロマチンをもつすりガラス状核を有し，核内に細胞質が嵌入することによる核内細胞質封入体の形成，核溝などの所見がみられる（web）．また病変内に砂粒体と呼ばれる同心円状石灰化をみることがある．

●甲状腺癌と遺伝子異常

甲状腺癌は遺伝子異常と発癌との関連性が最も明らかになっている癌の一つであり,中でも放射線被曝後の甲状腺乳頭癌の発生について研究が進んでいる.チェルノブイリ原子力発電所の事故後に周辺域で小児に甲状腺癌が多発したことは広く知られているが,これらの患者のほとんどで癌遺伝子 *RET* と他のタンパク質をコードする遺伝子との間で遺伝子再構成により *RET/PTC* という新たな融合遺伝子が形成されており,下流の癌化のシグナルが活性化していた.PTC とは甲状腺乳頭癌 papillary thyroid carcinoma の頭文字をとった名称であるが,RET と再構成を起こす相手方の遺伝子は単一ではなく,現在までに少なくとも 11 種類のタンパク質をコードする遺伝子との間で再構成が報告されている.小児期の甲状腺では成人に比べはるかにヨウ素を取り込んで濃縮する機能が高く,また小児は牛乳を介してのヨウ素摂取が多いこと,小児期はちょうど成長の上で甲状腺が大きくなる時期と一致しており細胞分裂が盛んで遺伝子変異が起きやすい状態にあることなどから,とくに小児で被曝後に放射性ヨウ素が原因となる甲状腺癌が多く発生すると考えられる.*RET/PTC* 再構成は欧米では放射線被曝と関連のない甲状腺乳頭癌においても約 20% の症例で検出されるが,わが国での頻度はそれほど高くない.

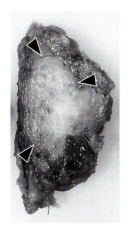

図 4 甲状腺乳頭癌の肉眼像
甲状腺の割面像.甲状腺内に直径 2 cm 強の白色調の腫瘍(矢頭)を認める.

細胞像:採取される細胞量が多く,大小の乳頭状集塊(web)や平面的なシート状集塊,孤立細胞などがみられる.細胞境界は明瞭でライトグリーンに好染する厚みのある細胞質を有する.核はクロマチンが非常に繊細で,核内細胞質封入体や核溝,核形不整など乳頭癌に特有の核所見(図5)を示す.

2) 濾胞癌 follicular carcinoma

■ 概念

濾胞上皮細胞由来で組織像が濾胞状構造を示す悪性腫瘍で,甲状腺癌の中で 2 番目に頻度が高く約 15% を占める.

■ 臨床事項

女性に多く発生し,好発年齢は 40〜50 歳代と乳頭癌よりやや高い.浸潤の程度で予後は左右され,微小浸潤型では外科切除により治癒することが多いが,広範に浸潤した例では肺や骨に血行性転移を示し,乳頭癌より予後が悪い.

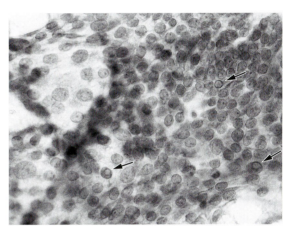

図 5 甲状腺乳頭癌の細胞像(強拡大,Papanicolaou 染色)
腫瘍細胞はライトグリーンに好染する厚みのある細胞質を有し,核はクロマチンが非常に繊細で,核内細胞質封入体が多数(矢印)認められる.

■ 病理所見

肉眼像:甲状腺内の単発性結節性病変で,通常被膜形成を示し周囲との境界が明瞭である.肉眼的に濾胞腺腫との鑑別は困難である.

組織像:コロイドをいれた小さな濾胞構造を形成する腫瘍で,腫瘍細胞は細胞異型に乏しいことも多い.診断は血管への侵襲像や腫瘍の被膜を越えての浸潤を確認することにより行われる.

細胞像:細胞診で濾胞腺腫との鑑別は困難であり濾胞性腫瘍として扱われる.血性背景に小濾胞状集塊を多数認めるが,細胞量が多く,細胞の結合性低下や核形不整・クロマチン増量・核小体の腫大など核異型が目立つ場合には悪性の可能性が高いとされる.

3）未分化癌 poorly differentiated carcinoma
■概念/病因と病態発生

濾胞上皮細胞由来のまれな悪性腫瘍で，甲状腺癌症例の5％に満たない．

■臨床事項

60歳以上の高齢者に多く，甲状腺周囲の頸部組織へと広範に浸潤を示しつつ急速に発育する悪性度の高い腫瘍である．食道・気管の圧迫や浸潤により嚥下障害や呼吸困難をきたし，非常に予後不良で6ヵ月以内に死亡する例がほとんどである．

■病理所見

肉眼像：甲状腺被膜を越える大きな腫瘍として認められ，境界不明瞭で周囲組織へと浸潤する．

組織像：濾胞構造や乳頭状構造を示さず，未分化な紡錘形細胞や巨細胞など異型の強い腫瘍細胞の増殖からなり，多彩な組織像を示す．出血や壊死をしばしば伴う．

細胞像：核異型が明瞭な大型の異型細胞を認めるため診断は容易である．背景には壊死物質を伴い，採取細胞量が多く孤立散在性の細胞や小集塊を認める．細胞の大小不同が目立ち，核も大小不同・核形不整・核小体腫大が顕著である．

4）髄様癌 medullary carcinoma

傍濾胞細胞由来のカルシトニンを産生する神経内分泌性腫瘍で甲状腺癌症例の5％以下を占める．

■臨床事項

髄様癌患者の80％は遺伝性を示さない（散発性甲状腺髄様癌）が，約20％に家族性発生がみられる．家族性を示す症例では*RET*遺伝子の体細胞点突然変異が認められ，後述する多発性内分泌腫瘍症2型の部分症として認められる．散発性の症例では50〜60歳代に好発するが，家族性の症例では発症年齢がより若い．

■検査所見

血中カルシトニン，癌胎児性抗原 carcinoembryonic antigen（CEA）は高値を示す．診断や術後経過の観察にカルシトニン値の測定が重要である．

■病理所見

肉眼像：甲状腺内の単発性もしくは多発性結節として発生するが，多発性のものは家族性甲状腺髄様癌で多くみられる．

組織像：腫瘍細胞は多角形〜紡錘形で，胞巣状，索状など多彩な組織像を示して増殖する．細胞質内には神経内分泌顆粒を有し，グリメリウス Grimelius 染色陽性で，免疫組織化学ではカルシトニン，シナプトフィジン，クロモグラニンAなどが陽性となる．また間質にアミロイド沈着をみるのも特徴的である．

細胞像：不規則な小集塊の形成や腫瘍細胞が散在性にみられる．細胞は円形，紡錘形で，核はクロマチン増量と大小不同を示す．背景にライトグリーンに染まるアミロイドが認められる．

6. 甲状腺機能亢進症 hyperthyroidism
■概念/病因と病態発生

血中の甲状腺ホルモン（T_3，T_4）の増加により引き起こされる代謝亢進状態．原因としては甲状腺自体に起因する原発性甲状腺機能亢進症と，TSHを分泌する下垂体腫瘍によって引き起こされる続発性甲状腺機能亢進症とがあるが，後者はまれである．

原発性甲状腺機能亢進症：自己免疫性のグレーヴス病が代表的疾患であるが，甲状腺ホルモン過剰分泌を示す機能亢進性腫瘍（腺腫）や機能亢進性腺腫様甲状腺腫に起因するものも存在する．

続発性甲状腺機能亢進症：TSHを分泌する下垂体腺腫により二次的に甲状腺が刺激され甲状腺機能亢進症をきたすことがあるが，まれである．

■臨床事項

甲状腺ホルモンの基礎代謝亢進作用に伴うさまざまな症状をきたす．動悸・頻拍，発汗の亢進，体重減少などがみられる．

7. 甲状腺機能低下症 hypothyroidism
■概念/病因と病態発生

甲状腺ホルモン分泌障害をきたすさまざまな病態によって起きる．発症時期によって症状の出現パターンが異なるため，乳幼児期発症のものをクレチン病，成人発症のものを粘液水腫と呼ぶほか，甲状腺障害の原因の所在が甲状腺自体にあるか上位の下垂体・視床下部にあるかで原発性甲状腺機能低下症と続発性甲状腺機能低下症に分類される．

a. 乳幼児期発症：クレチン病 cretinism
■概念/病因と病態発生

先天性甲状腺機能低下症をきたす甲状腺低形成・無形成や甲状腺ホルモン合成酵素欠損などのほか，

食事から摂取されるヨウ素の不足する地域で認められる.

■臨床事項

精神・知能の発育障害,低身長,特徴的な顔貌を示す.早期発見による甲状腺ホルモン補充療法が重要である.

b. 成人発症:粘液水腫 myxedema
■概念/病因と病態発生

年長の小児や成人に発症する甲状腺機能低下症が放置された場合に粘液水腫と呼ばれる病態をきたす.原因としては慢性甲状腺炎によるものが最も多いが,甲状腺外科的切除や放射性ヨウ素投与など治療後の発症,食事から摂取するヨウ素が慢性的に不足する地域で認められることもあるが,これは現在では食事の改善により非常に減少している.

■臨床事項

無気力状態,基礎代謝の低下に伴う徐脈,体重増加,低体温,皮膚乾燥,腱反射の遅延がみられる.酸性ムコ多糖の沈着に伴う浮腫が皮下組織や内臓の多くに認められることから粘液水腫と呼ばれる.

c. 原発性甲状腺機能低下症 primary hypothyroidism

甲状腺ホルモン分泌障害の原因が甲状腺自体にある慢性甲状腺炎,甲状腺癌治療後(放射性ヨウ素療法,手術など)や,甲状腺ホルモン合成に必要なヨウ素の欠乏などが原発性甲状腺機能低下症に含まれる.

d. 続発性甲状腺機能低下症 secondary hypothyroidism

甲状腺ホルモンの分泌は視床下部から分泌されるサイロトロピン放出ホルモン thyrotropin releasing hormone(TRH)と下垂体前葉から分泌される TSH によって調節されているため,視床下部や下垂体の機能不全をきたす病態では甲状腺ホルモン分泌不全が生じ,続発性甲状腺機能低下症をきたす.視床下部腫瘍や下垂体腺腫,シーハン症候群などが原因となるが,甲状腺機能低下症の原因としてはいずれもまれである.

C 副甲状腺疾患

1. 構造と機能

副甲状腺は上皮小体とも呼ばれ,頸部前面で甲状腺の左右の葉背面に接して上下に左右1つずつ合計4個存在する米粒大の小さな臓器である(図6).細胞質が明るく副甲状腺ホルモン parathyroid hormone(PTH)を分泌する主細胞が大部分を占めるが,好酸性細胞の小さな集団が一部混在する.副甲状腺ホルモンは血中カルシウム濃度低下時に骨からのカルシウム動員,消化管からのカルシウム吸収,腎でのビタミンD活性化とカルシウム再吸収を調節して血中カルシウム濃度を増加させる働きをもつ(図7).

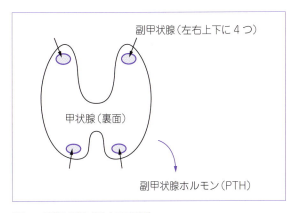

図6 副甲状腺(正中面背側)
副甲状腺は甲状腺の左右の葉背面に接して上下に左右1つずつ合計4個存在する.

2. 進行性病変(過形成)

■概念/病因と病態発生

副甲状腺の腫大を示す病態の中で肉眼的に複数の腺が腫大する場合を過形成と呼ぶ.その病因から原発性,続発性に分けられる.

a. 原発性副甲状腺過形成 primary parathyroid hyperplasia

主細胞の過形成により副甲状腺の腫大をきたす病態で,原発性副甲状腺機能亢進症(後述)の症状をきたす.

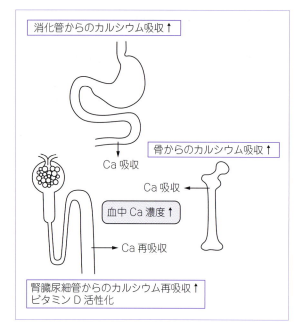

図7　副甲状腺ホルモンの主な働き
副甲状腺ホルモンは血中カルシウム濃度低下時に骨からのカルシウム動員，消化管からのカルシウム吸収，腎でのビタミンD活性化とカルシウム再吸収を調節して血中カルシウム濃度を増加させる．

■病理所見

　肉眼像：副甲状腺は4腺すべてが赤褐色調に腫大する．

　組織像：主細胞が増殖しており，正常の副甲状腺では主細胞や好酸性細胞の間にみられるはずの脂肪細胞がみられなくなっている．

b.　続発性副甲状腺過形成 secondary parathyroid hyperplasia

　腎不全，腎尿細管性アシドーシス，くる病，骨軟化症，ビタミンD代謝障害，吸収不良症候群など，慢性的に低カルシウム血症をきたす基礎疾患に伴って反応性に副甲状腺が腫大し，副甲状腺ホルモン分泌亢進状態となる．

3.　腫　瘍

a.　副甲状腺腺腫 parathyroid adenoma

　1腺のみが腫大し（図8），残りの3腺は正常大かネガティブフィードバックにより萎縮状となっている．原発性副甲状腺機能亢進症の原因として最も多いのが腺腫である．

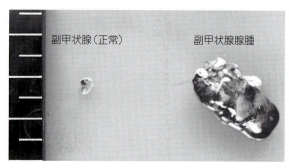

図8　副甲状腺腺腫の肉眼像
正常な副甲状腺（左）と比べ，腺腫（右）では副甲状腺は全体に赤色調に腫大している．

■病理所見

　肉眼像：薄い被膜をもつ単発性の結節性病変で割面は赤褐色調を呈する．

　組織像：正常よりやや大きな主細胞の増生からなり，被膜の外に圧排された非腫瘍部の副甲状腺組織が認められる（web）．腺腫内には脂肪細胞がほとんどみられないことが非腫瘍部との区別に有用である．

b.　副甲状腺癌 parathyroid carcinoma

　副甲状腺にも癌は発生するが，きわめてまれである．原発性副甲状腺機能亢進症をきたし，通常，癌のほうが腺腫より大きな腫瘤を形成することが多いが，腺腫との鑑別には周囲への浸潤と他臓器への転移が最も重要で確実な診断基準である．

4.　機能亢進症

■概念/病因と病態発生

　副甲状腺ホルモンの過剰分泌をきたす病態には，副甲状腺自体に病変があり副甲状腺ホルモン分泌亢進をきたす原発性副甲状腺機能亢進症と，慢性的に低カルシウム血症をきたす基礎疾患に伴い反応性に副甲状腺ホルモン分泌過剰状態となった二次性，三次性副甲状腺機能亢進症とがある．

a.　原発性副甲状腺機能亢進症 primary hyperparathyroidism

　原発性副甲状腺機能亢進症をきたす原因疾患としては前述した副甲状腺過形成，副甲状腺腺腫，副甲状腺癌がある．この中で副甲状腺腺腫が80%ほどで大部分を占め，副甲状腺過形成がこれに続き，副甲状腺癌は3%以下と非常にまれである．

■臨床事項

副甲状腺ホルモンによる骨からのカルシウム動員亢進のため骨皮質が薄く骨量が減少して囊胞性線維性骨炎と呼ばれる状態をきたす．また，尿路の結石や多尿，筋力低下，中枢神経症状などをきたすこともある．

■検査所見

血中副甲状腺ホルモン高値，副甲状腺ホルモンの作用により血清カルシウム上昇，低リン酸血症，尿中リン酸排泄量増加がみられる．

b. 二次性副甲状腺機能亢進症 secondary hyperparathyroidism

持続する低カルシウム血症をきたす，ビタミンD 欠乏によるくる病や慢性腎不全などが原因となる．なかでも慢性腎不全に伴うものが最も多い．

■臨床事項

症状は原因疾患に伴うものに加えて副甲状腺ホルモン増加に伴う骨の異常がみられるが，症状自体は原発性副甲状腺機能亢進症の場合より軽い．

■検査所見

血中副甲状腺ホルモン高値を示すが，血清カルシウム正常または低値であることが特徴的である．

■病理所見

二次性副甲状腺機能亢進症の副甲状腺は 4 腺すべてが腫大し過形成をきたしている．

5. 機能低下症

副甲状腺ホルモンの不足をきたす病態で引き起こされるのが副甲状腺機能低下症であり，副甲状腺機能亢進症に比べまれである．原因としては先天性のものや自己免疫性に副甲状腺機能低下をきたす場合もあるが，最も多いのは甲状腺摘出術時に副甲状腺も同時に摘出されて発症する続発性副甲状腺機能低下症である．

■臨床事項

症状は低カルシウム血症により神経筋の興奮性が高まることに伴う手足の強直性痙攣（テタニー）や，ぴりぴり・ちくちくと感じる知覚異常などがみられる．

■検査所見

血中副甲状腺ホルモン低値，血清カルシウム濃度低値．

D 副腎皮質疾患

1. 構造と機能

副腎は後腹膜腔において左右の腎臓の上に位置する，5〜10 g の小さな一対の内分泌臓器である（図9）．小さいながら発生学的に外側の皮質は中胚葉由来，内側にある髄質は神経外胚葉由来と起源が異なる組織で構成され，それぞれに産生するホルモンの種類が異なっている．皮質からは糖質コルチコイド，鉱質コルチコイド，性ホルモンなどのステロイドホルモンが分泌され，髄質からはアミノ酸誘導体ホルモンであるカテコールアミンが分泌される．

皮質は組織学的に 3 層構造を示し，外層より鉱質コルチコイドであるアルドステロン aldosterone を産生する球状帯，糖質コルチコイドであるコルチゾル cortisol を産生する束状帯，性ホルモン（アンドロゲン androgen）を産生する網状帯からなる．

2. 先天異常

a. 先天性副腎皮質過形成 congenital adrenocortical hyperplasia

■概念/病因と病態発生

先天性のステロイド合成酵素の欠損を示す一連の常染色体劣性遺伝疾患群である．主にコルチゾルの合成が低下するのが特徴で，21-水酸化酵素欠損症が 9 割を占める．副腎皮質の球状帯と束状帯とは下垂体からの ACTH による調節を受けており，酵素欠損によりコルチゾルの減少が起きるとフィードバック機構により ACTH 分泌が過剰となり結果として副腎皮質は過形成をきたす．過形成となった皮質から産生されるステロイド合成経路は，コルチゾル合成の障害によりアンドロゲン合成の増加へとシフトし（図 10），小児期から女児では外陰部の男性化症状，男児では性早熟症状が現れるため，副腎性器症候群とも呼ばれる．

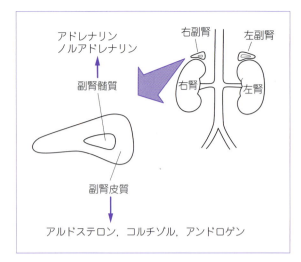

図9 副腎
副腎は左右の腎臓の上に位置する．外側の皮質からは種々のステロイドホルモンが分泌され，内側の髄質からはカテコールアミンが分泌される．

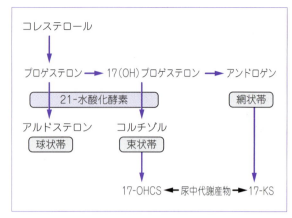

図10 副腎皮質ステロイドの代謝経路
皮質は組織学的に3層構造を示し，外層よりアルドステロンを産生する球状帯，コルチゾルを産生する束状帯，男性ホルモン（アンドロゲン）を産生する網状帯からなる．先天性副腎皮質過形成では21-水酸化酵素欠損症が9割を占め，皮質から産生されるステロイド合成経路は，コルチゾル合成の障害によりアンドロゲン合成の増加へとシフトする．クッシング症候群では尿中にコルチゾルの代謝産物である17-OHCS（17-ヒドロキシコルチコステロイド）が増加する．17-KS：17-ケトステロイド．

3. 進行性病変（過形成）

a. 副腎皮質過形成 adrenocortical hyperplasia

■概念／病因と病態発生

　副腎皮質過形成の原因は大部分がACTHによる皮質の慢性刺激に起因し，上述した先天性のものや副腎自体に起因する原発性副腎皮質過形成はまれである．後天性に副腎皮質過形成をきたす機序として以下の3つが挙げられ，いずれも高コルチゾル血症による症状（クッシング症候群；後述）をきたす．

　(1) ACTH過剰分泌を伴う原発性視床下部-下垂体疾患：ACTH産生性の下垂体腺腫によるものをクッシング病と呼び，微小腺腫が原因であることが多いが，まれにACTH産生細胞の過形成によるものや視床下部のACTH放出ホルモン［コルチコトロピン放出ホルモン（CRH）］産生腫瘍によって起きることもある．

　(2) 原発性副腎皮質過形成：ACTH非依存性大結節性副腎皮質過形成や色素沈着を伴う原発性色素性結節性副腎皮質病変が知られ，血清コルチゾル上昇をみるが，ACTHは低値を示す．

　(3) 異所性ACTH産生腫瘍：肺小細胞癌が原因となることが最も多いが，ほかにカルチノイド腫瘍，甲状腺髄様癌，膵内分泌腫瘍からのACTH産生が原因となることもある．

4. 腫　瘍

■概念／病因と病態発生

　副腎皮質腫瘍には良性の副腎皮質腺腫と悪性の副腎皮質癌とが存在し，それぞれホルモン産生の有無により機能性腫瘍と非機能性腫瘍とに分けられる．

a. 副腎皮質腺腫 adrenocortical adenoma

　ほとんどの副腎皮質腺腫はホルモン産生を示さない非機能性腺腫であり，腹部画像診断の際に偶然発見される．しかし，機能性腺腫では産生するホルモンに応じた症状が現れ，コルチゾル産生性の腫瘍はクッシング症候群をきたし，アルドステロン産生性の場合は原発性アルドステロン症（後述）となる．

■病理所見

　肉眼像：腺腫の割面は一般に黄色調を示し，アルドステロン産生性の場合はとくに黄金色と称されるきれいな黄色を示す（図11）が，コルチゾル産生性の副腎皮質腺腫の割面は黄色に褐色調が混じる（web）ことが多い．

　組織像：腫瘍細胞は正常の副腎皮質構成細胞によく似ており，脂質を多く含むため細胞質が明るくみえる（図12）．

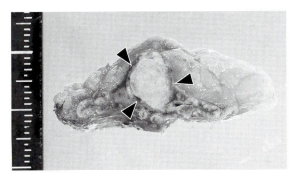

図11 副腎皮質腺腫（原発性アルドステロン症）の肉眼像
副腎の割面像では黄白色調の皮質に連続して腫瘍（腺腫）が認められる．腺腫の割面は黄金色と称されるきれいな黄色を示す（矢頭）．

b. **副腎皮質癌** adrenocortical carcinoma

まれな腫瘍であり，大部分が機能性腫瘍である．予後が悪く，平均生存期間は約2年である．

■病理所見

肉眼像：腫瘍は浸潤性増殖を示す大きな病巣であることが多く，割面は境界不明瞭で出血，壊死，囊胞形成を伴う．

5. 機能亢進症
■概念/病因と病態発生

副腎皮質ホルモンの過剰分泌により起こされる病態で，産生されるホルモンの種類により，①コルチゾル過剰によるクッシング症候群，②アルドステロン過剰による高アルドステロン症，③アンドロゲンの過剰による副腎性器症候群の3つに分けられる．

a. **クッシング症候群** Cushing syndrome

コルチゾル分泌過剰をきたす原因がACTH依存性か非依存性かにより，ACTH依存性クッシング症候群とACTH非依存性クッシング症候群とに分類される．ACTH依存性クッシング症候群には下垂体性，異所性があり，ACTH非依存性クッシング症候群には副腎性，医原性などが知られる．

(1) ACTH依存性クッシング症候群
- 下垂体性クッシング症候群：下垂体腺腫
- 異所性クッシング症候群：異所性ACTH産生腫瘍

(2) ACTH非依存性クッシング症候群
- 副腎性クッシング症候群：原発性副腎皮質過形成，副腎皮質腺腫，副腎皮質癌

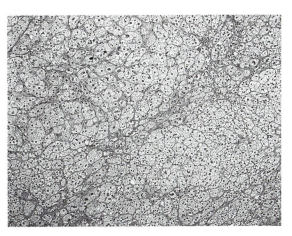

図12 副腎皮質腺種の組織像
淡明な胞体をもつ副腎皮質球状帯に類似した細胞が増生している．原発性アルドステロン症をきたしていた．

- 医原性クッシング症候群：治療目的のステロイド大量，長期投与

■臨床事項

30歳代女性に好発し，中心性肥満，満月様顔貌，皮膚線条などの特徴的身体所見とともに高血圧，高血糖などをきたす．実際は医原性のものが多くを占めるが，それ以外では副腎皮質腺腫によるものや下垂体性のものが多くなっている．

■検査所見

血中コルチゾル高値，尿中にコルチゾルの代謝産物である17-OHCS（17-ヒドロキシコルチコステロイド）が増加するが（図10），血中ACTH値についてはACTH依存性の場合は高値を，ACTH非依存性の場合はネガティブフィードバックにより低値を示す．

b. **高アルドステロン症** hyperaldosteronism

副腎皮質からのアルドステロン分泌過剰症である．原因が副腎自体にある原発性アルドステロン症をコンConn症候群と呼び，レニン-アンギオテンシン系の亢進によって二次的にアルドステロン分泌過剰状態となる続発性アルドステロン症と区別される．

(1) コン症候群（原発性アルドステロン症）：原発性副腎皮質過形成，副腎皮質腺腫，副腎皮質癌．

(2) 続発性アルドステロン症：①動脈血の低容量や浮腫（肝硬変症，ネフローゼ，心不全），②腎血流量の減少（腎血管性高血圧症）腎動脈狭窄症，③原発

性レニン血症などが原因となる．

■臨床事項

30〜40歳代に好発し，女性にやや多い．アルドステロンの過剰によりナトリウムの再吸収亢進と腎遠位尿細管からのカリウム喪失が起き，ナトリウム貯留による高血圧と低カリウム血症に伴う多尿，周期性四肢麻痺がみられる．原発性アルドステロン症の原因としては副腎皮質腺腫によるものが80％を占める．

■検査所見

血中アルドステロン高値，血漿レニン活性低値，低カリウム血症，高血圧がみられる．

c. 副腎性器症候群 adrenogenital syndrome

副腎皮質からのアンドロゲン過剰分泌による病態で先天性のものと副腎皮質腫瘍によるものとがある．

(1) 先天性副腎皮質過形成（上述）
(2) 副腎皮質腫瘍：副腎皮質腺腫，副腎皮質癌

■臨床事項

アンドロゲン過剰症を示す副腎皮質腫瘍は腺腫よりも癌が多く，副腎皮質癌の約20％が男性化徴候をきたす．

6. 機能低下症，副腎皮質不全

■概念／病因と病態発生

副腎皮質からのコルチゾルやアルドステロン分泌低下をきたす病態で，副腎自体に原因がある原発性副腎皮質不全と，ACTH欠乏による副腎刺激の減少による続発性副腎皮質不全がある．

a. 原発性副腎皮質不全 primary adrenocortical insufficiency

(1) 急性副腎皮質不全：副腎機能が急激に障害されるさまざまな病態によって起きる生命に関わる重篤な状態．原因としては副腎出血壊死をきたす敗血症（ウォーターハウス・フリードリクセン Waterhouse-Friderichsen 症候群），ショック，重症感染症，外科手術のストレスやステロイド治療の突然の中止などが挙げられる．

(2) 慢性副腎皮質不全（アジソン Addison 病）：慢性の副腎皮質機能障害により引き起こされたコルチゾル，アルドステロン，アンドロゲン欠乏状態でまれな疾患である．原因として以前は結核によるものが多かったが，現在では自己免疫性副腎炎が大半を占める．

b. 続発性副腎皮質不全 secondary adrenocortical insufficiency

視床下部・下垂体の機能障害が原因のACTH欠乏による副腎刺激の減少による．

E 副腎髄質疾患

1. 構造と機能

髄質は黄色調の皮質に囲まれた灰白色調の組織で，副腎重量全体のわずか10％を占めるにすぎない．髄質は神経堤由来のクロム親和性細胞と呼ばれる神経内分泌細胞で構成され，ノルアドレナリンやアドレナリンなどのカテコールアミンを合成・分泌する（図9）．

2. 腫瘍

■概念／病因と病態発生

副腎髄質の疾患で重要なのは腫瘍である．副腎髄質クロム親和性細胞由来の褐色細胞腫と，原始神経堤細胞由来の神経芽細胞腫がみられる．

a. 褐色細胞腫 pheochromocytoma

腫瘍細胞がカテコールアミンを産生分泌する腫瘍で，副腎髄質以外の傍神経節に発生することがあり傍神経節腫（パラガングリオーマ）と呼ばれる．

■臨床事項

20〜40歳代に発症し，カテコールアミン上昇による高血圧を示す．発作性のカテコールアミン放出による動悸，頭痛，頻脈，発汗，高血糖などの発作をきたすこともある．ほとんどのものは良性だが，5〜10％は悪性とされる．家族性を示す例が知られており，多発性内分泌腫瘍症2A型，2B型，神経線維腫症1型，フォンヒッペル・リンダウ von Hippel-Lindau 病に伴うことがある．

■検査所見
　血中カテコールアミン高値，尿中にこれらの代謝産物であるバニリルマンデル酸(VMA)排泄増加をみる．
■病理所見
　肉眼像：数gの境界明瞭で割面が黄褐色を示す小さな結節(図13)から数kgにもなる割面が暗赤色調で出血を伴うものまでさまざまある．腫瘍を重クロム酸カリウム溶液で固定すると黒褐色に変色することから褐色細胞腫と名付けられた．
　組織像：腫瘍細胞は多角形のクロム親和性細胞からなり，細かな血管網によって小胞巣に仕切られる(web)．細胞質には神経内分泌顆粒が存在し，免疫組織化学で神経内分泌マーカーであるクロモグラニンAやシナプトフィジンなどが陽性となる．

b. 神経芽細胞腫 neuroblastoma
　未熟な神経芽細胞の増殖を示す腫瘍であり，腫瘍細胞はカテコールアミンを産生分泌する．
■臨床事項
　3歳以下に好発する小児悪性腫瘍であり，小児悪性腫瘍の中の10%を占める．悪性度が高いとされると同時に自然退縮を示す症例があることでも知られるが，その予後の決定因子としては腫瘍の病期と

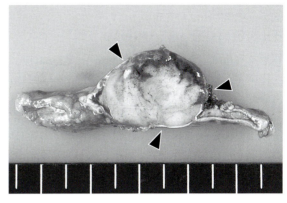

図13　膵内分泌腫瘍(インスリノーマ)の肉眼像
膵臓の体尾部が採取されており，尾部に径2cmの腫瘤(矢頭)が認められる．

ともに発症年齢が重要である．
■検査所見
　血中カテコールアミン高値，尿中にこれらの代謝産物であるVMAやホモバニリン酸(HVA)排泄増加をみる．
■病理所見
　組織像：細胞質に乏しい小型の細胞のびまん性増殖の中に花冠様配列(ロゼット構造)を示す部分がみられるのが特徴である．時に神経節細胞への分化を伴うことがあり，予後がよいことを示唆する所見の一つとされる．

F　膵臓ランゲルハンス島疾患

1. 構造と機能
　膵臓は消化酵素を分泌する外分泌機能をもつ臓器であると同時に，多くのホルモンを分泌する内分泌機能も有している．この膵内分泌機能を担うのが膵実質内に島状に散在して存在するランゲルハンスLangerhans島であり，膵体積のわずか2%程度を占め，膵尾部により多く分布する．ランゲルハンス島を構成する細胞にはさまざまなホルモンを産生する細胞が混在して認められ，それぞれが産生するホルモンの種類によって各細胞が区別されている．グルカゴンを産生するA細胞，インスリンを産生するB細胞，ソマトスタチンを分泌するD細胞，膵臓ポリペプチド産生性のPP細胞のほかグレリンを分泌する細胞が認められるが，この中でB細胞が大部分を占める．

2. 腫瘍，膵内分泌腫瘍
■概念
　膵腫瘍の大部分は外分泌部由来であり，膵内分泌部であるランゲルハンス島由来の腫瘍は全膵腫瘍のわずか2%程度とまれである．ホルモンを産生しない非機能性腫瘍もあるが，ホルモン産生性腫瘍では産生されたホルモンに起因する症状をきたす．膵内分泌腫瘍の多くは良性腫瘍であるが悪性のものもあり，腫瘍のホルモン産生状態により予後が異なることが知られ，非機能性腫瘍の多くは悪性である．

a. インスリノーマ insulinoma
■概念
　ランゲルハンス島B細胞由来の腫瘍であり，多量のインスリン分泌により低血糖を引き起こす．膵

内分泌腫瘍の中で最も頻度が高いのがインスリノーマであり，ほとんどが良性である．

■病理所見

肉眼像：通常2cm以下の小さな単発性結節性病変(図14)で，膵内のどの部位にも発生する．

組織像：異型の目立たない腫瘍細胞が索状，リボン状に配列する．腫瘍細胞はグリメリウス染色で陽性を示し，免疫組織化学ではクロモグラニンAやシナプトフィジンなど神経内分泌マーカーが陽性となる．

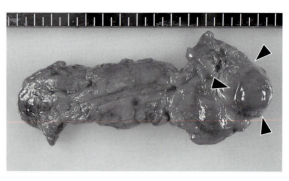

図14 膵内分泌腫瘍(インスリノーマ)の肉眼像
膵臓の体尾部が採取されており，尾部に径2cmの腫瘤(矢頭)が認められる．

b．ガストリノーマ gastrinoma(ゾリンジャー・エリソン症候群)

■概念

ランゲルハンス島のほか十二指腸や膵周囲の軟部組織に発生する腫瘍で，過剰なガストリン分泌を示す．ガストリノーマに伴う高ガストリン血症から胃酸分泌亢進をきたして難治性潰瘍を合併するものをゾリンジャー・エリソン Zollinger-Ellison 症候群と呼ぶ．ガストリノーマ症例の半数が悪性である．

c．VIP産生腫瘍(WDHA症候群)

■概念

血管作動性腸ペプチド(VIP)を産生する膵内分泌腫瘍(VIPoma)により，水様下痢 watery diarrhea，低カリウム血症 hypokalemia，低胃酸症 achlorhydria といった特徴的な臨床症状をきたす症候群があり，その頭文字をとってWDHA症候群と呼ばれる．

d．ソマトスタチノーマ somatostatinoma

ランゲルハンス島D細胞由来の腫瘍．

e．グルカゴノーマ glucagonoma

ランゲルハンス島A細胞由来の腫瘍．

G 多発性内分泌腫瘍症

■概念/病因と病態発生

2つ以上の内分泌臓器に過形成もしくは腫瘍が特定の組み合わせで生じる病態が多発性内分泌腫瘍症 multiple endocrine neoplasia syndrome(MEN)である．その多くは原因遺伝子の特定された遺伝性疾患であり，腫瘍の発生する内分泌臓器の組み合わせに基づいてMEN1型，MEN2型に大きく分けられる．

a．MEN1型(ウェルマー症候群 Wermer syndrome)

MEN1型の原因遺伝子は*MEN1*遺伝子で，常染色体優性遺伝を示す．下垂体腺腫，副甲状腺過形成や腺腫，膵ランゲルハンス島腫瘍の合併が高頻度にみられる．

b．MEN2型(シップル症候群 Sipple syndrome)

MEN2型は癌遺伝子である*RET*遺伝子が原因遺伝子であり，常染色体優性遺伝を示す．MEN2型はその臨床病型からさらに細かくMEN2A型とMEN2B型に分類される．MEN2A型では甲状腺髄様癌と副腎髄質の褐色細胞腫，副甲状腺過形成を合併する．MEN2B型はMEN2型の中でも発症が早く予後が悪いことで知られ，甲状腺髄様癌と副腎髄質褐色細胞腫のほか，口唇や口腔粘膜に多発性の粘膜神経腫を伴う．

各論

V. 泌尿器疾患

> **まとめ**
> 1. 泌尿器は通過する血液を濾過し，老廃物を体外に排出するともに，体液，電解質の恒常性の維持を行っている．
> 2. 腎の病変は糸球体病変と尿細管病変に大別されるが，糸球体には免疫学的機序あるいは全身性疾患が関与する種々の病変が発生し，その病因と病理所見との関連を理解することが重要である．
> 3. 腎盂から膀胱まで尿路には炎症，種々の悪性腫瘍が生じ，それぞれの病態を理解する必要がある．

A　腎疾患

1. 腎臓の解剖・生理

　腎は一対の空豆状の臓器で，後腹膜の脊椎の両側に位置し，厚い脂肪組織で囲まれ，右腎は左腎より低位置にある．成人の腎の重量は約 120 g で，線維性被膜で覆われ，実質は皮質 cortex と髄質 medulla とに分けられる．髄質は 10～15 個の円錐形の腎錐体 renal pyramid に分かれ，腎錐体の先端を腎乳頭 renal papilla という．髄質の一部は放射状に伸びて皮質に深く侵入し，これを髄放線 medullary ray と呼ぶ．腎錐体の間は皮質の続きである腎柱 renal column がある．

　腎乳頭は盃状の小腎杯 minor calyx に包まれている．数個の小腎杯が集まって大腎杯 major calyx となり，さらにこれが集まって，ほぼ三角形の広い腎盂 renal pelvis となる．腎盂の先は細くなって尿管 ureter へ移行する．

　腎動脈 renal artery は腹部大動脈から直接分枝し，腎静脈 renal vein は下大静脈に注ぐ．動脈と静脈は何本かの枝に分かれて腎柱に出入りする．腎柱に入った動脈は，葉間動脈 interlobular artery となって腎柱を上行し，次いで数本の弓状動脈 arcuate artery に分かれて皮質と髄質の間を横行する．葉間動脈は終動脈であって，弓状動脈は隣の葉間動脈からの弓状動脈とは吻合しない．

　弓状動脈からは，皮質内を表層に向かう多数の小葉間動脈 interlobular artery が分岐し，さらに小葉間動脈から出る多数の枝は輸入細動脈 afferent arteriole となり，糸球体 glomerulus をつくる．ボーマン Bowman 嚢を出た輸出細動脈 efferent arteriole はやがて毛細血管に分かれ，表層に近い輸出細動脈枝は皮質に分布するが，深部の腎小体から出たものは直細動脈 vasa recta となって髄質に入り，毛細血管となる．

　輸出細動脈の末端は，皮質では曲尿細管の周囲に密な毛細血管の網をつくり，髄質では直細動脈となって，ヘンレ Henle 係蹄や集合管に接して走行したのち，毛細血管に分かれる．皮質静脈は大部分が小葉間静脈に注ぎ，髄質のものは直細静脈となって上行して，直接弓状静脈に注ぐ．静脈は小葉間・弓状・葉間の各動脈に伴走する．

これらの血管はネフロンや集合管を養うだけでなく，これらの尿細管から再吸収された物質を運び出す役目をもっている．

a. ネフロン nephron

ネフロンは尿生成の1つの単位で，一側の腎に100万個ある．このネフロンは多数の異なる機能単位で構成され，腎小体 renal corpuscle（ボーマン嚢と糸球体 glomerulus からなる）から始まり，近位尿細管，ヘンレ下行脚，ヘンレ上行脚，遠位尿細管，集合管までをいう．

b. 糸球体の形態と機能

糸球体はボーマン嚢で覆われた毛細血管の集合体で，輸入細動脈が入り輸出細動脈の出る部は血管極 vascular pole と呼び，血管極の反対の近位尿細管へ続く部を尿管極 urinary pole と呼ぶ．

輸入細動脈は，中膜筋細胞に相当する大型の傍糸球体細胞 juxtaglomerular cell で囲まれ，ボーマン嚢内で毛細血管へ移行する．輸入細動脈は遠位曲尿細管で囲まれ，この遠位曲尿細管の血管側の尿細管上皮は密に配列し，緻密斑 macula densa と呼ばれている（図1）．

糸球体の毛細血管は，周囲を足細胞（タコ足細胞，上皮細胞）podocyte の足突起で覆われている．毛細血管の内皮細胞は 70〜100 nm の小孔を有する有窓内皮細胞で，足突起との間に，電子顕微鏡で電子密度の高い均質な基底膜を形成している．糸球体と毛細血管の間はメサンギウム領域 mesangial area と呼び，基底膜と同様の基質とメサンギウム細胞 mesangial cell がある．メサンギウム細胞は貪食能があり，濾過遺残物の処理や基底膜の維持，サイトカインの産生，糸球体濾過調節などの作用を有している（図2）．

腎には心拍出量の約20％の血液が流れ，正常人の腎血流量 renal blood flow は 1.0〜1.2 L/分，腎血漿流量 renal plasma flow (RPF) は 500〜600 mL/分である．糸球体を通過する血漿の約20％（原尿 100〜120 mL/分，144〜172.8 L/日）が限外濾過 glomerular ultrafiltration され，この糸球体濾過率 glomerular filtration rate (GFR) と RPF との比率（正常約20％）を濾過分画 filtration fraction (FF) という．腎動脈圧は 80〜180 mmHg の間で変化して

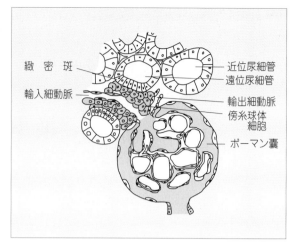

図1　糸球体と傍糸球体装置

も RPF は変化しない．これを腎の自己調節 auto-regulation といい，腎動脈圧が 80 mmHg 以下，あるいは 180 mmHg 以上になると自己調節が破綻する．

c. 尿細管の形態と機能（図3）

糸球体で濾過された原尿は尿細管を通過するに従い，電解質の大部分，ブドウ糖，アミノ酸，HCO_3^- のすべてが再吸収され，原尿（1日約150 L）の約1％が老廃物とともに尿として排泄される．尿細管周囲には毛細血管が豊富で，毛細血管は基底膜を介して尿細管上皮と接している．近位尿細管周囲の内皮細胞は赤血球の形成，成熟を刺激する物質であるエリスロポエチンを産生する．

1) 近位尿細管 proximal tubule

近位尿細管は皮質の糸球体周囲を迂回している．電子顕微鏡では尿細管上皮は微絨毛を有し，細胞質の基底部にミトコンドリアを多数有している．

近位尿細管では濾過された水，Na^+，Cl^-，K^+，Ca^{2+}，Pi，その他の電解質，ブドウ糖，アミノ酸の大部分が再吸収され，尿酸などの有機酸が分泌される．一方，副甲状腺ホルモン (PTH) により Pi と HCO_3^- の再吸収が抑制され，$25OHD_3$-1α-hydroxylase を活性化させることにより活性型ビタミン D_3 産生を増加させる．

2) ヘンレ係蹄 loop of Henle

近位尿細管に続くヘンレ係蹄は髄質へ下行し，下行脚と呼ばれる．下行脚の尿細管上皮は毛細血管内

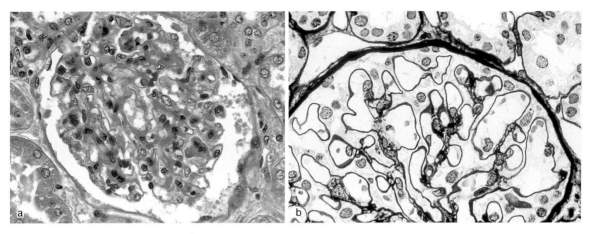

図2 糸球体
a：糸球体係蹄のHE染色，b：糸球体係蹄のPAM染色．

皮細胞様に扁平である．尿細管は，髄質でU字状にターンして上行し，皮質との境にまでまっすぐ上行する．上行脚の尿細管上皮は立方状で，下行脚，上行脚の周囲には毛細血管が豊富である．

ここではNaClの約25%，水の15%が再吸収され，等張であった原尿は低張となる．

3) 遠位尿細管 distal tubule

遠位尿細管はヘンレ係蹄に続いて皮質を上行し，輸入細動脈に接したのち，集合管に接続する．遠位尿細管が輸入細動脈に接するところで，尿細管が細動脈に接する側の細胞は小円柱状となり密な細胞の配列を示し，緻密斑 macula densa と呼ばれる．緻密斑と輸入細動脈壁細胞であるレニンを産生する傍糸球体細胞を合わせて傍糸球体装置 juxtaglomerular apparatus という．電子顕微鏡では遠位尿細管上皮細胞は表面に微絨毛はなく，基底部のひだとミトコンドリアがよく発達している．

遠位尿細管ではNaClの再吸収が濃度勾配に逆らって行われ，水の透過は抗利尿ホルモン(ADH)によって調節される．また，PTHと活性型ビタミンD_3の作用によりCa^{2+}の再吸収が正常に維持される．

4) 集合管 collecting tubule

集合管は皮質内の髄放線に始まり，下行して乳頭で乳頭管となり乳頭の先端に開く．電子顕微鏡では細胞内小器官の少ない構造を示している．

集合管ではNaClの再吸収が行われ，K^+，H^+などの陽イオンの分泌が亢進する．K^+分泌は尿中K^+排泄調節の主な場所で，アルドステロンによる

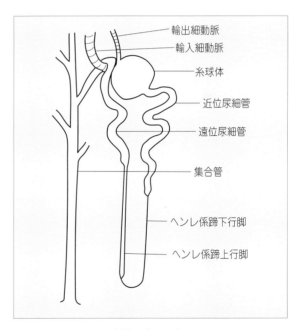

図3 ネフロン

調節とアルドステロンとは独立して食事中K摂取量に応じてK^+分泌が調節される．Na^+の再吸収はアルドステロンで亢進し，ADHは水の再吸収とともに尿素やNa^+再吸収を増加させる．H^+分泌はアルドステロンによって亢進する．

d. 尿の異常

尿は腎の生成物であり，血尿，タンパク尿，沈渣の異常などの尿の性状の異常は腎実質の障害を直接

知る有力な手がかりとなり，腎実質障害の検索には尿の検査は重要である．正常尿の中には4〜6％程度のさまざまな成分が含まれている．有機物は，尿素，尿酸，クレアチニン，馬尿酸が主なもので，ブドウ糖，ケトン体，アルブミン，アミノ酸，シュウ酸，乳酸などもわずかに含まれている．無機塩類はK^+，Ca^{2+}，Mg^{2+}，NH_4^+，Cl^-，$H_2PO_4^-$，SO_4^{2-}，HCO_3^-などが存在する．尿の着色はウロクロムに由来している．pHは通常5〜7と弱酸性で，肉類を多くとると酸性に，植物性食品を多くとるとアルカリ性に傾く．通常，淡黄色を呈しているが，尿量が多くなれば薄く，少なくなれば濃くなる．黄疸のときには胆汁色素により暗黄色から褐色になる．血液が混入すればブドウ酒様色，血色素尿では暗赤褐色となる．尿中には尿に溶解している物質のほかに細胞成分，円柱，塩類結晶などの固形物が含まれており，尿を遠心沈殿し，顕微鏡で観察することにより認められ，通常これらを沈渣 sediment と呼ぶ．

成人の1日尿量は500〜2,000 mLで，平均1,500 mL出る．1日の尿量が500 mL以下を乏尿 oliguria といい，尿量が100 mL/日以下を無尿 anuria という．また，1日尿量が3L以上の場合を多尿 polyuria という．

排尿の回数が多いものを頻尿 pollaki〔s〕uria といい，原因として多飲による排尿回数の増加によるもののほかに，膀胱炎や神経因性膀胱などがある．夜間に排尿回数が多くなるのを夜間頻尿 nocturia といい，前立腺肥大や尿路の炎症などが原因である．

正常では糸球体基底膜にバリア機能があり，高分子物質を通過させないが，1日100〜150 mgのタンパクが尿中に排泄され，このうち10〜30 mgがアルブミンである．β_2-ミクログロブリンのような低分子タンパクは糸球体で濾過されるが，大部分は近位尿細管で再吸収され，一部が尿中に出現する．これらの尿中タンパクは通常用いられる試験紙では証明できない．

各種の糸球体病変では，基底膜のバリア機能が障害されるためにアルブミンを主体としたタンパク尿が出現する．

血尿 hematuria：腎，尿路系に異常がなくとも尿沈渣で1視野に赤血球が1個程度認められるが，これ以上に赤血球が多い場合，腎から尿道に至る尿路系になんらかの異常がある証拠である．肉眼的に尿が赤色調を呈した場合を肉眼的血尿 gross hematuria といい，肉眼的に正常でも顕微鏡で赤血球が多数みられる場合を顕微鏡的血尿 microscopic hematuria と呼ぶ．両者ともに尿の潜血反応は陽性である．

膿尿 pyuria：尿中には通常1視野に1〜2個の白血球が認められるが，これ以上の白血球が尿中に認められる場合を膿尿と呼び，腎および尿路の急性・慢性炎症の際にみられる．

細菌尿 bacteriuria：腎盂腎炎や膀胱炎などの尿路細菌感染症では尿に多数の細菌が証明され，細菌尿といわれる．

尿沈渣 urinary sediment：尿の遠心沈殿により，赤血球，白血球，上皮などの細胞，丸い円柱状形態を示した円柱，無機塩類の結晶，微生物が認められ，これらは腎や尿路の疾患を知る手がかりとして大切である．

2. 腎不全 renal failure

腎不全とは，腎機能のうちの糸球体濾過値で表される排泄機能の低下を示し，高窒素血症 azotemia を特徴とした疾患で，急性に腎機能障害を発症し，回復の可能性のある急性腎不全と，機能しているネフロンの減少を特徴とした不可逆性の慢性腎不全とに分けられる．

a. 急性腎不全 acute renal failure

急性腎不全はなんらかの原因により急激に腎機能が廃絶し，その結果高窒素血症が出現する症候群で，病変の部位により3種類に分類される．すなわち，①腎に構造的障害を伴わないで腎の血流異常によって起こる腎前性急性腎不全，②腎以外の尿路系に通過障害が生じて高窒素血症を示す腎後性急性腎不全，③腎実質に障害が生じて起こる腎性急性腎不全である．

腎前性急性腎不全 prerenal acute renal failure：急性腎不全を起こす原因としては，大量の出血，重症下痢，広範囲の火傷，多量の腹水などによる体液の減少，急性心不全，心筋梗塞などによる急性循環障害，敗血症などの細菌の内毒素によるショックなどがある．

これらの原因により，循環血液量や血圧の急激な低下が起こり，腎尿細管でのNa^+と水の再吸収が

亢進し，尿は濃縮され尿量が減少するが，細胞外液量，循環血液量，血圧の低下がさらに高度になると糸球体の濾過量の減少や虚血性尿細管壊死が発生し，乏尿，血中尿素窒素(BUN)，血清クレアチニン濃度が上昇する．

腎後性急性腎不全 postrenal acute renal failure：結石などによる両側の尿道閉塞，前立腺肥大や膀胱癌による尿道狭窄などによる尿の通過障害により発生する急性腎不全で，当然であるが，片腎の患者に発生する可能性が高い．

症状は原因疾患によりさまざまで，尿は生成されるが，排尿障害の部位により症状は異なる．膀胱頸部，尿道の閉塞では膀胱は膨満し，疼痛を訴え，緊張した膀胱を触れる．結石であれば背部の激痛を訴え，血尿があり，症状や尿所見，エコーなどで診断可能である．また，原因によってはGFRの低下をきたすことがあるが，以後はBUN/クレアチニン比の上昇やNa^+再吸収低下による尿中Na^+の増加をみる．

腎性急性腎不全 renal acute renal failure：腎実質の障害による急性腎不全の原因には急性びまん性糸球体腎炎，播種性血管内凝固(DIC)，溶血性尿毒症性症候群などの糸球体や皮質障害，異型輸血，ミオグロビン尿症，敗血症性ショック，重金属や腎毒性薬剤などによる急性尿細管壊死，薬剤などによる急性間質性腎炎などが挙げられる．一般的には急激な乏尿，高窒素血症を示す急性腎不全は急性尿細管壊死が大部分で，糸球体腎炎などによる急性腎不全はごく少数であることから，急性尿細管壊死が腎性急性腎不全と同義に用いられている(図4)．

急性腎不全の発生機序として腎の血流量の低下，レニン・アンギオテンシン系の活性化による小動脈攣縮の結果起こる虚血，糸球体毛細血管の透過性の低下，円柱や脱落上皮による尿細管閉塞，尿細管内液が上皮の壊死脱落部より間質に逆拡散することなどが考えられている(図5)．

■臨床事項

臨床的には急性腎不全は乏尿期 oliguric phase，利尿期 urinary phase，回復期 recovery phase の経過をとる．

乏尿期は発症後1〜3週間持続し，高窒素血症の進行とともに尿毒症の症状を示すようになり，血圧上昇，心不全，浮腫，肺水腫などが生じる．急性腎

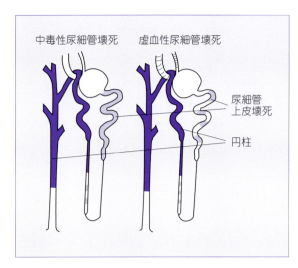

図4　腎性急性腎不全

不全症例でも乏尿症状を示さない非乏尿腎不全を示す例があり，乏尿性腎不全に比し，高窒素血症や代謝性アシドーシスの程度が軽く，死亡率が低い．このような例は腎毒性物による急性腎不全に多い．

利尿期は乏尿期より数日後に，徐々にあるいは急激に尿量が増加して利尿期に入り，尿量は1日数Lに及ぶこともある．利尿は糸球体濾過の改善によるものでなく，尿細管機能の回復によるものである．しかし，尿細管機能は正常でなく，体液のアンバランスをきたしやすく，血圧低下などがみられることがある．

回復期ではGFRも正常化し，高窒素血症も改善する．

■病理事項

肉眼的に腎は腫大し，皮質は貧血性となる．組織学的に近位尿細管は拡張し，刷子縁を消失して，遠位尿細管との区別ができなくなる．近位尿細管上皮には壊死と基底膜からの脱落が観察されるが，薬剤による中毒性尿細管壊死では近位尿細管上皮がびまん性に壊死に陥るが，虚血性尿細管壊死では上皮の壊死が巣状である(図4)．遠位尿細管や集合管では好酸性硝子円柱や顆粒円柱，および原因疾患によりミオグロビン円柱やヘモグロビン円柱が尿細管内腔を閉塞する．ヘンレ係蹄には病変が少なく，上行脚の一部に円柱や上皮の巣状壊死をみるのみである．間質には浮腫と好中球浸潤がみられ，尿細管上皮には核分裂や細胞の集合などの再生像が観察される．

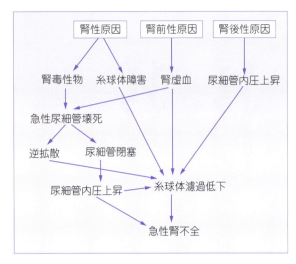

図5 急性腎不全の発生機序

■検査事項

乏尿期ではBUNやクレアチニン値が上昇し，高K血症やそれによる心電図異常，低リン血症，高Ca血症をみることがある．

利尿期では高窒素血症のほか低K血症や低Na血症をみる．

b. 慢性腎不全 chronic renal failure

慢性腎不全はさまざまな腎疾患による尿生成ネフロンの著しい減少を特徴とし，原疾患はさまざまで，腎不全に至る経過も原疾患により異なっている．急速進行性糸球体腎炎では発症後数ヵ月で腎不全となり，膜性増殖性腎炎，IgA腎症，糖尿病性腎症，アミロイド腎症，膠原病に伴った腎障害などは数年の経過で慢性腎不全となるが，膜性糸球体腎炎，軽度の増殖性糸球体腎炎，慢性腎炎，嚢胞腎などは十数年〜数十年の経過を経て慢性腎不全となる．

腎機能障害の程度により，慢性腎不全を第Ⅰ〜第Ⅲ期に分け，第Ⅳ期を尿毒症期とした分け方がある．

第Ⅰ期：腎予備力低下の時期．腎機能は正常の50％以上保持され，生化学検査で異常値を示さず，臨床的にも無症状である．

第Ⅱ期：腎機能障害の時期．BUN軽度上昇，尿濃縮力低下がみられ，日常生活には支障がない．

第Ⅲ期：腎機能不全の時期．代償不全に陥り，高窒素血症，アシドーシス，貧血などが認められ，糸球体の濾過率は正常の30％以下となる．

第Ⅳ期：尿毒症uremia期．第Ⅲ期の所見のほかに中枢神経症状，循環器症状，消化器症状などのさまざまな症状を示し，放置すれば死に至る．

一般に慢性腎不全とは第Ⅲ期以上の腎障害が持続するものをいい，腎機能の回復は不可能で人工透析や腎移植が適応となる．

■臨床事項

慢性腎不全の神経症状としては記銘力の低下，易疲労感などのほか，意識レベルの低下や幻覚などの精神障害などを示し，肺水腫や高血圧性左室不全により呼吸困難を訴える．消化器症状としては初期には食欲不振程度であるが，腎不全の進行により悪心，嘔吐，下痢，下血をきたす．血液系では貧血が必発の症状で，そのほかに皮下出血などの出血傾向を示す．骨病変も著しく，ビタミンD_3活性化障害による骨軟化，二次性副甲状腺機能亢進による線維性骨炎，骨粗鬆症などがみられる．

■病理事項

肉眼的には原因疾患によって腎の所見が異なり，急速進行性糸球体腎炎では腎は腫大するが，慢性糸球体腎炎，糖尿病性腎症では著明な腎の萎縮と顆粒状外観を示す．アミロイド腎症では腫大し，硬化と光沢を示す．

組織学的には，原因疾患によって異なるが，糸球体の荒廃が共通の所見で，ネフロンの消失による間質の線維化が認められる．

■検査事項

尿は乏尿，等張尿で沈渣に赤血球，白血球円柱をみることが多い．血液生化学ではBUN，クレアチニン，β_2-ミクログロブリンが増加し，電解質ではK^+，Piが増加，Na^+，Ca^+，Cl^-は低下する．血液はエリスロポエチン産生低下により，正色素性貧血となり，出血時間，凝固時間は延長する．腎機能検査で，尿素・クレアチニンクリアランスは5〜10％以下となり，PSP（フェノールスルホンフタレイン）試験，GFR，腎血漿流量（RPF）も著明に低下する．心電図は高K血症によりT高，QT延長，ST低下をみる．

c. 尿毒症 uremia

高度の急性・慢性腎障害によって生ずる全身性の

中毒症状を尿毒症と呼ぶ．尿は極度に少なくなり，乏尿，無尿となる．中枢神経症状としては傾眠から昏睡に至る意識レベルの低下とともに筋攣縮，全身痙攣などが生ずる．出血傾向を示し，鼻出血，歯肉出血，消化器出血，性器出血を訴える．肺は尿毒症性肺炎を示し，X線でbutterfly像が認められる．起坐呼吸となり，血性痰を出す．胸膜や心膜では胸膜炎，心膜炎を起こし，胸水貯留や心嚢水腫が生ずる．消化器症状では下痢，血便がみられる．

病理学的に肺には線維素性肺炎像を示す尿毒症性肺炎 uremic pneumonia，漿膜には尿毒症性変化として線維素性炎が胸膜，心膜，腹膜にみられ，心外膜はフィブリンの絨毛状析出による絨毛心 villous heart となる．消化器系では出血性びらんを示す尿毒症性胃炎，びらんや偽膜形成を示す尿毒症性大腸炎 uremic colitis をみる．末梢神経障害として神経線維の脱髄や軸索の変化が認められる．

3. 糸球体障害

a. 糸球体腎炎 glomerulonephritis

糸球体腎炎は腎糸球体のメサンギウム細胞とメサンギウムの増加，係蹄血管壁の肥厚が起こる疾患で，現在病理組織学的な分類と臨床的分類との両者が用いられ，一般的に臨床的には急性糸球体腎炎，急速進行性糸球体腎炎，慢性糸球体腎炎，ネフローゼ症候群の4疾患名に分けられており，病理形態学的な分類は上記疾患の裏付けとなる糸球体の組織学的変化に基づいている（表1）．

1）急性（びまん性）糸球体腎炎 acute（diffuse）glomerulonephritis

急性（びまん性）糸球体腎炎は糸球体にびまん性（generalized）かつ係蹄全体に生ずる急性炎症で，急性期には乏尿，血尿，浮腫，高血圧を示すが，数ヵ月の経過で大多数（約95％）が完全に回復し，急性期における死亡率は0〜0.2％である．その他，急速進行性糸球体腎炎や慢性糸球体腎炎へ移行する．

■原因

A群β溶血連鎖球菌（溶連菌）group A β-hemolytic streptococcus の菌体成分を抗原とする抗原抗体反応が病因である．免疫組織学的に免疫複合体の沈着が糸球体に認められることから，糸球体に溶連菌菌体成分が沈着し，菌体成分と菌体成分に対する抗

表1　主な腎疾患と病理組織像

急性糸球体腎炎	管内増殖性糸球体腎炎
急速進行性糸球体腎	半月体形成（管外増殖）性壊死性糸球体腎炎
慢性糸球体腎炎	メサンギウム増殖性糸球体腎炎
	膜性増殖性糸球体腎炎
	膜性糸球体腎炎（膜性腎症）
ネフローゼ症候群	微小糸球体変化
	巣状分節性糸球体腎炎

体との反応により糸球体腎炎が発症するとの説が有力である．

■臨床事項

急性びまん性糸球体腎炎は小児に好発する疾患で，溶連菌感染後1〜4週で発症し，発症は急性で，血尿，タンパク尿，浮腫，高血圧，乏尿が起こる．浮腫は，腎性浮腫といわれる顔面，ことに眼瞼周囲に強く，下腿には少ない．

予後は良好で，小児では95％以上は完全に治癒するが，少数例が急速進行性糸球体腎炎や慢性糸球体腎炎へ移行する．一方，成人では経過が遷延しやすく，急速進行性糸球体腎炎へ移行する例が多い．

■病理事項

糸球体病変はびまん性で，糸球体の富核，虚血，腫大の3大特徴病変を示し，管内増殖性糸球体腎炎 endocapillary proliferative glomerulonephritis の組織像を示す．

富核 multinuclear とは内皮細胞やメサンギウム細胞の増殖，好中球や単球の浸潤によるもので，虚血 ischemia は内皮細胞の腫大，増殖による糸球体の毛細血管内腔狭窄ないし閉塞や，メサンギウム細胞の増殖，好中球や単球の浸潤による糸球体毛細血管の圧迫による狭窄ないし閉塞の結果である．腫大 swelling は糸球体の富核によるもので，ボーマン嚢内に腫大した糸球体が充満する（図6）．

近位尿細管上皮は混濁・腫脹を示し，尿細管に赤血球円柱が認められる．間質に軽い水腫や好中球浸潤をみることがある．

免疫蛍光染色的には，糸球体の基底膜やメサンギウムに IgG，IgM，C3 の顆粒状沈着が認められる．

電子顕微鏡では，糸球体毛細血管内皮側の基底膜

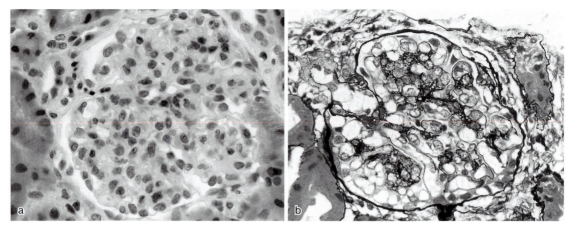

図6　急性びまん性糸球体腎炎
係蹄血管内皮細胞の腫大が生じ，好中球浸潤がみられる．a：HE 染色，b：PAM 染色．

に hump といわれる，電子密度の高い免疫複合体が観察される．

■ 検査事項

尿沈渣では赤血球円柱，白血球円柱，硝子円柱，血尿がみられ，赤血球は変形を示す．タンパク尿がみられるが，大多数は 0.5g/日以下である．

血液検査では，溶連菌菌体成分に対する抗体[抗ストレプトリジン O（ASO），抗ストレプトキナーゼ，抗デオキシリボヌクレアーゼ B（ADNaseB）]の上昇がみられる．血清補体および補体価の低下があり，C3 と CH_{50} の低下が特徴的で，8 週ほどで正常化する．

腎機能検査では GFR の低下があり，BUN，クレアチニンが上昇する．

2）急速進行性糸球体腎炎 rapidly progressive glomerulonephritis

急速進行性糸球体腎炎は発症から数週〜数ヵ月で腎不全に至る腎疾患で，組織学的にボーマン嚢壁に半月体形成（管外増殖）性壊死性糸球体腎炎 crescentic (extracapillary) and necrotizing glomerulonephritis の形態学的特徴を示す．

■ 病因

病因によって次の 3 種に分けられる．①溶連菌感染後糸球体腎炎 post-streptococcal glomerulonephritis：溶連菌感染後に急速進行性糸球体腎炎の経過を示す腎炎である．②抗糸球体基底膜抗体型糸球体腎炎 anti-glomerular basement membrane antibody glomerulonephritis：糸球体基底膜のⅣ型コラーゲンに対する自己抗体の形成が原因で，この自己抗体が肺胞基底膜とも反応し，肺出血を伴うグッドパスチャー Goodpasture 症候群を示すこともある．③乏免疫型糸球体腎炎 pauci-immune type glomerulonephritis：免疫の関与が軽微ないしない型で，anti-myeloperoxidase や anti-proteinase 3 などの抗好中球細胞質抗体（ANCA）が血中に証明できる．

■ 臨床事項

男性の 30〜60 歳に好発し，小児にはまれな疾患で，浮腫，血尿，タンパク尿で発症する．高血圧を伴い，乏尿，無尿を訴える型と，血尿を訴え，次第に腎不全へ移行する型とがある．ネフローゼ症候群を示す例ではタンパク尿が多い．進行性に腎機能障害を示し，数週〜数ヵ月で腎不全となり，透析に移行する．

■ 病理事項

腎は腫大し，貧血性で大白腎 large white kidney といわれ，表面に出血斑をみることがある．組織学的には，管外増殖性糸球体腎炎像を呈するボーマン嚢内への半月体 crescent 形成が特徴的で，ボーマン嚢壁に上皮の増殖，単球・マクロファージの浸潤による半月状の細胞増殖を示す．この半月体は糸球体を圧迫して増殖し，病変の進行に伴って糸球体は萎縮・消失して，ついには線維化組織で置換される．糸球体においてはメサンギウム細胞，メサンギウム基質の増加や内皮細胞の増殖による毛細血管内腔の狭小化，閉塞がみられ，類線維素変性をみるこ

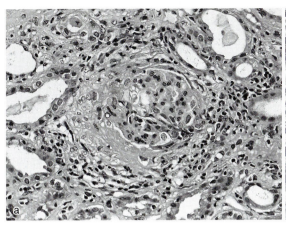 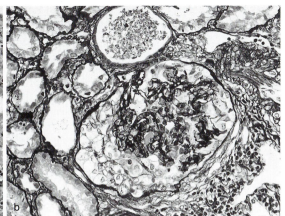

図7 急速進行性糸球体腎炎
係蹄・ボーマン嚢上皮細胞増生により半月体が形成され，係蹄が圧排されている．a：HE 染色，b：PAM 染色．

ともある(図7)．

免疫蛍光染色では，溶連菌感染後型では IgG，IgM, C3 が基底膜に細顆粒状に沈着するが，抗糸球体基底膜抗体型では IgG, IgM, C3 が基底膜に線状に沈着する．乏免疫型では免疫沈着物はほとんど認めない．

電子顕微鏡では，半月体の部に上皮の増殖や単球浸潤が多数認められる．糸球体の基底膜の断裂，不連続性が生じ，上皮下基底膜に電子密度の高い沈着物がみられる．

■検査事項

血尿は全例にみられ，肉眼的血尿を示す症例もある．タンパク尿は中等度で，白血球円柱や赤血球円柱が尿沈渣で認められる．

血液生化学で，BUN やクレアチニンの上昇がみられ，CRP は陽性である．病因によって ANCA，抗糸球体基底膜抗体が証明されるが，ASO の上昇，低補体血症は通常ない．赤沈は亢進し，正球性正色素性貧血を示す．

3) IgA 腎症 IgA nephropathy

IgA 腎症は，組織学的に巣状糸球体硬化像を示し，病変糸球体が腎内糸球体の中の一部，すなわち巣状 focal に糸球体に病変が生じ，しかも糸球体係蹄内の一部，すなわち分節性 segmental に病変が生ずるものである．このような組織像を示す糸球体腎炎は，①特発性巣状糸球体硬化症 idiopathic focal glomerulosclerosis，② IgA 腎症，③腎組織量の喪失による巣状糸球体硬化症の3種に分けられる．特発性巣状糸球体硬化症はネフローゼ症候群を示すことが多いことから，「ネフローゼ症候群」の項で述べ，ここでは IgA 腎症について述べる．

IgA 腎症は 1963 年，フランスの Berger によって報告され，予後良好な腎炎と考えられたが，約 20 年で 40％が腎不全へ移行し，予後良好とはいえない．また，日本人の IgA 腎症の頻度は全糸球体腎炎の 30〜50％で，日本における腎炎の半数が IgA 腎症ではないかと考えられている．組織学的に IgA 腎症は巣状糸球体硬化像を示し，巣状糸球体硬化症 focal glomerulosclerosis に分類されるべきと考えられるが，WHO の腎疾患形態分類では全身性疾患として分類されている．

■病因

IgA 免疫複合体によりもたらされる疾患と考えられる．IgA 腎症の症例に血清 IgA 値が高値であることから，IgA 産生異常が起こり，その原因として IgA 産生 B 細胞機能亢進，ヘルパー T 細胞の機能亢進，サプレッサー T 細胞機能低下などが考えられている．

■臨床事項

本症の好発年齢は 10〜30 歳代で，原発性糸球体腎炎症例の約 30〜50％を本症が占め，男女による発生頻度の差はない．

発症は検査でタンパク尿を指摘されたり，血尿で気付くことが多い．顕微鏡的血尿は全例にみられ，上気道感染に伴って肉眼的血尿をみることがある．タンパク尿は軽度からネフローゼ症候群を示す例な

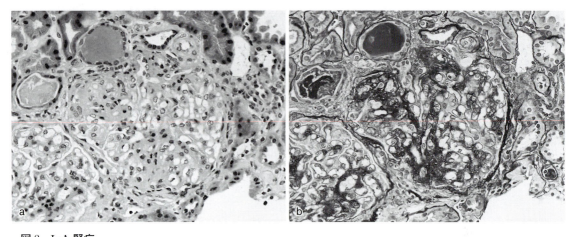

図8 IgA腎症
糸球体係蹄の一部（巣状）に，メサンギウム細胞の増生，基質の増加がみられる．a：HE染色，b：PAS染色．

どさまざまである．高血圧，浮腫，腎機能障害は症例によって症状が多彩である．

■病理事項

糸球体の病変は糸球体に巣状分節状に発生するのを特徴とし，びまん性病変を示さない．メサンギウム細胞およびメサンギウム基質の増加を特徴とした増殖性糸球体腎炎 proliferative glomerulonephritis で，増殖性変化は糸球体係蹄の一部の分節状病変から全体性病変に至るさまざまな程度の病変が認められる．糸球体に球状のPAS染色陽性沈着物をみることがある．

免疫染色ではメサンギウムにIgA，C3の沈着があり，IgM，フィブリノーゲンや分泌成分 secretory component 陽性を示す（図8）．

電子顕微鏡ではメサンギウム細胞および基質の増加や，糸球体基底膜とメサンギウム細胞との間に電子密度の高い沈着物が認められる．糸球体基底膜には菲薄化，断裂などの変化が観察される．

■検査事項

尿沈渣で血尿はほぼ全例に認められ，まれに肉眼的血尿をみることがある．赤血球円柱や赤血球の変形がみられ，タンパク尿は陰性例も認められているが陽性例が多く，大量のタンパク尿はIgA腎症例の10%にみられる．

免疫血清検査ではIgAが高値で，IgA以外の免疫グロブリン，補体に異常はみられない．

4）慢性糸球体腎炎 chronic glomerulonephritis

慢性糸球体腎炎は「タンパク尿および血尿の尿異常が1年以上続くもの」と定義されているが，腎疾患研究者により，腎疾患の終末期病変 end-stage changes のみとする場合，メサンギウム増殖性糸球体腎炎，膜性腎炎，膜性増殖性糸球体腎炎，巣状糸球体硬化，終末期糸球体腎炎 end-stage glomerulonephritis を慢性糸球体腎炎とする場合，微小変化群，膜性腎炎，膜性増殖性糸球体腎炎，IgA腎症を慢性糸球体腎炎とする場合などとそれぞれ考えが異なっている．これらは終末期糸球体腎炎を除いては，臨床的には慢性に経過することから慢性糸球体腎炎に分類される．

糸球体腎炎を糸球体障害によるタンパク尿および血尿を症状と定義すると，上記のうち慢性糸球体腎炎の定義に合わない疾患もあり，慢性糸球体腎炎はタンパク尿および血尿を示し，慢性に経過するものとしたほうがよいと思われる．

慢性糸球体腎炎は，①タンパク尿，血尿を認め，腎機能低下や高血圧を示す終末期糸球体腎炎と，②タンパク尿や血尿があるが腎機能が正常に維持され，進行性に乏しい慢性糸球体腎炎とがある．

慢性糸球体腎炎の病因は不明であるが，糸球体を障害するなんらかの免疫機序が働き，持続性に弱い反応を示す例と強い反応を示す例とがあると思われる．

■臨床事項

進行性に腎不全に陥る進行型では，血尿，尿タンパクのほかに高血圧，腎機能不全を示し，尿毒症へと移行する．

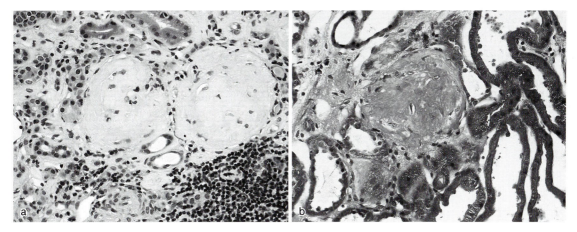

図9 慢性糸球体腎炎
a：糸球体(2個)が硝子化，線維化し，係蹄構造が消失している(HE染色)．b：糸球体が線維化し，係蹄血管がほとんど消失している(Mallory染色)．

進行性の乏しい慢性糸球体腎炎では，自覚症状はなく，検診で尿異常が発見されるchance proteinuria, hematuria(偶発性のタンパク尿，血尿)が多く，腎機能は正常である．

■病理事項

終末期糸球体腎炎の腎は，肉眼的に萎縮を示し，貧血性で，表面は微細顆粒状である．組織学的に線維化ないし硝子様線維化を示した糸球体が大部分で，残存糸球体に巣状糸球体硬化，メサンギウム増殖性糸球体腎炎，膜性増殖性糸球体腎炎などのさまざまな糸球体障害像が観察され，尿細管は高度の萎縮・消失や内腔の拡張を示し，間質の線維化は著しく，リンパ球浸潤を伴う(図9)．

進行性の乏しい慢性糸球体腎炎においては，組織学的に病変は弱いが，微小変化型，巣状糸球体硬化，膜性増殖性糸球体腎炎像などさまざまな糸球体病変が認められる．

■検査事項

終末期へ移行する慢性糸球体腎炎では，血尿，タンパク尿，尿円柱などがみられる．腎機能検査ではBUN，血清中の尿酸，クレアチニン，Kなどが高値を示し，PSP排泄能，尿濃縮能，GFRの著明な低下をみる．

進行性でない型では血尿，タンパク尿をみるのみである．

b. ネフローゼ症候群 nephrotic syndrome

ネフローゼ症候群は糸球体疾患の一つであることから，原発性糸球体疾患 primary glomerular disease に分類されるが，多量のタンパク尿 proteinuria, 低アルブミン血症 hypoalbuminemia, 浮腫 edema, 高脂血症 hyperlipemia の4大症状を特徴としており，ここでは別項目とし，ネフローゼ症候群を示す他疾患に伴った腎病変をもネフローゼ症候群とした．

■病態

ネフローゼ症候群におけるタンパク尿は1日3.5g以上(正常では1日100～150 mg以下)で，これは糸球体毛細血管壁に障害が生じ，血液中の血清タンパクの中で分子量の小さいアルブミンが毛細血管壁を大量に透過するためである．また，ネフローゼ症候群は糸球体障害であることから顕微鏡的血尿があり，硝子円柱などのほか赤血球円柱も認められる．

血液中より大量のアルブミンが失われるために低アルブミン血症(3.0 g/dL以下)となり，そのために血漿の膠質浸透圧が低下し，血管内から体液が組織へ移行し，浮腫を生ずる．

ネフローゼ症候群では血液中の総コレステロール，中性脂肪が増加する．この高脂血症(総コレステロール250 mg/dL以上)は血液中のアルブミン減少によってアルブミン合成が亢進し，それに伴って肝のリポタンパク合成が亢進した結果であると考えられている．

ネフローゼ症候群の分類：原発性糸球体疾患に由来するネフローゼ症候群は，糸球体にみられる特徴的な病理学的変化から，①微小変化群，②巣状糸球

体硬化症，③膜性糸球体腎炎，④膜性増殖性糸球体腎炎の4つに分けられ，他の疾患に伴うネフローゼ症候群には糖尿病性腎症，アミロイドーシスなどがある．

1) 微小変化群 minimal change disease

本症は小児のネフローゼ症候群の大部分，成人のネフローゼ症候群の約30％を占める．

病因は不明であるが，アレルギー性疾患を有する例や感染症に伴って発症することがあり，またステロイド治療で改善することから免疫が関与する可能性や，ホジキン Hodgkin 病に本症が併発することがあることからT細胞の機能異常による可能性などが考えられている．

■臨床事項

急激な浮腫，タンパク尿を示し，高血圧や血尿は認められない．腎機能は正常である．

小児の大部分はステロイド治療に反応し，ステロイド依存症となるが，思春期頃に症状は改善する．成人では治療に対する反応が遅いが，予後はよい．

■病理事項

肉眼的には腎の割面で黄色調を示し，脂質の沈着がみられる．これは糸球体を透過した脂質を尿細管上皮が再吸収したためで，この特徴から本病変はリポイドネフローゼ lipoid nephrosis と呼ばれたことがある．光顕的に糸球体は大部分正常所見を示すが，糸球体内に局所性にメサンギウムの増加をみることがある．

電顕的には糸球体上皮細胞（足細胞）の足突起全体の癒合が観察される．毛細血管の基底膜は正常である（図10）．

■検査事項

尿タンパクは1日3.5g以上で，1日10gを超えることもある．尿には脂肪球がみられるが，赤血球は認められない．血液生化学検査では低アルブミン血症，高脂血症を認め，浮腫が高度の場合はBUNの上昇など腎機能低下を示すことがあるが，通常は腎機能は正常である．

2) 巣状糸球体硬化症 focal glomerulosclerosis

本症は「IgA腎症」の項で述べたように，糸球体病変が糸球体全体でなく，糸球体の中のいくつかに病変が生じ（巣状），さらにその病変を生じた糸球体係蹄の一部が（分節状）硬化性変化を示す疾患である．

本症は特発性 idiopathic のものと IgA 腎症や他疾患に伴って生ずるものがあり，他疾患に伴うものとしては片腎摘出，ウィルムス Wilms 腫瘍などの腎実質の減少に続発したものや，ヘロイン中毒，AIDS に伴うこともある．

特発性巣状糸球体硬化症の原因は不明で，微小変化群の一亜型との考えがあるが，ステロイド治療に抵抗性であること，血尿，糸球体濾過率の減少がみられること，予後が悪く腎不全になることなどから微小変化群とは異なる疾患と考えられている．

■臨床事項

本症は小児から成人の各年齢に発症し，小児ネフローゼ症候群の10％，成人ネフローゼ症候群の20～30％に認められる．男性に多い．血尿や高血圧を示すことが多く，約10年ほどで腎不全になる傾向を有している．

■病理事項

光顕的には糸球体病変は皮髄境界部に初発し，進行に従って皮質全体に及ぶ．病変糸球体はびまん性でなく巣状で，腎には正常糸球体と病変糸球体がみられる．病変糸球体においては毛細血管係蹄の一部に毛細血管の閉塞性病変が生じ，その部にはメサンギウム細胞や硝子化を示した PAS 陽性物質が増加し，他の係蹄は正常所見を示すという分節状である．病変を生じた糸球体はボーマン嚢との癒着を示す（図11）．

免疫蛍光染色では，硬化巣の硝子化部に IgM, C3，フィブリノーゲンが認められる．

電顕的には糸球体足突起細胞の足突起はびまん性に癒合し，硬化部では基底膜の肥厚，電子密度の高い顆粒状物の沈着，毛細血管の閉塞像などがみられる．

■検査事項

タンパク尿，低アルブミン血症，高脂血症のほかに顕微鏡的血尿，肉眼的血尿を示し，沈渣にて赤血球円柱が観察され，糸球体濾過値の低下を示す．

3) 膜性糸球体腎炎 membranous glomerulonephritis

成人ネフローゼの20％にみられ，原因不明の特発性と他疾患に伴うものとがある．他疾患としてはB型肝炎，マラリア，梅毒などの感染症，全身性エリテマトーデス（SLE），シェーグレン Sjögren 症候

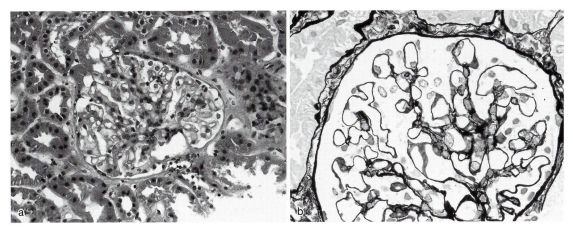

図10 微小変化群
a：メサンギウム細胞の増生，基質の増加，係蹄壁の肥厚ともにみられない(HE染色)．b：メサンギウム細胞の増生，基質の増加，係蹄基底膜の肥厚ともにみられない(PAM染色)．

群などの膠原病によるもののほか，金製剤やカプトプリルなどの薬剤，悪性腫瘍による発症もみられ，これらが抗原となり免疫複合体を形成し，糸球体に沈着することによりネフローゼ症候群が発症すると考えられている．

特発性膜性糸球体腎炎 idiopathic membranous glomerulonephritis では，基底膜上皮側に免疫複合体が観察され，この免疫複合体の沈着により糸球体基底膜の透過性が亢進し，多量のタンパク質が漏出するためにネフローゼ症候群を示す．

■臨床事項

本症はすべての年齢にみられるが成人に多い．発症年齢のピークは 30～50 歳代で，男性に比較的多い．発症は緩徐で，浮腫にときおり気付く程度である症例が多い．

臨床経過としては長期間の慢性経過をたどることが多く，下記の分類の第1期には多量のタンパク尿を訴え，第2期・第3期ではタンパク尿は漸減し，第4期にはタンパク尿が陰性化する．この間 2～5 年の経過で，10～20％の症例が自然寛解し，10～20 年の経過で本症の約 10％が腎不全となる．

■病理事項

光顕的には，糸球体にびまん性に病変が生じ，糸球体毛細血管係蹄壁が肥厚し，PAM 染色では基底膜にびまん性に spike が観察される．進行例ではメサンギウム基質の増加，毛細血管腔の狭小化などがみられる(図12)．

免疫蛍光染色では，糸球体係蹄に沿って微細顆粒状に IgG や C3 が沈着する．

電顕的には，臨床経過から4期に分けられる．

第1期：免疫複合体は電子密度の高い沈着物として上皮下に観察され，上皮の足突起の癒合が限局性に認められる．

第2期：沈着物は数を増し，光顕で spike 形成を示すように基底膜が沈着物内へ侵入している．足突起は広範囲に癒合を示す(図12)．

第3期：沈着物は基底膜で囲まれ，基底膜も肥厚を示す．足突起の癒合は著明で，毛細血管腔に圧迫像がみられる．

第4期：沈着物は基底膜内に取り込まれ，電子密度は低下する．基底膜は肥厚し，毛細血管腔は狭小化する．

■検査事項

タンパク尿は1日1g程度の例から20gのものなど幅がある．低アルブミン血症，高脂血症は症例によりさまざまであるが，微小変化群に比しその程度は軽い．腎不全へ移行する例では腎機能障害の検査所見を示す．

4）膜性増殖性糸球体腎炎 membranoproliferative glomerulonephritis

本症は原発性糸球体腎炎の中で 5～10％の頻度であるが，難治性ネフローゼ症候群 intractable nephrotic syndrome で，腎不全 renal failure へ進行する頻度の高い疾患である．

病因としては免疫機構の関与が考えられている．本症は電顕上の沈着物の沈着部位により，糸球体基

底膜の内皮下やメサンギウムに沈着物のみられるI型と，沈着物が基底膜の緻密板 lamina densa 部にみられるII型に分けられ，病因はそれぞれ異なっている．I型は糸球体にC3のみならず補体活性化の古典的経路の成分であるC1q，C4の沈着があり，これらの血中濃度も低下し，IgGの沈着のほか，血中に免疫複合体が証明されることから古典的経路の補体系活性化が考えられている．II型は補体活性化の第2経路でC3b，Bbと結合して分解を阻止し，C3の活性を増幅する C3-nephritic factor (NeF) が血中に証明され，糸球体にC3の沈着が認められることから補体系の第2経路の活性化が関与すると考えられている．

■臨床事項

10〜20歳代に好発し，男女比では女性がやや多い．発症は約50％がネフローゼ症候群，約30％が無症候性タンパク尿，約20％が急性糸球体腎炎症状である．慢性進行性の経過をとり，10年以内に50〜70％の例が腎不全に至る．ことに高血圧や組織学的に半月体形成を伴うものは予後不良である．

■病理事項

組織学的にはメサンギウム細胞および基質の増加による増殖性変化のほかに，増殖したメサンギウム基質が基底膜と内皮細胞との間に侵入し，内皮細胞下に線状の新たな基底膜様構造物が形成され，PAM染色で毛細血管係蹄壁の重複化として観察される（図13）．

免疫蛍光染色では，I型ではC3が糸球体係蹄に細顆粒状に，メサンギウムにはC3が粗大顆粒状に沈着し，IgG，IgM，C3，C1q，C4なども沈着する．II型ではC3が糸球体係蹄に沿って線状に沈着し，免疫グロブリンの沈着はごくわずかしか認められない．

電顕的にI型ではメサンギウムと係蹄内皮下に電子密度の高い沈着物があり，lamina densaが明瞭であるが，II型では沈着物がlamina densaと一体化し，肥厚したようにみえる．

■検査事項

尿タンパク，低アルブミン血症，高脂血症のほか

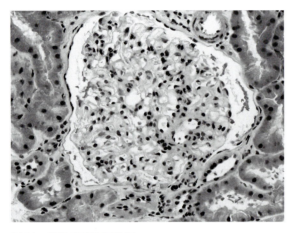

図11　巣状糸球体硬化症
一部の糸球体（巣状）で係蹄の一部（分節状）にメサンギウム細胞の増生，基質の増加がみられる（HE染色）．

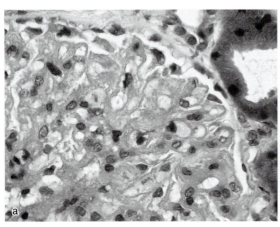 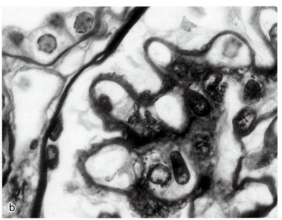

図12　膜性糸球体腎炎
a：糸球体係蹄壁の肥厚がみられるが，メサンギウム細胞の増生，基質の増加はみられない（HE染色）．b：肥厚した糸球体係蹄壁の基底膜外側にspike形成がみられる（PAM染色）．

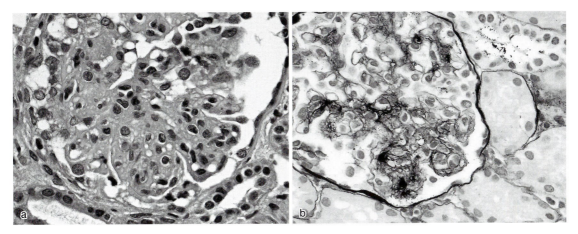

図13 膜性増殖性糸球体腎炎
a：糸球体係蹄壁の肥厚とともに，メサンギウム細胞の増生，基質の増加がみられる(HE染色)．b：肥厚した糸球体係蹄壁に基底膜が重複化している(PAM染色)．

顕微鏡的血尿がみられ，血清のCH_{50}，C3の持続的低値を示す．補体価の低下を示し，Ⅰ型ではC1q，C4の低値を伴うが，Ⅱ型ではその所見がなく，C3-NeFが検出される．

5) 糖尿病性腎硬化症 diabetic nephrosclerosis

糖尿病性腎硬化症ないし糖尿病性腎症 diabetic nephropathy はキンメルスティール・ウィルソン Kimmelstiel-Wilson病ともいわれ，糖尿病例にみられる糸球体病変で，しばしばネフローゼ症候群を示し，インスリン依存性糖尿病の40〜60%，インスリン非依存性糖尿病の20〜30%に糖尿病性腎硬化が認められる．

■臨床事項

糖尿病経過中にタンパク尿が出現するとタンパク尿は進行し，約5〜6年で腎不全へ移行することが多い．糖尿病性腎硬化症例ではネフローゼ症候群を示すことが多く，高血圧，糖尿病性網膜症 diabetic retinopathy などを伴う．

■病理事項

糸球体に好酸性硝子物質がメサンギウムおよび毛細血管基底膜に増加したびまん性病変 diffuse glomerulosclerosis と，メサンギウムに硝子様好酸性結節形成を示した結節性病変 nodular glomerulosclerosis などの硬化病変があり，両病変により毛細血管は狭小化や閉塞を示し，結節性病変部には脂質や線維素をみることがある．結節性病変の多発やびまん性病変の増強により糸球体の荒廃がしばしば認められる．硝子様物質が糸球体のみでなくボーマン囊壁へ沈着を示すことがあり，輸入細動脈や輸出細動脈に硝子物質の沈着をみるが，輸入細動脈には硝子物質が内膜へ沈着し，著明な硝子様硬化による内腔狭小化がみられる(図14)．

■検査事項

タンパク尿は早期には少量であるが，進行した糖尿病性腎硬化症例ではタンパク尿が多く，アルブミンのみでなく高分子タンパクの尿中排泄がみられ，低タンパク血症を示す．GFRは低下し，BUNの増加などの腎不全の検査結果を示す．

6) 腎アミロイドーシス renal amyloidosis

腎アミロイドーシスは原発性アミロイドーシス primary amyloidosis，続発性アミロイドーシス secondary amyloidosis に認められ，糸球体にアミロイドが沈着することによりネフローゼ症候群を示す．

■臨床事項

腎アミロイドーシスの予後は悪く，ネフローゼ症候群を呈してからの平均生存率は3年後で10%といわれる．ネフローゼ症候群を示すが，高脂血症の合併は少ない．

■病理事項

アミロイドは糸球体血管係蹄やメサンギウムに沈着し，そのほか血管や尿細管基底膜に沈着する(図15)．アミロイドはコンゴー赤で陽性に染色されるほか，原発性アミロイドーシスではアミロイドL鎖タンパク，続発性アミロイドーシスではアミロイドAタンパクが免疫蛍光染色で証明できる．

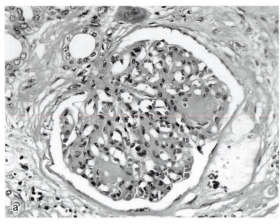
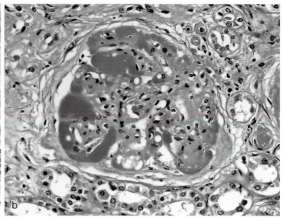

図14　糖尿病性腎硬化症
a：糸球体係蹄に結節性に基質が増加し，びまん性にメサンギウム基質の増加もみられる(HE染色)．b：糸球体係蹄壁の外側に好酸性の滲出物が付着している(HE染色)．

■検査事項

ネフローゼ症候群の検査所見のほか，腎および消化管粘膜の生検でコンゴー赤染色による組織診断が行われる．

4. 尿細管間質障害

糸球体以外の組織では，尿細管になんらかの障害が加わった場合に，それに伴い間質にもさまざまな病変が生ずることから，尿細管，間質病変を尿細管間質性腎炎と呼ぶ．

この尿細管間質性腎炎は，急性炎症性組織所見を示す急性尿細管間質性腎炎と，間質の線維化を伴う慢性尿細管間質性腎炎とに分けられ，同一疾患であるが細菌感染による腎盂腎炎や腎結核は別に扱われることが多い．

a. 尿細管間質性腎炎 tubulointerstitial nephritis

1) 急性尿細管間質性腎炎 acute tubulointerstitial nephritis

本症を示す原因として細菌感染のほか，抗生剤，サルファ剤，抗炎症薬などの薬剤，重金属，腎移植などがある．薬剤による腎機能障害の機序として，薬剤と尿細管基底膜成分との結合物による抗尿細管基底膜抗体や薬剤による免疫反応が考えられているが，なお明らかでない．

■臨床事項

症状は軽微な例から急性腎不全に至るまでさまざまであるが，一般に軽度から中等度の腎機能障害を示す例が多い．血圧上昇はあまりみられず，尿タンパク量は少ない．

■病理事項

尿細管間質に強いリンパ球，単球浸潤のほかに好中球，好酸球浸潤が伴われ，炎症性浸潤を示した部位の尿細管上皮に変性や脱落がみられる(**図16**)．一般に病変は巣状であるが，病変がびまん性に発生することもあり，症状は重篤となる．

■検査事項

尿タンパク，血尿を示すが，尿タンパクは1日に1〜2g程度で，尿沈渣の塗抹で好酸球増多をみる．尿中 β_2-ミクログロブリン，NAG(N-acetyl-β-D-glucosaminidase)の上昇を示す．

2) 慢性尿細管間質性腎炎 chronic tubulointerstitial nephritis

本症を示す原因としては，細菌感染，薬剤，重金属，放射線，代謝障害，腎移植などがあり，ほかにも原因といわれているものが多数ある．

■臨床事項

原因によって症状は異なるが，一般に症状に乏しく，慢性腎不全症状の発現まで自覚症状を認めないことが多い．

■病理事項

本症の特徴的所見としては，間質のリンパ球，単球浸潤を伴った線維化，尿細管上皮の萎縮，尿細管の消失による尿細管数の減少，二次的な糸球体の萎縮，線維化がみられる．動脈は種々の程度の硬化像を示す．

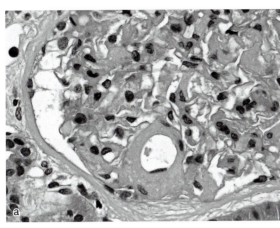
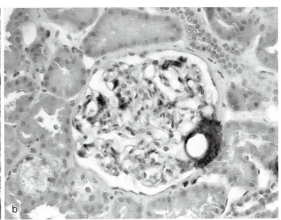

図15 腎アミロイドーシス
a：糸球体係蹄血管壁に弱好酸性のアミロイドが沈着している（HE染色）．b：糸球体係蹄血管壁にCongo red染色陽性のアミロイドが沈着している（Congo red染色）．

■検査事項
タンパク尿，血尿は軽度で，尿中 β_2-ミクログロブリンやNAGの上昇がみられる．

b. 腎盂腎炎 pyelonephritis

本症は細菌感染による炎症であるが，炎症が腎実質，腎杯，腎盂に限定されたもので，起因菌としては大腸菌が大部分である．そのほかにブドウ球菌，腸球菌などがある．

感染経路としては上行性感染 ascending infection と血行性感染 hematogenous infection があるが，上行性感染が大部分で，大腸菌の感染が多い．血行性感染は菌血症に伴って生じ，起因菌も上行性感染と異なり，大腸菌による血行性感染はほとんどない．

本症の誘因となる因子は尿のうっ滞を起こす疾患で，男性では前立腺肥大，女性では妊娠のほか，男女ともに先天性尿路奇形，後天性尿路狭窄，尿路結石，膀胱尿管逆流症，神経因性膀胱，膀胱カテーテル挿入および留置などである．

1) 急性腎盂腎炎 acute pyelonephritis
■臨床事項
発熱，腰痛が主な症状であるが，膀胱炎を伴う場合は排尿痛，頻尿などをみる．
■病理事項
肉眼的に腎表面に黄色の小膿瘍形成があり，割面では腎表層に広い楔形の化膿巣が認められる．組織学的に，尿細管内に多数の好中球浸潤があり，間質にも著明な好中球浸潤を伴い，上皮の脱落消失を示

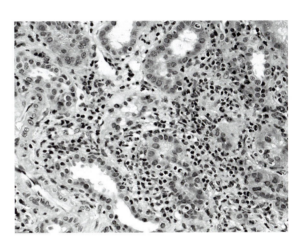

図16 急性尿細管間質性腎炎
尿細管間質にリンパ球，組織球，好酸球が浸潤している（HE染色）．

した小膿瘍形成がみられる（図17）．糖尿病例では乳頭壊死 necrosis of papilla をみることがある．
■検査事項
中間尿で細菌尿，尿沈渣で白血球円柱，膿尿を認め，タンパク尿，血尿を認めることがある．赤沈値の亢進，CRP陽性，白血球増多症を示す．

2) 慢性腎盂腎炎 chronic pyelonephritis
本症は成因から慢性閉塞性腎盂腎炎 chronic obstructive pyelonephritis と逆流性腎症 reflux nephropathy との2つに分けることができる．

慢性閉塞性腎盂腎炎は感染症，実質障害，瘢痕化，ネフロンの閉塞，ネフロンの萎縮・消失が繰り返されて起こると考えられ，逆流性腎症は，先天性

の膀胱尿管逆流 vesicoureteral reflux により腎内に逆流が生じ，実質の障害，それによる瘢痕化，腎萎縮を生じ，この場合感染症が合併することが多いが，感染の合併がなくとも腎萎縮が生ずる．

■臨床事項

高血圧のほか，腎不全症状で発見されることが多く，尿濃縮力低下による多飲，多尿，腎性尿崩症などがみられる．

■病理事項

腎は不規則な瘢痕を形成し，顆粒状外観を示す．腎障害は両側性ないし片側性で，両側性でも左右非対称性である．腎盂粘膜は肥厚し，腎盂の拡大を示すが，逆流性腎症では腎盂の拡大は少ない．

組織学的には間質に線維化とリンパ球，形質細胞浸潤，急性炎症が発生していれば好中球浸潤も伴われ，糸球体周囲線維化，糸球体線維化，尿細管の拡張ないし狭小化がみられ，拡張した尿細管内には硝子様の円柱が認められる．腎内動脈は著明な動脈硬化像を示す．

■検査事項

細菌尿，白血球尿，白血球円柱などを認めることが多く，タンパク尿があるが軽度である．腎障害が進行すると BUN の上昇，貧血，電解質異常をみる．

c. 腎結核 renal tuberculosis

腎への結核菌の感染は血行性感染が主体で，上行性感染はほとんどない．腎結核は他臓器結核に随伴性に発生することが多く，全身粟粒結核では両腎に結核病巣をみるが，一般に腎結核は片側性であることが多い．

腎の結核病巣の発生は，血行性に到達した菌が皮質に病巣を形成し，病巣は下行性に広がり，髄質，腎盂に結核病巣を形成すると考えられている．

■臨床事項

腎結核は無症状のことが多く，膀胱結核などの合併により症状が発現し，頻尿，夜間尿，排尿障害を訴える．

■病理事項

腎実質内に大小の乾酪壊死巣を形成し，腎乳頭や腎盂に乾酪性崩壊を示した潰瘍がみられる．乳頭部の潰瘍は実質の乾酪巣と交通し，病変の著しい腎では腎髄質が乾酪性崩壊を示し，実質は萎縮する．拡張した腎盂内に乾酪壊死を充満した乾酪性膿腎を示

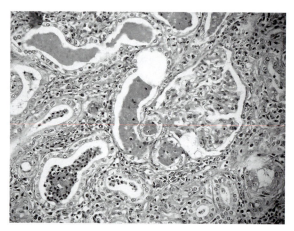

図17　急性腎盂腎炎
尿細管腔内に好中球浸潤，滲出が生じ，周囲間質にも好中球浸潤がみられる(HE染色)．

すことがある．

■検査事項

尿は膿尿で，時に血尿，タンパク尿を伴う．尿沈渣のチール・ニールセン Ziehl-Neelsen 染色で結核菌を証明できる．

5. 他の系統的疾患に起因した腎障害

a. 全身性エリテマトーデス systemic lupus erythematosus (SLE)

SLE は免疫調節系の異常(B細胞の機能過剰とサプレッサーT細胞の機能低下)により起こる慢性の自己免疫疾患で，DNA やその他の核抗原(RNP, SM など)に対する自己抗体が産生され，腎においては免疫複合体が糸球体へ沈着あるいは抗原が糸球体に沈着することにより発生し，ループス腎炎 lupus nephritis とも呼ばれる．

■臨床事項

SLE は全身性疾患であり，診断基準がつくられている．

■病理事項

ループス腎炎の病変の主体は糸球体で，細胞の増殖性変化と糸球体毛細血管係蹄壁の著明な肥厚を示した wire loop 病変が特徴で，毛細血管を閉塞する硝子血栓やヘマトキシリン体(抗核抗体により形成された核の変性物質)が糸球体に認められる．光顕的に糸球体病変が多彩であることから，WHO では次の6型に分類した．

Ⅰ型：正常糸球体所見で，光顕的に正常ないし免

疫組織化学的に免疫複合体の沈着を認める.

Ⅱ型：メサンギウム病変で，メサンギウムに細胞の増殖や免疫複合体の沈着をみる．

Ⅲ型：巣状糸球体腎炎の所見で，病変糸球体と正常糸球体が混在する．

Ⅳ型：びまん性糸球体腎炎の所見で，糸球体に増殖性変化と硝子血栓をみる．

Ⅴ型：膜性腎炎の所見を示し，血管係蹄壁が好酸性に肥厚した wire loop lesion を示す．

Ⅵ型：糸球体の硬化性変化を示した終末病変を示す．

電顕的には，電子密度の高い免疫複合体がメサンギウム，毛細血管内皮下，上皮下に沈着する．

免疫蛍光染色では免疫グロブリンや補体の沈着があり，IgG や C1q の沈着が多いが，そのほかに IgA, IgM, C3, C4 の沈着を示す例もある．

b. **腎血管炎** renal vasculitis

本症は系統的血管炎に伴って生ずる腎疾患で，結節性多発動脈炎 polyarteritis nodosa，過敏性血管炎 hypersensitivity vasculitis，多発血管炎性肉芽腫症（ウェゲナー肉芽腫症 Wegener granulomatosis）などがある．

結節性多発動脈炎や過敏性血管炎では，巣状ないしびまん性糸球体腎炎，急速進行性糸球体腎炎の所見などさまざまな糸球体障害，結節性多発動脈炎では中型の動脈に，過敏性血管炎では小型の動脈に壊死性動脈炎が生ずる．

多発血管炎性肉芽腫症では壊死性肉芽腫や小血管炎が肺や上気道粘膜に生じ，腎には半月体形成性糸球体腎炎 crescentic glomerulonephritis や小血管炎が認められる．

臨床的に予後はさまざまで，免疫抑制薬などの治療により寛解が得られるが，多臓器に血管炎が生じたり，高血圧，腎不全を合併して死に至ることがある．

c. **IgA 血管炎（ヘノッホ・シェーンライン紫斑病 Henoch-Schönlein purpura）**

本症は 10 歳以下の小児にみられる四肢の紫斑，嘔吐・腹痛・下血などの消化器症状，多発関節炎の 3 つを主徴とする疾患で，紫斑病発症と同時か 1～2 週遅れて約 1/3 に腎炎を合併し，顕微鏡的ないし肉眼的血尿，タンパク尿，ネフローゼ症候群などを示す．国際小児腎臓病研究会で紫斑病性腎炎の組織分類が行われ，Ⅰ型は微小変化，Ⅱ型はメサンギウム病変のみ，Ⅲ型は半月体形成や糸球体の分節性病変が 50% 以下にみられるもの，Ⅳ型はⅢ型病変が 50～75% あるもの，Ⅴ型はⅣ型病変が 75% 以上のもの，Ⅵ型は膜性増殖性糸球体腎炎様病変を有するものである．

本症は血中 IgA が高値を示し，血清中に IgA 型免疫複合体が認められる．免疫蛍光染色では糸球体メサンギウムに IgA の沈着が認められる．

皮膚の紫斑は表皮下出血によるもので，小血管の壊死性炎と核破壊を示した好中球浸潤および IgA 沈着が認められる．

6. 腎血管性疾患

動脈性腎疾患 arterial renal disease：腎は高血圧による動脈病変に伴った腎障害が発生しやすい臓器で，腎動脈硬化に起因した腎病変を腎硬化症と呼び，①動脈硬化性腎硬化症，②良性（細動脈硬化性）腎硬化症，③悪性腎硬化症の 3 つに分けられる．

1) 動脈硬化性腎硬化症 arteriosclerotic nephrosclerosis

一般に全身動脈硬化の部分症で，腎動脈，葉間動脈，弓状動脈に発生した粥状硬化や動脈硬化による腎病変である．

臨床的には一般に症状が少ないのを特徴とし，ごく軽度のタンパク尿や病的沈渣を認めることがある．

腎は肉眼的に不整形を示した大小の瘢痕性陥凹を示し，粗大不整の顆粒状所見を呈する．

組織学的に動脈硬化が著明で，粥状硬化や細胞線維性肥厚により内腔は著しく狭小化し，腎実質は瘢痕性収縮や梗塞性変化を示す．実質の線維化，糸球体の線維化，尿細管の萎縮・消失をみる．

2) 良性（細動脈硬化性）腎硬化症 benign (arteriolosclerotic) nephrosclerosis

本態性高血圧に伴った腎病変で，小葉間動脈以下の細動脈硬化による腎硬化症である．

臨床的にはタンパク尿を伴うことは比較的少なく，尿沈渣も正常のことが多い．

肉眼的に腎は著しく萎縮し，腎表面は微細顆粒状を呈し，悪性腎硬化に比し赤色調を示していることから，赤色顆粒腎と呼ばれる．

組織学的に小動脈の細胞線維性内膜肥厚と輸入細

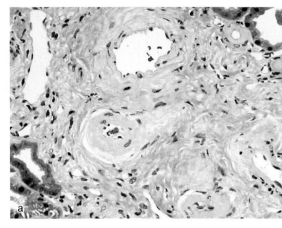
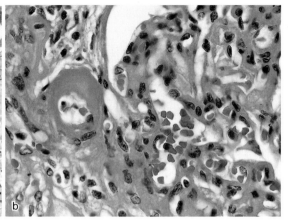

図18　腎血管性疾患
a：良性腎硬化症．腎小葉内小動脈の中膜が硝子化している（HE染色）．b：悪性腎硬化症．糸球体近傍の輸入・輸出動脈の壁が硝子化している（HE染色）．

動脈の硝子様硬化がみられ，これらの血管病変に伴った糸球体線維化や実質の瘢痕化をみる（図18a）．

3) 悪性腎硬化症 malignant nephrosclerosis

本症は悪性高血圧にしばしば認められる腎病変で，高レニン，高アンギオテンシン，高アルドステロンを示すことからレニン・アンギオテンシン系亢進によると考えられている．

臨床的に悪性高血圧を示し，拡張期血圧は120～130 mmHg 以上で，乳頭浮腫を伴った網膜症，頭痛，めまいなどの高血圧性脳症，心不全，腎不全を呈する．過去には死亡例が多かったが，降圧薬の治療により現在では死亡例は少ない．

肉眼的には腎は正常かやや大きく，腎表面に多数の出血斑がみられ，ノミ食い現象といわれている．

組織学的には細動脈，ことに輸入細動脈の類線維素変性および細動脈の細胞線維性肥厚による内腔狭小化が主な所見で，糸球体に類線維素変性や毛細血管内血栓などがみられる（図18b）．

検査にて血尿，タンパク尿が認められ，進行性の腎機能不全を示す．

7. 血栓性微小血管症 thrombotic microangiopathy

血栓性微小血管症は小動脈，細動脈，毛細血管に血小板や線維素からなる血栓形成を示す疾患で，血栓により腎障害を発症し，急性腎不全を起こす．本症の主な疾患は溶血性尿毒症性症候群と血栓性血小板減少性紫斑病であるが，ここでは前者のみについて述べる．

溶血性尿毒症性症候群：hemolytic uremic syndrome：本症は幼児や小児に発症する疾患で，ベロ毒素産生大腸菌の消化器感染による．ベロ毒素は腸管より吸収されて血中に入り，血管内皮を傷害して血栓を形成し，溶血を起こす．

臨床的には，下痢・腹痛などの消化器症状で始まり，乏尿・血尿を訴え，溶血性貧血を示し，時に血小板減少性紫斑病や高血圧を伴い急性腎不全となる．大部分の症例が改善するが，死亡例も報告されている．

腎は，肉眼的に表面に斑状の実質壊死巣がみられ，組織学的に糸球体毛細血管や細動脈に血栓が多数形成され，小動脈は類線維素変性を示し，支配領域の尿細管は壊死に陥っている．電顕的に腎内毛細血管内皮細胞の腫大と内皮下組織の肥厚が著明である．

8. 水腎症 hydronephrosis

尿路通過障害が高度で，持続性であると，腎には機能的，形態学的な障害を起こすが，形態学的な変化を水腎症と呼ぶ．

尿路閉塞は一般に片側性に起こることが多いが，両側性に発生することもある．片側性尿路閉塞の原因は，内因性では腎盂・尿管腫瘍，腎・尿管結石，腎盂・尿管感染症，外因性では後腹膜腫瘍（転移性，原発性），後腹膜線維症などがある．両側性尿路閉塞の原因は膀胱腫瘍，前立腺肥大，妊娠などである．

水腎症の成り立ちは，生成された尿により腎盂内

に生じた内圧と腎実質内に生じた張力によって腎実質が傷害され，圧により腎は乳頭体，髄質から皮質へと傷害を受け，それと同時に壁内張力の上昇の結果，血管の狭窄ないし閉塞による循環障害が加わることにより腎実質の萎縮と腎盂の囊状化，すなわち水腎症が生ずる．

臨床的に水腎症の症状は多彩であり，進行が緩慢であることから無症状で経過することが多いが，高血圧や糸球体濾過率の低下をみることがある．また，尿路通過障害があることから感染症を合併し，腎盂炎を併発する．水腎症は一般に慢性尿路閉塞によって生ずることが多いが，結石などにより急性閉塞によっても生じ，急性閉塞の場合は腎実質障害は少ないが，外科的手術などの緊急治療を必要とする．

肉眼的に，早期には腎に軽度の腫大と割面で腎杯の拡張が生じ，乳頭体は扁平化傾向を示す．水腎症の進行に伴い，腎盂は風船状に拡張し，さらに腎杯および腎杯口は拡大を示し，乳頭体は消失するとともに実質も著明に萎縮する．水腎症の終末像においては腎実質は紙状に菲薄化し，割面で拡張した腎盂に血管を入れた隔壁が残存して認められる(図19)．

組織学的に，早期では髄質および乳頭体の圧迫所見と集合管の拡張が認められ，病変の進行に伴って乳頭体や髄質の尿細管が萎縮し，間質に膠原線維が増加する．さらに病変の進行に伴い，髄質は線維性となり，皮質の尿細管は拡張し，尿成分を入れ，甲状腺様化を示し，糸球体は萎縮性となる．水腎症の終末期では腎実質は線維性となり，皮質の尿細管を少量認めるのみとなる．

9. 尿路結石 urinary stone

腎盂や腎杯は結石が好発しやすい部位で，結石の大きさは1mm程度から腎盂を充満するほどの大きさとなるものまである．結石の成分による分類ではシュウ酸カルシウム結石が大部分で，リン酸カルシウム結石や尿酸結石，シスチン結石は少ない．

■結石形成機序

結石形成は，結石の成分となる物質の血中濃度の上昇により尿中に結石成分が多量に排泄されるためで，尿酸結石やシスチン結石はそれに該当する．しかし，カルシウム結石などは高カルシウム血症がなくとも形成されている．多種にわたる物質が溶解されている尿中での結石形成は，個々の物質濃度，尿

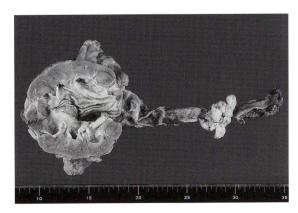

図19　水腎症
腎盂が拡大し，腎実質が萎縮している．尿管癌による尿流出障害のため．

pHなどが影響し，結石成分の結晶化，腎盂粘膜への付着などが起こり，結石が成長するものと考えられている．

■臨床事項

尿路結石は全年齢層にみられるが，結石成分により差がある．シスチン結石は20歳代後半，シュウ酸カルシウム結石は40～50歳代，尿酸結石は60歳代に多い．

症状は尿路結石では，側腹部から背部に激しい疝痛を訴え，無尿となることがある．結石が膀胱内に排出されると痛みは消失する．

腎結石は一般に症状がないことが多いが，腰背部の鈍痛を訴えることがある．

■検査事項

尿は肉眼的ないし顕微鏡的血尿を示し，尿タンパクも弱陽性ないし陽性である．

腹部X線でカルシウム結石は証明できるが，腹部超音波検査でも結石が確認できる．

10. 腎移植 renal transplantation

腎移植は終末期腎疾患に対する治療として多数例に行われているが，移植後の免疫抑制治療を行っているにもかかわらず，さまざまな程度の拒絶反応が腎に生ずる．

■臨床事項

移植後の拒絶反応による症状として発熱，腎腫大，血圧上昇，尿量減少，浮腫などを訴えるが，これらの症状は拒絶反応の進行例で，早期に拒絶反応を知り，治療するために腎機能検査を行い，経過観

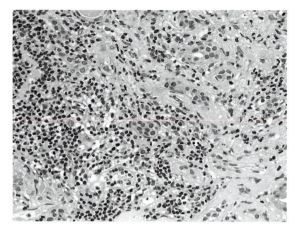

図 20　急性拒絶反応
血管壁，尿細管間質へリンパ球が浸潤している（HE 染色）．

察が必要とされている．
■病理事項
　拒絶反応による腎障害は糸球体，間質，尿細管，動脈などの腎組織全体に生ずる．拒絶反応は，移植後発症する時間的な早さや質から，①超急性拒絶反応 hyperacute rejection, ②境界変化 borderline changes, ③急性拒絶反応 acute rejection, ④慢性拒絶反応 chronic rejection に分けられている．
　超急性拒絶反応：移植術中から1～2日で発症し，血管内の好中球の集合と糸球体や腎内小血管に血栓が多発し，腎組織壊死や軽度の好中球浸潤を伴う．
　境界変化：軽い巣状のリンパ球浸潤と尿細管障害が認められる軽微な病変である．
　急性拒絶反応：拒絶反応の程度により軽度急性拒絶反応（grade Ⅰ），中等度急性拒絶反応（grade Ⅱ），高度急性拒絶反応（grade Ⅲ）に分けられ，これらに共通したリンパ球による細胞性拒絶といわれる像では，リンパ球の間質浸潤と尿細管の破壊を特徴とし，血管拒絶反応では内皮細胞の空胞化や脱落と内皮下へ著明な単核細胞浸潤がみられ，高度急性拒絶反応ではフィブリノイド壊死を伴う全層性動脈炎を示す（図20）．
　慢性拒絶反応：程度によりⅠ～Ⅲ度に分けられ，組織学的に間質の線維化と尿細管の萎縮がみられ，動脈には細動脈から腎動脈に及ぶ内膜肥厚と内腔狭小化が生ずる．間質や血管周囲にリンパ球浸潤も多く認められる．

■検査事項
　血清クレアチニン，尿中 FDP などが早期拒絶反応で上昇するほか，タンパク尿，血尿，尿沈渣では単球，リンパ球の増加を認める．

11.　先天奇形 congenital anomaly
a.　馬蹄腎 horseshoe kidney
　通常，左右腎の下極が融合した腎は馬の蹄鉄状形態を示すことから馬蹄腎といわれ，尿管は腎融合部の前方を乗り越えて走行する．

b.　嚢胞腎 cystic kidney
　常染色体優性多発性嚢胞腎 autosomal dominant polycystic kidney：成人多発性嚢胞腎とも呼ばれ，家族性に発生する優性遺伝性疾患で，第16染色体短腕に存在する原因遺伝子 *PKD-1* が見つけられている．嚢胞形成機序は明らかでないが，上皮の発育異常により腎内に嚢胞が形成され，これが拡大したと考えられている．
■臨床事項
　日本における患者数は10万人あたり10人程度といわれている．
　症状は腹部膨満や高血圧で，肉眼的血尿や腰背部痛を訴える．症状の発現は緩慢であるが，進行性に腎不全となり，腎透析を受けるようになる平均年齢は約52歳といわれている．また，くも膜下出血を合併する例が約8％程度みられる．
■病理事項
　病変は必ず両側に生じ，一方の腎重量が1,000gほどの大きさとなることもある．表面には大小の黄色透明液を入れた嚢胞が認められ，出血による黒色調を示す嚢胞も認められる．割面では腎実質は大小の嚢胞で占められ，組織学的に嚢胞の間の組織は線維性であるが，尿細管や糸球体をみることがある（図21）．本症は肝嚢胞，膵嚢胞や脳動脈瘤を合併することがある．
■検査事項
　血尿が必発で，タンパク尿のほか腎不全の検査所見を示す．腹部超音波では腫大した嚢胞腎が両側に確認できる．

12. 腎腫瘍 renal tumor
a. 良性腫瘍 benign tumor

腎の良性腫瘍では非上皮性腫瘍が大部分で，血管筋脂肪腫，髄質線維腫，平滑筋腫，脂肪腫などが報告されている．髄質線維腫は約30％の割合で剖検時に発見されるが，臨床的に治療の対象となることはない．

血管筋脂肪腫 angiomyolipoma：本症は小血管，平滑筋細胞，脂肪細胞からなる過誤腫の一種で，腎被膜下に結節を形成する．

■臨床事項

男女比は1：4で女性に多い疾患である．症状を有する例が比較的多く，側腹部痛(87％)，触知可能な腫瘤(47％)，血尿(40％)が認められ，脳の結節性硬化症を合併することもある．

■病理事項

腫瘍表面は平滑で，割面は灰白色ないし黄色で，膨張性増殖を示し，多中心性結節を形成して増殖する．

組織学的には脂肪組織，血管，平滑筋細胞の混在した腫瘍で，腫瘍細胞は免疫染色でHMB45が陽性である．脂肪細胞は成熟型で，血管の太さもさまざまである．

b. 悪性腫瘍 malignant tumor

腎の悪性腫瘍は腎癌(グラヴィッツ Grawitz 腫瘍)，腎盂粘膜上皮由来の腎盂癌 renal pelvis carcinoma，小児に好発する Wilms 腫瘍の3種で，これらの悪性腫瘍の発生率は腎癌87％，腎盂癌12％，Wilms 腫瘍1％である．

1) 腎[細胞]癌 renal [cell] carcinoma

腎癌(Grawitz 腫瘍)の発生年齢のピークは60歳であるが，若年者から高齢者に至る年齢層に発生する．男女比は2：1で男性に多く，喫煙者は非喫煙者の2倍である．

■臨床事項

血尿，疼痛，腫瘤の3大特徴を呈するが，最近では検診での超音波で発見されることが多く，症状を示さない例が多い．しかし，血尿は主な症状で肉眼的・顕微鏡的血尿が30～65％に認められている．そのほか転移による症状，体重減少，発熱などを訴える．

■病理事項

肉眼的に腫瘍は上極に多く発生する傾向を有し，

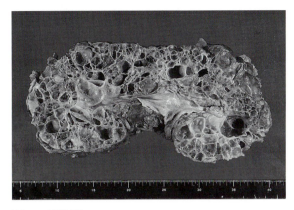

図21 嚢胞腎
多発性嚢胞形成により腎実質の萎縮，菲薄化が生じている．

球状形態を示すことが多く，割面では黄色ないし黄灰白色である(**図22a**)．

組織学的に，細胞は胞体の明るい染色性に乏しい淡明細胞型(**図22b**)，ないし胞体が好酸性で微細顆粒状の顆粒細胞型からなる腫瘍が多く，組織学的構築像は血管を間質とし，腺腔形成の乏しい大小の胞巣からなる胞巣型，明らかな腺腔形成を示す腺管型，腺管内に乳頭状増殖を示す乳頭型，大小の嚢胞を形成する嚢胞型などが多い．

腫瘍は一般に膨張性増殖態度を示すが，腎内静脈へ浸潤することが多く，これらの腫瘍が腎静脈から下大静脈内へ侵入する．さらに，リンパ行性に腎門部や大動脈周囲のリンパ節，周囲脂肪組織，副腎などへ広がる．

■検査事項

超音波による検査が診断に用いられているが，血尿，赤沈の亢進，貧血，CRP陽性，α_2-グロブリン上昇などが認められている．

2) 腎盂癌 renal pelvis carcinoma

血尿が主症状で，肉眼的血尿や凝血塊による腹部痛を訴えることがある．

■病理事項

腎杯，腎盂粘膜の移行上皮から発生する乳頭腫も認められるが，尿路上皮癌が最も多く，少数であるが扁平上皮癌が発生する．腎盂癌は尿管，膀胱などの尿路上皮癌を合併することがある．

また，腎盂癌は腎実質および腎盂壁に浸潤するが，腎盂壁が薄いことから腎盂壁外へ浸潤しやすい．

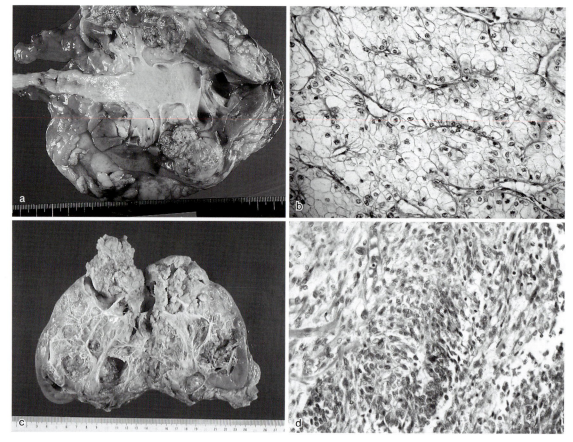

図22 腎悪性腫瘍
a：腎細胞癌．皮質から髄質にかけて黄白色の腫瘤が形成され，壊死を伴っている．b：腎細胞癌（淡明細胞型）．類円形で細胞質の淡明な細胞が増生し，腺腔様構造がみられる（HE染色）．c：腎芽腫．皮質から髄質にかけて白色，壊死性の腫瘤が形成されている．d：腎芽腫．類円形ないし短紡錘形で細胞質の乏しい未分化型細胞が集簇して尿細管様構造を形成している．周囲には紡錘形で弱好酸性の細胞質を有する横紋筋様細胞もみられる（HE染色）．

■検査事項
　検査では血尿が必発であり，尿細胞診で腫瘍細胞が確認できることがある．

3）ウィルムス腫瘍 Wilms tumor

Wilms 腫瘍は腎芽腫 nephroblastoma とも呼ばれ，小児に発生する腫瘍である．本腫瘍の原因として染色体11p13に位置する *WT1* 遺伝子の欠失が証明され，そのほかには11p15に位置する *WT2* もその一つと考えられる．

■臨床事項
　発症年齢は15歳以下で，1〜3歳児に最も多く発生している．症状は腹部腫瘤，腹部膨満が多く，血尿，腹痛，高血圧を訴えることもある．

■病理事項
　Wilms 腫瘍は一般には片腎性に生ずるが，まれに両腎に生ずることがある．肉眼的に単発性，類円形である．割面は灰白色，均質で，正常腎実質との境界は明瞭である（図22c）．
　組織学的に，円形ないし類円形の小型の未分化細胞（腎芽細胞 nephroblast），上皮性細胞，非上皮性細胞の性格を有する3種の細胞を構成成分とし，これらが種々の割合で増殖する腫瘍である．非上皮性組織では横紋筋，平滑筋，軟骨，骨，脂肪組織などをみる（図22d）．
　腫瘍は膨張性増殖を示すが，肺転移を示すことが多い．

■検査事項
　血尿などはまれであるので診断価値は少ない．超音波では充実性像を示し，そのほかCTなどで診断される．

1. 尿管疾患

a. 解　剖

　腎盂は腎門より尿管 ureter となり，腰筋前面の後腹膜を下行し，膀胱底の三角部の左右開口部に開口する．

　尿管壁は比較的薄く，粘膜，筋層，外膜の3層からなる．粘膜は3～4層の尿路上皮と固有層からなり，筋層は内縦，中輪，外縦の3層で構成されている．

b. 先天奇形 congenital anomaly

　重複尿管 ureteral duplication：しばしばみられる奇形で，腎より重複性に発生し後に1本となる不完全型と，腎より2本の尿管のまま膀胱に開口する完全型とがある．これらの奇形は臨床的になんらの症状を伴わない．

　腎盂尿管移行部閉塞 ureteropelvic junction obstruction：本症は，結石，腫瘍と同様に小児の水腎症の原因となるが，右尿管より左尿管の発生が多く，両側の尿管に発生することもある．

　組織学的に閉塞部筋層の肥厚と介在膠原線維の増加が閉塞の部位に認められる．

c. 尿管腫瘍 tumor of the ureter

　良性腫瘍：上皮線維性ポリープ fibroepithelial polyp，乳頭腫 papilloma があるがきわめて少なく，腫瘍の大部分は尿路上皮癌である．

　尿管癌 ureteral cancer：尿管癌は60～70歳に好発し，血尿および側腹部痛を訴える．尿管癌はしばしば尿管のみでなく，腎盂や膀胱の癌に合併して認められることがある．

　組織学的に尿管癌は尿路上皮癌が主体で，尿管壁が薄いことから深部浸潤を起こしやすく，予後は悪いことが多い．

2. 膀胱疾患

a. 解　剖

　膀胱 urinary bladder には左右尿管口 ureteral orifice から尿が入り，内尿道口 orifice of internal urethra より尿が排出される．膀胱は頂 dome，前後壁 anterior and posterior wall，側壁 lateral wall，左右尿管口と内尿道口を結ぶ三角部（膀胱三角 vesical trigonum）があり，内尿道口を有する部は頸部 neck と呼ぶ．

　膀胱壁は粘膜，筋層からなり，外膜の頂部は漿膜で覆われ，その他は外膜結合組織からなる．

　粘膜は腎盂，尿管，尿道と同様の尿路上皮で覆われ，最表層は大型の被覆細胞である．

　筋層は内縦，中輪，外縦層に分けられるが，これらの筋線維束は交叉して網状に走行し，輪状筋は膀胱括約筋となる．

b. 先天奇形 congenital anomaly

　膀胱外反症 bladder exstrophy：下腹壁欠損部に膀胱粘膜が外反する奇形で，感染が繰り返される．

　膀胱憩室 bladder（vesical）diverticulum：膀胱壁の一部の囊状膨隆で，粘膜と薄い筋層で構成されている．憩室は50歳以上の男性に多い．尿管口の近傍に発生することが多く，尿管の圧迫などを生ずる．

c. 膀胱炎 cystitis

　膀胱炎の原因の大部分は大腸菌 *Escherichia coli*（*E. coli*）の感染によるもので，そのほかにプロテウス，シュードモナス，エンテロバクターなどが原因となる．

　膀胱の細菌感染の誘因となるものは年齢，性，膀胱結石，尿道通過障害，糖尿病，免疫不全症などで，女性は尿道が短いことから膀胱炎に罹患しやすく，ことに妊娠時は膀胱炎になりやすい．また，膀胱炎は他臓器よりの二次感染として発症することがあり，結核は腎結核の続発症として発生する．

■臨床事項

　膀胱炎では，急性・慢性ともに頻尿 pollakisuria，排尿痛 mictrition pain，排尿困難 dysuria，下腹部痛を訴える．

■病理事項

　組織学的に，急性膀胱炎ではびらんや粘膜の浮腫と好中球浸潤が認められるが，慢性膀胱炎では組織学的にリンパ球浸潤が主体で，固有層は線維化を示す．さらに，慢性膀胱炎には固有層に上皮の腺性化

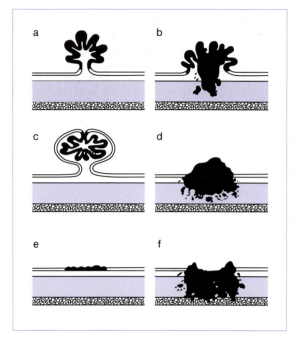

図23 膀胱腫瘍の肉眼分類(腎盂・尿管・膀胱癌取扱い規約, 2011)
a:乳頭型(有茎性), b:乳頭型(広基性), c:結節型(有茎性), d:結節型(広基性), e:平坦型, f:潰瘍型.

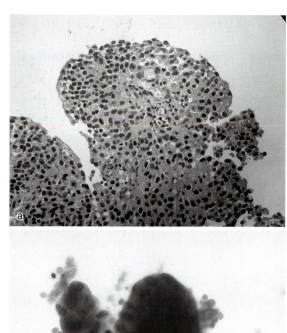

図24 尿路上皮癌
a:乳頭状に発育した尿路上皮癌(高異型度). 尿路上皮細胞の核の腫大, 核・細胞質の増加, クロマチン増加がみられる(HE染色). b:尿路上皮癌の細胞診標本(自然尿). 核の肥大, 核形不整, 核/細胞質比の増加した尿路上皮細胞が重積性, 乳頭状集塊を形成している(Pap染色).

生を示した腺腔(ブルン細胞巣 Brunn nest)や囊胞を形成した腺性ないし囊胞性膀胱炎 glandular or cystic cystitis や, リンパ濾胞形成の目立つ濾胞性膀胱炎 follicular cystitis などがある. 膀胱三角部では移行上皮の扁平上皮化生による白斑症 leukoplakia が認められる.

尿沈渣で好中球や細菌が認められ, 培養による菌の同定や薬剤感受性テストが治療薬の選択に役立つ.

腫瘍類似病変としてマラコプラキア malakoplakia(軟板症)は40歳以上の女性に多く, 粘膜に黄白色の板状隆起を形成する. 組織学的にミカエリス・ガットマン Michaelis-Gutmann 小体と呼ばれるヘマトキシリンに染まり, PAS染色陽性の小体が認められる.

d. 膀胱腫瘍 bladder tumor

膀胱に発生する腫瘍の大部分は上皮性腫瘍で, 非上皮性腫瘍はきわめてまれである. 上皮性腫瘍でも悪性腫瘍が大部分で, そのうち尿路上皮癌 urothelial carcinoma 75%, 扁平上皮癌 squamous cell carcinoma 15%, 腺癌 adenocarcinoma 5%, その他10%である.

1) 移行上皮乳頭腫 transitional cell papilloma

本症の発症は尿路上皮性腫瘍の2～3%で少なく, 血尿が主な症状で, 50歳以上の男性に多い.

膀胱鏡では単発性で, 多発はまれである. 大きさは2～5cmである.

内反性乳頭腫 inverted papilloma は三角部に好発し, 結節性の腫瘤を形成する.

組織学的に乳頭腫は血管を軸とした正常尿路上皮の増殖を示し, 内反性乳頭腫は尿路上皮が固有層内に増殖する.

2) 尿路上皮癌 urothelial carcinoma

尿路上皮癌はあらゆる年齢層に発生するが, 一般的には50歳代以上の年齢層に多く, 男女比は2.5:

1で，喫煙者は非喫煙者の2倍多い．

膀胱癌の原因としてはさまざまな物質があり，実験的にもβ-ナフチラミンの投与により膀胱に癌が発生する．

膀胱鏡では乳頭状ないし非乳頭状に増殖し（図23），組織学的には細胞の増殖や配列，核異型などにより1～3度に分けられている（図24）．臨床的には，膀胱癌では突然の血尿と排尿困難を訴え，膀胱鏡で腫瘍が確認される．早期癌では細胞診による検査が有用であるが，生検により確認されることが多い．5年生存率は非浸潤型では91%，浸潤型では70%である．

3）扁平上皮癌 squamous cell carcinoma

扁平上皮癌は尿路上皮癌に扁平上皮化生が加わったものと考えられ，予後が悪く，5年生存率は13.3%である．

4）腺癌 adenocarcinoma

腺癌には膀胱頂部や前壁に発生する粘液腺上皮からなる胎生期の尿膜管の遺残組織由来の腺癌と，他の部に生ずる大腸型腺癌とがあり，この両者を合わせた5年生存率は18%と予後が悪い．

3. 尿路疾患の細胞診

尿路腫瘍の組織学的診断は内視鏡下生検が確実であるが，膀胱鏡あるいは尿管鏡を挿入する必要がある．より簡易的に診断するには尿の細胞診が有用である．尿の細胞診の検体としては自然尿が採取しやすいが，早期の膀胱癌が剥離して自然尿に出現することは少なく，細胞診で的確に診断するには膀胱洗浄液を用いる必要がある．

各論

VI. 生殖器疾患

A 男性生殖器疾患

まとめ

1. 精巣と精巣上体の代表的な感染症としてムンプスウイルスの感染による精巣炎，クラミジア，淋菌，結核などの感染による精巣上体炎が挙げられる．いずれも男性不妊症の原因となる．
2. 精巣胚細胞腫瘍の主な組織型には，セミノーマ，胎児性癌，卵黄嚢腫瘍，絨毛癌，奇形腫がある．発生年齢には乳幼児期と20～40歳代の2つのピークがある．乳幼児期では卵黄嚢腫瘍，奇形腫（良性が多い）が代表的で，20～40歳代ではセミノーマ，胎児性癌，奇形腫（悪性が多い）が好発する．血清腫瘍マーカーは診断と治療経過の追跡に重要で，α-fetoprotein（AFP）は卵黄嚢腫瘍，β-human chorionic gonadotropin（hCG）は絨毛癌で陽性になる．
3. 前立腺肥大症は，前立腺の移行領域（TZ）の腺組織や線維筋性組織が過形成を起こし，結節状に増生して尿道が狭窄し，進行すると尿道が圧迫され排尿困難をきたす．前立腺癌は，前立腺の辺縁領域（PZ）の腺房上皮細胞から発生することが多い．前立腺肥大症とは異なり，初期には排尿障害などの臨床症状はほとんどない．
4. 前立腺癌の血清腫瘍マーカーにはPSA，PAPがある．とくにPSAは早期発見のため重要である．組織学的な診断基準としては，癌の腺管が基底細胞を欠くことが重要である．

1. 構造と機能

男性生殖器は，精巣（睾丸）testis，精巣上体（副睾丸）epididymis，精索，精管，射精管，精嚢，前立腺 prostate，陰茎 penis などから構成される．

精巣は，陰囊内に左右それぞれ1個ずつ存在し，成人の重量は約15gである．周囲は厚い白膜で覆われ，精巣中隔により区画され，いくつかの精巣小葉に細分される．精巣小葉は多数の精細管の集合からなり，精細管と精細管の間には狭い間質がある．精細管内部には種々の分化段階の生殖細胞とセルトリ Sertoli 細胞が存在する．セルトリ細胞はテストステロン存在下で卵胞刺激ホルモン follicle stimulating hormone（FSH）の刺激を受け，精子形成を促進する．精細管の外側を取り巻くように筋様細胞が配列する．間質に分布するライデッヒ Leydig 細胞は，黄体形成ホルモン lutenizing hormone（LH）の作用によりテストステロンを合成し，分泌する．精細管は集合し，精巣網を通じて輸出管となり，さらに精巣上体の頭部で精巣上体管に移行し，尾部で精管へと連絡する．精子は精巣上体管を移動しながら成熟する．精管は精索中を上行して膀胱底部に達し，精管膨大部に精子を貯留する．精囊は，膀胱後面に左右一対存在する約5cmの袋状器官で，精管膨大部と合流して射精管へとつながる．精囊液は精

A. 男性生殖器疾患

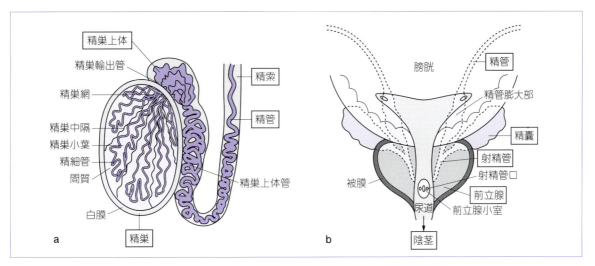

図1　男性生殖器の肉眼図
a：精巣，精巣上体，精索，精管の前額面．b：精管，精囊，射精管，前立腺の前額面．

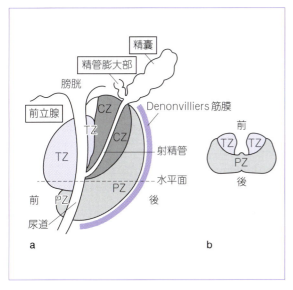

図2　前立腺の肉眼図
a：矢状面，b：水平面．

液の約70％を占め，精子の運動に関与する．射精管は前立腺内部を貫き，尿道に隆起する精丘の両側で尿道に開口する（図1, web）．

前立腺は膀胱の真下にあり，尿道が中心部を貫いている．くるみ様の概観を呈し，成人の重量は約15gである．移行領域 transitional zone（TZ；精丘より上部の尿道に沿った小域，従来の内腺に相当する），中心領域 cental zone（CZ；射精管周囲，従来の外腺に相当する），辺縁領域 peripheral zone

●精巣の発生

性腺原基は胎生5週に中腎の内側に生殖隆起 genital ridge として出現する．卵黄囊壁で発生した原始生殖細胞 primordial germ cells はこの部に移動し，定着する．生殖隆起を覆う上皮は生殖細胞を取り込みつつ増殖して索状に間葉組織に入り込み原始生殖索 primary sex cord を形成する．精巣への分化は7週より開始される．Y染色体上に存在する SRY（sex-determining region Y）遺伝子の働きにより，生殖索が精巣へと分化する．胎児精巣からは2種類のホルモンが分泌され，テストステロンはウォルフ管（中腎管）を刺激して精巣上体，精管，精囊，射精管などの生殖管を形作り，ミューラー Müller 管抑制ホルモンは女性内性器の基となるミューラー管（中腎傍管）を退縮させる．外性器はテストステロンが還元されてできるジヒドロテストステロンの作用によって生殖結節，尿生殖ヒダおよび陰唇陰囊隆起から誘導される．精巣は精巣導帯に導かれて28週頃までに陰囊内に下降する．

（PZ：CZの周辺，従来の外腺に相当する）の3領域に区分される．薄い平滑筋組織からなる被膜に包まれ，前立腺と直腸の間にはデノンビリエ Denonvilliers 筋膜がある（図2）．前立腺組織は前立腺液を分泌する腺組織と，平滑筋細胞と結合組織からなる線維筋性組織から構成される．腺組織は内腔面の腺房上皮細胞とこれを取り囲む基底細胞の2層構造から

なる．前立腺液は精液の約20％を占め，精子の成熟や運動に関与する．陰茎の主体は2個の陰茎海綿体と1個の尿道海綿体で，充血すると勃起する．尿道は，陰茎の中を貫き，陰茎の先端の亀頭に外尿道口が開口する．

2. 進行性病変
a. 前立腺肥大症 prostate hyperplasia（前立腺結節性過形成 nodular hyperplasia of prostate）
■概念/病因と病態発生

前立腺のTZの腺組織や線維筋性組織が過形成を起こし，結節状に増生して尿道が狭窄し，進行すると尿道が圧迫され排尿困難をきたす．50歳以降にみられ，加齢とともに発生頻度が増加し，70歳以上の80％以上に認められる．病因は解明されていないが，加齢に伴いテストステロンの分泌が減少し，相対的にエストロゲンが優位になり，エストロゲン感受性の高いTZの腺組織や線維筋性組織が過形成をきたすものと考えられている．

■臨床事項

初期症状は頻尿で，残尿感，尿意切迫感が現れる．進行すると排尿困難となり，排尿開始遅延，尿線細小，尿閉などが出現する．排尿後も尿が膀胱に残存すると，膀胱炎や腎盂腎炎などの尿路感染症を併発しやすい．高度の尿路狭窄が長期に及ぶと両側の水腎症を起こすこともある．

日常生活に不便を感じなければ治療は不要であるが，軽症から中等症の場合は，交感神経α_1遮断薬やアンドロゲン拮抗薬などによる薬物療法が行われる．手術療法としては，経尿道的前立腺切除術 transurethral resection of the prostate（TUR-P），前立腺被膜下摘出術が行われる．

■検査所見

直腸診で硬く腫大した結節状の前立腺を触れる．経直腸的超音波断層法または経腹壁的超音波断層法により前立腺の形態を評価する．排尿機能を評価するために尿流量測定，尿残量測定を行う．癌との鑑別に前立腺特異抗原 prostate specific antigen（PSA）を測定する．

■病理所見

肉眼像：前立腺は腫大し，前立腺水平面で尿道周辺のTZに，灰白色〜黄白色の大小の結節性病変がみられ，尿道を圧迫する（図3）．

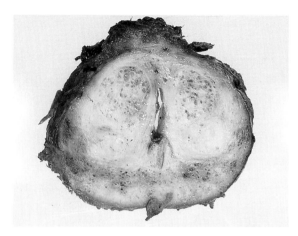

図3 前立腺肥大症の割面像（カラー口絵参照）
中央に尿道をみる．尿道周囲の領域は結節状の過形成を示し，尿道は圧排されている．

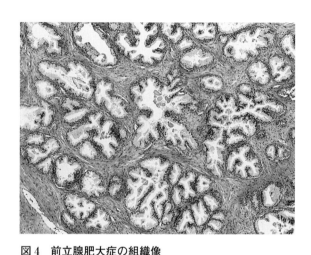

図4 前立腺肥大症の組織像
前立腺腺管が乳頭状，鋸歯状に増生し，同時に間質の増生も伴っている．

組織像：腺組織の過形成（腺性過形成），線維筋性過形成（間質性過形成），それらの混在する場合もある．腺性過形成では，乳頭状，鋸歯状の腺管が結節状に増生し，細胞異型は認めない（図4）．2層構造は保たれている．

3. 炎 症
a. 精巣炎 orchitis

細菌性精巣炎，ムンプス精巣炎，梅毒性精巣炎などがある．

1）細菌性精巣炎 bacterial orchitis

大腸菌などのグラム陰性桿菌による精巣上体炎が精巣に波及したものがほとんどで，精巣原発はまれ

である．急性に経過する．

2) ムンプス精巣炎 mumps orchitis
ムンプスウイルス Mumps virus の感染による．成人の流行性耳下腺炎（おたふく風邪）の約20％が精巣炎を続発する．精巣は腫脹し，疼痛，発熱などを伴う．通常一側性であるが，両側性の場合は精巣が萎縮し，不妊症の原因となる．

b. 精巣上体炎 epididymitis
大腸菌などのグラム陰性桿菌，クラミジア，淋菌，結核菌などの感染による．以前は淋菌によるものが多かったが，現在はクラミジアによるものが増加している．尿路からの逆行性感染が多い．陰嚢が腫脹し，疼痛などを訴える．通常は一側性であるが，両側性の場合は不妊症の原因となる．

結核性精巣上体炎 tuberculous epididymitis：結核菌 *Mycobacterium tuberculosis* の感染による．肺結核巣から血行性に感染する場合，尿路結核から逆向性に感染する場合，精管周囲のリンパ管からリンパ行性に感染する場合などがある．数珠状の精管を触知する．慢性に経過し，陰嚢が無痛性に腫脹することが多い．

4. 性感染症 sexually transmitted disease (STD)
以前は梅毒，淋病，軟性下疳，鼠径リンパ肉芽腫症が法的に性病として規定され，主に性交により感染する疾患の総称であった．しかし，最近では性交に限らず，性器以外の接触など性交に類似した行為，異性間だけでなく同性間の性行為によって伝染する可能性のある疾患すべてを包括する．

1) 淋病 gonorrhea
淋菌 *Nisseria gonorrhoeae* の感染による．潜伏期は3～7日で，尿道炎を発症する．化膿性尿道分泌物が出現する．初期排尿痛，排尿時尿道灼熱感，外尿道口の発赤などを認める．前立腺炎，精巣上体炎などを合併する．淋菌による精巣上体炎は不妊症の原因となる．

2) 性器クラミジア感染症 genital chlamydial infection
クラミジア・トラコマチス *Chlamydia trachomatis* の感染による．近年増加傾向にあり，35歳以下に多い．潜伏期は1～3週間で，漿液性（非化膿性）の尿道分泌物，排尿痛，尿道瘙痒感が出現する．症状は淋病に比して軽い．まれに逆行性に精巣上体炎を発症し，不妊症の原因となる．

3) 梅毒 syphilis
梅毒トレポネーマ *Treponema pallidum* の感染による．病期は3期に分類される．第1期は感染後3ヵ月までの間で，外陰部の初期硬結と硬性下疳，所属リンパ節の無痛性横痃が特徴である．第2期は感染後3ヵ月～3年までの間で，皮膚，粘膜の梅毒疹をきたす．全身のリンパ節が硬く無痛性に腫大する．第3期は感染後3年以上を経過したもので，精巣も含め諸臓器にゴム腫（梅毒性精巣炎 syphilitic orchitis，精巣ゴム腫 testicular gumma）が形成される．また，大動脈瘤，中枢神経病変（進行麻痺，脊髄癆）を認める．

4) 尖圭コンジローマ condyloma acuminatum
ヒト乳頭腫ウイルス human papilloma virus (HPV) の感染による．6,11型が高頻度である．通常は亀頭に多発性の乳頭腫を形成する．自覚症状はない．

5. 腫瘍
a. 精巣腫瘍 testicular tumor
■概念/病因と病態発生

発生頻度は男性悪性腫瘍の約1％で，まれな腫瘍である．病理組織学的に胚細胞腫瘍 germ cell tumor と性索間質性腫瘍 sex cord/stromal tumor に分類される．胚細胞腫瘍は精巣腫瘍の約95％を占め，悪性腫瘍が多い．セミノーマ，胎児性癌，卵黄嚢腫瘍，絨毛癌，奇形腫，多胎芽腫などがある．性索間質性腫瘍は頻度が低く，ライデッヒ細胞腫が主で，他にセルトリ細胞腫，顆粒膜細胞腫がある．胚細胞腫瘍の発生年齢には，乳幼児期と20～40歳代の2つのピークがある．乳幼児期では卵黄嚢腫瘍，奇形腫（良性が多い）が代表的で，20～40歳代ではセミノーマ，胎児性癌，奇形腫（悪性が多い）が好発する．通常一側性で，まれに両側性である．停留精巣の場合，正常位精巣に比して胚細胞腫瘍になるリスクが非常に高い．また，胚細胞腫瘍の前癌病変として精細管内胚細胞腫瘍 intratubular germ cell neoplasia (IGCN) という状態が見出されている．その他の腫瘍としてカルチノイド腫瘍が挙げられる．奇形腫に合併する場合と単独組織型の場合がある．悪性リンパ腫も発生し，高齢者に多く，主にび

まん性大細胞型B細胞リンパ腫である．転移性腫瘍の半数以上が白血病や悪性リンパ腫であるが，前立腺癌，肺癌，消化器癌，腎癌，悪性黒色腫などもある．

1）胚細胞腫瘍 germ cell tumor

■臨床事項

自覚症状は少なく，精巣は無痛性に腫脹する．転移はセミノーマ以外の腫瘍で多く，初診時すでに肺や脳，肝あるいは後腹膜リンパ節に転移をきたしていることもある．早期に適切に処置すれば，ほぼ完治する．

セミノーマ seminoma：精巣腫瘍における頻度が最も高く，胎児性癌や奇形腫とも合併するが，単独でも精巣腫瘍の約50％を占める．30歳以上に好発する．停留精巣からの発生頻度が高い．放射線感受性が高く，予後良好である．

胎児性癌 embryonal carcinoma：セミノーマに次いで頻度が高く，精巣腫瘍の約20％を占める．20〜35歳に好発する．臨床的に悪性の性格が強く，絨毛癌に次いで予後は不良である．いくつかの組織像が混じている複合組織型腫瘍の一成分として認められることが多い．

卵黄嚢腫瘍 yolk sac tumor：乳幼児期の精巣腫瘍の約60％を占める．一般に乳幼児期では単一組織型，成人では胎児性癌や奇形腫と合併する複合組織型が多い．

絨毛癌 choriocarcinoma：最も悪性度が高い．単一組織型はまれで，大部分は複合組織型の中の一成分として出現する．血行性転移を起こしやすい．主に化学療法が中心となる．

奇形腫 teratoma：頻度は低く，種々の成熟段階にある複数の胚葉組織（内胚葉，中胚葉，外胚葉）からなる．成熟組織のみの場合は成熟奇形腫，未熟組織を含む場合は未熟奇形腫に分類される．乳幼児では未熟な成分が混在していても予後良好であるが，成人では成熟型でも潜在的に悪性を考える．

■検査所見

触診，超音波検査，血液検査が有用である．腫瘍マーカーは診断と治療経過の追跡に重要である．α-fetoprotein（AFP）は卵黄嚢腫瘍，β-human chorionic gonadotropin（hCG）は絨毛癌で陽性になる．セミノーマでも約10％は陽性となる．

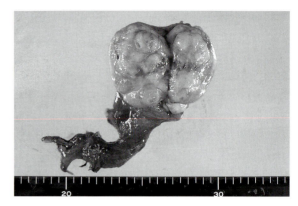

図5　セミノーマの割面像（カラー口絵参照）
摘出された精巣と精索を示す．精巣は腫瘍に置換されて白色調を呈し，結節状である．

■病理所見

単一組織型腫瘍以外に，複合組織型腫瘍が約30％存在する．

セミノーマ：［肉眼像］軟らかい分葉状の灰白色腫瘍で，割面で膨隆傾向を示す（図5）．［組織像］未熟な生殖細胞に類似した大型円形の腫瘍細胞の増殖よりなる．腫瘍細胞は，核小体が明瞭な大きな円形核と淡明で豊富な細胞質をもつ．成熟リンパ球浸潤を伴って，大小の円形細胞からなる two cell pattern を呈する．免疫組織化学的には胎盤性アルカリホスファターゼ placental alkaline phosphatase（PLAP）が細胞膜に陽性を示す．またセミノーマでは，ときに合胞体性栄養膜細胞 syncytiotrophoblastic cells（STC）の出現を伴う．この細胞は hCG 陽性を示す．

胎児性癌：［肉眼像］出血・壊死を伴う境界不明

● **胚細胞腫瘍の新しい腫瘍マーカー：Oct4**

悪性胚細胞腫瘍の免疫染色の腫瘍マーカーとして従来より PLAP, AFP, hCG が知られているが，最近新しい抗原がみつかり，広く診断に応用されている．この中で Oct4 は，哺乳類の発生過程において多分化能を有する初期の胎生幹細胞 embryonic stem cell や原始胚細胞 primordial germ cell に発現する POU ドメイン転写因子の一つで，その維持・分化の調節に関与していると考えられており，その発現は体細胞分化とともに抑制される．セミノーマ，胎児性癌で発現するが，卵黄嚢腫瘍は陰性である．

瞭な灰白色充実性腫瘍である．［組織像］胎児の未熟な組織に似た構造をとる腫瘍で，立方状，円柱状の異型性の強い上皮様細胞が腺管状，乳頭状，胞巣状，充実性に増殖する．

卵黄嚢腫瘍：［肉眼像］黄色で充実性部分と囊胞性部分がある．［組織像］胎生期の卵黄囊に類似し，腺管状，乳頭状，網状構造など多彩な組織構築を示す．胎児期の組織構造を示唆するシラー・デュバル Shiller-Duval 小体や硝子小体が特徴的である．免疫組織化学染色で，AFP が陽性となる．

絨毛癌：［肉眼像］胎盤様で，出血，壊死を伴う．［組織像］合胞体性と細胞性の栄養膜細胞によく似た著しい異型性を示す腫瘍細胞から構成され，絨毛構造はみられない．免疫組織化学染色でβhCG が陽性となる．

奇形腫：三胚葉由来の組織からなる腫瘍で，組み合わせはさまざまである．外胚葉成分としては皮膚とその付属器，神経など，中胚葉成分として骨，軟骨，筋，脂肪など，内胚葉成分として腸管，気管支腺組織などがある．成分がすべて成熟していれば成熟奇形腫 mature teratoma，未熟成分を含めば未熟奇形腫 immmature teratoma という．成熟奇形腫から二次的に悪性腫瘍が生じることもあり，悪性転化 malignant transformation という．

多胎芽腫 polyembryoma：胎生初期にみられる胎芽成分で，羊膜腔，胚盤，卵黄囊，栄養膜細胞などからなる．純型はまれで，胎児性癌や奇形腫との合併あるいは移行像を示す．

複合組織型：精巣の胚細胞腫瘍のおよそ半数は2つ以上の胚細胞成分を含み，組み合わせはさまざまである．胎児性癌と奇形腫，胎児性癌と卵黄囊腫瘍といった組み合わせが多い．

2）性索間質性腫瘍 sex cord/stromal tumor

ライデッヒ細胞腫 Leidig cell tumor：間質細胞であるライデッヒ細胞から発生する腫瘍で，主にアンドロゲンを産生するが，エストロゲンやプロゲステロンの場合もある．小児期では性早熟，成人では女性化乳房をきたす場合もある．約 10％は悪性である．肉眼的に黄色調の境界明瞭な腫瘤を形成する．組織学的には大型の好酸性細胞質をもつ腫瘍細胞がシート状に増殖し，索状や腺管構造をとることもある．腫瘍細胞は時にラインケ Reinke の結晶を含む．

セルトリ細胞腫 Sertoli cell tumor：精巣ではまれな腫瘍で，エストロゲンを産生し，女性化乳房をきたすことがある．悪性化はまれである．境界明瞭な白色調の腫瘤で，組織学的には脂質を含む明るいセルトリ細胞に似た腫瘍細胞が管状または索状に増殖する．

顆粒膜細胞腫 granulosa cell tumor：卵巣と同様に若年型と成人型に分けられる．精巣での発生はまれで，成人型は腫瘍細胞の核溝 nuclear groove を有するコーヒー豆様の核とコール・エクスナー Call-Exner 小体が特徴である．

b. 陰茎癌 penile cancer

■概念/病因と病態発生

男性悪性腫瘍の 0.5％以下とまれな腫瘍で，近年減少傾向にある．50～60 歳に多い．亀頭や包皮に高頻度にみられる．包茎の合併が多い．HPV 16,18 型の感染が発生因子である．

■臨床事項

転移は少なく，予後は深部浸潤の程度による．発見が早いほど予後はよく，5 年生存率は約 50％である．治療として手術，放射線療法，化学療法などがあり，段階的にこれらを組み合わせて治療する．

■病理所見

肉眼像：潰瘍や出血を伴う乳頭状腫瘤を形成する．
組織像：高分化な扁平上皮癌が多い．

c. 前立腺癌 prostatic cancer

■概念/病因と病態発生

前立腺の PZ の腺房上皮細胞から発生することが多い（約 70％）．TZ 領域（約 25％）や CZ 領域（約 5％）にもみられる．50 歳以降にみられ，加齢とともに発生頻度が急激に増加し，70 歳以上が患者の約 80％を占める．原因は不明であるが，内分泌の影響が考えられる．欧米でも発生頻度は高く，発生頻度が低かった日本でも近年増加傾向にある．前立腺癌の大部分（約 80％）は，ラテント癌や偶発癌である．軽度の前立腺肥大症がともにみられることが多いが，前立腺肥大症そのものは前立腺癌の危険因子ではない．

前癌病変として前立腺上皮内腫瘍 prostatic intra-epithelial neoplasia（PIN）があり，非癌例に比して前立腺癌では約 2 倍高頻度にみられる．組織学的に

> ● ラテント癌と偶発癌，オカルト癌
>
> 　ラテント癌は，生前に前立腺癌の臨床症状を示さず，死後病理解剖による検索で発見されたものを呼び，前立腺癌ではかなり多い．偶発癌は，臨床的には前立腺癌とは診断されず，前立腺肥大症など非悪性疾患として摘出された前立腺組織の組織学的検索によって発見されたもので，前立腺肥大症の診断でTUR-Pあるいは前立腺被膜下摘出術を行った場合の癌の合併率は約10％とされている．オカルト癌は，前立腺原発巣の発見に先立ち，諸臓器転移巣（多くは骨）の存在により臨床的に見出されたものである．

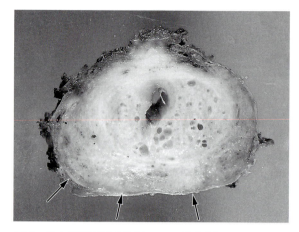

図6　前立腺癌の割面像（カラー口絵参照）
辺縁部に無構造な硬化をみる（矢印）．前立腺癌が間質の線維化を伴って浸潤している部位と考えられる．

は腺腔内に異型細胞が乳頭状あるいは篩状に増生し，核異型の程度から軽度PIN，高度PINに分類される．

■臨床事項

　前立腺肥大症とは異なり，初期には排尿障害などの臨床症状はほとんどない．血液検査のPSA高値により存在が疑われる．病変が進行し腫瘍が尿道周囲や膀胱に浸潤すると尿路閉塞症状が出現する．原発巣の発見に先立ち転移巣（多くは骨転移）によって発見される場合もある（オカルト癌）．治療には，ホルモン療法（エストロゲン製剤，アンドロゲン拮抗薬，LH-RH拮抗薬など），外科手術，放射線療法，化学療法などがある．高分化腺癌は，アンドロゲン依存性が強く，抗アンドロゲン治療が有効で予後がよい．低分化腺癌は，増殖能が高く，ホルモン療法に抵抗性を示し予後が悪い．前立腺癌の進行は比較的遅く，他の癌に比して予後がよい．腫瘍が前立腺内に限局する場合ほとんどが治癒するが，前立腺外へ広がる場合は予後が悪い．連続性浸潤は，膀胱に最も多く，次いで精嚢が多い．前立腺と直腸の間にDenonvilliers筋膜があるため，直腸への浸潤はまれである．骨形成性転移が特徴的で，血行性に骨盤骨や腰椎へ転移し，末期には肺，肝，胸膜，副腎などにも転移を起こす．低分化腺癌では，早期に血行性，リンパ節転移をきたす．

■検査所見

　診断には血清中のPSAや前立腺酸性ホスファターゼ prostatic acid phosphatase（PAP）の検査，直腸診，経腹壁的超音波断層法が有用である．癌が疑われる場合には，経直腸的超音波断層法下で針生検を行い組織学的に検索する．前立腺の腺房細胞はPSA，PAPを産生し，進行癌ではしばしば血中にこれらの腫瘍マーカーが上昇する．PSA値は前立腺肥大症や前立腺炎でも上昇するが，前立腺癌では増加の程度が大きく早期癌の発見に役立つ．PAP値は早期癌ではほとんど上昇せず，骨転移した進行癌で上昇する．前立腺肥大症などの良性病変でも上昇することがある．組織学的に癌と診断された場合には，転移の有無や周囲浸潤の有無を知るためにCTやMRI，尿道膀胱造影，排泄性腎盂造影などが行われる．骨シンチグラフィーや骨X線で骨転移の有無を検索する．

■病理所見

　肉眼像：割面では，境界不明瞭な灰白色〜黄白色の充実性病変をみる．肉眼的に識別しがたい場合が多い（図6）．

　組織像：ほとんどが腺癌である．腺腔形成の程度により高分化，中分化，低分化に分類する．高分化では管状腺管が密に形成され，腺の癒合が少ない．中分化では篩状，癒合状の腺管が形成される．低分化では腺管形成が乏しく，索状，充実性に増殖する．細胞異型も強くなる（図7）．核小体は明瞭である．高分化腺癌では，腺腔内にクリスタロイドと呼ばれる針状の結晶構造がみられることがある（web）．また，組織学的な癌の浸潤パターンや構造異型に着目したグリーソン分類 Gleason grading system が普及している（図8）．グリーソン分類では，パター

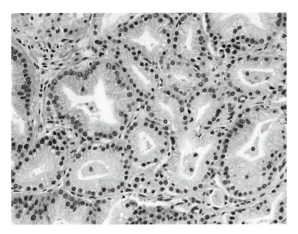

図7 前立腺癌(高分化腺癌)の組織像
腺癌細胞は明瞭な核小体を有し,基底細胞の裏打ちを伴わず,密に増生している.

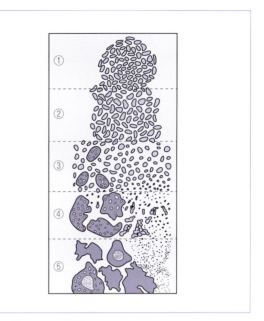

図8 グリーソン分類
(Epstein JI, et al:Am J Surg Pathol 29:1228-1242, 2005 より)

ン1〜5までの5段階に分けている.量的に最も優勢なパターンと次に多いパターンの数の合計をグリーソンスコアとしている.また,癌の腺管が基底細胞を欠くことが癌の診断基準として最も重要な点であることから,基底細胞の有無がHE染色で確認しにくい症例では,基底細胞のマーカーである高分子サイトケラチン(34βE12)やp63の免疫組織化学染色が有用である(📷).

d. 精巣付属器の腫瘍

精巣網や精巣上体に腺腫や腺癌が発生することがあるが,まれである.精巣付属器で最も多くみられる腫瘍として,精巣上体に発生する腺腫様腫瘍(adenomatoid tumor)がある.精巣付属器の良性腫瘍の約60%を占め,30〜50歳に多い.腺腫様腫瘍は無痛性の5cm以内の腫瘤で,白色調の充実性腫瘍である.立方状から扁平化した腫瘍細胞が不規則なスリット構造を形成し,時に索状,網状,充実性に増殖する(図9,📷).精索や白膜にも発生する.免疫組織化学的にカルレチニンが陽性で中皮の性格を示す.

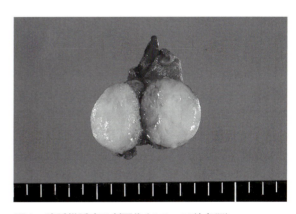

図9 腺腫様腫瘍の割面像(カラー口絵参照)
摘出された精巣を示す.精巣を置換した白色調の腫瘍をみるが,間質の線維化のため,弾性硬を示す.

6. 先天異常

a. 停留精巣 cryptoorchism, undescended testis

■概念/病因と病態発生

精巣が腹腔から陰嚢に至る下降路に停滞し,陰嚢内に存在しない状態である.多くは鼠径管やその近傍に存在する.出生児の約5%にみられるが,1年以内に約90%は自然に下降する.通常一側性であるが,約25%は両側性である.原因には,精巣発育不全,精巣導帯の付着異常,精巣血管ないし精管の発育異常,鼠径管異常,hCGの分泌異常などがある.停留精巣の位置には,腹腔内,鼠径管内,陰嚢上部などがある.

■臨床事項

長期持続した場合,精巣腫瘍,精子形成不全,鼠

径ヘルニアなどを合併する．精巣腫瘍は約10%に合併し，セミノーマや胎児性癌などの胚細胞腫瘍が発生する．精巣が高温環境下にあるため，1年以上持続すると生殖細胞が減少し精子形成不全となり，アンドロゲン分泌機能も低下する．治療は精巣固定術で，3〜6歳には行う必要がある．

■病理所見

組織学的に，精細管の萎縮，精細管基底膜の硝子化と肥厚，生殖細胞の減少・消失などがみられる（web）．

7. 精巣付属器の非腫瘍性疾患

a. 精巣水瘤 hydrocele と陰嚢血腫 hematocele

精巣鞘膜に漿液や血液が貯留した状態で，外傷，鼠径ヘルニア，精巣上体-精巣炎および腫瘍に伴って起こる．陰嚢血腫は外傷によって起こることが多い．

b. 精液瘤 spermatocele

精巣上体から精索のいずれかの部位の通過障害により精液が貯留して嚢胞状となった状態をいう．原因として炎症および外傷がある．精管外に精子が漏出して組織球性の肉芽腫が形成される状態を精子肉芽腫 sperm granuloma といい，精巣上体に多い．

c. 精索静脈瘤 varicocele

精索の蔓状静脈叢が拡張して静脈瘤となった状態で，精索静脈の弁不全によって起こる．左側に多く発生する．左側精索静脈は大動脈と上腸間膜動脈に挟まれた左腎静脈に流入するため，静脈圧が上昇しやすいと考えられている．腎腫瘍や後腹膜腫瘍による精巣静脈の閉塞によっても起こる．

d. 精索捻転 torsion of spermatic cord

精索を軸として精巣および精巣上体がねじれてしまう状態で，精巣捻転ともいう．精索が精巣鞘膜外で捻転する．鞘膜外で捻転する鞘膜外捻転は1歳未満の新生児に発生し，鞘膜内で精巣が捻転する鞘膜内捻転は14〜15歳の思春期に多い．下腹部に激しい牽引痛を生じ，6時間以内に整復手術が行わなければ精巣は出血性梗塞をきたす．

● 男性不妊症

不妊症は正常な性生活で1年以上妊娠をみない場合をいい，頻度は約10%である．男性側が不妊の原因である頻度は，不妊夫婦の40〜70%程度といわれる．精子形成障害（特発性および精索静脈瘤など），精路通過障害，性腺分化異常症（クラインフェルター症候群など）が原因となる．精巣の組織所見から以下の4段階がある．①成熟停止 maturation arrest：精祖細胞はあるが精子形成の途中の段階で止まっており，精子までの分化がないもの．②形成不全 hypospermatogenesis：精子形成の各段階は認められるが，正常に比べて数の減少があり，精子形成が乏しいもの．③セルトリ細胞単独症候群 Sertoli cell-only syndrome：精細管がセルトリ細胞のみからなる．④精細管硬化症 tubular sclerosis：精細管やセルトリ細胞が全くなく，基底膜が硝子化している．

B 女性生殖器疾患

まとめ

1. 外陰，腟，子宮頸部の代表的な感染症としては低リスク型ヒト乳頭腫ウイルス human papillomavirus（HPV）感染による尖圭コンジローマやクラミジア感染が挙げられる．
2. 子宮頸癌の原因として高リスク型 HPV 感染があり，異形成から浸潤癌まで発展する可能性がある．予防のためには細胞診によるスクリーニングが有用である．
3. 子宮体部の癌としては類内膜癌の頻度が高く，その前癌病変として異型子宮内膜増殖症が知られている．
4. 卵管妊娠は子宮外妊娠のなかで最も頻度が高く，膨大部妊娠が多い．

5. 卵巣原発の腫瘍はその発生母地から，表層上皮性・間質性，性索間質性，胚細胞性に分類される．
6. 表層上皮性・間質性腫瘍には，悪性度分類として，良性と悪性の間に境界悪性腫瘍がある．
7. 絨毛性疾患には，部分胞状奇胎，全胞状奇胎，侵入胞状奇胎，絨毛癌がある．

1. 構造と機能

女性外性器は外側から外陰，腟，子宮の順に並んでいる．外陰には大・小陰唇，腟前庭が含まれており，腟前庭には前側に尿道口，後側に腟口がある．腟 vagina は長さ 7〜10 cm の管状器官であり，組織学的には角質層のない重層扁平上皮に覆われている．子宮 uterus は内腔 7〜8 cm の洋ナシのような形をした器官が，さかさまに，すなわち子宮底が最も上となって小骨盤腔内におさまっており，内子宮口より上を子宮体部 corpus uteri，下を子宮頸部 cervix uteri と呼ぶ（図10）．子宮頸部も外子宮口より上を子宮頸管 cervical canal，腟腔に露出した部分を子宮腟部 portio vaginalis と呼び，組織学的に子宮腟部の重層扁平上皮と粘液腺より成る頸管腺上皮との境界部を扁平円柱上皮境界 squamocolumnar junction（SCJ）と呼ぶ（図11）．

子宮体部の壁は内腔より子宮内膜 endometrium，子宮筋層 myometrium，子宮外膜 perimetrium の3層より成っている．子宮内膜は内膜腺とその周囲の間質より成り，被覆上皮に覆われている．内膜腺および被覆上皮はともに1層の円柱上皮より成る．内膜はさらに，月経時に剥離する機能層とその深部で残存する基底層に分けられ，機能層は月経周期によって増殖期と分泌期に変化する（図12）．基底層はこのような変化をほとんど示さない．

卵巣 ovary はアーモンドのような形をした左右一対の臓器であり，表面は表層上皮と呼ばれる1層の扁平ないしは立方上皮で覆われている．卵巣内には卵胞，黄体，白体，間質組織がみられる．卵胞は，一次（原始）卵胞と呼ばれる，卵母細胞とそれを取り囲む1層の卵胞上皮に覆われた状態から，卵胞上皮が多層化して顆粒膜となり，周囲に莢膜（卵胞膜）が形成され，二次卵胞となり，最終的にグラーフ卵胞と呼ばれる内腔が広がった状態となる．排卵後には残った卵胞の内腔が消失し，顆粒膜細胞と莢膜細胞が細胞質内に脂質を蓄えた黄体と呼ばれる状態になる．黄体は妊娠した場合には妊娠黄体となり，ホルモン産生を担うが，妊娠しなければ排卵後およそ10日後には退化，線維化して白体となる（図13）．

卵管 fallopian tube, oviduct は 10 cm ほどの長さの管状器官であり，左右の卵管間質部から卵管峡部，膨大部，卵管采へと続いて腹腔に直接開口している．組織学的には卵管は繊毛を有する単層円柱上皮に覆われている．

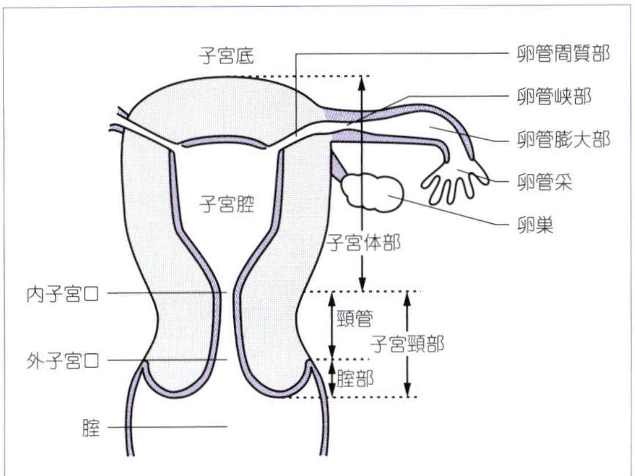

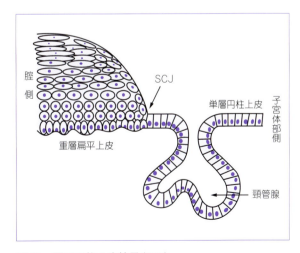

図10 女性生殖器の解剖図
子宮頸部と体部，頸部のなかでも頸管と腟部に分けられる．卵は卵巣から卵管采を経て卵管膨大部に取り込まれ，峡部，間質部を通って子宮内膜に到達する．（藤井雅彦博士原図）

図11 扁平円柱上皮境界（SCJ）
重層扁平上皮と円柱上皮の境目を squamocolumnar junction（SCJ）と呼ぶ．円柱上皮は頸管腺を構成している．（藤井雅彦博士原図）

● 女性生殖器の発生

中腎とは胎芽期の腎臓であり，その尿管が中腎管（ウォルフ Wolff 管）である．原始卵黄囊壁に形成された原始生殖細胞が中腎に沿って形成された後腹膜の尿生殖堤へと遊走し，胎生約 5～6 週で定着する．尿生殖堤が卵巣原基となり，その腹膜面から性索が形成されるが，精巣の場合と異なり，性索は卵祖細胞を取り囲む 1 層の細胞までに退縮する．原子生殖細胞は卵原細胞を経て一次卵母細胞となり，妊娠中期に活発に増生し，最大数となるが，やはりその後に大部分は退縮する．最終的に排卵を迎えることのできる卵母細胞は，第一減数分裂前期の段階で年余にわたり存在し続けた細胞である点で，精子形成の場合と大きく異なる．胎生 7 週に尿生殖隆起を覆う腹膜上皮は嵌入を開始し，Wolff 管に沿って管腔を形成しながら尾側に伸びるミューラー Müller 管が発生し，子宮・卵管・腟の上部 1/3 となる．Müller 管は中胚葉由来であるが，腟の下部 2/3 は Müller 管と内胚葉由来の尿生殖洞の間から発生するため，内胚葉由来との説以外に中胚葉由来との説もある．

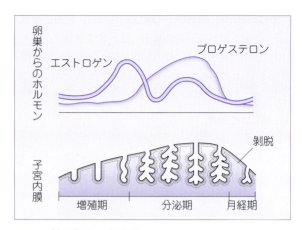

図12　性周期と子宮内膜
子宮内膜機能層は，卵巣から分泌されるホルモンによって増殖期，分泌期，月経期と変化し，およそ 1 ヵ月で再構築される．（倉科正徳氏原図）

2. 外陰・腟の疾患
a. 炎症性疾患
1) 尖圭コンジローマ condyloma acuminatum

■概念と病因

6 型，11 型などの低リスク型のヒト乳頭腫ウイルス human papilloma virus（HPV）の感染によって生じる乳頭状の良性病変であり，主に外陰部，肛門周囲および腟壁，まれに子宮頸部に発症する．子宮頸部のものは，従来，異形成として扱われた時期もあったが，発癌リスクの違いから，他の部位と同様に尖圭コンジローマとして扱うべきとの考え方が優勢となってきている．

■病理所見

肉眼的には乳頭状もしくは針状の隆起性病変が多発するのが特徴である．ただし，子宮頸部のものは特徴的な形態を示さない場合もある．組織学的には核周囲の空胞化（コイロサイトーシス koilocytosis）や多核化を伴う上皮細胞の乳頭状の増生を認める（図14）．

2) その他の炎症性疾患

外陰部では単純ヘルペスウイルス 2 型による陰部

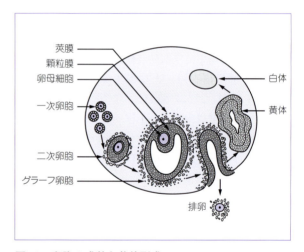

図13　卵胞の成熟と黄体形成
一次卵胞は二次卵胞，グラーフ卵胞へと成熟し，排卵後にはさらに黄体から白体となる．（藤井雅彦博士原図）

ヘルペス genital herpes，伝染性軟属腫，バルトリン Bartholin 腺炎などがみられ，陰部ヘルペスは外陰部から腟や子宮頸部に水疱を生じる場合がある．腟部ではカンジダ，ガルドネラ，トリコモナスなどがみられるが，必ずしも病原性があるわけではない．

b. 外陰癌 carcinoma of the vulva，腟癌 carcinoma of the vagina

通常閉経後にみられ，多くは扁平上皮癌である．ともにわが国ではまれである．

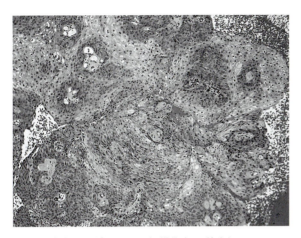

図14　尖圭コンジローマの組織像（HE染色）
血管の軸を中心に重層扁平上皮が乳頭状構造を形成して増生する．細胞質が明るく抜けてみえる（コイロサイトーシス）が目立っている．

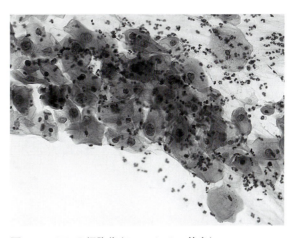

図15　LSILの細胞像（Papanicolau染色）
主に橙色に染色された上層細胞にコイロサイトーシスと核腫大がみられる．

3. 子宮頸部の疾患

a. 子宮腟部びらん cervical erosion

思春期以後，子宮の増大に伴って子宮頸管を覆っている円柱上皮が外子宮口より外側に露出するようになり，白色調を呈する扁平上皮と異なり肉眼的に赤くみえることから，子宮腟部びらんと呼ばれる．ただし，上皮を欠損する真のびらんではない．腟部びらんの円柱上皮は次第に扁平上皮化生によって重層扁平上皮に移行していき，この領域を移行帯 transformation zone と呼ぶ．

b. 子宮頸部炎 cervicitis

淋菌，ブドウ球菌，連鎖球菌などが急性頸管炎の起炎菌となることが知られている．クラミジアは不顕性感染を起こすことが多いが，頸部から内膜，卵管，場合によっては骨盤内感染症として広い範囲に炎症が波及することがある．また妊産婦では分娩時に胎児に感染する危険性がある．慢性子宮頸管炎は多くは混合性の細菌感染によるもので，腟部びらんがあると生じやすい．

c. 子宮頸部ポリープ cervical polyp

外子宮口に近い頸管から発生する隆起性病変であり，頸管腺に覆われていることが多いが，しばしば化生性変化や炎症所見を伴っている．癌化はきわめてまれである．

d. 分葉状頸管腺過形成 lobular endocervical gland hyperplasia

幽門腺に類似した形質をもつ頸管腺上皮の化生性，過形成性の良性病変であり，胃型腺癌/最小偏倚癌/悪性腺腫などとさまざまに呼ばれる．HPV関連でない頸部腺癌の前駆病変と考えられている．

e. 異形成 dysplasia と癌 carcinoma
■病因と臨床事項

子宮頸部の異形成とは通常移行帯に発生し，重層扁平上皮のなかに核の異型や配列の乱れを認める状態を指す．異形成はその程度によって軽度，中等度，高度に分けられる．WHO分類では，異形成と上皮内癌を合わせて子宮頸部上皮内腫瘍 cervical intra-epithelial neoplasia（CIN）として CIN 1～3 の3段階に分けている．一方で，アメリカでよく用いられるベセスダ分類では，細胞診の所見を中心に軽度扁平上皮内病変 low-grade squamous intraepithelial lesion（LSIL）（図15）と高度扁平上皮内病変 high-grade squamous intraepithelial lesion（HSIL）（図16）の2つに分け，前者が軽度異形成，後者が中等度・高度異形成に対応するとされている．最近ではベセスダ分類を優先して治療方針を決定すべきとの考え方もあり，現在検討が行われている．

異形成の原因として最も重要な因子はHPV感染である．とくに16型，18型などの高リスク型HPV感染が持続することによって，上皮内癌や扁平上皮

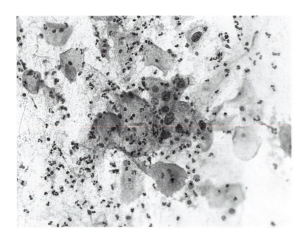

図16　HSILの細胞像（Papanicolau染色）
緑色に染色された中層細胞に核の腫大を認め，右上の中層細胞にはコイロサイトーシスもみられる．

癌に進展することが知られている．しかしながら，異形成から浸潤癌へと進行する割合は5％以下であり，多くの場合は自然に消失すると考えられている．その理由として，異形成の初期段階ではウイルスの宿主ゲノムへの組み込みが起こっておらず，また宿主側の免疫学的要因によってウイルス感染細胞が排除されることが挙げられる．したがって，自然消失する例はHPV感染後6ヵ月以内が多いとされる．感染が持続して遺伝子の組み込みが起こった場合には，ウイルス粒子の産生が減少するためコイロサイトーシスは目立たなくなり，ウイルス由来の発癌遺伝子 *E6* および *E7* が高発現して，細胞性の癌抑制遺伝子を不活化することによって癌を引き起こす．具体的には高リスク型HPVの *E6* が *p53* を，*E7* が *RB* を不活化し，その結果，細胞が不死化して単クローン性に増殖し，また *p53* の不活化などとも関連して遺伝子変異がさらに加わることによって最終的に浸潤癌へと進展すると考えられる（図17）．*RB* の不活化によってp16の過剰発現が起こるため，p16のびまん性発現が異形成のマーカーとしてしばしば用いられる．扁平上皮以外にも，高リスク型HPV感染を伴う腺異形成，上皮内腺癌，浸潤性腺癌もあり，18型HPVの関与が知られている．

■病理所見
　軽度異形成 mild dysplasia（CIN1）：異形成が原則的には上皮の下層1/3限局する病変であり，コイロサイトーシスが目立つ場合が多い（図18）．

中等度異形成 moderate dysplasia（CIN2）：異形成が概ね上皮の下層2/3程度にある病変を指す（図19）．

高度異形成 severe dysplasia（CIN3）：異形成が上皮の表層1/3に及ぶ病変であり，細胞異型や極性の乱れが目立つ（図20）．

上皮内癌 carcinoma *in situ*（CIN3）：異型細胞が全層に及んで極性が失われた状態を指し，組織学的には高度異形成よりも細胞が小型かつ比較的均一であるのが特徴とされる（図21）．ただし，従来のCIN分類においては高度異形成と上皮内癌はCIN3として区別されない．また臨床的にも，後述の微小浸潤扁平上皮癌の一部と同様に，CIN3と診断された場合は円錐切除などの限局的治療法の適応となっている．

f.　子宮頸癌 cervical carcinoma
■臨床事項
　国立がん研究センターがん対策情報センターの2012年のデータによれば，子宮癌による死亡数は女性の全悪性腫瘍による死亡数の約4％で，うち半数以上を子宮頸癌が占める．また40歳未満の女性では乳癌に次いで2番目に頻度が高い．臨床症状は早期には無症状であるが，進行するにつれて不正性器出血，接触出血，帯下などがみられるようになる．細胞診によるスクリーニングが早期発見に有用である．

■病理所見
　およそ90％が扁平上皮癌であるが，腺癌や腺扁平上皮癌といわれる腺癌と扁平上皮癌の混合型がみられる．腺癌のおよそ90％はHPV関連であるが，それ以外に，従来悪性腺腫や最小偏倚腺癌と呼ばれてきた非常に高分化なタイプがあり，最近ではHK1083やMUC6を発現することから胃の幽門腺に類似した性質を有するとのことで，胃型腺癌と呼ばれており，今後この領域の組織分類の確立が望まれる．

扁平上皮癌 squamous cell carcinoma：異形成から進展してきた扁平上皮癌の中で，浸潤の深さが5 mmを超えず，縦軸方向への広がりが7 mmを超えないものを**微小浸潤扁平上皮癌**として区別している（図22）．組織学的特徴としては，癌真珠を形成するなど明瞭な角化を認める角化型と，角化の目立たない非角化型に分けられる．

腺癌 adenocarcinoma：高リスク型HPV感染に関

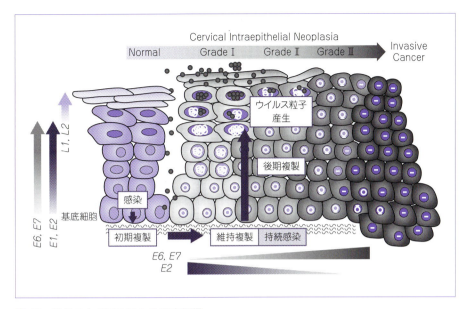

図17 高リスクHPVによる発癌経過
初期感染では E2 の発現とウイルス粒子の産生がみられ，持続感染では癌遺伝子 E6, E7 の発現が増していく．（中原知美，清野 透：HPV ゲノム複製の制御機構と発がん．ウイルス 64：57-66, 2014 より引用）

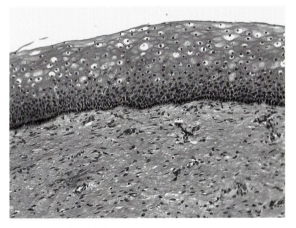

図18 軽度異形成（CIN1）の組織像（HE 染色）
基底側約 1/3 に核の腫大した細胞を認め，上層の細胞にはコイロサイトーシスが目立つ．

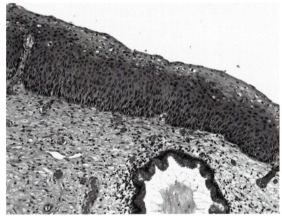

図19 中等度異形成（CIN2）の組織像（HE 染色）
基底側約 2/3 に核の腫大した細胞を認め，上層の細胞はコイロサイトーシスを伴っている．

連する病変として，腺異形成 glandular dysplasia，上皮内腺癌 adenocarcinoma *in situ*，微小浸潤腺癌 microinvasive adenocarcinoma，通常型浸潤性腺癌があり，しばしば扁平上皮の異形成や癌と共存してみられる．HPV 関連でない腺癌については，その一部の前癌病変と考えられる分葉状頸管腺過形成が共存していることも含めて，鑑別診断に注意する必要がある．

4. 子宮体部の疾患

a. 子宮内膜炎 endometritis

急性子宮内膜炎は，分娩や流産後の感染によるものが多い．慢性内膜炎は胎盤遺残や子宮内避妊装置（IUD）の装着時に生じる場合があり，とくに IUD の合併症として放線菌症 actinomycosis が挙げられる．その他に結核性子宮内膜炎に留意する必要がある．

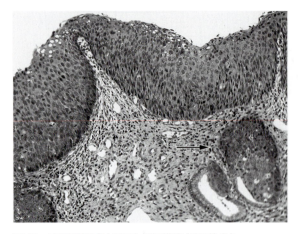

図20　高度異形成(CIN3)の組織像(HE染色)
最上層以外の広い範囲で異型細胞を認め，核の大小不同や分裂像も散見される．画像右下の頸管腺には異形成細胞が及んでいる(glandular involvement；矢印)が，間質に浸潤は認められない．

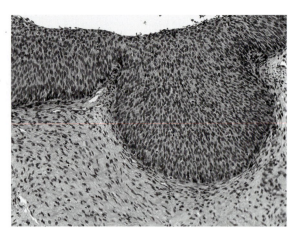

図21　上皮内癌(CIN3)の組織像(HE染色)
全層に異型細胞を認めるが，粘膜下浸潤はみられない．図20の異型細胞と比較してやや小型で均一な細胞形態を呈している．

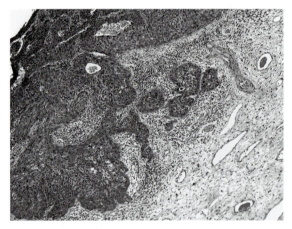

図22　微小浸潤扁平上皮癌の組織像(HE染色)
異型上皮細胞が涙滴状になって粘膜下の間質結合織内に浸潤している．浸潤の深さが5mm以内，浸潤巣の縦軸方向の広がりが7mm以内のものが微小浸潤扁平上皮癌と定義されている．

b. 子宮内膜症 endometriosis

子宮内膜組織が内膜以外で異所性に増生する疾患であり，月経周期に合わせて出血が起こることによって炎症が起こることが問題となる．卵巣では，異所性出血を容れた嚢胞が形成され，内膜症性嚢胞もしくはチョコレート嚢胞と呼ばれ，最近では一部の卵巣癌の発生母地となることがわかってきた．そのほかに腹腔内，とくに消化管壁や肺など全身に病変が起こりうる．子宮体部の筋層に異所性内膜が増生した場合には子宮腺筋症と呼ばれ，出血が問題とならないことが多いとされている．

> ● HPVワクチンについて
>
> 現在，わが国で市販されているHPVに対するワクチンは2種類あり，1つは高リスク型のうち16型と18型の2種に対するもので，もう1つは低リスク型である6型と11型を含み計4種を予防するものである．ただし，2012年より副反応が社会的問題となり，接種の積極的推奨が一時的に中止されている．また，日本の症例では16型，18型以外に52型，58型など欧米と異なるタイプの高リスク型が比較的多くみられることなど，若干の違いもあることから今後の検討が望まれる．

c. 子宮内膜増殖症 endometrial hyperplasia

子宮内膜増殖症は，エストロゲンの過剰によって起こる反応性の病態であり，従来から細胞異型と構造異型の有無によって4つに分けられる．そのうち，良性とされているものは単純型子宮内膜増殖症 endometrial hyperplasia without atypia であり，細胞異型も構造異型も認められない．また，構造異型のみ認められる endometrial hyperplasia, complex hyperplasia without atypia についても悪性転化の可能性は低く，両者を endometrial hyperplasia without atypia とまとめて良性と考える．一方，細胞異型を伴うものは異型子宮内膜増殖症 atypical endometrial hyperplasia と呼ばれ，基本的には前癌病変すなわち内膜上皮内腫瘍 endometrial intraepithelial neoplasia と考えられ，低異型度の病変

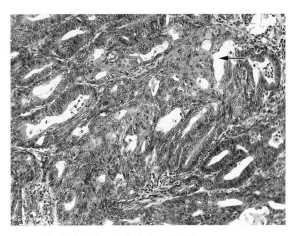

図23 類内膜腺癌の組織像（HE染色）
異型上皮細胞が密な管状腺管構造を形成して増生している．画像の中央やや右上側（矢印）に大小の扁平上皮へ分化した細胞が胞巣を形成しており，角化も認められる．

から上皮内癌までを含んでいる．とくに細胞異型，構造異型ともに有する複雑型 complex hyperplasia with atypia については上皮内癌といえるものもあり，また，しばしば近傍に浸潤癌を合併していることから注意を要する．

d. 子宮内膜癌 endometrial carcinoma

子宮癌全体の半分弱を占め，近年増加している．閉経後に起こることが多く，55〜60歳代に発症のピークがある．組織型としては類内膜腺癌 endometrioid adenocarcinoma が最も多く，次いで漿液性腺癌，明細胞腺癌などが挙げられる．類内膜腺癌の病因としては，子宮内膜増殖症と同様にエストロゲンの過剰との関連があり，肥満，糖尿病，高血圧もしくはメタボリックシンドロームが発症リスクとなる．症状はほとんどが不正性器出血である．類内膜腺癌発症の分子メカニズムとしては，DNAミスマッチ修復遺伝子の不活化，*KRAS*, *PI3K*, *PTEN* の遺伝子変異が挙げられる．それ以外に，高悪性度の類内膜腺癌と漿液性腺癌では *p53* の遺伝子変異があることが知られており，主に *p53* 変異のない類内膜腺癌と粘液癌を I 型，*p53* 変異のある類内膜腺癌，漿液性腺癌，および明細胞腺癌を II 型に分けて，前者はエストロゲン依存性，後者は非依存性とする考え方もある．類内膜腺癌の組織型は内膜に類似した異型腺管の増生と，種々の程度の扁平上皮への分化を特徴とし，低分化なものでは充実性の増生

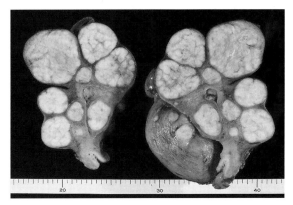

図24 子宮筋腫の肉眼像（カラー口絵参照）
子宮体部にはさまざまな大きさの白色，結節状の腫瘍が多数認められる．

が目立つ（図23）．

e. 平滑筋腫 leiomyoma（子宮筋腫）

子宮体部筋層より生じる良性非上皮性腫瘍であり，生殖年齢女性の10〜20%にみられる高頻度な疾患である．30〜40歳代に好発し，体部がほとんどであるが，まれに頸部にも発生する．肉眼的には被膜を有する境界明瞭で球形，白色で硬い腫瘍がしばしば多中心性にみられる（図24）．組織学的には長紡錘形細胞の束状の増生を認め，細胞異型や核分裂像は目立たない．

f. 平滑筋肉腫 leiomyosarcoma

子宮の非上皮性悪性腫瘍のなかでは最も多く，50歳以降に発症することが多い．良性の平滑筋腫に比べて大型で軟らかく，境界がやや不鮮明であり，出血・壊死を伴う．組織学的には異型性を伴う紡錘形細胞が渦巻き状もしくは不規則に配列し，核分裂像が多く認められる．

5. 卵管・卵巣の疾患

a. 卵管・卵巣の解剖

卵管は解剖学的に長さ約10 cmで，一端は子宮の上外側で，もう一端は子宮内腔に開口する．子宮壁内の卵管子宮部，卵管筋肉部，卵管間質部を経て，子宮外に出ると細くなり，峡部と呼ばれる．次第に拡張し，中央部で管腔がやや拡張した膨大部となる．遠位端は腹腔に開き，ラッパ状の卵管采を形成している．組織学的には粘膜，筋層，漿膜よりな

る．粘膜は卵管腔に乳頭状に突出し，表面に線毛をもつ円柱上皮，分泌細胞と栓細胞からなる単層の円柱上皮と基底細胞からなる．

卵巣は卵巣固有靱帯，骨盤漏斗靱帯，卵巣間膜，子宮広間膜で，子宮および卵管とともに固定されている．卵巣間膜と子宮広間膜の移行部の卵巣門で卵巣を支配する動静脈，リンパ管，神経が出入りする．卵巣は左右一対で，大きさは左右同大で，平均的な大きさは性成熟期で3.3×1.5×1.0 cmである．表層部の皮質と中心の髄質からなり，種々の発育段階の卵胞，黄体，白体などの構造がみられる．

b．卵管の良性疾患
1）卵管妊娠 tubal pregnancy

卵管妊娠は子宮外妊娠の代表的なものであり，その着床部位により膨大部，峡部，間質部妊娠に分類されるが，膨大部が最も多い．急性腹症を主訴として来院し，卵管妊娠の流産あるいは破裂のため，卵管摘出術が施行されることが多い．妊娠初期の超音波検査で，子宮内に胎嚢が描出されないことから発見されることもある．病理所見は拡張した卵管内に凝血，変性状の絨毛を認める．着床部の卵管間質に脱落膜様変化を伴うこともある．臨床的に子宮外妊娠を疑う場合，子宮内容掻爬術で確認される．掻爬内容組織に脱落膜様変化が確認され，絨毛や胎児成分が認められないことが子宮外妊娠を疑う所見となる．

2）卵管炎 salpingitis

急性卵管炎の原因は，淋菌感染や内膜掻爬などに続発するブドウ球菌，大腸菌，連鎖球菌などの上行感染である．クラミジアも原因となる．慢性卵管炎は急性卵管炎の慢性化が多い．卵管内が膿様物で満たされる状態を卵管膿腫と呼んでいる．特殊性卵管炎の原因には結核がある．

3）卵管水腫 hydrosalpinx

炎症後の瘢痕性の狭窄や閉塞の結果，卵管が拡張し嚢胞状となる．拡張した卵管内には水様，透明な液を入れる．組織学的には卵管壁が圧排され，卵管粘膜の乳頭状構造が減少し，扁平化する．

4）卵管癌 carcinoma of fallopian tube

卵管膨大部に発生することが多く，峡部には少ない．卵管内に限局するものはソーセージ状，蛇が卵を飲み込んだような外観を呈する．進行すると壁が破壊され，周囲組織に浸潤する．組織学的には乳頭状に増殖する漿液性腺癌が多い．

表1 卵巣腫瘍の組織学的分類

1. 表層上皮性・間質性腫瘍（腺腫，境界悪性腫瘍，腺癌）
   - 漿液性
   - 粘液性
   - 類内膜性
   - 明細胞性
   - ブレンナー腫瘍
2. 性索間質性腫瘍
   - 顆粒膜細胞腫
   - 莢膜細胞腫・線維腫
   - セルトリ・ライデッヒ細胞腫
3. 胚細胞腫瘍
   - 未分化胚細胞腫（ディスジャーミノーマ）
   - 卵黄嚢腫瘍
   - 胎児性癌
   - 絨毛癌
   - 未熟奇形腫
   - 成熟奇形腫
   - 卵巣甲状腺腫・カルチノイド
4. その他，転移性腫瘍など

c．卵巣腫瘍 ovarian tumor
■概念/病因と病態発生

卵巣原発の腫瘍は，その発生母地から，①表層上皮性・間質性腫瘍，②性索間質性腫瘍，③胚細胞腫瘍の3つに分類される（表1）．そのほかに転移性腫瘍，腫瘍様病変として子宮内膜症に起因するチョコレート嚢胞などがある．表層上皮性・間質性腫瘍は，その悪性度から良性，悪性の間に境界悪性腫瘍が設けられている．境界悪性腫瘍は腫瘍細胞の増殖性や異型性は良性と悪性の中間に位置し，活発な増殖性を示しても基本的に間質浸潤を示さないものとされる．

1）表層上皮性・間質性腫瘍 surface epithelial-stromal tumor
a）漿液性腫瘍 serous tumor

漿液性腫瘍は，卵管上皮または体腔や卵巣表面を覆う中皮に類似した円柱形，立方形上皮細胞からなる．従来，卵巣の表面を覆う表層上皮や，その封入嚢胞が腫瘍の起源と考えられてきたが，コラムに示すように高悪性度の漿液性腺癌は卵管上皮由来であ

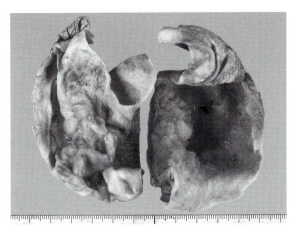

図25　漿液性境界悪性腫瘍の肉眼像（カラー口絵参照）
囊胞内面に小結節状隆起が密集している．分枝状・乳頭状に増生する腫瘍に相当する所見．

るという説もある．

■臨床事項

　漿液性腫瘍は卵巣腫瘍のなかで最も頻度が高い．良性である腺腫，境界悪性腫瘍，悪性である腺癌がある．漿液性腫瘍のなかで腺腫が70％，腺癌が20〜30％，境界悪性は5〜10％である．漿液性腫瘍は幅広い年齢層で発見されるが，悪性度が増すに従い好発年齢は上昇し，良性の平均年齢は41〜45歳，悪性は55〜57歳である．

■検査所見

　表層上皮性腫瘍に特定的な腫瘍マーカーはないが，CA125は粘液性腫瘍では上昇せず，漿液性腫瘍の補助的な腫瘍マーカーとして利用されている．

■病理所見

　腫瘍の肉眼像は，腺腫では単房性あるいは多房性の内面の平滑な囊胞を形成する．境界悪性は囊腫内面に腫瘍細胞の乳頭状増殖からなる小結節が形成される（図25）．腺癌では囊胞性増殖を示すが，種々の程度の充実性増殖を示し，進行例では周囲組織へ浸潤，腹膜播種，遠隔転移を示す．腹膜播種は腺癌だけではなく境界悪性腫瘍にもみられるが，その場合，間質への破壊性浸潤を伴わないことが多い．組織学的には，腫瘍細胞は低円柱状から高円柱状で，腺腫では単層で，境界悪性では重層化し，分枝状・乳頭状増殖を示すが，基本的に間質浸潤は示さないか，限局した微小浸潤にとどまる（web）．腺癌では乳頭状・充実性増殖を示し，破壊性・浸潤性増殖を示す．腫瘍細胞は腺腫では異型は示さないが，腺癌

● **漿液性腺癌の発生に関する新たな概念**

　最近，卵管全割による組織学的検索に分子病理学的検討を加えることによって漿液性腺癌の成り立ちに関する知見が得られた．2001年にオランダの研究者たちによって，卵巣癌を高頻度に発症する遺伝形質をもつ女性を対象として，まだ卵巣に癌が発症していない状況で予防的に切除された卵管に高頻度に卵管上皮内病変・異形成・過形成が発見された．後にこの病変は漿液性卵管上皮内癌 serous tubal intraepithelial carcinoma（STIC）と呼ばれることになった．漿液性腫瘍は，卵巣表層細胞や皮質の封入囊胞から発生すると考えられていたのでこの報告は画期的なものとなった．この知見に基づいて，先行して発生した卵管の癌細胞が卵巣に播種し，卵巣に腫瘍を形成するという漿液性腺癌の組織発生に関する仮説が提唱された．さらに，卵巣癌の発生母地と考えられてきた卵巣上皮の陥入によってできると考えられてきた封入囊胞に関しても，排卵時に卵管采が卵巣表面を覆いつくす際に，卵管上皮が卵巣上皮の破綻部に播種することによって形成されると考えられている．

ではさまざまな程度の異形成を示す．境界悪性の異型は腺腫と腺癌の中間である．砂粒体は漿液性腫瘍でしばしば観察されるが，良悪性の指標にはならない．

b）粘液性腫瘍 mucinous tumor

　良性，境界悪性，悪性に分類される．細胞質内に粘液を含む高円柱状の上皮細胞から構成される腫瘍で，境界悪性は粘液の性質や細胞形態から内頸部様と腸型に分類される．

　肉眼的に腺腫は単房性あるいは多房性の囊胞を形成するが，囊胞壁は薄いことが多い．境界悪性腫瘍は多房性の囊胞を形成するが，充実性部分が混在することや，囊胞壁が厚いことが多い．境界悪性腫瘍はしばしば大型化し，長径30〜50cmにも達して腹腔を占拠する場合もある．腺癌は囊胞性の部分と充実性増殖が混在するか，充実性部分が優勢を示すことが多い．

　組織学的には，腺腫では単層の粘液を含む高円柱上皮が囊胞を裏打ちして増殖し，境界悪性腫瘍では囊胞壁を多層化して増殖したり，乳頭状増殖を示したりする．とくに内頸部様の境界悪性腫瘍では漿液

● 腹膜偽粘液腫と卵巣粘液性腫瘍

粘液産生の著明な腫瘍細胞が腹膜に播種し，腹腔内にゼリー状の多量の粘液が貯留する状態を腹膜偽粘液腫と呼んでいる．従来，卵巣の粘液性腫瘍が原因と考えられ，悪性だけでなく良性や境界悪性腫瘍でも起こりうると考えられてきた．しかし近年，腹膜偽粘液腫のほとんどは虫垂原発の低悪性度粘液性腫瘍の腹膜播種であり，卵巣にも同時に腫瘍がみられる場合，卵巣も転移性腫瘍であることがわかってきた．その根拠となったエビデンスには，①卵巣病変が片側性の場合は右側に多い，②虫垂が検されている場合はほとんどの症例に虫垂にも腫瘍が存在する，③虫垂，卵巣の病変はともに免疫組織化学的にCK(サイトケラチン)7 陰性，CK20 陽性を示す(卵巣原発の粘液性腫瘍はCK7 陽性)，④虫垂，卵巣の病変は同一の *ras* 遺伝子異常を示すことなどが挙げられる．

性境界悪性腫瘍と同様の分枝状増殖が特徴的である．腸型の粘液性腫瘍は杯細胞やパネート Paneth 細胞が混じているのが特徴であり，内頸部様では子宮頸管上皮に類似した細胞にまじって好酸性の細胞や線毛を有する細胞もみられる．これに対し，腺癌では腫瘍細胞が間質に破壊性浸潤を示す．細かい胞巣を作る浸潤パターンだったり，充実性胞巣が圧排性浸潤を示したりする．腫瘍の増殖パターンは，管状増殖，乳頭状増殖のほかに，腺管が癒合して増殖する篩状構造が特徴的である．内頸部様は子宮内膜症を伴っていることが多い．卵巣の粘液性腫瘍は，腹膜偽粘液腫という腹腔内に粘液がびまん性に散布される状態を併発することが知られてきたが，コラム(次頁)に示すようにその多くは虫垂由来の粘液性腫瘍であると考えられている．

c) その他の表層上皮性・間質性腫瘍

漿液性，粘液性以外の表層上皮性腫瘍には類内膜腫瘍，明細胞腫瘍，移行上皮腫瘍(ブレンナー Brenner 腫瘍)があり，それぞれに良性，境界悪性，悪性の分類がある．類内膜腫瘍，明細胞腫瘍のほとんどは腺癌であり，移行上皮腫瘍(ブレンナー腫瘍)の大部分は良性のブレンナー腫瘍である．

(1) 類内膜腫瘍 endometrioid tumor

子宮内膜由来の上皮性および間質性腫瘍に類似した腫瘍である．癌肉腫もこの腫瘍群に分類される．

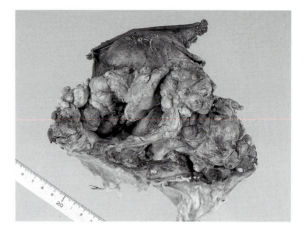

図 26 明細胞腺癌の肉眼像(カラー口絵参照)
囊胞内に黄白色調の結節が多発している．

類内膜腺癌は 50〜60 歳代に最も多く発生する．約半数に子宮内膜症を合併する．囊胞と充実部の混在した肉眼像を呈する．大きさは長径 10〜20 cm である．組織像は子宮内膜に発生する類内膜癌と同様で，高円柱状の細胞質を有する腫瘍細胞が分枝状，癒合腺管あるいは篩状構造を作って増殖し，破壊性浸潤を示す．種々の程度に扁平上皮への分化を示す．部分的に境界悪性腫瘍に相当する組織像の混在をみることもある．

癌肉腫は腺癌成分と肉腫成分からなる悪性腫瘍で，肉腫成分が間質肉腫，線維肉腫，平滑筋肉腫など卵巣に存在する組織に対応するものは同所性とし，横紋筋肉腫，脂肪肉腫，軟骨肉腫，骨肉腫のように卵巣に存在しない組織に対応するものを異所性とする．現在では，癌肉腫の肉腫成分は癌腫成分と同一起源と考えられている．

(2) 明細胞腫瘍 clear cell tumor

細胞質が淡明化した明細胞を主体とする卵巣上皮性・間質性腫瘍で，良性，境界悪性，悪性に分類される．腺癌がほとんどを占めるが，まれに境界悪性腫瘍を認める．境界悪性腫瘍は腺線維腫様のパターンをとることが多い．明細胞腺癌の割合は本邦では15〜25％と欧米に比して比較的高率で，50〜60 歳代に多い．半数以上症例で子宮内膜症を合併している．臨床的には高カルシウム血症や血栓塞栓症を合併することも知られている．肉眼的には線維性の比較的厚い壁からなる単房性の囊胞内腔に黄色の結節性隆起を形成する型が最も多い(**図 26**)．囊胞内溶液はチョコレート様の褐色調を呈する．腫瘍細胞は

細胞質内にグリコーゲンが貯留した淡明な明細胞が管状、囊胞状、充実胞巣状、乳頭状に増生し、管状や乳頭状の増殖部では鋲釘 hobnail 細胞の形状を示すこともあり、鑑別に有用である．間質に好酸性の基底膜様物質や好塩基性の粘液様物質の沈着するのも特徴的である．

(3) 移行上皮腫瘍 transitional tumor

尿路上皮とその腫瘍に類似した組織像を示す上皮性卵巣腫瘍で、良性ブレンナー腫瘍、境界悪性ブレンナー腫瘍、悪性ブレンナー腫瘍、移行上皮癌に分類される．良性ブレンナー腫瘍が最も多い．良性ブレンナー腫瘍は 30〜60 歳代にみられ、大きさは 2 cm 以下の症例が多く、偶発的にみつかることも多い．ブレンナー腫瘍は 2 cm 以下の充実性の境界明瞭な結節をつくり、白色調の割面を示す．小囊胞を伴うことがあり、粘液性腺腫の合併が 25％ にみられる．組織像では線維性間質の中に移行上皮細胞が島状の上皮細胞巣をみる．上皮胞巣内に好酸性物質を入れた小腔がみられることがある．小腔が高円柱状の粘液細胞に覆われることもある．上皮細胞の核は核溝を有し、コーヒー豆様である．

2) 性索間質性腫瘍 sex cord-stromal tumor

性索間質性腫瘍は発生初期に出現する性索構造由来の組織成分から発生すると考えられている．顆粒膜細胞腫、莢膜細胞腫・線維腫、セルトリ・ライデッヒ Sertoli-Leydig 細胞腫などが含まれる．インヒビン α は、顆粒膜細胞や Sertoli 細胞、Leydig 細胞のマーカーとして注目されている．

a) 顆粒膜細胞腫 granulosa cell tumor

成人型と若年型に分類される．成人型は中年以降に発生し、ゆっくり増大する腫瘍で、まれに再発や転移をきたす．女性化やまれに男性化といったホルモン症状を呈する．肉眼的に黄色充実性で、部分的に囊胞化を伴う．組織学的には核にくびれと核溝をもつコーヒー豆様の核が特徴で、充実性あるいは索状に配列して増殖し、大きな胞巣をつくる．胞巣内の管腔類似構造をコール・エクスナー Call-Exner 小体と呼んでいる（web📷）．若年型は 20 歳以下に発生し、成人型のような特徴的な細胞所見はなく、間質の浮腫が目立つ．思春期前に発生する症例では性早熟症状を呈することがある．

b) 莢膜細胞腫 thecoma

卵胞における顆粒膜の外側に存在する莢膜細胞の性格をもつ腫瘍で、良性で閉経後の中高年に発生する．エストロゲン産生による女性化を示すことが多い．またエストロゲン効果が子宮内膜に影響し、内膜癌の発生に関与することもある．肉眼的に黄色充実性の腫瘤を作る．組織学的には紡錘状の間質細胞の増殖からなるが、後述の線維腫の細胞に比して細胞質が淡明で、脂肪染色で陽性を示す．

c) 線維腫 fibroma

良性で肉眼的には白色調の硬い充実性腫瘍を形成する．囊胞性の変化を伴うこともある．線維芽細胞の増殖と膠原線維が混在し、しばしば間質の硝子化を伴う．

d) セルトリ・ライデッヒ細胞腫 Sertoli-Leydig cell tumor

精巣の性索・間質細胞の形質をもつ腫瘍で、男性化症状を呈することが多い．肉眼的には黄色調で囊胞性変化を伴う．組織学的には中空性管腔を形成する Sertoli 細胞の増殖とラインケ Reinke 結晶を有する Leydig 細胞が混在して増殖する．Sertoli 細胞による腺管は高分化から低分化まで症例によってさまざまな分化を示す．

3) 胚細胞腫瘍 germ cell tumor

胚細胞に由来すると考えられている腫瘍で、未分化胚細胞腫、卵黄囊腫瘍、胎児性癌、絨毛癌、未熟奇形腫、成熟奇形腫、卵巣甲状腺腫、カルチノイドなどが含まれる．成熟奇形腫の頻度が最も高い．本邦では欧米に比して悪性の胚細胞腫瘍の頻度が高い．

a) 未分化胚細胞腫 dysgerminoma

10〜20 歳代に発生する．原始胚細胞に類似した腫瘍細胞からなる悪性胚細胞腫瘍で、精巣に発生するセミノーマと相同の腫瘍である．肉眼的に白色のやわらかい充実した腫瘍で、直径 20 cm 以上になることもある．病理組織学的には細胞質に豊富なグリコーゲンを有し、細胞質は淡明で、核は大型で類円形、明瞭な核小体をもつ．小リンパ球の増生を伴い、いわゆる二細胞パターンを呈する．間質に類上皮細胞の集塊を認めることもある．血中の LDH の上昇もみられ、腫瘍細胞の細胞膜には PLAP（胎盤性アルカリホスファターゼ）が陽性となる．悪性腫瘍であるが、化学療法や放射線療法が効果的で、比較的予後良好である．

b) 卵黄囊腫瘍 yolk sac tumor

胎生期の内胚葉成分、卵胞囊が表現型と考えら

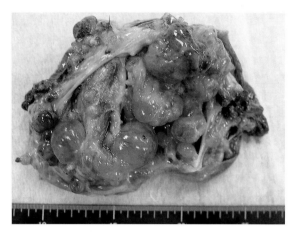

図27 成熟奇形腫の肉眼像(カラー口絵参照)
嚢胞内に皮脂が貯留し，粘液を入れる嚢胞，毛髪など多彩な組織が混在している．出血や壊死は認めない．

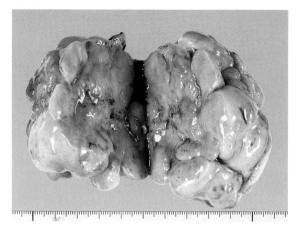

図28 乳癌の転移による転移性卵巣腫瘍の肉眼像(カラー口絵参照)
八つ頭状で，黄白色長で充実した割面を示す．

れ，AFP(α-フェトプロテイン)が腫瘍マーカーとなる悪性胚細胞腫瘍である．肉眼的に黄色調で，出血と壊死に富むやわらかい充実性腫瘍である．病理組織学的には内胚葉洞型，網状型，多嚢性卵黄嚢型などといった多彩なパターンを示すが，代表的な内胚葉洞型は血管を中心とした糸球体様，乳頭状構造が特徴的で，この構造をシラー・デュバル Shiller-Duval 小体と呼んでいる．腫瘍細胞の細胞質にはしばしば硝子様小体がみられる．

c) **胎芽性癌** embryonal carcinoma

胎児胚板を形成する未分化な細胞に類似した腫瘍細胞からなる上皮性腫瘍で，乳頭状，管状，充実性に増生する．単独で発生することはなく，多くは他の悪性胚細胞の部分像として出現する．

d) **絨毛癌** choriocarcinoma

胎生期の胎盤絨毛組織を表現形とする悪性胚細胞腫瘍である．若年女性に発生する．単独で発生することはほとんどなく，他の悪性胚細胞腫様の部分像として出現する．HCG(ヒト絨毛性ゴナドトロピン)が腫瘍マーカーである．肉眼的には充実性腫瘍で，広範な出血と壊死を示す．病理組織学的には細胞性栄養膜細胞と合胞性栄養膜細胞の二細胞性パターンが特徴である．

e) **未熟奇形腫** immature teratoma

構成組織が種々の程度に胎児様の未熟性を示す胚細胞腫瘍で，卵黄嚢腫瘍などの他の胚細胞腫瘍を合併することがある．病理組織学的には胎児様の上皮組織，間葉系組織，中枢神経組織などから構成され

るが，未熟な神経上皮成分の多寡が予後を左右する因子である．しばしば腹膜に播種病変をつくるが，腹膜播種病変が成熟グリア成分からなるものを腹膜膠腫症と呼び，予後は良好である．

f) **成熟奇形腫** mature teratoma

さまざまな成熟した三胚葉成分の増生からなり，嚢胞性の場合が多い．嚢胞性病変は皮様嚢腫とも呼ばれる(図27)．もっとも多い卵巣腫瘍である．扁平上皮層に覆われた嚢胞壁には毛嚢，脂腺，歯牙，甲状腺，グリア組織などが存在する．嚢胞壁に部分的に脂肪組織，皮膚組織などからなる結節が形成されるが，この結節をロキタンスキー Rokitansky 結節と呼ぶ．病理組織学的には成熟した種々の体成分によって形成される．成熟奇形腫の構成成分が二次的な悪性化を示すことがあり，悪性転化を伴う成熟奇形腫と呼んでいる．扁平上皮癌，腺癌，脂腺癌，悪性黒色腫などが発生する．

g) **卵巣甲状腺腫，カルチノイド** struma ovarii, carcinoid

胚細胞腫瘍の中には奇形腫成分の一構成成分のみが増殖するものがあり，単胚葉性奇形腫と呼んでいる．卵巣甲状腺腫やカルチノイドなどがこれにあたる．卵巣甲状腺腫は甲状腺組織が大部分を占める奇形腫性腫瘍である．カルチノイドには甲状腺腫性，索状，島状，粘液性などがある．本邦では索状カルチノイドが多い．

4) 転移性腫瘍・腫瘍様病変・その他

卵巣は多臓器からの転移を受けやすい臓器であ

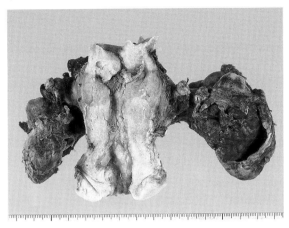

図29 両側卵巣のチョコレート囊胞の肉眼像(カラー口絵参照)
陳旧性の血腫は黒色調となる.

る．子宮，大腸などの近隣臓器からの転移が多いが，胃や他の消化器癌も多い．クルーケンベルグKrukenberg腫瘍は転移性卵巣腫瘍であるが，肉眼的，病理組織学的に特異な所見を示す．出血や壊死に乏しい充実性腫瘤で，しばしば両側性である．表面が八つ頭状の多結節状で，割面は粘稠である(図28)．病理組織学的には印環細胞癌が間質の線維化を伴って増生を示す．胃癌が原発であることが多いが，乳癌，大腸癌，胆囊癌で印環細胞の形態を呈するものもある．卵巣原発の粘液性腺癌や類内膜癌はサイトケラチン(CK)7が陽性のことが多く，大腸癌はCK20陽性であることが多いので，原発性と転移性との鑑別にCK7とCK20の免疫組織化学染色が有用である．

　腫瘍様変化の代表はチョコレート囊胞で，卵巣の子宮内膜症に起因する．子宮内膜症の陳旧性出血内容がチョコレート状になることから名づけられている(図29).

6. 胎盤の形成と絨毛性疾患
a. 胎盤の形成

　正常の胎盤の発育過程は，12週までの初期，28週までの中期，満期までの後期に分けられている．受精卵が着床すると，胎児外胚葉の絨毛上皮細胞から細胞性栄養膜細胞と合胞体栄養膜細胞への分化が始まる．妊娠5週には分枝状の初期絨毛が形成される．12週目までの胎盤形成期には樹枝状に分枝し発達し続けるが，この時期には内側に細胞性栄養膜細胞，外側に合胞体栄養膜細胞という明瞭な二層構造が形成される．さらに絨毛構造は豊富な血管構造を有し，母体側に形成される脱落膜と接し，絨毛脱落膜間では活発な栄養やガスの交換が行われる．28週になると胎盤は成熟した形態を示す．やがて胎盤中隔の中心部に囊胞化，液状化が起こる．絨毛に線維化や石灰化が起こり，絨毛接着部に強い退行性変性が起こると分娩準備状態となる．

b. 絨毛性疾患および腫瘍
1) 胞状奇胎 hydatidiform mole

　胞状奇胎とは，絨毛における栄養膜細胞の異常増殖と間質の浮腫を特徴とする病変をいう．全胞状奇胎と部分胞状奇胎がある．

全胞状奇胎：肉眼的に大部分の絨毛が水腫状を呈する病態で，組織学的には栄養膜細胞の異常増殖および絨毛間質の浮腫が認められ，胎児の存在しないものをいう．細胞遺伝的には雄核発生による2倍体(46XXまたは46XY)で，すべての染色体は父親由来である．

部分胞状奇胎：肉眼的に正常と水腫状を呈する2種類の絨毛からなる病変で，組織学的には一部の絨毛の栄養膜細胞の軽度増殖ならびに間質の浮腫が認められるものをいう．胎児成分が存在することが多い．2精子受精により発生し，細胞遺伝学的には3倍体となることが多い．

2) 侵入胞状奇胎 invasive hydatidiform mole

　胞状奇胎絨毛が子宮筋層あるいは筋層の血管への侵入を示すものをいう．

3) 絨毛癌 choriocarcinoma

　異型性を示す栄養膜細胞の異常増殖からなる悪性腫瘍で，肉眼的には出血性で，変性・壊死を伴う充実性の腫瘤を形成する．組織学的には合胞性栄養膜細胞，細胞性栄養膜細胞あるいは中間型栄養膜細胞由来の腫瘍細胞から構成され，混在して充実性に増殖を示す．絨毛構造は認めない．妊娠に関連して発生する妊娠性絨毛癌と，妊娠に関連しない胚細胞腫瘍の一型としての絨毛癌がある．

　その他のまれな腫瘍として，胎盤着床部の中間型栄養膜細胞の腫瘍性増殖である胎盤性トロホブラスト腫瘍，絨毛膜部の中間型栄養膜細胞からなる類上皮性トロホブラスト腫瘍などがある．

C 乳腺疾患

まとめ

1. 小葉外終末乳管から腺房に至る構造をTDLU(terminal duct-lobular unit)という.
2. 乳腺良性病変には腫瘍様病変, 乳腺症および良性腫瘍がある.
3. 乳癌は非浸潤癌, 浸潤癌およびパジェット病に分類されている.
4. 非浸潤癌は周辺間質への浸潤が認められないものをいい, 非浸潤性乳管癌と非浸潤性小葉癌に分類される.
5. 筋上皮の介在は良性病変とする指標の一つであるため, 免疫組織化学染色による筋上皮マーカー(p63, α-平滑筋アクチン, CD10, カルポニンなど)が乳腺疾患の鑑別に有用である.
6. 浸潤癌とは周辺間質への浸潤が認められるものをいい, 浸潤性乳管癌と特殊型に分類される.
7. 近年, 遺伝子の発現パターンにより分類された intrinsic subtype が浸潤癌の病理診断および治療に取り入れられている.
8. 現在, 乳癌の治療は患者によって個別化され, 縮小した手術とともに放射線療法, 化学療法, ホルモン療法および分子標的治療法を組み合わせたものになっている.

1. 乳腺の構造

乳頭部には10数本の導管が認められ, これらは多数の乳管に分岐し, 最も末梢では小葉を形成している. 乳腺はこれらの小葉を多数含んでおり, 小葉間には膠原線維および脂肪組織などが介在している. 小葉外終末乳管から腺房に至る構造をTDLU (terminal duct-lobular units)という.

乳管を形成する上皮は管腔側の乳管上皮と壁側の筋上皮との2層構造を示す. 乳管と小葉は連続しており, 小葉内で腺房構造を示す小葉内細乳管も小葉内細乳管上皮(小葉上皮)と筋上皮との2層構造をとる(図30). この筋上皮は発生学的には上皮細胞であるが, 平滑筋細胞としての性質をもっており, 細胞が収縮することにより乳汁が分泌される.

乳腺の増殖と発育には女性ホルモンが大きく関与しており, エストロゲン(卵胞ホルモン)は乳管上皮細胞の増殖に働き, プロゲステロン(黄体ホルモン)は小葉内細乳管と腺房の発達に関与している. これら女性ホルモンの作用により, 乳腺の小葉構造は妊娠・授乳期には顕著な変化を示す. 妊娠期には小葉内腺房は数と容積を増してくる. 妊娠後期になると腺房の増生がさらに進み, 間質結合組織は減少してくる. 出産後授乳期では下垂体前葉からプロラクチンが分泌されるため, さらに乳腺腺房からの乳汁産生および分泌が亢進される. このため, 授乳期乳腺

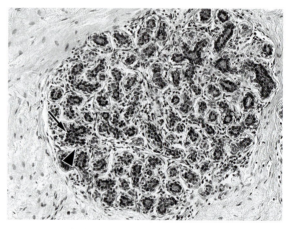

図30 正常乳腺の組織像
周囲を膠原線維性結合組織に取り囲まれた乳腺小葉構造が認められる. 小葉は小葉上皮(矢印)と筋上皮(矢頭)との2層構造を示す.

では小葉内腺房が著明に拡張して, 上皮細胞は高度の分泌を示し, 細胞先端部に乳頭状の突起を示したりする.

2. 乳腺良性病変

a. 腫瘍様病変

1) 乳腺線維症 fibrous disease

乳腺線維症は線維化・硝子化した基質の増生と小葉の萎縮を示す病態である. 乳腺線維症は大きくは

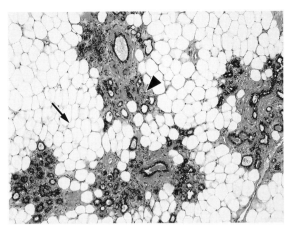

図31 過誤腫の組織像
脂肪組織(矢印)の増殖を背景に，島状に乳腺の小葉構造が形成される腺脂肪腫の像である．矢頭：萎縮した小葉構造．

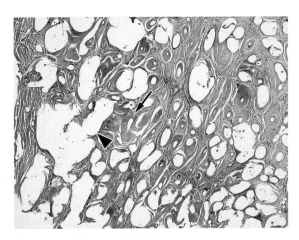

図32 paraffinomaの組織像
硝子化した線維性隔壁により大小不同の囊胞様構造を認める．矢印：硝子化した間質，矢頭：パラフィンが貯留していた跡の大小囊胞．

炎症性の変化と考えられているが，糖尿病や自己免疫疾患との関連も報告されている．

2) 過誤腫 hamartoma

過誤腫は乳腺の組織成分と同じであるが，各組織成分の割合が著しく正常と異なり，過剰に増殖した成分により腫瘤を形成したものである(図31)．増殖する成分が何であるかにより，腺脂肪腫 adenolipoma，軟骨脂肪腫 chondrolipoma，線維性過誤腫 fibrous hamartoma，平滑筋過誤腫 muscular hamartoma などに分類される．

3) 炎症性疾患 inflammatory disease

急性乳腺炎は初産婦の授乳に際して乳頭部が傷つき，それに伴いブドウ球菌や連鎖球菌の感染により起こることが多い．急性炎症の症状を特徴とし，乳房の発赤，腫脹，疼痛をきたし，悪寒，発熱などの全身症状を伴う場合もある．組織学的には乳腺組織において顕著な好中球を主体とする炎症細胞浸潤がみられる．

慢性乳腺炎は乳汁に対する組織反応によって起こることが多く，乳房内に硬結を触れるため，乳癌との鑑別が必要となる．組織学的には乳管周囲にリンパ球，形質細胞を主体とする炎症細胞浸潤が認められる．乳管内腔に乳汁が貯留し，乳管の拡張と周囲の線維化がみられる乳管拡張症 duct ectasia を伴う場合がある．

外傷性脂肪壊死では乳腺脂肪組織に変性・壊死および炎症細胞浸潤を伴う線維化がみられ，陳旧性のものでは脂質を貪食した泡沫状組織球とラングハンス Langhans 型異物巨細胞の出現を伴った肉芽腫がみられることがある．このとき，患者が外傷を受けたことに気がつかない場合は乳癌との鑑別が問題となる．また，豊胸術に使用した各種異物に対する異物肉芽腫があり，代表的なものがパラフィン腫 paraffinoma である(図32)．

4) 女性化乳房 gynecomastia

男性の片側または両側の乳房の腫瘤であり，原因としてはホルモン異常，とりわけエストロゲン過剰によるものと考えられている．組織学的には乳管の拡張，乳管上皮の過形成および周囲間質の浮腫が認められる．

5) 副乳 accessory breast

胎生期の乳腺発生過程で，腋窩から鼠径部にかけてミルクライン(乳腺堤)に沿って乳腺原基が形成される．通常，これらは胸部の一対を除いて自然退縮してしまうが，それが残存したものが副乳である．腋窩部にみられるものが最も多く，生理周期とともに疼痛や腫脹を起こすことがある．

b. 乳腺症 mastopathy

乳腺症は主に成人女性にみられる乳腺の非炎症性・非腫瘍性の増殖性病変である．欧米では fibrocystic disease あるいは mammary dysplasia と呼ばれることが多い．乳腺症の発生には乳管や線維成分の増殖を促進する働きがあるエストロゲンの過剰が

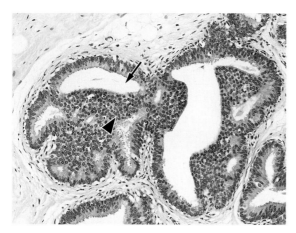

図33 異型乳管過形成の組織像
不整な管腔構造を有し(矢印),中心部は小型で均一な核を有している(矢頭).

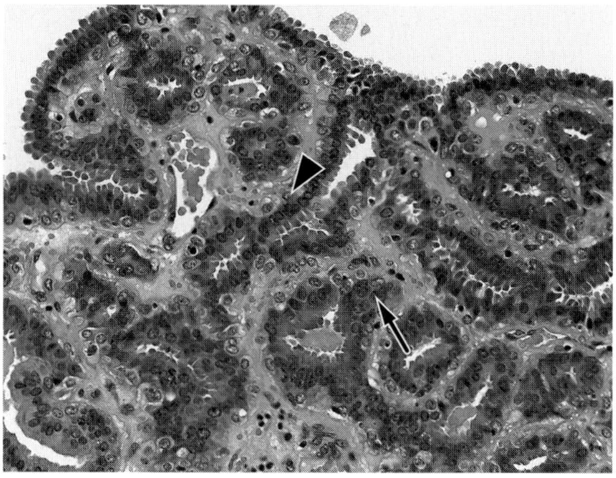

図34 乳管内乳頭腫の組織像
上皮は乳管上皮細胞(矢印)と淡明で大型の筋上皮細胞(矢頭)の2層性を示している.

関与しているとされる.乳癌もエストロゲン過剰に起因していることと,乳腺症の発生年齢分布が乳癌より若いこと,さらに乳癌に伴った乳腺症の頻度が高率であることなどから,乳腺症を乳癌の前癌病変とする考えが有力である.乳腺症は組織学的には単一ではなく,多彩な像を示している.その本体は増生,化生,退行などの多様な変化を示す乳管上皮成分と間質線維成分がさまざまな割合で増殖し,時には腫瘤を形成する.乳腺症を構成する部分像は次のとおりである.

1) アポクリン化生 apocrine metaplasia
乳腺上皮がアポクリン汗腺上皮に似た好酸性の細胞質を有する高円柱状～立方状上皮である.

2) 閉塞性腺症 blunt duct adenosis
拡張した盲管に終わる小乳管の増生で,管腔が蜂窩状に小結節を作る.

3) 囊胞 cyst
分泌物の貯留により乳管が嚢胞状に拡張した病変.乳管上皮は扁平化し,アポクリン化生がみられることがある.

4) 乳管乳頭腫症 duct papillomatosis
上皮増殖症 epitheliosis あるいは乳管過形成 ductal hyperplasia とも呼ばれる.末梢の乳管に多発してみられることが多く,乳管上皮が乳頭状あるいは偽腺腔(管腔が不揃いで,管腔,細胞質,核という順に形成されていない)を形成し増殖するが,細胞の配列に一定の方向性がみられず,極性がみられない.核や構造の異型を伴うものは異型乳管過形成 atypical ductal hyperplasia(ADH)と呼ばれている(図33).ADHの定義は「非浸潤性乳管癌の病理組織診断基準の一部を有するが,これを完全に満足していないもの」とされており,厳格な診断基準が設けられている.

5) 線維腺腫症 fibroadenomatosis
線維腺腫症は線維腺腫に類似して結合織性および上皮性の増殖巣としてみられるが,良性の結合織性および上皮性混合腫瘍の線維腺腫とは異なり,多発性に病変がみられる.病変は小さく,辺縁は不明瞭である.

6) 硬化性腺症 sclerosing adenosis
小腺管が密集して増生を示すもので,一見浸潤しているようにみえるため,しばしば硬癌との鑑別が問題となる.まれに神経および脈管侵襲が認められる.

c. 良性腫瘍

1) 乳管内乳頭腫 intraductal papilloma
乳管内で乳管上皮細胞と筋上皮細胞が2相性構造を示し,中心の血管結合組織を軸として乳頭状に増殖する良性上皮性腫瘍である(図34).

2) 乳頭部腺腫 adenoma of the nipple
乳頭部あるいは乳輪部に比較的境界明瞭な乳管上皮細胞増殖を示す良性腫瘍である.乳頭部の発赤やびらん,乳頭分泌を伴うことが多い.

C. 乳腺疾患　397

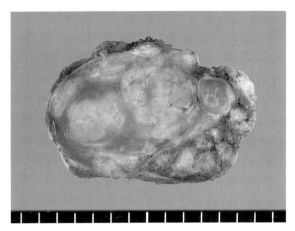

図35　線維腺腫の割面像（カラー口絵参照）
割面において軽度に分葉した境界明瞭な粘液質な性状を示す充実性腫瘍である.

3）乳管腺腫 ductal adenoma
乳管内乳頭腫の類縁疾患であり，乳管上皮の増殖がみられ，周囲を線維結合組織に取り囲まれている.

4）線維腺腫 fibroadenoma
乳管上皮成分と間質結合組織成分の両者の増生よりなる乳腺腫瘍であり，境界が明瞭な結節を作る. 乳腺の良性腫瘍の中では最も発生頻度が高く，若年女性（20〜30歳代）に好発する（図35）.

5）葉状腫瘍 phyllodes tumor
線維腺腫の類縁疾患で，乳管上皮成分と間質結合組織成分の両者の増生よりなる良性腫瘍である. 間質結合組織成分が優位に増生するものを葉状腫瘍とし，間質結合組織成分と乳管上皮成分が同等の割合で増生するものが線維腺腫である. その組織像は類似しているが，臨床経過には違いが生じる. 葉状腫瘍では臨床的に指摘された主病変の周囲に多数の微小な葉状腫瘍の芽とみなされる病変が存在していることが多い. 葉状腫瘍は線維腺腫と異なり再発が多いとされるが，これらはこの微小な葉状腫瘍の芽から発生したものと考えられている.

3. 乳腺悪性病変
a. 乳癌 breast cancer
■ 概念/病因と病態発生

発生由来による分類では乳癌は腺癌であり，特殊型の一部もこれら腺癌の化生によるものである. 好発年齢は40〜60歳で，40歳代後半にそのピークがある. 欧米と比較して死亡率は低く，予後は比較的良好で，小葉癌の頻度が低いなどの特徴がある. 乳癌の危険因子には未婚，未産，高齢初産，乳癌の既往・家族歴，異型乳管過形成の既往，肥満，早い初潮・遅い閉経，ホルモン補充療法長期使用などがある. この中でホルモンは乳腺の機能制御，増殖，分化に重要な役割を担っているため，この異常はさまざまな乳腺疾患の原因となる. とりわけエストロゲンは乳管上皮や乳癌細胞を増殖させる働きがあり，乳癌の発育に関与している.

■ 臨床事項

乳癌は乳腺の外側上部1/4に発生することが多く，初発症状で最も多いのは腫瘤の触知であり，血性乳頭分泌，疼痛などもみられる. 腫瘤は触診上不整形で可動性に乏しいのが特徴である. マンモグラフィー（乳腺X線撮影）は，検診によって乳癌死亡率減少に寄与することが証明されている検査方法である. 若年者の厚みのある乳腺では癌の診断が困難な場合があり，その場合超音波検査が適応となる. マンモグラフィーと超音波検査の正診率はともに85〜90％で，両者を併用することにより95％にまで向上するとされる. 磁気共鳴画像（MRI）は解像度が高く，立体的な病変の評価ができることから，温存術の適否や手術範囲の決定に有用である. 解像度が高いことから癌の乳管内進展や脈管侵襲などについても評価が可能であり，さらに化学療法後の効果判定にも効力を発揮する. コンピュータ断層撮影（CT）はMRIに比べ解像度が若干劣るものの，機器の普及率が高く，MRIに比べ撮影時間が短いといった利点がある. これらの機器による画像診断は視・触診と併せて乳腺疾患の基本である. 最終的に穿刺吸引細胞診および生検により乳癌の診断は確定する.

乳癌治療の大きな柱の一つは外科手術である. 本邦では1980年代半ばまでは乳腺全摘出術が主流であったが，1990年代から切除範囲を縮小し，乳頭部および胸筋を残し，周囲の正常組織をある程度付けて癌だけを切除した後に放射線照射を加える乳房温存術が普及し始め，現在ではこちらが主体となっている. 過去においてリンパ節郭清は根治性を高めるために行われていたが，このような郭清には上肢の浮腫や運動障害，知覚麻痺などの障害が残る場合があり，また進行乳癌において予後を改善しないことがわかってきたため，現在では予後因子としての

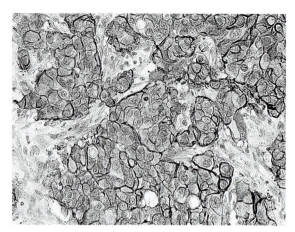

図36 HER2の免疫組織化学染色像
癌細胞の細胞膜が全周性に強く染色された場合，HER2陽性(score 3+)と判定される．

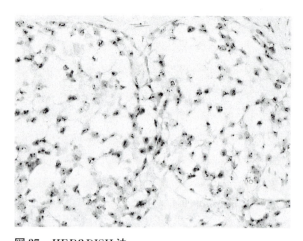

図37 *HER2* DISH法
DISH法は腫瘍組織中の *HER2* 遺伝子および17番染色体を，黒色の銀粒子(*HER2* 遺伝子)と赤色の色素産生物質(17番染色体)として検出する方法である．

リンパ節転移を検索し(センチネルリンパ節郭清)，治療法を選択するという意義が強まってきた．

放射線療法は乳癌の局所再発予防や局所・遠隔転移，再発に対しても広く用いられている．乳房温存術を施行した際は放射線照射を併せて行うことが推奨されている．また，骨転移などをきたした際は疼痛緩和にも有用であり，積極的に行われている．

乳癌はホルモン依存性癌であり，この中でエストロゲン受容体は70～80％の乳癌で発現しているため，抗エストロゲン剤投与などの治療が有効である．病理診断において免疫組織化学染色によるエストロゲン受容体の検索が行われており，治療の指針となっている．さらに，乳癌における分子標的治療薬が近年注目されており，*HER2*(human epidermal growth factor receptor type 2)遺伝子の過剰発現が認められる症例においてはトラスツズマブ(ハーセプチン®)治療の適応となる．現在，*HER2* 遺伝子産生タンパクは免疫組織化学染色で評価することが可能となっており，癌細胞の細胞膜に局在するため，免疫組織化学染色では陽性細胞の細胞膜が縁取りされるように染色されてくる(図36)．

しかし，免疫組織化学染色で判定が困難だった場合などは，FISH(fluorescence *in situ* hybridization)法で *HER2* 遺伝子の増幅を検索する．FISH法では，蛍光を発する *HER2* 遺伝子の数と *CEP17* の数との比で遺伝子増幅の有無を判定している．*CEP17* は17番染色体のセントロメア部分のことであり，通常の正常細胞では *HER2* と同数が認められる．*HER2* と *CEP17* の比が2倍以上の場合に *HER2* 遺伝子の増幅があると判定することになっている．この発現タンパクを標的としたトラスツズマブは副作用が少なく，癌のみを標的とし，化学療法との併用で高い治療効果が得られている．*HER2* 遺伝子の増幅を検出するFISH法以外の方法として，近年では光学顕微鏡下で観察が可能なDISH(dual *in situ* hybridization)法が普及している(図37)．

このように，現在ではかつてのような拡大した切除や郭清は行われず，縮小した手術とともに放射線療法，化学療法，ホルモン療法および分子標的治療を組み合わせたものとなっており，さらに近年個々の癌の特徴を踏まえ，適切な治療を選択するというテーラーメード治療の重要性がいわれている．また，これら治療方法の進歩が近年の乳腺悪性腫瘍の病理分類に大きな影響を与えている(intrinsic subtype：「病理組織」の項参照)．

■穿刺吸引細胞診

臨床的に癌を疑う場合や良悪性病変の鑑別が必要な場合には，病変に細い注射針を刺して細胞を吸引して調べる細胞診を行う．超音波ガイド下にて病変に針を刺して，陰圧をかけて細胞を吸引し，スライドグラスに吹き付けて標本を作製する．スライドグラスに採取された細胞集塊を顕微鏡にて検鏡し，正常あるいは良性，鑑別困難，悪性の疑い，悪性，検

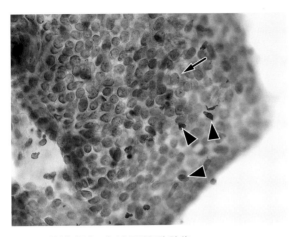

図38　線維腺腫の穿刺吸引細胞診像
細胞の並び方は平面的であり(矢印)，核の大小不同，核形不整に乏しく，クロマチンは均一である．核が濃縮した小型の細胞(筋上皮細胞)が散見される(矢頭)．

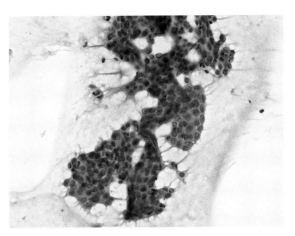

図39　浸潤性乳管癌の穿刺吸引細胞診像
核の形状不整が目立ち，クロマチンは濃染し，粗顆粒状で不均一な分布を示している．集塊周囲の細胞に核の突出が認められる．

表2　乳腺悪性腫瘍の組織学的分類(乳癌取扱い規約，第17版より一部改変)

1. 非浸潤癌
　a. 非浸潤性乳管癌
　b. 非浸潤性小葉癌
2. 浸潤癌
　a. 浸潤性乳管癌
　　a1. 乳頭腺管癌
　　a2. 充実腺管癌
　　a3. 硬癌
　b. 特殊型
　　b1. 粘液癌
　　b2. 髄様癌
　　b3. 浸潤性小葉癌
　　b4. 腺葉嚢胞癌
　　b5. 扁平上皮癌
　　b6. 紡錘細胞癌
　　b7. アポクリン癌
　　b8. 骨・軟骨化生を伴う癌
　　b9. 管状癌
　　b10. 分泌癌
　　b11. 浸潤性微小乳頭癌
　　b12. 基質産生癌
　　b13. その他
3. パジェット病

体不適正の5段階に分類する(図38，39)．

■病理組織
　乳腺悪性腫瘍は現在表2のように分類されている．この中で乳癌は非浸潤癌，浸潤癌，パジェットPaget病に大別されている．さらに非浸潤癌は非浸潤性乳管癌と非浸潤性小葉癌に分類され，浸潤癌は浸潤性乳管癌と特殊型に分けられている．乳管癌，小葉癌はいずれもTDLUに由来する癌であり，よってその名称は発生起源を表すものではなく，増殖および細胞形態を表したものと理解されている．本邦においては乳管癌の頻度が高く，90％を占め，小葉癌は全体の5％程度である．

　非浸潤癌は周囲間質への浸潤が認められないものをいう(図40)．非浸潤癌は乳管の筋上皮細胞が残存していることが多く，時間経過とともに浸潤癌へ移行するものと考えられている．非浸潤性乳管癌の診断において，免疫組織化学染色が有用な場合がある．乳腺疾患の鑑別において筋上皮の介在は良性病変とする指標の一つとされている．近年さまざまな筋上皮マーカーが免疫組織化学的に同定可能になり，現在p63，α-平滑筋アクチン，CD10，カルポニンなどが病理診断の日常業務として使用されていることが多い．一般的に乳管内乳頭腫などの良性疾患では，基底膜上に明瞭な筋上皮の介在を認めることが多く(図41)，非浸潤性乳癌では筋上皮が認められず，二相性が消失している(図42)．

　浸潤癌とは間質に浸潤しているものであり，浸潤癌は大きく浸潤性乳管癌と特殊型に分けられ，さらに浸潤性乳管癌はその形態より乳頭腺管癌，充実腺管癌，硬癌の3型に分類されている(図43，44)．このうち硬癌は頻度も高く，また乳頭腺管癌や充実腺

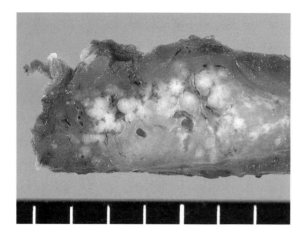

図40　非浸潤性乳管癌の割面像(カラー口絵参照)
割面において多数の白色結節状病変が認められる．中心壊死物質が黄白色の点状病巣として認められる．

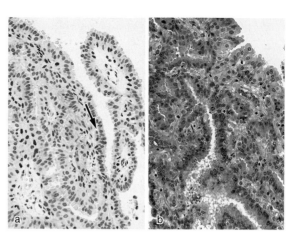

図41　乳管内乳頭腫の組織像
乳管内乳頭腫において免疫組織化学染色ではp63陽性細胞が筋上皮に発現しており(a：矢印)，2相性が確認できる．

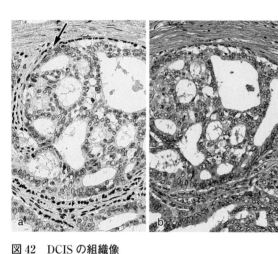

図42　DCISの組織像
DCIS辺縁部において免疫組織化学染色ではp63陽性細胞が認められるが(a：矢印)，上皮には陽性細胞は認められず，2相性はみられない．

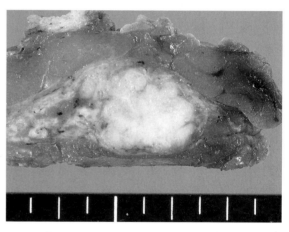

図43　充実性腺管癌の割面像(カラー口絵参照)
割面において検体中央部に境界明瞭な充実性腫瘤の形成が認められる．

管癌と比較してリンパ節転移率が高く，予後が不良であるとされる(図45)．

近年，新しい浸潤癌の分類として，複数の遺伝子の発現パターンを解析し，分類する「intrinsic subtype」の研究が進んでおり，病理診断および治療に取り入れられている．この新しい分類では，予後が良好な「Luminal A」(ホルモン受容体陽性，HER2陰性とほぼ同じ)，予後が不良な「Basal-like」(ホルモン受容体陰性，HER2陰性のtriple negativeとほぼ同じ)などに分類することができる．これまでの研究から，乳癌の予後が悪いことが知られているアフリカ系米国人では，予後良好な「Luminal A」の比率が「Basal-like」と比較して低いことがわかってきている．その一方で，アフリカ系米国人に比べて日本人の乳癌では予後が不良な「Basal-like」の割合が相対的に低く，予後が良好な「Luminal A」の患者が多いとされている．現在それぞれの分類に応じて推奨される治療法が提示されており，今後さらなる病理分類の検討と治療指針の作成が望まれている．

パジェット病は乳癌細胞の乳頭部・乳輪の表皮内への進展を特徴とする癌である．発生頻度は乳癌全

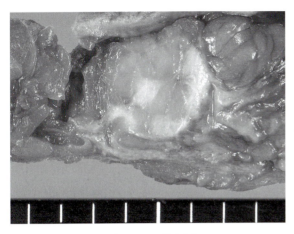

図44 硬癌の割面像(カラー口絵参照)
割面において検体中央部に周囲脂肪組織に浸潤し，spicula 形成を示す腫瘤が認められる．

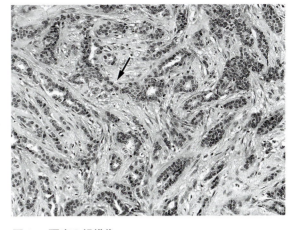

図45 硬癌の組織像
癌細胞(矢印)は索状，小腺腔を形成し，周囲に間質を伴い，びまん性に浸潤している(硬癌)．

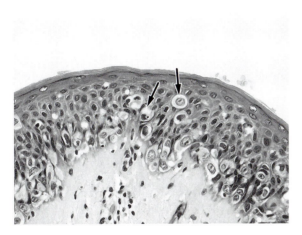

図46 パジェット病の組織像
表皮内に大型の明るい細胞質を有し，核小体の目立つ大型核をもつパジェット細胞(矢印)が浸潤している．

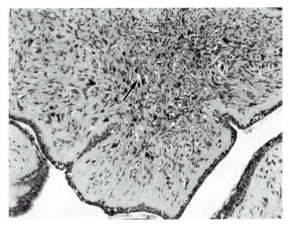

図47 悪性葉状腫瘍の組織像
間質の細胞密度は高く，核異型も高度に認められる(矢印)．

表3 代表的な乳腺腫瘤の特徴

	乳腺症	線維腺腫	乳癌
年齢	35〜50歳	20〜30歳代	40〜60歳代
発生部位	しばしば両側性	片側性	片側性
可動性	良好	良好	不良
圧痛	多い	まれ	まれ
境界	不鮮明	鮮明	不鮮明
皮膚変化	なし	なし	あり

体の1%未満であり，乳頭部皮膚びらんが初発症状であることが多く，腫瘤は触知しない．組織学的には，豊富で明るい細胞質と核小体の目立つ大型核を有するパジェット細胞が表皮内にみられるのが特徴である(図46)．

b. **悪性葉状腫瘍** malignant phyllodes tumor

悪性の間葉系腫瘍を有する腫瘍の中で，上皮構造が存在するものは悪性葉状腫瘍とし，上皮構造が存在しない悪性の間葉系腫瘍のみで構成される腫瘍を肉腫とする．間質細胞が高度の細胞異型を示し，核分裂像が多数認められる．全乳腺腫瘍に対する発生頻度は0.5%程度と少なく，好発年齢は30〜50歳代である(図47)．

代表的な乳腺腫瘤の特徴を表3に示す．

各論

VII. 神経系疾患

A 中枢神経系疾患

まとめ

1. 中枢神経系はニューロンとグリア細胞からなり，頭蓋・脊髄腔に存在し，表面のくも膜下腔を脳脊髄液が循環し，血液脳関門によって体とは物質的に隔絶されている．
2. 脳血管障害などで血液脳関門が破綻すると脳浮腫が起こる．また脳浮腫や脳腫瘍，血腫などの形成は脳圧を亢進させ，生命にかかわる脳ヘルニアを招く．
3. 脳血管障害は生命の危険につながる重大な疾患で，脳出血，脳梗塞，くも膜下出血などがある．前二者は高血圧や高脂血症による動脈硬化が主な原因で，典型的には内包を破壊し片麻痺をもたらす．くも膜下出血は囊状動脈瘤破裂が原因である．
4. 中枢神経系の感染症には細菌や真菌，ウイルスなどによる髄膜炎，脳炎があり，生命の危険や重大な後遺症が問題であったが，近年の治療法の発展による改善が著しい．
5. クロイツフェルト・ヤコブ病は近年，タンパク質性病原体プリオンによる感染症であることが判明し，ウシ海綿状脳症との関連が指摘され社会問題になっている．
6. アルツハイマー病は近年急増している認知症で，老人斑やアルツハイマー神経原線維変化が特徴である．近年，アミロイドβが脳に蓄積するのが原因であることが判明し，そのメカニズムが急速に解明されつつある．
7. 中年期以降に発症するパーキンソン病や筋萎縮性側索硬化症，ハンチントン病などの神経変性疾患の発症のメカニズムが急速に分子生物学的に解明されつつある．
8. 原発性脳腫瘍はグリア細胞に由来するグリオーマと髄膜細胞に由来する髄膜腫に大別される．前者は一般に浸潤性で悪性度が高いのに対して，後者はほとんどが脳の表面に生じる良性腫瘍である．

1. はじめに

中枢神経系は基本的には約1,000億個のニューロン neuron と，その10倍も存在すると考えられるグリア細胞 glial cell より成り立っている．ニューロンには多種類あるが，基本的な構造は同じで，個々のニューロンはタンパク合成が非常に盛んな細胞である．核周囲の細胞質に発達した粗面小胞体を多数含み（ニッスル Nissl 顆粒として観察される），細胞の一方の側では多数の樹状突起 dendrite を伸長させ，他のニューロンから情報を受け，反対側からは1本の軸索 axon が伸び，その終末はシナプス synapse と呼ばれる化学伝達装置となって，別のニューロンに情報を与えている．1個のニューロンの樹状突起にはおびただしい数の化学伝達物質受容体があり，数千のニューロンとシナプスを形成している．シナプスを介した刺激には興奮性のものと抑制

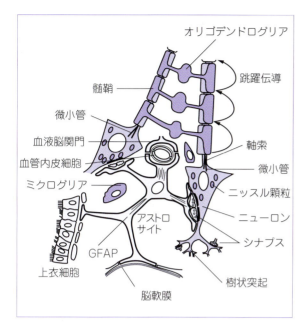

図1 中枢神経組織の概観

性のものがあり，それらの総和が一定の閾値に達するとニューロンは脱分極を起こす．その結果生じたインパルス（活動電位）は軸索を通ってシナプス部位まで伝導するが，そこでインパルスは化学伝達物質の放出を促し，放出された化学伝達物質は標的のニューロンの細胞膜上にある化学受容器に結合し，そのニューロンを刺激する．化学伝達物質にはアセチルコリン，ドーパミン，γ-アミノ酪酸など多種類があり，それぞれ特性が異なっている．さらに，それらの化学伝達物質の受容器もそれぞれ特性が異なり，また同じ受容器でも感受性が変化する．脳は日々いろいろな刺激を受け，経験を積みながらそれを記憶するために神経回路を作り替えていく．こうしたニューロンのネットワークが作り出す活動の多様性はほとんど無限で，そのためわれわれは遺伝的に全く同一な一卵性双生児を含めて誰一人として同じ人間はいない．

a. ニューロン neuron

ニューロンの活動は細胞膜の静止電位が基本になっているが，その維持には多量のエネルギーが必要であり，体重の2％ほどの脳は，非活動時でさえ体で産生される全エネルギーの実に約20％を消費している．そのエネルギーはグルコースの燃焼のみによって得られるアデノシン5′-三リン酸（ATP）によって供給される．そのため，酸素とグルコースの供給が短時間でも途絶えると細胞膜の静止電位が維持できなくなり，ニューロンは大きなダメージを受け，5分以上の途絶でダメージは不可逆的となり，10分以上の途絶では細胞死を招く．さらに，ニューロンは発生段階のごく限られた時期しか増殖できず，二度と再生されることはない．

このように，ニューロンは人生を紡ぎ出す細胞といっても過言でないほど重要な細胞であるが，体の中で最もデリケートな細胞である．それゆえ，ニューロンを良好な状態に保ち，その活動を補佐するための特別な細胞がニューロンの約10倍も存在する．それがグリア細胞である．

b. グリア細胞 glial cell

グリア細胞にはアストロサイト astrocyte，オリゴデンドログリア oligodendroglia，上衣細胞 ependymal cell，ミクログリア microglia の4種類が存在する．アストロサイトは多量の中間径フィラメントであるグリア線維性酸性タンパク（GFAP）と多数の細胞質突起をもつ星形の細胞で，その細胞質突起の形成する膜でニューロンの細胞体や樹状突起を包んで電気的に絶縁したり，栄養したり，さらに血管周囲を取り巻いて血液中の有害物質が血管外に透過するのを防ぐ血液脳関門 blood-brain barrier の形成にも関与している．さらにアストロサイトは損傷が及んだ部位を修復したり，増殖して欠損部を埋める線維芽細胞に似た役割をも果たしている．

オリゴデンドログリアは，その細胞質突起の膜が軸索の周りを何重にも同心円状に取り巻く髄鞘 myelin を形成することによって軸索を電気的に絶縁しているが，髄鞘の存在がインパルスの高速で効率的な跳躍伝導を可能にしている．髄鞘の崩壊する多発性硬化症などの脱髄疾患における神経症状の深刻さは，髄鞘の働きがいかに大切かを物語っている．

上衣細胞は線毛をもつ上皮様細胞で，脳室表面を覆い，脳脊髄液の効率的な循環や中枢神経系のホメオスタシスの維持に重要な役割を果たしている．ミクログリアは，他のグリア細胞が神経外胚葉由来であるのに対して，血球などと同じ中胚葉由来で，胎生期に血液中の前駆細胞が脳に移住しミクログリアとなると考えられている．ミクログリアは貪食能や抗原提示能，さらにさまざまなサイトカインを分泌

する能力を有し，脳の免疫反応を司っている．
　グリア細胞はこのように脳の機能の維持にきわめて重要な働きをしているが，その働きの実体の多くは謎に包まれている．一方，脳組織には特有のグリア細胞が存在するのに，脳以外の組織ではどこにでも存在するような線維芽細胞，リンパ組織，リンパ管系は存在しない．こうしたことは，脳における特殊な病態の理解に非常に重要である（図1）．

c. 中枢神経系の疾患

　中枢神経系の障害は，形態学的変化を伴わない機能的障害と，形態学的変化を伴う器質的障害とに分けられる．多くの内因性精神疾患や精神的トラウマなどに起因する精神障害は前者に属し，神経病理学的アプローチがそれらの究明に寄与するところはほとんどない．それに対して，後者を理解するには神経病理学的アプローチが必須である．
　ニューロンが第一義的に侵される疾患として，アルツハイマー Alzheimer 病，パーキンソン Parkinson 病，ハンチントン Huntington 舞踏病あるいは筋萎縮性側索硬化症などの神経変性疾患があり，侵されたニューロンには特有の形態学的変化がみられる．とくにアルツハイマー病やパーキンソン病などの頻度の高い認知症性ないし麻痺性疾患については，よりよい診療やケアが超高齢化社会を迎えようとしているわが国において非常に重要な課題となりつつあり，それらの病理・病態学的理解は非常に重要である．
　グリア細胞が主役を演ずる疾患は脳腫瘍である．体の他の部位の腫瘍と比べて頻度は低いが，脳というきわめて重要な臓器に発生するので，たとえ良性腫瘍であっても部位によっては致命的であったり，他の腫瘍ではみられない精神・神経症状を引き起こしたり，麻痺などの深刻な後遺症を残す．それゆえ，脳腫瘍の病理学的理解は非常に重要である．
　中枢神経系の感染症では，医学の進歩や生活環境の改善によって克服されたものも多い半面，そうした人類の活動が地球環境を変化させ，新興感染症としての急性脳炎を生み出し，人類の生存を脅かすに至っているのは特記すべきことである．
　中枢神経系には先天性代謝異常に起因するさまざまな変性疾患が存在するが，それらの大部分はまれなものである．それに対して，脳血管障害は癌と並

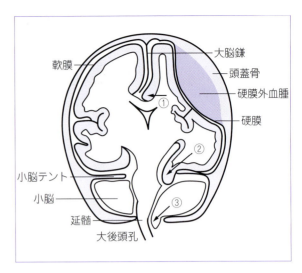

図2　硬膜外血腫と脳ヘルニア
①：大脳鎌下ヘルニア，②：小脳テントヘルニア，③：小脳扁桃ヘルニア．

んで最も頻度の高い疾患群をなし，その病理学的理解は医療従事者にとって重要である．

2. 脳ヘルニアおよび脳浮腫

a. 脳ヘルニア brain herniation

　脳はきわめてデリケートな組織であるため，強固な頭蓋骨と硬膜に囲まれた頭蓋腔に存在している．そのため，浮腫や血腫，あるいは腫瘍などの空間占拠病変があると，頭蓋腔の容積が一定であるため頭蓋内の圧力が上昇する．これが頭蓋内圧（脳圧）亢進症である．頭蓋内圧が亢進すると大脳皮質のニューロンは頭蓋骨に圧迫されることによって虚血性の損傷を受け，ひどい場合は細胞死を招く．
　さらに，脳圧亢進によって脳組織が頭蓋腔内で左右の大脳半球を分けている大脳鎌下の部分で圧力が高い側の脳組織が反対側に入り込んだり（大脳鎌下ヘルニア subfalcial herniation），側頭葉が後頭蓋窩と大脳を隔てる小脳テントの隙間にはまり込んだり（小脳テントヘルニア transtentorial herniation），延髄が大後頭孔にはまり込む（小脳扁桃ヘルニア tonsillar herniation）．これによって圧迫された脳組織や脳神経が虚血性変化を起こし，特有の神経症状を呈する．とくに小脳テントヘルニアと小脳扁桃ヘルニアは致死的である．小脳テントヘルニアでは動眼神経が麻痺し，瞳孔が散大するのが特徴で，脳幹部の意識レベルを保つのに必須な中枢（脳幹網様体

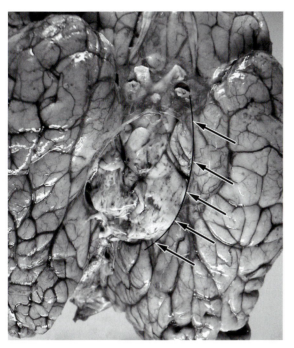

図3 脳ヘルニア
グリオブラストーマ患者でみられた小脳テントヘルニア．下面からみた大脳．矢印は小脳テント切痕の位置を示す．（梶原博毅，横井豊治（編）：標準理学療法学・作業療法学 病理学，第3版，医学書院，2009，p179より転載）

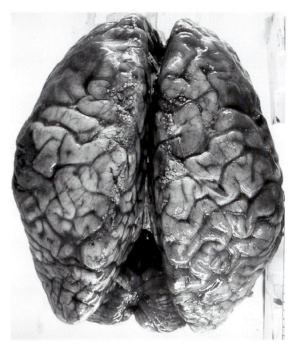

図4 脳浮腫
脳回は頭蓋骨に圧排されて扁平化している．

など）がダメージを受け深昏睡状態となる．小脳扁桃ヘルニアでは延髄の呼吸中枢が侵されるので，生命そのものが脅かされる（図2, 3）．

b. 脳浮腫 brain edema

脳の毛細血管では血管内皮同士が密着結合で結びつき，さらにアストロサイトが血管足と呼ばれる細胞質突起で血管周囲を覆うため，血流中のタンパク質や生理活性物質は脳組織にむやみに浸透できない．このシステムが血液脳関門で，脳のホメオスタシスの維持のためには不可欠の機構である．たとえば，低アルブミン血症は容易に全身の浮腫を引き起こすが，血液脳関門のおかげで脳に浮腫が起こることはない．半面，血液脳関門のおかげで薬剤が脳組織に取り込まれるのが困難で，脳神経疾患の有効な治療薬を開発しようとすると非常な困難に直面することになる．脳血管障害などで血液脳関門が破壊されると浮腫液が脳組織にあふれ出ることになる．脳組織には浮腫液を静脈に戻すリンパ管系が存在しない．このため，血管外にあふれ出た浮腫液は細胞間に蓄積されたままとなる（血管原性浮腫）．また，脳全体に低酸素性・虚血性侵襲が生じて細胞損傷が起こると細胞内液が増加する（細胞内浮腫）．血管原性浮腫と細胞内浮腫は同時に起こることが多いが，このようなメカニズムで脳浮腫が発生すると前述したように頭蓋内圧を亢進させる結果となり，大変危険である．脳浮腫は頭蓋内圧を亢進させる最もありふれた因子であり，脳血管障害や脳外科手術で引き起こされる最も深刻な合併症の一つである．脳外科学の歴史は脳浮腫との闘いの歴史であったといっても過言ではない（図4）．

3. 脳血管障害 cerebrovascular disorders
a. 脳梗塞 cerebral infarction
■概念と病態発生

脳梗塞は何らかの原因で動脈が閉塞し，灌流領域が壊死に陥る疾患である．脳の深部には分岐した後，再吻合しない終動脈が分布している．それゆえ脳深部の動脈が閉塞すると，他から血液を受けられないため，灌流領域に壊死が引き起こされる．このような理由で脳梗塞は脳深部の終動脈の分布区域，つまり中大脳動脈灌流域に好発する．脳梗塞には，

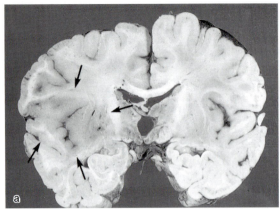 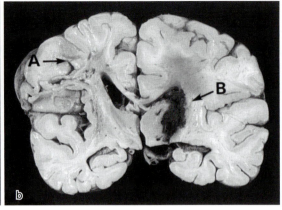

図5　脳梗塞(カラー口絵参照)
a：新鮮な脳梗塞．シルヴィウス Sylvius 溝を取り囲む領域だけ皮質と白質の境界が不明瞭で，やや腫大している(矢印)．右側と比較せよ．b：古い器質化した脳梗塞．左前頭頭頂葉に器質化した梗塞巣がある(矢印A)．白質の容積が減少し，側脳室外側角が上方に引き上げられたように変形している．萎縮した白質には大小の空洞がみられる．なお，右には新鮮な出血巣がみられる(矢印B)．(水谷俊雄：神経病理診断アトラス，文光堂，1992より)

その部分の脳動脈に血栓が形成され閉塞される脳血栓症 cerebral thrombosis と，心臓壁や頸動脈壁などの他の部分に形成された血栓が剥がれ，血流に乗って脳動脈の細い部分で引っかかって，その部分を塞いでしまう脳塞栓症 cerebral embolism がある．脳血栓症の最大の原因は動脈硬化で，とくに変性したコレステロールがアテロームとして動脈壁に沈着する粥状硬化が重要である．粥状硬化を起こした動脈はプラークの形成によって内腔が狭窄し，内皮が傷害され，血栓が付着し成長しやすくなるためである．

脳塞栓症には，心房細動や心弁膜症をもつ人の左房内血栓や，心筋梗塞によって左心室壁に生じた壁在血栓，あるいは頸動脈の粥状硬化部に付着した血栓が剥がれて栓子となることが多い．血栓以外にも出産時に羊水が栓子になったり(羊水塞栓)，外科手術時に脂肪組織が栓子になったり(脂肪塞栓)，潜水病にみられるように空気が栓子になること(空気塞栓)もある．

細菌性心内膜炎では，細菌感染によって僧帽弁や大動脈弁などに線維素，血小板，細菌からなる疣贅(ゆうぜい)が生じるが，これが剥がれて脳塞栓症を起こすとその部分に梗塞が起こるのみならず，膿瘍が形成され，さらに細菌感染が蔓延するきわめて重篤な状態となる(敗血症性梗塞 septic infarction)．最近ではメチシリン耐性黄色ブドウ球菌(MRSA)によるものが増えており，中心静脈栄養などで血管にカテーテルを留置した部分から MRSA が侵入すると，抵抗力の衰えた患者では細菌性心内膜炎を起こし，さらに敗血症性脳梗塞を起こす事態になりかねない．このため，医師や看護師は血管留置カテーテルの取り扱いや消毒に関して十分に注意する必要がある．このほか，MRI や CT 検査によって初めて明らかにされた認知障害やパーキンソニズムを主症状とする多発性脳梗塞がある．さらに高血圧による微小血管の内皮細胞の腫大による血行障害などが知られている．

■臨床事項

動脈硬化の誘発因子である加齢，高血圧，糖尿病，高コレステロール血症，虚血性心疾患，多血症などが脳梗塞の危険因子となる．発症は睡眠時などの安静時に多く，24時間程度の時間内に段階的に増悪することが多い．朝起きたときにちょっとした麻痺がある程度でも，その後，段階的に完全な麻痺にまで進展することがあるので，脳梗塞によると考えられる麻痺が起こった場合は，その後の経過を注意深く観察しなければならない．また，一過性の意識消失や知覚障害や運動障害などの神経症状を経験する一過性脳虚血発作 transient ischemic attack (TIA)は，脳梗塞の前触れとして非常に重要である．TIAでは，これらの神経症状が24時間以内に完全に消失し後遺症を残さないことが特徴であるが，このような症状が出た場合，患者の約1/3は5

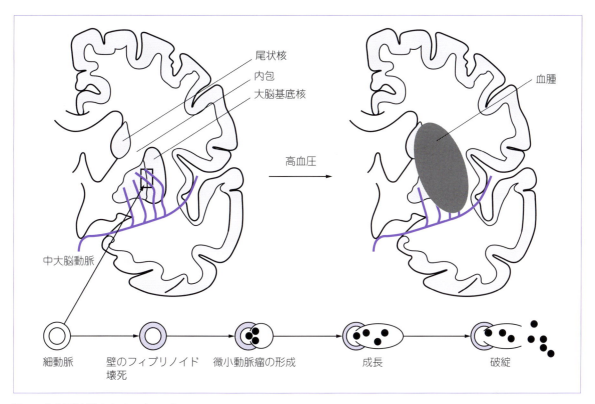

図6 高血圧性脳出血のメカニズム
中大脳動脈から直角に分岐する基底核や内包を栄養する小動脈の動脈壁が高血圧によってフィブリノイド壊死を起こし，微小動脈瘤が発生し破綻するのが典型的な高血圧性脳出血である．大出血では脳室に穿破したり，頭蓋内圧亢進のため脳ヘルニアを起こし，死亡率が高い．また，内包が破壊されるので，後遺症として典型的な片麻痺を残す．

年以内に重大な脳梗塞を引き起こすので，十分なケアと予防治療が必要である．脳梗塞は中大脳動脈灌流域に好発する．これにより，対側の痙性麻痺が出現する．知覚脱失や右半球の梗塞では失語症もみられる．

■検査所見

梗塞巣は，発症から12〜24時間以上経過してから，CTで低吸収域，MRI T1強調画像で低信号域，T2強調画像で高信号域として描出されるようになる．

■病理所見

脳動脈閉塞による細胞死は血流途絶後数分以内に生じるが，最初の8〜12時間は脳は肉眼的にも組織学的にも正常で，その後組織学的にニューロンの虚血性変化（縮小，ニッスル顆粒の消失と好酸性化，核濃縮 pyknosis など）と，好中球の浸潤など炎症性変化が顕著となる．当初は細胞外および細胞内浮腫のため梗塞巣の境界は不明瞭であるが，続く数日で血管から侵入してきたマクロファージが壊死に陥った組織を貪食し始め，約半年以内に梗塞巣は完全に空洞と化す．このため，梗塞巣は融解壊死あるいは軟化壊死と表現される（図5）．

b. **脳内出血** intracerebral hemorrhage

■概念と病態発生

最も頻度が高いのは高血圧による脳内出血である．中年から高齢の高血圧症患者に最も多く，慢性高血圧患者の死因の約15%を占める．高血圧は細い脳動脈壁のフィブリノイド壊死を引き起こす．フィブリノイド壊死を生じた細動脈は血管壁が脆弱で，高い血圧により微小動脈瘤を形成し，これが破綻して出血を起こす．こうした変化を起こしやすい細動脈は中大脳動脈の基底核および内包への分枝に多く，したがって脳内出血もその部位に好発する．そのほか，全身の血液凝固障害，血管奇形，アミロイドアンギオパチー，血管炎などによる脳内出血もある（図6）．

■臨床事項

発症は急激で，日中の活動時に多い．激しい頭痛，嘔吐，急激な意識消失などの頭蓋内圧亢進徴候が顕著である．片麻痺などの巣症状もあるが，頭蓋内圧亢進症状と昏睡などに覆い隠されることが多い．頭蓋内圧亢進が進むと，小脳テントヘルニアや小脳扁桃ヘルニアなどにより脳幹が圧迫され，深昏睡となり，チェーン・ストークス Cheyne-Stokes 呼吸や瞳孔散大，対光反射消失などが出現し，きわめて危険な状態に陥る．

■検査所見

CT/MRI 画像で血腫の部位と，脳浮腫や頭蓋内圧亢進の程度を知りうる．出血巣は CT で高吸収域，MRI の T1 強調画像で低信号域，T2 強調画像で高信号域として描出される．

■病理所見

好発部位は被殻，視床，橋底部，小脳の穿通動脈である．大出血の場合は出血部位を同定するのは困難である．血腫は線維走行に沿って広がる．頭蓋内圧が亢進し，種々のタイプの脳ヘルニアが起こる．血腫が脳室内に穿破して脳室内出血となり，脳脊髄液の流路を塞ぐと，急性脳内水腫が生じ致死的となる．血腫は数日で融解し始め，壊死に陥った赤血球や脳組織はマクロファージによって処理される．病巣周囲ではアストロサイトの活発な増殖，すなわちグリオーシス gliosis が起こる．血腫は最終的に完全に吸収され，液体を満たした空洞となる (図7)．

c. 嚢状動脈瘤 saccular aneurysm とくも膜下出血 subarachnoid hemorrhage

■概念と病態発生

脳は頭蓋骨と強固な硬膜に覆われ，さらに繊細なくも膜，そして脳実質に連続する軟膜に覆われるが，くも膜と軟膜の間はくも膜下腔と呼ばれる．くも膜下腔には脳動脈と脳脊髄液が含まれ，ここに出血すると血液は脳および脊髄の全表面に広がりうるが，軟膜があるため脳実質には侵入しない．血管外へ流出した血液はくも膜下腔の動脈を攣縮させるなど，さまざまな傷害をもたらす．くも膜下出血の最も重要な原因は，ウイリス Willis 動脈輪やその近傍に発生した嚢状動脈瘤の破裂である．嚢状動脈瘤は全人口の約1%に生じる．原因は先天性の動脈の弾性板の脆弱性にある．出生児に肉眼的に動脈瘤を認

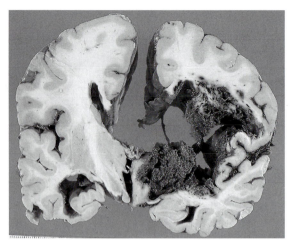

図7 高血圧性脳内出血
(梶原博毅, 横井豊治(編)：標準理学療法学・作業療法学 病理学, 第3版, 医学書院, 2009, p180より転載)

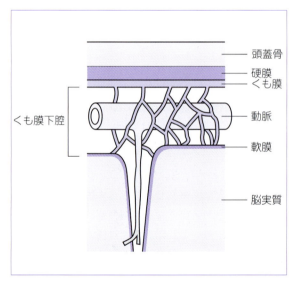

図8 くも膜下腔
くも膜は硬膜と粗に結合する繊細な膜で，くも膜下腔に繊細な梁状構造物を出している．くも膜下腔には脳動脈が走り，脳脊髄液で満たされている．

めることはまれであるが，微小な動脈瘤は加齢とともに大きくなり，4〜7mm に達すると最も破綻しやすくなるが，くも膜下出血発生のピークは 40〜50 歳の中年期である (図8, 9)．

■臨床像

発症は急激で，激しい頭痛，嘔吐および意識の消失を伴う．項部強直などの髄膜刺激症状を伴い，脳脊髄液は血性である．くも膜下出血を起こした患者の約半数は数日以内に死亡する (図10)．

A. 中枢神経系疾患　409

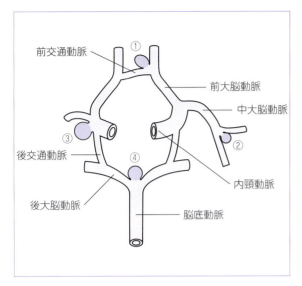

図9　ウィリス動脈輪と囊状動脈瘤の好発部位
囊状動脈瘤は脳底部のウィリス動脈輪部の動脈分岐部にできやすい．ほとんどは①②③にでき，④の頻度は低い．原因はこの部分の中膜の先天的な欠損である．破裂しなくても，大きな動脈瘤は圧迫による神経症状を引き起こす可能性がある．

■検査所見
　CT・MRI画像で脳底部くも膜下腔の出血，時に隣接する脳内の血腫，脳内水腫を認める．

■病理所見
　囊状動脈瘤はしばしば多発する．囊状動脈瘤壁は薄い線維組織よりなるが，動脈の内膜および外膜由来で中膜欠損部より発生する．しばしば大きくなり，周囲組織を圧迫し神経症状を呈することもある．

d. **血管奇形** vascular malformation
　頭蓋内出血の重要な原因の一つである．発生段階の血管形成異常が成因である．血管奇形にはいくつかのタイプがあるが，最も頻度が高いものが動静脈奇形 arteriovenous malformation で，臨床的に重大な出血を最も合併しやすいタイプである．大脳半球に発生し，中大脳動脈が絡むことが多い．肉眼的に血液を充満した血管の拡張や蛇行が著明な集塊をなしている．組織学的にはさまざまな太さの動脈や静脈，あるいはどちらとも区別がつかない壁構造の異常な血管が脳実質の間に無秩序に集簇している．

e. **急性硬膜外血腫** acute epidural hematoma と**慢性硬膜下血腫** chronic subdural hematoma
　外傷による急性硬膜外血腫および慢性硬膜下血腫が重要である．両者とも脳を圧迫し，頭蓋内圧を亢進させる．急性硬膜外血腫は頭部傷害後，数時間の無症候の潜伏期の後に意識障害が始まり，放置すると昏睡状態となり死亡する．原因は，側頭蓋骨の骨折によって生じた鋭い骨折縁が中硬膜動脈を傷つけ破綻させることによって出血し，硬膜の外側に大きな血腫ができることで，それによる脳圧の亢進の結果，小脳テントヘルニアを起こすものである（図2）．このため，頭部に強い外傷があった場合は，無症候でも数時間は急性硬膜外血腫が生じる可能性を考え，注意する必要がある．
　慢性硬膜下血腫では，硬膜下の静脈が外傷などのため破綻して数日～数週間でゆっくりと血腫が形成されて頭蓋内圧亢進症状を呈するもので，とくに高齢者は血管が脆弱で脳も萎縮しているため，しばしばはっきりした外傷の既往がなくても硬膜下血腫ができる．このため，片麻痺，複視，嘔吐，意識障害などが急速に出現するが，認知障害症状を示しアルツハイマー Alzheimer 病などの認知症と誤診され

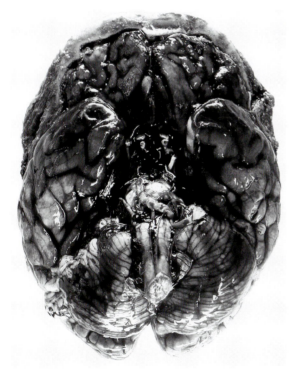

図10　くも膜下出血（カラー口絵参照）
囊状動脈瘤破裂による脳内出血．（梶原博毅，横井豊治（編）：標準理学療法学・作業療法学 病理学，第3版，医学書院，2009，p181 より転載）

ることもある(図2).

4. 中枢神経系の感染症

神経系の感染症は他の臓器の感染症と異なりまれであるが,いったん発症すると致命的であったり重大な後遺症を残したりすることがまれでない.神経系の感染症には,外傷や細菌性心内膜炎による脳塞栓症などでとくに神経向性のない一般の病原体が直接脳実質に到達してしまう場合と,狂犬病ウイルスや単純ヘルペスウイルスのように病原体に神経向性があるために神経系感染を引き起こしてしまう場合,さらに宿主の免疫力の低下によって神経向性のある弱毒性病原体が神経系特有の日和見感染症を引き起こす場合がある.さらに,最近ではクロイツフェルト・ヤコブ病 Creutzfeldt-Jakob disease(CJD)など,遺伝情報をもたないプリオンと呼ばれるタンパク性の病原体による感染症(プリオン病)がクローズアップされるようになった.

a. 髄膜炎 meningitis

軟膜とくも膜下腔の炎症で,特殊な場合を除き感染が原因である.①細菌感染によって生じる急性化膿性髄膜炎,②ウイルス感染によって生じる急性リンパ性髄膜炎,③さまざまな種類の感染性病原体によって生じる慢性肉芽腫性髄膜炎の3つに分類できる.

1) 急性化膿性髄膜炎 acute purulent meningitis

急性化膿性髄膜炎はすべての年齢の人を侵しうるが,幼小児や高齢者などでは重篤になりやすい.髄膜炎菌,インフルエンザ菌,肺炎球菌などが代表的な起炎菌である.

■臨床事項

臨床像として高熱,頭痛,項部硬直,精神異常などがある.

■病理所見

肉眼的には髄膜は著しくうっ血し,クリーム色の膿性滲出物がくも膜下に貯留する(図11).組織学的には軟膜の著しいうっ血と,くも膜下腔には好中球の浸潤やフィブリンの析出がみられる.起炎菌が組織切片上で証明されることがある.

■検査所見

髄液 cerebrospinal fluid(CSF)の混濁と多数の好中球の浸潤が特徴的である.髄液のタンパク質は血

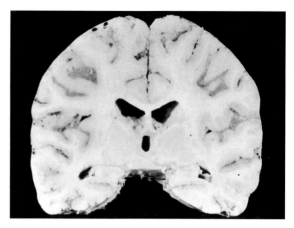

図11 化膿性髄膜炎の割面像
くも膜下腔,脳室壁に膿性の滲出液の貯留.(山村安弘氏のご厚意による)

管透過性亢進のため著しく上昇し,ブドウ糖は著しい減少を示す.重症例では髄液の塗抹標本をグラム Gram 染色することによって速やかに起炎菌を同定しうるが,通常は日数を要する培養同定が必要である.しかし,急性化膿性髄膜炎では一刻も早い適切な抗生物質の投与がきわめて重要であり,この疾患が疑われた場合は,起炎菌の同定を待たずに速やかな広域抗生物質の投与が必要となる.

2) 急性リンパ性髄膜炎 acute lymphocytic meningitis

ほとんどの場合ウイルスが原因で,無菌性髄膜炎 aseptic meningitis とも呼ばれる.細菌による急性化膿性髄膜炎と異なり,急性リンパ性髄膜炎は自然治癒し,一般にほとんど後遺症を残さない.頻度の高い病原ウイルスとして,ムンプスウイルス,エコーウイルス,コクサッキーウイルス,エプスタイン・バー Epstein-Barr(EB)ウイルスなどがある.

臨床症状は細菌による急性化膿性髄膜炎に似るが,その程度は軽い.髄液所見ではリンパ球が多く,髄液のタンパク質は軽度に増加するもブドウ糖は正常である.

3) 慢性肉芽腫性髄膜炎 chronic granulomatous meningitis

この種の髄膜炎を起こす病原体には,結核菌や梅毒スピロヘータなど特異肉芽腫を形成するものや,真菌などがある.梅毒による髄膜炎は現在ではごくまれである.結核性髄膜炎 tuberculous meningitis は抗生物質や化学療法のなかった時代には致命的な

疾患であったが，現在ではまれである．しかし，エイズ患者に抗結核薬の無効な耐性結核菌による肺結核が蔓延し，それによる髄膜炎の報告が増えている．真菌性髄膜炎 fungal meningitis では，とくにエイズ患者のクリプトコッカスによる髄膜炎が重要である．そのほか，アスペルギルス，カンジダ，ムコール菌なども髄膜炎を引き起こすが，いずれも日和見感染症である．

■臨床事項

項部硬直などの髄膜刺激症状を伴う頭痛があるが，しばしば髄膜刺激症状は欠如している．

■病理所見

結核性髄膜炎の場合，肺などの病巣から結核菌が髄膜に血行性に散布される．くも膜下腔にフィブリンや，好中球，リンパ球，類上皮細胞，ラングハンス Langhans 巨細胞などが出現するが，脳底部に強く現れる傾向にあり，頭蓋底髄膜炎の像を呈する．他の部位でみられるような典型的な結核結節の形成はまれで，ラングハンス巨細胞や類上皮細胞は少ない．炎症は血管にも及び，閉塞性動脈炎をきたして脳実質に梗塞を起こす（図12）．

クリプトコッカス髄膜炎の場合は，エイズ患者の肺などのクリプトコッカス病巣から血行性に波及し，髄膜炎を引き起こす．組織学的にはくも膜下腔に 5〜15μm の重屈折性被膜を有する卵円形のクリプトコッカス菌体が増殖し，多数の好中球，リンパ球，形質細胞，マクロファージ，異物巨細胞などの出現が特徴的である（図13）．

■検査所見

髄液のリンパ球増加，タンパク増加，真菌性髄膜炎では塗抹ないし培養による菌体の検出．

b. 脳実質の感染症

脳実質の感染症には，細菌性脳膿瘍，結核腫，トキソプラズマ症，ウイルス性脳炎などがあり，宿主の免疫状態とは無関係に感染し発症するものと，宿主の免疫力の低下に伴って感染・発症する日和見感染症がある．さらに，クロイツフェルト・ヤコブ病などのプリオン病も新しいタイプの感染症として認定されるに至っている．

1) 脳膿瘍 brain abscess

脳膿瘍は，ブドウ球菌，連鎖球菌などさまざまな細菌によって引き起こされる．慢性副鼻腔炎や慢性

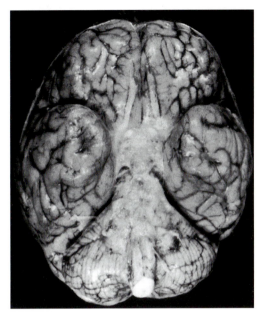

図12 結核性髄膜炎
髄膜の肥厚による脳炎．（山村安弘氏のご厚意による）

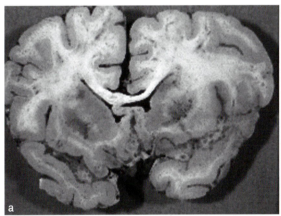

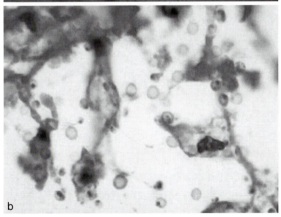

図13 クリプトコッカス髄膜炎
a：髄膜（軟膜およびくも膜）の肥厚と多発性小囊胞性変化．b：くも膜下腔の球状のクリプトコッカス菌体（HE染色）．

化膿性中耳炎などの病巣から細菌が連続的に脳実質に到達する場合と，細菌性心内膜炎や肺膿瘍などの病巣から細菌が血行性に脳実質に到達する場合がある．とくに後者の場合は脳膿瘍が多発することがある．また右左シャントを伴う心奇形では，静脈血中の細菌がシャントを通じて直接脳へ到達し，脳膿瘍を引き起こす危険性が高い．

■臨床事項

発熱，頭痛その他の頭蓋内圧亢進症状やさまざまな巣症状がみられる．

■病理所見

脳膿瘍は組織学的には他の部位にできる膿瘍と基本的に同様である．膿瘍の周囲には反応性アストロサイトの増生が認められる．

■検査所見

髄液のタンパク質増加がみられる．細胞数やブドウ糖は正常である．

2）その他の感染症

結核腫 tuberculoma：肺結核に続発し，肺病巣から血行性に結核菌が脳実質に到達し，単発ないし多発性の結核結節が形成される．

トキソプラズマ症 toxoplasmosis：通常，エイズなどの免疫不全を背景として潜伏感染していたトキソプラズマ原虫が再活性化されて起こる日和見感染症で，全身感染の部分症状として脳に病巣が形成され，この場合，単核細胞浸潤を伴う多発性の壊死巣形成がみられる．

3）ウイルス性脳炎 viral encephalitis

神経系のウイルス感染は前述の急性リンパ性髄膜炎の形をとる以外に，細胞融解性感染，潜在性感染，あるいは持続性感染などの感染様式がある．潜在性に感染していたウイルスが何らかのきっかけで活性化され細胞融解性感染となることもある．主なウイルスは単純ヘルペスウイルス，ポリオウイルス，狂犬病ウイルス，ヒト免疫不全ウイルス（HIV）などである．神経系を侵すウイルスの特徴は，神経系の特定の細胞のみに強い親和性を示すことで，これによりそのウイルス感染症特有の症状が引き起こされる．

a）単純ヘルペスウイルス脳炎　herpes simplex virus（HSV）encephalitis

細胞融解性のウイルス感染症で，急性ウイルス性脳炎の中で最も多く，重篤なものである．三叉神経節に潜伏感染していたHSVが活性化され側頭葉などに広範な壊死を引き起こすが，近年の抗ウイルス薬による治療によって予後の改善が著しい．

b）狂犬病 rabies

キツネなどの哺乳動物を自然宿主とする狂犬病ウイルスは高度の神経向性を呈し，感染した動物に咬まれることによって感染する．感染すると狂犬病ウイルスは局所で増殖し，知覚神経を通って中枢神経系に到達し，脳炎を起こす．海馬錐体細胞や小脳のプルキンエ Purkinje 細胞にネグリ Negri 小体と呼ばれる独特の封入体が出現する．高度の知覚系の興奮，筋痙攣による高度の嚥下障害や呼吸困難を引き起こし，死に至る．狂犬病ワクチンが有効である．

c）ポリオウイルスによる急性脊髄前角炎 acute anterior poliomyelitis

ポリオウイルスはRNAウイルスで，糞便に汚染された食物や食器などから経口感染するエンテロウイルスの仲間である．感染者のごく少数例でのみウイルスが血液脳関門を通過し，脊髄前角炎を引き起こす．これによる脊髄前角細胞の壊死は永続的な運動麻痺をもたらす．ポリオウイルスによる急性脊髄前角炎は過去において小児麻痺の最も重要な原因であったが，予防ワクチンの投与によって現在では発生はごくまれである．

d）その他の急性ウイルス性脳炎

従来より日本脳炎が有名である．ブタに感染した日本脳炎ウイルスが，コガタアカイエカを媒介してヒトに感染することによって高熱と髄膜刺激症状，痙攣，せん妄，そして昏睡状態に陥る急性脳炎を引き起こす．死亡率が高く，生き残っても重篤な後遺症を残すことが多い恐ろしい疾患であるが，ワクチンの普及や生活様式の都市化に伴い，わが国では急速に姿を消した．しかし，似たような感染経路をもつさまざまな急性ウイルス性脳炎が，現在では新興感染症として人類の生存を脅かすに至っている．

マレーシアで，ブタから直接ヒトに感染し日本脳炎に似た死亡率の高い急性脳炎を発症させるニパウイルスが分離された．このウイルスは熱帯雨林に生息する何らかの野生動物を自然宿主とするウイルスであったらしいのであるが，ジャングル開発によって家畜としてのブタへ，そしてブタからヒトへと感染が広がったのである．マレーシア政府の徹底したブタの屠殺によってかろうじてこの病気の流行はく

い止められたが，同国の養豚業はほぼ壊滅した．

最近アメリカ合衆国全土に蔓延しつつある西ナイル熱は死亡率の高い急性脳炎であるが，元来，ナイル川流域の鳥類を自然宿主として蚊が媒介するウイルス性の風土病であった．しかし，航空機の発達と地球温暖化によってこのウイルスをもった蚊がニューヨークに運ばれ住み着いた結果，鳥類に蔓延し，急速にアメリカ人の間にこの病気が広がったと考えられている．このように，人間の活動による地球環境の変化が人類の生存を脅かす新たな急性ウイルス性脳炎を生み出しているのである．

e）遅発性ウイルス感染症 slow virus infection

免疫反応によるウイルスの排除が欠如し，持続的なウイルス感染に曝されたニューロン組織が緩徐かつ進行性に変性する．これには以下のようなものがある．

（1）亜急性硬化性全脳炎 subacute sclerosing panencephalitis

麻疹ウイルス感染では通常では麻疹を引き起こすのみでウイルスは免疫力で排除されるが，ごくまれに変異ウイルスの持続感染が成立し，これが脳の灰白質および白質に亜急性の重篤な脳炎を引き起こすことがある．

（2）進行性多巣性白質脳症 progressive multifocal leukoencephalopathy

ポリオーマウイルス群のJCウイルスが免疫不全状態にある人のオリゴデンドログリアに感染し，不規則かつ広範な脱髄巣が白質に多発する重篤な脳炎を引き起こす．エイズに伴う日和見感染症として重要である．

（3）エイズ脳症 AIDS encephalopathy

エイズの原因ウイルスであるHIVが脳に持続感染し，急速に進行する認知障害を主症状とする亜急性脳炎を引き起こす．しかし，エイズ患者では前述のトキソプラズマ症，進行性多巣性白質脳症，悪性リンパ腫などのさまざまな重篤な脳の日和見感染症・腫瘍などにより類似した症状が引き起こされるので，生前の正確な診断は困難であることが多い．

（4）プリオン病 prion disease

プリオン病はクロイツフェルト・ヤコブ病（CJD）に代表されるまれな脳症である．プリオン病は，奇妙なことに遺伝性疾患としての側面と感染症としての側面を併せもっている．すなわち，まれな遺伝性CJD家系の存在と，医原病としてのCJD感染がある．日本では，脳外科手術の際に行われた脳硬膜の移植によって感染したCJDが社会問題となっている．さらに，最近イギリスでは，ウシのプリオン病であるウシ海綿状脳症 bovine spongiform encephalopathy（BSE）（いわゆる狂牛病）が牛食肉を介してヒトに感染することが明らかとなり，社会を揺るがす大問題となっている．

（a）クロイツフェルト・ヤコブ病（CJD）

■臨床事項

CJDは急速に進行する運動麻痺とミオクローヌス，認知障害などの多彩な症状を呈し，通常発症から1年以内に死亡し，全く有効な治療法が存在しない．100万人に1人の割合で初老期以降の人に自然発生するほか，CJD患者から提供された角膜や脳硬膜などの移植を受けることによって感染し発病することも知られている．この場合，潜伏期は異常に長く，十数～数十年にも及ぶ．また，きわめてまれではあるが，家族性・遺伝性CJDが存在する．

■発症のメカニズム

CJD患者の脳の抽出液をチンパンジーなどの動物に接種することにより実験的にCJDを伝播させることができるが，その感染性物質は熱や消毒液，あるいは放射線などの殺菌操作に，通常のウイルスや細菌では考えられないほどの異常な抵抗性を示す．CJD患者の脳から感染性物質を精製したプルシナー Prusiner は，それが核酸をもたないタンパク質であることを示し，この感染性のタンパク質をプリオンと呼んだ．

プリオンのアミノ酸配列の決定により，プリオンが遺伝子レベルで明らかになったが，驚くべきことに，全く同一のアミノ酸配列を示すプリオン遺伝子産物はどの正常細胞にも例外なく存在していた．この正常細胞に存在するプリオン，すなわち正常プリオンとCJDを引き起こす病的プリオンとの違いはタンパク質の一次構造ではなく，その折り畳まれ方，すなわち立体構造にあった．正常プリオンはβシート構造をもたず，プロテアーゼによって容易に消化される立体構造であるのに対して，病的プリオンはβシート構造が多く，そのためプロテアーゼ消化に抵抗性であった．

遺伝情報をもたないタンパク質が感染性病原体として振る舞うメカニズムについては完全に解明され

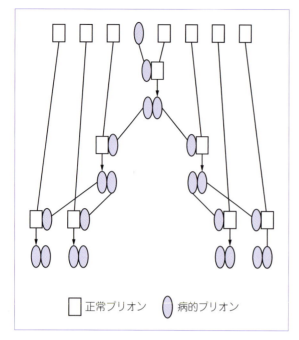

図14　プリオンの増殖

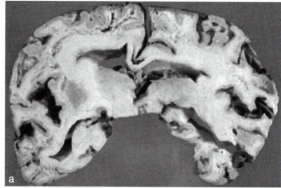
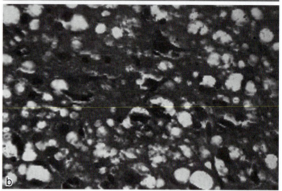

図15　クロイツフェルト・ヤコブ病
a：強い萎縮を示す大脳．b：大脳皮質は海綿状を呈する（ビールショウスキー染色）．

たわけではないが，プルシナーのプリオン説が最も有力な仮説である．それによると，正常プリオンは細胞内で完全に代謝・分解されてしまうのに対し，病的プリオンは正常に分解されず，重合して不溶性のアミロイドを形成して沈着してしまい，それが強い神経毒性を発揮し，海綿状脳症を引き起こす．病的プリオンが中枢神経系に自然発生するか，外部から侵入すると，正常プリオンに結合してこれを自己触媒的に病的プリオンに変えてしまい，この連鎖反応によって病的プリオンが増加し，最終的には病的プリオンの爆発的増加によって海綿状脳症が引き起こされる（図14）．

■病理所見

大脳皮質は，アストロサイトの著しい増加とアミロイド斑の出現，ニューロピル（神経網）におびただしい数の空胞が形成されることによって顕微鏡的に海綿状となるので，海綿状脳症とも呼ばれる（図15）．

(b) CJD 以外のプリオン病

プリオン病はヒト以外の哺乳動物にも知られているが，ヒツジのスクレイピー scrapie やウシの BSE はその代表的なもので，脳は CJD と類似した組織像を示す．一般に種を越えたプリオン病の感染は起きにくく，『種の壁』などと表現される．イギリスで 1980 年代後半〜1990 年代初頭にかけて大発生した BSE は，『種の壁』を越えたプリオン病と考えられている．すなわち，イギリスでは成長を早めるため本来草食である仔牛にウシやヒツジの肉骨粉を与えた．その肉骨粉の中にスクレイピーに罹ったヒツジの材料が紛れ込んでいたため，スクレイピー・プリオンが『種の壁』を越えてウシにプリオン病を引き起こしてしまったらしい．そして，肉骨粉を介してウシからウシへと感染爆発が起こった．さらに，BSE に罹ったウシをヒトが食することによってウシからヒトへ『種の壁』を越えたプリオン病の感染が起こった．

これが新型 CJD（new variant CJD）である．若年成人に好発する致死的な海綿状脳症で，早期に精神症状が出現し，運動失調や認知障害を呈する．病的プリオンタンパクが患者のリンパ組織に集積するのが特徴で，扁桃生検によって，扁桃における病的プリオンの集積を証明することが診断の決め手になっている．患者はイギリスを主としてフランスやオランダなどでも発生し，患者数は 200 人近くに達して

いる．しかし，発生数はイギリスでは減少傾向にあり，発生のピークは越えたものと推定される．わが国でもイギリス滞在歴のある1人の男性に発症が報告されている．

5. 中枢神経系の変性・老年疾患

中枢神経系では，脳，脳幹，小脳，延髄，脊髄などのニューロンの変性・脱落をきたす神経変性疾患が多数存在する．脊髄小脳変性症 spinocerebellar degeneration，フリードライヒ運動失調症 Friedreich ataxia，小脳皮質萎縮症 cerebellar cortical atrophy，本態性起立性低血圧症（シャイ・ドレーガー症候群 Shy-Drager syndrome）などがあるが，いずれもまれな遺伝性疾患である．しかし，ハンチントン病のように，常染色体優性遺伝で2万人に1人の割合で発症する比較的頻度の高いものもある．さらに，頻度が高く臨床的にも重要なパーキンソン病，アルツハイマー病などの原因不明の変性・老年疾患が存在する．また，頻度は低いが，筋萎縮性側索硬化症に代表される運動ニューロン病が重要である．

a. 認知症性疾患

1) アルツハイマー病 Alzheimer disease (AD)

■疾患概念と臨床事項

脳血管性の認知症とともに，中年以降の認知症をきたす代表的な疾患である．好発年齢は50〜60歳代で，女性にやや多く，遺伝学的素因も存在する．40歳以前に発病するものは若年性ADという．また，家族性（優性遺伝が多い）ADが存在する．家族性ADには若年性ADが多い．患者は，食事をとったこと自体を忘れるなどのエピソード記憶の障害や，行き慣れた場所で道に迷うなど，場所に対する失見当識，自発性の低下などで周囲に気付かれることが多い．次第に認知症状が進み，人格の崩壊，失認，失行，失語などの巣症状が明らかとなり，最終的には植物状態となって感染症などで死亡する．進行は緩徐だが，決して止まることのない砂時計にたとえられる．それに対して，脳血管性の認知症は発症も進行も段階的で，ADでみられるような深刻な人格崩壊は認められない．

■病理所見

大脳は全体的に萎縮し，とくに前頭葉と側頭葉に萎縮が目立つ．ニューロンは層状に脱落するが，とくに海馬の錐体細胞などの大型ニューロンの細胞質に異常な好銀性の線維性封入体であるアルツハイマー神経原線維変化 Alzheimer neurofibrillary change が出現する．これは電顕的には80 nm周期のくびれをもつ線維の束として観察されるが，異常にリン酸化されたタウと呼ばれるタンパク質が重合してできた不溶性の線維性物質である．タウは微小管を束ねる微小管関連タンパクであるが，異常にリン酸化されるとこの働きを失い，微小管システムが崩壊し，自身は重合して不溶性の線維として沈着し，アルツハイマー神経原線維変化が形成される．

ADのもう一つの形態学的特徴が老人斑 senile plaque である．老人斑とはアミロイドのコアとそれを取り囲む変性した神経突起で構成された異常構造で，アルツハイマー神経原線維変化と同様にAD患者の脳におびただしい数が出現する．両者ともADに特異的な構造物ではなく，認知障害のない高齢者にも出現するが，ADでは出現する数が比較にならないほどおびただしい（図16）．

■発症のメカニズム

老人斑のアミロイドを解析することによって，AD病の発症のメカニズムの解明が進んでいる．老人斑のアミロイドを構成するのはβタンパクと呼ばれるβシート構造に富むタンパク質で，アミロイド前駆体タンパク amyloid precursor protein (APP) と呼ばれる前駆体タンパクの一部である．APPはニューロンの細胞膜に多量に存在するが，正常の代謝ではAPPはβタンパク部分の真ん中から分解されて，βタンパクが切り出されることはない．しかし，何らかの代謝異常があると，APPは正常には分解されず，βタンパクを切り出す方向に反応が進んでしまう．βタンパク同士はどんどん重合して不溶性のβアミロイドを形成し，それをコアとした老人斑が形成される．βアミロイドは神経毒性を有し，さまざまにニューロンを傷害しアポトーシスに導く．その一つとして，βアミロイドがニューロンの膜に存在する特殊なリン酸化酵素を活性化し，それによりタウが異常にリン酸化され微小管を束ねる機能を失う．機能を失ったタウは重合してアルツハイマー神経原線維変化となるが，微小管システムは崩壊し，それが担っていた軸索輸送が遮断され，ニューロンは機能を失い死滅する．このように，βアミロイドの形成がAD病の原因であるとす

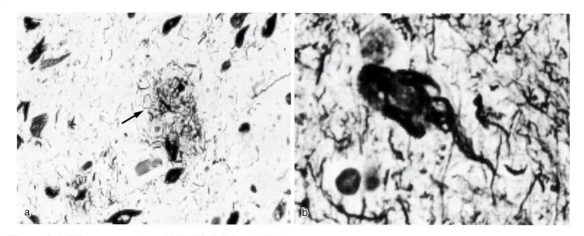

図16 老人斑とアルツハイマー神経原線維変化の組織像
a：老人斑(矢印)，b：神経原線維変化．a,bともビールショウスキー染色．(梶原博毅，横井豊治(編)：標準理学療法学・作業療法学 病理学，第3版，医学書院，2009，p184より転載)

る考えはアミロイド仮説と呼ばれるが，AD病発症のメカニズムに迫る最も有力な仮説である．

家族性AD病の遺伝子変異が検索されているが，いずれの変異もβアミロイドの形成を促進するらしい．さらに，コレステロール代謝に重要なリポタンパクを構成するアポEタンパクは遺伝子多型があり，E2，E3，E4の存在が知られているが，アポE4遺伝子をもっていることがAD発症の危険因子であることが判明している．アポE4遺伝子を1つでももっている人はもっていない人に比べてADを発症しやすく，この遺伝子を両親から受け継いでいる人は80歳までにほとんどがADを発症してしまう．アポE4はβアミロイド形成を促進すると考えられている(図17)．

2) ピック病 Pick disease

ADとよく似た認知症性疾患にピック病がある．AD病と異なり，認知障害や記銘力障害は目立たず，特有な人格変化や情緒障害などが初発症状となる．すなわち，粗暴，短絡，相手の話は聞かずに一方的にしゃべるなどの自制力の低下，感情鈍麻，浪費，過食，異食，窃盗，他人の家に勝手に上がるなどの異常行動が出現する．こうした特有な性格変化を示しつつも，認知症も進行し，最終的には植物状態になって死亡する．前頭葉ないし側頭葉，あるいは両方に著しい萎縮(葉性萎縮 lobular atrophy)がみられる．ニューロンにピックの嗜銀球(Pick body)と呼ばれる独特の封入体が出現する．発症率はADの1/10程度の比較的まれな疾患である(図18)．

3) レヴィ小体病 Lewy body disease

パーキンソン病患者の脳幹のドーパミンニューロンにみられるレヴィLewy小体が大脳皮質，とくに後頭葉のニューロンに出現する特異な認知症の存在が明らかになった．この認知症は一般にレヴィ小体病と呼ばれ，幻視や被害妄想などを主症状とするが，徐々に認知障害が進行する．その患者数はかなり多く，全認知症の2割にも達するという．アポE4遺伝子との関連があり，AD病との類似も指摘されている．

b. パーキンソン病 Parkinson disease

■疾患概念と臨床事項

パーキンソン病は主に45歳以降の患者を侵す原因不明の運動機能障害で，筋強直を伴う運動障害，無表情顔貌，随意運動の遅滞，かがみ姿勢，歩行障害，特有の丸薬を丸めるような振戦などが特徴的である(図19)．病勢は一般にゆっくりしているが，進行性で，少数例で認知障害を併発することもある．治療法としてL-ドパ療法が一般的であるが，効果は限定的で，治療過程で効果がなくなったり，種々の副作用が現れるなど，多くの難しい問題を抱えている．しかし近い将来，再生医療や遺伝子治療などで，最も成果が期待される疾患の一つである．

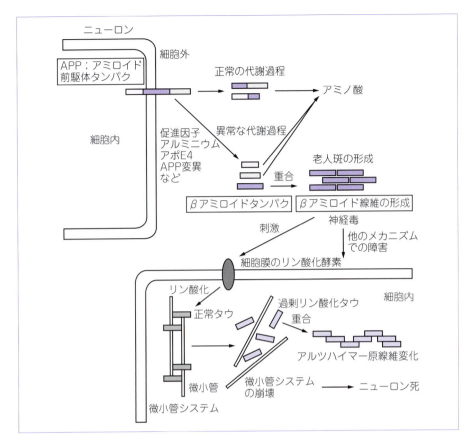
図17 アミロイド仮説

■病理所見と発症のメカニズム

この病気は黒質線条体のドーパミン作動性ニューロンの選択的な死滅によって引き起こされる．黒質線条体のドーパミン作動性ニューロンは随意運動を潤滑に行えるように筋緊張や姿勢の制御などの微妙な調節を行っているが，その機能不全が上記のような症状を生み出す．ドーパミン作動性ニューロンはドーパミンを神経伝達物質として使用しているが，その代謝産物として黒褐色の神経メラニンを含有している．そのため，ドーパミン作動性ニューロンが多く存在する部位は肉眼的にも黒くみえ，黒質や青斑核などと呼ばれる．パーキンソン病患者の黒質や青斑核はドーパミン作動性ニューロンの減少で異常に色が淡くなっている．また，残ったメラニン含有ニューロンの細胞質には，しばしばレヴィ小体と呼ばれる好酸性の同心円状封入体がみられる（図20）．

c．ハンチントン病 Huntington disease
■疾患概念と臨床事項

常染色体優性遺伝による遺伝疾患で，30〜40歳代に発症する．この病気の初期に不随意の踊るような運動があることから，ハンチントン舞踏病とも呼ばれる．不随意運動に続いて，うつ病や知能低下が現れ，非常にゆっくりと進行し，15〜20年の経過で死亡する．主な死因は自殺とさまざまな感染症である．

■病理所見

脳は皮質，白質とも萎縮が顕著であるが，とくに尾状核に著しい萎縮を認め，その結果，側脳室は左右対称に拡大する．組織学的には尾状核ニューロンの高度の脱落と線維性グリオーシスが認められ，大脳皮質のニューロンも減少している．

■発症のメカニズム

原因遺伝子は第4染色体にあり，その遺伝子産物はハンチンチン huntingtin と呼ばれる．正常ハンチンチン遺伝子にはCAGの3塩基の繰り返し配列が11〜34個含まれているが，ハンチントン病では3塩基の繰り返しが異常に増加している．繰り返しが多いほど発症が早まるが，ハンチントン病の場合は，グルタミン酸をコードするCAGの過剰な反復

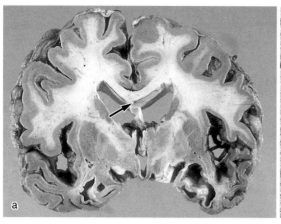
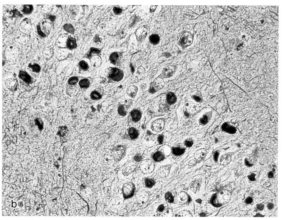

図18 ピック病
a：ピック病の脳で，左右の側頭葉が紙のように極端に薄くなっている（葉状萎縮）．b：萎縮の最も強い海馬のニューロンにはピック小体と呼ばれる異常な球状の封入体がみられる（ボディアン染色）．（梶原博毅，横井豊治（編）：標準理学療法学・作業療法学 病理学，第3版，医学書院，2009，p185より転載）

によってできるポリグルタミン酸がニューロンに蓄積してニューロンが死滅することが判明している（ポリグルタミン酸病）．ハンチンチン遺伝子に過剰なCAG配列があるか否かを調べることにより，ハンチントン病の発症前診断が可能となった．

d. 運動ニューロン病 motor neuron disease

原因不明の運動ニューロン変性疾患で，いくつかのタイプがある．最も多いのが筋萎縮性側索硬化症 amyotrophic lateral sclerosis（ALS）で，初老期以降に発症し，大脳皮質の運動ニューロンと脊髄・脳幹の下位運動ニューロンの両方が徐々に変性し，死滅する．それによって，筋力低下と筋萎縮，および痙性が引き起こされる．病勢は進行性で，患者は最終的には呼吸筋麻痺による呼吸障害と感染症で死亡する．現在のところ有効な治療法はない．そのほか，進行性球麻痺 progressive bulbar palsy や乳幼児を侵す進行性筋萎縮症 progressive muscular atrophy などがあるが，いずれもまれな疾患である．

6. 脱髄疾患 demyelinating disease

ニューロンは軸索 axon を通して興奮をインパルスの形で伝達するが，中枢神経系では軸索は髄鞘と呼ばれる幾重もの同心円状の細胞膜構造によって取り巻かれ，しっかりと絶縁され，そのわずかな絶縁の継ぎ目継ぎ目を跳躍するようにインパルスは伝導していく（跳躍伝導）．この跳躍伝導によって，情報

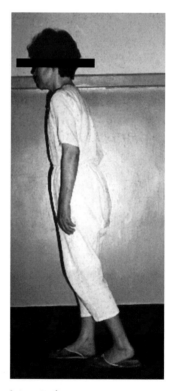

図19 パーキンソン病
前傾歩行，突進現象，小刻み歩行．（梶原博毅，横井豊治（編）：標準理学療法学・作業療法学 病理学，第3版，医学書院，2009，p185より転載）

が錐体路や感覚路を介して迅速に伝達され，われわれは運動したり，見たり，感じたりできるのである．髄鞘は中枢神経系ではオリゴデンドログリアに

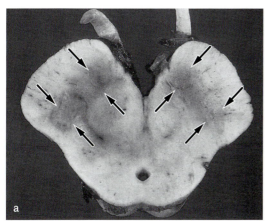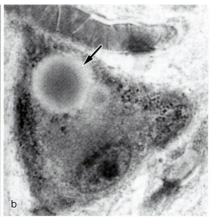

図20 パーキンソン病
a：中脳．矢印に挟まれた部分は黒質で，本来メラニン含有ニューロンが多数を占め，肉眼的に黒くみえる．この症例ではメラニン含有ニューロンが激減しているため，退色している．b：黒質のレヴィ小体(矢印)を含むメラニン含有ニューロン(HE染色)．(梶原博毅，横井豊治(編)：標準理学療法学・作業療法学 病理学，第3版，医学書院，2009，p186より転載)

よって形成されるが，髄鞘が1次的に傷害され，軸索は直接には侵されない状態を脱髄という．他の多くの疾患では，軸索が最初に傷害され，髄鞘はそれに続いて2次的に傷害されるにすぎないので，脱髄疾患は非常に特異な疾患といえる．脱髄疾患の代表的なものに，先天性の代謝障害によってオリゴデンドログリアによる髄鞘の形成が障害されるロイコジストロフィーと，後天的に髄鞘が免疫学的機序によって破壊される多発性硬化症がある．髄鞘が傷害されると随意運動，小脳性の運動調節，あるいは視覚などの主要な感覚が大きく障害されることになる．ロイコジストロフィーはまれであるのに対して，多発性硬化症は比較的頻度の高い臨床的に重要な疾患である．

a. 多発性硬化症 multiple sclerosis(MS)
■疾患概念と発症のメカニズム

脱髄疾患の中で最も多いタイプである．わが国での有病率は5〜6人/10万人にすぎないが，アメリカでは約10万人の患者がいる．働き盛りの比較的若い成人を侵し，長年にわたって多彩な神経症状の増悪と寛解を繰り返すことによって患者を苦しめ荒廃させていくので，欧米では深刻な社会問題となっている．原因は不明であるが，一卵性双生児の場合は二卵性双生児の場合と比べて発病の一致率が高く，原因に遺伝的素因が絡んでいることをうかがわせる．さらに，MSの発生率には地域差があることが知られ，北米やヨーロッパなどの温暖な地域に多く，熱帯地域ではまれである．MSの発生率が高い地域の住人が思春期前に低い地域へ移住するとMS発病の危険性は低くなるが，移住が思春期以降であるとMS発病の危険性は高いままである．このことは，思春期以前にウイルスなどの何らかの感染性ないし環境因子に曝露されることがMSの発病に関与していることを示唆している．この因子については，麻疹ウイルスやEBウイルス，あるいはヘルペスウイルスなどが候補に挙がっているが，現在のところ不明である．MSは自己免疫疾患であり，髄鞘の構成成分，とくにミエリン塩基性タンパク myelin basic protein と反応する細胞傷害性T細胞が髄鞘を破壊する．実験的にミエリン塩基性タンパクで感作されたT細胞を動物に接種することによって，MSに類似した脱髄性の炎症を作り出すことができる(実験的アレルギー性脳脊髄炎)．

■臨床事項

多彩な神経症状の消長が特徴である．頻度の高い障害として，視力障害や複視などの視覚障害，感覚障害，歩行障害，言語障害，四肢の痙性などがあるが，知能は障害されない．急性の経過をとって数ヵ月のうちに死亡する例もあるが，大部分は症状の増悪と寛解を繰り返し，長い経過のうちに神経障害が蓄積し死に至る．

■検査所見

髄液(CSF)タンパク濃度の軽度上昇，少数のリンパ球出現，γ-グロブリンの上昇．

■病理所見

大脳や脳幹，延髄，脊髄の白質や視神経などにプラーク plaque と呼ばれる脱髄巣が散在性に多発し，これによって多彩な症状が引き起こされる．とくに脳室周囲白質，脊髄，視神経などは脱髄巣の好発部位である．プラークは大きさが数 mm～数 cm に及ぶ硬い灰桃色の結節で，脱髄の起きていない周囲白質との境界は明瞭である．顕微鏡的には，髄鞘は消失し，初期ではリンパ球浸潤や髄鞘脂質を貪食したマクロファージが静脈周囲に種々の程度にみられる．時間の経過とともにこれらの細胞は消滅して，グリオーシスが顕著となり硬い結節となるので多発性硬化症の名がある(図 21)．

b. ロイコジストロフィー leukodystrophy

髄鞘を構成する糖脂質の先天性代謝異常で，髄鞘の形成と維持が障害される．乳児と幼児が侵され，病勢は進行性で致死的である．アリルスルファターゼ A の欠損によってスルファチドが蓄積する異染性ロイコジストロフィー metachromatic leukodystrophy，β-ガラクトシダーゼの欠損によってガラクトセレブロシドが蓄積するクラッベ Krabbe 病，ペルオキシゾーム欠損によって長鎖脂肪酸が増加する副腎ロイコジストロフィー adrenoleukodystrophy などの病型がある．

7. その他の先天性代謝障害

神経系に異常な物質が蓄積するまれな先天性代謝障害が多数知られている．主として小児に発症し，意識や運動の障害をきたす．ガングリオシドがニューロンに蓄積するテイ・サックス Tay-Sachs 病，グルコセレブロシダーゼの欠損によって脳およびその他の臓器のマクロファージにグルコセレブロシドが蓄積するゴーシェ Gaucher 病，スフィンゴミエリナーゼ欠損によって神経障害が起こるニーマン・ピック Niemann-Pick 病，神経組織に銅の過剰な蓄積によって神経障害をきたすウィルソン Wilson 病などが代表的なものである．

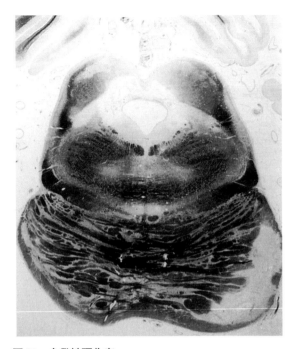

図 21 多発性硬化症
脳幹(橋)の脱髄斑(Klüver-Barrera 染色)．(山村安弘氏のご厚意による)

8. 後天性代謝障害と中毒症

ビタミン B_1(チアミン)欠乏によってウェルニッケ Wernicke 脳症が引き起こされるが，後述するように，慢性アルコール中毒患者に最も頻繁にみられる．ビタミン B_{12} 欠乏は悪性貧血 pernicious anemia と亜急性連合変性症 subacute combined degeneration と呼ばれる脊髄側索と後索の変性を引き起こす．これにより，患者は知覚と運動の両者が障害される．肝性脳症 hepatic encephalopathy は重篤な肝不全患者にみられる．さまざまなレベルの意識障害と特有の「羽ばたき振戦」がみられる．一酸化炭素中毒は事故や自殺目的で一酸化炭素に曝露され，急性中毒死を免れた患者に遅発性に発症する．両側の淡蒼球の壊死と白質の広範な脱髄をきたす．

慢性アルコール中毒では大脳皮質の萎縮と，小脳虫部に高度の萎縮と小脳性運動失調症をきたすアルコール性小脳変性症 alcoholic cerebellar degeneration がみられる．また，アルコール依存症によってチアミン摂取が極度に不足し，ウェルニッケ脳症が引き起こされることがある．これは視床下部，乳頭体周囲の毛細血管の血行障害で，灰白質のニューロンの壊死とグリオーシスをきたす．この状態では特

有な眼球運動障害がみられ，コルサコフ Korsakoff 精神病と呼ばれる永続的記銘力障害が引き起こされることがある．この精神障害では，新しいことが全く記憶できなかったり，昔の出来事を思い出せないなどの記憶障害が特徴的である．

9. 中枢神経系の発生異常

新生児にみられる先天奇形は3%前後であるが，その1/3が中枢神経系の奇形である．その原因は遺伝子異常や，毒物や感染などの環境因子，あるいはそれらが複合的に作用することによって生ずる．

頭部で最も頻度の高い奇形は無脳症 anencephaly である．これは神経管の閉鎖障害で，発現頻度は出産例の約1/500である．脳と頭蓋骨は欠損するが，脊髄，脳幹部，眼窩は正常で，特有の蛙様顔貌を呈する．世界的にはアイルランドとイギリスのウェールズ地方に多く，経済的レベルの低い40歳以上の経産婦に多い．ほとんどの児は出産直後に死亡する．妊婦の羊水過多症と，羊水中の α-フェトプロテインおよびアセチルコリンエステラーゼ濃度の増加が認められ，胎生3ヵ月までに超音波による診断が可能となる．

より程度の軽い頭蓋神経管の閉鎖障害が脳瘤 encephalocele で，後頭部に多く，頭蓋骨の欠損部を通って脳が突出する．その他，脊髄神経管の形成異常は腰部で最も多くみられ，重症なものから軽症なものまで，さまざまなタイプが存在する．最も軽症で，椎骨形成不全のみの潜在二分脊椎 spina bifida occulta，そのために髄膜の囊状突出を伴う髄膜瘤 meningocele，椎骨と椎骨の発生異常によって異常な脊髄を伴った髄膜の囊状突出をみる髄膜脊髄瘤などがある．

アーノルド・キアリ Arnold-Chiari 奇形は，脳幹および小脳下部が大後頭孔に脱出するヘルニアがあり，脳脊髄液の灌流が障害されて水頭症を併発する．常に腰部髄膜脊髄瘤を伴う．

10. 中枢神経系の腫瘍

中枢神経系に原発する腫瘍は，グリア細胞から発生するグリオーマ，グリア細胞とニューロンの共通の母細胞より発生すると考えられる未分化神経外胚葉腫瘍，そして脳実質外に発生する髄膜細胞由来の髄膜腫に大別される．

a. グリオーマ（膠腫）glioma

1) グリオブラストーマ glioblastoma

■疾患概念

日本語名は膠芽腫あるいは多形膠芽腫である．グリオーマの中で最も悪性で，発生頻度が高い．グリオブラストーマという名前は，グリオブラストという仮想上の細胞より発生する腫瘍を意味するものであったが，現在ではグリオブラストの存在は否定されており，この腫瘍は悪性度の高いアストロサイトーマに分類される．しかし，この腫瘍がほかとは異なる特徴的な組織像を呈する最悪のグリオーマであるため，現在でも一般にグリオブラストーマと呼ばれ，通常のアストロサイトーマと区別されることが多い．

■臨床事項

45～55歳にピークを有し，主として30歳以上の成人に発生する腫瘍である．まれに小児にも発生する．発生部位は大脳半球，とくに前頭葉，次いで側頭葉に多いが，脳のどの部位にも発生しうる．腫瘍の発育は速やかで，浸潤性が強く，全摘出はほとんど不可能であり，外科手術のみでは平均生存期間が約4ヵ月である．通常，放射線治療と抗癌薬，あるいはインターフェロンなどの免疫療法を組み合わせた集学的治療が行われているが，それでも平均生存期間は14～24ヵ月である．臨床症状は頭痛や嘔吐などの頭蓋内圧亢進症状と，発生部位によって異なる巣症状である．

■検査所見

CT・MRI 画像上の不規則な低信号の圧排性で，造影剤によるコントラスト増強を示す病巣がみられる．これは腫瘍内の増殖性の血管が異常に高い透過性を示し，血管内に注入した造影剤が漏れ出すためである．また，周囲への影響が強く，周囲浮腫を示す低信号帯の存在がみられる．

■病理所見

最も特徴的な病理所見は壊死巣の存在と，それを囲むように小型の腫瘍細胞が並ぶ偽柵状配列 pseudopalisading である．また，腫瘍細胞が著しく多形性に富む異型の強い核をもつこと，さらに腫瘍内の血管内皮の増生が著明で，一部は糸球体様の外観を呈することなども組織学的に重要な特徴である．また，腫瘍細胞はアストロサイトのマーカーであるグリア線維性酸性タンパク（GFAP）と S100 タ

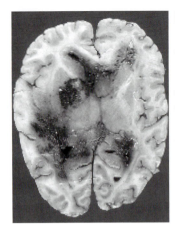

図22 グリオブラストーマ（カラー口絵参照）
（梶原博毅，横井豊治（編）：標準理学療法学・作業療法学 病理学，第3版，医学書院，2009，p188 より転載）

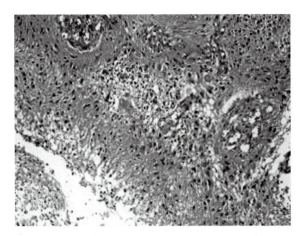

図23 グリオブラストーマ
壊死巣（空白部）を囲む核の柵状配列と糸球体様外観を示す毛細血管を示す（HE 染色）．（梶原博毅，横井豊治（編）：標準理学療法学・作業療法学 病理学，第3版，医学書院，2009，p188 より転載）

ンパクが陽性である（図22，23）．

2）アストロサイトーマ astrocytoma

■疾患概念

アストロサイトに由来する腫瘍で，日本語名は星細胞腫である．グリオブラストーマに次いで多い．線維性 fibrillary，原形質性 protoplasmic，肥満性 gemistocytic，および巨細胞型 giant cell type などの組織学的亜型があるが，腫瘍の生物学的悪性度とは関係しない．悪性度と比較的よく相関するのは組織学的分化度である．高分化型アストロサイトーマ well differentiated astrocytoma は比較的予後良好であるが，分化度の低い退形成性アストロサイトーマ anaplastic astrocytoma は予後不良である．グリオブラストーマをアストロサイトーマの一亜型として，組織学的分化度を grade 1～4 まで細分し，高分化型アストロサイトーマを grade 1 ないし 2，退形成性アストロサイトーマを grade 3，グリオブラストーマを grade 4 と分類することもある．

■臨床事項

成人に多いが，どの年齢にも生じる．好発部位はグリオブラストーマとほぼ同一である．高分化型アストロサイトーマは主として 20～30 歳代（平均 35 歳）にみられ，手術後の生存率は，5 年後 65％，10 年後 20％である．高分化型でも 10 年生存率が非常に低いのは，腫瘍浸潤が高度で，完全に摘出することが困難であり，大多数が再発を免れないためである．退形成性アストロサイトーマも好発年齢はほぼ同じであるが，手術予後は不良で，異型が高度になるにつれてグリオブラストーマに近づく．臨床症状は頭痛や嘔吐などの頭蓋内圧亢進症状と，発生部位によって異なる巣症状である．治療としては，外科手術による全摘と放射線および化学療法が行われる．

■検査所見

CT・MRI 画像で低信号の圧排性病巣，高分化型アストロサイトーマでは血管増生がほとんどみられないので，造影剤による増強はみられない．周囲に対する影響も少ないので，周囲浮腫による低信号帯はみられない．それに対して退形成性アストロサイトーマでは，グリオブラストーマでみられるような血管増生が出現し，造影剤による増強がみられるようになる．また，周囲への影響も大きく，周囲浮腫による低信号帯がみられる．

■病理所見

高分化型アストロサイトーマは境界不鮮明な浸潤性腫瘍であり，外観はびまん性，膨張性で，白質と皮質の区別が不明瞭となる．組織学的には，よく分化した腫瘍性のアストロサイトが既存の細胞周囲にやや不規則に分布するのみで，単にアストロサイトの数が増加しただけのような印象を与えることが多く，反応性グリオーシスとの区別が困難なこともある．しかし，よく観察すると通常のアストロサイトに比べてやや核が大きく，不規則な形態をしていること，軽度ながらも異型があること，分布が不規則なことなどから，アストロサイトーマの診断は可能である．退形成性アストロサイトーマは，腫瘍細胞が高い細胞密度を示すこと，核の異型が強く多形性

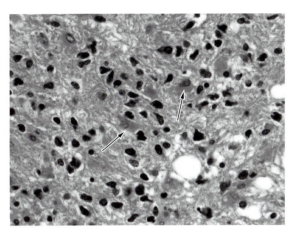

図24 アストロサイトーマ
腫瘍細胞はクロマチンに富むほぼ揃った大きさの核を有するが，細胞質は不鮮明である．矢印は混じって存在している非腫瘍性のアストロサイトで，核クロマチンは繊細で染色性に乏しく，細胞質は反応性のグリア線維の増加のためやや明瞭となっている（HE染色）．

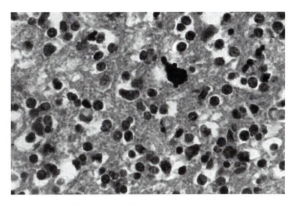

図25 オリゴデンドログリオーマ
腫瘍細胞はほぼ均一な円形核をもち，核周囲が明るく抜けてみえる．そのため目玉焼き様外観 fried egg appearance などと形容される．中央上部に石灰化が認められる（HE染色）．

を示すこと，血管内皮の増殖がみられることなどを特徴とするが，通常グリオブラストーマほどの多形性は示さず，壊死もみられない．いずれの組織型でも，腫瘍細胞はアストロサイトのマーカーである GFAP と S100 タンパクが陽性である（**図24**）．

■補足

アストロサイトーマには，毛様細胞性アストロサイトーマ pilocytic astrocytoma という特殊型がある．小児の小脳や脳幹部に好発し，毛髪を思わせる細長い腫瘍細胞が境界明瞭な囊胞状腫瘍を形成する．腫瘍細胞は GFAP が陽性で，特異なローゼンタール Rosenthal 線維と呼ばれる不規則な太い好酸性の線維状構造物がみられる．腫瘍の生物学的性状は良性であるが，部位によっては全摘が困難で死亡する場合もある．

3）オリゴデンドログリオーマ oligodendroglioma

■疾患概念

オリゴデンドログリアに由来すると考えられる腫瘍で，日本語名は乏突起細胞腫である．この腫瘍の細胞起源については異論もあり，オリゴデンドログリア起源が確定しているわけではない．しかし，きわめて特徴的な組織像を呈する腫瘍なので，伝統的にこの名称が用いられる．

■臨床事項

比較的まれな腫瘍で，全グリオーマの5％に相当する．主として成人（40～50歳が最多）を侵すが，小児にもみられる．前頭葉に限局していたり，発生年齢が若いほど予後がよく，腫瘍を全摘できれば5年生存率は約80％に達する．退形成性の強いタイプの場合はグリオブラストーマや退形成性アストロサイトーマに準じた治療が行われるが，5年生存率は 20～30％ である．

■検査所見

CT・MRI画像で低信号の圧排性病巣，石灰化による高信号領域の存在．

■病理所見

主として大脳白質に発生し，腫瘤はアストロサイトーマと比べて限局性であることが多く，高頻度に石灰化を伴う．腫瘍細胞は丸くて均一な核をもち，その周囲が明るく抜けてみえる核周明暈 perinuclear halo をもつきわめて特徴的な細胞から構築され，あたかも蜂の巣あるいは目玉焼きをみるような組織像を示すので，honey-comb appearance ないし fried egg appearance などと形容される．核周明暈の存在はオリゴデンドログリオーマの診断に重要であるが，標本作製過程での人工産物と考えられている．また，ニワトリ小屋の金網 chicken wire 様と形容される独特の血管構築を示す．腫瘍細胞の異型が強く，多形性や核分裂像が目立つものは，退形成性オリゴデンドログリオーマ anaplastic oligodendroglioma と呼ばれる．腫瘍細胞は一部が GFAP ないし S100 タンパク陽性で，アストロサイ

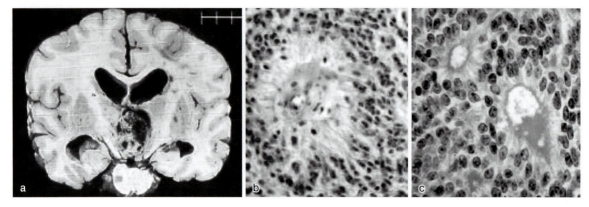

図26 上衣腫
a：第三脳室に発生した上衣腫，b：血管周囲性偽ロゼット（HE染色），c：上衣ロゼット（HE染色）．（梶原博毅，横井豊治（編）：標準理学療法学・作業療法学 病理学第3版．医学書院，2009, p189より転載）

トとの近縁性をうかがわせるが，決定的なマーカーは現在のところ存在しない．また，腫瘍細胞の増殖性を示すKi-67や増殖性細胞核抗原 proliferating cell nuclear autigen（PCNA）の免疫染色が予後の推定に重要である（図25）．

4) 上衣腫 ependymoma

■疾患概念

上衣細胞由来の腫瘍で，上衣腫ないしエペンディモーマとよばれる．上衣細胞は脳室を覆う細胞であるが，脳室側は微絨毛をもち上皮様形態を示すが，脳実質側は基底膜が存在せず，細胞質突起を介してアストロサイトの突起と直に接している．上衣細胞はアストロサイトやオリゴデンドログリアと同じグリア細胞の仲間であり，上皮細胞とグリア細胞の二面性をもった細胞である．こうした特殊な性質は腫瘍診断に重要である．

■臨床事項

全グリオーマの約5％に相当する比較的まれな脳腫瘍で，小児，若年者に好発する．脳室系に沿って発生することが多く，第四脳室に最も多いが，この場合脳脊髄液の流出路を塞ぎ，水頭症と頭蓋内圧亢進を引き起こす．アストロサイトーマと比べて腫瘍境界が明瞭で，全摘出できれば予後は良好であるが，脳室に接しているのでは全摘が難しく，全体的な予後は必ずしも良好ではない．退形成を示すタイプは予後不良で，5年生存率は20〜30％である．

■病理所見

小型細胞の比較的均一な，あるいは乳頭状の増生が認められるが，診断上重要な所見は，腫瘍細胞が脊髄中心管を模倣した小管腔を取り囲む構造，すなわち上衣ロゼット ependymal rosette と，細胞質突起を有する細長い細胞が血管周囲に放射状に配列する構造，すなわち血管周囲性偽ロゼット perivascular pseudorosette である．多くの場合，上衣ロゼットの出現はまれで，血管周囲性偽ロゼットが病理診断の根拠となる．高い細胞密度と多数の核分裂像を認めるタイプは退形成性上衣腫 anaplastic ependymoma と呼ばれ，より悪性度が高い（図26）．

5) その他のグリオーマ

その他のグリオーマとして，多形黄色星細胞腫や明細胞上衣腫など，いくつかのまれな組織型の存在が知られている．

b. 原始神経外胚葉性腫瘍 primitive neuroectodermal tumor（PNET）

胎生期のニューロンやグリア細胞が発生する前の神経管を構成する未分化な小型細胞を primitive neuroectodermal cell と呼び，これに類似する髄芽腫，神経芽腫，松果体芽腫，上衣芽腫などの未分化な神経系腫瘍を PNET としてまとめているが，この腫瘍概念には賛否両論がある．このグループで最も頻度が高く臨床的に重要な中枢神経系腫瘍は髄芽腫である．

1) 髄芽腫 medulloblastoma

■疾患概念と臨床事項

髄芽腫は小脳の腫瘍で，主として15歳以下の小児に発生するが，20〜25歳に第2のピークがある．小児ではほとんどが小脳虫部に生じるが，年長者で

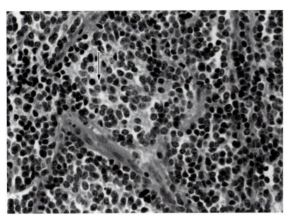

図27 髄芽腫
小形の未分化な腫瘍細胞が高密度に充実性に増殖している．矢印はホーマー・ライト型ロゼットを示す（HE染色）．

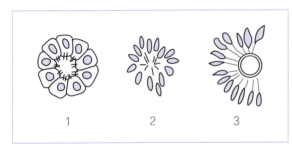

図28 脳腫瘍でみられるロゼット
1：上衣ロゼット，2：ホーマー・ライト型ロゼット，3：血管周囲偽ロゼット．

はしばしば小脳半球に生じる．放射線感受性が顕著で，いったんは良好な状態を期待することができるが，再発はほとんど必発で，予後不良な腫瘍であるが，長期生存例もある．5年生存率は20〜30％である．

■病理所見

腫瘍細胞は細胞質に乏しい，小型円形か，あるいは短い人参のように一方がやや細長く（carrot-shaped），濃染する核をもった小型細胞で，腫瘍はこの小型細胞の密度の高い均一な増殖よりなっている．しばしば腫瘍細胞は小さなロゼットを形成するが（ホーマー・ライト型ロゼット Homer-Wright rosette），このロゼットは上衣腫でみられるような特徴的なものではなく，細胞がやっとした基質を中心に環状に取り巻くだけの単純なものである．このタイプのロゼットの典型的なものは神経芽腫や網膜芽細胞腫にみられ，神経細胞への分化を示すものと考えられている（図27）．脳腫瘍でみられるロゼットをシェーマとして図28に提示した．

c. 髄膜腫 meningioma
■疾患概念と臨床事項

脳を覆うくも膜を形成するくも膜細胞に由来する腫瘍で，脳腫瘍全体の21％を占める臨床的に重要な腫瘍である．成人女性に多い．男女比は頭蓋内で1：2.5，脊髄で1：10であり，思春期前や閉経期後はこの傾向はみられないので，女性ホルモンの影響が考えられる．髄膜腫が妊娠中に急速に増大することも特徴である．これは，髄膜腫細胞上に女性ホルモンの一種であるプロゲステロンの受容体が存在するため，髄膜腫細胞がプロゲステロンの影響を受けて選択的に増殖するためと考えられる．また，フォンレックリングハウゼン von Recklinghausen 病では家族性の多発性髄膜腫発生が知られている．

髄膜腫は一般に良性腫瘍であり，完全切除を行えば再発しない．しかし，部位によっては完全切除できないものがあり，再発する．髄膜腫は時に硬膜や骨，さらには軟部組織に浸潤することがあるが，必ずしも悪性を意味しない．

■病理所見

好発部位はテント上に多く（85％），傍矢状部，円蓋部，大脳鎌などが好発部位である．境界鮮明で，大部分は硬膜に付着している．外頸動脈枝より血液供給を受ける．髄膜上皮細胞のびまん性増殖が基本であるが，渦紋状配列，線維増生，砂粒体 psammoma body の形成など多彩な組織所見を示しうる．これらの組織学的特徴から髄膜腫をさらに亜分類するが，予後とは無関係である．まれに悪性例がみられる．悪性化した髄膜腫は増殖が急速で，脳実質内へ浸潤する．核分裂像，壊死，乳頭状増生などの退形成は悪性化と相関するが，細胞異型はほとんど悪性化とは関係ない（図29）．

d. その他の中枢神経系原発の腫瘍
1）頭蓋咽頭腫 craniopharyngioma

頭蓋咽頭腫は原発性頭蓋内腫瘍の約5％に相当し，胎生期のラトケ嚢 Rathke pouch の遺残から発生する．小児および成人の下垂体柄部に境界鮮明な腫瘤を形成するが，大部分は単房性の嚢胞である．

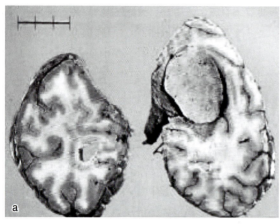 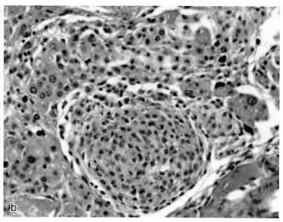

図29 髄膜腫
a：髄膜腫は脳の表面にある髄膜より発生し，通常，脳実質内には浸潤しない．b：腫瘍細胞が渦巻きのような構造（渦紋状配列）を形成する（HE染色）．（梶原博毅，横井豊治（編）：標準理学療法学・作業療法学 病理学，第3版，医学書院，2009，p190より転載）

腫瘍を構成するのは類表皮，すなわち毛嚢，皮脂腺，汗腺などの付属器を欠いた皮膚組織である．組織学的には良性であるが，部位的に全摘が困難なことが多く，放射線照射が必要である．

2）ラトケ嚢胞 Rathke cleft cyst

これもやはり胎生期のラトケ嚢の遺残から発生する良性の嚢胞で，頭蓋咽頭腫と同一の部位に発生する．組織学的には1層の線毛円柱上皮に覆われ，粘液を入れている．

3）非外胚葉[性]腫瘍

エイズ患者に脳原発の悪性リンパ腫が好発する．びまん性大細胞性リンパ腫で，EBウイルスによる日和見腫瘍と考えられている．そのほか，小児の松果体部に生じる胚細胞性腫瘍 germ cell tumor や，成人の小脳に生じる血管芽腫 hemangioblastoma，小児と成人の側頭葉に好発し，てんかんの原因となる神経節膠腫 ganglioglioma，脳室の脈絡叢に発生する脈絡叢乳頭腫 choroid plexus papilloma などがあるが，いずれもまれなものである．

e．転移性脳腫瘍

悪性リンパ腫や白血病細胞が脳実質へ浸潤することがある．癌では，肺癌，乳癌，腎癌，悪性黒色腫，絨毛癌などが脳に転移巣を形成しやすい．

B 末梢神経系疾患

まとめ

1. 末梢神経は軸索と髄鞘から構成されており，軸索は中枢神経内や後根神経節にあるニューロンの突起で神経細胞の興奮を伝え，軸索の周りにシュワン細胞の一部が巻き付いたものが髄鞘で絶縁体の役目をしている．
2. 末梢神経病変は，軸索変性，脱髄，ワーラー変性の3つに分けられる．
3. 軸索変性は，ニューロンの細胞体が代謝障害や中毒などさまざまな原因により機能低下に陥り，軸索輸送障害を起こした結果，細胞体から最も遠い先端から変性が始まり，徐々に中枢側に病変がさかのぼっていく．
4. 脱髄は，免疫機序や先天的異常により髄鞘が崩壊し，軸索を興奮伝導が伝わらなくなる．しかし，軸索が保たれていれば，やがてシュワン細胞が髄鞘を作って再髄鞘化し機能が回復する．

5. ワーラー変性は，神経線維が圧迫や切断などの損傷を受けたときに生じるもので，損傷部位から末梢側の軸索が変性・消失する．しかし，髄鞘が保たれていれば，軸索が再び伸び始め，機能も回復することが期待できる．

1. 構造と機能(図30)

末梢神経は，中枢神経系または後根神経節に存在しているニューロンの突起である軸索 axon を中心とする構造物である．軸索だけが裸で存在するわけにいかないので絶縁体が必要であり，有髄神経では髄鞘 myelin が，無髄神経ではシュワン Schwann 細胞の細胞体そのものの中に埋もれるようにして軸索が存在する．髄鞘が存在する有髄神経は髄鞘のくびれの部分で刺激が跳躍伝導をするため速く伝わることができる．運動神経の遠位側の先端にはシナプス構造の神経筋接合部が存在する．感覚神経と自律神経の近位側の先は次のニューロンにシナプスをつくる．軸索の中の代謝や構造物を産生あるいは不要物質を処理するのはすべてニューロンが行っており，軸索輸送により運ばれる．

2. 末梢神経病変の特徴

軸索変性，脱髄，ワーラー変性の3つの病変が生じる．末梢神経の軸索は神経細胞の突起が長く伸びたものであり，機能維持はすべて細胞体により行われている．細胞体の異常により軸索変性が生じる．軸索の周囲には末梢神経の場合はシュワン細胞の細胞体が特殊な構造になり，髄鞘となって巻きついている．シュワン細胞やその突起である髄鞘に異常が生じると，脱髄が起こる．末梢神経は長いのでいろいろな部位で物理的な損傷を受けやすく，損傷を受けた場所より遠位部はワーラー変性に陥る(図31)．

末梢神経を形態観察する際には，標本の処理法が一般臓器と異なる．有髄神経を観察する場合は光学顕微鏡を用いて，横断面についてはエポン包埋し，横断薄切したあとトルイジンブルーで染色する(図32)．縦方向の観察は，ときほぐし法という末梢神経に特異的な方法を用いる．すなわち，グルタルア

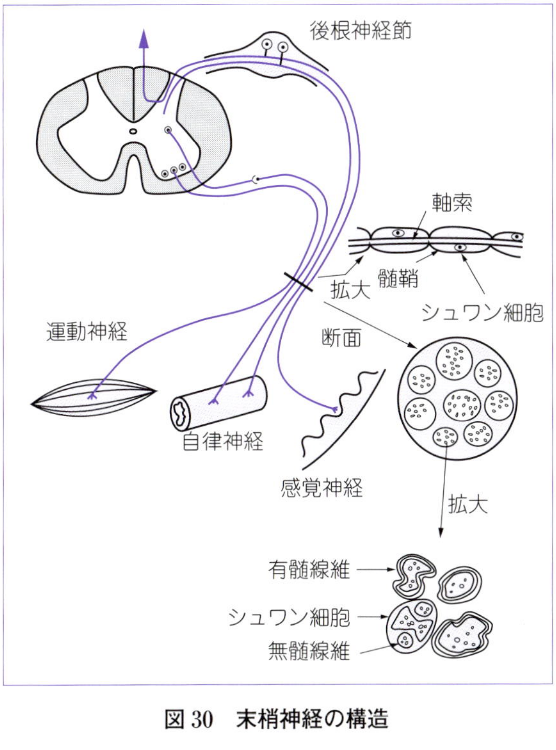

図30 末梢神経の構造

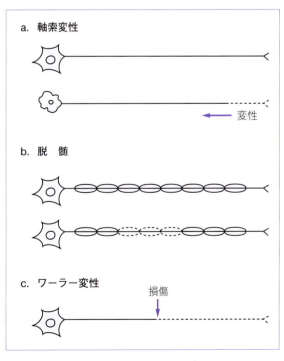

図31 末梢神経の病変

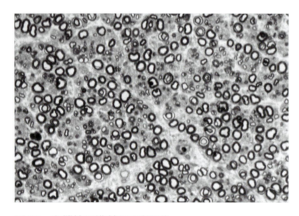

図32 末梢神経横断面の光顕像
黒く縁取られているのが有髄線維で，大径線維と小径線維が区別できる．（藤村晴俊博士のご厚意による）

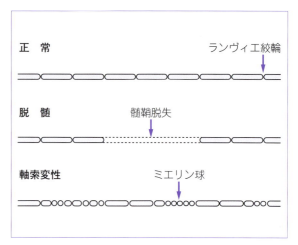

図33 末梢神経ときほぐし法による病変の見え方

ルデヒド固定した神経組織をオスミウムで染色したのち，実体顕微鏡下で神経線維を1本ずつ丹念にほぐして観察する．オスミウムは髄鞘を黒く染めるので，その形で髄鞘の状態を判断する（図33）．無髄神経を見る場合は，エポン包埋した標本を電子顕微鏡にて観察する．

a. 軸索変性 axonal degeneration

細胞体は構造維持に必要な細胞骨格タンパク産生からあらゆる代謝までを行い，軸索輸送により必要な物質を末梢へ運んでいる．細胞体がなんらかの原因により異常をきたした場合，末梢に必要なものを送り込むことができなくなり，細胞体から最も遠い部位から機能低下が始まり徐々に近位に向かう（dying back）．このタイプの障害の場合は細胞体から最も距離が離れている足先から左右均等に症状が始まり，上行し，やがて手指先にも症状が出て全身に広がり，手袋をはめ靴下をはいたようと表現される（glove and stocking）．

末梢神経ときほぐし法で観察すると，急性の場合には髄鞘がちぎれて並んだ球のようにみえるミエリン球 myelin ovoid を認める．

b. 脱髄 demyelination

細胞体および軸索は保たれているが，髄鞘が障害を受けると軸索に何重にもきつく巻きついていた髄鞘が剥がれて脱髄という状態になる．脱髄を起こすと軸索が裸で存在するようになり，情報の伝達が止まってしまう．原因がなくなれば，軸索の周囲のシュワン細胞から再び髄鞘が伸びて巻きつく（remyelination）．ときほぐし法では，ランヴィエ Ranvier 絞輪のところで正常な部位の隣に髄鞘が剥がれている部位を認める．

c. ワーラー変性 wallerian degeneration

神経線維のある部位が障害されれば，そこから先の軸索は変性してしまう．しかし，通常シュワン細胞は残っており，髄鞘のトンネルは残る．細胞体が修復に働き必要な材料を軸索輸送で運んでくると，髄鞘のトンネル内を軸索が徐々に伸びて修理が進んでいくことになる．極端な場合，神経が切れてしまってもつなげば機能が回復する場合があるのは，軸索がもとの髄鞘の中をうまく伸びていってくれた場合である．ときほぐし法では，急性の場合はミエリン球を，経過が長くなると軸索が途中で枝分かれする軸索新芽形成 axonal sprouting を認める．

3. 末梢神経障害の臨床病型

a. 多発ニューロパチー polyneuropathy

四肢の末端から症状が始まり徐々に近位に広がり手袋靴下型の感覚障害や運動障害を示す．軸索変性をきたす疾患がこのタイプの末梢神経障害を示す．

b. 単ニューロパチー mononeuropathy，多発単ニューロパチー multiple mononeuropathy

単一の神経が外傷などである部位で障害される

と，特定の部位の感覚障害や運動障害が出る．それぞれの神経が支配している皮膚の部位や筋肉はあらかじめ明らかになっているので，臨床所見から障害されている神経を同定できる．1本だけ障害された場合は単ニューロパチー，多数の神経が単ニューロパチーを起こした場合は多発単ニューロパチーと呼ぶ．多発単ニューロパチーは膠原病などの血管病変により起こることが多い．

4. 遺伝性ニューロパチー hereditary neuropathies

a. シャルコー・マリー・トゥース病 Charcot-Marie-Tooth disease

■疾患概念

末梢神経が障害される遺伝性疾患で，臨床像も分子レベルでも heterogenous な疾患群である．

■臨床事項

下肢に症状が強く，とくに遠位筋の筋力低下と筋萎縮が著しく，逆シャンペンボトル様の脚と称される．手袋靴下型の感覚障害を伴い，そのほか自律神経障害，難聴，網膜変性など種々の全身病変を伴うこともある．

■検査所見

末梢神経伝導検査で伝導速度の低下を認める．軸索が障害されるタイプでは振幅の低下がみられる．Charcot-Marie-Tooth 病 1A 型では，末梢神経の髄鞘構成タンパクである peripheral myelin protein（PMP）22 をコードする遺伝子の重複や点変異が報告されている．Charcot-Marie-Tooth 病 1B 型でも末梢神経の髄鞘構成タンパクである P0 タンパクの遺伝子の変異，Charcot-Marie-Tooth 病 X は connexin 32 の遺伝子の変異が明らかになっている．

■病理所見

非運動神経の生検により検索された結果は，脱髄と onion-bulb を示すタイプと軸索変性を示すタイプ，およびその中間型がある．

b. 家族性アミロイドポリニューロパチー familial amyloid polyneuropathy

■疾患概念

アミロイドは類澱粉と訳され，病理組織所見で澱粉と類似しているがタンパクであり，コンゴーレッド染色で淡赤色に染まり，偏光顕微鏡で緑色の複屈折を示すことを特徴とする．末梢神経を含む各臓器の組織間隙にアミロイドが沈着し，主として自律神経の機能障害を起こす遺伝性疾患である．

■臨床事項

臨床的に，Ⅰ：ポルトガル型，Ⅱ：インディアナ型，Ⅲ：バンアレン型，Ⅳ：フィンランド型の4つのタイプが知られてきた．最も多いのがⅠ型で，トランスサイレチン遺伝子の変異により難溶性となって組織に沈着し発症する．下肢から始まる多発性ポリニューロパチーで，運動感覚障害に加え起立性低血圧，交代性便通異常，排尿障害，発汗異常，陰萎などの自律神経障害も著明に出現する．その他のタイプではⅢ型が変異アポリポタンパク A1，Ⅳ型が変異ゲルソリンによることが知られている．

■検査所見

神経伝導検査で著明な末梢神経障害を示す．

■病理所見

末梢神経を含む全身各臓器にアミロイドが沈着する．ただし，中枢神経の実質には沈着はみられない．脳室内の脈絡叢には多量のアミロイドが沈着する．肝臓移植により変異トランスサイレチンの産生を除去すると，臨床症状の増悪が阻止される．

c. 急性間欠性ポルフィリン症 acute intermittent porphyria

■疾患概念

肝臓のヒドロキシメチルビラン合成酵素 hydroxymethylbilane synthase（旧ポルホビリノーゲンデアミナーゼ）の欠損を基盤に，種々の代謝的ストレスがかかったときに急性に発症する常染色体優性遺伝疾患．

■臨床事項

急性時の症状は，救急外科疾患を思わせる激しい腹痛，ベッド上臥床を余儀なくされる運動系優位の末梢神経障害，起立性低血圧，頻脈，高血圧などの自律神経障害，精神障害，視床下部の障害などである．誘因としてバルビタール服用，飲酒，妊娠，感染などがある．

■検査所見

尿中にδ-アミノレブリン酸とポルホビリノーゲンの過剰排泄を認める．ポルホビリノーゲンの増加はワトソン・シュワルツ Watson-Schwartz 反応陽性となる．

■病理所見

末梢神経には軸索変性がみられるが，全身の臓器所見には特徴的なものがない．

d. フォンレックリングハウゼン病 von Recklinghausen disease, neurofibromatosis 1
■疾患概念

末梢神経のシュワン細胞と線維芽細胞から生じた神経線維腫 neurofibroma が，多発性に生じる常染色体優性遺伝疾患．

■臨床事項

神経線維腫症 neurofibromatosis は，現在は全身に散在するカフェオレ斑 café-au-lait spot と神経線維腫を生じるタイプ1と，両側の聴神経に生じるタイプ2に分けられており，von Recklinghausen 病はタイプ1である．von Recklinghausen 病の臨床的特徴は全身に散在するカフェオレ斑，神経線維腫，視神経鞘腫，虹彩結節，長幹骨皮質の扁平化などである．

■検査所見

検体検査では特異的なものはないが，画像検査では頭蓋内や椎間孔に腫瘍を認める場合がある．

■病理所見

神経には神経線維腫とシュワン細胞腫とが出現する．神経線維腫は真皮や臓器内の自律神経にも生じ，周囲に被膜をもたず種々の形態を示す．一方，シュワン細胞腫は被膜をもち，脳神経や脊髄根，末梢神経に腫瘍を形成する．全身臓器に他の腫瘍を伴うことがあり，中枢神経内にも他の腫瘍が併存する場合がある．

5. 後天性ニューロパチー acquired neuropathies

a. 免疫性ニューロパチー
1) ギラン・バレー症候群 Guillain-Barré syndrome
■疾患概念

細菌やウイルスなどの感染症あるいはワクチン接種の後に，末梢神経の構成成分と共通の抗原が交叉抗原となって自己抗体が生じ，末梢神経が免疫機構を介して急性に障害される疾患．

■臨床事項

風邪や下痢などの感染症の症状がほぼ改善した頃より，四肢とくに下肢の遠位から運動優位の末梢神経障害による筋脱力が始まり徐々に近位に広がり，極期には横隔膜や肋間筋といった呼吸筋も麻痺することがある．発症早期に血漿交換や免疫グロブリン静注療法を行い抗体を除去し，人工呼吸器などで極期を乗り切れば改善に向かう．脱髄によるものは回復に向かうと機能的にもよいが，軸索が障害されるタイプは回復が遅く機能的な予後が悪い．

■検査所見

症状と並行して原因となる病原体の抗体が有意に変動し，細菌ではカンピロバクター・ジェジュニ，マイコプラズマ，ウイルスではエコーウイルス，コクサッキーウイルスなど種々の報告がある．血中にはガングリオシドの G_{M1}, G_{M2}, G_{D1a} などに対する抗体が認められる．髄液のタンパクは発症後平均1週間くらいに上昇し，細胞増多を伴わないのでタンパク細胞解離と称される．ただし，この細胞増多を伴わない髄液タンパク上昇は，脊髄腫瘍などその他の疾患でも認められるので，経過を含めた臨床像全体で診断する．神経生理学的検査では，末梢神経伝導検査で末梢神経の障害のされ方により伝導速度の低下，振幅の低下などを認める．

■病理所見

生命予後はよいので，生検による検索になる．運動神経が優位に障害されるが，生検できるのは運動神経が走っていない神経である．脱髄，軸索変性が種々の程度に認められる．軸索変性を生じているタイプは機能予後が悪い．

2) 慢性炎症性脱髄性多発根ニューロパチー chronic inflammatory demyelinating polyradiculoneuropathy (CIDP)
■疾患概念

免疫機序を介して慢性に経過する運動感覚障害性の神経根炎である．

■臨床事項

経過は慢性で四肢の運動障害，感覚障害を示し，筋萎縮も認める．深部反射は消失する．副腎皮質ステロイドホルモンや免疫グロブリン静注療法が有効である．

■検査所見

髄液のタンパクが持続性に上昇している．神経伝導検査では伝導速度の低下，振幅の低下を認める．

■病理所見

末梢神経は炎症および脱髄の所見を示し，脱髄と

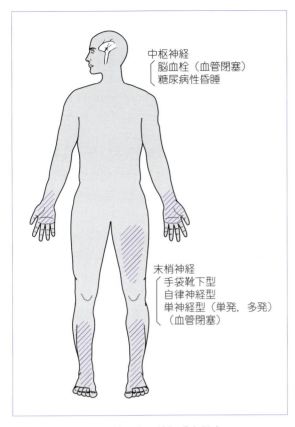

図34 糖尿病の神経系合併症

髄鞘再生を繰り返し肥厚していることがある。

3) フィッシャー症候群 Fisher syndrome
■疾患概念
ギラン・バレー症候群の類縁疾患で，先行感染に続き急性に，①眼球運動障害，②小脳失調，③深部反射消失をきたす免疫を介する疾患．
■臨床事項
先行感染に続き急性に上記の3症状が発症する．血漿交換が有効で，回復も早くなる．急性期を過ぎれば予後はよい．
■検査所見
急性期にガングリオシドである G_{Q1b} に対する抗体が出現する．
■病理所見
予後がよいため詳細な報告はなく，小脳失調の責任病変についても明らかでないが，感覚入力障害性と考える立場が多い．

b. 代謝性・内分泌性ニューロパチー
1) 糖尿病性ニューロパチー diabetic neuropathy
■疾患概念
糖尿病の経過中にとくにコントロールがよくないと出現する末梢神経の障害で，代謝性と血管障害性とがある（図34）．
■臨床事項
臨床的には3つのタイプがあり，遠位対称性ニューロパチー，自律神経障害性ニューロパチー，単ニューロパチーまたは多発単ニューロパチーである．前二者は代謝性と考えられ，最後のものは血管障害性である．遠位対称性ニューロパチーは下肢の末端から感覚障害で始まり，放置していると感覚障害は上行し，上肢の遠位にも異常がみられるようになる．深部反射は遠位で消失し近位で低下する．自律神経障害性の症状として，起立性低血圧，発汗異常，陰萎，便通異常，瞳孔異常などを呈する．単ニューロパチーは神経内を走る動脈の糖尿病性病変による閉塞により急性発症を起こす．下肢では腰仙髄神経叢，坐骨神経，大腿神経，上肢では正中神経，尺骨神経，脳神経では動眼神経（Ⅲ），顔面神経（Ⅶ）に起こりやすい．
■検査所見
糖尿病の血液検査結果でとくにコントロールがよくない場合が多い．髄液のタンパクが上昇していることが多い．末梢神経伝導検査では伝導速度の低下を認めるが，自律神経障害のみの場合は異常を示さない場合も多い．単ニューロパチーで筋力低下や筋萎縮を示す場合は筋電図で神経原性の異常波形を認める．
■病理所見
遠位対称性ニューロパチーでは軸索変性の所見を示す．単神経障害を示すものだけに限らず，神経鞘内の血管壁が肥厚し閉塞しているものもみられる．

2) その他の代謝性ニューロパチー
尿毒症性ニューロパチーは慢性腎不全でみられ，遠位対称性の運動感覚障害を示す．筋のこむらがえり，足の異常感覚，足をじっとしていられないむずむず脚症候群 restless legs syndrome などを示す．栄養障害で最も多いのはビタミン B_1 欠乏症（脚気）で，この飽食の時代でも若者に時にみられる．遠位対称性ニューロパチーを示し，四肢末端の感覚異常，深部反射の消失，時に浮腫を示す．アルコール

性ニューロパチーではアルコールの分解に多量のビタミン B_1 を消費するためビタミン B_1 欠乏が起こり，同様の症状を呈する．

内分泌障害によるニューロパチーでは，甲状腺機能低下症によるニューロパチーが知られており，末梢の焼けるような痛みを伴う感覚障害を示す．病理所見では末梢神経の脱髄を認め，シュワン細胞にグリコーゲンの蓄積がみられる．

c. 中毒性ニューロパチー
1) 鉛性ニューロパチー lead neuropathy
■疾患概念

金属の鉛が体内に入ることにより末梢神経障害を生じる疾患．

■臨床事項

他の中毒性ニューロパチーと異なり，局所性に橈骨神経領域の手根から手指の伸筋が障害される．鉛電池，塗料，鉛ガラス製造業者や誤って摂取した場合に起こる．

■検査所見

赤血球に好塩基性の顆粒を伴う貧血，血清尿酸値上昇，尿中ポルホビリノーゲン高値を示す．末梢神経伝導検査は正常である．

■病理所見

軸索変性を認め，大径有髄線維の脱落がみられる．

2) 有機溶媒性ニューロパチー organic solvent neuropathy
■疾患概念

有機溶媒は脂溶性であり，肺，皮膚などから組織内に浸透して種々の障害を起こす．神経組織は中枢・末梢ともに脂質の塊であり，有機溶媒により障害されやすい．

■臨床事項

臨床症状は遠位対称性のニューロパチーを示し，原因物質により運動優位型または感覚優位型になる場合もある．ノルマルヘキサン(n-hexane)は接着剤の溶媒として広く使われており，吸入することにより障害を起こす．その他，殺虫剤，除草剤などでも障害を受ける．

■検査所見

末梢神経伝導速度は軸索変性を反映して振幅の低下がまず認められる．

■病理所見

原因物質により異なるが，ノルマルヘキサンによる末梢神経障害では軸索が膨化する軸索変性の所見を認める．

3) スモン病 subacute myelo-optico-neuropathy (SMON)
■疾患概念

下痢止めであるキノホルム剤により視神経，脊髄，末梢神経の障害を生じた医原性疾患．昭和30年代末〜40年代にかけて多数の患者が発生した．

■臨床事項

末梢優位の感覚障害，近位の深部反射亢進，病的反射陽性を認める．視神経障害により視力障害も伴う．舌は緑色になる．

■検査所見

末梢神経伝導検査は軸索変性により伝導速度はほとんど低下しない．

■病理所見

視覚経路については外側膝状体近傍の変性，脊髄は後索と錐体路の変性，末梢神経は軸索変性が中心である．

d. 物理的圧迫損傷によるニューロパチー
1) 手根管症候群 carpal tunnel syndrome
■疾患概念

手首の手根管が加齢とともに狭くなり，正中神経が物理的圧迫で直接的または間接的に血流障害を介して障害される疾患．

■臨床事項

正中神経の分布域のうち手根管より遠位に，夜間や早朝にとくに強くなる痛みを伴う異常感覚が出現する．程度が強くなると母指球，とくに短母指外転筋の萎縮を認めるようになる．一般的には，中年女性や手首をよく使う男性に多く認められ，また長期の透析により $β_2$-ミクログロブリンが沈着した透析アミロイドーシスでも高頻度に本症を生じる．

■検査所見

末梢神経伝導検査で正中神経に限局する手根管部での伝導障害を認める．甲状腺機能低下症や先端巨大症など内分泌疾患では圧迫されやすい．

■病理所見

予後が良好で生検を行える部位でもないので，病理形態のデータはない．

2）椎間板ヘルニアによる脊髄根神経症 radiculopathy due to spinal disc herniation

■疾患概念

脊椎の椎間板を保護している周囲組織が物理的圧力に耐えられず損傷し，髄核などの椎間板内の物質が後方へ飛び出し，脊髄や脊髄根を圧迫して痛みや運動感覚障害を呈したもの．

■臨床事項

頸椎はC5/6，C6/7間でヘルニアを起こしやすく，上肢の根症状もこの支配領域に出やすい．側方へ飛び出した場合は根が圧迫され，支配領域に放散する痛みと感覚障害がみられる．ヘルニアが中央へ飛び出した場合は脊髄が圧迫されるので，歩行障害，下肢の感覚障害，排尿障害などが上肢の症状とともに出る．胸椎の椎間板ヘルニアは，後方へ彎曲しているという解剖学的特徴からあまり症状を出さない．

一方，腰椎は軽度前彎しており，L4/5，L5/S1間でヘルニアを起こし脊髄根が圧迫され，支配領域の感覚障害と運動障害が出やすい．

頸椎も腰椎も脊椎管狭窄症 spinal canal stenosis が基礎に存在すると症状が出やすい．

■検査所見

画像診断で診断する．脊椎単純X線撮影では椎間腔の狭小化，MRIでは椎間板の突出と圧迫された脊髄や脊髄根が認められる．運動障害を示す場合は，針筋電図で病変レベルの脊髄根が支配する筋肉に神経原性の異常を認める．神経伝導検査でF波の異常や脊髄の圧迫がある場合は，体性感覚誘発脳波や磁気刺激誘発運動機能検査で異常を示すことがある．

■病理所見

椎間板と周囲の線維輪の弾力性の低下とともに圧に耐えられなくなり，損傷を起こす．同時に脊椎にも変形が生じ，骨棘が形成され神経を圧迫することもある．脊髄が圧迫され灰白質に空胞ができる場合や，錐体路の脱髄や後索の変性が生じることもある．

e. 末梢神経の腫瘍

末梢神経で腫瘍化するのは神経鞘をつくるシュワン細胞と線維芽細胞である．神経線維腫は，多発する場合 von Recklinghausen 病を考える．

1）神経鞘腫 neurilemmoma（schwannoma）

■疾患概念

末梢神経のシュワン細胞から発生する腫瘍である．

■臨床事項

第Ⅷ脳神経の中でも蝸牛神経よりも前庭神経に最も多く腫瘍が発生する．単発のことが多い．難聴，耳鳴で始まり，めまいなども伴う．腫瘍が大きくなると顔面神経麻痺が起こり，顔の半分の筋肉が動かなくなる．脊椎管内の腫瘍でも頻度は神経鞘腫が多く，脊髄根の部位に発生する．腫瘍の発生したレベルの運動感覚障害が起こる．

■検査所見

画像診断で後頭蓋窩も脊椎管も異常を明らかにできる．近年，MRIで内耳道の小病変も描出できるようになってきた．

■病理所見

頭蓋内では第Ⅷ脳神経，次いで第Ⅴ脳神経に発生しやすい．いずれも後頭蓋窩のため脳幹が圧迫されやすいので，早期に手術が必要である．脊髄では脊髄根でちょうど椎間孔の部位に生じやすく，骨で挟まれて中央がくびれたダンベル型に大きくなる．

f. 感染性ニューロパチー

1）ジフテリア diphtheria

■疾患概念

ジフテリア感染の経過中にジフテリア菌から外毒素が産生・放出され，心筋炎や神経炎を生じ，咽頭喉頭麻痺や，数ヵ月後に全身の運動感覚ニューロパチーが生じる．

■臨床所見

感染初期は喉頭や気管支の炎症により激しい咳が出る．感染後3～4週で咽頭喉頭麻痺が起こる．さらに数ヵ月後に全身の運動麻痺，感覚障害が生じる．

■検査所見

ジフテリアの抗体が経過とともに有意に上昇・下降する．ニューロパチーを示す場合は髄液のタンパク上昇もみられる．

■病理所見

外毒素はシュワン細胞に作用し脱髄を生じる．軸索には変化はみられない．

2）ハンセン病 Hansen disease

■疾患概念

らい菌による感染症で，皮膚，末梢神経幹および

シュワン細胞が障害される．
■臨床事項
　大きく2つのタイプがある．1つは類結節性らい tuberculoid leprosy で，らい菌の抗原に対して細胞性免疫反応が激しく生じており，腫脹した神経を皮膚の上から触れることができる．温痛覚が障害されやすい．もう1つのタイプとしてらい腫性らい lepromatous leprosy がある．免疫反応として類結節性らいの対極にあり，免疫反応が生じずアネルギー状態で菌が存在している．皮膚には潰瘍など種々の病変が生じ感覚障害を伴う．尺骨神経，腓骨神経が障害され，経過とともに顔面神経麻痺が生じる．化学療法が有効である．
■検査所見
　神経伝導検査では伝導速度の遅延や振幅の低下が存在する．
■病理所見
　類結節性らいでは皮膚生検で強い肉芽性炎症が生じ，皮内神経は破壊されている．らい腫性らいの場合は，シュワン細胞や軸索およびマクロファージ内に多数の菌体が存在しているのを好酸菌染色で染めることができる．

g. 膠原病によるニューロパチー neuropathy due to collagen disease
■疾患概念
　膠原病では種々の末梢神経病変が生じるが，全体に共通しているのは神経線維内の血管病変により閉塞する場合である．
■臨床事項
　全身性エリテマトーデス，関節リウマチ，強皮症，多発性動脈炎，シェーグレン Sjögren 症候群などで末梢神経障害が血管障害性に生じる．神経症状は急性発症の単ニューロパチーであり，多発単ニューロパチーの場合もある．
■検査所見
　それぞれに特異的な自己抗体が存在し，さらに障害された末梢神経の伝導検査で異常を認める．
■病理所見
　神経内の血管周囲の細胞浸潤，血管壁の肥厚，場合により閉塞を認める．神経線維は多巣性の神経線維束脱落を認める．

h. 腫瘍随伴性ニューロパチー paraneoplastic neuropathy
■疾患概念
　癌細胞から自己抗体がなんらかの機序で産生され，神経細胞を障害する疾患．後根神経節細胞，脊髄運動神経細胞，小脳プルキンエ Purkinje 細胞，神経筋接合部など種々の部位に障害を起こし，多くの疾患で抗原が特定されている．
■臨床事項
　障害される細胞により神経症状も異なるが，末梢神経に限れば後根神経節細胞が障害され，主として深部感覚障害を認める．肺の小細胞癌がほとんどの例で認められる．
■検査所見
　血液中に特異抗原に対する抗体をウェスタンブロット法により認めることができ，後根神経節細胞の神経核に対する抗体は anti-Hu と名付けられている．この抗体はすべての神経細胞の核と細胞質に反応するので，抗神経細胞核抗体1型 antineuronal nuclear antibodies（ANNA-1）とも呼ばれる．
■病理所見
　後根神経節細胞が障害されると大径有髄神経の選択的な脱落がみられる．

i. その他
1）サルコイドーシス sarcoidosis
■疾患概念
　全身に多臓器性に肉芽腫性病変を生じる疾患で，肺，リンパ節，皮膚，眼に病変が多いが，神経系にも全体の約5％にみられる．
■臨床事項
　神経系に病変を示す例の7割以上が顔面神経に生じる．しかし，四肢や体幹にも多発単ニューロパチーが生じる．
■検査所見
　末梢神経伝導検査では軸索変性と脱髄との混合病変の所見を示す．血液検査では肺病変が活動性であればアンギオテンシン変換酵素 angiotensin-converting enzyme が上昇する．髄液では中枢神経病変の状態により細胞増多，タンパク上昇を認める．
■病理所見
　非結核性の肉芽腫性病変であるサルコイド結節を認める．末梢神経だけでなく筋肉にも病変が認めら

2) クロウ・深瀬症候群 Crow-Fukase syndrome

■**疾患概念**

多発ニューロパチーとともに皮膚，内分泌系のほか，肝腫大，Mタンパク血症など全身に多彩な病変を示す疾患．形質細胞の単クローン性増殖により血管内皮増殖因子（VEGF）などサイトカインの過剰産生が病態に関与していると考えられている．

■**臨床事項**

末梢神経の障害により運動感覚障害を示し，筋萎縮もみられる．皮膚には色素沈着と硬化，四肢末端には剛毛を認め，下腿には浮腫もみられる．肝臓，脾臓，リンパ節の腫大を認める．治療は，自己末梢血幹細胞移植を伴う大量化学療法やサリドマイド療法を行う．

■**検査所見**

末梢神経伝導検査の異常を認める．内分泌検査ではエストロゲン，プロゲステロン，プロラクチンの上昇を認める．甲状腺機能低下や耐糖能低下もみられる．本疾患に特徴的な検査所見として血液中にMタンパクを認め，IgG-λまたはIgA-λのことが多い．本症の8割以上に骨X線で硬化性病変を示す形質細胞腫を認める．病変の活動性に並行してIL-6が上昇するといわれる．

■**病理所見**

末梢神経の病変は節性脱髄と軸索変性の混在である．皮膚は真皮の線維化や肥厚を認める．リンパ節にはキャッスルマン Castleman 病のように血管を中心にしてリンパ濾胞が全体に広がっている．

C 神経筋接合部疾患

まとめ

1. 神経筋接合部は，運動神経の先が骨格筋につながる部位で神経系のシナプスのような特殊な形態をしている．
2. 神経側の末端は膨らんで枝分かれしたように広がり，そこにアセチルコリンという神経伝達物質が小さな袋の中に蓄えられている．
3. 脳から脊髄さらに運動神経を介して興奮が降りてくると，アセチルコリンが末端から骨格筋側とのわずかな間隙に放出される．
4. 骨格筋側にはアセチルコリンを受け取る受容体が存在しており，アセチルコリンが受容体に結合するとナトリウムチャネルが開き，骨格筋が興奮を始めることで神経から骨格筋に情報が伝達される．
5. 神経から骨格筋への情報伝達は，多数の分子が関与する複雑な過程で多くの疾患が存在する．最も高頻度の疾患は重症筋無力症で，アセチルコリン受容体に対する自己免疫反応が生じ神経筋接合部の構造が破壊され，筋脱力や易疲労性などを示すが，注意すべきは球麻痺と呼吸麻痺である．

1. 構造と機能

神経筋接合部の構造は基本的にはシナプスであり，運動神経の末端から骨格筋に情報を伝える役割を担っている．神経の末端にはシナプス小胞内にアセチルコリンが貯蔵されており，筋に対して収縮命令がくるとアセチルコリンがシナプス間隙に放出され，筋肉側にはアセチルコリンを受け取るアセチルコリン受容体が存在している．この受容体はナトリウムチャネルの役割をしていて，筋の収縮につながる一連の反応を起こす（図35）．

2. 代表的疾患

a. 重症筋無力症 myasthenia gravis

■**疾患概念**

神経筋接合部のニコチン性アセチルコリン受容体を標的とする自己免疫疾患である．

■**臨床事項**

運動神経の命令が最終的に筋肉に伝わるところで伝わりにくくなるため，自覚症状として筋脱力，易疲労性が出現する．持続性に筋収縮をしている筋，とくに外眼筋には症状が出やすく，眼瞼下垂，複視

を認める．症状が強くなると嚥下，構音などの筋にも症状が広がり，呼吸が障害されるクリーゼを生じることがあるので注意が必要である．

本症では胸腺内で免疫現象の亢進が認められ，胸腺腫を伴うこともある．治療は筋脱力を改善させる必要がある場合はアセチルコリン分解酵素阻害薬を使い，神経筋接合部のアセチルコリン濃度を少しでも上昇させることにより筋力の回復をめざす．そのうえで，拡大胸腺摘出術を行い異常な免疫反応を抑える．そのほか，自己免疫疾患の治療に準じた薬物治療や血漿交換 plasmapheresis が行われる．副腎皮質ステロイドホルモン療法は，使用早期に症状の増悪が起こることがあるので注意して用いる必要がある．

■検査事項

血液検査では，抗アセチルコリン受容体抗体が陽性を示す．また，その他の自己抗体が陽性を示すことがあり，とくに甲状腺の自己免疫疾患が合併することがある．

画像診断では胸腺腫がみられることがある．短時間作動性の抗アセチルコリンエステラーゼ阻害薬の注射にて眼瞼下垂や複視，筋脱力などが一時的に改善する（エドロホニウムテスト）．

■病理所見

骨格筋では患者の約半数で神経筋接合部にリンパ球の浸潤をみる．胸腺に最もこの疾患に特徴的な変化がみられ，本症患者の約70％に多数の胚中心を伴うリンパ濾胞が出現し，約20～30％で胸腺腫を伴う．

b．ランバート・イートン筋無力症症候群 Lambert-Eaton myasthenic syndrome

■疾患概念

神経筋接合部や自律神経のコリン作動性シナプスに存在する電位依存性カルシウムチャネル voltage gated calcium channel（VGCC）に対する自己免疫疾

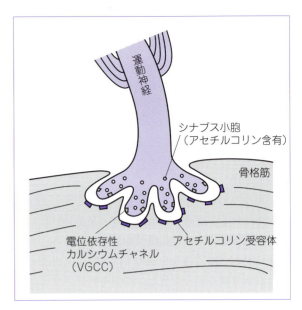

図35　神経筋接合部

患で，本症の約2/3は肺の小細胞癌などの腫瘍に伴う傍腫瘍性症候群 paraneoplastic syndrome として発症する．

■臨床事項

近位筋の筋力低下，口渇，筋痛などを示し，繰り返して力を入れると少し筋力が回復することが特徴的である．

■検査所見

特徴的な検査所見は，末梢神経を高頻度反復刺激し筋肉の活動電位を記録すると振幅が数百倍にも増加することである（incremental response to repetitive nerve stimulation）．

■病理所見

電顕の凍結割断 freeze fracture 法でみると，シナプス前神経終末のアセチルコリン放出部位 active zone の数が減少しており，VGCCの減少を示していると考えられている．

各論

VIII. 造血器疾患

まとめ

1. 骨髄の主たる機能は血球産生と免疫機能である．
2. 貧血は，①赤血球産生および成熟機構の異常，②赤血球破壊の亢進，③赤血球の血管外への喪失（出血）などの機序によって，赤血球の産生と崩壊の平衡が崩れた場合に生じ，貧血の中で最も頻度の高いものは鉄欠乏性貧血である．
3. 白血病は造血細胞の腫瘍性増殖であり，その細胞起源から骨髄性とリンパ性とに，また白血病細胞の分化度や臨床像からは急性型と慢性型とに大別される．わが国では急性骨髄性白血病が最も頻度の高い白血病である．
4. 骨髄異形成症候群とは，多能性造血幹細胞レベルに異常があり，治療抵抗性の血球減少がみられる病態である．骨髄や末梢血の芽球の比率などから，WHO 分類では 7 病型に分類されている．
5. 真性赤血球増加症（真性多血症），慢性骨髄性白血病，本態性血小板血症，原発性骨髄線維症は，いずれも造血幹細胞レベルで腫瘍化をきたしたものである．慢性骨髄性白血病では症例の 90％前後に Ph 染色体が出現する．また，真性赤血球増加症（真性多血症）症例の 95％以上に，本態性血小板血症や原発性骨髄線維症症例では 40〜50％に *JAK2* に遺伝子変異が認められる．
6. 骨髄腫は形質細胞の腫瘍性疾患であり，その増殖の場より，①骨髄を系統的に侵す多発性骨髄腫と，②骨髄外を原発とする髄外性形質細胞腫とに大別される．
7. 血小板系の代表的な疾患である特発性血小板減少性紫斑病では，抗血小板抗体の産生ならびに抗体で覆われた血小板の捕捉・貪食に脾臓は主要な役割を演じている．
8. リンパ節は，異物や細菌を捕捉・処理する濾過装置およびリンパ球の芽球化と増殖の場として，また抗体産生組織として，生体防御に主要な役割を担っている器官である．
9. リンパ節の反応性の変化は，リンパ節炎・リンパ節症と呼ばれており，これには抗原刺激に対して活発に反応している過形成性反応と病原体の直接の侵襲による炎症性反応とがある．
10. 悪性リンパ腫はリンパ組織起源の悪性腫瘍であり，非ホジキンリンパ腫とホジキンリンパ腫とに大別され，非ホジキンリンパ腫は B 細胞性と T/NK 細胞性とに分けられる．欧米と比較して，わが国の悪性リンパ腫では，①ホジキンリンパ腫が少ない，②非ホジキンリンパ腫では濾胞性リンパ腫が少ない，大細胞型（LSG 分類）が多い，T 細胞性や NK 細胞性が比較的多い，③節外性リンパ腫の割合が高いといった特徴がある．
11. 細網内皮系（網内系）を主座とする，あるいは系統的に侵す疾患や病態には，蓄積性組織球症，アミロイドーシス，ランゲルハンス細胞組織球症，悪性組織球症，血球貪食症候群などがある．
12. 脾臓は大循環・門脈系に組み込まれた器官であり，感染症をはじめとし，種々の血液疾患，代謝性疾患，循環障害，原発性・転移性腫瘍などで腫大し多様な像をとる．
13. 胸腺は T 細胞の分化・成熟の場であり，加齢とともに生理的萎縮をきたす．この胸腺の上皮性細胞由来の

腫瘍が胸腺腫であり，胸腺腫症例の約30%に重症筋無力症，3～4%に赤芽球癆がみられる．

A 血液および骨髄

1. 血球とその機能

血液は有形成分の血球と液体成分の血漿とからなり，血球は赤血球，白血球，血小板に大別される．

赤血球は直径7～8 μm，厚さ約2 μm で中央部は約1 μm の中くぼみ円盤状の無核の細胞であり，その数は成人では男性 5.0×10^{12}/L，女性 4.5×10^{12}/L 前後である．赤血球にはヘモグロビン(血色素)が約33%含まれており，酸素の運搬にあたっている．

白血球には顆粒球，単球，リンパ球があり，いずれも有核の細胞である．顆粒球はさらに好中球，好酸球，好塩基球に分けられる．また，リンパ球もいくつかの亜群に分類されるが，細胞の形質上からはB細胞とT細胞に大別される．

成人の白血球数は $4.0 \sim 9.5 \times 10^9$/L で，その大きさや百分率は表1のごとくである．

白血球は生体の防御機構に重要な役割を果たしており，好中球や単球は食作用，リンパ球や単球は免疫反応，好酸球や好塩基球はアレルギー反応などに関与している．

血小板は2～4 μm 大の無核の円形ないし楕円形の細胞である．成人の血小板数は $150 \sim 400 \times 10^9$/L で，止血や血液凝固に主要な役割を演じている．

2. 血球の生成・分化

ヒトでは胎生2週目の終わり頃に卵黄嚢で赤芽球を中心とした造血が始まる．胎生2～6ヵ月では肝臓が造血の中心であるが，胎生4ヵ月頃になると骨髄で造血が始まり，以後骨髄が赤血球，白血球，血小板生成の主座となる．その間，脾臓では胎生3～6ヵ月頃赤芽球を主体とした造血が一過性にみられる．このように出生後は骨髄のみで造血が行われるが，病的状態では胎生期に造血の場であった肝臓，脾臓を中心に，骨髄以外の臓器・組織にも血球生成のみられることがあり，これを髄外造血 extramedullary hematopoiesis という．

なお，マウスでは胎仔型の一次造血である卵黄嚢造血の次に，大動脈-性腺-中腎 aorta-gonad-mesonephros(AGM)領域に成体型の二次造血が始まり，以後，肝臓，脾臓，骨髄へと造血部位が移行していくことが知られている．

各種血球の増殖・分化・成熟の過程は図1のごとくであり，これらの過程にはさまざまな造血因子(たとえば未熟な幹細胞に働くインターロイキン，赤芽球系にはエリスロポエチン，顆粒球・マクロファージ系には GM-CSF や G-CSF，M-CSF など)や造血抑制因子(transforming growth factor-β，tumor necrosis factor-α，インターフェロンなど)が働いて造血の調節が行われている．

赤血球の寿命は120日前後，顆粒球は種類によって異なるが，好中球では血中にある時間は平均10時間，組織へ移行してからの寿命も短く4～5日を超えない．単球の血中滞留時間は約32時間，組織内での生存期間は好中球よりは長い．血小板の寿命は約10日である．これらの寿命の終わった老廃血球は，主として脾臓や肝臓のマクロファージに貪食・破壊処理される．

正常の状態では循環血液中の各種血球の数は一定に保たれている．それは骨髄における血球の産生，骨髄から血中への血球の放出，血中および組織内での血球の死滅などの間に動的平衡が保たれているからである．この動的平衡が失われると，種々の病的状態が発生する．

表1 正常白血球の大きさと百分率

白血球の種類	直径(μm)	百分率(%)
顆粒球		
好中球	10～15	35～70
好酸球	10～15	1～8
好塩基球	10～15	0～1
単球	12～20	3～8
リンパ球	7～15	20～50

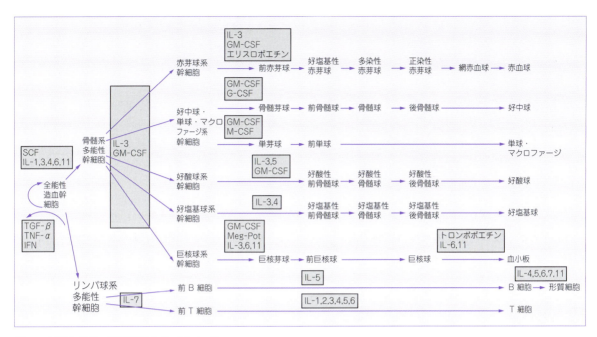

図1 血球の分化・成熟過程とサイトカイン
SCF：stem cell factor（造血幹細胞因子），GM-CSF：顆粒球マクロファージコロニー刺激因子，G-CSF：顆粒球コロニー刺激因子，M-CSF：マクロファージコロニー刺激因子，Meg-Pot：巨核球増殖因子，IL：インターロイキン，TGF-β：transforming growth factor（トランスフォーミング増殖因子）-β，TNF-α：tumor necrosis factor（腫瘍壊死因子）-α，IFN：インターフェロン．（研究者により異論があるが大略を示した）

3．骨髄の構造と機能

骨髄組織は造血細胞と，間質としての脂肪細胞を含む細網組織，血管系，神経組織などから構成されており，造血細胞は細網組織の網眼内に充満している．細網組織は細網細胞，マクロファージ，細網線維などからなっており，造血細胞を支持するとともに，造血細胞の分化誘導・調節にも関与し，造血微小環境 hematopoietic inductive microenvironment（HIM）を形成している（図2）．

胎児や新生児期の骨髄組織は造血の盛んな細胞髄（赤くみえるので赤色髄ともいう）であるが，加齢とともに脂肪細胞が増加し，長管骨では末端より中枢側へと脂肪髄（黄色くみえるので黄色髄ともいう）化が進んでくる．正常では生涯，細胞髄であるのは長管骨の骨端部，胸骨などの扁平骨や脊椎などの短小骨の海綿質腔である．

成人の骨髄の総量は約 2,600 g（体重の約 4.6 %）であり，おおよそその半量の 1,000～1,500 g が造血部の細胞髄，他の半量が脂肪髄である．造血機能が亢進すると細胞髄の部分が増大し，脂肪髄部は減少する．逆に造血機能が低下すると，細胞髄の部は脂肪細胞に置き換わり脂肪髄化する．

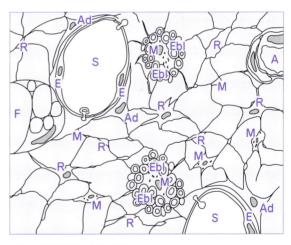

図2 間質構造の模式図
R：細網細胞，Ad：外膜細胞，M：マクロファージ，E：静脈洞内皮細胞，F：脂肪細胞，Ebl：赤芽球，A：細小動脈，S：静脈洞．

成人のこの細胞髄の部では，造血実質と脂肪細胞の面積比，すなわち造血実質比率（cellularity ratio）は約 1：1（40～60 %）である．この正常範囲よりも

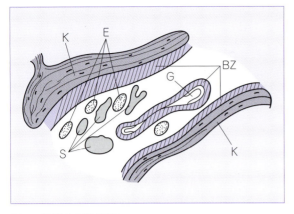

図3 骨髄の細胞配列
K：骨梁, E：赤芽球島, S：静脈洞, G：血管, BZ：形成帯, その間の白色の部分は成熟帯.

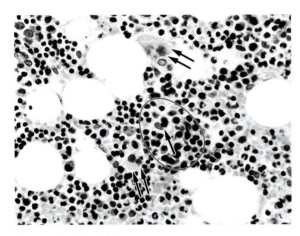

図4 正常骨髄組織像
造血実質部と脂肪細胞の面積比は約1：1. 円内は赤芽球島, 1本矢印は赤芽球島内にある中心性マクロファージ, 2本矢印は巨核球, その他, 各成熟段階の顆粒球系細胞がみられる.

●**造血微小環境** hematopoietic inductive microenvironment（HIM）

造血は，造血幹細胞を含めた造血細胞とそれを取り囲む微小環境との相互作用のもとに成り立っており，Trentinらは，このような造血細胞の分化を誘導する環境作用を hematopoietic inductive microenvironment（HIM）と名付けた．今日では，骨髄間質にある細網細胞，脂肪細胞，マクロファージ，線維芽細胞，血管内皮細胞などの造血支持細胞やT細胞からは，液性因子（サイトカイン）の造血因子や造血抑制因子が産生されサイトカインネットワークを形成し，静脈洞を主体とする微小循環系とともに，造血細胞の定着，増殖，分化，成熟，放出などの造血の調節にあたっていることが知られている．

さらに，最近，造血幹細胞の自己複製能や多分化能を維持・制御する微小環境をニッシェ niche ともいい，骨芽細胞や血管内皮細胞, CAR（CXCL12-abundant reticular）細胞などがニッシェ細胞として造血幹細胞を支持・制御していることも明らかにされつつある．

造血実質部が多く，脂肪細胞が減少している状態が高形成性骨髄 hypercellular marrow, 逆に造血機能が低下して造血実質部が減少し，脂肪細胞が増加している場合が低形成性骨髄 hypocellular marrow ないしは無形成性骨髄 aplastic marrow である．

また，成人の正常骨髄組織標本上における赤芽球系細胞と顆粒球系細胞との比率は約1：3であり，巨核球数は1 mm^2 あたり10～25個である．赤芽球系細胞は，一般に種々の成熟段階にあるものが赤芽球島 erythroblastic island と呼ばれる小集団を形成している．顆粒球系細胞は造血実質内にびまん性に分布しているが，幼若な細胞は骨梁や小動脈周囲に位置し，成熟するにつれて静脈洞に近接することが多く，前者は形成帯, 後者は成熟帯と呼ばれている．巨核球は静脈洞に接して位置することが多く，静脈洞内にその細胞質突起を突出させながら細胞質の一部を血小板として分離し，静脈洞内に放出している（図3, 4, web）．

骨髄の主たる機能は血球産生と免疫機能であるが，最近，骨髄には各血球系細胞をつくる造血幹細胞のほかに骨，軟骨，骨格筋，心筋，脂肪細胞，神経細胞，肝細胞などに分化し得る間葉系幹細胞も存在することが明らかにされ，再生医学・医療の面からも注目を集めている．

4. 赤血球系の異常

赤血球系の疾患は貧血と赤血球増加症とに大別される（表2）．以下，主な疾患，病態について述べていく．

a. 貧血 anemia

血液病における貧血とは，血液単位容積中のヘモグロビン濃度が正常範囲（成人の正常値は男性14～

表2 赤血球系の疾患(主要なもののみ掲げた)

I. 貧　血	
A. 赤血球産生および成熟機構の異常 　1. 造血幹細胞の増殖・分化の障害 　　a. 多能性幹細胞 　　　1) 再生不良性貧血 　　b. 単能性幹細胞 　　　1) 赤芽球癆 　　　2) 先天性赤血球異形成貧血 　　　3) 腎性貧血 　　　4) 内分泌疾患による貧血 　2. DNA 合成障害 　　1) 巨赤芽球性貧血 　3. ヘモグロビン合成異常 　　a. ヘム合成障害 　　　1) 鉄欠乏性貧血 　　　2) 無トランスフェリン血症 　　　3) 鉄芽球性貧血 　　　4) ポルフィリア 　　　5) 鉛中毒 　　b. グロビン合成障害 　　　1) ヘモグロビン異常症 　　　2) サラセミア B. 赤血球破壊の亢進(溶血性貧血) 　1. 球内性因子 　　a. 赤血球膜の異常 　　　1) 遺伝性球状赤血球症	2) 遺伝性楕円赤血球症 　　　3) 発作性夜間ヘモグロビン尿症 　　　4) その他の赤血球膜異常による貧血 　　b. 赤血球酵素の異常 　　　1) ピルビン酸キナーゼ異常症 　　　2) グルコースリン酸イソメラーゼ異常症 　　　3) グルコース-6-リン酸脱水素酵素異常症 　　　4) その他の酵素異常症 　　c. ヘモグロビンの異常 　　　上記の A. 3. a. 4),　A. 3. b. など 　2. 球外性因子 　　a. 抗赤血球抗体 　　　1) 自己免疫性溶血性貧血 　　　2) 新生児溶血性疾患 　　　3) 不適合輸血 　　　4) 薬剤誘発性溶血性貧血 　　b. 血管・血流の障害 　　　1) 赤血球破砕症候群 　　c. その他 　　　1) 化学的障害(薬剤,毒物,微生物など) 　　　2) 物理的障害(火傷,放射線など) C. 赤血球の血管外喪失 　　1) 失血性貧血 D. その他 　　1) 脾機能亢進症
II. 赤血球増加症	
A. 絶対的 　　1) 真性赤血球増加症(真性多血症) 　　2) 二次性赤血球増加症	B. 相対的 　　1) ストレス赤血球増加症 　　2) 脱　水

(神山隆一:赤血球系の異常. 島峰徹郎(編):骨髄組織病理アトラス, 文光堂, 1984 より)

18 g/dL, 女性 12〜16 g/dL)より減少した状態であり, 病理総論において臓器あるいは組織の血液含量の減少を意味する局所的循環障害性の貧血とは異なる概念である.

貧血は疾患名ではなく, 症状名であって, ①赤血球産生および成熟機構の異常, ②赤血球破壊の亢進, ③赤血球の血管外への喪失(出血)などの機序によって, 赤血球の産生と崩壊の平衡が崩れた場合にみられる(表2).

なお, 赤血球の形態とヘモグロビン含量, すなわち平均赤血球容積 mean corpuscular volume (MCV)と平均赤血球ヘモグロビン濃度 mean corpuscular hemoglobin concentration(MCHC)とを組み合わせた分類(表3)も臨床的によく用いられる.

まず貧血の際に認められる骨髄および全身性の病変を略記し, 次いで各疾患について記述する.

①骨髄:溶血性貧血や出血性貧血では代償性の再生が旺盛であり, 骨髄は細胞髄の部が増加した高形成性の骨髄となり, とくに赤芽球の増生が著しく, 赤芽球島は大型化する. 赤血球産生および成熟の機構に異常がある巨赤芽球性貧血や鉄芽球性貧血, サラセミアなどでも赤芽球の増生が強いが, この場合には造血細胞の分化・成熟が完成せず, 骨髄内で死滅することが多い無効赤血球造血 ineffective

表3 赤血球指数による貧血の分類

貧血の型	MCV (fL)	MCHC (%)	代表例
小球性低色素性	<80	<30	鉄欠乏性貧血 サラセミア
正球性(正色素性)	80〜100	30〜36	再生不良性貧血 溶血性貧血 急性出血性貧血
大球性(正色素性)	>100	30〜36	巨赤芽球性貧血

MCV：平均赤血球容積，MCHC：平均赤血球ヘモグロビン濃度．

erythropoiesisの型であり，造血効果に乏しいことから偽高形成性 pseudohyperplasia ともいわれる．なお，無効赤血球造血などの無効造血にはアポトーシスの機構が働いていることが，最近論じられている．再生不良性貧血では，通常，脂肪細胞が増加した無形成性あるいは低形成性の骨髄となる．

②脾臓：赤芽球の再生・増殖の強い貧血では脾臓に髄外造血がみられる．溶血性貧血では脾臓に赤血球抑留が起こり，脾臓は高度に腫大する．再生不良性貧血では一般に脾腫大はなく，髄外造血も認められない．

③低酸素血症 hypoxemia：血液の酸素運搬能が減少するため，その代償として心拍出量や心拍数が増加する．その結果，左室肥大も生じ心不全の原因となる．また低酸素血症により心筋，肝細胞などに脂肪変性がみられ，小脳のプルキンエPurkinje細胞，アンモン角の神経細胞にも変性が生じる．

④ヘモジデローシス hemosiderosis：鉄欠乏性貧血および再生の盛んな溶血性貧血や出血性貧血では，一般に網内系のヘモジデローシスは起こらない．再生不良性貧血，赤芽球癆，巨赤芽球性貧血，鉄芽球性貧血などでは全身のヘモジデローシスが強い．溶血性貧血では腎臓の近位尿細管にヘモジデローシスが認められる．

1) **再生不良性貧血** aplastic anemia
■概念と病態発生

再生不良性貧血とは，骨髄における血球産生能力に障害があり，末梢血中の赤血球，白血球，血小板のいずれもが減少し汎血球減少症 pancytopenia を呈する疾患で，汎骨髄癆とも呼ばれている．赤血球系のみが減少する純粋な貧血は赤芽球癆という（次項参照）．

本症は，原因の不明な特発性と，薬剤（クロラムフェニコール，抗生物質，消炎鎮痛薬など），毒物（ベンゼン，農薬など），放射線などによる二次性（続発性）とに分類される．わが国では特発性のものが多い．

特発性再生不良性貧血の発症機序に関しては，その障害を多能性造血幹細胞レベルに求めるものと造血微小環境にあるとするものとがあるが，本症では髄外造血がみられず，また骨髄移植により治癒し得ること，さらに本症の5〜10%の症例で骨髄異形成症候群や急性骨髄性白血病，発作性夜間ヘモグロビン尿症などのクローナルな疾患への進展が認められることなどは，前者の多能性造血幹細胞の障害に基づくものであることを支持している．

■臨床事項と検査所見

主な臨床症状は，貧血，発熱，出血傾向である．

末梢血は汎血球減少症の状態にあり，正球性ないし大球性貧血，白血球および血小板の減少をきたし，網赤血球も一般に減少する．また，骨髄造血能の低下を反映して血漿鉄消失時間の著明な延長，血漿鉄交替率の正常ないしは低下，赤血球鉄利用率および赤血球鉄交替率の著明な低下などに加えて，血清鉄値の上昇，不飽和鉄結合能の低下，血清および尿中のエリスロポエチンの著増などが認められる．

■病理所見

全身の骨髄で造血実質部は高度に減少し，脂肪細胞で置換された無形成性の骨髄（無形成型あるいは脂肪髄型という）となる（図5,6, web）．症例によっては低形成型，類正常型，高形成型の骨髄像を呈することもあるが，いずれの型でも巨核球は高度に減少している．

脾臓は一般に腫大せず，リンパ濾胞は萎縮性である．リンパ節，リンパ装置，胸腺なども萎縮している．これらの器官に骨髄造血の低下を代償する髄外造血が起こらないことも本症の特徴の一つである．その他，全身のヘモジデローシスがとくに輸血の行われた症例では著しく，また低酸素血症による心筋や肝細胞の脂肪変性なども認められる．

死因の多くは出血か日和見感染である．

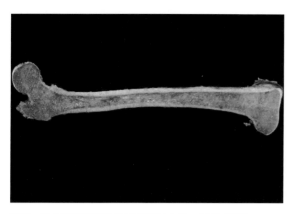

図5　再生不良性貧血の大腿骨（カラー口絵参照）
全長が脂肪髄となり，黄色調を呈している．

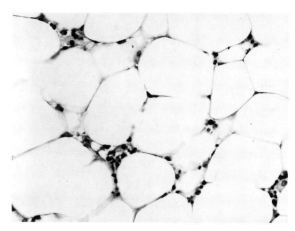

図6　再生不良性貧血の骨髄
脂肪細胞の間にはリンパ球，形質細胞，マクロファージなどがわずかにみられるにすぎない無形成型の骨髄像．

2）赤芽球癆 pure red cell aplasia

■概念と病態発生

赤芽球系の単能性幹細胞が障害された状態であり，赤血球系細胞のみの産生が選択的に低下し貧血が生じる．

本症の主として成人に発症する慢性後天性のものでは，9〜15％の症例に胸腺腫が存在する．この胸腺腫の合併は女性に多い．一方，胸腺腫のある患者の3〜4％に本症が見出されるなど，本症の発症機構には免疫学的な機序の関与が考えられている．

■検査所見

末梢血液像は正球性正色素性貧血を示し，網赤血球数は著減する．白血球数，血小板数は一般に正常値をとる．

■病理所見

骨髄では赤芽球のみが消失あるいは著減しており顆粒球や巨核球は正常に保たれている．本症では骨髄にリンパ濾胞の出現する頻度が高いことが注目されている．再生不良性貧血と同様，髄外造血はみられず，また全身のヘモジデローシスも高度である．

3）巨赤芽球性貧血 megaloblastic anemia

■概念・病態発生と臨床事項・検査所見

巨赤芽球性貧血とは，巨赤芽球性造血を示す貧血症の総称名であり，ビタミン B_{12} 欠乏あるいはその利用障害によるもの，葉酸欠乏あるいはその利用障害によるもの，およびビタミン B_{12}，葉酸それぞれに不応なものとに大別される．最も多いのはビタミン B_{12} 欠乏症，とくに悪性貧血 pernicious anemia であり，次は葉酸欠乏症で，その他のものはまれである．

なお，胃粘膜萎縮による内因子分泌不全に基づいたビタミン B_{12} 欠乏性巨赤芽球性貧血を悪性貧血と称している．外因子であるビタミン B_{12} は，胃底腺の壁細胞から分泌される糖タンパクの内因子と結合して，ビタミン B_{12}-内因子複合体を形成して初めて回腸末端部より吸収される．

したがって，胃切除後やビタミン B_{12} 吸収障害をきたす吸収不全症候群，食事中のビタミン B_{12} が奪取される広節裂頭条虫感染症，葉酸やビタミン B_{12} の需要が高まる妊娠時，あるいは葉酸拮抗薬の使用時などにおいても巨赤芽球性貧血が発生する．

巨赤芽球性貧血ではRNAおよびタンパク合成は障害されず，DNA合成のみが障害されるため造血細胞の核には成熟障害が生じる．すなわち，核の未熟度に比較して細胞質は成熟し，核と細胞質との間に成熟解離がみられる．したがって，末梢血には巨赤血球，赤血球大小不同症，奇形赤血球症などが出現する．好中球はしばしば減少するが，大型化し核に過分節が認められる．血小板数も一般に減少し，機能異常を伴うことが多い．

検査所見では，尿および便中のウロビリノーゲン排泄量の増加，血清間接ビリルビン値の軽度上昇，血清ハプトグロビンの減少，血漿鉄交替率の増大，赤血球鉄利用率の低下，血清鉄および貯蔵鉄の増加などがみられる．

その他，ビタミン B_{12} 欠乏性の悪性貧血では血清

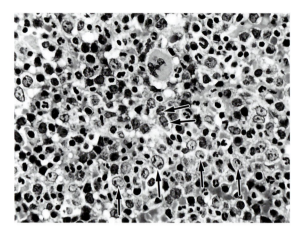

図7 巨赤芽球性貧血の骨髄
核網は繊細,核小体も明瞭な巨赤芽球(矢印)が多数みられる.

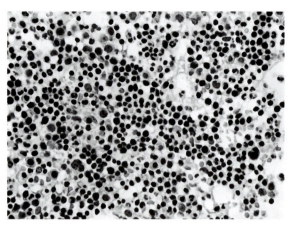

図8 鉄欠乏性貧血の骨髄
小型の赤芽球が増加している高形成性の骨髄像.

ビタミン B_{12} 値の低下や内因子分泌能の低下があり,葉酸欠乏症では血清葉酸値および赤血球葉酸値が低下する.

■病理所見

骨髄はやわらかく赤色調を呈するので苺実赤色髄と呼ばれる.造血細胞では巨赤芽球を主体とする赤芽球系細胞の増生が高度であるが,これらの多くは無効赤血球造血の像であり,したがって骨髄は偽高形成性と呼ばれる.顆粒球系細胞や巨核球も一般に増加し,かつ大型化や核の過分節もみられ,その形態像の一つとして巨大後骨髄球の出現がある(図7,web).

溶血の亢進および鉄再利用の低下により,骨髄のみならず全身の網内系組織にヘモジデローシスがみられる.肝脾腫が軽度にあり,肝臓,脾臓その他に髄外造血がしばしば認められる.

また,悪性貧血では亜急性連合性脊髄変性症ないしは索性脊髄症と呼ばれる脊髄後索・側索の脱髄性病変や萎縮性舌炎(ハンター Hunter 舌炎),胃底腺領域のびまん性の萎縮性胃炎が認められるほか,胃癌の合併率が高く,その頻度は5~15%と報告されている.

4) 鉄欠乏性貧血 iron deficiency anemia

■概念・病態発生と臨床事項・検査所見

本症は,鉄分不足の食事や鉄吸収障害による鉄摂取量の不足,成長や妊娠などによる鉄需要の増大,月経や慢性出血などによる鉄排泄の増加によって鉄が欠乏する結果,ヘモグロビン合成が障害され小球性低色素性貧血の像をとる.貧血の中では最も頻度の高いものである.

赤血球には小赤血球症,赤血球大小不同症,奇形赤血球症がみられる.白血球数や血小板数は通常,正常範囲にある.

検査所見では,血清鉄減少,総鉄結合能増加を示し,貯蔵鉄の状態を反映する血清フェリチン値は $10\,\mu g/L$ 以下となる.フェロカイネティクス所見では,血漿鉄消失時間の短縮,血漿鉄交替率および赤血球鉄交替率の増大があり,赤血球鉄利用率は7日目以後80%以上の所でプラトーに達する.すなわち,貯蔵鉄は枯渇しており,注入された鉄が急速に赤血球形成に利用されることを示している.

■病理所見

骨髄は高形成性となり,赤芽球,とくに小型多染性赤芽球が増加する(図8,web).

一般にヘモジデローシスや髄外造血は認められない.また,鉄欠乏により粘膜細胞に再生遅延をきたし,舌乳頭の萎縮,口角口内炎,食道粘膜の萎縮,萎縮性胃炎などもみられる.舌炎,咽頭痛,嚥下困難を認めるものをプラマー・ヴィンソン Plummer-Vinson 症候群という.

5) 溶血性貧血 hemolytic anemia

なんらかの機序によって,赤血球の崩壊が亢進すること,すなわち赤血球寿命が短縮することによって生じる貧血を総称して溶血性貧血という.

この赤血球の寿命短縮の原因は,それが赤血球自体にある球内性ものと,赤血球を取り囲む外的環境

因子にある球外性のものとに分けられる．通常，球内性は先天性，球外性は後天性である．例外として発作性夜間ヘモグロビン尿症は後天性の疾患であるが，赤血球膜自体に欠陥があり，球内性因子によるものとされている（表2参照）．

a）遺伝性球状赤血球症 hereditary spherocytosis
■概念と病態発生

本症は患者赤血球に内在する欠陥により，赤血球が小型・球状化する疾患である．白色人種に多く，わが国では比較的少ないものの先天性溶血性貧血の中では最も多く，全溶血性貧血の約1/4を占めている．常染色体優性遺伝形式をとる．

本症の小型・球状化した赤血球は，正常のものより可塑性に乏しく変形能も低下し，浸透圧や機械的な抵抗も減弱している．したがって，本症の赤血球は脾臓により長く停滞し，その結果，赤血球は脾臓のマクロファージに捕捉・貪食され血管外の溶血を起こすことになる．赤血球は，その他肝臓や骨髄のマクロファージに貪食されることもある．

■臨床事項と検査所見

本症では貧血は一般に軽度であるが，網赤血球数の増加，間接ビリルビン高値，尿中ウロビリノーゲン強陽性を示す．小型で球状の赤血球が特徴的であり，この赤血球には寿命の短縮，食塩水浸透圧抵抗の減弱，自己溶血試験の著しい亢進などがみられる．

本症では摘脾を行うと，赤血球の異常はなお存続しても，赤血球が貪食，破壊へと導かれる場が取り除かれることより溶血症状や貧血は改善され，その有効率は90％に近いといわれている．

■病理所見

骨髄は高形成性となり，代償性の赤芽球増生が顕著で，赤芽球島は大型化する．骨髄における再生が旺盛であることより，骨髄をはじめ網内系組織のヘモジデローシスは一般に軽度である．

脾腫は比較的高度であり，摘出時年齢の標準脾重量の1.8〜9.6倍，平均5.4倍に達する．赤脾髄，とくに髄索内に球状赤血球の充満像がみられ，髄索のマクロファージや時に静脈洞内皮細胞に赤血球貪食像が認められる．

肝臓には溶血に伴う胆汁色素の排出が亢進し，黄疸，胆汁栓が認められる．胆石症の合併も約70％にみられる．

b）発作性夜間ヘモグロビン尿症 paroxysmal nocturnal hemoglobinuria（PNH）
■概念と病態発生

本症は夜間に血管内溶血が亢進し，ヘモグロビン尿が出現する溶血性貧血である．後天性の中では例外的に球内性因子によるもので，赤血球膜に欠陥があり，補体感受性が高く溶血を起こしやすい．加えて，本症の顆粒球，血小板にも細胞膜に異常があり補体感受性が高いこと，本症の5〜15％の症例が白血病や骨髄異形成症候群に移行したり，再生不良性貧血の経過中，PNHの病像を呈する再生不良性貧血-PNH症候群といわれる病態が存在することなどから，本症は造血幹細胞レベルに障害のあることが推定されていた．近年，本症では造血幹細胞の PIG-A（phosphatidylinositol glycan-class A）遺伝子に後天的変異が起こり，その変異細胞がクローン性に拡大する疾患であることが明らかにされている．

■臨床事項と検査所見

本症に最も特徴的なことは夜間に出現する暗褐色調のヘモグロビン尿である．検査所見では，ハム Ham 試験，蔗糖溶血試験がほとんどの症例で陽性となる．血管内溶血をきたすことより，通常尿ヘモグロビンや尿ヘモジデリンが検出される．

末梢血は正球性正色素性ないし小球性低色素性貧血を示し，しばしば赤血球大小不同症や赤芽球の出現をみる．白血球数，血小板数も一般に減少し，好中球アルカリホスファターゼ値は低下する．その他，赤血球寿命の短縮，間接ビリルビン値の上昇，血清LDH値の上昇，血清ハプトグロビン値の低下などがみられる．

■病理所見

骨髄は高形成性であり，赤芽球の増生が強い．溶血が血管内溶血であることを反映して脾腫の程度は軽い．腎臓は腫大し近位尿細管にはヘモジデローシスが強い．死因は欧米が血栓症，わが国では出血や感染症が多いといわれている．

c）赤血球酵素異常症 erythroenzymopathy

ピルビン酸キナーゼ異常症，グルコースリン酸イソメラーゼ異常症，グルコース-6-リン酸脱水素酵素異常症などの赤血球酵素異常症でも，溶血に対応して骨髄は赤芽球が増生している高形成性の像をとる．

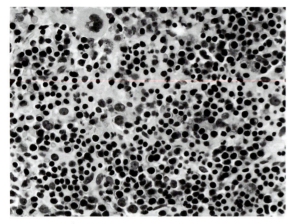

図9 特発性自己免疫性溶血性貧血の骨髄
赤芽球の増生が高度な高形成性の骨髄像.

d）自己免疫性溶血性貧血 autoimmune hemolytic anemia

■概念と病態発生

自己免疫性溶血性貧血は，わが国では全溶血性貧血の約1/4を占め，遺伝性球状赤血球症の頻度とほぼ同じである.

本症の抗赤血球自己抗体の産生機序としては，赤血球の抗原性が変化し，それにより抗体産生組織が刺激されるという機序と，抗体産生組織に異常があり，正常には産生されない抗体が産生されるようになるという機序が考えられている．なお，自己抗体は37℃で最大活性を示す温式抗体型と，4℃で最大活性を示す冷式抗体型とに大別される.

溶血の機序としては，免疫グロブリンや補体の結合した赤血球が脾臓などのマクロファージの受容体に認知され捕捉・貪食されるか，あるいは小球状化し，変形能の減弱，浸透圧の低下をきたして，ついにはマクロファージに貪食処理されるものと推定されている．その他，冷式抗体型では血管内溶血も多いとされている.

■臨床事項と検査所見

貧血，黄疸が主症状であり，肝脾腫が認められる．赤血球には多くの症例で大小不同，球状化がみられ，浸透圧および機械的な抵抗の減弱，赤血球寿命の短縮が認められる．網赤血球数や間接ビリルビン値は増加する.

■病理所見

骨髄は脂肪細胞が減少し，細胞髄に富む高形成性の状態となり，赤芽球の増生が著しい（図9, web）.

一般に脾腫の程度は遺伝性球状赤血球症のものよりは軽く，摘脾症例では摘出時年齢の標準脾重量の2.2〜5.4倍，平均3.8倍と報告されている．赤脾髄髄索には赤血球充満像がみられるが，しばしば静脈洞内にも赤血球が多数認められる．本症では遺伝性球状赤血球症に比較してマクロファージの肥大・増殖および赤血球貪食像が顕著であり，静脈洞内皮細胞にも赤血球貪食像が比較的多い.

時に脾臓や肝臓などに赤芽球を主体とした髄外造血が認められる.

冷式抗体型の溶血発作時にはヘモグロビン尿症が著しく，その結果，腎臓の近位尿細管には高度のヘモジデローシスがみられる．これに対し，骨髄における赤血球再生が盛んであるため，骨髄をはじめとする網内系組織へのヘモジデローシスは軽度であるか，あるいは認められないことが多い.

肝臓には黄疸，クッパー Kupffer 細胞の赤血球貪食像，低酸素血症による小葉中心性壊死などが認められ，また肝線維症のみられることも多い.

e）新生児溶血性疾患 hemolytic disease of the newborn

■概念と病態発生

新生児溶血性疾患は胎児赤芽球症 erythroblastosis fetalis とも呼ばれ，母子間の血液型不適合により母体の抗赤血球同種抗体が経胎盤性に胎児に移行し，胎児または新生児期に溶血が生じる病態である．母子間の血液型不適合はいずれの血液型でも起こりうるが，重要なのは Rh 式と ABO 式血液型不適合である.

胎児水腫症 hydrops fetalis，新生児重症黄疸 icterus gravis neonatorum，新生児赤芽球貧血 erythroblastic anemia of the newborn はそれぞれ別個の疾患と考えられていたが，これらは新生児溶血性疾患における重症度の違いによるものであり，互いに移行・併存していることが多い．このうち胎児水腫症が最も重症であり，子宮内死亡をきたすことが多い.

■臨床事項と病理所見

末梢血液像では網赤血球増加，赤血球大小不同症があり，赤芽球，主として正赤芽球が多数出現する．骨髄は赤芽球の増生が強い高形成性の像を示す．肝臓，脾臓はともに腫大し，赤芽球性の髄外造

血が顕著である．脳には核黄疸が起こりやすい．
　交換輸血や光線療法などにより重症例は少なくなり，死亡数も減ってきている．

b. 赤血球増加症 polycythemia
1）真性赤血球増加症（真性多血症）polycythemia vera
■概念・病態発生と臨床事項・検査所見

　本症は骨髄増殖症候群の慢性型の中の一型とされてきたが，改訂第4版のWHO分類では骨髄増殖性腫瘍の中に位置づけられている（「骨髄増殖性腫瘍」の項および表10参照）．中年以降にみられ，60歳代にピークがある．

　本症は徐々に発症し慢性の経過をとる．循環赤血球量の増加に伴い，循環血液量の増加と血液粘稠度の亢進がみられ，その結果，循環障害，高血圧症，血栓症などを生じ，また出血傾向や肝脾腫もみられる．通常，赤血球数とともに白血球や血小板数も増加し，多能性造血幹細胞レベルでの腫瘍化と考えられている．好中球アルカリホスファターゼ活性は高値を示す．一般にフィラデルフィア（Ph）染色体は陰性である．

　本症の平均生存期間は6～13年であり，経過中，急性白血病化が10％前後に，骨髄線維症への転化が5～15％にみられる．

■病理所見

　骨髄は脂肪細胞の消失した高形成性の骨髄となり，赤芽球，顆粒球，巨核球の造血3系統細胞の増殖がみられる．巨核球には大小不同がみられ，とくに過分節核の大型巨核球が多い（図10, web）．

　本症では循環血液量の増加や出血のため貯蔵鉄は減少しており，したがって一般にヘモジデローシスは認められない．

2）二次性赤血球増加症 secondary polycythemia

　二次性赤血球増加症は，主としてエリスロポエチンの産生が増加することによって赤血球産生が亢進する病態であり，原因が除かれれば赤血球の増加はなくなる．

　発症機序として，高地住民，肺疾患，先天性心疾患などで，組織内の酸素濃度が低下することによりエリスロポエチン産生が亢進し赤血球数が増加する場合と，エリスロポエチン産生腫瘍，水腎症や囊胞腎のような腎疾患などの非生理的なエリスロポエチ

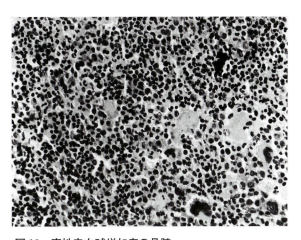

図10　真性赤血球増加症の骨髄
赤芽球，顆粒球および巨核球の造血3系統細胞が増殖している．

ン産生によるものとがある．いずれの場合にも，骨髄には赤芽球の増生がみられる．

5. 白血球系およびその類縁の異常

　白血球には顆粒球（好中球，好酸球，好塩基球），単球，リンパ球とがある（表1, 図1参照）．以下，これらの血球の主な疾患，病態について記載する．

a. 白血球増加症 leukocytosis

　白血球数が増加している状態で，多くは急性化膿性疾患などの際の好中球増加（症）neutrophiliaの型でみられる．

　また，アレルギー性疾患や寄生虫性疾患などでは好酸球増加（症）eosinophiliaが，ウイルス感染症では絶対的な，再生不良性貧血では相対的なリンパ球増加（症）lymphocytosisがしばしば認められる．

b. 白血球減少症 leukopenia

　白血球数が減少した状態で，多くは好中球減少（症）neutropeniaの型であるが，抗癌剤やステロイド投与，放射線照射，先天性免疫不全症などではリンパ球減少（症）lymphopeniaをきたしやすい．

c. 無顆粒球症 agranulocytosis
■概念・病態発生と臨床事項

　顆粒球が減少する病態の顆粒球減少（症）granulocytopeniaの中で，顆粒球が極度に減少したものを無顆粒球症という．原則として赤血球や血小板に

は異常はみられない.

中年の女性に多く,悪寒戦慄,高熱をもって急激に発症する.多くはアミノピリンのようなピリン系薬剤やサルファ剤,抗生物質などの薬剤服用後に免疫学的な機序を介して起こるものであるが,原因不明のことや先天性の場合もある.

■病理所見

口腔,咽頭,消化管粘膜,皮膚,肛門周囲,外陰部などに壊死性・潰瘍性の病変を形成する.この病変部に細菌や真菌のコロニーはみられるものの顆粒球の浸潤には乏しい.

骨髄は低形成性から高形成性までさまざまである.顆粒球系細胞には著しい減少ないしは消失がみられるが,症例や病期によりその細胞構成には差異がある.極期では成熟顆粒球は著しく減少し,幼若型の比率が高い.回復期になると幼若型は減少し成熟型が増加してくる.また,回復期の末梢血にはしばしば幼若顆粒球が出現する.一般に赤芽球や巨核球には著変はない.

適切な治療を施さなければ,多くは3～9日の経過で敗血症,肺炎,壊死に伴う出血などで死亡する.

d. 類白血病反応 leukemoid reaction

末梢血中の白血球数が増加し,かつ骨髄球より幼若な顆粒球も出現し,白血病に類似した血液像を呈する病態を類白血病反応という.

悪性腫瘍の骨髄転移,敗血症や粟粒結核症などの感染症,重篤な中毒や溶血・出血などでみられることが多く,その機序としては髄外造血,骨髄造血機能の異常亢進,異常な血球動員などの機構が考えられている.

e. 白血病 leukemia

白血病は造血細胞の腫瘍性増殖であり,その細胞起源から骨髄性とリンパ性とに,また白血病細胞の分化度や臨床像からは急性型と慢性型とに大別される.急性白血病では,骨髄性としてM0～M7までの8型,リンパ性としてL1～L3までの3型の病型分類がFrench-American-British(FAB)グループにより提唱され,臨床的に広く用いられている(表4).また,近年の細胞表面形質や遺伝子レベルの研究の発展とともに,同一白血病細胞が異なった形質を同時に有しているbiphenotypic型,各lineageの

表4 急性白血病のFAB分類

急性骨髄性白血病	M0	最未分化型
	M1	未分化型
	M2	分化型
急性前骨髄球性白血病	M3	
急性骨髄単球性白血病	M4	
急性単球性白血病	M5a	未分化型
	M5b	分化型
赤白血病	M6	
急性巨核球性白血病	M7	
急性リンパ性白血病	L1	小型細胞優勢
	L2	大型細胞,不均一
	L3	大型細胞,均一
		(Burkitt type)

特徴を示す細胞が混在して増殖しているbilinealないしはbiclonal型,さらには経過中形質に変化がみられるlineage switch型の白血病の存在も明らかにされ,これらはmixed lineage leukemiaと総称されている.なお,白血病の分類については2001年にWHO分類(第3版)が,さらにその改訂第4版(表10参照)が2008年に発表されているが,このWHO分類についてはその有用性の評価の検討がなされつつある.

わが国では急性骨髄性白血病が一番多く(全白血病の30～40%),次いで急性リンパ性白血病(同20～30%),慢性骨髄性白血病(同15～20%),急性骨髄単球性白血病と急性単球性白血病を併せたもの(同10～15%)の順であり,慢性リンパ性白血病(同約2%)は少ない.

造血細胞は基本的には遊離細胞であることより,その腫瘍性増殖である白血病は一般に各臓器・組織内にびまん性に浸潤・増殖する.しかし,病初から,あるいは経過中に結節性の腫瘤を形成することもあり,これを腫瘤形成性白血病という.

白血病は治療により寛解remissionし,末梢血や骨髄像が正常化して,近年,生存期間も延びてきている.しかし再発relapseすることも多く,しばしば寛解と再発を繰り返す.なお,最近,白血病幹細胞は造血幹細胞と同様骨髄内ニッシェに生存し,細胞周期の静止期にとどまることで抗癌剤抵抗性を示

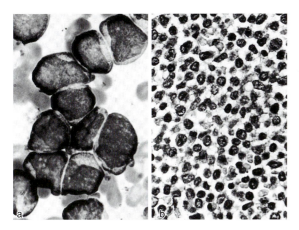

図11　急性骨髄性白血病（M1症例）の骨髄塗抹標本（a）および骨髄組織像（b）
骨髄芽球性の白血病細胞の増殖像．

し，再発の原因となることが論じられている．また，寛解期なのに髄膜や中枢神経系に白血病細胞の浸潤していることがあり，それぞれ髄膜白血病 meningeal leukemia，中枢神経系白血病 CNS leukemia と呼ばれている．

白血病では通常，白血病細胞の増殖により正常造血が抑制されるとともに，白血病細胞も正常機能を有さず，したがって貧血，易感染性，出血傾向が現れ，死因も感染症，とくに真菌やグラム陰性桿菌などによる日和見感染や出血によることが多い．

白血病の病因としては，放射線，化学物質，ウイルス，遺伝的因子などが挙げられている．これらの発癌要因が引き金となって遺伝子変異が蓄積し白血病化をきたすものと考えられている．

以下，白血病のうち主なものについて記載する．

1）急性骨髄性白血病 acute myeloid leukemia（AML）

AML は白血病の中では最も頻度が高く，全白血病の 30～40％を占めている．成人に多く，男女比は 1.3 前後で男性にやや多い．

FAB 分類では M0，M1 および M2 型に相当しており（表 4），灰白色調の骨髄には腫瘍性の骨髄芽球，一部前骨髄球がびまん性に増殖し，脂肪細胞は消失することが多い（図 11，web）．末梢血にもこれら病的な白血病細胞が出現する．これを白血性（白血化）という．肝臓，脾臓，リンパ節をはじめ，全身の諸臓器・組織に白血病細胞が浸潤し，その結果これらの臓器は腫大してくる．

> ● 造血器腫瘍と染色体・遺伝子異常
>
> 白血病や悪性リンパ腫などの造血器腫瘍では，多くの病型特異的な染色体異常が明らかにされてきており，その結果生じる遺伝子の異常によって白血病や悪性リンパ腫が発症してくるものと考えられている．
>
> その異常機構には，染色体転座により融合遺伝子が形成され正常細胞には存在しない融合タンパク質が発現し，この質的に異常な融合タンパク質によって腫瘍化がもたらされるような主として白血病にみられる融合タンパク質形成型と，免疫グロブリンなどの強力な転写活性能をもつ遺伝子と転座，近接することによって量的に過剰なタンパク質が発現し，細胞増殖が誘導されるような主として悪性リンパ腫や骨髄腫にみられる脱制御型とがある（表 5）．よって遺伝子変異を検出することが造血器腫瘍の診断面でも必須となってきている．

2）急性前骨髄球性白血病 acute promyelocytic leukemia（APL）

FAB 分類では M3 に相当し，全白血病の 6～10％を占めている．

APL では，増殖した異型前骨髄球から組織トロンボプラスチンが放出され，これが引き金となって播種性血管内凝固症候群 disseminated intravascular coagulation（DIC）（「血小板系の異常・出血性素因」の項参照）を発現し，線溶亢進も伴い著明な出血傾向をきたしやすい．また，約 90％の症例に染色体転座 t(15；17)(q22；q12) が認められる（表 5）．

本症は診断後 1 ヵ月以内に約 60％が死亡していたものが，全トランス型レチノイン酸 all-trans retinoic acid（ATRA）による分化誘導療法の導入などによって，予後は改善されつつある．

APL では白血病細胞にミエロペルオキシダーゼが多量に含まれていることより，骨髄が緑色調を帯びるのが特徴的である（図 12）．

3）急性骨髄単球性白血病 acute myelomonocytic leukemia（AMMoL）および急性単球性白血病 acute monocytic leukemia（AMoL）

AMMoL と AMoL を併せると全白血病中 10～15％の割合となる．FAB 分類では AMMoL は M4 に，AMoL の未分化型は M5a，分化型は M5b に分

表5 造血器腫瘍における代表的な染色体転座と遺伝子

	疾　患	染色体転座	関与する遺伝子
融合タンパク質形成型	CML, Ph ALL	t(9;22)(q34;q11.2)	*BCR/ABL1*
	AML-M2	t(8;21)(q22;q22)	*AML1/ETO*
	AML-M3(APL)	t(15;17)(q22;q12)	*PML/RARA*
	AML-M4Eo	inv(16)(p13;q22)	*CBFβ/MYH11*
	AML-M4,5, 治療関連白血病	t(9;11)(p22;q23)	*MLL/MLLT3*
	Infantile ALL, 治療関連白血病	t(4;11)(q21;q23)	*MLL/MLLT2*
	Pre-B ALL	t(1;19)(q23;p13)	*E2A/PBX*
	Pro-B ALL	t(12;21)(p13;q22)	*TEL/AML1*
	未分化大細胞型リンパ腫	t(2;5)(p23;q35)	*NPM/ALK*
	MALTリンパ腫	t(11;18)(q21;q21)	*API2/MALT1*
脱制御型	Burkittリンパ腫	t(8;14)(q24;q32)	*c-MYC/IgH*
		t(2;8)(p12;q24)	*c-MYC/IgL-κ*
		t(8;22)(q24;q11)	*c-MYC/IgL-λ*
	マントル細胞リンパ腫	t(11;14)(q13;q32)	*BCL1/IgH*
	濾胞性リンパ腫	t(14;18)(q32;q21)	*BCL2/IgH*
	びまん性大細胞型リンパ腫	t(3;14)(q27;q32)	*BCL6/IgH*
	リンパ形質細胞性リンパ腫	t(9;14)(p13;14q32)	*PAX-5/IgH*
	多発性骨髄腫	t(6;14)(p25;q32)	*MUM1/IgH*
	多発性骨髄腫	t(4;14)(p16;q32)	*FGFR3/IgH*
	T-ALL	t(11;14)(p13;q11)	*RBTN2/TCRd*
	T-ALL	t(10;14)(q24;q11)	*HOX11/TCRd*

(小松弘和, 上田龍三：血液疾患の遺伝子学. 最新医学 57：2043, 2002 より一部改変)

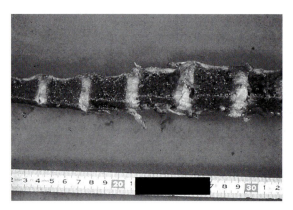

図12　急性前骨髄球性白血病(M3症例)(カラー口絵参照)
緑色調を帯びた脊椎骨肉眼像.

類される．AMMoL は顆粒球系と単球系細胞の両者が増殖している型である．
　AMMoL や AMoL では，他の白血病に比べて白血病細胞の組織浸潤性が強く，歯肉の腫脹，出血および咽頭痛などの口腔内症状や皮膚への浸潤の頻度が高い(図13)．また，血清や尿中のリゾチーム活

● **急性前骨髄球性白血病** acute promyelocytic leukemia(APL)と ***PML/RARA*** **遺伝子(表5)**
　APL 症例の約 90% に，染色体転座 t(15;17)(q22;q12) が認められるが，この転座により，第15染色体上の *PML*(promyelocyte)遺伝子と第17染色体上の *RARA*(retinoic acid receptor alpha, レチノイン酸受容体 alpha)遺伝子とが融合し，*PML/RARA* 遺伝子が形成される．*PML/RARA* キメラ遺伝子タンパクが *PML* および *RARA* に対して dominant negative に作用し，レチノイン酸の情報伝達を阻害し骨髄系細胞の分化を抑制したり，あるいは *PML* の働きを阻害することが APL の発症につながるものと推定されている．そこでビタミン A の活性型であるレチノイン酸，とくに all-trans retinoic acid(ATRA)を投与することにより，この dominant negative 効果が解除されて，APL 白血病細胞が分化誘導され寛解状態になるものと考えられている．
　なお，dominant negative 効果とは，変異タンパク質が単に機能しないだけではなく，変異タンパク質の優性機能により正常タンパク質の機能までが抑制・阻害されてしまうことをいう．

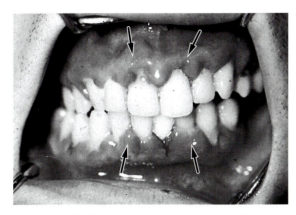

図 13　急性単球性白血病（M5 症例）（カラー口絵参照）
白血病細胞の浸潤による歯肉の腫脹像（矢印）．（東京医科歯科大学歯学部附属病院口腔外科提供）

性が上昇することも特徴の一つである．

4）赤白血病 erythroleukemia

赤白血病は赤芽球系と顆粒球系細胞の両者の腫瘍性増殖であり，その増殖程度による病像推移の面からは赤血病期，赤白血病期，白血病期に区別される．FAB 分類ではこれらを一括して M6 としている．

赤白血病の頻度は全白血病中の 1～3％ と，まれなものである．

5）急性巨核球性白血病 acute megakaryocytic leukemia

比較的まれな白血病で，FAB 分類では M7 に相当する．本症は巨核球系細胞の腫瘍性疾患であるが，多くの場合，赤芽球系や顆粒球系細胞の増殖も伴っており，また骨髄の線維化も高度となることが多い．

6）慢性骨髄性白血病 chronic myeloid leukemia（CML）

CML は全能性造血幹細胞レベルにおける腫瘍化である．頻度は全白血病中の 15～20％ であり，中高年齢層に多く，10 歳未満ではまれである．

本症では，白血病裂孔のない顆粒球系細胞の増加があり，末梢白血球数は 100～300×10^9/L に達するかそれ以上に及ぶこともまれではない．骨髄は高度の顆粒球系細胞の増殖により，脂肪細胞はほとんど消失するに至る高形成性の像となり，一見膿様状を呈し膿様髄 pyoid marrow ともいわれる．また，巨核球もしばしば増加している（図 14, web）．経過とともに線維化が起こり，二次性の骨髄線維症となることも多い．さらに，白血病細胞の浸潤による肝

● **白血病裂孔** hiatus leukemicus

AML の血液像は，通常多数の幼若白血球（白血病細胞）と少数の成熟細胞の 2 群からなり，両者の中間型はほとんど認められない．これを白血病裂孔という．

CML ではこのような白血病裂孔は認められず，幼若細胞から成熟細胞まで各成熟段階の細胞が切れ目なく続く血液像をとる．

● **Ph 染色体**（表 5）

Ph 染色体の本態は，第 22 染色体上の *BCR* 遺伝子と第 9 染色体より転座した癌遺伝子 *ABL1* とが融合することである．その結果，*BCR/ABL1* キメラ遺伝子を形成し，強いチロシンキナーゼ活性を有する 210 kDa のタンパク（p210）が産生され，それが CML の発症に関与しているものと考えられている．その他，190 kDa（p190）と 230 kDa（p230）のタンパクも産生され，p190 タンパクは Ph 染色体陽性 ALL 症例の多くに，p230 タンパクは好中球の多い症例に発現がみられるといわれている．

なお，現在 CML の治療に使用されているイマチニブ imatinib は，*BCR/ABL1* を標的としてその活性を阻害する分子標的薬である．

脾腫，とくに高度の脾腫，Ph 染色体の出現（症例の 90％ 前後に証明される），好中球アルカリホスファターゼ活性の低下，血清ビタミン B$_{12}$ の増加などを特徴としている．

経過中，急性白血病の病像に推移することを急性転化 blastic crisis という．CML は全能性造血幹細胞レベルでの腫瘍化であることを反映して，急性転化には骨髄芽球性の型のほか，リンパ芽球性やまれには赤芽球性，単球性，好酸球性，好塩基球性，巨核球性あるいはこれらの混合型などがあり，症例によりさまざまな急性転化像が起こりうる．

かつては，Ph 陽性 CML の生存期間の中央値は 5～6 年であったが，骨髄移植や分子標的薬であるイマチニブ imatinib 投与などによって予後は著しく改善されてきている．

7）急性リンパ性白血病 acute lymphatic leukemia（ALL）

ALL はリンパ芽球の腫瘍性増殖であり，FAB 分類では小型細胞優勢型（L1），大型細胞，不均一型

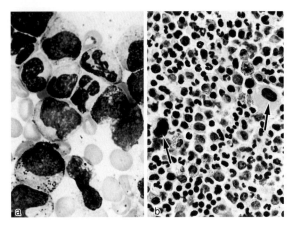

図14 慢性骨髄性白血病の骨髄塗抹標本(a)および骨髄組織像(b)
各成熟段階の顆粒球系細胞の増殖像. 巨核球(b:矢印)も増加しており, とくに小型のものや単核のものが多い.

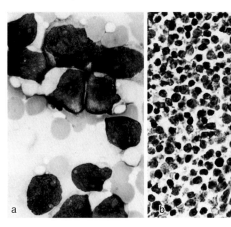

図15 急性リンパ性白血病(L2症例)の骨髄塗抹標本(a)および骨髄組織像(b)
リンパ芽球性の白血病細胞の増殖像.

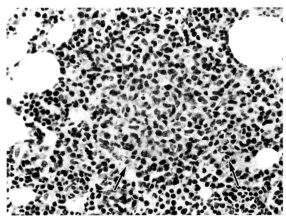

図16 成人T細胞白血病の骨髄
変形の強い核を有する腫瘍細胞の結節状の増殖像(矢印).

(L2), 大型細胞, 均一, Burkitt型(L3)の3型に分類される(表4参照). ALLの免疫学的病型ではpre-B細胞性が約75%, B細胞性が約5%, T細胞性は20%前後である.

ALL全体では, その頻度は全白血病中の20〜30%である. 年齢別では, ALLは小児に多く, 小児の急性白血病の約80%を占めており, L1型の頻度が高い. 一方, 成人ではL1型よりL2型が多い.

ALLはAMLに比べてリンパ節腫脹や脾腫の程度が強く, 髄膜白血病や中枢神経系白血病も起こりやすい(図15, web).

8) 成人T細胞白血病 adult T cell leukemia (ATL)

ATLは, しばしばadult T cell leukemia/lymphoma(ATLL)とも呼ばれるように, 白血化の著しい症例から非白血性のものまで存在するが, これらは一連の病態であり表現型の違いにすぎないものと考えられている.

本症は, human T cell lymphotrophic virus type I(HTLV-I)ウイルスがもつ逆転写酵素によって, ウイルスRNAゲノムが細胞DNAに組み込まれた成熟T細胞の単クローン性腫瘍であり, 抗HTLV-I抗体陽性者(キャリア)の2〜5%に発症するといわれている. 九州・沖縄, 南四国, 紀伊半島などの南西日本や隠岐, 佐渡, 三陸海岸, 北海道などに多くみられ, 外国ではカリブ海地方, 南米, 西アフリカ, パプアニューギニア, オーストラリアなどから報告されている.

発症年齢のピークは60歳代にあり, 性差はとくにみられない. 末梢血中の腫瘍細胞の出現量に比較して, 骨髄中の腫瘍細胞の比率は低く, 骨髄有核細胞の20%以下のことも多い. 腫瘍細胞の核には分葉傾向が強く, 花びら状, 脳回状, あるいはクローバー状などと表現される独特な核変形がみられる(図16, web). また, リンパ節腫脹, 肝脾腫, 皮疹, 高カルシウム血症なども高率に認められる.

ATLは急性型, 慢性型, くすぶり型, リンパ腫型の4病型と急性転化の1病態に分類されるが, 急性型やリンパ腫型の予後は悪く, その50%生存期

表6 骨髄異形成症候群の病型分類(FAB分類)

病型	芽球百分率		その他
	骨髄	末梢血	
RA	<5%	<1%	
RARS	<5%	<1%	環状鉄芽球が骨髄有核細胞の15%以上*
RAEB	5〜20%	<5%	
RAEB-T**	① 20〜30%	② ≧5%	③ Auer 小体の存在
CMMoL	5〜20%	<5%	末梢血の単球数が $1×10^9$/L 以上

*わが国では,環状鉄芽球が全赤芽球の20%以上としている.
**RAEB-Tは①,②,③のいずれかがある場合.
(神山隆一:造血器.菅野晴夫(監),北川知行(編):癌の病理組織アトラス,南江堂,1995より一部改変)

間は4〜6ヵ月である.

9) 慢性リンパ性白血病 chronic lymphatic leukemia(CLL)

CLLは成熟小リンパ球が増殖する白血病で,多くはB細胞性である.

わが国での頻度は全白血病中の2%前後と低く,欧米の20〜30%に比べて著しい差がある.50〜70歳代に多くみられ,一般に経過が長い.

f. 非定型的白血病 atypical leukemia および骨髄異形成症候群 myelodysplastic syndromes(MDS)

1) 非定型的白血病 atypical leukemia

通常型の白血病では,一般に骨髄の造血実質部は白血病細胞の著しい増殖により占拠された状態となっている.しかし,脂肪細胞が多くcellularityが40%未満の低形成性の骨髄実質部に,白血病細胞が小集簇をなして増殖している低形成性白血病 hypoplastic leukemia,骨髄および末梢血中の白血病細胞の比率が長期間にわたって低率である低率白血病 low percentage leukemia,あるいは発症や経過が緩慢なくすぶり型白血病 smoldering leukemia などといった病態があり,これらは一括して非定型的白血病と呼ばれていた.いずれも高齢者,男性に多い.

現在,次項に述べるような骨髄異形成症候群(MDS)の概念が導入され,非定型的白血病の多くはMDSに相当するものと考えられるようになっている.しかし,非定型的白血病のすべてがMDSに該当するものではなく,中でも低形成性白血病症例ではMDSに分類しえないものも多い.

2) 骨髄異形成症候群 myelodysplastic syndromes(MDS)

従来より,種々の血球減少,血球形態異常や芽球の増加を示し,経過中overtな白血病に進展する率の高い造血障害の存在することが知られており,前白血病状態 preleukemic state,造血異形成症 hemopoietic dysplasia などさまざまな名称で呼ばれていた.このような病態をFABグループはMDSと総称し,芽球の比率などから,①不応性貧血 refractory anemia(RA),②鉄芽球性不応性貧血 RA with ring sideroblasts(RARS),③芽球増加を伴う不応性貧血 RA with excess of blasts(RAEB),④移行期の芽球増加を伴う不応性貧血 RAEB in transformation(RAEB-T),⑤慢性骨髄単球性白血病 chronic myelomonocytic leukemia(CMMoL)の5病型に分類することを提唱した(表6).

MDSは多能性造血幹細胞レベルに異常があり,骨髄は正ないし高形成性であるにもかかわらず,治療抵抗性の血球減少がみられる.血球減少は貧血を主体とすることより,不応性貧血とも呼ばれているが,2血球減少や汎血球減少をきたすことが多い.年齢別分布では中〜高齢者に多く,性別では男性優位である.

骨髄組織像ではそのcellularityは一般に増加しているが,低形成性のものもMDS症例の15〜20%にみられるといわれており,とくにRA症例に低形成性のものが多い傾向がある.また,5病型に対応した芽球の増加のほか,巨赤芽球様細胞や小型巨核球,単核巨核球(図17, web),円形分離多核巨核球

表7 骨髄異形成症候群（MDS）の病型分類（WHO 分類）

病 型	芽球百分率		その他
	骨髄	末梢血	
RCUD	<5%	(−)または<1%	造血1系統細胞に10％以上の異形成（＋）
RARS	<5%	(−)	環状鉄芽球が赤芽球の15％以上，赤芽球系のみ異形成（＋）
RCMD	<5%	(−)または<1%	造血2系統以上の細胞に10％以上の異形成（＋），Auer 小体（−）
RAEB-1	5〜9%	<5%	造血1〜3系統細胞に異形成（＋），Auer 小体（−）
RAEB-2	10〜19%	5〜19%	造血1〜3系統細胞に異形成（＋），Auer 小体（±）
MDS-U	<5%	≦1%	造血1〜3系統細胞の異形成は10％未満であるが，MDSが推定される染色体異常（＋）
MDS associated with isolated del(5q)	<5%	(−)または<1%	寡分葉核巨核球（＋），del(5q)単独異常（＋），Auer 小体（−）

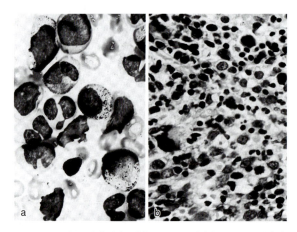

図17 骨髄異形成症候群（RAEB-2 症例，WHO 分類）の骨髄塗抹標本（a）および骨髄組織像（b）
a：芽球や顆粒の減少した好中球などが認められる．b：芽球が軽度に増殖しているほか，巨赤芽球様細胞，小型や単核の巨核球などがみられる．

の存在，好銀線維の増生，さらに RARS では環状鉄芽球の存在などが骨髄組織像でも明らかである．
　MDS の死因としては，overt な白血病化の有無にかかわらず感染と出血によることが多い．

　なお，改訂第4版の WHO 分類では RAEB-T と CMMoL は MDS の病型から除かれ，1系統の異形成を伴う不応性血球減少 refractory cytopenia with unilineage dysplasia（RCUD）や多系統の異形成を伴う不応性血球減少 refractory cytopenia with multilineage dysplasia（RCMD），分類不能型骨髄異形成症候群 myelodysplastic syndrome-unclassified（MDS-U），5q⁻ を伴う骨髄異形成症候群 myelodysplastic syndrome associated with isolated del(5q)，などが MDS 病型に加えられている（表7，10）．

g. 骨髄増殖性腫瘍 myeloproliferative neoplasms（骨髄増殖症候群 myeloproliferative syndromes，骨髄増殖性疾患 myeloproliferative disorders）

　真性赤血球増加症（真性多血症），慢性骨髄性白血病，本態性血小板血症，原発性骨髄線維症はいずれも慢性に経過し，かつ病像の類似性や相互に移行する症例の存在することより，Dameshek はこれらを慢性型の骨髄増殖症候群ないしは骨髄増殖性疾患と総称した．現在，これらの疾患はいずれも造血幹細胞レベルで腫瘍化をきたしたものと考えられてお

り，改訂第4版のWHO分類では骨髄増殖性腫瘍とされている(表10)．

最近，サイトカインの細胞内シグナル伝達に必須なチロシンキナーゼであるJanus kinase 2 (JAK2)の遺伝子変異が真性赤血球増加症（真性多血症）症例では95%以上に，本態性血小板血症や原発性骨髄線維症症例では40～50%に認められ，*JAK2*変異症例では血栓症や骨髄線維化をきたしやすいことが指摘されている．

なお，真性赤血球増加症（真性多血症）は「赤血球系の異常」の項に，慢性骨髄性白血病は「白血病」の項にすでに記載した．本態性血小板血症は「血小板系の異常・出血性素因」の項で述べる．よって，ここでは原発性骨髄線維症についてのみ記述する．

1) 原発性骨髄線維症 primary myelofibrosis
■概念・病態発生と臨床事項・検査所見

本症は多分化能をもった造血幹細胞レベルにおける腫瘍化であり，比較的悪性度の低い疾患と考えられている．わが国では比較的まれなものであるが，中年以降に多くみられ60歳代にピークがある．

全身の骨髄の線維症，高度の脾腫，末梢血への赤芽球や幼若白血球の出現を伴う貧血 leukoerythroblastic anemia が本症の3大主徴である．好中球アルカリホスファターゼ活性は上昇し，血清ビタミンB_{12}値は低下する．通常，Ph染色体は認められない．

本症の平均生存期間は10年であり，経過中，急性白血病への転化が5～20%にみられる．

■病理所見

本症の骨髄組織像は，①増殖型，②線維化型，③密な線維症，④疎な線維症の4型に分けられ，①が初期像，④が終末像と考えられる（図18,web,19,web）．

なお，慢性骨髄性白血病や粟粒結核症，悪性腫瘍の骨髄内転移などで骨髄に線維化が起こる場合は，二次性（続発性）骨髄線維症 secondary myelofibrosis という．

h. 骨髄腫 myeloma およびマクログロブリン血症 macroglobulinemia (Waldenstoröm macroglobulinemia)

1) 骨髄腫 myeloma
■概念と病態発生

骨髄腫は，分化を遂げたB細胞すなわち形質細

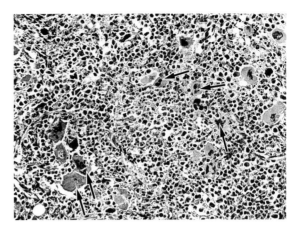

図18　原発性骨髄線維症(増殖型症例)の骨髄
3系統の造血細胞が増殖した高形成性の骨髄であり，巨核球(矢印)には大小不同もみられ異型的である．

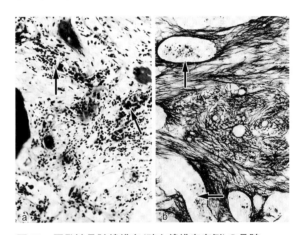

図19　原発性骨髄線維症(疎な線維症症例)の骨髄
造血実質部は疎な結合組織で置換されている．拡張した静脈洞内には赤芽球，顆粒球，巨核球などがみられるが(矢印)，実質部にはこれらの造血細胞はほとんど認められない．a:HE染色，b:鍍銀染色．

胞の腫瘍性疾患であり，形質細胞腫 plasmacytoma ともいわれる．その増殖の場より，①骨髄を系統的に侵すもの（通常，多発性骨髄腫 multiple myeloma と呼ばれている）と，②骨髄外を原発とする髄外性形質細胞腫 extramedullary plasmacytoma とに大別される．また，増殖や浸潤形式，白血化の有無からは，孤立性骨髄腫，多発性骨髄腫，びまん性骨髄腫，形質細胞白血病といった区別もなされる．

本症は40歳以上に多く，60歳代にピークがある．性別では男性に多くみられる．腫瘍性の形質細胞から産生される単クローン性免疫グロブリン(Mタンパク，M成分ともいわれる)別の頻度は，正常

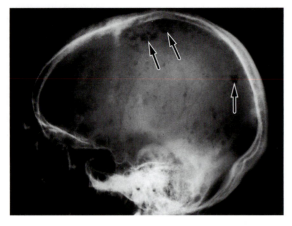

図20 骨髄腫症例の頭蓋骨X線像
頭蓋骨には，大小不同の円形の打ち抜き像punched out lesion（骨透亮像）が多数認められる（矢印）．（東京医科歯科大学医学部附属病院血液内科 広沢信作先生のご厚意による）

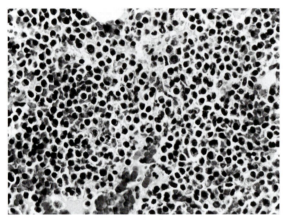

図21 骨髄腫の骨髄
大小不同の形質細胞の増殖像．

人の免疫グロブリンクラスの血中濃度比とほぼ等しく，IgG型50〜60％，IgA型20％前後，IgD型約4％，ベンス・ジョーンズBence Jonesタンパク型（軽鎖病）15％前後で，IgE型はきわめて少ない．

■臨床事項と病理所見

本症では腰背痛，神経症状，骨X線上とくに頭蓋骨の打ち抜き像punched out lesionといわれる骨透亮像，高カルシウム血症，腎機能障害（骨髄腫腎myeloma kidneyと呼ばれる）などが認められる（図20，21，web）．また，症例の5〜20％にアミロイドーシスの合併がみられる．

なお，形質細胞性白血病plasma cell leukemiaとは，骨髄腫細胞が末梢白血球数の20％以上，ないしは絶対数で$2×10^9/L$個以上出現するものをいう．

2）マクログロブリン血症 macroglobulinemia（Waldenström macroglobulinemia）

IgM産生細胞の腫瘍性疾患であり，増殖細胞はリンパ球様細胞から形質細胞様細胞まで種々の成熟段階のものからなり多彩である．

欧米では骨髄腫の1/4前後にみられるが，わが国では少ない．年齢別分布では骨髄腫よりも高齢者に多い傾向があり，性比では男性にやや多い．

本症では骨髄外への浸潤傾向が著しく，肝脾腫やリンパ節腫脹も高頻度でみられる．骨髄の増殖形式はびまん性であり，骨破壊がみられることはまれである．血中IgMの増加による過粘稠症候群hyperviscosity syndromeをきたしやすいが，骨髄腫より腎機能障害やアミロイドーシスの合併は少ない．

6．血小板系の異常・出血性素因

赤血球を含む血液成分が血管外に流出することが出血であり，出血しやすく止血しにくい病態を出血性素因hemorrhagic diathesisまたは出血傾向bleeding tendencyという．出血性素因は血小板の異常，血液凝固の異常，線維素溶解の亢進，血管壁の障害などによって引き起こされる．

以下，これらの主なものについて記載する．

a．特発性血小板減少性紫斑病 idiopathic thrombocytopenic purpura（ITP）

■概念と病態発生

急性型と慢性型とがあり，急性型は2〜6歳の小児に多く，ウイルス感染などの後にみられるもので比較的予後はよい．慢性型は20〜40歳の女性に多く，遷延化し治療に抵抗性のものが1/4〜1/5にみられる．

本症では血小板に対する自己抗体が約半数の症例に証明されることより，自己免疫疾患の一つと考えられている．脾臓はこの抗血小板抗体の産生ならびに抗体で覆われた血小板の捕捉・貪食処理に主要な役割を演じている．

なお，本症と自己免疫性溶血性貧血とが合併したものをエバンスEvans症候群という．

■臨床事項と検査所見

血小板数は$100×10^9/L$以下に減少し，出血時間の延長，毛細血管抵抗の減弱（ルンペル・レーデ

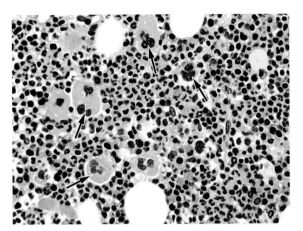

図22　特発性血小板減少性紫斑病の骨髄
巨核球(矢印)の増加している骨髄像.

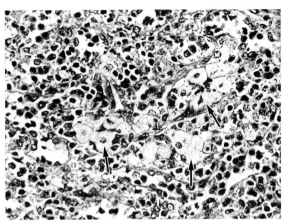

図23　特発性血小板減少性紫斑病の脾臓
赤脾髄のマクロファージは血小板を貪食，消化処理して泡沫状となっている(矢印).

Rumpel-Leede現象陽性)，血小板寿命の短縮などがみられ，紫斑を主とする出血傾向が現れる．通常，赤血球や白血球数は正常範囲にあるが，出血が強いと貧血や白血球増加を示すことがある．

慢性型のITPでは副腎皮質ステロイドを中心とした免疫抑制療法や摘脾療法が行われているが，最近，その機序は明らかではないが，Helicobacter pylori除菌療法も試みられている．

■病理所見

骨髄には巨核球数の増加やその熟成障害とともに出血に対する代償性の赤芽球増生がみられる(図22, web)．

脾臓の大きさはおおむね正常か軽度に腫大する．組織学的にリンパ濾胞の腫大，とくに胚中心の肥大や顕現化，濾胞周辺帯の拡大，および赤脾髄や濾胞周辺帯には血小板を貪食，消化処理している泡沫状のマクロファージ(泡沫細胞foam cellといわれる)の出現などが認められる(図23, web)．

b. **血栓性血小板減少性紫斑病** thrombotic thrombocytopenic purpura (TTP)

本症は血小板減少性紫斑，溶血性貧血，神経症状を3主徴とするもので，比較的まれな疾患であるが予後は不良である．

10〜40歳代の女性に多く，血小板減少，溶血による貧血，間接ビリルビン値の上昇，網赤血球増加，ハプトグロビンの低下，破砕赤血球の出現，赤血球寿命の短縮，クームスCoombs試験陰性などの所見がみられる．

全身諸臓器の細動脈から毛細管内に血小板血栓platelet thrombusが形成され，この血栓の表面は内皮細胞で覆われていることが多い．血小板血栓の形成により，血小板減少や破砕赤血球，多彩な神経症状，心不全，腎不全などの症状が出現する．

溶血に対応して，骨髄には赤芽球の増生がみられる．巨核球の減少はない．

病因として，中毒，感染，アレルギーなどが唱えられてきたが，近年，先天性あるいは自己抗体出現により後天性に，フォン・ヴィレブランドvon Willebrand因子を特異的に切断する酵素，ADAMTS13の活性低下をきたして血小板血栓が形成されることが明らかにされている．

なお，乳幼児に多くみられる溶血性尿毒症症候群hemolytic uremic syndrome (HUS)は，TTPに類似した病像を呈するが，HUSでは腎障害が強く，神経症状は少ないといわれている．

c. **血友病** hemophilia

血友病は血液凝固因子のうち，先天的に第Ⅷ因子または第Ⅸ因子活性が欠乏していることにより出血性素因をきたす伴性劣性の遺伝性疾患である．第Ⅷ因子活性の欠乏している血友病を血友病A(古典的血友病)，第Ⅸ因子活性欠乏のものを血友病B(クリスマスChristmas病)という．わが国では先天性血液凝固因子欠乏症の90%近くが血友病であり，血友病AとBとの比率は約5:1といわれている．近

年，本症の治療のための輸血で，汚染非加熱血液製剤による AIDS 感染が社会的問題となったことは記憶に新しい．

本症では，出血時間やプロトロンビン時間は正常であるが，部分トロンボプラスチン時間や凝固時間が延長する．血小板は数も機能も正常である．

本症の出血は，関節内や筋肉内などの深部出血が特徴的で，血小板減少に基づく皮膚や粘膜の点状出血はまれである．関節内出血を繰り返すと関節拘縮をきたす．脳出血や消化管出血をきたした場合には致死的となることがある．骨髄には巨核球の増加がみられる．

d. シェーンライン・ヘーノホ紫斑病 Schönlein-Henoch purpura

主に小児に起こる疾患で，紫斑，関節痛，腹痛，消化管出血などがみられる．

免疫複合体が主として四肢の皮膚の小血管壁に沈着することにより，血管の透過性が高まり出血をきたす．よって，アナフィラキシー紫斑病，アレルギー性紫斑病とも呼ばれている．

e. 播種性血管内凝固症候群 disseminated intravascular coagulation (DIC)

感染症，ショック，悪性腫瘍，産科的疾患，広範な組織損傷などの基礎疾患を背景に（**表 8**），全身の細小血管（細動脈，毛細血管，細静脈）に多数の硝子血栓 hyaline thrombus が形成される病態である．

硝子血栓はフィブリンを主体とし血小板を含んでいるもので，線維素（フィブリン）血栓ともいわれる．したがって，凝固因子や血小板が消費され凝固障害が発現するとともに，二次的に線維素溶解（線溶）亢進も起こり高度の出血傾向をきたす．また，硝子血栓が多発すると腎臓では皮質壊死，脳や心臓などでも実質の壊死を引き起こし，生体の機能に障害をきたす臓器障害が出現する（**図 24**）．

検査所見では，フィブリノゲンや血小板の減少，部分トロンボプラスチン時間やプロトロンビン時間，トロンビン時間の延長，血中のフィブリン分解産物 fibrin degradation product (FDP) の増加，赤血球沈降速度（赤沈，血沈）の遅延などがみられる．

なお，検査成績で生前 DIC の存在が確認されている症例でも，病理解剖時にはしばしば硝子血栓が

表 8 DIC の原因疾患

A．感染症
　1．グラム陰性菌感染症
　2．重症グラム陽性菌感染症
　3．重症ウイルス感染症
B．ショック
C．悪性腫瘍
　1．白血病
　2．癌・肉腫の浸潤および播種性転移
D．産科的疾患
　胎盤早期剥離，羊水塞栓，死胎停留，胞状奇胎，妊娠中毒
E．血管内溶血
F．組織損傷
　1．大手術後（肺，前立腺，膵，副腎の手術，長時間にわたる体外循環）
　2．広範囲の外傷
　3．広範囲の熱傷
G．血管病変
　1．Kasabach-Merritt 症候群
　2．心臓瘤，大動脈瘤
　3．血栓性血小板減少性紫斑病，溶血性尿毒症症候群
　4．膠原病
H．その他
　重症呼吸窮迫症候群，移植臓器の拒絶反応，毒蛇咬傷，電撃性紫斑病など

（松田　保：血管内血液凝固症候群（DIC）．三輪史朗他（編）：血液病学，第 2 版，文光堂，1995 より）

認められないことがある．これは線溶亢進により硝子血栓が融解してしまうためである．

f. 本態性血小板血症 essential thrombocythemia
■概念と病態発生

前述したように，本症も骨髄増殖性腫瘍の中の一型であり，多能性造血幹細胞レベルで腫瘍化をきたし，とくに血小板が著増する疾患である．巨核球性白血病 (M7) の慢性型に位置づけるものもいる．中高年層に多く，ピークは 60 歳代にある．

■臨床事項と検査所見

本症では，700×10^9/L 以上の持続的な血小板増多があり，多くは $1,000 \sim 3,000 \times 10^9$/L に達する．大小不同の血小板や巨大血小板が出現し，機能異常もみられ，その結果反復性の出血をきたす．血栓症や肝脾腫も認められる．Ph 染色体は一般に陰性，

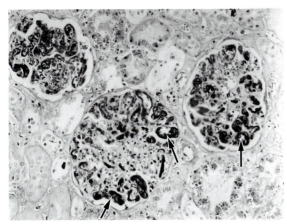

図24 播種性血管内凝固症候群の腎臓
腎糸球体毛細血管には硝子血栓が多数認められる（矢印）．Weigert の線維素染色．

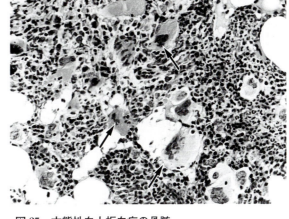

図25 本態性血小板血症の骨髄
造血細胞，とくに巨核球（矢印）の高度の増殖像．

好中球アルカリホスファターゼ活性は正常ないし軽度に上昇する．

本症の生存期間の中央値は10～15年であり，経過中，少数ではあるが骨髄線維症や急性骨髄性白血病などへの移行もみられる．

■病理所見

骨髄には造血3系統細胞の増殖がみられるが，真性赤血球増加症（真性多血症）ほどには高形成性とはならず，脂肪細胞はある程度残存していることが多い．増殖細胞ではとくに巨核球の増加が著しく，大型のものや過分節核のものも多い（図25, web📷）．

7. 悪性腫瘍の骨髄転移

骨髄は悪性腫瘍の転移が多い組織の一つであり，原発部位としては前立腺，乳腺，肺，胃，甲状腺などの場合が多い．小児では神経芽細胞腫が高率に骨髄転移を起こす．このような悪性腫瘍の骨髄転移では転移巣周囲から二次性の骨髄線維化をきたしやすく，また骨髄の造血の場が減少することにより髄外造血とともに類白血病反応もみられることが多い．

B　リンパ節

1. リンパ節の構造と機能

リンパ節は，米粒大から大豆大の扁平な円形または長円形の組織で，リンパ管の経路中に存在する．したがって，リンパ管を流れてくる異物や細菌を捕捉・処理する濾過装置として働くとともに，リンパ球の芽球化と増殖の場として，また抗体産生組織として，生体の防御に主要な役割を担っている器官であり，組織・臓器の病変はしばしばその所属リンパ節に投影され，通常，リンパ節は腫大してくる．

リンパ節は被膜に包まれた器官構造をもったリンパ組織であり，その組織構築は図26に示すごとくである．すなわち，細網細胞やマクロファージ，細網線維からなる細網組織の網工内にリンパ球系細胞が密在している組織であり，その実質は部位により皮質，副皮質（傍皮質），髄質が区別される．その他，リンパ流路のリンパ洞，血管などが認められる．

皮質にはBリンパ球によって形成されるリンパ濾胞 lymph follicle が存在する．リンパ濾胞には胚中心 germinal center をもたない一次濾胞と，一次濾胞内に胚中心が存在する二次濾胞とがある．一次濾胞を構成している小型Bリンパ球が抗原刺激を受けて芽球化した場が胚中心である．胚中心の周囲を，既存の一次濾胞の小型Bリンパ球が取り囲むようにしてみられる層を暗殻（被殻）mantle zone という．リンパ濾胞内には抗原提示細胞として働く濾胞樹状細胞 follicular dendritic cell（FDC）が，互いにデスモゾーム様構造で連なって網工を形成している．

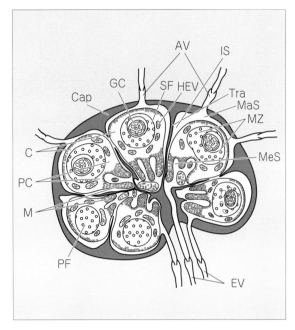

図26 リンパ節の構造
Cap：被膜，Tra：梁柱，GC：胚中心，PF：一次濾胞，SF：二次濾胞，MZ：暗殻，C：皮質，PC：副皮質，HEV：高内皮細静脈，M：髄質，MaS：辺縁洞，IS：中間洞，MeS：髄洞，AV：輸入リンパ管，EV：輸出リンパ管．

2. リンパ節の反応性病変およびリンパ節炎・リンパ節症

リンパ節の反応性の変化は，一般にリンパ節炎・リンパ節症と呼ばれている．これには抗原刺激に対して活発に反応している**過形成性反応**と病原体の直接の侵襲による**炎症性反応**とがあるが，リンパ節は前述したように生体防御機構に関与する場であることから，生理的なものと病的な変化とを区別することが困難なことが多い．

リンパ節の機能的構造から，リンパ節病変は以下の4型に分けられる．

①**リンパ濾胞の過形成** follicular hyperplasia：持続的な抗原刺激によるBリンパ球の反応で，リンパ濾胞は数を増すとともに大型化し，胚中心も顕著となる．トキソプラズマ症，好酸球性リンパ節炎，関節リウマチなどでみられる．

②**副皮質の過形成** paracortical hyperplasia：細胞性免疫が関与する場合にみられ，例として（組織球性）壊死性リンパ節炎，皮膚病性リンパ節炎，薬剤アレルギーなどが挙げられる．また，結核やサルコイドーシスの類上皮細胞性の肉芽腫性病変は，通常副皮質からその形成が始まる．

③**髄索の過形成** hyperplasia of medullary cord：抗体産生細胞の形質細胞が増加してくる反応で，自己免疫疾患，癌所属リンパ節などでみられる．

④**リンパ洞の反応** change of sinus：リンパ行性の刺激に対するもので，拡張したリンパ洞内には好中球，リンパ球，マクロファージ（組織球）などがみられる．これを洞カタル sinus catarrh という．化膿性炎症の所属リンパ節にみられる反応がその代表的なものである．また，リンパ洞内に多数のマクロファージ（組織球）を認め，内腔の拡張がみられる場合を sinus histiocytosis という．トキソプラズマ症や伝染性単核症にみられる immature sinus histiocytosis と呼ばれているものでは，リンパ洞内に出現する細胞はBリンパ球であるとされている．

しかし，実際にはこれら4型の反応は複合して現れることが多い．

a. 非特異性リンパ節炎 non-specific lymphadenitis

非特異性リンパ節炎の頻度は高く，一般にリンパ節生検の約半数を占めている．

急性型と慢性型とに大別される．急性型は急性炎

リンパ濾胞領域と髄質の間が副皮質で，この部には主としてTリンパ球が分布している．副皮質には背の高い内皮細胞をもつ，後毛細血管細静脈 postcapillary venule (PCV) の一種である高内皮細静脈 high endothelial venule (HEV) が発達しており，血液中のリンパ球はこのHEV壁を通ってリンパ節内に再循環している．リンパ節実質内に入ったリンパ球のうち，Tリンパ球は副皮質にとどまっているが，Bリンパ球はリンパ濾胞領域へ移動していく．副皮質には，抗原提示細胞の一種である指状嵌入細胞 interdigitating cell (IDC) も存在する．

副皮質のさらに深部から門部にかけての部位が髄質である．髄質は，髄索とリンパ洞である髄洞からなり，髄索にはT・Bリンパ球のほか，形質細胞も多数認められる．なお，髄洞にはマクロファージも多く，異物や抗原などはこの部で容易に捕捉されることになる．

症巣の近傍リンパ節にみられるもので，リンパ洞の拡張，好中球浸潤などの洞カタルとともに，リンパ濾胞が腫大してくることが多い．好中球の浸潤が著しく，膿瘍形成もみられるものを化膿性リンパ節炎 suppurative lymphadenitis という．

急性型が遷延化したり，持続的に軽度の炎症性刺激が加わっている場合には慢性型となり，被膜の肥厚，髄索の線維化とともにリンパ濾胞の増生もみられるようになる．

b. ネコひっかき病 cat scratch disease

多くはネコにひっかかれた後，2〜5週ほどして発熱とともに，病原菌の侵入した部の所属リンパ節（主として腋窩リンパ節）が腫大してくる．したがって，問診でネコとの接触の有無を聞き出すことが重要である．

リンパ節にはリンパ濾胞の過形成とともに，膿瘍が多発してくる．膿瘍中心部の壊死部を取り囲んで柵状の類上皮細胞性肉芽腫の形成がみられる．

最近，ネコひっかき病の病原菌として，ワルチン・スタリー Warthin-Starry 染色陽性，グラム陰性の短桿菌でリケッチアに近い *Bartonella henselae* や *Afipia felis* が挙げられている．

なお，野兎病 tularemia，エルシニア腸間膜リンパ節炎 yersinial mesenteric lymphadenitis，鼠径リンパ肉芽腫 lymphogranuloma inguinale などはネコひっかき病と同様の病理組織像をとるので，これらを膿瘍形成性細網細胞性リンパ節炎 abscessing reticulocytic lymphadenitis, abscedirende reticulocytäre Lymphadenitis と総称することがある．

c. 結核性リンパ節炎 tuberculous lymphadenitis

肉芽腫性炎の代表的なものであり，最も多くみられるのは小児や若年者の，とくに女性に多い頸部リンパ節結核症 tuberculous cervical lymphadenitis（かつては瘰癧 scrofulosis とも呼ばれていた）である．また，結核初感染巣の所属リンパ節，すなわち肺門部や縦隔，腸間膜などのリンパ節も侵されやすい．

組織像では，乾酪壊死巣を取り囲んで，ラングハンス Langhans 型巨細胞を交えた類上皮細胞性肉芽腫の形成がみられるが，中心部に乾酪壊死がない型ではサルコイドーシスとの鑑別が難しい（**図27**，

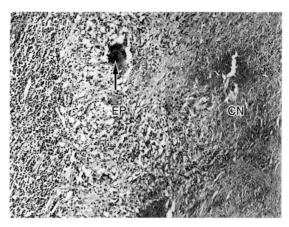

図27 結核性リンパ節炎のリンパ節
右側に乾酪壊死巣(CN)，中央部には Langhans 型巨細胞(矢印)もみられる類上皮細胞層(EP)が認められる．

web）．また，梅毒性リンパ節炎 syphilitic lymphadenitis やらい性リンパ節炎 leprous lymphadenitis でも類上皮細胞性肉芽腫が形成され，これらは特異性炎と呼ばれている（総論「Ⅷ．炎症」の章を参照）．なお，前述したように，この類上皮細胞性肉芽腫は副皮質にまずその形成がみられる．

d. サルコイドーシス sarcoidosis

肺，リンパ節，皮膚，眼，骨髄，肝臓，脾臓，心臓など全身に類上皮細胞性の肉芽腫が形成される疾患で，20〜40歳代に多い．病因として *Propionibacterium acnes* が最も有力視されている．

検査所見では，胸部X線で両側肺門リンパ節腫脹，クヴェイム Kveim 反応陽性，ツベルクリン反応陰性，細胞性免疫能低下，高γグロブリン血症，高カルシウム血症，血清アンギオテンシン変換酵素の上昇などが認められる．

組織学的には，原則として乾酪壊死を伴わない類上皮細胞性肉芽腫の形成がみられる．Langhans 型巨細胞の細胞質内封入体である星芒状の asteroid body や同心円状のシャウマン体 Schaumann body は本症に特異的なものと考えられていたが，現在ではその特異性は否定的となっている．

e. トキソプラズマ症 toxoplasmosis

Toxoplasma gondii の感染の際にみられるリンパ節炎で，若年成人の主に頸部・項部のリンパ節が侵される．

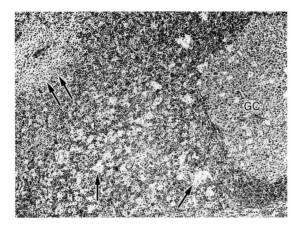

図28 トキソプラズマ症のリンパ節
類上皮細胞の小集簇巣が多数認められる(1本矢印). 左上方の2本矢印はimmature sinus histiocytosisの像. GC：リンパ濾胞の胚中心.

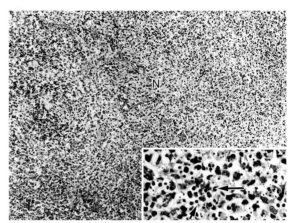

図29 ［組織球性］壊死性リンパ節炎のリンパ節
中央から右側にかけて壊死巣(N)がみられる. inset：壊死巣の強拡大像. 多数の核崩壊産物(矢印)がみられ、これらを増殖したマクロファージが貪食している.

　組織像では，腫大した胚中心を有するリンパ濾胞の過形成，副皮質を中心にリンパ濾胞内や髄索にも散在する類上皮細胞の小集簇巣，リンパ洞のimmature sinus histiocytosisといわれる像などが特徴的である（図28, web）．組織標本で時に腫大したマクロファージ内に囊子形成がみられることもあるが，T. gondiiが見出されることはまれであり，本症の確定診断もトキソプラズマ抗体などの血清学的検査や原虫学的方法によってなされる．

f. 伝染性単核症 infectious mononucleosis

　エプスタイン・バー Epstein-Barr ウイルス（EBV）感染により，発熱，頸部を中心とした全身のリンパ節腫大，脾腫，末梢血中には反応性の異型リンパ球（CD8陽性のリンパ球といわれる）の出現などをみる疾患で，小児や若年者に多い．

　リンパ節はリンパ濾胞間，主として副皮質に種々の大きさのリンパ球，マクロファージ，形質細胞などが増殖し，その程度は病期によって異なり多彩な像をとる．したがって，本症の確定診断にはEBV抗体価やポール・バンネル Paul-Bunnell 試験などのウイルス学的・血清学的検査が必須となる．

g. 後天性免疫不全症候群 acquired immunodeficiency syndrome(AIDS)

　AIDSでは，初期には発達した胚中心を有するリンパ濾胞が増生し，リンパ節は全身性に腫大することが多い．経過とともにリンパ濾胞や副皮質は萎縮し，最終的には萎縮性のリンパ節となる．

　なお，AIDSでは悪性リンパ腫，とくに節外性のB細胞性リンパ腫の発生率が高いといわれている．

h. ［組織球性］壊死性リンパ節炎 [histiocytic] necrotizing lymphadenitis

　わが国に比較的多いリンパ節炎である．若年女性に多く，主として頸部のリンパ節が侵されるが，時に全身性にリンパ節が腫大してくる．発熱，皮疹，白血球減少，LDH上昇などがみられることも多い．

　リンパ節には副皮質を中心に，好中球の浸潤を伴わない種々の大きさの壊死巣がみられる．この壊死巣部では，主としてリンパ球が単細胞壊死に陥り（CD4陽性細胞のアポトーシス現象ともいわれる），これらの核崩壊産物を貪食したマクロファージや大型のCD8陽性Tリンパ球が増殖している（図29, web）．

　リンパ節の腫脹は2〜3ヵ月で自然消退することが多いが，時に再発することもある．

　本症の病因として，種々の病原体や薬物が取り上げられてきており，最近ではヒトヘルペスウイルス6 human herpesvirus-6が本症の発症になんらかの関与があるとの報告もあるが，確定はされていない．

i. 好酸球性リンパ節炎 eosinophilic lymphadenitis

　若年男性に多く，末梢血および骨髄の好酸球増加

やIgE値の上昇を伴う．予後は良好であるが，しばしば再発をみるもので，わが国に比較的多い疾患といわれている．

顕現化した胚中心を有するリンパ濾胞の過形成とともに，リンパ節実質には好酸球のびまん性の浸潤がみられる．

本症の原因は明らかではないが，本診断には寄生虫の感染を除外する必要がある．

なお，本病態が軟部組織にみられるものを木村病（軟部好酸球性肉芽腫）Kimura disease（eosinophilic granuloma of soft tissue）という．

j. 皮膚病性リンパ節炎 dermatopathic lymphadenitis

慢性湿疹や紅皮症など皮膚に種々の病変がある場合，その所属リンパ節は腫大してくる．

リンパ節の副皮質領域にマクロファージや指状嵌入細胞が増殖し，副皮質は過形成となる．マクロファージには皮膚から脱出したメラニン色素の貪食がみられ，またしばしば微細脂肪滴も認められるので，本症は lipomelanotic reticulosis とも呼ばれている．

k. 関節リウマチ rheumatoid arthritis

関節リウマチでは，しばしば全身のリンパ節腫脹がみられる．

リンパ節には腫大した胚中心を有するリンパ濾胞が皮質のみならず髄質にも認められ，リンパ濾胞間には形質細胞も増生している．

l. キャッスルマン病 Castleman disease

通常，縦隔に手拳大に達するような大きな腫瘤を形成し，胸腺腫との鑑別が問題となる．その他，頸部，腸間膜，後腹膜などにも発生する．

多数のリンパ濾胞様構造がみられるとともに，①硝子化した小血管が増生している hyaline-vascular type と，②形質細胞の浸潤が強い plasma cell type とがあり，①の型が約90％を占めている．

かつてはキャッスルマンリンパ腫とも呼ばれていたが，angiomatous lymphoid hamartoma や giant lymph node hyperplasia などといった呼称の報告もあり，本症の成因には過誤腫説や炎症説も唱えられてきたが確定はされておらず，現在では一般にキャッスルマン病と称されている．

3. 悪性リンパ腫 malignant lymphoma

悪性リンパ腫とは，リンパ組織起源の悪性腫瘍で，非ホジキンリンパ腫 non-Hodgkin lymphoma とホジキンリンパ腫 Hodgkin lymphoma とに大別される．また，初発部位に基づいて，リンパ節から発生するリンパ節性リンパ腫 nodal lymphoma とリンパ節以外から発生する節外性リンパ腫 extranodal lymphoma とにも分けられる．

欧米と比較して，わが国の悪性リンパ腫では，
①ホジキンリンパ腫が少ない
②非ホジキンリンパ腫では，濾胞性リンパ腫が少ない，大細胞型（LSG分類）が多い，T細胞性やNK細胞性が比較的多い
③節外性リンパ腫の割合が高い

といった特徴がある．すなわち，ホジキンリンパ腫や濾胞性リンパ腫は基本的にはリンパ節に発生するものであるが，その頻度が低いこと，かつNK細胞性は本来節外性に発生するものが多いことが相対的に節外性リンパ腫の割合を高くしている．また，従来の細網肉腫に相当するLSG分類での大細胞型は，元来日本人に多い型である．欧米に比較してT細胞性が多いのは，九州や南四国を中心とした成人T細胞白血病・リンパ腫の発生とともに，B細胞性である濾胞性リンパ腫が少ないことに起因するものと考えられる．

a. 非ホジキンリンパ腫 non-Hodgkin lymphoma

かつてわが国では非ホジキンリンパ腫の分類には，巨大濾胞性リンパ芽腫，リンパ肉腫，細網肉腫，バーキット Burkitt リンパ腫といった慣用型が用いられていた．しかし，免疫学の発展とともにリンパ球にはB細胞とT細胞の区別があり，リンパ球の芽球化現象も明らかにされたことなどから，従来細網細胞あるいは組織球起源とみなされていた大型の腫瘍細胞のほとんどはリンパ球由来であることが明白となり，非ホジキンリンパ腫の分類は一新され，Working Formulation（国際分類）やわが国ではLymphoma Study Group によるLSG分類が制定されている（表9）．さらに，最近の細胞遺伝学的・分子生物学的な知見をも加味して，1994年には欧米の血液病理医により Revised European-American

表9 LSG分類とWorking Formulation（国際分類）の対比

LSG分類	Working Formulation（国際分類）	
I. 濾胞性リンパ腫	ML, small lymphocytic（小リンパ球型）	
1. 中細胞型（B）	ML, follicular, predominantly small cleaved cell（濾胞性小切れ込み核細胞型）	low grade（低悪性度）
2. 混合型（B）	ML, follicular, mixed, small cleaved and large cell（濾胞性混合型）	
3. 大細胞型（B）		
II. びまん性リンパ腫	ML, follicular, predominantly large cell（濾胞性大細胞型）	
1. 小細胞型（B, T）	ML, diffuse, small cleaved cell（びまん性小切れ込み核細胞型）	intermediate grade（中間悪性度）
2. 中細胞型（B, T）	ML, diffuse, mixed, small and large cell（びまん性混合型）	
3. 混合型（B, T）	ML, diffuse, large cell（びまん性大細胞型）	
4. 大細胞型（B, T, Null）	ML, large cell, immunoblastic（大細胞, 免疫芽球型）	
5. 多形細胞型（T）	ML, lymphoblastic（リンパ芽球型）	high grade（高悪性度）
6. リンパ芽球型（T, Null）	ML, small non-cleaved cell（小非切れ込み核細胞型）	
7. バーキット型（B）		

ML：悪性リンパ腫．
（大西義久：造血器．綿貫　勤他（編）：シンプル病理学，改訂第2版，南江堂，1994より一部改変）

Classification of Lymphoid Neoplasms（REAL分類）が提唱された．このREAL分類の改訂版ともいうべきWHO分類（第3版）が2001年に，さらに2008年には改訂第4版のWHO分類がWorld Health Organization（WHO）から発表され，非ホジキンリンパ腫はB細胞性とT/NK細胞性とに大別され，多数の疾患単位が掲げられている（表10）．以下，主な病型について記載する．

1）B細胞性リンパ腫

a）濾胞性リンパ腫 follicular lymphoma

濾胞性リンパ腫とは，腫瘍細胞が結節状に増殖し，腫瘍組織内に一部にでも明瞭なリンパ濾胞様構造をとる型であり，腫瘍細胞はリンパ濾胞の胚中心細胞由来とされている（図30, web, 31, web）．

本型の頻度は，欧米では全悪性リンパ腫中の20％前後を占めているが，わが国では少なく7～15％である．

b）MALTリンパ腫 MALT lymphoma

消化管の悪性リンパ腫は，集合リンパ小節あるいは孤立リンパ小節として生理的に存在するリンパ組織や慢性炎症などにより形成された二次的・後天的なリンパ組織をその発生母地としている．これらのリンパ組織は消化管の粘膜固有層の深層ないし粘膜筋板直下に存在し，粘膜を介して直接外界の刺激を受けており，粘膜関連リンパ組織 mucosa-associated lymphoid tissue（MALT）と呼ばれている．

このMALTといわれるリンパ組織で暗殻の外側にあるリンパ球由来の低悪性度のB細胞性リンパ腫がMALTリンパ腫であり，消化管のほか，唾液腺，甲状腺，気道や肺，胸腺，眼窩，泌尿生殖器などにもみられ，またリンパ節にも発生するといわれている．いずれも小型から中型の腫瘍細胞がびまん性に増殖し，かつ腫瘍細胞の腺上皮内への浸潤による lymphoepithelial lesion の形成や腫瘍細胞の形質細胞への分化がみられるなどが認められる．本型の

表10 WHO分類(主要なもののみ掲げた)

MYELOPROLIFERATIVE NEOPLASMS (骨髄増殖性腫瘍)
・Chronic myelogenous leukaemia, *BCR-ABL1* positive （*BCR-ABL1* 陽性慢性骨髄性白血病）
・Chronic neutrophilic leukaemia （慢性好中球性白血病）
・Polycythaemia vera （真性赤血球増加症(真性多血症)）
・Primary myelofibrosis （原発性骨髄線維症）
・Essential thrombocythaemia （本態性血小板血症）
・Chronic eosinophilic leukaemia, NOS （非特異型慢性好酸球性白血病）
・Mastocytosis （肥満細胞症）
・Myeloproliferative neoplasm, unclassifiable （分類不能型骨髄増殖性腫瘍）

MYELOID AND LYMPHOID NEOPLASMS WITH EOSINOPHILIA AND ABNORMALITIES OF *PDGFRA*, *PDGFRB* OR *FGFR1* （好酸球増加と *PDGFRA*, *PDGFRB* あるいは *FGFR1* 異常を有する骨髄性およびリンパ性腫瘍）

MYELODYSPLASTIC/MYELOPROLIFERATIVE NEOPLASMS （骨髄異形成/骨髄増殖性腫瘍）
・Chronic myelomonocytic leukaemia （慢性骨髄単球性白血病）
・Atypical chronic myeloid leukaemia, *BCR-ABL1* negative （*BCR-ABL1* 陰性非定型慢性骨髄性白血病）
・Juvenile myelomonocytic leukaemia （若年型骨髄単球性白血病）
・Myelodysplastic/myeloproliferative neoplasm, unclassifiable （分類不能型骨髄異形成/骨髄増殖性腫瘍）

MYELODYSPLASTIC SYNDROMES （骨髄異形成症候群）
・Refractory cytopenia with unilineage dysplasia （1系統の異形成を伴う不応性血球減少）
・Refractory anaemia with ring sideroblasts （鉄芽性不応性貧血）
・Refractory cytopenia with multilineage dysplasia （多系統の異形成を伴う不応性血球減少）
・Refractory anaemia with excess blasts （芽球増加を伴う不応性貧血）
・Myelodysplastic syndrome associated with isolated del(5q) （5q⁻を伴う骨髄異形成症候群）
・Myelodysplastic syndrome, unclassifiable （分類不能型骨髄異形成症候群）
・Childhood myelodysplastic syndrome （小児骨髄異形成症候群）

ACUTE MYELOID LEUKAEMIA(AML)AND RELATED PRECURSOR NEOPLASMS （急性骨髄性白血病(AML)および関連する前駆腫瘍）
・AML with recurrent genetic abnormalities （特異的遺伝子異常を有する急性骨髄性白血病）
　　AML with t(8；21)(q22；q22)；*RUNX1-RUNX1T1* ［t(8；21)(q22；q22)；*RUNX1-RUNX1T1* を有する急性骨髄性白血病］
　　AML with inv(16)(p13.1q22)or t(16；16)(p13.1；q22)；*CBFB-MYH11* ［inv(16)(p13.1q22)あるいはt(16；16)(p13.1；q22)；*CBFB-MYH11* を有する急性骨髄性白血病］
　　Acute promyelocytic leukaemia with t(15；17)(q22；q12)；*PML-RARA* ［t(15；17)(q22；q12)；*PML-RARA* を有する急性前骨髄球性白血病］
　　AML with t(9；11)(p22；q23)；*MLLT3-MLL* ［t(9；11)(p22；q23)；*MLLT3-MLL* を有する急性骨髄性白血病］
　　AML with t(6；9)(p23；q34)；*DEK-NUP214* ［t(6；9)(p23；q34)；*DEK-NUP214* を有する急性骨髄性白血病］
　　AML with inv(3)(q21q26.2)or t(3；3)(q21；q26.2)；*RPN1-EVI1* ［inv(3)(q21q26.2)あるいはt(3；3)(q21；q26.2)；*RPN1-EVI1* を有する急性骨髄性白血病］
　　AML(megakaryoblastic) with t(1；22)(p13；q13)；*RBM15-MKL1* ［t(1；22)(p13；q13)；*RBM15-MKL1* を有する急性骨髄性白血病(巨核芽球性)］
・AML with myelodysplasia-related changes （骨髄異形成関連急性骨髄性白血病）
・Therapy-related myeloid neoplasms （治療関連骨髄性腫瘍）
・Acute myeloid leukaemia, NOS （その他の急性骨髄性白血病）
　　AML with minimal differentiation （最未分化型急性骨髄性白血病）
　　AML without maturation （未分化型急性骨髄性白血病）
　　AML with maturation （分化型急性骨髄性白血病）
　　Acute myelomonocytic leukaemia （急性骨髄単球性白血病）
　　Acute monoblastic and monocytic leukaemia （急性単芽球性白血病および急性単球性白血病）
　　Acute erythroid leukaemia （急性赤白血病）
　　Acute megakaryoblastic leukaemia （急性巨核芽球性白血病）
　　Acute basophilic leukaemia （急性好塩基球性白血病）
　　Acute panmyelosis with myelofibrosis （骨髄線維症を伴う急性汎骨髄症）
・Myeloid sarcoma （顆粒球肉腫）
・Myeloid proliferations related to Down syndrome （ダウン症候群関連骨髄増殖症）
・Blastic plasmacytoid dendritic cell neoplasm （芽球型形質細胞様樹状細胞腫瘍）

ACUTE LEUKAEMIAS OF AMBIGUOUS LINEAGE （急性混合白血病）

PRECURSOR LYMPHOID NEOPLASMS （前駆リンパ性腫瘍）
・B lymphoblastic leukaemia/lymphoma （Bリンパ芽球性白血病/リンパ腫）
・B lymphoblastic leukaemia/lymphoma, NOS （非特異的リンパ芽球性白血病/リンパ腫）

表10 (つづき)

- B lymphoblastic leukaemia/lymphoma with recurrent genetic abnormalities （特異的遺伝子異常を有するBリンパ芽球性白血病/リンパ腫）
- T lymphoblastic leukaemia/lymphoma （Tリンパ芽球性白血病/リンパ腫）

MATURE B-CELL NEOPLASMS （成熟B細胞腫瘍）
- Chronic lymphocytic leukaemia/small lymphocytic lymphoma （慢性リンパ性白血病/小細胞型リンパ腫）
- B-cell prolymphocytic leukaemia （B細胞性前リンパ球性白血病）
- Splenic B-cell marginal zone lymphoma （脾濾胞周辺帯B細胞リンパ腫）
- Hairy cell leukaemia （ヘアリー細胞白血病）
- Lymphoplasmacytic lymphoma （リンパ形質細胞性リンパ腫）
    Waldenström macroglobulinemia （ワルデンシュトレーム・マクログロブリン血症）
- Heavy chain diseases （重鎖病）
- Plasma cell neoplasms （形質細胞性腫瘍）
- Extranodal marginal zone lymphoma of mucosa-associated lymphoid tissue (MALT lymphoma) ［節外性粘膜関連リンパ組織型周辺帯リンパ腫（マルトリンパ腫）］
- Nodal marginal zone lymphoma （節性濾胞周辺帯リンパ腫）
- Follicular lymphoma （濾胞性リンパ腫）
- Mantle cell lymphoma （マントル細胞リンパ腫）
- Diffuse large B-cell lymphoma (DLBCL), NOS ［非特異的びまん性大細胞型B細胞リンパ腫（DLBCL）］
- Primary mediastinal (thymic) large B-cell lymphoma （縦隔（胸腺）原発大細胞型B細胞リンパ腫）
- Intravascular large B-cell lymphoma （血管内大細胞型B細胞リンパ腫）
- Primary effusion lymphoma （原発性滲出液リンパ腫）
- Burkitt lymphoma （バーキットリンパ腫）

MATURE T-CELL AND NK-CELL NEOPLASMS （成熟T細胞およびNK細胞腫瘍）
- T-cell prolymphocytic leukaemia （T細胞性前リンパ球性白血病）
- T-cell large granular lymphocytic leukaemia （T細胞性大顆粒リンパ球性白血病）
- Aggressive NK cell leukaemia （侵攻性NK細胞白血病）
- Systemic EBV positive T-cell lymphoproliferative disease of childhood （小児EBV陽性全身性T細胞性リンパ増殖性疾患）
- Adult T-cell leukaemia/lymphoma （成人T細胞白血病/リンパ腫）
- Extranodal NK/T cell lymphoma, nasal type （節外性NK/T細胞リンパ腫，鼻型）
- Enteropathy-associated T-cell lymphoma （腸症関連T細胞リンパ腫）
- Hepatosplenic T-cell lymphoma （肝脾型T細胞リンパ腫）
- Mycosis fungoides （菌状息肉症）
- Sézary syndrome （セザリー症候群）
- Primary cutaneous CD30 positive T-cell lymphoproliferative disorders （皮膚原発CD30陽性T細胞性リンパ増殖性疾患）
- Peripheral T-cell lymphoma, NOS （非特異的末梢性T細胞リンパ腫）
- Angioimmunoblastic T-cell lymphoma （血管免疫芽球型T細胞リンパ腫）
- Anaplastic large cell lymphoma, *ALK* positive （*ALK*陽性未分化大細胞型リンパ腫）

HODGKIN LYMPHOMA （ホジキンリンパ腫）
- Nodular lymphocyte predominant Hodgkin lymphoma （結節性リンパ球優勢型ホジキンリンパ腫）
- Classical Hodgkin lymphoma （古典型ホジキンリンパ腫）
    Nodular sclerosis classical Hodgkin lymphoma （結節性硬化古典型ホジキンリンパ腫）
    Lymphocyte-rich classical Hodgkin lymphoma （リンパ球豊富古典型ホジキンリンパ腫）
    Mixed cellularity classical Hodgkin lymphoma （混合細胞古典型ホジキンリンパ腫）
    Lymphocyte-depleted classical Hodgkin lymphoma （リンパ球減少古典型ホジキンリンパ腫）

HISTIOCYTIC AND DENDRITIC CELL NEOPLASMS （組織球および樹状細胞腫瘍）

IMMUNODEFICIENCY-ASSOCIATED LYMPHOPROLIFERATIVE DISORDERS （免疫不全関連リンパ増殖性疾患）

POST-TRANSPLANT LYMPHOPROLIFERATIVE DISORDERS (PTLD) ［移植後リンパ増殖性疾患（PTLD）］

NOS：not otherwise specified（非特異型，その他の）

頻度は，わが国では全悪性リンパ腫中10～15％といわれている（病理所見は各論「Ⅲ．消化器疾患」，p.284を参照）．

なお，MALTリンパ腫の発生には，胃においては *Helicobacter pylori* 感染による慢性胃炎，唾液腺ではシェーグレンSjögren症候群，甲状腺では橋本病というように，先行する慢性炎症状態や自己免疫疾患が深くかかわっているものと考えられている．

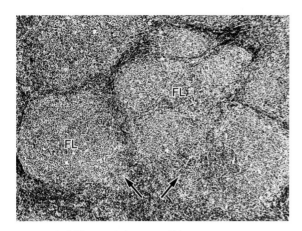

図30 濾胞性リンパ腫のリンパ節
腫瘍細胞が濾胞様構造をとって増殖している(FL). 一部ではその構造がくずれ, びまん性増殖に移行する傾向も認められる(矢印).

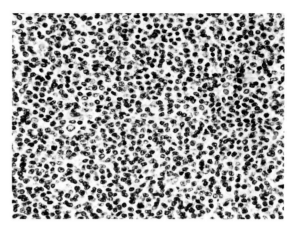

図31 図30の拡大像
腫瘍細胞は中型の胚中心細胞からなっている.

c) びまん性大細胞型B細胞リンパ腫 diffuse large B-cell lymphoma

わが国では全悪性リンパ腫中の30〜40%を占めており, 最も頻度の高い病型である.

大型の腫瘍細胞がびまん性に増殖する高悪性度のリンパ腫であるが, 分子標的薬であるリツキシマブrituximabの導入などにより予後は改善されつつあるといわれている(図32, web).

d) バーキットリンパ腫 Burkitt lymphoma

赤道アフリカに多い小児の高悪性度の悪性リンパ腫でわが国ではその頻度は1%前後と少ない. Burkittリンパ腫のとくにアフリカ型ではEBウイルスが本症の発生に関与しているといわれている.

中型の腫瘍細胞がびまん性に増殖し, 多数の核分裂像がみられる. 腫瘍細胞間には核片などを貪食したマクロファージが多数介在しており, これらはstarry sky patternと呼ばれている.

なお, Burkittリンパ腫が白血化したものは急性リンパ性白血病のL3型に相当するものである.

2) T/NK細胞性リンパ腫

T/NK細胞性の頻度は欧米に比較しわが国では高く, その形態は小型細胞, 大型細胞, 未分化大型細胞などと多様であり, 発生部位もリンパ節, 皮膚, その他の節外性と多岐にわたっている.

a) 末梢性T細胞リンパ腫 peripheral T-cell lymphoma

わが国では全悪性リンパ腫中5〜12%にみられ,

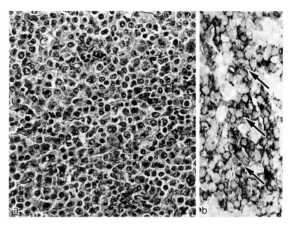

図32 びまん性大細胞型B細胞リンパ腫のリンパ節
腫瘍細胞は大型であり, びまん性に増殖している. かつ, 抗B細胞抗体CD20に陽性であることより(b:矢印), 本腫瘍細胞はB細胞性であることがわかる. a: HE染色, b:免疫染色.

T/NK細胞性の中では多い病型である.

さまざまな形態の腫瘍細胞がびまん性に増殖し, 予後も不良である.

b) 成人T細胞白血病/リンパ腫 adult T-cell leukemia/lymphoma

九州・沖縄, 南四国, 紀伊半島などの南西日本に多い本症については「白血病」の項を参照されたい.

c) 節外性NK/T細胞リンパ腫, 鼻型 extranodal NK/T-cell lymphoma, nasal type

わが国を含めアジアに多くみられ, その発生にはEBウイルスの関与が認められている.

鼻腔, 鼻咽頭, 肺, 皮膚などに好発する. 腫瘍細

胞の形態は多彩でびまん性に増殖し，しばしば血管周囲ないし血管破壊性に浸潤し，組織に凝固壊死をきたすことも多い．

d) 菌状息肉症 mycosis fungoides

皮膚原発のT細胞性リンパ腫の一型であり，各論「X．皮膚および軟部組織疾患」の章を参照されたい．

その他のB細胞性およびT/NK細胞性リンパ腫はわが国ではいずれも比較的まれなものであり省略した．

非ホジキンリンパ腫の予後はその病型や病期によって左右されるが，一般に，濾胞性のほうがびまん性より，B細胞性のほうがT細胞性やNK細胞性より，それぞれ予後がよいといわれている．なお，CD20陽性B細胞性リンパ腫に対しては分子標的薬であるリツキシマブ rituximab も開発され，予後は改善されてきている．

b．ホジキンリンパ腫 Hodgkin lymphoma

ペル・エブスタイン Pel-Ebstein 型の発熱，系統的なリンパ節腫脹，多彩な炎症性細胞浸潤を伴った肉芽腫様病変の形成により，かつては本症はリンパ肉芽腫症，その後はホジキン病と呼ばれてきた．

本症の頻度は，欧米では全悪性リンパ腫の約30％を占めているが，わが国では4〜7％と少ない．頸部リンパ節に初発することが多く（結節性硬化型は縦隔に発症することが多い），次第に全身のリンパ節，脾臓（斑岩脾といわれる），肝臓，骨髄などに広がっていき，また，細胞性免疫能も低下する．

本症の診断には，組織学的に多核巨細胞のリード・ステルンベルグ Reed-Sternberg 細胞や単核のHodgkin 細胞を確認することが不可欠である．これらの細胞の特徴は，大きな好酸性の核小体を有し，核小体の周囲には核クロマチンが分布せず，明るく抜けた明暈 halo を形成していることである（図33, web）．この腫瘍細胞と目されている Reed-Sternberg 細胞や Hodgkin 細胞の起源をめぐっては議論の絶えないところがあったが，最近の報告では大部分の症例がB細胞性であるとされている．したがって，WHO分類ではホジキン病はホジキンリンパ腫と称されている．

なお，ホジキンリンパ腫の亜型分類としては，

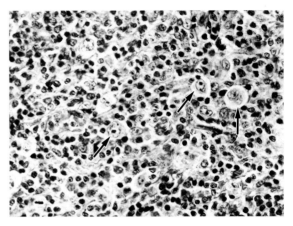

図33　ホジキンリンパ腫（混合細胞古典型症例）のリンパ節
大型の核小体を有する Reed-Sternberg 細胞や Hodgkin 細胞がみられる（矢印）．

Reed-Sternberg 細胞や Hodgkin 細胞およびそれに類似した大型異型細胞と小型リンパ球などの非腫瘍性細胞の多寡を考慮したリンパ球豊富古典型，混合細胞古典型，リンパ球減少古典型と，縦隔に好発し腫瘍細胞の細胞質が収縮して周囲の細胞との間に空隙がみられることから lacunar cell と呼ばれ，かつ特徴ある線維化が認められる型の結節性硬化古典型の4亜型に，WHO分類の結節性リンパ球優勢型を加えた5型が国際的にも広く用いられていくものと思われる（表11）．

ホジキンリンパ腫は，初発部位から隣接リンパ節群を連続的に次々と侵していくことが多いことに基づいて表12に示すような病期が制定されている．結節性リンパ球優勢型や結節性硬化古典型，リンパ球豊富古典型の症例では，その病期は第Ⅰ〜Ⅱ期であることが多いことから予後は良好，混合細胞古典型，リンパ球減少古典型となるにつれて病期も進行し，リンパ球減少古典型では第Ⅲ期または第Ⅳ期のことが多く予後も不良となる．

c．悪性リンパ腫の成因と病態

悪性リンパ腫の発症の要因としては，ウイルス，発癌物質，遺伝的素因，免疫機構の異常などが注目されている．

たとえば先に記したように，バーキットリンパ腫の発症にはEBウイルスが，成人T細胞白血病・リンパ腫にはHTLV-Ⅰ型が関与している．EBウ

表11　ホジキンリンパ腫亜型分類の対比

Jackson & Parker	Lukes & Butler	Rye	REAL	WHO 分類
Paragranuloma（側肉芽腫）	Lymphocytic/histiocytic（リンパ球/組織球型） a) Nodular b) Diffuse	Lymphocytic predominance（リンパ球優勢型）	Lymphocyte predominance（リンパ球優勢型）	Nodular lymphocyte predominant（結節性リンパ球優勢型）
Granuloma（肉芽腫）	Nodular sclerosis（結節性硬化型）	Nodular sclerosis（結節性硬化型）	Nodular sclerosis（結節性硬化型）	Nodular sclerosis classical（結節性硬化古典型）
	Mixed cellularity（混合細胞型）	Mixed cellularity（混合細胞型）	Mixed cellularity（混合細胞型）	
Sarcoma（肉腫）	Diffuse fibrosis（びまん性線維化型） Reticular（網状型）	Lymphocyte depletion（リンパ球減少型）	Lymphocytic depletion（リンパ球減少型） Provisional entity：Lymphocyte-rich classical HD（リンパ球豊富古典型ホジキン病（暫定））	Lymphocyte-depleted classical（リンパ球豊富古典型） Mixed cellularity classical（混合細胞古典型） Lymphocyte-rich classical（リンパ球減少古典型）

（田丸淳一，三方淳男：ホジキン病．須知泰山他（編）：新・悪性リンパ腫アトラス，文光堂，2000より改変）

表12　ホジキンリンパ腫の病期分類

stage Ⅰ	1つのリンパ節領域に限局した侵襲（Ⅰ），またはリンパ節以外の1つの臓器または部位に限局した侵襲（I_E）．
stage Ⅱ	横隔膜の上下いずれか一側の2つ以上のリンパ節領域の侵襲（Ⅱ），または1つ以上のリンパ節領域と横隔膜を境としてそれと同側のリンパ組織以外の臓器または部位への侵襲（II_E）．
stage Ⅲ	横隔膜の上下両側にわたるリンパ節領域の侵襲（Ⅲ），そのほかにリンパ節以外の臓器または部位への限局性侵襲を伴うもの（III_E），脾の侵襲を伴うもの（III_S），その両者を伴うもの（III_{ES}）．
stage Ⅳ	1つ以上のリンパ節以外の臓器または部位へのびまん性，散布性の侵襲で，リンパ節侵襲の有無を問わない．
A：全身症状を欠くもの．	
B：全身症状を有するもの．1）入院治療前の6ヵ月間に10％以上の原因不明の体重減少．2）38℃以上の原因不明の発熱．3）盗汗．（Ann Arbor, 1971）	

1. 病変の評価法：胸腔内，腹腔内のリンパ節病変の評価にCTを用いる．
2. 肝脾病変の評価：2種類の画像検査で多発性のfocal defect を確認した場合を陽性とし，血液生化学検査による肝機能異常は基準に入れない．
3. 巨大腫瘤の記載：下記の条件を満たす腫瘤には末尾にXを付記する．
   ・第5，6胸椎レベルの胸郭内径1/3以上に及ぶ縦隔腫瘤．
   ・表在および腹腔内における最大径10cm以上の腫瘤．
4. 残存病変の記載：治療後臨床的には完全寛解（complete remission；CR）と考えられても画像検査上は異常が存在し，しかもそれが残存病変である確証が得られない場合はunconfirmed or uncertain CRと解釈し，CRuと表記する．（Cotswolds, 1989）
注：1971年のAnn Arbor会議における病期分類に，評価法として4項目がCotswolds会議（1989年）で追加されている．現在，この病期分類は非ホジキンリンパ腫にも適用されることが多い．

イルスは，その他，ホジキンリンパ腫，種々のT/NK細胞性リンパ腫，先天性あるいは臓器移植やAIDSなどの後天性免疫不全症患者に発症する日和見リンパ腫，慢性結核性膿胸腔にみられる膿胸関連リンパ腫などの発生に密接に関与しているといわれている．

また，唾液腺，甲状腺では自己免疫疾患に併発して非ホジキンリンパ腫が発症しやすいことや，胃のMALTリンパ腫における*Helicobacter pylori*感染の問題なども注目を集めている．

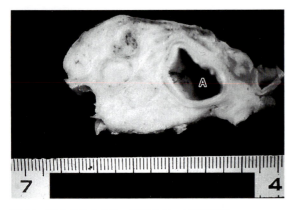

図34 非ホジキンリンパ腫(カラー口絵参照)
腹部大動脈(A)周囲のリンパ節は一塊となって腫大している.

以上のような種々の要因に基づいた遺伝子異常が蓄積することにより，悪性リンパ腫が発生するものと考えられている．

悪性リンパ腫では，経過中腫瘍細胞が末梢血中に出現して白血性となることがある．この白血化はホジキンリンパ腫ではほとんど認められないが，非ホジキンリンパ腫のリンパ芽球型や小細胞型(LSG分類)では白血化しやすく，また他の型でも白血化がみられる．この場合，リンパ性白血病との異同が問題となる．リンパ性白血病は一般に病初より白血性の病像を呈し，一方，リンパ腫は主として腫瘤を形成するものとされているが(図34)，両者はともにリンパ球系細胞の腫瘍で連続した一連の病態であり，本質的な差異はなく表現型の違いであるにすぎない．事実，成人T細胞白血病・リンパ腫という用語もあり，またREAL分類やWHO分類ではリンパ性白血病とリンパ腫とを包括した分類となっている．しかし，臨床的には治療法も異なり，リンパ性白血病とリンパ腫とを全く同一のものとして取り扱うわけにはいかない．

4. 悪性腫瘍のリンパ節転移

癌腫や肉腫では，悪性腫瘍の特徴の一つであるリンパ節転移がみられる．とくに癌腫ではリンパ行性の転移を起こしやすい．腫瘍が浸潤したリンパ節は一般に腫大し，その硬度は腫瘍の間質の量に左右される．

腫大したリンパ節を生検してみて初めて悪性腫瘍の転移であることがわかり，その原発巣を探すことになる症例も少なくない．また手術の際，患者の予後に影響する因子として，所属リンパ節への転移の有無を検索することは重要かつ不可欠なことである．

C 細網内皮系(網内系)

本項では細網内皮系(網内系)を主座とする，あるいは系統的に侵す疾患，病態について若干ふれておく．

1. 蓄積性組織球症 storage histiocytosis

リソソーム酵素の先天的欠損により，種々の物質が主としてマクロファージに蓄積する病態であり，細網内皮系組織や中枢神経系などが侵される．

ゴーシェ Gaucher病，ニーマン・ピック Niemann-Pick病，テイ・サックス Tay-Sachs病などの先天性脂質蓄積症や，ハーラー Hurler病を代表とする遺伝性ムコ多糖症が蓄積性組織球症の範疇に属する．

2. アミロイドーシス amyloidosis

アミロイドの沈着は網内系組織にも起こりやすく，脾臓では白脾髄に沈着するサゴ脾 sago spleen型と，主として赤脾髄に沈着がみられるハム脾 ham spleen型とが区別される．

3. ランゲルハンス細胞組織球症 Langerhans cell histiocytosis(histiocytosis X)

レッテラー・シーベ Letterer-Siwe病，ハンド・シュラー・クリスチャン Hand-Schüller-Christian病および骨の好酸球性肉芽腫 eosinophilic granuloma of boneは，ともにT-zone組織球系細胞の肉芽腫様の増殖性疾患であり，かつてはhistiocytosis Xと総称されていた．これらの組織球は，免疫組織化学的に抗S100タンパク抗体陽性であり，また細胞質には電顕的にバーベック Birbeck顆粒(Langerhans顆粒)と呼ばれる棍棒状ないしはテニスラケット状の封入体が見出され，現在はランゲルハンス細胞組織球症と称されることが多い．

Letterer-Siwe病：主に乳幼児にみられ，発熱をもって急激に発症し，出血性皮疹，肝脾腫，リンパ節腫脹などが出現する．組織球の肉芽腫様増殖が網内系臓器をはじめ，皮膚，肺など全身の臓器に認められる．

Hand-Schüller-Christian病：小児に多く，頭蓋または扁平骨の地図状欠損，眼球突出，尿崩症の3主徴のほか，リンパ節腫脹，肝脾腫，脂漏性皮膚炎などが認められる．骨をはじめ全身諸臓器に組織球の肉芽腫様増殖があり，これらの組織球にはコレステロールの蓄積がみられる．

骨の好酸球性肉芽腫：主に小児や若年者の骨に単発，時に多発するもので，頭蓋骨に最も多くみられる．その他，扁平骨や脊椎骨，長管骨の近位端などにも好発する．組織球性肉芽腫様病巣内には好酸球も多数認められる（図35, web）．

4. 悪性組織球症 malignant histiocytosis

発熱，汎血球減少症，肝脾腫，リンパ節腫大などとともに，しばしば黄疸を伴い急速に進行する疾患で，多くは発症後1年以内に死の転帰をとる．

網内系組織をはじめ，全身諸臓器に異型的な組織球およびその前駆細胞［単球・組織球（マクロファージ）系細胞］の増殖がみられ，成熟型の異型細胞には血球貪食像も時に認められる．

なお，真の悪性組織球症はまれな疾患であり，従来，悪性組織球症と診断されていた症例の多くは，悪性リンパ腫やEBウイルスなどのウイルス感染により組織球系細胞の活性化が引き起こされ，悪性組織球症様病態を呈したものといわれている．したがって，本症の診断には注意を要する（コラム"血球貪食症候群"参照）．

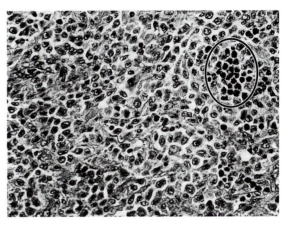

図35 頭蓋骨の好酸球性肉芽腫
組織球系細胞の増殖とともに，右上方には好酸球（円内）も認められる．

> ● **血球貪食症候群** hemophagocytic syndrome (HPS)
>
> 発熱，2系統以上の血球減少，肝脾腫，高フェリチン血症，高LDH血症などを呈し，骨髄，脾臓，肝臓，リンパ節などに存在するマクロファージ（組織球）がサイトカインを介して活性・増殖し，血球を貪食している病態を血球貪食症候群（HPS）という．
>
> HPSには一次性（遺伝性）と二次性とがある．常染色体劣性遺伝形式をとる家族性HPSは一次性（遺伝性），ウイルスや細菌などの感染症に伴う感染症関連HPS，悪性リンパ腫に随伴して発症するリンパ腫関連HPSおよび膠原病や薬剤などに伴うHPSは二次性のものである．

D 脾臓

1. 脾臓の構造と機能

日本人成人の脾臓の重量は100〜150gであるが，病態により大きく変動する臓器である．その実質は，T細胞領域の動脈周囲リンパ鞘 periarterial lymphatic sheath（PALS）とB細胞領域のリンパ濾胞 lymph follicle とからなるリンパ組織の白脾髄 white pulp と，細網組織である髄索と吻合性の静脈洞とからなる赤脾髄 red pulp に大別される．この白脾髄と赤脾髄との境界部には濾胞周辺帯（濾胞辺縁帯）marginal zone と呼ばれる領域が介在している．

脾門部より入った脾動脈は脾柱動脈を経て動脈周囲リンパ鞘で囲まれた中心動脈となる．前述したように，動脈周囲リンパ鞘とこれに接して形成されるリンパ濾胞とが白脾髄であり，脾臓の割面では白色斑状にみえる．中心動脈は白脾髄を貫通した後，筆毛動脈を経て莢毛細血管となる．ヒトでは，この動

脈性毛細血管の末端は赤脾髄髄索や濾胞周辺帯に開放性に終わっており，血液は髄索や濾胞周辺帯内を流れた後，静脈洞に入っていく開放性循環路をとっている．なお最近，赤脾髄の特定の部位に動脈と静脈とをつなぐバイパス性の閉鎖性循環路が存在するとの指摘もあるが，ヒト脾臓の血流の基本は開放性である．静脈洞の血液は脾髄静脈，脾柱静脈を経て脾門部に達し，門脈の一枝である脾静脈に注いでいる（図36）．

このような特徴ある構築ゆえ，脾臓の機能としては，赤脾髄や濾胞周辺帯が主たる場となって血液中の微生物，毒素，各種抗原物質などの異物や老廃血球，異常血球などを捕捉，貪食，破壊処理する血液濾過・浄化作用，および白脾髄を中心とした免疫機能とが主なものであり，これらが協同して生体の防御にあたっている．その他，ヒトでの役割は少ないものの貯血・血流調節機能および赤芽球を主とした胎生期造血や髄外造血の型での造血機能がある．

以上のように，脾臓は大循環・門脈系に組み込まれた生体防御器官であり，種々の血行性，全身性の刺激に反応してしばしば腫大する．

2. 発生異常
a. 無脾症 asplenia

先天性の脾欠損はまれなものではあるが，しばしば心奇形や内臓逆位症などに伴ってみられる．

一方，溶血性貧血や特発性血小板減少性紫斑病，門脈圧亢進症，胃癌などの際に脾摘出 splenectomy が行われ，後天性の脾欠損の状態になることがある．脾臓が摘出されても生命の維持にとくに支障はないが，幼小児期に摘脾を受けると感染症，なかでも肺炎球菌やインフルエンザ菌の感染に罹患しやすくなることが指摘されている．

b. 副脾 accessory spleen

正常大の脾臓の周囲に，小球状の脾組織が1～数個みられることがある．これを副脾という．剖検例の10～15%に見出され，脾奇形の中では最も頻度の高いものである．

3. うっ血性脾腫 congestive splenomegaly
■概念と病態発生

門脈性のうっ血が起こる機序としては，①心不全

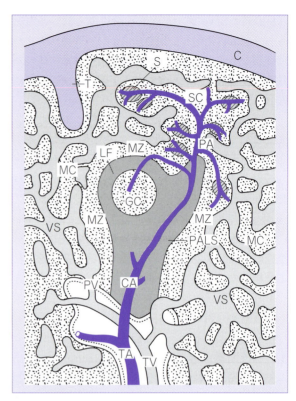

図36 脾臓の構造
C：被膜，T：脾柱，GC：胚中心，PALS：動脈周囲リンパ鞘，LF：リンパ濾胞，MZ：濾胞周辺帯，MC：髄索，VS：静脈洞，TA：脾柱動脈，CA：中心動脈，PA：筆毛動脈，SC：莢毛細血管，S：莢，PV：脾髄静脈，TV：脾柱静脈．

による全身性うっ血の部分現象としての肝後性うっ血，②肝硬変症など肝内の門脈や肝静脈の圧迫による肝内性うっ血，③門脈血栓などによる肝前性うっ血がある．これらのいずれにおいても，門脈圧は亢進し（門脈圧亢進症 portal hypertension という），うっ血性の脾腫 splenomegaly が起こってくる．

■病理所見

脾臓は中等度に腫大し，赤脾髄と白脾髄の体積比率では赤脾髄の，静脈洞と髄索の体積比率では静脈洞の比率が増加する．かつ，髄索の細網線維も増生し，脾臓の硬度は増してくる．

4. 特発性門脈圧亢進症 idiopathic portal hypertension（IPH）およびバンチ症候群 Banti syndrome

中年以降の女性に多い疾患で，その原因としてはウイルス，アレルギー，中毒など種々のものが唱え

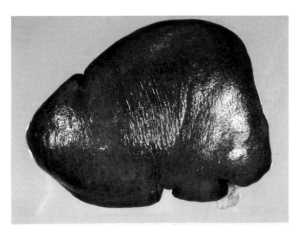

図37 特発性門脈圧亢進症の脾臓
脾臓は420gと中等度に腫大している.

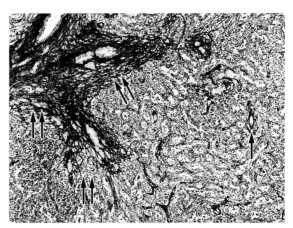

図38 特発性門脈圧亢進症の脾臓
静脈洞の増生とともに，動脈周囲線維症(1本矢印)や脾柱の開疎(2本矢印)が認められる.

られており，議論の多いところである．

汎血球減少症，巨大な脾腫(巨脾)，腹水，出血傾向，食道静脈瘤や臍周囲，直腸下部などに静脈怒張といった側副循環路の発達がみられる．

脾臓は中等度から高度に腫大し(図37)，赤脾髄の増大とともに静脈洞の増生，動脈周囲線維症，脾柱の開疎，ガムナ・ガンディ Gamna-Gandy 結節の形成などがみられる(図38, web). なお，これらは前項のうっ血性脾腫でも認められるものであり，IPH とうっ血性脾腫との間で，脾臓の所見には量的な違いはあるものの明らかな質的な差異は見出されない．

肝臓は一見正常あるいは肝線維症までの変化であり，グリソン Glisson 鞘内の門脈枝には狭窄ないしは閉塞が認められる．

なお，IPH はしばしば Banti 症候群とも呼ばれているが，IPH の肝病変は肝線維症までで，Banti 症候群という場合の肝病変は肝線維症のみならず肝硬変症を含んでいてもよく，したがって，Banti 症候群は IPH より幅広い概念である．

IPH では末梢血は汎血球減少症を呈するにもかかわらず，骨髄は造血細胞の増殖が強い．本症のこの血液変化は脾機能亢進症 hypersplenism の代表的なものである．

5. 脾炎 splenitis

血行性に病原体やその分解産物が脾臓に到達すると脾炎が生じる．この状態は感染脾 infectious

● Gamna-Gandy 結節
脾柱や血管周囲結合組織内の出血，およびその結果のヘモジデリンや石灰沈着を伴った線維化像は，肉眼的に褐色調の結節として認められる．これをGamna-Gandy 結節という．

spleen とも呼ばれている．

急性脾炎では，脾臓は腫大し，赤色調が強く軟らかい．赤脾髄や濾胞周辺帯には滲出，赤血球充満，好中球浸潤，時に小膿瘍の形成などがみられる．敗血症の際には，とくにこれらの像は顕著となる．

感染が遷延化した慢性脾炎では，赤脾髄や濾胞周辺帯にマクロファージや形質細胞が増加し，線維化も加わり脾臓の硬度は増してくる．慢性のマラリア，カラアザールなどでは脾腫は巨大化する．

その他，粟粒結核症では結核結節，腸チフスではチフス結節の形成がみられる．

6. 腫瘍

原発性の腫瘍はまれである．良性のものとして血管腫，リンパ管腫，また組織奇形の過誤腫などが発生する．

悪性のものでは，悪性リンパ腫は脾臓にも原発することもあるが，多くは転移性に浸潤してきたものである．また，白血病もほとんどの症例で脾臓に浸潤がみられる．

表 13　脾腫の分類

1. 循環障害性（うっ血性）	心不全，肝硬変症，門脈血栓症など
2. 炎症性	敗血症，亜急性細菌性心内膜炎，伝染性単核症，結核，マラリア，カラアザールなど
3. 蓄積性	先天性脂質蓄積症，遺伝性ムコ多糖症，アミロイドーシスなど
4. 血液疾患性	溶血性貧血，巨赤芽球性貧血，サラセミア，白血病，骨髄増殖性腫瘍，悪性リンパ腫，悪性組織球症，Langerhans 細胞組織球症など
5. 腫瘍性	血管腫，リンパ管腫，過誤腫，血管肉腫，線維肉腫，癌腫および肉腫の転移など
6. その他	特発性門脈圧亢進症および Banti 症候群など

その他，脾臓原発の悪性腫瘍としては，血管肉腫，線維肉腫などの報告もあるが，いずれもまれなものである．

7. 原因別にみた脾腫

脾臓は，その程度はさまざまであるが種々の疾患，病態で腫大してくる．診断の一助として，脾腫の原因別分類を表 13 に示す．

8. 脾機能亢進症 hypersplenism

脾腫があり，骨髄では造血細胞が増加しているのに，末梢血には 1 ないしそれ以上の系統の血球減少がみられ，これらの血液変化が摘脾により改善される場合に，これを脾機能亢進症という．脾腫に伴い血球はより長く赤脾髄髄索や濾胞周辺帯に抑留されるとともに，マクロファージによって血球が貪食，破壊処理される機会も増加し，血球減少が起こるものと考えられている．

脾機能亢進症は脾腫に随伴した二次的な現象であり，特発性門脈圧亢進症をはじめ，脾腫をきたす多くの疾患，病態で出現する．

E　胸　腺

1. 胸腺の構造と機能

胸腺は前縦隔にあって，心臓の前上方に位置している．思春期に最大の大きさの 30 g 前後に達するが，以後加齢とともに生理的萎縮（退縮）をきたし，脂肪組織に置き換えられていく．しかし，高齢者でも組織学的には，胸腺組織は脂肪組織内に多少なりとも散在性に存在する．

胸腺の実質は，結合組織によって数多くの小葉に分けられる．各小葉の表層近くが細胞の密集した皮質，中心部は細胞が疎に配列し明るくみえる髄質である．この皮質では，上皮性細胞が網目状に連なり，その網眼内にリンパ球が充満している．髄質では，髄質上皮性細胞が疎な網目構造を形成し，その網眼をリンパ球が埋めている．その他，マクロファージが皮質，髄質に，胸腺樹状細胞が皮髄境界部から髄質に介在しており，また，髄質にはハッサル Hassall 小体も存在する．この Hassall 小体は上皮性細胞が同心円状に集簇したものであり，中心部は角質変性（角化）を起こしている（図 39）．

胸腺は T 細胞の分化・成熟の場として働いている．骨髄由来の未熟なリンパ球，すなわちリンパ球系幹細胞ないし pro-T 細胞（T 前駆細胞）は，まず皮質で盛んに分裂・増殖する．その多くはアポトーシスの機序により死滅するが，一部は成熟して髄質のリンパ球となり，さらに分化し免疫担当能力をもつ T 細胞となって血液中に出ていく．このような T 細胞の増殖・分化・成熟には，上皮性細胞や胸腺樹状細胞，マクロファージなどによって形成される胸腺微小環境の働きが関与しているものと考えられている．

2. 発生異常

胸腺の先天的な無形成あるいは低形成はまれなものである．多くの場合，全身のリンパ組織の低形成

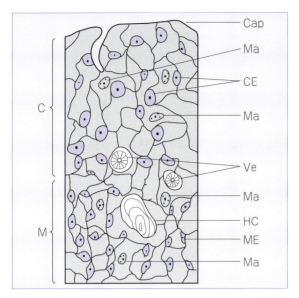

図39 胸腺の構造(リンパ球は除いてある)
Cap：被膜，C：皮質，M：髄質，CE：皮質上皮性細胞，ME：髄質上皮性細胞，Ma：マクロファージ，Ve：後毛細血管細静脈，HC：Hassall小体

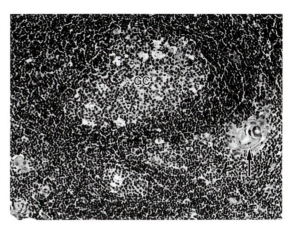

図40 胸腺のリンパ濾胞過形成
胚中心(GC)を有するリンパ濾胞が認められる．矢印：Hassall小体．

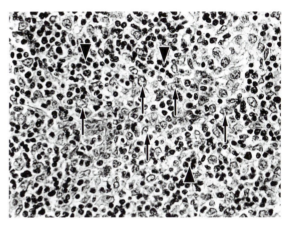

図41 胸腺腫
淡染性の核を有する上皮性細胞(矢印)の増殖とともに，非腫瘍性のリンパ球(矢頭)もかなり認められる．

も伴い，原発性免疫不全症の病態をとる．

3. 過形成

真の胸腺過形成 thymic hyperplasia とは，正常の胸腺組織でありながら，胸腺重量が年齢相当の正常範囲を超えた場合をいう．ほとんどが新生児・乳児期にみられ，通常，年齢の増加とともに自然に退縮する．

青年期の突然死症例では，しばしば胸腺の過形成のほか，扁桃やリンパ節などのリンパ組織の過形成もみられ，かつては胸腺リンパ体質と呼ばれていた．現在では，この体質の実在性に否定的な見解をとるものが多い．

一方，胸腺の髄質に胚中心を有するリンパ濾胞が多数出現する場合をリンパ濾胞過形成 lymphoid follicular hyperplasia という(図40)．正常の胸腺では胚中心はきわめてまれにしかみられず，リンパ濾胞過形成は異常な免疫反応によるものと考えられている．この変化は重症筋無力症でみられることが多く，その他，SLE，進行性全身性硬化症(強皮症)，関節リウマチ，甲状腺機能亢進症，アジソン Addison 病などでも認められる．

4. 腫瘍

a. 胸腺腫 thymoma

かつては胸腺から発生するすべての腫瘍を総称して胸腺腫と呼んでいたが，現在では胸腺の上皮性細胞由来の腫瘍を胸腺腫という(図41，web)．

胸腺腫では，症例により被包性のものから局所浸潤性，さらには胸腔内播種や血行性・リンパ行性転移を示すものまでさまざまな進展度をとる．よって進展度，すなわち病期の進んだ胸腺腫は悪性のものとみなされる．

なお，胸腺腫のある患者の約30%に重症筋無力症を，3〜4%に赤芽球癆を合併する．

b. 悪性リンパ腫 malignant lymphoma

　胸腺原発の悪性リンパ腫としては，ホジキンリンパ腫の結節性硬化型，非ホジキンリンパ腫で小児に多いリンパ芽球型，および縦隔（胸腺）原発大細胞型B細胞リンパ腫などが大半を占めている．なお，最近ではMALTリンパ腫の発生も報告されている．

c. その他

　扁平上皮癌の形態をとる胸腺癌，カルチノイドや小細胞癌などの像をとる神経内分泌腫瘍，セミノーマ（精上皮腫）や胎児性癌，奇形腫などの組織像を呈する胚細胞腫瘍がまれにみられる．

各論

IX. 運動器疾患

A　骨・軟骨

まとめ

1. 骨組織はI型コラーゲン，非コラーゲン性タンパクとカルシウム基質からできている．骨は皮質骨と海綿骨からなり，骨格系本来の支持や運動機能に加え，カルシウム代謝，造血機能や間葉系幹細胞の提供にも関与する．扁平骨は膜性骨化により，長管骨や脊椎骨は軟骨内骨化により形成され，恒常的に改築されている．
2. 骨折は外力による骨の連続性の破綻で，血管破綻に伴う出血，止血・凝固，急性炎症に引き続き，肉芽組織が増生する．1週間後から仮骨形成と骨膜による膜性骨化が生じ，その後，数ヵ月の改築により強度を増していく．
3. 骨粗鬆症は，骨量と骨密度減少による骨の脆弱性と易骨折性を特徴とする．青年期の最大骨密度の低下のほか，老人性では主に運動減少による骨芽細胞の活動性低下による皮質骨の菲薄化が，閉経期後では破骨細胞の活動性亢進による海綿骨の減少が大腿骨頸部や椎骨の骨折発症に関与する．
4. 副甲状腺の腺腫・過形成による副甲状腺ホルモンの過剰産生で破骨細胞の活性化による骨吸収亢進と高カルシウム血症を特徴とする副甲状腺機能亢進症が生じる．ビタミンDの欠乏は類骨の石灰化不全をきたし，小児では小人症や骨変形を特徴とするくる病が，成人では骨疼痛が主症状の骨軟化症が生じる．慢性腎不全では，二次性副甲状腺機能亢進とビタミンD活性化障害による骨軟化症の複合骨病変が生じる．
5. 骨腫瘍は，成人では転移性と骨髄腫が，小児では原発性腫瘍と腫瘍様病変である線維性異形成が多い．小児の原発性腫瘍では，悪性の骨肉腫とユーイング肉腫，良性の骨軟骨腫と類骨骨腫が重要である．

1. 骨・軟骨の構造と機能

a. 構造と機能

骨は皮質骨とその内部に存在する海綿骨からなるカルシウムに富む硬組織である．骨格としての体型の維持，神経系・骨格筋と連携した運動，重要臓器の保護という骨格系本来の機能に加え，カルシウム代謝，造血機能や間葉系幹細胞の提供にも深く関与している．

骨格は，頭蓋骨，脊椎骨，骨盤骨，四肢骨(長管骨，手根骨，足根骨)，肩甲骨に加え，胸郭を形成する鎖骨，肋骨，胸骨からなる．長管骨は，一般に，中央の幹をなす骨幹部と両端の関節にあたる骨端部に加え，成長板(成長軟骨)に続く骨幹端部の3領域に区分され，病変局在の表現に用いられる(図1)．

b. 骨のでき方(膜性骨化と軟骨内骨化)

骨のでき方には，膜性骨化と軟骨内骨化の2種類がある．

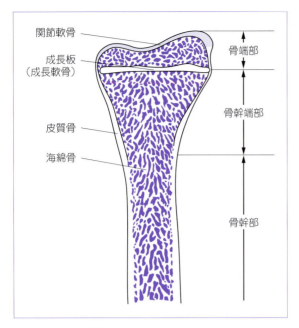

図1　長管骨の構造
長管骨は，中央の骨幹部，両端の骨端部と，成長板に続く骨幹端部の3領域に区分される．骨幹部は，骨膜で被覆された骨皮質と髄腔の海綿骨からなる．

1) 膜性骨化

膜性骨化は骨皮質表面の骨膜由来の線維性結合組織から直接骨が作られる骨化で，発生段階では頭蓋骨や鎖骨などの扁平骨が膜性骨化により形成される（図2a）．

2) 軟骨内骨化

軟骨内骨化は，初めに軟骨細胞の増殖により軟骨組織が作られ，後に軟骨組織内に血管が入り込むことで，軟骨基質の石灰化と軟骨細胞の変性が生じ，基質は類骨基質に置換されるとともに，周囲に血管周囲の未分化間葉細胞由来の骨芽細胞が増殖する（図2b）．成長板がその代表で，発生過程では四肢の長管骨，手根骨，足根骨，脊椎骨，骨盤骨，肩甲骨などが軟骨内骨化により形成される．

c. 骨の組成とリモデリング

骨組織は，I型コラーゲンが中心のコラーゲン性タンパクと石灰化に重要な機能分子である非コラーゲン性タンパク（オステオカルシンなど）からなるフレームに，カルシウム基質が沈着した構造である．形成初期の骨はコラーゲン（膠原）線維が種々の方向に走る線維性骨 woven bone と呼ばれる構造である

が，骨を形成する骨芽細胞と破壊する破骨細胞の協調的な持続的働きにより膠原線維が一定の方向で，しかも，層状に配列する層板状骨に変換され力学的強度を増す．この現象は骨の改築（リモデリング）と呼ばれ，骨がいったん形成された後も恒常的に形成と破壊の動的状況が繰り返されており，骨組織の形態と機能の保持がなされている．

ここからは，骨・軟骨に発生する疾患について説明する．骨・軟骨性疾患の頻度と重要度の概観を図3に示す．通常のテキストで説明される順序ではなく，臨床的な頻度と重要度の高い順に概説していく．骨粗鬆症と骨折が2大重要疾患である．骨折に関しては，人間のもつ回復力で自然治癒するが，そこで生じている病理学的な現象を理解するのは重要である．急激な高齢社会を迎え，骨粗鬆症は現代医療の重要疾患の一つとなっており，やや高度ではあるが，現在までに解明されている分子機構に関しても簡単に説明したい．その後，骨代謝に関わる内分泌・栄養・腎疾患，特発性骨壊死，代表的骨腫瘍に関し説明する．

2. 骨折 bone fracture

a. 骨折の定義と分類

骨折は骨の病変で最も頻繁に経験する病態である．「外力による骨の連続性の破綻」と定義され，骨膜，血管，そして多くは周囲の骨格筋の断裂を伴う．骨折に要する力は，骨自身の強さにより異なる．高齢者では骨粗鬆症のため骨が弱くなっており，転倒するだけで大腿骨頸部，手首の骨や脊椎骨に容易に骨折が生じる．腫瘍や腫瘍様病変部では，健常人なら何でもないようなごく軽度の外力で骨折をきたし，病的骨折と呼ばれる．運動選手などでみられる繰り返し加えられた外力による脛骨，腓骨，中足骨の疲労性破断は疲労骨折と呼ばれる．

b. 骨折の修復過程

骨折直後は血管の破綻と組織壊死に伴う出血，止血・凝固と急性炎症反応が中心であり，発赤，腫脹に加え強い痛みを伴う．急性炎症反応は数日で治まり，骨内・外の炎症部に肉芽組織が生じ，1週間後からその中に未熟な軟骨や骨が形成され仮骨callusという組織に変化する．これら仮骨による骨化に，骨膜による膜性骨化も加わった外仮骨により骨折は

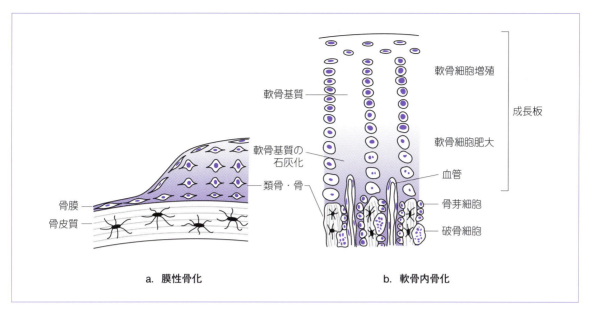

図2 骨のでき方
膜性骨化(a)と軟骨内骨化(b)を模式図で示す．

癒合する．仮骨や膜性骨化で形成された初期の骨組織の強度は弱いが，骨芽細胞と破骨細胞により改築が繰り返され数ヵ月かけて骨折前の状態にまで修復されていく．

c. 骨折修復の阻害因子

骨折に対する修復治癒過程には，粉砕骨折や骨折部への軟部組織の介在などの外傷(骨折)の程度だけでなく，感染の有無，局所の血管分布密度，固定状態などの局所的因子や，患者の年齢，栄養状態，ステロイドなどの薬物服用状態などの全身性因子が影響する．骨融合が生じないと，偽関節という異常可動部となってしまう．

3. 代謝性骨疾患 metabolic bone disease
a. 骨粗鬆症 osteoporosis
■定義と分類

人口の高齢化に伴い骨粗鬆症患者は急増している．骨粗鬆症に骨折をきたすと老人は寝たきりとなり，認知症の進行，肺炎，肺血栓性塞栓症などを合併し死亡する．そのため，骨粗鬆症は先進国での医療における重要課題の一つになっている．骨粗鬆症は，「骨量と骨密度の減少による骨の脆弱性と骨折しやすさ」と定義される．麻痺後に手足を動かさな

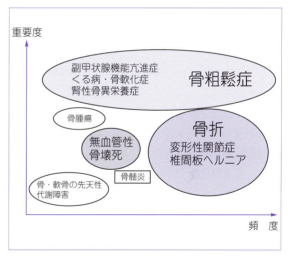

図3 運動器疾患の頻度と重要度

いため生じる無為性骨粗鬆症などの限局性のものもあるが，骨粗鬆症の大部分は全身性である．

全身性骨粗鬆症は，原因から大きく原発性と続発性(内分泌異常，腫瘍随伴性，吸収障害性，ステロイドなどの薬剤性，アルコール中毒，全身性リウマチ疾患に伴うものなど)に分けられる．実際的には，骨粗鬆症のほとんどは原発性で，これはさらに閉経期後と老人性の2型に亜分類される．

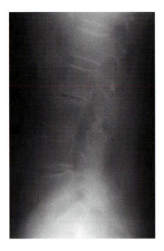

図4 骨粗鬆症患者の腰椎のX線写真 (側面)
腰椎から仙椎の椎体と椎弓内部の海綿骨の高度減少と皮質骨の菲薄化を認める．椎間板部上下面の骨皮質の一部は反応性に肥厚している．

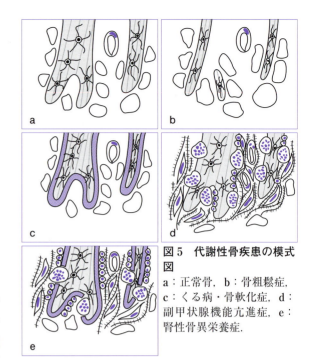

図5 代謝性骨疾患の模式図
a：正常骨，b：骨粗鬆症，c：くる病・骨軟化症，d：副甲状腺機能亢進症，e：腎性骨異栄養症．

■病変の分布と病理組織所見

骨量の減少は海綿骨の豊富な骨に高度で，なかでも脊柱や大腿骨頸部などの体重を支える骨に好発するため，骨粗鬆症では骨折をきたしやすくなる（図4）．橈骨遠位部も骨粗鬆症による骨折の好発部位である．理論的には破骨細胞による骨吸収が亢進しているはずであるが，形態的には識別できない程度の微妙な慢性変化であり，組織学的には，海綿骨骨梁の菲薄化と骨皮質のハバース管の拡大を認めるのみである．骨の組成には異常はみられない（図5b）．

■発生機序

成人では骨芽細胞による骨形成と破骨細胞による吸収が動的な平衡状態にあるが，骨粗鬆症はこの平衡が破骨細胞による骨溶解のほうに傾いた場合に生ずる．骨粗鬆症の発生には，①青年期の最大骨密度の低下，②骨芽細胞の活動性低下，③破骨細胞の活動性亢進，の3つの要因が関与する．

①に関して，骨量は乳児期から増加し，一般に20歳代の青年期にピークに達し，以後漸減する．骨量のピーク値（最大骨密度）が高齢期での骨粗鬆症の発生に大きく影響する．最大骨密度には，人種・性別，ビタミンD受容体多型などの遺伝的要因，ホルモン状態のほかに，食事におけるカルシウム摂取量（とくに思春期前の）や肉体的活動性など生活習慣が大きく関わっている．

②，③には，機械的因子とホルモン性因子が関係する．重量負荷は生理的な骨改築にとって必須の刺激であり，とくに老人の肉体的運動の減少は骨新生低下と骨吸収亢進状態をもたらし，骨粗鬆症進行の重要な因子になる．ホルモン性因子では，性ホルモン，とくに女性ホルモンであるエストロゲンの減少が閉経期後の骨粗鬆症に深く関わっており，その分子機序が最近明らかになってきた．骨吸収は，主に骨組織における破骨細胞の前駆細胞（マクロファージの一種）から破骨細胞への分化過程で調整されている．前駆細胞の細胞膜表面には，単球系細胞の主要増殖因子であるM-CSF（マクロファージコロニー刺激因子）の受容体と，炎症性サイトカインの一種である腫瘍壊死因子（TNF）に対する受容体ファミリー属のRANK受容体（RANK：細胞内シグナル伝達経路の一種であるNF-κBの活性化受容体）が発現している．これら受容体に，骨芽細胞や骨組織内間質細胞から産生・分泌されるM-CSFと細胞膜表面に発現するRANKリガンドとが結合することで，NF-κBを介した細胞内シグナルが活性化され，前駆細胞は破骨細胞に分化し，骨吸収が亢進する．一方，骨芽細胞や間質細胞からは，オステオプロテゲリンというRANKリガンドに対するおとり型受容体も同時に産生・分泌され，RANKリガンド・受容体の結合を競合的に阻害し前駆細胞の破骨細胞への分化を阻止している（図6）．閉経期後のエストロゲンの減少は単球やその他の骨髄細胞からのインターロイキン-1，-6，TNFα産生を増加させる．これらサイトカインの濃度増加は，骨芽細胞・間質

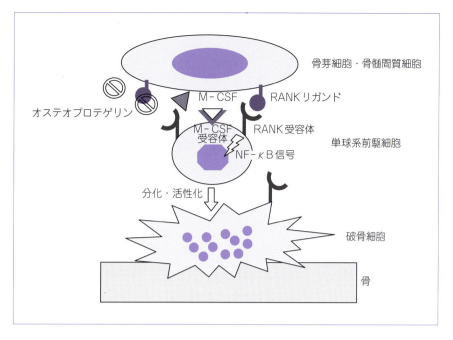

図6 骨粗鬆症の発生機序
(Kumar V他（著），豊國伸哉・高橋雅英（訳）：ロビンス基礎病理学，第8版，廣川書店，2013より改変)

細胞からのM-CSFとRANKリガンドの産生を亢進させ，前駆細胞の破骨細胞への分化誘導を導く．エストロゲンの減少はまた，骨芽細胞・間質細胞からのオステオプロテゲリン産生・分泌も低下させ，より一層のRANKリガンド・受容体系の活性化と，破骨細胞への分化に連なる．

■予防と治療

カルシウムの補充，エストロゲン療法，ビスホスホネートやカルシトニンによる破骨細胞の抑制が行われている．転倒予防による骨折防止も，高齢者骨粗鬆症における重要なテーマである．

b. 副甲状腺機能亢進症 hyperparathyroidism

■病態

副甲状腺ホルモン(PTH)はカルシウムの平衡維持に重要な役割を演ずる．骨芽細胞受容体に働きRANKリガンドの発現を誘導することで，単球・破骨細胞系を活性化し骨吸収が亢進し，骨から血漿にカルシウムを動員する．また，腎尿細管でのカルシウム再吸収を増加させるとともに，腎でのvitamin Dの活性化を亢進することで小腸でのカルシウム吸収を増加させる．副甲状腺の腺腫や過形成によるPTHの自律性分泌が生じると，破骨細胞の異常な活性化により骨の吸収が著明に進む(**図5d**)．骨格系の脆弱性，骨膜下吸収像や褐色腫・嚢胞性線維

● ビスホスホネート関連顎骨壊死

ビスホスホネート bisphosphonate は骨粗鬆症治療の第一選択薬である．近年，ビスホスホネート製剤を投与されている骨粗鬆症患者で，抜歯などの侵襲的歯科治療を受けた後に顎骨壊死が発生する報告が相次いでいる．顎骨の壊死による歯肉の潰瘍形成，腫脹，疼痛，排膿を主症状とする．詳しい機序は依然不明だが，口腔内には細菌が常在し，感染しやすい顎骨の特殊性が発症に関係しているらしい．医療者は，ビスホスホネートによる骨粗鬆症の治療開始前には，口腔衛生状態を良好に保つことの重要性を患者に十分認識してもらう必要がある．

性骨炎など特有の病態をきたしてくる．

■臨床所見

血清ではPTHの増加，高カルシウム血症，低リン血症，アルカリホスファターゼの増加がみられる．X線では骨膜下吸収像や褐色腫・嚢胞性線維性骨炎など特有の所見が観察される．

c. ビタミンD欠乏症 vitamin D deficiency（**くる病** rickets, **骨軟化症** osteomalacia）

■ビタミンDの産生，活性化と働き

活性化ビタミンDは，小腸，腎遠位尿細管，骨に働き，カルシウムとリンの血漿中イオン濃度を維

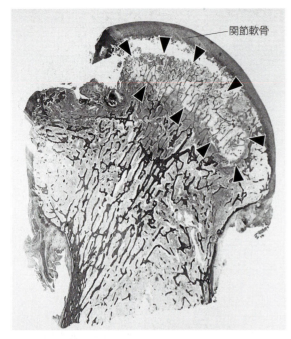

図7 特発性大腿骨頭壊死の組織所見
関節軟骨下の骨頭組織に壊死(矢頭で囲まれた部分)がみられる.（梶原博毅博士ご提供）

持する働きがある．ビタミンDの90％は紫外線エネルギーを利用して皮膚内で合成され，残りは食事中の脂肪から吸収される．それらは肝臓と腎臓で水酸化され，活性型となる．

■ビタミンD欠乏により生じる病態

紫外線不足，胆汁排泄障害や広範な小腸切除などによる吸収障害，慢性腎不全などでビタミンDが欠乏すると，低カルシウム血症のためPTH産生が刺激され，腎尿細管でのリンの再吸収が抑制され持続性低リン血症をきたす．ビタミンD欠乏は，また，骨芽細胞での石灰化に必須の機能性タンパクであるオステオカルシンの産生・分泌低下をきたす．これらが原因で，石灰化不全と石灰化されない類骨組織の増加など骨成分の組成の異常をきたしてくる（図5c）．

■症状

骨の石灰化障害により，骨変形や微小骨折のため疼痛を呈してくる．くる病では成長軟骨基質への石灰沈着障害による成長板(成長軟骨)の過剰増生がみられる．さらに，くる病では石灰化不全が小児の成長途上の骨に生じ，小人症，骨変形，数珠状肋骨をきたす．骨軟化症は成人の骨に生じ，内反股や骨盤変形，疼痛が主症状となる．

d. 慢性腎不全に伴う骨代謝障害(腎性骨異栄養症 renal osteodystrophy)

■病態

腎でのリン排泄障害に伴い高リン血症と低カルシウム血症をきたす．この低カルシウム血症による刺激のため二次性副甲状腺機能亢進状態となる．さらに，腎でのビタミンDの活性化障害による骨軟化症に類似する，骨の石灰化不全も加わった複雑な骨病変が生じる(図5e)．

4. 無腐性骨壊死(骨の循環障害)

a. 特発性大腿骨壊死 idiopathic femoral necrosis

30～40歳代の男性に生じる大腿骨頭の関節軟骨直下の骨・骨髄組織の原因不明の壊死病変である(図7)．慢性アルコール中毒やステロイドパルス治療にも合併する．活性酸素による局所の血管障害が近年注目されているが，まだ詳しい発症機序は不明である．体重負荷により二次性変形性股関節症をきたし，股関節痛による歩行障害のため人工骨頭置換術が必要となる．

b. 骨端部虚血性壊死(骨軟骨症) epiphyseal ischemic necrosis(osteochondrosis)

成長時における長管骨骨端骨核の血行障害による壊死で，原因はわかっていない．大腿骨骨頭のペルテス Perthes 病，足舟状骨のキーンベック Kienböck 病，脛骨のオスグッド・シュラッター Osgood-Schlatter 病などが知られている．

c. 離断性骨軟骨炎 osteochondritis dissecans

スポーツ選手の肘・膝関節に多い，繰り返す外傷による関節軟骨直下の骨組織の血行障害による壊死である．壊死に陥った骨組織は関節軟骨とともに関節内腔に遊離し，関節の可動性障害をきたす．離断した破片は「関節ねずみ」と呼ばれる．

5. 骨腫瘍および腫瘍様病変

成人，とくに中高齢者では原発性骨腫瘍はまれで，転移性腫瘍と血液リンパ球系腫瘍である骨髄腫の頻度が高い．一方，小児や若年成人では原発性腫瘍や腫瘍様病変の可能性が高い(表1)．

表1 骨腫瘍の発症年齢と局在

発生部位	小児	成人
脊椎骨	(ランゲルハンス細胞組織球症)	転移性腫瘍 骨髄腫 脊索腫
長管骨		
骨幹端	骨肉腫 骨軟骨腫 線維性異形成 (非骨化線維腫)	軟骨肉腫 (線維性肉腫)
骨幹部	ユーイング肉腫 類骨骨腫 線維性異形成	
骨端部	(軟骨芽細胞腫)	骨巨細胞腫
短管骨		内軟骨腫
肋骨	ユーイング肉腫 線維性異形成	軟骨肉腫 線維性異形成
頭蓋骨	線維性異形成症 (ランゲルハンス細胞組織球症)	骨髄腫 (骨腫)

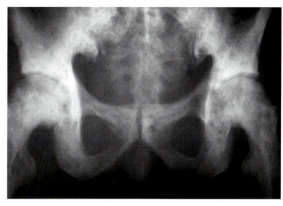

図8 前立腺癌の骨硬化性骨転移(X線所見)
骨盤骨から両側大腿骨近位部にかけ前立腺癌の骨硬化性転移による骨密度のびまん性上昇を認め，正常骨の皮質・海綿骨構造が消失している．

a. 転移性骨腫瘍 metastatic bone tumor

　成人の骨腫瘍の多くは転移性であり，原発性骨腫瘍はまれである．椎骨，骨盤，頭蓋骨に多く，四肢の長管骨がこれに続く．骨痛，神経圧迫症状や病的骨折で発症する．原発巣としては肺癌，乳癌が最も多く，胃癌・大腸癌，腎癌，前立腺癌，甲状腺癌がそれに続く．多くは骨融解性腫瘍であるが，前立腺癌の多くと乳癌の一部では骨形成(硬化)性転移が生じる(図8, web)．転移性骨腫瘍の診断には，CTスキャン，RIを使った骨シンチグラフィー，最近ではFDG-PETが有用である．

b. 多発性骨髄腫(形質細胞腫) multiple myeloma (plasmacytoma)

　成人で頻度の高い骨腫瘍のもう一つは，Bリンパ球の分化型である形質細胞の腫瘍である．高齢者に発生する腰痛・貧血・血清Mタンパク増加を特徴とする血液系疾患であるが，骨腫瘍として発症することも多く，原発性骨腫瘍の中では比較的頻度の高い腫瘍である(図9)．合併症にアミロイドーシスがある．治療には通常，化学療法が行われる．

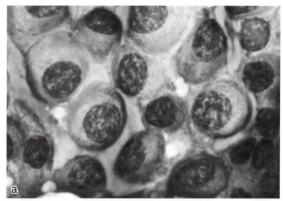
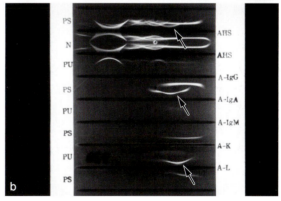

図9 骨髄腫の細胞所見と血清および尿タンパク免疫電気泳動でのMタンパク
a：骨髄塗抹標本(メイ・ギムザ染色)．形質細胞の増殖を認める．b：血清および尿のタンパク免疫電気泳動．抗全血清タンパク抗体，抗IgA抗体では患者血清に，抗λ抗体では患者血清・尿に異常Mタンパクを認める(矢印)．

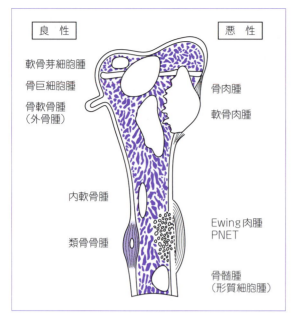

図10　代表的な原発性骨腫瘍（良性および悪性）の骨内分布
PNET：primitive neuroectodermal tuumor（原始神経外胚葉性腫瘍）．

c. 原発性骨腫瘍 primary bone tumor

骨には骨芽細胞，軟骨細胞，破骨細胞のほか，未分化［幹］細胞，骨髄細胞，血管内皮細胞，線維芽細胞，末梢神経細胞，遺残脊索など多くの異なる組織が存在し，その各々に対応した良性・悪性腫瘍が発生する．そのため，原発性骨腫瘍はきわめて多彩で，理解と実際の病理診断を困難にしている．ここでは，遭遇する頻度の比較的高い良性・悪性各4腫瘍に絞って説明する．

原発性骨腫瘍の臨床において重要な点は，臨床医，放射線医，病理医の三者が密に連携し正確な診断を下すことである．原発性骨腫瘍は，それぞれ発症年齢や発生部位に特徴がある（表1）．悪性腫瘍では疼痛を伴うことが多く，良性腫瘍では病的骨折を伴わない限り痛みを訴えることはない．腫瘍の良性・悪性の診断は，他臓器では病理組織学的になされるが，良性・悪性腫瘍の特徴である圧排性増殖・浸潤性増殖は，骨腫瘍においては病理組織所見よりも放射線画像で正確に捉えることができることを忘れてはならない．代表的な原発性骨腫瘍の臨床病理学的特徴を表2と図10に示す．

1）骨形成性腫瘍 bone-forming tumor

a）骨肉腫 osteosarcoma

■定義

骨肉腫は腫瘍細胞が直接，類骨あるいは骨を産生する悪性間葉系腫瘍（grade Ⅲ，Ⅳ）である．軟骨や線維成分も種々の割合でまじえ，X線は骨形成性でなく透亮像が主体の場合もある．しかし，組織学的に1ヵ所でも網目状・レース状の腫瘍性類骨形成が確認されれば，骨肉腫と診断される（図11b）．

■臨床的特徴

骨肉腫は10歳代後半の大腿骨遠位，脛骨近位，上腕骨近位に好発する．男児のほうが女児に比べ多い．60歳代に第2のピークがあるが，二次性（放射線照射後や線維性異形成に合併など）であることが多い．長管骨骨幹端の髄内から発症し，痛みと腫瘤形成をきたす．受診時には骨皮質を破壊する不整な浸潤性の骨硬化・溶解性混合性の腫瘍で，骨膜反応（コッドマン Codman 三角）を伴い，骨周囲組織に腫瘤形成をきたしている（図11a）．

骨肉腫は高い肺転移能を特徴とする．下肢切断による局所の治療だけでは不十分で，現在では，葉酸拮抗薬（メトトレキサート）や白金製剤（シスプラチン）による強力な術前化学療法（動脈注入による）で原発巣と微小転移巣の腫瘍細胞を完全にたたいておいて，患児のQOLを考慮した患肢温存外科治療を行うのが標準で，5年生存率約60〜70％の治療成績が得られるようになった（図12）．

■病理学的特徴

骨芽細胞型，軟骨芽細胞型，線維芽細胞型の3種を通常型といい，全体の80％を占める．そのほかに血管拡張型・小細胞型などのまれな組織亜型，分化型低悪性亜型（grade Ⅰ），傍骨型，骨膜型亜型，表面高悪性型などの多彩な亜型が存在するが，詳細は専門書に譲る．

癌抑制遺伝子である網膜芽細胞腫遺伝子 *RB* あるいは *p53* 遺伝子の生殖細胞レベルでの突然変異と骨肉腫の発生がよく知られている．非家族性（散発性）骨肉腫症例の腫瘍発生にもこれら癌抑制遺伝子の異常が深く関わっている．

b）類骨骨腫 osteoid osteoma

10歳代，とくに男子（男女比2：1）の下肢長管骨の皮質内に発生する1cm以下の良性骨形成性腫瘍で，鎮痛薬が著効する骨痛，とくに夜間痛と，X

表2 代表的な骨腫瘍の臨床病理学的特徴

	骨肉腫	軟骨肉腫	ユーイング肉腫	骨巨細胞腫	骨軟骨腫	内軟骨腫
好発年齢(歳)	10〜20	50〜70	5〜20	20〜45	10〜30	10〜40
男女比(男/女)	1.2/1	1/1	1.4/1	軽度女性優位	1.8/1	1/1
好発部位	大腿骨遠位 脛骨近位 上腕骨近位	骨盤 肋骨 大腿骨	大腿骨 脛骨 骨盤	大腿骨遠位 脛骨近位 橈骨遠位	大腿骨遠位 脛骨近位	手指骨 足趾骨 大腿骨
骨内占拠部位	骨幹端	骨幹端/骨幹	骨幹	骨端	骨幹端の骨表面	骨幹(短骨),骨幹端(長管骨)
X線所見	骨形成・溶解混合性	骨融解・石灰化	浸潤性骨融解	膨張性骨融解	骨組織の外方発育	膨張性骨融解+石灰化
骨膜反応	Codman三角	(−)	多層性(タマネギの皮様)	(−)	(−)	(−)
治療法	術前化学療法 患肢温存術	切除術	化学療法+放射線照射 外科的切除	掻爬 フェノール処理	切除	掻爬
転移	高頻度(肺,骨)	Grade 3のみ	高頻度(肺)	2%(移植)	(−)	(−)
その他		脱分化型の合併	t(11;22) EWSR1/Fli1			

図11 骨肉腫の肉眼および病理組織学的所見

a:大腿骨遠位骨幹端に発生した骨肉腫.骨皮質を破壊し周囲軟部組織に腫瘤形成をきたしている(カラー口絵参照).
b:通常型骨肉腫の組織所見.骨芽細胞型(左),軟骨芽細胞型(中央),線維芽細胞型(右).骨芽細胞型ではレース状の腫瘍性類骨形成がみられる.

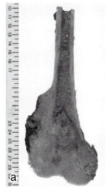
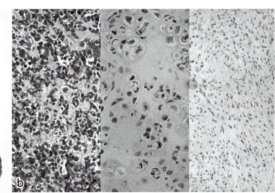

線での骨皮質の透亮像と周囲の骨硬化像を特徴とする(web). X線の透亮部分niduが腫瘍本体で,骨芽細胞に被覆された線維性骨woven boneからなる骨梁とその間の血管性結合組織の増殖からなる.

2) 軟骨形成性腫瘍 cartilage-forming tumor

a) 軟骨肉腫 chondrosarcoma

中高齢者,とくに男性の骨盤,肋骨,肩甲骨と大腿骨近位部骨幹端に発生する,異型軟骨細胞の浸潤性増殖性病変である.内部に点状石灰化,とくに分葉状軟骨辺縁の骨化によるO型リング状石灰化を伴うことが軟骨肉腫の特徴である.組織学的な分化度(G1:高分化,G2:中分化,G3:低分化)と腫瘍の侵襲性・転移能に相関がみられる(図13).

高分化な軟骨肉腫の一部が未分化腫瘍に脱分化し,高悪性腫瘍に形質転換することが知られている.淡明細胞型や間葉性軟骨肉腫など,まれな亜型も存在する.

軟骨肉腫は一般に抗癌薬に感受性が低く,外科治療が中心となる.

b) 骨軟骨腫 osteochondroma

原発性骨腫瘍中最も多い腫瘍で,外骨腫exostosisとも呼ばれる.四肢の長管骨,とくに大腿骨遠

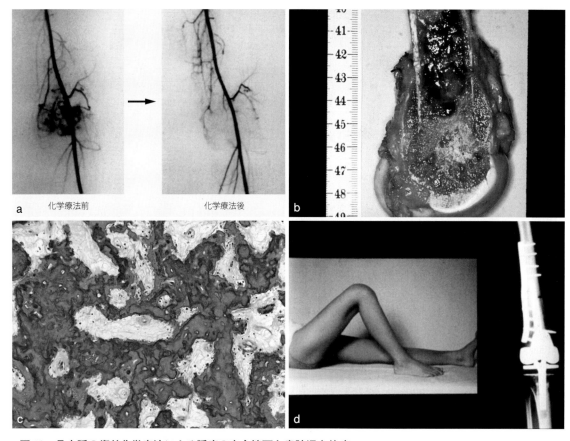

図12 骨肉腫の術前化学療法による腫瘍の完全壊死と患肢温存治療
a：術前化学療法前と化学療法後の腫瘍部血管造影所見．化学療法後では腫瘍血管の著明な減少をみる．b：化学療法後摘出腫瘍の肉眼所見（カラー口絵参照）．c：化学療法後摘出腫瘍の組織学的所見．腫瘍細胞は完全に消失している．d：人工膝関節を用いた患肢温存による再建状態．

位端や脛骨近位部の骨幹端の骨皮質から，連続性に骨外に向かってポリープ状に増殖する骨性腫瘍である．先端部には軟骨帽 cartilage cap と呼ばれる成長板（成長軟骨）に類似する軟骨組織があり，ここで成長軟骨と同様の軟骨細胞の増殖・肥大・変性，骨組織による置換が生じ，外方発育する．真の腫瘍というよりは成長軟骨の異所性増殖と考えられている．遺伝性多発性例では軟骨肉腫を合併することもあり，注意が必要である．

c) 内軟骨腫 enchondroma

原発性腫瘍中2番目に多い腫瘍である．10～40歳の若年成人の四肢の指・趾の小骨内での，異型を伴わない硝子軟骨の分葉状増殖を特徴とする．骨腫大による変形や病的骨折で発症する．X線では境界明瞭な骨透亮像で，内部の石灰化が特徴である．片側多発例（内軟骨腫症 enchondromatosis；オリエ Ollier 病）や血管腫との合併（マフッチ Maffucci 症候群）も知られており，軟骨肉腫への悪性化が起こりやすい．

3) 骨巨細胞腫 giant cell tumor of bone

数十個もの核をもつ多数の破骨細胞様巨細胞を特徴とする，成人，とくに女性の大腿骨遠位，脛骨近位の骨端に発生する良性活動性腫瘍［WHO 分類（2013年改訂）では，"locally aggressive, rarely metastasizing（局所侵襲性，転移はまれ）"群に分類された］である．X線では偏心性の境界明瞭な骨透亮像を呈する．近年，特徴的な破骨細胞様の巨細胞は反応性で，その間に観察される間質細胞と呼ばれる単核細胞が真の腫瘍細胞と考えられている（図14）．内部に出血や二次性嚢胞形成もしばしば観察される．静脈侵襲像が頻繁にみられ，2～5％の症例で肺転移をきたすが，肺腫瘍を切除すれば生命予後に支

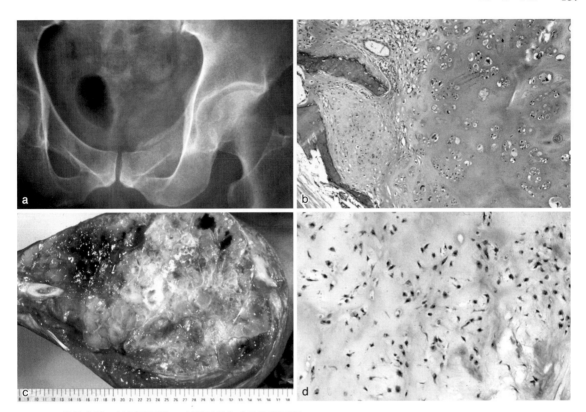

図13　軟骨肉腫の放射線画像・肉眼所見と病理組織所見
a, b：骨盤骨原発の高分化軟骨肉腫(G1)．c：肉眼所見(カラー口絵参照)．d：大腿骨近位原発の中分化軟骨肉腫(G2)．

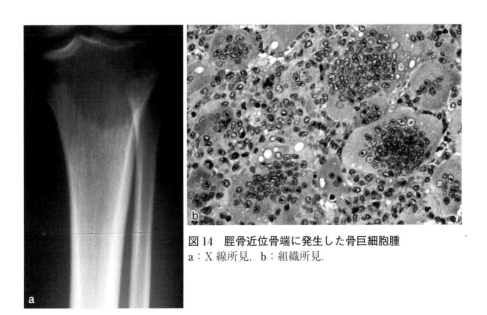

図14　脛骨近位骨端に発生した骨巨細胞腫
a：X線所見．b：組織所見．

障はなく，真の転移ではなく移植 transplantation とみなされている．治療は腫瘍搔爬とフェノールなどによる化学的処置後に骨移植が行われる．

4）ユーイング肉腫 Ewing sarcoma
■病理学的特徴と腫瘍発生機序

核/細胞質（N/C）比のきわめて高い小型円形細胞のびまん性増殖を特徴とする未分化骨腫瘍（grade Ⅳ）で，時にロゼット形成をまじえる．従来，未分化細胞由来と考えられていたが，組織学的連続性や共通の染色体異常がみられるなど，現在では，原始神経外胚葉性細胞の腫瘍である原始神経外胚葉性腫瘍 primitive neuroectodermal tumor（PNET）と同一グループの腫瘍と考えられている．

染色体22番長腕と11番長腕の相互転座により，22番上の EWS 遺伝子と11番上の FLI1 遺伝子のキメラ遺伝子が形成され，この産物が転写因子となり腫瘍発生に関わる．染色体解析による相互転座の証明に加え，RT-PCR によるキメラ遺伝子産物の検出，抗 MIC2（CD99）抗体による特異的細胞膜抗原の証明が，神経芽細胞腫，胎児型横紋筋肉腫，悪性リンパ腫など他の小円形細胞腫瘍の転移との病理組織学的鑑別に有用である．

■臨床的特徴

10〜20歳代の四肢長管骨の骨幹部に好発する．破壊性よりも浸潤性進展が主で，腫瘍細胞は骨皮質のハバース管を貫通し，onion peel sign と呼ばれる多層性骨膜反応をきたす．細胞質内にグリコーゲンを有する．腫脹，疼痛，熱感や白血球増多をきたし，化膿性骨髄炎が重要な鑑別となる．化学療法が有効である．

5）脊索腫 chordoma

仙骨や頭蓋底（斜台）など骨格中心軸に生じる胎生期の脊索遺残による腫瘍で，組織学的には担空胞細胞と間質の粘液腫状物質の沈着を特徴とする．仙骨部では直腸原発の粘液癌との鑑別を要する．

d．骨腫瘍様病変
1）線維性異形成 fibrous dysplasia
■病理学的特徴

若年者の肋骨，長管骨骨幹部，顎骨に発生する線維性骨 woven bone 形成を伴う線維性増殖病変である．骨組織周囲に骨芽細胞による取り巻きを認めないのが特徴である．線維性骨から層板状骨への成熟障害が主因で，転写因子関連の癌遺伝子 fos の異常発現が多発例で観察されている．

■臨床的特徴

境界明瞭なすりガラス状病変で，骨皮質は菲薄・膨隆する．骨皮質の萎縮のため骨膨隆や四肢では体重負荷により変形をきたす．皮膚のカフェオレ斑や性早熟などの内分泌異常を伴う一側性多発例（マッキューン・オルブライト McCune-Albright 症候群）も知られている．まれだが骨肉腫を合併する．

6．その他の骨・軟骨性疾患
a．感染症：骨髄炎 osteomyelitis

細菌感染による骨の化膿性炎症病変で，血行性（菌血症）と開放骨折創からの感染の2つのルートがある．

前者ではブドウ球菌 Staphylococcus aureus による小児の長管骨の骨幹端部，時に脊椎骨の急性化膿性骨髄炎が重要である．

周囲に骨肥厚を伴う限局性の亜急性化膿性骨髄炎をブロディ Brodie 膿瘍という．

骨髄炎は，慢性化すると病変部骨は壊死に陥り（腐骨），その外側の骨組織は反応性骨化する（骨枢）．結核性骨髄炎は以前は結核の重要な合併症であったが，現在はわが国では比較的まれになった．

b．パジェット病 Paget disease

欧米人では頻度が高い（0.1〜3.0％）が，わが国ではほとんどみることはない．中高年の，単発性では脛骨に，多発性では骨盤骨，仙骨に最初病変がみられ，次第に頭蓋骨，大腿骨に広がっていく．X線では骨の膨大と融解・硬化像がみられる．病理学的にはモザイク状骨硬化病変が特徴であるが，初期にみられる破骨細胞機能亢進による骨融解が疾患の本態である．破骨細胞のパラミクソウイルスによるスローウイルス slow virus 感染症であることが最近の研究から明らかにされた．無症状のことが多いが，骨変形や疼痛をきたすことがある．まれに骨肉腫が合併する．

c．先天性骨・軟骨疾患
1）骨形成不全症 osteogenesis imperfecta

Ⅰ型コラーゲン遺伝子異常による膠原線維の形成

不全のため，骨の脆弱性をきたす．重症度の異なる4つの亜型が存在する．多くは子宮内死亡をきたすが，生存児では骨皮質の菲薄化，多発性の自然骨折，眼の菲薄強膜のためにぶどう膜の色素が透けてみえる青色強膜，歯牙の形成異常を特徴とする（図15）．

2）軟骨無形成症 achondroplasia

線維芽細胞増殖因子受容体 FGFR3 遺伝子の突然変異による成長軟骨での軟骨内骨化障害性疾患である．四肢は短くかつ彎曲し，頭蓋骨と下顎骨は大きく，顔面骨，頭蓋底，脊椎骨は低形成のバランスの悪い小人症をきたす．常染色体優性遺伝するが，家族歴のない孤発例も多い．

3）大理石骨病 osteopetrosis（marble bone disease）

遺伝的な破骨細胞の機能不全による骨吸収不全のため，骨が異常肥厚する疾患である．病変は大理石様で，脆く，骨折しやすい．脊椎骨では椎骨上・下縁の肥厚が強いため，X線でラグビーのジャージ様サインが観察される．骨肥厚のため骨髄での造血障害や，脳神経や脊髄根の狭窄・圧迫症状をきたす．動物ではM-CSF遺伝子異常やオステオプロテゲリン遺伝子の過剰発現により同様の病態が出現す

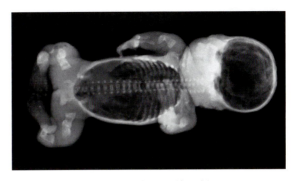

図15　骨形成不全症の死産例（X線写真）
四肢骨，肋骨に多発性骨折のための修復像と変形を認める．

るが，ヒトでの直接の原因遺伝子は未だ同定されていない．

4）ムコ多糖症 mucopolysaccharidosis

ムコ多糖類の先天性代謝異常で，組織中に蓄積され，臓器障害をきたす．軟骨の代謝異常による成長板での軟骨内骨化異常のため，低身長，骨格異常と特有な顔貌がみられる．モルキオ Morquio 症候群やハーラー Hurler 症候群などがある．

B　関節とその付属器

まとめ

1. 関節は異なる骨が連結する部であり，腔を隔てて靱帯や滑膜を含む関節包により連結する滑膜性結合がその代表的な様式である．
2. 変形性関節症は関節の代表的な変性疾患であり，加齢や体重増加などの影響により徐々に関節軟骨組織が変性・菲薄化し，次第に関節の運動制限や痛み，変形を生じる．
3. 関節リウマチは自己免疫機序による関節の炎症性疾患であり，主に若年から中年女性の手指や手首，肘，膝などの複数の関節が進行性に侵され，痛みや腫脹，変形を生じる．近年，抗リウマチ薬や生物学的製剤の使用により病勢のコントロールが可能になってきている．
4. 腱鞘巨細胞腫は多核巨細胞を混じて滑膜細胞様ないし組織球様の単核細胞の増殖からなる良性腫瘍であり，主に四肢末梢の関節やその近傍に小型の結節を生じる亜型（結節型）と，膝や股関節などの滑膜に腫瘍細胞がびまん性に増殖するタイプ（びまん型）がある．

1．構造と機能

関節 joint とは複数の異なる骨が連結する部を指しており，生体の骨格・体型を維持するとともに反復する多様な身体の動きを可能にするためにも重要な構造である．場所によってその様式は異なっており，股関節や膝関節などでは骨と骨が間隙（関節腔）

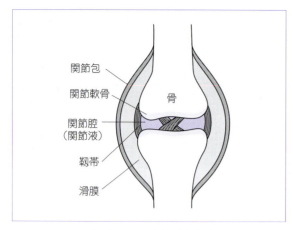

図16　関節(滑膜性結合)の構造

を隔てて周囲を覆う滑膜とそれを取り囲む結合織とからなる関節包および靱帯により連結している(滑膜性結合).骨の関節面は滑沢な硝子軟骨(関節軟骨)に覆われ,腔内に関節液(滑液)と呼ばれる液体を入れており(図16),可動性に富んでいる.脊椎における椎体同士の連結では椎体間に腔はなく,代わりに線維軟骨からなる椎間板が存在し(線維軟骨性結合),過重に対するクッションの役割を果たしている.また,胸骨と肋骨の連結ではその間に硝子軟骨が介在し(軟骨性結合),関節腔や靱帯はなく可動性に乏しい.頭蓋骨にみられる縫合では線維性結合組織のみによって骨同士が隙間なく連結しており(線維性結合),可動性は認められない.

2. 変性・代謝性疾患
a. 変形性関節症 osteoarthritis
■概念/病因と病態発生

加齢や体重増加などに伴って繰り返される物理的作用により関節軟骨が変性・摩耗し,それに伴って周囲の滑膜に炎症や線維化などを生じ,次第に関節の可動性の低下や痛み,腫脹,変形をきたす疾患である.骨折や半月板損傷などの外傷や,関節リウマチ,大腿骨頭壊死症,先天異常,感染症,痛風などの他の原因や疾患に続発して同様の病変を生じる場合もある(二次性変形性関節症).また,原因不明ながら急速に隣接骨の破壊性変化が進行するものは,急速破壊型関節症と呼ばれている.

■臨床事項

通常50歳代以降に認められ,とくに高齢女性に多い.膝関節や股関節,脊椎に生じやすく,それぞれ変形性膝関節症,変形性股関節症,変形性脊椎症と呼ばれているが,ときに他の関節にも発生する.関節の痛みや腫脹,可動性の低下がみられ,次第に関節の変形をきたすようになる.治療としては,痛みや腫れに対する消炎鎮痛薬の投与に加え,関節の負担を軽減し病変の進行を防止する目的で運動療法や装具・サポーターの装着も行われるが,関節の変形を伴うような重度の場合には人工関節置換術などの手術が考慮されることもある.

■検査所見

単純X線では,関節裂隙の狭小化や骨棘の形成,軟骨下骨の硬化像などの所見が認められる(web).なお,血液や関節液の検査では特有な所見は認められず,それらの検査はむしろ関節リウマチや感染症などの他の疾患を除外する目的で行われることが多い.

■病理所見

初期には関節軟骨に細線維状変化や裂隙形成が生じ,次第に軟骨が摩耗・剥離することにより菲薄化し,やがて消失(象牙化)する(図17).部分的な軟骨欠損部では線維軟骨組織がその空隙を補填するようになる.それらの障害部を補強するように軟骨下骨が次第に肥厚するが,脆弱部においては軟骨下骨が破綻し,しばしば直下の骨梁間に嚢胞の形成や微小な骨折とその修復像を伴う.また,荷重を分散するように辺縁部がヘルニア状となって側方に突出し,骨棘が形成されるようになる.周囲の滑膜には剥離して破砕された軟骨片が取り込まれ,種々の程度に炎症や線維化を生じる.大型の軟骨片や骨折により剥脱した骨棘部は関節腔に遊離して関節内遊離体(関節ねずみ)となる.

b. 椎間板ヘルニア disk hernia(herniation)
■概念/病因と病態発生

椎間板組織(髄核,線維輪,終板)が正常の位置から脱出した状態を指し,しばしば隣接する脊髄や神経根を圧迫して痛みや感覚障害などの症状を呈する.加齢による変性に加え,日常の姿勢や動作の影響,遺伝的素因も関わっているとされる.

■臨床事項

中高年齢に多くみられるが,ときに20歳代の若年成人にも生じる.女性よりも男性に多い.好発部

●ロコモティブ症候群

加齢や生活習慣などが原因となって生じた運動器の障害により要介護の状態あるいはそのリスクの高い状態に至ることを意味しており、別名運動器症候群とも呼ばれ、近年提唱された概念である。筋肉や骨、関節、椎間板などの運動器を構成する単一あるいは複数の要素の障害のために、歩行や日常生活に何らかの問題や障害をきたした状態であり、そのため転倒や骨折などを契機に要介護あるいは寝たきりの状態に移行しやすい。これには従来の骨粗鬆症や変形性関節症のほか、脊柱管狭窄症、椎間板ヘルニア、関節リウマチなどが含まれる。健康長寿のために動ける能力を長期にわたって維持することが重要であり、腰や膝などの痛み、筋力の低下などの自覚症状が現れる前の早い段階から、筋力やバランスを維持するためのトレーニングや生活改善などの対策が必要とされている。

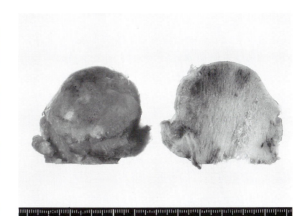

図17 変形性関節症における大腿骨骨頭(カラー口絵参照)
関節軟骨はほとんどが菲薄化・消失し、変形をきたしている。

位は下部腰椎レベル(L4/5, L5/S1)、次いで下部頸椎レベル(C5/6, C6/7)であり、その他の部はまれである。前者の場合、腰痛や下肢への放散痛、下肢の感覚障害や麻痺、膀胱直腸障害などの症状を生じやすく、後者ではしばしば上肢や肩の痛みやしびれ、両足のしびれなどが認められる。治療には牽引や電気治療、マッサージなどの保存的治療のほか、鎮痛薬や神経ブロックなどの薬物療法、脱出椎間板組織の摘出などの外科的治療がある。

■検査所見

単純X線に加え脊髄造影、MRI、CTなどの放射線学的検査により脱出の部位とその程度が評価される(図18)。

■病理所見

ヘルニアを生じた椎間板組織には種々の程度に細線維状変化や裂隙形成、粘液腫状変性、囊胞状変化、顆粒状崩壊などの変性に加え、軟骨細胞の再生像(合胞体化)もしばしばみられ、時に血管新生像や炎症細胞浸潤を伴う。

c. 痛風 gout

■概念/病因と病態発生

高尿酸血症に伴って尿酸ナトリウム結晶が関節やその近傍に析出することにより発症する代謝性疾患。尿酸のもととなるプリン体を多く含む食事の長

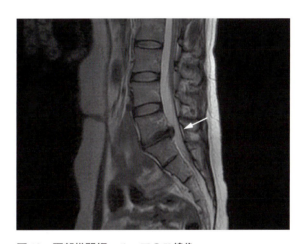

図18 腰部椎間板ヘルニアのX線像
脊柱管側に脱出した椎間板が馬尾を圧排している(矢印)。

期過剰摂取や腎機能の低下、遺伝的素因、外傷時や腫瘍壊死などでの急速な組織崩壊、脱水による血中尿酸値の上昇などが発症に関与するとされる。

■臨床事項

中年以降に多く、ほとんどの患者は男性である。足趾(とくに母趾)の関節が侵されることが多いが、時に足関節や膝関節にも生じる。しばしば飲酒を契機に、発赤や熱感を伴って関節に鋭く強い痛みが発作的に起こる。また、耳介などの皮下に小結節(痛風結節)を伴うこともある。治療は消炎鎮痛薬やコルヒチン製剤、尿酸降下薬の投与に加え、患部の安静冷却などが行われる。

■検査所見
　血液検査にて血清尿酸値の上昇がみられ，ときに腎機能障害を示すBUNやクレアチニン値の上昇も認められる．単純X線では患部における軟部組織の腫脹や石灰沈着に加え，隣接骨のびらんや打ち抜き様の溶骨像もみられることがある．
■病理所見
　痛風結節は肉眼上白色調の小石様物質であり(web)，顕微鏡的には島状に分布するやや好酸性の結晶物の沈着からなっており，辺縁部ではしばしば異物反応を伴う．結晶物は偏光顕微鏡下で複屈折性を示す針状構造物である．

d. ピロリン酸カルシウム結晶沈着症 calcium pyrophosphate dihydrate crystal deposition disease
　ピロリン酸カルシウムが関節や関節近傍の軟部組織に沈着して惹起される疾患で，偽痛風，軟骨石灰化症などとも称される．高齢者に多く，膝関節や手関節，骨盤，脊椎などが侵され，痛風に似た激しい痛みと発熱が生じる．軟骨や靱帯・滑膜組織に好塩基性で細顆粒状結晶物の島状の沈着がみられ，偏光顕微鏡下では長斜方形状に屈折を示す小型結晶物が認められる．沈着部の線維性基質にはしばしば軟骨化生を伴うが，痛風と異なり異物反応は通常みられない．

e. 脊柱靱帯骨化症 ossification of spinal ligament
　加齢や繰り返す機械的刺激などにより脊柱に存在する靱帯に骨化を生じることがある．主に40歳代以降にみられ，頸椎の後縦靱帯や胸腰椎の黄色靱帯が好発部位である(web)．骨棘様に生じた骨化巣が次第に靱帯に沿って長軸方向に成長し，近傍の脊髄や神経根の圧迫障害をきたす(脊柱管狭窄症)．

3. 炎症性疾患
a. 関節リウマチ rheumatoid arthritis
■概念/病因と病態発生
　自己免疫の機序によってさまざまな関節に炎症を生じ，関節の痛みや変形などの症状をきたす疾患である．遺伝的素因に加え，感染やストレスなどの複数の要因が重なって発症すると推定されているが，発症に関してはまだ不明な点が多い．

■臨床事項
　若年から中年の女性に多く(男：女＝1：4)，40歳代にピークがみられる．初期には手指に朝のこわばりや違和感が生じ，次第に関節の痛みや腫れをきたすようになり，それらの症状の軽快や増悪を繰り返しながら慢性的に経過する．進行すると関節の変形や脱臼，拘縮あるいは強直に至る．症状は通常四肢遠位部の小関節に始まり，膝や肘，頸椎などへと広がる．関節外病変として，心膜炎や間質性肺炎，強膜炎，多発神経炎，血管炎，リンパ節腫大，リウマチ結節と呼ばれる皮下腫瘤の形成などが知られている．治療として以前は抗炎症鎮痛薬やステロイド剤の投与が中心であったが，近年は免疫抑制薬などの抗リウマチ薬やTNFα・IL-1阻害薬などの生物学的製薬の投与が一般的となり，病勢のコントロールが可能となってきている．
■検査所見
　血液検査ではしばしば炎症反応(C-reactive protein；CRP)陽性，赤沈値上昇，白血球増多)が認められ，リウマトイド因子や抗CCP抗体(抗環状シトルリン化ペプチド抗体)も陽性となる例が多い．単純X線では，関節周囲の骨の粗鬆化やびらん，関節裂隙の狭小化，脱臼・亜脱臼などがみられ，骨・軟骨の破壊像が目立つ例もある(web)．
■病理所見
　滑膜が密なリンパ球および形質細胞浸潤を伴って絨毛状に増殖する(図19)．リンパ濾胞の形成や血管周囲性のリンパ球浸潤，小血管の増生もしばしばみられる．表層部には線維素性滲出物が沈着し，少数の好中球が混じることも少なくない．骨の関節面は周囲の滑膜より進展してきたパンヌスと呼ばれる炎症性肉芽組織によって次第に覆われ，関節軟骨は吸収されて菲薄化・消失する．また軟骨下骨や骨梁も菲薄化し，骨粗鬆を呈するようになる．病変が進行すると関節内は炎症性肉芽組織や線維性結合織によって置換され，強直の状態となる．
　なお，関節近傍の皮下に形成されることの多いリウマチ結節は，類線維素壊死を中心にそれを取り囲む組織球の柵状配列(柵状肉芽腫)とその周囲の線維化よりなる病変である．

b. 化膿性関節炎 septic arthritis

■概念/病因と病態発生

　細菌感染に基づく関節の化膿性炎症である．原因菌としては黄色ブドウ球菌が多い．血行性感染に加え骨髄炎や隣接軟部組織感染からの波及，穿通性外傷などが機序として考えられる．

■臨床事項

　性差はなく，どの年代にも生じる．膝関節や股関節に頻度が高く，その多くは血行性感染によるものである．関節の痛みや腫れ，熱感に加え，発熱や悪寒，倦怠感などの全身症状も伴うことがある．幼小児では痛みのために関節を動かそうとしないのも所見の一つである．治療としては，局所の安静と原因菌を標的とした抗菌薬の投与，関節内からの排膿や内部の洗浄が行われる．

■検査所見

　血液検査で白血球の増多やCRP陽性などの炎症反応がみられる．関節内の穿刺吸引にて採取された内容液の塗抹や培養検査によって細菌の検出と同定を行う．単純X線では，関節付近の骨吸収やびらん，関節裂隙の狭小化などがみられるが，変化は非特異的である．

■病理所見

　関節腔内には種々の程度に膿性ないし線維素膿性の滲出物を入れ，滑膜は好中球を主とする炎症細胞浸潤と血管新生または炎症性肉芽組織によってしばしば肥厚し，破砕された骨軟骨片が混入していることもある．時間の経過とともに炎症性滲出物は次第に肉芽組織により置換されるようになり（器質化），遷延化すると線維化によって強直をきたす場合もある．

c. 結核性関節炎 tuberculous arthritis

■概念/病因と病態発生

　結核菌感染による関節炎であり，多くは肺での初感染後に血行性に散布された菌が関節滑膜に到達して病巣を形成するが，先に骨髄に生着した菌が隣接する関節内へ侵入することでも生じる．免疫不全あるいは免疫抑制患者の増加や薬剤耐性菌の出現に伴って近年増加傾向にある．なお，脊椎に菌が感染し，椎体や椎間板の壊死によって脊椎の圧壊変形をきたしたものは脊椎カリエスとも呼ばれ，しばしば傍脊椎領域に炎症反応の乏しい膿瘍（冷膿瘍）の形成

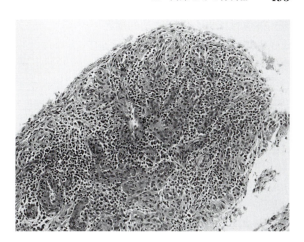

図19　関節リウマチにおける滑膜の病理組織像
絨毛状となった滑膜組織に密な慢性炎症細胞浸潤と血管新生像がみられる．

を伴う(web)．

■臨床事項

　あらゆる年齢層でみられるが，壮年から高齢者の膝関節や股関節，肘関節，足関節が好発部である．ほとんどは単関節性に生じ，初期には症状に乏しいことが多いが，徐々に痛みが生じるとともに増悪し，筋の萎縮や関節の可動域の制限を伴うようになり，潜在性かつ慢性に進行する．治療の基本は抗結核薬の投与であるが，痛みや腫脹の軽減のために滑膜切除術が施行されることもある．

■検査所見

　病巣部の滲出物や関節液などから結核菌が直接塗抹法や培養法により同定される．あるいは，抗酸菌染色を施した組織切片にて菌を検出する．血液を用いたインターフェロンγの測定や結核菌DNAをPCR法にて検出する方法も有用である．単純X線では関節周囲の骨粗鬆やびらん，関節裂隙の狭小化がみられる．

■病理所見

　組織学的特徴は他の部における結核症と同様であり，滑膜に慢性炎症細胞浸潤とともに類上皮細胞性肉芽腫の形成がみられ，多核のラングハンスLanghans型巨細胞や中心部の乾酪壊死をしばしば伴う．抗酸菌染色（チール・ネールゼンZiehl-Neelsen染色）にて陽性の桿菌が認められる．

4. 外傷性疾患および物理的障害

a. 手根管症候群 carpal tunnel syndrome

■概念/病因と病態発生

　正中神経および前腕屈筋群の腱を入れ，手根骨と屈筋支帯によって構成されるトンネル状部（手根管）において，何らかの原因により正中神経が圧迫されて生じた絞扼性神経障害．職業やスポーツなどでの手の酷使や外傷のほかに，腫瘍あるいはガングリオンなどの腫瘤，腎透析患者でのアミロイドの沈着などによっても生じる．

■臨床事項

　30〜60歳代に多く，女性に優位にみられる．とくに妊娠期や閉経期に生じやすい．中指や示指のしびれや痛みが生じ，時に母指球筋の萎縮を伴って指の運動も障害される．約半数の例では両側性に生じる．治療として，消炎鎮痛薬やビタミン剤の投与，局所の安静や固定，手根管開放術などがある．

■検査所見

　打診や徒手誘発テストなどの理学的検査で痛みやしびれの誘発や増悪が認められる．また，正中神経の伝導速度検査も有用である．単純X線では異常はみられないが，MRIでは手根管レベルでの正中神経の腫大や信号強度の異常が認められる．

■病理所見

　手根管部の腱鞘滑膜組織や神経外膜組織に慢性炎症細胞浸潤や浮腫，線維化，粘液腫状変化，血管新生などの非特異的な反応性変化が種々の程度にみられるが，時にアミロイドの沈着やガングリオン，腱鞘線維腫や脂肪腫などの腫瘍性変化が認められることもある．

b. 離断性骨軟骨炎 osteochondritis dissecans

■概念/病因と病態発生

　スポーツや繰り返す外傷，虚血などによって関節軟骨や軟骨下骨の壊死・分離を生じるもので，完全に分離すると関節内遊離体（いわゆる関節ねずみ）となる．

■臨床事項

　思春期から青年期に好発し，男性に多い．肘関節（上腕骨小頭）や膝関節（大腿骨内踝），足関節（距骨）に頻度が高い．疼痛ないし運動時痛が主な症状であるが，関節遊離体を形成すると二次的な関節炎を生じたり，関節の運動障害をきたすこともある．治療は，小規模な離断であれば局所の安静や固定で保存的に行われるが，そうでなければ整復固定術や離断部（遊離体）の摘出術が行われ，欠損が大きい場合は自家骨移植も施行される．

■検査所見

　単純X線やCTでは軟骨下骨の類円形の透亮像や硬化像がみられる．また，MRIでは軟骨下骨の異常信号域が認められる．

■病理所見

　病変部の分離した骨軟骨組織が病理検体として供されるが，母床骨との血行が保たれていない場合には，壊死した軟骨下骨および骨梁間組織が観察される．軟骨成分には変性がみられても，壊死性変化は通常認められない．

c. 半月板損傷 meniscus injury

■概念/病因と病態発生

　スポーツや事故などで膝関節に無理な屈曲が強いられたり，過剰な回旋力が働いた場合に生じる半月板軟骨組織の断裂である．

■臨床事項

　10〜20歳代に多く，男女差はみられない．膝関節の疼痛や異常音，歩行障害などが主な症状である．治療として，かつては損傷半月板組織切除術がよく行われていたが，今日では安静・固定などの保存的治療に加え，関節鏡下での縫合術や再建術が行われることが多い．

■検査所見

　徒手検査に加えMRI，関節鏡検査にて断裂の有無を判定する．

■病理所見

　断裂部の半月板組織では，表面の細線維状変化や裂隙形成，線維素の析出・沈着，粘液腫状変化などの変性がみられ，血管新生や軟骨化生，軟骨細胞の合胞体化を伴うこともある．

d. アキレス腱断裂 Achilles tendon rupture

　スポーツなどにおいてアキレス腱部に加わった急激で過剰な進展性の外力により断裂をきたすもので，局所の断裂音とともに激痛を生じ，足尖起立が不能となり，下腿三頭筋を把握しても，足関節の底屈が起こらない．治療としては断裂腱の縫合術が行われるが，部分断裂では安静・固定により保存的に

行われることもある．病変部組織では，断裂とともに周囲の出血や浮腫，炎症細胞浸潤がみられ，時間経過とともに器質化とその線維化を生じる．

e. 関節脱臼 dislocation

関節を構成する骨の関節面が正常の位置関係を失った状態であり，関節に外力が加わり，生理的範囲を超える運動を強制されて生じるもの（外傷性）と，靱帯や関節包に病的状態があるために生じるものがある．局所の疼痛と腫脹，関節運動障害，変形が生じる．治療は主に徒手整復と安静固定であるが，完全に治癒しなかった場合は反復性，習慣性となることもある．

f. 他の外傷・物理的障害

十字靱帯損傷は膝関節靱帯損傷の中で最も高頻度にみられ，ジャンプやスキーなどで生じるスポーツ外傷としても知られている．半月板損傷とも合わせ，膝関節の痛みを主徴とした膝内障という臨床病名で呼ばれることもある．肩関節においては，上腕骨に付く4つの筋腱からなる腱板やその周囲の結合織において変性・炎症を生じる腱板損傷や肩関節周囲炎（別名四十肩，五十肩）が代表的疾患である．

5. 腫瘍および腫瘍様病変

a. 腱鞘巨細胞腫 giant cell tumor of tendon sheath

■概念/病因と病態発生

腱や関節を主座として，破骨細胞様多核巨細胞とともに組織球様単核細胞の増生からなる良性腫瘍であり，小型で限局した結節状の病変を形成するもの（限局型）と，周囲組織に対してびまん性・浸潤性に発育するもの（びまん型）とがあり，後者は色素性絨毛結節性滑膜炎とも呼ばれる．いずれも染色体の相互転座に基づく CSF1 遺伝子の再構成が認められ，それによる CSF1 の過剰発現が腫瘍発生に関与していると考えられている．

■臨床事項

いずれの年代にも生じるが，限局型は30～50歳代，びまん型は40歳以下に多い．やや女性に多くみられる．結節型は手指の小関節周囲に好発し，痛みのない腫脹あるいは結節として気づかれ，緩徐に増大する．先行する外傷を伴う例もある．びまん型は膝や股関節に多く，関節の痛みや腫脹，運動制限

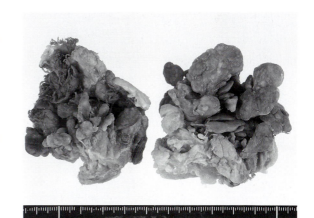

図20 腱鞘巨細胞腫（びまん型）の肉眼像（カラー口絵参照）
茶褐色調で絨毛結節状を示す病変．

をきたし，関節内出血をしばしば伴う．いずれのタイプも外科的摘出術が施行されるが，時に局所再発が認められ，びまん型ではその傾向が強い．

■検査所見

単純X線にて限局型では隣接する骨の圧排性骨吸収や骨硬化像がみられる場合があるが，びまん型では所見は乏しい．MRIでは造影効果のある腫瘤がみられ，ヘモジデリン沈着を反映して，T1・T2強調像ともに低信号を示す．

■病理所見

結節型は周囲との境界の明瞭な1～2cm大の小型の病変のことが多いが，びまん型ではしばしば5cmを超え，茶褐色調の絨毛状あるいは結節状病変を滑膜に形成し（図20），周囲との境界は不明瞭である．いずれのタイプも組織学的に滑膜細胞あるいは組織球に類似した単核細胞の増生からなり，種々の程度に破骨細胞様多核巨細胞，ヘモジデリン貪食細胞，泡沫細胞，リンパ球が混在する．結節型では硬化した線維性間質が豊富にみられるが，びまん型では線維性間質は目立たず，シート状に増生した腫瘍細胞集団に離開により生じた裂隙形成をしばしば伴う．核分裂像は比較的容易にみつかるが，細胞の異型性は目立たない．免疫染色ではCD68が陽性となるほか，デスミン desmin 陽性の単核細胞を混在していることもある．

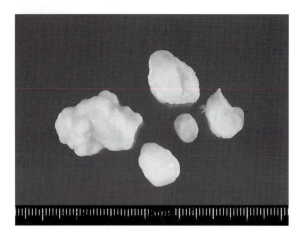

図21 滑膜軟骨腫症における関節内遊離体

b. ガングリオン ganglion

■概念/病因と病態発生

　内部にゼリー状の粘稠な液体を入れた良性囊胞性病変であり，腱や関節包に関連して生じるが，関節内腔との直接的な連続性はない．結合織の粘液腫状変性により生じた病変と考えられるが，その発症機序は不明である．

■臨床事項

　若年女性に多く，手関節背側や手の甲に生じる．多くは痛みなどの症状に乏しく，ピンポン球程度以下の大きさの軟らかい腫瘤として触れる．治療として内容物の吸引や病変の摘出術が施行されるが，再発することがまれでない．

■検査所見

　超音波やMRIにおいて液体を入れた囊胞状病変として描出される．

■病理所見

　組織学的に囊胞壁は細胞成分に乏しい圧縮された膠原線維からなるが，内側を被覆する細胞成分はほとんどみられない．壁内やその周囲にも巣状に粘液腫状変性を伴う．

c. 滑膜軟骨腫症 synovial chondromatosis

■概念/病因と病態発生

　滑膜に硝子軟骨性の結節が増生する良性病変で，軟骨組織が骨化することもあり，その場合，滑膜骨軟骨腫症とも呼ばれる．滑膜組織の軟骨化生による病変と解釈されており，外傷や変形性関節症などのさまざまな関節病変がその起因となるが，先行する疾患がなく特発性に生じるものもある．なお，変形性関節症などでは分離した骨軟骨片が核となって二次的に骨軟骨結節を生じる場合もある．形成された軟骨組織が滑膜より分離し，関節腔内の遊離体としてみられることも少なくない．

■臨床事項

　特発性のものは30～50歳代に多く，男女比は2：1であるが，二次性のものは高齢者に多い．いずれも膝関節が好発部位であり，股関節や肘・肩関節などにも生じる．疼痛や腫脹，関節可動域の制限などの症状を伴う．放置すれば二次性の変形性関節症に至る．治療は関節腔内の遊離軟骨結節の摘出と，軟骨結節を含む滑膜の切除術がなされる．

■検査所見

　軟骨結節に骨化を伴う場合は単純X線やCTで石灰化した結節が関節内や滑膜に認められる．また，MRIでも，肥厚した滑膜とともにT1強調像で粒状あるいは結節状の低信号像がみられる．

■病理所見

　滑膜に複数，時には無数の大小の軟骨結節が認められ，関節内の遊離体も合わせ組織学的に硝子軟骨組織からなっており（図21），軟骨細胞の合胞体化や核腫大，二核細胞の出現などの変化をしばしば伴う．大型のものでは内部に軟骨内骨化巣や骨梁の形成もみられる．

d. 手掌・足底線維腫症 palmar/planter fibromatosis

　デュピュイトラン Dupuytren 拘縮の名称でも知られている良性腫瘍で，手掌（とくに尺側）や時に足底の腱や腱膜内に線維芽細胞および筋線維芽細胞様紡錘形細胞が膠原線維を伴って束状に増生し，瘢痕様の硬結を生じて手指や足趾の屈曲拘縮や運動障害をきたす．中年以降の男性に多い．治療として病巣部の切除術が施行されるが，再発することも少なくない．

C 骨格筋

まとめ

1. 筋萎縮性側索硬化症などの末梢神経の障害による神経原性筋萎縮は，組織学的にグループ萎縮のパターンをとる．
2. 進行性筋ジストロフィーは進行性の筋萎縮を特徴とする遺伝疾患であり，最も多いのは X 染色体上のジストロフィン遺伝子に変異がある Duchenne 型（重症型）と Becker 型（軽症型）である．
3. 糖原病はグリコーゲンの代謝経路にある酵素の欠損により，多くの型でグリコーゲンをエネルギー源として使用する筋にグリコーゲンを貯蔵する．大部分が常染色体劣性遺伝型式を示す．
4. ミトコンドリアミオパチーはミトコンドリア DNA に変異があり，異常なミトコンドリアが多数みられる疾患で，ミトコンドリアのエネルギーを必要とする筋に症状が出やすい．母系遺伝により遺伝する．
5. 炎症性ミオパチーは膠原病である多発性筋炎と皮膚筋炎が含まれ，筋にリンパ球やマクロファージが浸潤して，筋の萎縮と壊死が生じる．

1. 筋肉の正常構造および機能

骨格筋は 2 個の骨の間，または骨と皮下の結合組織との間を腱を介して結合し，筋が収縮することによって自由な動きをすることができる．筋全体，筋束，個々の筋細胞は線維性結合組織で包まれている．筋細胞は他の細胞に比べて非常に大きく，いくつかの細胞が融合した円柱状で線維状の形態をとっている．1 個の細胞には核が多数あり，筋鞘直下に存在する．それぞれの筋細胞（筋線維）の細胞膜は筋鞘，豊富な細胞質は筋形質と呼ばれる．横断像では筋線維は規則正しい横紋を有する（図 22）．電顕的には細胞質内の筋原線維の配列が特徴的である（図 23，24）．筋原線維は太い筋フィラメントと細い筋フィラメントよりなっている（図 23）．筋線維を特徴づけるもう一つの細胞内小器官は筋小胞体と横細管系である．横細管系は筋線維膜の興奮を筋線維内

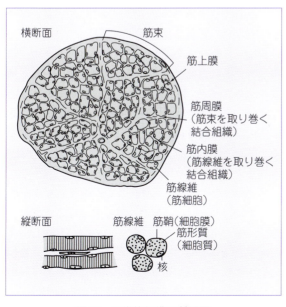

図 22 正常筋組織の断面図

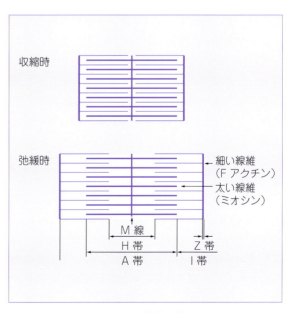

図 23 筋原線維の模式図

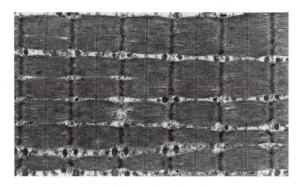

図24 筋原線維の電顕像

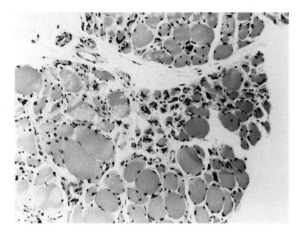

図25 神経原性萎縮の筋組織横断像
ある一定の集団で筋線維が萎縮する．萎縮した筋線維の核は一見数が増えたようにみえる．

に伝え，筋小胞体からCaイオンを遊離させることによって筋線維の収縮を起こす．

ATPase染色により筋線維を染め分けることができる．1型(赤筋)線維はミオグロビンが多く，生理学的には収縮速度が遅いが，長時間収縮し続けることができる．2型(白筋)線維は収縮速度が速いが，疲労しやすい．

2. 神経原性萎縮 neurogenic atrophy

骨格筋は運動負荷がなくなると萎縮する(廃用性萎縮)が，同様の変化が神経からの刺激がなくなることによって起こる．このような神経原性萎縮では筋線維の直径は細くなるが，横紋のような正常構造は保たれる．神経原性萎縮の特徴は萎縮した線維が集団を形成すること(グループ萎縮)である(図25)．この集団は傷害された神経の支配領域を示してい

る．この型の萎縮では2型の速筋が萎縮する．神経原性萎縮は前角細胞を巻き込む脊髄性筋萎縮症，筋萎縮性側索硬化症などの脊髄の病変でも起こる．

3. 筋ジストロフィー muscular dystrophy
a. 伴性劣性型筋ジストロフィー X-linked muscular dystrophy

■概念

筋ジストロフィーは臨床的に進行性の筋力低下によって特徴づけられた遺伝性疾患群である．最も多い型はデュシェンヌDuchenne型とベッカーBecker型であり，ともにX染色体上(Xp21.2)にあるジストロフィン遺伝子に変異があり，伴性劣性遺伝型式をとる．筋細胞膜の内側にあるジストロフィンタンパクの異常により筋細胞は傷害されやすくなる．Duchenne型では60％に遺伝子の欠損が見いだされる．多くはフレームシフトを生ずる欠失であり，その結果ジストロフィンタンパクは産生されない．Becker型ではフレームシフトのない短い欠失であり，機能が低下したやや短いジストロフィンタンパクが産生される．

■臨床症状

Duchenne型：伴性劣性遺伝型式をとるが，30％は孤発性の出現をみる．新生男児約5,000人に1人の割合で発症する．乳児期より発症し，起立，歩行などの遅延から始まり，筋萎縮が進行する．萎縮は近位の腰帯筋に始まり，やがて上肢近位筋にも及ぶ．進行例では全身の筋が侵されている．眼輪筋は侵されない．腓腹筋はしばしば肥大しているようにみえる．これは筋萎縮した部分が結合組織や脂肪組織に置換された結果であり，仮性肥大といわれる重要な徴候である(図26)．10歳代で患児は車椅子の生活となる．きわめて予後が悪く，20歳までに呼吸筋の萎縮と嚥下困難のために嚥下性肺炎で亡くなる．また，心筋線維も変性をきたし，心不全症状が現れる．

Becker型：変異タンパクはある程度の機能を有するため，Duchenne型より軽症型となる．発症は遅く，進行も遅い．5〜25歳までの間に発症し，歩行不能となるのは30歳を過ぎてからである．最初に傷害されるのは腰帯筋や大腿四頭筋などの下肢の近位筋群である．腓腹筋の仮性肥大が出現する．

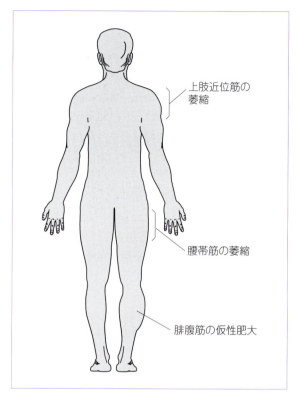

図26　伴性劣性型筋ジストロフィーの主徴候

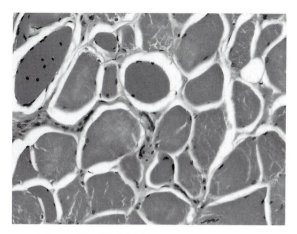

図27　伴性劣性型筋ジストロフィーの組織像

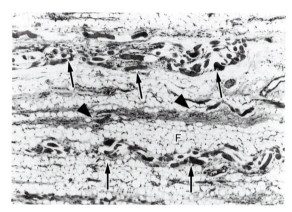

図28　伴性劣性型筋ジストロフィーの仮性肥大の組織横断面
筋(矢印)は萎縮し，脂肪組織(F)と線維組織(矢頭)で置換されている．

■検査所見

　安静時，運動時にかかわらず血清クレアチンキナーゼ(CK)が上昇する．Duchenne型ではきわめて高く，キャリアである女児にも血清CK値の上昇を認める．

■病理所見

　筋生検が診断に役立つ．筋線維変性，壊死とマクロファージによる貪食像があり，同時に筋線維の再生という筋病理像を示す．個々の筋を取り巻く線維の増生がある(図27)．最終的には筋は線維・脂肪組織に置換される(図28)．Duchenne型で最も強い．抗ジストロフィン抗体による免疫染色では，Duchenne型の細胞膜にはジストロフィンが認められないことが特徴である．

b. 常染色体型筋ジストロフィー autosomal muscular dystrophy

■概念

　常染色体遺伝型式をとる筋ジストロフィーである常染色体型筋ジストロフィーは，筋萎縮のパターンによって肢帯型や顔面肩甲上腕型に分けられる．肢帯型の遺伝型式は常染色体優性の場合と劣性の場合があり，また孤発例も多い．発症時期が小児期から成人までさまざまであり，多種の遺伝子に変異がある疾患を包括していると考えられる．筋線維の膜タンパクをコードする多くの遺伝子の変異が見いだされ，ジストロフィンに近接して存在するサルコグリカンが含まれる．顔面肩甲上腕型の遺伝形式は常染色体優性である．

■臨床症状

　肢帯型：腰帯と下肢筋位の筋力低下で始まり，Becker型と時に鑑別しにくい．仮性肥大がある例は少ない．発症時期は小児から成人までさまざまである．

　顔面肩甲上腕型：発症は5〜20歳であり，顔面頰

部，肩，上腕部が初発部位である．腰帯や両下肢の筋力は原則としてよく保たれる．
■検査所見
　安静時，運動時にかかわらず血清CK値が上昇する．顔面肩甲上腕型では上昇の程度は軽度である．

c. 先天性筋ジストロフィー congenital muscular dystrophy
■概念
　先天性筋ジストロフィーは筋ジストロフィーのなかで，生下時または生後早期に筋力低下，筋緊張低下，筋萎縮をきたす疾患群である．日本の先天性筋ジストロフィーの大多数は常染色体劣性遺伝形式をとる福山型であり，小児に発症する筋ジストロフィーの中ではDuchenne型に次いで多い．福山型の原因遺伝子はフクチンと名付けられている．
■臨床症状
　進行性の筋萎縮と知能障害が共存する．

d. 筋緊張性ジストロフィー myotonic dystrophy
■概念
　筋緊張症（ミオトニー）を主徴とする筋緊張性疾患の中で最も多い．筋緊張症と筋萎縮などの骨格症状のみならず，全身の臓器を侵す多臓器疾患である．主に常染色体優性の遺伝型式をとり，ミオトニンプロテインキナーゼの遺伝子異常による．
■臨床所見
　20～50歳の間に多彩な臨床症状にて発症する．骨格筋では側頭筋，咬筋，胸鎖乳突筋および四肢遠位筋などに筋萎縮および筋緊張症が認められるようになる．手を握りしめると拳を開くのに時間がかかる（把握ミオトニー），筋腹をハンマーで叩打すると筋肉が局所性に持続性に収縮する（叩打ミオトニー）などの筋緊張症が認められる．
■検査所見
　筋電図によりミオトニー放電が認められる．血清CK値は軽度上昇する．
■病理所見
　筋生検では中心核が増加する．

4. 先天性非進行性ミオパチー congenital non-progressive myopathy
■概念
　先天性ミオパチー congenital myopathy は乳児期早期よりみられる特有な顔貌，全身の筋緊張低下や筋力低下によって特徴づけられ，非進行性である．中枢あるいは末梢神経の異常を伴わない．筋の特徴的な病理所見をもとにいくつかの疾患に分けられ，セントラルコア病，ネマリンミオパチー，ミオチュブラーミオパチーなどが含まれる．
■病理所見
　病理組織学的に，セントラルコアやネマリン小体，ミオチューブと呼ばれる特異な形態を確認することによりそれぞれに分類する．

5. 代謝性ミオパチー metabolic myopathy
a. 糖原病 glycogen storage disease
■概念
　グリコーゲン（糖原）の代謝経路にある酵素の欠損（図29）によりグリコーゲンがグルコースに分解されないで，主に肝細胞と骨格筋細胞内にグリコーゲンが貯留する遺伝性疾患である．大部分の型が常染色体劣性遺伝である．骨格筋では，グリコーゲンは常にエネルギー源として保存される．欠損する酵素によって標的細胞は異なり，肝型と筋型に分けられる．
　Ⅴ型（マッカードル McArdle 病；筋型）：筋ホスホリラーゼの欠損により，骨格筋細胞にのみグリコーゲンが貯留する．筋力低下や運動時の筋肉痛，痙攣などの筋症状は成人になって現れる．筋型の代表とされるが，まれである．
　Ⅱ型（ポンペ Pompe 病；心臓型）：リソソームにあるグルコシダーゼの欠損により，グリコーゲンがリソソーム内外に貯留する．骨格筋とともにほとんどすべての細胞にグリコーゲンが貯留するが，とくに心肥大が著明である．
　Ⅲ型（コリ Cori 病）：脱分枝酵素 debranching enzyme の欠損により，肝・筋に限界デキストリンが貯留する．
　Ⅳ型（アンダースン Andersen 病）：分枝酵素 branching enzyme の欠損により，アミロペクチンが肝に貯留する．肝硬変となり，骨格筋，心筋，神経にも障害を起こす．

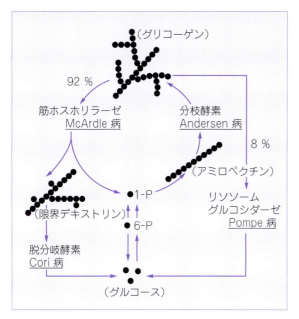

図29 筋でのグリコーゲンの合成と分解
Pompe病, McArdle病では正常グリコーゲンが, Andersen病やCori病では異常グリコーゲン(アミロペクチン, 限界デキストリン)が筋内に貯留する.

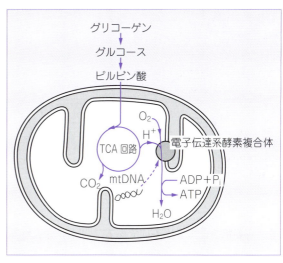

図30 ミトコンドリア内の酸化的リン酸化反応
筋肉にエネルギー源として貯蔵されているグリコーゲンの最終代謝産物は, ミトコンドリア内膜に存在する電子伝達系酵素の作用により大きなエネルギーを生みだす. この酵素の一部をコードするmtDNAに変異があると, エネルギー産生能は著しく低下する.

b. ミトコンドリアミオパチー mitochondrial myopathy

■概念

ミトコンドリアの酸化的リン酸化(図30)に異常が起きてミオパチーが発症する疾患である. ミトコンドリアは核DNA(nDNA)と異なった独自のDNA(mtDNA)をもち, 37個の遺伝子を有している. そのうち13個がミトコンドリアにおける酸化的リン酸化に関わっており, また, mtDNAの転写に必要なrRNAとtRNAの遺伝子がある. これらのmtDNAの遺伝子異常によりミオパチーが発症すると考えられている. このミトコンドリアはすべて母親のミトコンドリアに由来するので, mtDNAの異常による遺伝型式は非メンデル型の母系遺伝となる. さらに, 1個の細胞中に正常mtDNAと変異mtDNAが混在し, 分裂ごとにその比が変わるので, 同一の酵素欠損でも臨床症状はきわめて多彩である. ミトコンドリアの異常はエネルギーを多量に消費する中枢神経や筋に症状が出やすい. ミオパチーに加えて神経症状がみられる場合はミトコンドリア脳筋症と呼ばれる.

同様のミオパチーあるいは脳筋症がまれにnDNAの異常でも出現することがある. 酸化的リン酸化に関わる酵素の全遺伝子80個のうち67個がnDNAにコードされている. これらの変異はミトコンドリア脳筋症の症状を示す. この場合はメンデル型の遺伝型式をとる.

■臨床所見

多彩な筋症状と神経症状が小児期から現れる. しばしば他の全身臓器の障害を伴う. ミトコンドリア脳筋症はその神経症状により, 次の3型に分けられる. ① MELASはミトコンドリアミオパチー, 脳症, 高乳酸血症, 脳卒中様発作を伴う症候群であり, 10歳代に発病する. 脳には新旧の多発性脳軟化巣があり, 精神・身体発達障害, 発作性嘔吐に加え, 痙攣発作や片麻痺などの多彩な神経症状を伴っている. ② MERRFはミオクローヌスてんかんにミオパチーを伴う症候群である. ③カーンズ・セイヤー Kearns-Sayre症候群では, 10歳頃から眼瞼下垂と外眼筋麻痺が始まり, 徐々に進行する.

■病理所見

ミトコンドリアミオパチーでは, ゴモリGomoriトリクローム染色でのほつれ赤色線維 ragged-red fiberが特徴的であり, 筋鞘下の筋形質中に赤色に

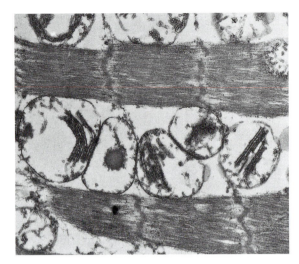

図31　ミトコンドリアミオパチーの電顕像
電顕ではクリステ様膜物質の層状配列がある異常ミトコンドリアが認められる.

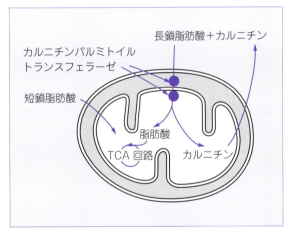

図32　ミトコンドリア内への脂質輸送
長鎖脂肪酸はミトコンドリア内にあるカルニチンパルミトイルトランスフェラーゼ（CPT）の作用を受けカルニチンと結合し，ミトコンドリア内に達する.

濃染した物質が蓄積している．電顕ではこの部位に異常な形態を示すミトコンドリアが集積している．また，ミトコンドリア中に脂肪が蓄積する（図31）．

c. 脂質ミオパチー lipid myopathy
■概念

糖とともに骨格筋の重要なエネルギー源の一つである脂肪酸の代謝・利用障害により，筋線維内に中性脂肪が異常に蓄積し，臨床的に筋力低下，筋萎縮，筋肉痛が現れる．脂肪酸のミトコンドリアへの転送障害（カルニチン欠損症とカルニチンパルミトイルトランスフェラーゼ欠損症）や，脂肪酸の酸化に関わる酵素の欠損症などが含まれる．長鎖脂肪酸はカルニチンと結合して酵素カルニチンパルミトイルトランスフェラーゼ（CPT）の働きによってミトコンドリア内へ転送される（図32）．

カルニチン欠損症 carnitine defect：発症は乳幼児から成人までと幅広い．肢帯型筋ジストロフィーに類似した進行性の筋力低下，筋萎縮を主症状とする．大部分が孤発性である．血清カルニチンは多くは正常であり，骨格筋のカルニチン含量は著明に低下している．筋には脂肪滴の集積が確認される．

カルニチンパルミトイルトランスフェラーゼ欠損症 carnitine palmitoyl transferase defect：急性筋融解をきたす．反復性ミオグロビン尿症の発作が最も重要である．長時間の運動，絶食によって筋痙攣とともにミオグロビン尿が誘発され，血清CKが上昇する．筋肉痛の部位は四肢筋が多いが，体幹筋に起こることもある．発症時期は思春期から30歳前後である．重症例では腎不全になる．

■病理所見

筋生検では，筋線維内に中性脂肪が過剰に沈着している．

6. 炎症性ミオパチー inflammatory myopathy 〈多発性筋炎 polymyositis・皮膚筋炎 dermatomyositis〉
■概念

多発性筋炎は骨格筋に限局した単核球の浸潤によって特徴づけられる原因不明の炎症性疾患である．寛解と増悪を繰り返す進行性病変である．しばしば他の自己免疫病との合併，自己抗体の検出，ウイルス感染後に起こることなどより，自己免疫が原因として考えられている．皮膚筋炎では多発性筋炎に似た筋病変に加えて皮膚症状を伴う．

■臨床所見

近位筋の筋力低下と筋肉痛があり，しばしば嚥下困難を伴っている．若年女性に多い．筋肉の症状に加えて，あるものは紅斑性丘疹を伴うことがあり，このような場合，皮膚筋炎と呼ばれる．30％が他の膠原病に合併する．成人例では内臓器に悪性腫瘍が合併することがある．

■検査所見

血清 CK 値の上昇,筋電図による筋原性変化が特徴である.

■病理所見

筋生検の結果,萎縮と再生を示す筋線維,壊死と貪食を示す筋線維が単核球浸潤によって取り巻かれている(図 33).皮膚筋炎では筋内の小血管に血管炎があるが,多発性筋炎ではない.

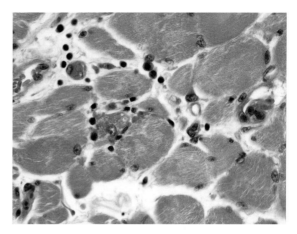

図 33 多発性筋炎の組織像

各論

X. 皮膚および軟部組織疾患

A 皮膚疾患

まとめ

1. 皮膚は人体最大の臓器で，表皮は4層の角化細胞と2種類の樹枝状細胞から構成される．胎生期に毛嚢から皮脂腺とアポクリン腺が，表皮から直接エクリン腺が分化する．
2. 本項では皮膚の炎症性疾患を，①表皮の変化（乾癬型，海綿状態），②表皮真皮境界部の変化（空胞型，苔癬型），③水疱形成性疾患，④血管病変，⑤肉芽腫形成性疾患，⑥真皮の変化，⑦皮下脂肪織の変化，⑧感染症，に分けて記載した．
3. 表皮に関連した良性腫瘍のうち，脂漏性角化症やケラトアカントーマは毛嚢上皮に関連した腫瘍と推測されている．良性腫瘍は完全な切除により完治する．被覆表皮に関連した良性腫瘍性疾患は知られていない．
4. 扁平上皮癌の表皮内癌には皮膚科独特の日光角化症やボーエン病があり，ともに表皮にとどまる期間が非常に長く，予後がよい．
5. 基底細胞癌は，転移をきたすことがなく予後がよい．
6. （悪性）黒色腫はメラノサイトの悪性腫瘍で，メラニンを産生する．臨床的に，悪性黒子型，表在拡大型，結節型，末端黒子型の4型に分類される．病理学的な深達度が深いほど予後が悪い．

皮膚は，皮下組織と合わせると約9kgで，人体最大の臓器である．人体を覆い外界の刺激から守るとともに，水分の喪失を防ぐ，体温を調整する，感覚器として触圧覚を担う，などの働きがある．

1. 皮膚の発生と正常構造

発生学的に皮膚は，胎生初期には羊膜から連続した単相の立方細胞によって覆われており，胎生5週頃から基底細胞（層），有棘細胞（層），顆粒細胞（層），角質細胞（層）の4層に分かれる（図1a）．胎生12週頃には表皮が真皮側に半球状に突出し，**毛芽** hair germ が形成される．毛芽は真皮に伸長して毛嚢（毛包）を形成する．胎生16週頃には毛嚢から**アポクリン腺**と**皮脂腺**が分化する．**エクリン腺**は毛嚢を介すことなく表皮から直接分化する．

正常の皮膚は，表皮，真皮，皮下組織（皮下脂肪織）から構成される（図1b）．表皮を構成する**角化細胞（扁平上皮細胞）**の最大の特徴は**角化** keratinization で，これは基底細胞が分裂した後，成熟により有棘細胞と顆粒細胞を経て徐々に扁平化しながらケラチン線維を増し，脱核して角質細胞となる過程で，最後は皮表から垢として脱落する．核が消失する角化は，広義の細胞の死（アポトーシス）に相当する．表皮の構成要素は角化細胞のほかに，メラニン

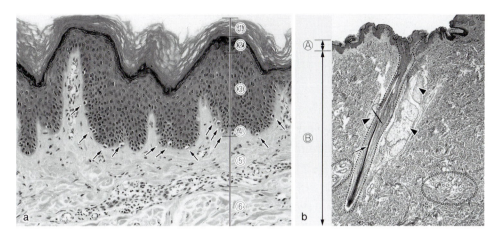

図1 皮膚の構造
a：表皮は，基底膜に接する1層の基底細胞(④)，細胞間橋を有する有棘細胞(③)，ケラトヒアリン顆粒を有する顆粒細胞(②)，核を失い角化した角質細胞(①)が同名の4層構造を呈する．メラノサイトは基底層に位置する(矢印)．ランゲルハンス細胞は有棘層に存在するが，HE染色標本上で認識することは難しい．真皮は，乳頭層(⑤)と網状層(⑥)から構成される．
b：皮膚は，表皮(Ⓐ)，真皮(Ⓑ)および皮下組織(皮下脂肪織)から構成される．毛囊(黒点線内)は胎生期に表皮が落ち込んで形成され，毛髪(矢印)を産生する．さらに毛囊から皮脂腺(矢頭)やアポクリン腺が分化する．皮脂腺は脂腺管を経て，アポクリン腺はアポクリン管を経て毛囊に開口する．エクリン腺(白点線内)はエクリン管を経て表皮に直接開口する．

を産生する**メラノサイト**や，皮膚(Tリンパ球)に抗原を提示する**ランゲルハンス Langerhans 細胞**などの樹枝状の形態を示す非上皮性細胞がある．

真皮は表皮直下の**乳頭層**と，深部で真皮の大部分を占める**網状層**からなる．

毛囊，汗腺，皮脂腺などは**皮膚付属器**と呼ばれる．毛髪は毛囊の最深部で作られ，全周を毛囊に鞘のように囲まれ，やがて体表より出ていく．毛囊は，成長期→退化期→休止期の毛周期が繰り返される．皮脂腺は小葉(房状)をなし，毛囊を全周性に取り囲むブロッコリーを逆さにしたような形態で，分泌された脂質は脂腺管を経て毛囊から排泄される．汗腺のうち，アポクリン腺は胎生期のうちに大部分が退化し，生後も残存するのは腋窩，外耳道，眼瞼などの限られた部位である．断頭分泌(アポクリン分泌)と呼ばれる，分泌物をあたかもギロチンで頭を落とすように分泌し，アポクリン管を経て毛囊の皮表から分泌される．エクリン腺は体中に広く分布し，とくに掌蹠(手掌と足底)，前額および腋窩に多数存在している．エクリン管は，毛囊に関係なく表皮を貫き皮表に直接開口する．

2. 炎症性皮膚疾患

a. 表皮の変化

1) 乾癬型：表皮突起が等長に延長する病態

a) 尋常性乾癬 psoriasis vulgaris

■概念

原因は完全には究明されていないものの，遺伝的素因を背景に，Tリンパ球が複数のサイトカインを介することにより表皮のターンオーバーが亢進して増生し，好中球の遊走も促される．炎症性角化症の代表的疾患である．

■臨床事項

頭部，四肢伸側，腰背部などに好発する，銀白色の鱗屑(過角化物)を付す円形でわずかに盛り上がった紅斑である．鱗屑を剝がすと点状出血がみられる**アウスピッツ Auspitz 現象**や，正常の皮膚を刺激すると乾癬が誘発される**ケブネル Koebner 現象**がみられる．

■病理所見

表皮は，表皮突起が等長に延長する特徴的な増殖を示す(図2)．角質細胞層は，核が残存する過角化(錯角化)を示し，好中球が浸潤する(**マンロー Munro 微小膿瘍**)．顆粒層は消失する．

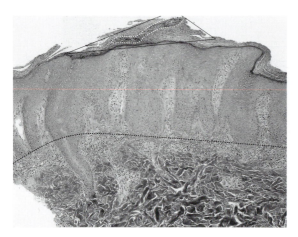

図2　尋常性乾癬
表皮突起は，下床（黒点線）が揃う等長の延長を示す．肥厚した角質細胞層に核の残存（錯角化）がマウンド状にみられ（三角線），好中球が浸潤する（マンロー微小膿瘍，白点線内）．

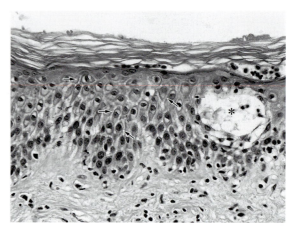

図3　湿疹
角化細胞間が浮腫により離開し，細胞間橋（はしご状にみえる）が明瞭にみえる（矢印）海綿状態をきたす．高度になると水疱（*）を形成する．

2）**海綿状態：表皮に浮腫をきたす病態**

a）**湿疹** eczema（アレルギー性接触性皮膚炎 allergic contact dermatitis，貨幣状湿疹 nummular dermatitis，アトピー性皮膚 atopic dermatitis などを含む）

■**概念**

湿疹は単一の疾患ではなく，さまざまな外的物質［薬剤，化学物質，外来抗原（ウルシ，ギンナンなど）］を排除しようという炎症反応の総称で，アトピー素因などの内的因子が加わり，多彩な皮疹や経過を示す．

■**臨床事項**

漿液性丘疹（小水疱を有する丘疹），湿潤，びらん，紅斑からなり，瘙痒がある．皮膚の肥厚が増すと皮溝と皮丘が明瞭になる**苔癬化**を示す．

■**病理所見**

湿疹に属する疾患に共通する病理学的所見は**海綿状態（浮腫）**である．浮腫が高度になると水疱を形成する（図3）．浮腫にはリンパ球浸潤を伴う．

b．**表皮真皮境界型炎症**

組織の傷害が基底膜や基底細胞をターゲットに生じると，表皮と真皮の境界を主座とした炎症となる．空胞変性，角化細胞の個細胞壊死，真皮へのメラニンの滴落などをきたす．

1）**空胞型**

表皮真皮境界型の炎症のうち，空胞変性を主体とし，炎症細胞浸潤は比較的乏しい病態．

a）**多形（滲出性）紅斑** erythema（exsudativum）multiforme

■**概念**

細菌感染によるアレルギー，ウイルス感染，薬剤などにより生じる．重症化すると粘膜や眼症状を伴い，発熱や関節痛などの全身症状を呈するスチーブンス・ジョンソン Stevens-Johnson 症候群に進展し，さらに皮疹が広範囲になると中毒性表皮壊死症 toxic epidermal necrosis（TEN）に発展し，生命の危険を伴う．

■**臨床事項**

若い女性の両側手背や前腕に好発する．中央が陥凹する**標的状/虹彩状** target/iris lesion の環状紅斑である．多彩な大きさや形状を示し，水疱や新旧の病変が混在する"多形性"を示す．

■**病理所見**

基底膜や基底細胞が損傷し，空胞変性や角化細胞の個細胞壊死が生じる（図4）．表皮真皮境界型の炎症のうち，個細胞壊死（**シバット** Civatte **小体**）が目立つ疾患には，ほかに移植片対宿主病 graft-versus-host-disease（GVHD），急性痘瘡状苔癬状粃糠疹 pityriasis lichenoides et varioliformis acuta（PLEVA）（ムッハ・ハーバーマン Mucha-Habermann

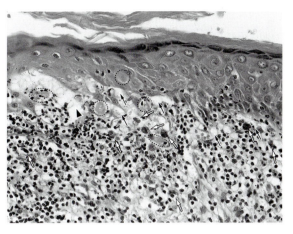

図4　多形滲出性紅斑
表皮真皮境界型の炎症により，空胞変性（黒矢印）や水疱（矢頭）をきたし，角化細胞は個細胞壊死（点線内）に陥る．基底膜の破壊により，表皮内のメラニンが真皮内に滴落する（白矢印）．

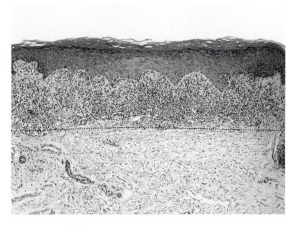

図5　扁平苔癬
表皮突起は鋸歯状に延長している（白点線）．角化細胞には個細胞壊死（シバット小体）が目立つ．真皮乳頭層では，リンパ球が帯状に浸潤する（黒点線）．

病），薬疹などがある．一方，全身性エリテマトーデス systemic lupus erythematosus（SLE），慢性円板状エリテマトーデス discoid lupus erythematosus（DLE），皮膚筋炎 dermatomyositis などの膠原病でも空胞型の表皮真皮境界型炎症を呈するが，個細胞壊死はほとんどない．

2）苔癬型

表皮真皮境界型の炎症のうち，リンパ球が帯状に浸潤する病態．

a）扁平苔癬 lichen planus

■概念

薬剤，化学薬品，歯科アレルギー，慢性移植片対宿主病（GVHD）およびC型肝炎などにより惹起される．

■臨床事項

手背や四肢に，中央部が陥凹した紫紅色の光沢を有する扁平丘疹が集簇する．丘疹の中央には微細な白色の網状皮疹を伴い，これが連なるとウィッカム Wickham 線条という．口腔粘膜には，白色レース状の粘膜疹やびらんが生じる．

■病理所見

表皮突起は鋸歯（のこぎりの歯）状に延長し，表皮真皮境界部にリンパ球が帯状に浸潤する（図5）．

c．水疱形成性疾患

水疱性疾患には，ウイルス性，遺伝性，自己免疫性などの原因がある．細菌感染によるものや表皮が剝離すると，好中球が浸潤し膿疱となる．

1）単純疱疹 herpes simplex／水痘・帯状疱疹 varicella-herpes zoster

■概念

単純ヘルペスウイルス herpes simplex virus 1型は口唇に，2型は性器に病変を生じる．初感染の多くは不顕性感染ながら神経節に潜伏し，回帰発症を繰り返す．**水痘・帯状疱疹ウイルス** varicella-zoster virus による感染は，初感染が水痘（俗にいう水疱瘡）で，回帰発症したものが帯状疱疹である．

■臨床事項

両者はいずれも多発性の紅暈を伴う小水疱が集簇する．水痘は5歳までの小児に罹患する．治療後も三叉神経節や脊髄後根神経節などに潜伏感染し，免疫力が低下した時に胸髄神経節領域や三叉神経節領域など，片側の神経節領域に帯状に分布し，強い痛みがある．

■病理所見

水疱は表皮内に形成され，壊死や好中球の浸潤が目立つ（図6）．感染した角化細胞は，クロマチンの濃縮と核周囲 halo を有する**カウドリー** Cowdry **A型封入体**と，核内がすりガラス状を呈してしばしば多核化する **full 型封入体**（図6 inset）がみられる．

2）尋常性天疱瘡 pemphigus vulgaris

■概念

表皮角化細胞の細胞間接着分子であるデスモグレ

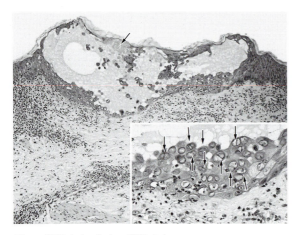

図6　単純疱疹／水痘・帯状疱疹
表皮内に大型の水疱を形成し，角化細胞に壊死（矢印）を伴う．inset：ウイルスに感染した角化細胞は多核化し，核内は steel-gray nuclei（青みがかった濃い灰色の核）と呼ばれる均質な full 型封入体がみられる（矢印）．

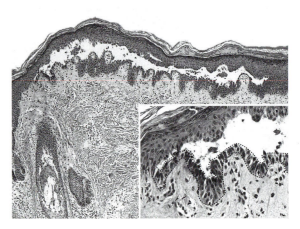

図7　尋常性天疱瘡
表皮内に大型の水疱を形成する．inset：残存する基底細胞が一列に並ぶ（点線間）様子は "墓石の列 row of tombstones" と形容される．水疱内および真皮には好酸球が浸潤する．

イン desmogleins（Dsg：Dsg1 は表皮全層に，Dsg3 は基底膜直上に分布する）に対する自己免疫反応により，**棘融解**（角化細胞間の接着性の消失）が生じて水疱を形成する．

■臨床事項

40〜60 歳代に好発する．口腔や口唇粘膜のびらんや潰瘍で発症し，その後，全身の皮膚に水疱を生じる．水疱は弛緩性で破れやすく，びらん，出血をきたす．健常な皮膚を擦過すると水疱を形成する，**ニコルスキー Nikolsky 現象**が陽性である．

■病理所見

基底細胞を 1 層残し，その直上で水疱が形成される．水疱内や真皮に好酸球が浸潤する（図7）．蛍光抗体法では，表皮細胞間に IgG が沈着する．

3）水疱性類天疱瘡 bullous pemphigoid

■概念

基底膜を構成する，**ヘミデスモゾームタンパク**（BP230，BP180）に対する自己免疫反応により基底膜が障害され，表皮直下に水疱を形成する．

■臨床事項

高齢者に大小の緊満性水疱が多発する．口腔粘膜疹は少ない．

■病理所見

表皮全層が持ち上がり，表皮下水疱を形成する．水疱内と真皮には，好酸球が浸潤する．

d. 血管の病変

血管炎は，疾患により，障害される血管の大きさが決まっている．病理学的には，血管壁の膠原線維に，**フィブリノイド変性**（フィブリンに類似するピンク色の膠原線維の変性状態）をきたし，核が破砕した好中球が浸潤する "**白血球破砕性血管炎** leukocytoclastic vasculitis（**壊死性血管炎**）" と，血管内腔の閉塞が主体で，炎症細胞の浸潤は乏しい "**閉塞性血管炎**" とがある．

1）アナフィラクトイド紫斑病 anaphylactoid purpura（ヘノッホ・シェーンライン紫斑病 Henoch-Schönlein purpura）

■概念

白血球破砕性血管炎（壊死性血管炎）のうち，細小血管を侵す代表的疾患である．

■臨床事項

小児に多く，上気道炎や関節痛などに引き続き，両下肢に点状紫斑が多発する．実質臓器の血管を侵すと，血尿，タンパク尿，腹痛などの全身症状を伴う．

■病理所見

真皮浅層の細血管で，血管壁とその周囲にフィブリノイド変性をきたし，核破砕性の好中球浸潤および出血を伴う．

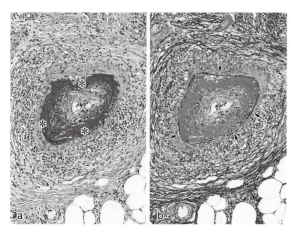

図8 結節性多発動脈炎
a：動脈壁の内膜に，全周性に，濃い好酸性(赤色)を示すフィブリノイド変性(＊)を生じる．核破砕を伴う好中球が内膜〜外膜まで全層性に著しく浸潤する．b：EVG染色により，内弾性板が保たれていることがわかる(矢印)．

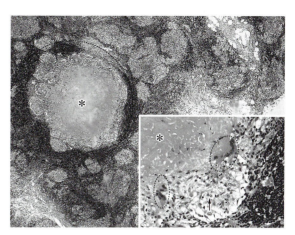

図9 皮膚結核
中央部に乾酪壊死(＊)を有し，周囲を類上皮細胞が取り巻き，さらに外側にリンパ球が浸潤する「結核肉芽腫」を形成している(点線内)．inset：あたかも上皮のように配列する組織球(類上皮細胞，矢印)と，それらが融合した多核のラングハンス型巨細胞(点線内)を示す．

2）結節性多発動脈炎 polyarteritis nodosa
■概念
皮膚，腎臓，消化管など全身の小・中型の動脈に白血球破砕性血管炎を生じる．皮膚では比較的大きい動脈を主座とする白血球破砕性血管炎の代表疾患である．
■臨床事項
下肢に網状皮疹(リベド)のほか，皮下結節，紫斑，潰瘍，壊疽など多彩な皮疹を生じる．傷害される臓器により，関節痛，腎障害，虚血性心疾患，脳梗塞，消化管出血などを伴う．
■病理所見
真皮深層〜皮下脂肪織内の比較的大型の動脈(小動脈)に，白血球破砕性血管炎を生じる．内弾性板は保たれることが多い(図8)．

e．肉芽腫
肉芽腫とは"組織球の集簇巣"と定義され，あたかも上皮細胞のように接着してシート状に配列するので，**類上皮細胞**の別名がある．肉芽腫の種類には，肉眼像がチーズ(乾酪)状の壊死を有する**結核(乾酪)肉芽腫**，壊死のない**サルコイド肉芽腫**，組織球の核が一列に配列する**柵状肉芽腫**，中央部に好中球が浸潤する**化膿性肉芽腫**，異物による**異物肉芽腫**などがあり，肉芽腫の種類により疾患を特定することができる．

1）結核 cutaneous tuberculosis
■概念
結核菌による感染は全身臓器を侵しうるが，皮膚では菌がいないにもかかわらず，一種のアレルギー反応として結核疹 tuberculid が生じる．結核菌が存在する真性皮膚結核には，尋常性狼瘡 lupus vulgaris や，皮膚腺病 scrofuloderma がある．
■臨床事項
尋常性狼瘡は，その名の通り，顔面に狼に噛まれたような醜い瘢痕を残す．皮膚腺病はリンパ節結核が皮膚に連続性に波及して生じ，皮下に冷膿瘍を形成する．
■病理所見
肉芽腫は中央に乾酪壊死を有し，組織球(類上皮細胞)が壊死を取り囲み，最外層にリンパ球が浸潤する．組織球はしばしば融合して，**ラングハンス型巨細胞**となる(図9)．

2）サルコイドーシス sarcoidosis
■概念
サルコイドーシスは，全身の多臓器に肉芽腫を生じる原因不明の疾患で，肉芽腫は乾酪壊死を伴わない，**サルコイド肉芽腫**を特徴とする．
■病理所見
真皮〜皮下脂肪織に，乾酪壊死を欠きリンパ球浸

潤の乏しい小型で均一なサルコイド肉芽腫が集簇する．組織球の細胞質内に，**星芒体** asteroid body や**シャウマン体** Schaumann body がみられることがある．

3) 柵状肉芽腫を形成する疾患群
■概念

組織球の核が柵状に配列する肉芽腫(**柵状肉芽腫** palisading granuloma)を形成する疾患には，環状肉芽腫 granuloma annulare(web），リポイド類壊死症 necrobiosis lipoidica，リウマトイド結節 rheumatoid nodule，痛風結節 gouty tophus などがある．

f. 真皮の変化
1) 蕁麻疹 urticaria
■概念

食物(卵，カニ，貝，エビなど)，薬剤(ペニシリンなど)，吸入物(ダニなど)を原因物質として，突然，膨疹(浮腫を伴う紅斑)を一過性に生じる疾患で，個々の皮疹は数時間から長くても24時間以内に跡形もなく消失する(web)．

g. 皮下脂肪織の変化

皮下脂肪織の炎症性疾患のうち，脂肪織の小葉隔壁を主座とする代表疾患が結節性紅斑 erythema nodosum(web)で，一過性に終焉する．小太りの若い女性の下腿後面に好発する．脂肪織の小葉を主座とする代表疾患がバザン硬結性紅斑 erythema induratum Bazin で，潰瘍を形成し慢性に遷延する．血管炎を併発すると結節性血管炎と呼ばれる．

h. 感染症
1) 皮膚糸状菌症 dermatophytosis(**白癬** tinea)
■概念・臨床事項

皮膚糸状菌(白癬菌)dermatophyte による感染症で，罹患部位により頭部白癬，股部白癬(いんきんたむし)，体部白癬(ぜにたむし)，足白癬(みずむし)，手白癬および爪白癬(つめみずむし)などに分けられる．ケルスス禿頭や白癬菌性毛瘡は，頭髪と髭に毛囊炎を併発し，脱毛をきたした病態である(web)．

2) 伝染性軟属腫 molluscum contagiosum
■概念・臨床事項

伝染性軟属腫ウイルス(pox virus の一種)の感染

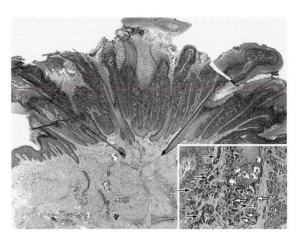

図10　尋常性疣贅
HPV 感染症として共通する所見として，表皮突起が中央を向く乳頭状の増殖(黒点線矢印)，柱状の錯角化を伴う過角化(点線間)，トリコヒアリン顆粒(inset, 黒矢印)，小さく紫色のケラトヒアリン顆粒(inset, 白矢印)および，核周囲 halo の形成(コイロサイトーシス)(inset, 点線内)，核異型，多核化などがみられる．

による，小児に好発する，いわゆる"水いぼ"である．自家接種により多発する(web)．

3) 尋常性疣贅 verruca vulgaris
■概念

ヒト乳頭腫ウイルス human papilloma virus (HPV)は約150種以上のタイプが知られた DNA ウイルスで，タイプと臨床・病理像はよく相関する．扁平上皮癌を発症する可能性の高い高リスクタイプと，低リスクタイプに分けられる．

■臨床診断

尋常性疣贅は HPV 感染症のうち最多で，2型，27型，57型などの低リスクタイプがよく検出される．

■病理所見

HPV 感染症として共通する所見は，表皮の乳頭状の増殖，錯角化を伴う過角化，顆粒層の肥厚および，核周囲 halo の形成(コイロサイトーシス)，核異型，多核化などである(**図10**)．

4) 尖圭コンジローマ condyloma acuminatum
■概念・臨床事項

HPV のうち，主として6型，11型(低リスクタイプ)による性行為感染症で，陰茎や陰唇に多発する(web)．

3. 腫瘍性皮膚疾患—良性
a. 表皮系腫瘍
1) 脂漏性角化症 seborrheic keratosis
■概念

中年以降の日光露出部にほぼ必発する角化細胞の良性腫瘍で，老人性色素斑（いわゆるシミ）から進展する．内臓癌（胃癌など）を伴うと，急激に多発することがある（レーザー・トレラ Leser-Trélat 症候群）．

2) ケラトアカントーマ keratoacanthoma
■概念・臨床所見

角化細胞の良性腫瘍であるのか，自然消退しうる高分化型の扁平上皮癌であるかは，いまだに解明されていない．表皮というより，毛嚢上皮の増殖巣と推測されている．高齢者の顔面に好発する．数週間で急激に増大し，数ヵ月で自然に消退する．

b. 皮膚付属器腫瘍
1) 毛嚢系腫瘍
a) 毛母腫 pilomatrixoma, pilomatricoma（石灰化上皮腫 calcifying epithelioma）

毛を作る毛母細胞への分化を示す良性腫瘍である．陰影細胞にしばしば石灰沈着をきたすため石灰化上皮腫の名があるが，石灰化は診断の必要条件ではない．

b) 毛包上皮腫 trichoepithelioma/毛芽腫 trichoblastoma

■概念・臨床所見

ともに毛芽に類似した良性腫瘍で，WHO 分類では毛包上皮腫は毛芽腫と相同疾患として扱われている．毛芽腫は頭部に単発する．毛包上皮腫の中には，常染色体優性遺伝により家族内発生する多発性病変がある．

■病理所見

ともに毛嚢の胎生期の構造（毛芽）に類似する上皮細胞の大小の胞巣の周囲を，結合織性毛根鞘に類似する淡い膠原線維束が取り巻く．

2) 脂腺系腫瘍

脂腺の疾患は以前から，①異所性発生のフォアダイス状態，②過形成性疾患の脂腺過形成，③良性腫瘍の脂腺腺腫 sebaceous adenoma，④良悪性境界病変の脂腺上皮腫 sebaceous epithelioma，⑤脂腺癌に分類されていた．最近は良性腫瘍を脂腺腺腫と脂腺腫 sebaceoma に分け，脂腺上皮腫は使用されなくなった．病理学的に成熟した皮脂腺への分化が優位であれば脂腺腺腫，未熟な皮脂腺（脂腺芽細胞）が優位であれば脂腺腫と診断される．皮膚の脂腺系腫瘍に内臓癌（消化管，泌尿器系など）を合併する常染色体優性遺伝性疾患をミュア・トール Muir-Torre 症候群という．

3) 汗腺・汗腺系腫瘍
a) 汗孔腫 poroma

■概念

表皮内汗管を構成する，**孔細胞** poroid cells と**小皮縁細胞** cuticular cells が増殖する疾患で，まれに悪性化することがある．

■臨床事項

下肢，足底および手掌に好発する．

b) 乳頭状汗管嚢胞腺腫 syringocystadenoma papilliferum

表皮と汗管が連続性にともに増殖する良性腫瘍で，1/3 は脂腺母斑に合併する二次性腫瘍として生じる．間質には形質細胞が浸潤する．

c) （皮膚）混合腫瘍（cutaneous）mixed tumor

増殖する細胞の主体は筋上皮細胞である．筋上皮細胞がシート状あるいは軟骨様の基質を背景に孤立性に増殖する．しばしば毛嚢，皮脂腺，脂肪，軟骨など多彩な細胞が混在する．

c. 色素細胞（メラノサイト）性疾患
1) 色素細胞性母斑/ほくろ/黒子 nevocellular nevus（pigmented nevus, nevus cell nevus, mole）
■概念

メラノサイトの組織奇形による増生巣で，先天性と後天性の発症とがある．スピッツ Spitz 母斑，異形成母斑，青色母斑，太田母斑，蒙古斑などの多彩な病型がある．色素細胞性母斑から悪性黒色腫への悪性転化は，巨大先天性母斑を除けば，まず起こらない．

■病理所見

色素細胞性母斑は，10 歳代までは表皮に限局するが（境界母斑），20 歳前後から真皮に滴落し（複合母斑），成人では多くは真皮のみに存在する（真皮内母斑）（図 11）．

スピッツ母斑は，母斑細胞が上皮様あるいは紡錘形を呈し，表皮の増殖を伴う．悪性黒色腫との病理

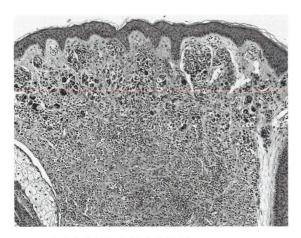

図11 色素細胞性母斑(真皮内母斑)
表皮直下では，大型のメラノサイトが胞巣形成傾向を示し，メラニンの含有も多い．深部に向かうにつれ細胞は小型化し，メラニンも乏しくなる(神経細胞への)成熟 maturation を示す．

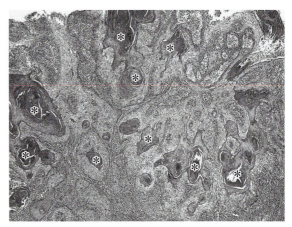

図12 扁平上皮癌
異型性を示す角化細胞が増殖し，不規則で融合性の胞巣を形成している．胞巣の中央は角化が目立つ(＊)．高分化型の扁平上皮癌である．

学的な鑑別がしばしば困難である．青色母斑は病変が真皮だけに限局する．

太田母斑や蒙古斑は，真皮内に紡錘形でメラニンを豊富に含むメラノサイトが，少数，疎に分布する．

4. 腫瘍性皮膚疾患—悪性

a. 扁平上皮癌/有棘細胞癌 squamous cell carcinoma

■概念

表皮角化細胞の悪性腫瘍の総称で，狭義には浸潤癌を指す．皮膚では日光角化症やボーエン Bowen 病のような上皮内癌/表皮内癌(squamous cell carcinoma in situ)から，基底膜を破壊して真皮に浸潤し，浸潤癌に進行することが多い．

■臨床事項

高齢者の日光露出部に好発する．

■病理所見

異型角化細胞が不規則な胞巣を形成して浸潤する(図12)．細胞間橋と角化を有することが特徴で，その程度により分化度が決定される．

b. 日光角化症 solar keratosis/光線角化症 actinic keratosis/老人性角化症 senile keratosis

■概念

扁平上皮癌の中で，表皮に限局する上皮内癌/表皮内癌(squamous cell carcinoma in situ)で，発育が緩徐のため長年表皮にとどまる．やがてまれながら基底膜を破壊し，真皮内に浸潤することがある．

■臨床事項

長年紫外線曝露を受けた高齢者の顔面や手背などの日光露出部に好発する(web)．

c. ボーエン病 Bowen disease

扁平上皮癌の中で，表皮に限局する上皮内癌/表皮内癌(squamous cell carcinoma in situ)で，高齢者に単発性の紅褐色〜黒褐色調で境界明瞭な局面を形成する．非常にまれながら基底膜を破壊し真皮内に浸潤すること(ボーエン癌)がある(web)．

d. 基底細胞上皮癌(腫) basal cell carcinoma (epithelioma)

■概念

転移することがなく，切除すれば完治する予後のよい癌である．このため，基底細胞上皮腫という診断名を好む者もおり，両方が使用されている．

■臨床事項

皮膚の悪性腫瘍の中で最も頻度が高い．高齢者の顔面正中線上に好発する黒褐色の結節で，中央部に潰瘍を伴うことが多い．

■病理所見

毛芽を模倣する，核/細胞質(N/C)比が高くクロマチンが一様に濃縮した細胞が，胞巣の辺縁に柵状

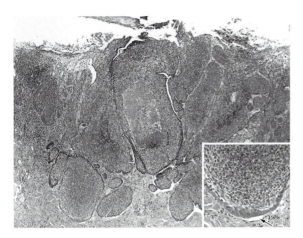

図 13　基底細胞上皮癌（結節潰瘍型）
表皮は潰瘍をきたす．N/C 比が高い腫瘍細胞が大小の胞巣を形成して浸潤する．inset：胞巣辺縁で核が柵状に配列し，健常間質との間に裂隙が形成される（矢印）．

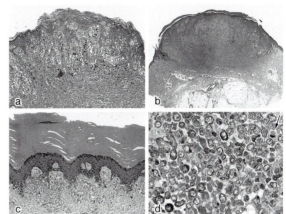

図 14　悪性黒色腫
a：表在拡大型．異型メラノサイトが表皮全層性に孤立性ないし胞巣形成性に増殖する．b：結節型．真皮下層まで浸潤する比較的境界が明瞭なレンズ状の結節が形成されている．c：末端黒子型．足底の皮膚で，表皮と真皮浅層に異型メラノサイトが増生している．d：定型的な悪性黒色腫の強拡大像．核は白く抜けたクロマチンと，好酸性（赤色）で大きい核小体を有する．細胞質内にメラニンを含む．核分裂像（矢印）もみられる．

に配列する．癌胞巣と周囲の正常な真皮との間には裂隙が形成される（図 13）．間質にはアミロイドやメラニンが沈着する．多彩な亜型がある．

e. 乳房外パジェット病 extramammary Paget disease

■概念

　表皮から発生する広義の腺癌で，細胞の由来は今も不明である．表皮内に長年とどまり（in situ），浸潤や転移をきたすことはまれである．基底膜を破壊し真皮内に浸潤すると "Paget 癌" と呼ばれる．なお "乳房 Paget 病" は，非浸潤性の乳癌が乳管内を進展し乳房部の皮膚に達した病態であり，乳癌そのものである．

■臨床事項

　高齢者の外陰部に，湿疹様の紅色斑を形成する．

■病理所見

　広義の腺癌であるので，細胞質内に粘液を有し，核は偏在する．大型の癌細胞が，表皮内で孤立性（pagetoid 分布）あるいは小胞巣を形成して増殖する．

f. 悪性黒色腫（メラノーマ）malignant melanoma

■概念

　メラノサイトの悪性腫瘍で，転移をきたしやすく予後が非常に悪い．

■臨床事項

　辺縁が不整で濃淡のある黒褐色斑として始まり，やがて結節を形成（真皮へ浸潤）する．悪性黒色腫の 4 病型は，①悪性黒子型：高齢者の顔面に好発し，長期の in situ（悪性黒子 lentigo maligna）の病態を経て浸潤する，②表在拡大型：白人に好発し，病変の一部が自然消退することが多い（図 14a），③結節型：表皮内に病変がとどまる期間が短く，早期から浸潤して結節を形成し，予後が最も悪い（図 14b），④末端黒子型：足底に好発し，本邦で最多である（図 14c）．爪に発生する爪甲下悪性黒色腫（web）も末端黒子型に含まれる．

　悪性黒色腫の予後は，真皮における浸潤の深さ（深達度）で決定される．深達度の計測には，表皮の顆粒層からの距離を測る Breslow の深達度（mm）や，Clark レベル分類（レベル I：表皮に限局，レベル II：真皮乳頭層に浸潤，レベル III：真皮乳頭層を圧排性に拡大，レベル IV：真皮網状層に浸潤，レベル V：皮下脂肪織に浸潤）があり，深いほど予後が悪い．

■病理所見

　発生した部位（原発巣）の表皮内には，必ず異型性のあるメラノサイトが確認できる．基底膜を破壊し

て真皮に浸潤すると，潰瘍や結節を形成するようになる．腫瘍細胞は，類円形～紡錘形までさまざまな形態をとる．核異型が高度で，明瞭な核小体を有し，細胞質内でメラニンを産生する（図14d）．

g. 菌状息肉症 mycosis fungoides
■概念

古くは"細菌感染症により（菌状），生肉状に隆起した炎症性病変（息肉症）"と捉えられていたが，現在では皮膚に発生するT細胞性（CD4$^+$）リンパ球の悪性リンパ腫であることが判明している．

■臨床事項

湿疹様の紅斑（紅斑期）および軽度に隆起する時期（扁平浸潤期）が数年～20年あまり慢性的に経過する．結節を形成する時期（腫瘤期）までは転移をきたすことはない．治療は，ステロイド外用，紫外線療法が主体である．

■病理所見

紅斑期では，比較的小型で異型性が乏しいリンパ球が孤立性に表皮内に侵入する．扁平浸潤期では，表皮内のリンパ球が集簇し**ポートリエ微小膿瘍**

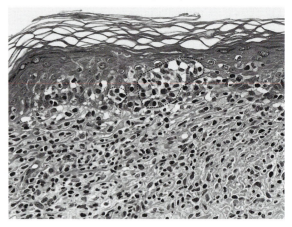

図15 菌状息肉症
真皮内の血管から異型リンパ球が表皮に浸潤し，小集簇巣を形成している．以前は好中球の集簇巣と考えられていたため，ポートリエ微小"膿瘍"（点線内）と呼ばれている．

Pautrier microabscess を形成する（図15）．腫瘤期では，真皮に結節を形成する．

免疫組織学的に異型リンパ球は CD4 陽性のヘルパー T 細胞（CD8$^-$，CD79a$^-$）である．

B 軟部組織疾患

まとめ

1. 瘢痕は炎症性疾患の終焉像だが，肥厚性瘢痕やケロイドは退縮することなく腫瘤を形成する．ケロイドは傷害範囲を越えて腫瘤が広がる．
2. 皮膚線維腫は，表皮が肥厚し，真皮は膠原線維が花むしろ状に増殖する．
3. 隆起性皮膚線維肉腫は，遠隔転移することがまれな悪性度の低い腫瘍で，異型性が乏しい短紡錘形の腫瘍細胞が脂肪織内に広く浸潤する．
4. 末梢神経細胞の良性腫瘍のうち，神経鞘腫はシュワン鞘が，神経線維腫はシュワン鞘と線維芽細胞が増殖する．
5. 脂肪肉腫は高分化型，脱分化型，粘液型，多形型の4亜型に分類され，それぞれに特徴的な染色体異常や遺伝子異常が検出される．
6. 平滑筋腫は，立毛筋や血管壁に関連するものと，外陰部に発生する3型がある．平滑筋肉腫の悪性の判断には，皮膚では核分裂像が，皮下脂肪織では異型性や壊死が重視される．
7. 悪性線維性組織球腫（MFH）は，特定の分化を示さない軟部悪性腫瘍の総称で，名称が「未分化多形肉腫」に変更されつつある．
8. 滑膜肉腫は，関節から発生することはむしろまれで，診断には特異的な染色体異常や遺伝子異常が重視される．腺管形成性の上皮様異型細胞と，線維肉腫様の紡錘形異型細胞とが二相性を呈する．

軟部組織 soft tissue（結合織 connective tissue）とは，上皮（表皮）細胞，骨組織，軟骨組織，実質臓器を構成する細胞（肝細胞，尿細管，副腎など），血液細胞（骨髄造血細胞，リンパ節を含む）および，中枢神経を除く，すべての組織の総称である．体の支持組織である膠原線維，弾性線維，脂肪細胞，血管（内皮細胞），末梢神経細胞，横紋筋，平滑筋，滑膜などを指す．

1. 瘢痕 scar，ケロイド keloid

瘢痕はすべての創傷治癒過程（炎症）の終末像であり，創部の真皮内に形成され，隆起ののち萎縮して終焉する．肥厚性瘢痕 hypertrophic scar やケロイド keloid は腫瘤を形成して隆起し，消退することはない．ケロイドは，肥厚性瘢痕と異なり，傷害部位を超えて広がる．ケロイドの形成には体質や部位（耳介，前胸部，背部など）が関与する．病理学的には好酸性（赤色）で厚いケロイド線維が錯綜する．

2. 皮膚線維腫 dermatofibroma（良性線維性組織球腫 benign fibrous histiocytoma）

■概念
表皮と，真皮の膠原線維の両方が増生する．
■臨床事項
四肢に好発する褐色調の小結節である．
■病理所見
表皮は肥厚し，基底層のメラニンが増加する．真皮内に膠原線維が花むしろ状に増殖する．しばしば出血，ヘモジデリンの沈着，泡沫状の組織球の浸潤などを伴う（図16）．

3. 隆起性皮膚線維肉腫 dermatofibrosarcoma protuberans

■概念
しばしば再発するものの，遠隔転移することは非常にまれな悪性度の低い線維性の悪性腫瘍である．
■臨床事項
若年成人の体幹に好発し，隆起性腫瘤を形成する．
■病理所見
皮下組織を病変の主座とし，短紡錘形細胞が小さく均一な花むしろ状パターン storiform pattern を呈して境界不明瞭に浸潤する（図17）．免疫組織化学的に CD34 で陽性を示す．

4. 神経鞘腫 neurilemmoma（シュワン細胞腫 schwannoma）

■概念
末梢神経のシュワン鞘の増殖による良性腫瘍である．
■病理所見
線維性被膜によって被覆された孤立性の腫瘤を形成する．波状の紡錘形細胞が密に柵状に配列する部位（Antoni A 型）と，腫瘍細胞が疎で粘液性の間質を有する部位（Antoni B 型）がさまざまな割合で混在する（web📷）．しばしば出血，石灰化，囊胞形成，血管壁の硝子様変性，核の異型性や多形性などが目立つが，変性による変化であり悪性の指標とはならない．免疫組織化学的に S100 タンパクで陽性を示す．

5. 神経線維腫 neurofibroma

■概念
末梢神経の良性疾患で，シュワン鞘と線維芽細胞が増生する．常染色体優性の遺伝性疾患（NF1 遺伝子）では多発し，神経線維腫症 1 型 neurofibromatosis type 1（フォンレックリングハウゼン病 von Recklinghausen disease）と呼ばれる．
■臨床事項
神経線維腫症 1 型では，皮膚にカフェオレ様の褐色斑（カフェオレ斑）が多発する．神経線維腫は半球状の軟らかい丘疹で，孤立性〜無数に多発する．
■病理所見
真皮内に波状の紡錘形細胞がシート状に増殖する．境界は比較的明瞭だが被膜の形成はない（web📷）．免疫組織化学的に S100 タンパクで陽性を示す．

6. 脂肪腫 lipoma，脂肪肉腫 liposarcoma

脂肪腫は，正常と相同の成熟した脂肪細胞が結節状に増殖する良性腫瘍で，線維性被膜によって被覆される．

脂肪肉腫は脂肪細胞の悪性腫瘍で，高分化型，脱分化型，粘液型，多形型の 4 つに分類されている．後腹膜や大腿に好発する．病理学的には，核異型を示す未熟な脂肪細胞である脂肪芽細胞 lipoblasts の出現が診断の決め手となる（図18）．頻度の高い高分化型と脱分化型は，12 番染色体長腕領域の MDM2 と CDK4 の遺伝子増幅およびそれらのタン

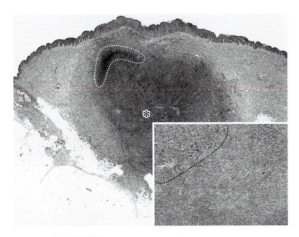

図16　皮膚線維腫
表皮が肥厚している．真皮を主座とし，膠原線維が増生した結節を形成する．結節の中央部には出血（＊）が，左上にはヘモジデリンが沈着する（白点線）．inset：膠原線維は大型の花むしろ状パターンを呈して増殖し，左上には多核の泡沫状組織球がヘモジデリンを貪食している（点線左側）．

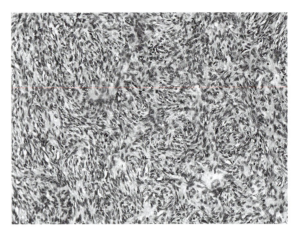

図17　隆起性皮膚線維肉腫
皮膚線維腫（図16）と比較すると，むしろ小型で異型性の乏しい短紡錘形細胞が小さく均一な花むしろ状パターンを呈して増殖する．

パク質の過剰発現がある．粘液型は，以前，円形細胞型と呼ばれ，背景に粘液の貯留が目立つ．粘液型では，染色体相互転座 t(12；16)(q13；p11)による FUS-DDIT3/CHOP キメラ遺伝子が検出される．脱分化型は，間葉系細胞の分化段階で脂肪細胞より未熟な細胞の悪性腫瘍である悪性線維性組織球腫（MFH）や線維肉腫の成分が，高分化型の脂肪肉腫と混在する．

7. 平滑筋腫 leiomyoma，平滑筋肉腫 leiomyosarcoma

平滑筋が皮膚で増殖する良性腫瘍には，発生母地により3種類が存在する．①立毛筋からの発生（pilar leiomyoma），②血管壁からの発生（血管平滑筋腫 vascular leiomyoma），③外陰部で陰嚢肉様膜などからの発生（陰部平滑筋腫 genital leiomyoma）である．皮下組織での発生はほとんどない．

平滑筋肉腫は平滑筋細胞の悪性腫瘍で，病理診断は子宮や消化管が核分裂像の数で判断するのに対し，軟部組織では核異型や壊死が重視される．平滑筋肉腫は皮膚での発生は少なく，皮下脂肪織ないし横紋筋内に発生する．

8. 横紋筋肉腫 rhabdomyosarcoma

横紋筋（骨格筋）への分化を示す悪性腫瘍である．小児の軟部組織に発生する悪性腫瘍の約50％を占める．病理像は，胎児型，ぶどう状型，紡錘細胞型，胞巣型などに分類される．細胞質内に横紋を有するか，免疫組織化学的に横紋筋への分化がデスミン desmin などにより確認できる．

9. 悪性線維性組織球腫 malignant fibrous histiocytoma（MFH）/未分化多形肉腫 undifferentiated pleomorphic sarcoma

■概念

伝統的にMFHと呼ばれてきた病態は，近年の免疫組織化学的・分子生物学的手法の発達により，特定の細胞（脂肪，平滑筋など）への分化が判明するに従い消滅しつつある．現在では未分化多形肉腫と呼び，"通常の方法では腫瘍細胞に特定の分化を確認出来ない疾患群"と定義し，「くずかご」的に分類（除外診断）されている．

■臨床事項

MFHはかつて軟部組織の悪性腫瘍の大部分を占めるといわれていたが，現在，未分化多形肉腫の頻度は約20％程度と推測されている．高齢者の四肢（とくに大腿）に好発する．高悪性度群の5年生存率は50〜60％程度である．

■病理所見

花むしろ状・多形型MFH，粘液型MFH，巨細

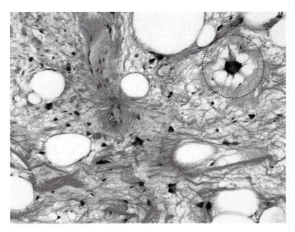

図18 脂肪肉腫(分化型)
脂肪細胞は大小不同を示し，背景に粘液が豊富に貯留している．異型核を有し脂肪滴が小さい脂肪芽細胞(点線内)の存在が診断の決め手となる．脂肪滴をほとんどもたない異型細胞も散見される．

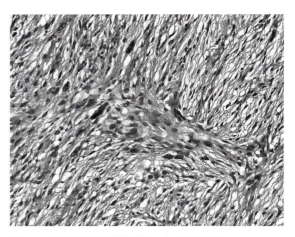

図19 悪性線維性組織球腫/未分化多形肉腫
高度の異型性や多形性を示す紡錘形細胞が大型の花むしろ状構造を呈して増殖している．隆起性皮膚線維肉腫(図17)に比較すると，腫瘍細胞が大きく，異型性や多形性に富むことがわかる．

胞型 MFH，炎症型 MFH に分けられる．亜型により病理像は多彩であるが，概して異型性や多形性が高度で，核分裂像が多い(図19)．粘液型では粘液腫様の基質を背景とする．

10. 滑膜肉腫 synovial sarcoma
■概念

滑膜とは，関節を包む関節包を構成する線維成分や血管からなる結合織である．しかし，滑膜肉腫と命名されている悪性腫瘍は必ずしも関節から発生するのではなく，むしろ軟部組織や肺および腎臓などに発生するため，"滑膜肉腫"の起源はいまだに不明である．

■臨床事項

若年者の四肢関節近傍の軟部組織に好発する．
■病理所見

特徴的な二相性パターンを示す．一つは上皮細胞様の異型細胞による管腔の形成で，もう一つが異型紡錘形細胞の増殖巣で，両者がさまざまな割合で混在する(web)．紡錘形細胞のみから構成される単層性滑膜肉腫もある．上皮細胞様の細胞は，免疫組織化学的にサイトケラチンや EMA などの上皮性マーカーで陽性となる．染色体相互転座 t(X;18)(p11;q11)がみられ，RT-PCR 法により融合遺伝子 *SYT-SSX* が検出される．

各論

XI. 感覚器疾患

まとめ

1. 急性化膿性中耳炎は幼児期に好発し、経耳管感染が多い。肺炎球菌、インフルエンザ菌が代表的起炎菌である。慢性中耳炎は、急性中耳炎が慢性化して起こる。なかでも真珠腫性中耳炎は重篤で、角化扁平上皮が中耳に進展して生じ、骨破壊が起こる。
2. ウイルス性内耳炎は難聴、平衡障害をもたらす。
3. 外耳では皮膚由来の腫瘍、中耳では頸静脈小体腫瘍、内耳では神経鞘腫が代表的腫瘍である。
4. メニエール病は耳鳴・難聴・回転性めまいを伴い、内リンパ水腫が原因と考えられている。
5. 眼瞼にできる炎症には麦粒腫と霰粒腫がある。前者は急性化膿性炎で、後者は慢性肉芽腫性炎である。
6. 眼球内にできる悪性腫瘍には、網膜から発生する網膜芽細胞腫と、脈絡膜から発生する悪性黒色腫がある。
7. 緑内障では眼圧上昇による視神経や網膜の萎縮から失明に至る。白内障は水晶体を構成するタンパクが不溶化して起こる。その他、加齢黄斑変性症、網膜色素変性症などが失明の原因疾患である。
8. 糖尿病、高血圧の変化は網膜に現れ、失明の原因となる。

感覚の分類：感覚は体性感覚、内臓感覚、特殊感覚の3つに大別される。体性感覚には、体表の受容器で受け取る皮膚感覚、筋・腱・関節などの運動器に分布する受容器で受け取る深部感覚、自由神経終末を受容体とする深部痛覚がある。内臓感覚には、尿意・便意・空腹感などの臓器感覚と内臓痛覚がある。特殊感覚は、目、耳、鼻、舌にある受容器が受け取る感覚である。

体性感覚や内臓感覚に関する疾患はすでに取り上げられているので、本項では特殊感覚に関する代表的疾患について記載する。

A 平衡聴覚器

1. 平衡聴覚器の構造と機能

耳は、音を感音すること（聴覚）と、身体の動きや位置を感受して平衡を保つこと（平衡覚）の2つの機能をもつ。外耳・中耳・内耳は聴覚に、内耳は平衡覚にも関与する。

a. 聴 覚

外耳道を伝わって鼓膜が振動し、中耳鼓室にある耳小骨で増幅されて前庭窓に伝えられる（図1）。その振動は内耳の前庭階の外リンパ、さらに内リンパで満たされた蝸牛管の基底板を振動させ、その上にある有毛細胞が刺激され、音として感知される。蝸牛管は先端が細く2巻き半のカタツムリに似た構造

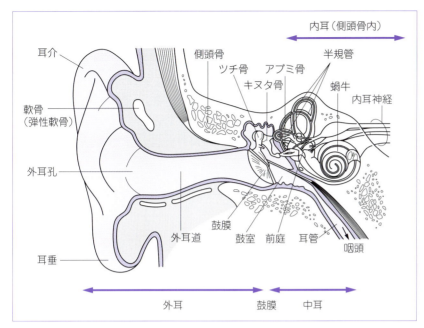

図1　耳の構造
外耳・中耳・内耳の3つの部分で構成される．（坂井建雄，岡田隆夫：人体の構造と機能[1]解剖生理学，第9版，医学書院，2014，p439，図8-51を一部改変）

をとり，最大振幅を示す部位は周波数によって決まっている．太い部分で高音を，細い部分で低音を感知している．

b．平衡覚

前庭は直線加速度の受容体で球形嚢と卵形嚢からなる．直線運動や体の傾きを耳石が載った耳石膜のずれとして有毛細胞が感知する．半規管は角加速度（回転）の受容器で外側・前・後の3つの半規管からできている．回転によって生じた内リンパの動きがクプラというゼラチン物質を動かし，これに接する有毛細胞を刺激する．

2．炎症

a．急性中耳炎 acute otitis media

中耳の急性化膿性炎が大部分を占め，幼小児期に好発する．起炎菌は肺炎球菌，インフルエンザ菌が多く，その他モラクセラ・カタラリス，黄色ブドウ球菌などがある．感染経路は経耳管が最も多いが，経血行，経外耳道よりの鼓膜穿孔を通じた感染もある．小児では耳管が短く，直線的な構造をとり，上咽頭のリンパ組織が発達しているため耳管の機能障害を起こしやすい．

b．慢性中耳炎 chronic otitis media

急性中耳炎の慢性化により，鼓膜穿孔，難聴，耳漏などが認められる．急性中耳炎発症後3ヵ月たっても耳漏が続く場合，慢性化したと判断される．

c．真珠腫性中耳炎 cholesteatoma, chronic otitis media with cholesteatoma

慢性中耳炎の一つであるが，臨床経過はより重篤である．中耳に角化扁平上皮が進展した病変で，落屑した角質やコレステロール結晶を含む慢性炎症が認められる．骨破壊，嚢胞形成など種々の合併症を起こしやすい．先天性と後天性がある．

d．ウイルスによる内耳疾患

後天性として流行性耳下腺炎（ムンプス）mumps，麻疹 measles があり，先天性として風疹 rubella，サイトメガロウイルス cytomegalovirus が代表である．難聴，平衡障害をもたらす．

3．腫瘍

外耳には皮膚由来の腫瘍が発生するほか，耳垢腺由来の腫瘍がある．中耳には鼓室底に頸静脈小体腫瘍（傍神経節腫）があり，内耳には前庭神経に発生する神経鞘腫 schwannoma が重要である．

4. その他

耳鳴，難聴を伴うめまい発作を繰り返し，かつ中枢神経疾患などの原因の明らかな疾患を除いた病態をメニエール Ménière 病という．

本態は内耳における内リンパ水腫と考えられている．膜迷路の拡張が蝸牛管と球形嚢で強く，聴覚障害と前庭障害が出現する．前庭障害として回転性めまい発作を反復する．30〜40歳代が中心であったが，高齢化傾向が近年みられる．通常は一側性であるが，両側性もある．

> ● **良性発作性頭位めまい症** benign paroxysmal positional vertigo
>
> 有名なサッカー選手がこの病気で欠場したことで一般にも知られるようになった．寝返りなど，頭を特定の位置に動かした時に一過性の激しい回転性めまいを起こす．半規管のクプラに耳石由来の沈着物があり，頭位の変化によって移動し，有毛細胞を刺激することで起こるとされる．難聴，耳鳴，中枢神経症状は伴わない．既往に頭部外傷，中耳炎，結核（ストレプトマイシン投与）を有することが多い．

B 視覚器

1. 視覚器の構造と機能

視覚器は眼球 eyeball，視神経 optic nerve，視覚中枢 visual center，眼球付属器 ocular adnexa から構成されている．

眼球周囲にある眼瞼 eyelid，結膜 conjunctiva，涙器 lacrimal apparatus，外眼筋 extraocular muscle などの付属器は眼球の保護と支持にあたっている．眼球は次のような外膜（線維膜），中膜（血管膜，ぶどう膜），内膜の3層で構成されている（図2）．

外膜：角膜 cornea と強膜 sclera は眼球の形を保つ．角膜は血管をもたない透明な組織で光線を屈折させ，眼内に光を入れる．

中膜：血管とメラニン色素に富み，瞳孔以外からくる光線をさえぎり，眼内に栄養や酸素を供給する．虹彩 iris，毛様体 ciliary body，脈絡膜 choroid で構成される．虹彩は瞳孔の散大・縮小にあずかり，眼球内に入る光線の量を調節する．毛様体は内部に3つの毛様体筋を含み，水晶体の屈折力を調整する．また房水を産生し，眼圧の維持に働く．房水は前房隅角にあるシュレム Schlemm 管（強膜静脈洞）から吸収される．脈絡膜は網膜と強膜の間にあって，網膜や視神経乳頭に栄養と酸素を供給する．

内膜：網膜 retina で構成される．最外層を色素上皮層 pigment epithelium が占め，外界からの光を遮断し，眼球内部をカメラの暗箱のように保つ．網膜に結ばれた倒像は視細胞である錐体 cone と杆体 rod を刺激し，これが視神経を経て大脳に伝えられる．

2. 炎 症

a. 麦粒腫 hordeolum

睫毛孔に開口する脂腺であるツァイス Zeis 腺や汗腺であるモル Moll 腺に生じる外麦粒腫と，瞼板内の脂腺であるマイボーム Meibom 腺に生じる内麦粒腫がある．大半が黄色ブドウ球菌による急性化膿性炎である．

b. 霰粒腫 chalazion

マイボーム腺の閉塞による慢性肉芽腫性炎で，瞼板内に半球状の硬結ができる．

3. 腫 瘍

a. 網膜芽細胞腫 retinoblastoma

13番染色体長腕（13q14）にある癌抑制遺伝子である網膜芽細胞腫遺伝子（Rb 遺伝子）の変異が原因で発生する網膜の悪性腫瘍で，片眼性が約70％，両眼性が30％で，遺伝性が約40％を占める．3歳までの乳幼児に好発し，保護者が，患眼の白色瞳孔，キャットアイ（ネコの目のように光る），斜視などに気づいて診断されることが多い．病理所見では，白色半透明の腫瘍が網膜に腫瘤を作る（図3）．組織ではロゼット rosette 形成のある分化型（図4）と，ない未分化型がある．しばしば壊死と石灰化がみられる．視神経を通じて頭蓋内に広がるほか，脈絡膜の血管を通じて血行性に広がる．

b. 悪性黒色腫 malignant melanoma

メラノサイト由来の腫瘍で，ぶどう膜，眼瞼皮

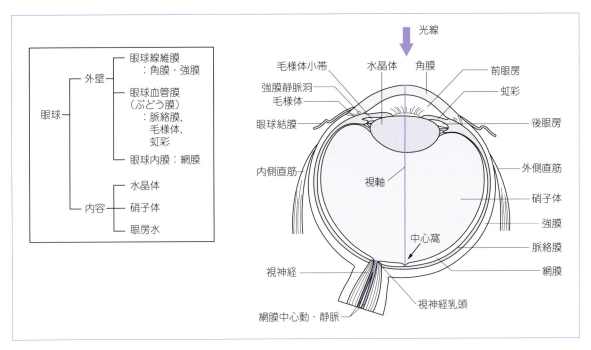

図2 眼球の構造と構成
眼球に入る光は角膜，前眼房，水晶体，硝子体を経て網膜上に画像を結ぶ．網膜にある光受容体からの情報は視神経を経て大脳に運ばれる．（坂井建雄，岡田隆夫：人体の構造と機能[1]解剖生理学，第9版，医学書院，2014，p426，図8-40を一部改変）

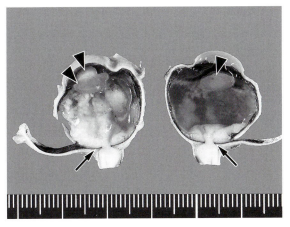

図3 網膜芽細胞腫による摘出眼球（1歳7ヵ月児）（カラー口絵参照）
眼球後極部に黄白色の腫瘤塊があり，前方の硝子体内に突出し，後方では視神経内に浸潤している（矢印）．前方にみえる黄色の物質（矢頭）は水晶体．

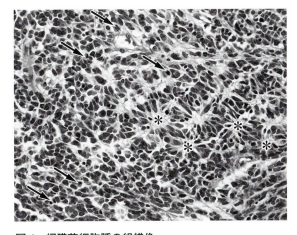

図4 網膜芽細胞腫の組織像
短紡錘形細胞が花弁状に配列するロゼット形成（＊）をみる分化型で，分裂像（矢印）が散在する．

膚，結膜から発生する．脈絡膜由来の悪性黒色腫は眼球内に突出するきのこ状の塊をつくる（図5，web）．血管や神経の強膜貫通部を通って眼球外に広がる．

4．その他

失明の原因として緑内障，糖尿病性網膜症，網膜色素変性症，加齢黄斑変性症などが代表的な疾患である．

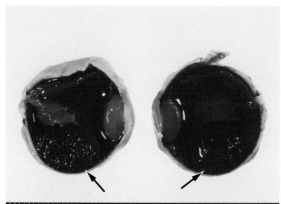

図5 悪性黒色腫による摘出眼球(40歳)(カラー口絵参照)
脈絡膜から眼球内に突出する黒色の腫瘍(矢印)で，網膜は剥離している．

a. 緑内障 glaucoma

眼圧の上昇による視神経や網膜の萎縮が起こり，視野欠損が現れる．日本人では40歳以上の約20人に1人が何らかの緑内障状態であるといわれている．正常眼圧(10〜21 mmHg)でも視神経が侵される正常眼圧緑内障もある．

b. 白内障 cataract

水晶体(レンズ)を構成する水溶性タンパク質クリスタリンが変性し，不溶性になることで生じる．人工的な眼内レンズに置き換える手術で視力が回復する．

c. 網膜剥離 retinal detachment

網膜(広義)が色素上皮層と他の感覚網膜層との間で剥離する．飛蚊症 myodesopsia や視野欠損など

が出現する．

d. 加齢黄斑変性症 age-related macular degeneration

加齢に伴って発症する黄斑変性で，欧米では失明原因の第1位で，最近日本でも増加傾向にある．網膜色素上皮が萎縮する萎縮型と，異常な脈絡膜新生血管ができる滲出型がある．

e. 網膜色素変性症 pigmentary retinal dystrophy, retinitis pigmentosa

視細胞，とくに杆体の変性によって夜盲や視野狭窄をきたす．常染色体劣性遺伝が多いが，他の遺伝形式や散発例もある．両眼性で徐々に進行する．

f. 全身疾患と眼病変

1) 糖尿病 diabetes mellitus

糖尿病の眼合併症には網膜症(web)，白内障，外眼筋麻痺，虹彩毛様体炎，虹彩の血管新生による緑内障などがある．

高血糖により細動脈の基底膜は肥厚し，血管壁がもろくなる．血管内皮も障害され，毛細血管瘤ができ，白斑形成，出血，血栓形成に進行する．新生血管からは硝子体出血が起こりやすく，二次的に牽引性網膜剥離が生じる．

2) 高血圧性網膜症 hypertensive retinopathy

眼底は生体で細動脈および細静脈が観察できる唯一の場所であり，全身の血管状態を類推できる．高血圧により細動脈の狭小化，口径不同，網膜出血，白斑，乳頭浮腫などが認められる．細動脈には硬化に伴って中膜平滑筋の変性壊死，中外膜の線維性肥厚が認められる．

欧文索引

A

α-fetoprotein 376
α-フェトプロテイン 182
α-平滑筋アクチン 399
$α_1$-アンチトリプシン欠損症 248
α線 144
abscedirende reticulocytäre Lymphadenitis 461
abscess 38
abscessing reticulocytic lymphadenitis 461
accessory breast 395
accessory spleen 472
acinar cell carcinoma 324
acinus 242
acquired immune system 103
acquired immunodeficiency 111
acquired immunodeficiency syndrome 111, 462
acromegaly 331
actinic keratosis 512
actinomycosis 270
acute epidural hematoma 409
acute intermittent porphyria 429
acute interstitial pneumonia 255
acute lymphatic leukemia 451
acute megakaryocytic leukemia 451
acute monocytic leukemia 449
acute myeloid leukemia 449
acute myelomonocytic leukemia 449
acute pancreatitis 321
acute promyelocytic leukemia 449, 450
acute respiratory distress syndrome 246
acute (diffuse) glomerulonephritis 351
AD 415
adenocarcinoma 263
adenoid 245
adenoma 160
adenoma of the nipple 396
adenomatoid tumor 379
adenomyomatosis 316
adult T cell leukemia 452
adult T-cell leukemia/lymphoma 467
Afipia felis 461
AFP 376

agranulocytosis 447
AIDS 111, 462
AIDS 感染 458
AIP 255
AIRE 114
airway 242
Alagille 症候群 200
alcoholic hyaline 42
alcoholic liver disease 299
ALL 451
all-trans retinoic acid 449
allergy 107
Alzheimer disease 415
Alzheimer 型認知症 24
Alzheimer 型老年認知症 140
amebic dysentery 305
AML 449
AMMoL 449
amniotic band syndrome 203
AMoL 449
amyloid 48
amyloidosis 43, 48, 297, 321, 470
anaphylaxis 107
ANCA 119, 261
anemia 440
anencephaly 421
anergy 114
aneurysms 234
Angelman 症候群 194
angiomatous lymphoid hamartoma 463
angiomyolipoma 367
angiosarcoma 240
annular pancreas 320
anti-neutrophil cytoplasmic antibody 119
antibody 106
antigen 103
antigen presenting cell 104
antineutrophil cytoplasmic antibody 261
aortitis syndrome 236
APC 104
APL 449, 450
aplastic anemia 442
aplastic marrow 440
apocrine metaplasia 396
apoptosis 36, 39
apoptotic body 39
ARDS 246
Arnold-Chiari 奇形 198, 421
ARPKD 201
arterial dissection 235

arteries 229
arteriosclerosis 232
arteriosclerotic nephrosclerosis 363
AS 194
asbestosis 252
Aschoff 体 118, 223
ascites 301, 326
ASLO 118
aspergilloma 258
aspergillosis 258
asplenia 472
association 191
asteroid body 461, 510
astrocytoma 422
atelectasis 246
atherosclerosis 232
ATL 452
ATRA 449
atrophy 34
atypia 159
atypical adenomatous hyperplasia 263
atypical carcinoid 264
atypical leukemia 453
atypism 159
Auspitz 現象 505
autoantibody 114
autoimmune disease 112
autoimmune hemolytic anemia 446
autoimmune hepatitis 304
autoimmune pancreatitis 322
autoimmune regulator 114
autoimmunity 112
autonomous function of tumor cell 157
autophagy 34
autosomal dominant inheritance 193
autosomal recessive inheritance 194
axon 427
axonal degeneration 428
azotemia 48

B

B 型肝炎ウイルス 169
B 細胞 463, 471
B 細胞性リンパ腫 464
B リンパ球 459, 460
β-human chorionic gonadotropin

376
β線 144
Banti syndrome 472
Bartonella henselae 461
basal cell carcinoma(epithelioma) 512
BCR/ABL1 キメラ遺伝子 451
Beckwith-Wiedemann 症候群 194
benign fibrous histicytoma 515
Bergonié-Tribondeau の法則 153
BFP 116
biliary atresia 312
biliary tract 311
bilirubin 45
biological false positive 116
Birbeck 顆粒 470
bizarre nuclei 159
blastic crisis 451
bleeding tendency 456
Bloom 症候群 137
blunt duct adenosis 396
Bowen 病 512
BRAF 遺伝子 334
breast cancer 397
Brodie 膿瘍 488
bronchial asthma 248
bronchiectasis 249
bronchiolitis 255
bronchiolitis obliterans 250
bronchitis 255
bronchopneumonia 256
bronzed diabetes 57
brown atrophy 59
Budd-Chiari syndrome 300
Buerger disease 237
bullous pemphigoid 271,508
Burkitt lymphoma(リンパ腫) 169, 463,467
butterfly erythema 116
BWS 194

C

C-ANCA 121
c-kit 210
C 型肝炎ウイルス 169
CA19-9 182
CA125 389
café-au-lait spot 430
calcification 55
calcifying epithelioma 511
calculus 56
Call-Exner 小体 377,391
callus 478
campomelic dysplasia 196
candidiasis 270
Cantlie 線 293
capillaries 230
capillary hemangioma 160,239
Caplan 症候群 251

carcinoid tumor 264
carcinoma 161
carcinoma of maxillary sinus 245
carcinoma of nasal cavity and paranasal sinus 245
carpal tunnel syndrome 432
caseous necrosis 38
Castleman disease 463
cat scratch disease 461
cavernous hemangioma 160,240
cavernous lymphangioma 241
CCAM 245
CD4 陽性 T 細胞 104
CD8 陽性 T 細胞 104
CD10 399
cell death 36
cellular immunity 104
cellularity ratio 439
central tolerance 112
cerebral aneurysm 234
ceroid 59
change of sinus 460
Charcot-Leyden 結晶 249
Charcot-Marie-Tooth disease 429
Chlamydia trachomatis 375
cholangiocellular carcinoma 309
cholecystitis 314
cholelithiasis 313
cholesterol polyp 316
chondrodysplasia punctata 196
chondroma 160
Christmas 病 457
chronic bronchitis 247
chronic emphysema 248
chronic glomerulonephritis 354
chronic inflammatory demyelinating polyradiculoneuropathy 430
chronic lymphatic leukemia 453
chronic myeloid leukemia 451
chronic myelomonocytic leukemia 453
chronic obstructive pulmonary disease 247
chronic pancreatitis 322
chronic subdural hematoma 409
chronic tonsillitis 245
Churg-Strauss syndrome 238
Churg-Strauss 症候群 262
CIDP 430
Civatte 小体 506
CJD 410,413
Clara 細胞 243
CLL 453
clonorchiasis 305
CML 451
CMMoL 453
CNS leukemia 449
co-stimulatory molecule 112
coagulative necrosis 38
Cockayne 症候群 137

collateral circulation 301
columnar metaplasia 35
condyloma acuminatum 510
congenital biliary dilatation 312
congenital cystic adenomatoid malformation 245
congenital immunodeficiency 111
congestive splenomegaly 472
constitutional jaundice 58
continuously dividing tissue 62
Coombs 107
COP 254
COPD 29,247
CPAM 199
Creutzfeldt-Jakob disease(病) 26, 410
Cronkhite-Canada 症候群 290
Crow-Fukase syndrome 435
cryptococcosis 258
cryptogenic organizing pneumonia 254
Curschmann らせん体 249
Cushing disease 331
(cutaneous)mixed tumor 511
cutaneous tuberculosis 509
cyst 270,396
cystadenoma 160
cystic fibrosis 249,320
cystic kidney 366
cystic lymphangioma 241
cystitis 369
cystoma 160
cytoplasmic ANCA 121

D

DAD 246
demyelinating disease 418
demyelination 428
Denonvilliers 筋膜 373
dermatofibroma 515
dermatofibrosarcoma protuberans 515
dermatopathic lymphadenitis 463
dermatophytosis 510
diabetes mellitus 52
diabetic nephrosclerosis 359
diabetic neuropathy 431
DIC 89,449,458
DIC の原因疾患 458
diffuse alveolar damage 246
diffuse large B-cell lymphoma 467
diffuse panbronchiolitis 250
DiGeorge 症候群 111
diphtheria 433
DISH 398
disseminated intravascular coagulation 449,458
DM 173
DNA 修復遺伝子 175

DNA チップ 184
DNA マイクロアレイ 184
double minute 173
Down 症候群 137
drug-induced liver injury 299
drug-induced pneumonitis 255
dual *in situ* hybridization 398
Duchenne 型筋ジストロフィー 194
duct ectasia 395
duct papillomatosis 396
ductal adenoma 397
ductal hyperplasia 396
Dupuytren 拘縮 496
dying back 428
dystrophic calcification 45, 55

E

EB ウイルス 169, 467, 468, 471
EBV 169
EBV 感染 462
echinococcosis 305
eczema 506
EGPA 262
Ehlers-Danlos 症候群 23
elastic arteries 230
empyema 38
encephalocele 421
endogenous pigment 56
endometriosis 328
endothelial cells 230
eosinophilia 447
eosinophilic granuloma of bone 470
eosinophilic granuloma of soft tissue 463
eosinophilic granulomatosis with polyangitis 262
eosinophilic lymphadenitis 462
epitheliosis 396
Epstein-Barr virus 169
Epstein-Barr ウイルス感染 462
erythema induratum Bazin 510
erythema nodosum 510
erythema(exsudativum) multiforme 506
erythroblastic anemia of the newborn 446
erythroblastic island 440
erythroblastosis fetalis 446
erythroenzymopathy 445
erythroleukemia 451
essential thrombocythemia 458
Evans 症候群 456
Ewing sarcoma 163
exogenous pigment 56
extrahepatic cholangitis 315
extramammary Paget disease 513
extramedullary hematopoiesis 438

extramedullary plasmacytoma 455
extranodal lymphoma 463
extranodal NK/T-cell lymphoma, nasal type 467
exuberant granulation 66

F

FAB 448
FAB 分類 449, 451
fallopian tube 381
Fallot 四徴症 198
familial amyloid polyneuropathy 429
fat necrosis 38
fatty change 41, 296
fatty liver 296
FDC 459
FGF 64
fibrinoid necrosis 38
fibroadenoma 397
fibroadenomatosis 396
fibroma 160
fibrosis 66
fibrous disease 394
FISH 184, 398
FISH 法 210
Fisher syndrome 431
fluorescence *in situ* hybridization 210, 398
foam cell 457
foamy cell 42
focal glomerulosclerosis 356
follicular dendritic cell 459
follicular hyperplasia 460
follicular lymphoma 464
French-American-British 448
Friedrich 運動失調症 194
fulminant hepatitis 303

G

galactorrhea-amenorrhea syndrome 331
Gamna-Gandy 結節 473
gangrene 38
gargoylism 55
Gaucher 病 22, 420, 470
gelatinous degeneration 43
genetic mucopolysaccharidosis 55
genomic imprinting 194
germinal center 459
giant lymph node hyperplasia 463
gigantism 331
GIST 284, 291
Gleason grading system 378
glioblastoma 161, 421
glioma 421
glomerulonephritis 351

glove and stocking 428
glycogen storage disease 43, 53
Goodpasture syndrome 261
gout 48
gouty kidney 48
gouty tophus 510
graft-versus-host disease 110, 308, 506
graft-versus-host reaction 110
granulation tissue 63
granuloma annulare 510
granulomatosis with polyangitis 261
Guillain-Barré syndrome 430
GVH 反応 110
GVHD 110, 308, 506
gynecomastia 395

H

ham spleen 型 470
hamartoma 395
Hand-Schüller-Christian 病 470
Hansen disease 433
Hansen 病 26
Hassall 小体 474
Hayflick の限界仮説 137
HbA1c 52
HBV 169
hCG 376
HCV 169
healing 62
heart failure cell 57, 246
Helicobacter pylori 感染 466, 469
Helicobacter pylori 除菌療法 457
hemangioendothelioma 240
hemangioma 160, 239
hemangiosarcoma 240
hematopoietic inductive microenvironment 439, 440
hematoxylin body 116
hemimegalencephaly 197
hemochromatosis 45, 57, 298, 321
hemolytic anemia 444
hemolytic disease of the newborn 446
hemolytic uremic syndrome 364, 457
hemophagocytic syndrome 471
hemophilia 457
hemopoietic dysplasia 453
hemorrhagic diathesis 456
hemosiderin 44
hemosiderosis 57, 298, 442
Henoch-Schönlein purpura 363
hepatic coma 48
hepatic encephalopathy 301
hepatoblastoma 310
hepatocellular carcinoma 308
hepatolenticular degeneration 56

HER2 210
HER2 398
hereditary nonpolyposis colon carcinoma 175
hereditary spherocytosis 445
herpes simplex 270,507
herpes simplex virus 507
heterotopic pancreas 320
HEV 460
hiatus leukemicus 451
high endothelial venule 460
HIM 439,440
Hirschsprung 病 199
His 束 217
[histiocytic]necrotizing lymphadenitis 462
histiocytosis X 470
HIV 111
HIV 脳症 112
HLA 110
HLA-B51 121
HNPCC 175
hobnail 細胞 391
Hodgkin disease 163
Hodgkin lymphoma 463,468
Hodgkin 細胞 468
holoprosencephaly 197
homogeneously staining region 173
horseshoe kidney 366
HPS 471
HPV 169,510
HPV ワクチン 386
HSR 173
HTLV-I 168,452
HTLV-I 型 468
human epidermal growth factor receptor type 2 398
human herpesvirus-6 462
human immunodeficiency virus 111
human leukocyte antigen 110
human papilloma virus 169,510
human T cell lymphotrophic virus type I 452
humoral immunity 105
Huntington disease 417
Huntington 舞踏病 193,194
Hurler 病 470
HUS 457
Hutchinson-Gilford 症候群 137
hyaline change 43
hyaline membrane 246
hyaline thrombus 458
hydrocephalus 197
hydronephrosis 364
hydropic change 37
hydrops fetalis 446
hyperammonemia 48
hyperbilirubinemia 58

hypercalcemia 55
hypercellular marrow 440
hyperlipemia 50
hyperplasia 33
hyperplasia of medullary cord 460
hypersensitivity pneumonitis 259
hypersplenism 473
hypertrophic scar 66,515
hypertrophy 33
hyperuricemia 48
hypocalcemia 55
hypocellular marrow 440
hypolipemia 50
hypophospatasia 196
hypoplasia 33
hypoplastic leukemia 453
hypoproteinemia 47
hypoxemia 442

I

icterus 58,297
icterus gravis neonatorum 446
IDC 460
idiopathic portal hypertension 472
idiopathic pulmonary fibrosis 253
idiopathic thrombocytopenic purpura 456
IgA nephropathy 353
IgA 血管炎 363
IgA 腎症 353
IGCN 375
immature sinus histiocytosis 460, 462
immotile cilia syndrome 249
immune complex 109
immunity 103
immunoglobulin 106
in situ hybridization 9,184
induced pluripotent stem cell 62
ineffective erythropoiesis 441
infection 122
infectious disease 122
infectious mononucleosis 462
inflammatory disease 395
innate immune system 103
interdigitating cell 460
interstitial pneumonia 252
intervention radiology 187
intestinal metaplasia 35
intracellular accumulation 41
intraductal papilloma 396
intrahepatic cholangiocarcinoma 309
intratubular germ cell neoplasia 375
intrinsic subtype 400
invasive aspergillosis 258
inverted papilloma 244
IPF 253

IPH 472
iPS cell 62
iron deficiency anemia 444
ITP 456
IVR 187

J

JAK2 437
Janus kinase 2(JAK2)の遺伝子変異 455
jaundice 58,297

K

Kaposi sarcoma 240
Kayser-Fleischer 環 56
Keith-Flack 結節 216
keloid 66,515
keratoacanthoma 511
Kimmelstiel-Wilson 病(変) 53,359
Kimura disease 463
kinky hair disease 56
Klinefelter 症候群 193
Knudson の 2 ヒット理論 173
Koebner 現象 505
Korsakoff 精神病 421
Krukenberg 腫瘍 159,393
Kulchitsky 細胞 243

L

lacunar cell 468
Lambert-Eaton myasthenic syndrome 436
Langerhans cell histiocytosis 470
Langerhans 顆粒 470
Langerhans 細胞 505
Langhans 型巨細胞 461
Langhans 巨細胞 257
large cell carcinoma 264
large cell neuroendocrine carcinoma 264
laryngeal carcinoma 245
laryngeal nodule 245
LE 細胞 116
lead neuropathy 432
leiomyoma 160,387,516
leiomyosarcoma 516
lentigo maligna 513
leprous lymphadenitis 461
LET 145
Letterer-Siwe 病 470
leukemia 448
leukemoid reaction 448
leukocytosis 447
leukodystrophy 420
leukopenia 447
Lewy body disease 416
Lewy 小体 140

Leydig 細胞　372
Libman-Sacks[型]心内膜炎　116,225
lichen planus　271,507
linear energy transfer　145
lipofuscin　43,59
lipofuscin granule　34
lipoma　515
lipomelanotic reticulosis　463
liposarcoma　515
liquefactive necrosis　38
lissencephaly　197
liver cirrhosis　305
lobar emphysema　199
lobar pneumonia　256
lobule　242
local invasion　158
localized fibrous tumor　266
low percentage leukemia　453
low-grade squamous intraepithelial lesion　383
LSG 分類　437,463
LSG 分類と Working Formulation（国際分類）の対比　464
LSIL　383
lung cancer　262
lupus nephritis　115,116
lymph follicle　459,471
lymphangioma　241
lymphangitis　239
lymphangitis carcinomatosa　159
lymphocytosis　447
lymphogranuloma inguinale　461
lymphoid follicular hyperplasia　475
lymphoid leukemia　161
Lymphoma Study Group による LSG 分類　463
lymphopenia　447
Lynch 症候群　290

M

macroglobulinemia　456
major histocompatibility complex　104
malacoplakia　370
malformation syndrome　191
malignant fibrous histiocytoma　516
malignant histiocytosis　471
malignant lymphoma　161,463,476
malignant melanoma　513
malignant mesothelioma　266,328
malignant phyllodes tumor　401
Mallory 小体　42
MALT　464
MALT lymphoma　464
MALT[型悪性]リンパ腫　284,291,333,464,466
mantle zone　459

Marfan 症候群　193
marginal zone　471
mastopathy　395
maternal inheritance due to mitochondrial gene　194
MCDK　201
MDS　453
MDS associated with isolated del(5q)　454
MDS-U　454
MDS の病型分類（WHO 分類）　454
mediastinitis　267
mediastinum　267
megaloblastic anemia　443
melanin　44,59
MELAS ミトコンドリア脳筋症　194
membranoproliferative glomerulonephritis　357
membranous glomerulonephritis　356
Ménière 病　520
meningeal leukemia　449
Menkes disease　56
MERRF　194
mesenchymal dysplasia of placenta　194
metaplasia　34
metastasis　158
metastatic calcification　46,55
metastatic lung tumor　265
methicillin-resistant *Staphylococcus aureus*　133
MFH　516
MHC　104
MHC クラス I 分子　104,105
MHC クラス II 分子　104
microscopic polyangiitis　262
Mikulicz disease　272
miliary tuberculosis　257
minimal change disease　356
mixed lineage leukemia　448
mole　511
molecular mimicry　118
molluscum contagiosum　510
mononuclear phagocyte system　51
motor neuron disease　418
MPO　121
MPO-ANCA　121
MPS　51
MRSA　133
MS　419
Mucha-Habermann 病　506
mucinous papillary adenoma　161
mucinous papillary cystadenoma　161
mucocele　272
mucosa-associated lymphoid tissue　464

mucosal block theory　57
multiple myeloma　455
multiple sclerosis　419
multipotent stem cell　62
mumps　272
Munro 微小膿瘍　505
muscular arteries　230
myasthenia gravis　435
mycosis fungoides　468,514
myelin　427
myelin ovoid　428
myelodysplastic syndrome associated with isolated del(5q)　454
myelodysplastic syndrome-unclassified　454
myeloid leukemia　161
myeloma　455
myeloma kidney　456
myeloproliferative disorders　454
myeloproliferative neoplasms　454
myeloproliferative syndromes　454
myxedema　43

N

NASH　297
nasopharyngeal carcinoma　245
natural killer cell　104
necrobiosis lipoidica　510
necrosis　36
negative selection　112
neoplasia　156
nephroblastoma　368
nephrotic syndrome　355
neurilemmoma　433,515
neuroendocrine neoplasm　324
neurofibrillary change　42
neurofibroma　515
neurofibromatosis 1　430
neuropathy due to collagen disease　434
neutropenia　447
neutrophilia　447
nevocellular nevus　511
nevus cell nevus　511
niche　440
Niemann-Pick 病　22,420,470
Nikolsky 現象　508
Nisseria gonorrhoeae　375
NK 細胞　104
nodal lymphoma　463
non-alcoholic steatohepatitis　297
non-Hodgkin lymphoma　463
non-specific lymphadenitis　460
nondividing tissue　62
nonprotein nitrogen　48
nonspecific interstitial pneumonia　253
nontuberculous mycobacteriosis　257

NPN 48
NSAIDs 腸炎 287
NSIP 253

O

obesity 50
Oct4 376
odontogenic tumor 270
organ transplantation 109
organic solvent neuropathy 432
organization 38
OSNA 法 184
osteochondroma 160
ovary 381
oviduct 381
ovotestis 202

P

P-ANCA 121
p53 174, 484
p63 379, 399
Paget 病 399
paleopathology 1
palisading granuloma 510
PALS 471
Pancoast 腫瘍 262
pancreatic carcinoma 323
pancreatico-biliary maljunction 313, 320
pancytopenia 442
PAP 378
Papanicolaou 染色 209
papillary adenoma 161
papilloma 161
papilloma of nasal cavity and paranasal sinus 244
paracortical hyperplasia 460
paraffinoma 395
[paranasal] sinusitis 244
paraneoplastic neuropathy 434
paraneoplastic syndrome 262
Parkinson disease (病) 140, 416
paroxysmal nocturnal hemoglobinuria 445
pauci-immune 型 120
Pautrier microabscess 514
PCR 9, 184
PCR 法 210
PCV 460
pemphigus vulgaris 271, 507
periarterial lymphatic sheath 471
perinuclear ANCA 121
periodontitis 270
peripheral T-cell lymphoma 467
peripheral tolerance 112
peritonitis 327
peritonitis carcinomatosa 328
pernicious anemia 443

Perthes 病 482
Peutz-Jegher 症候群 290
Ph 染色体 437, 451
pharyngitis 273
phyllodes tumor 397
Pick disease 416
piecemeal necrosis 296
pigmented nevus 511
pilomatricoma 511
pilomatrixoma 511
PIN 377
pityriasis lichenoides et varioliformis acuta 506
placental alkaline phosphatase 376
PLAP 376
plasma cell leukemia 456
plasmacytoma 455
platelet thrombus 457
pleomorphic adenoma 273
pleural carcinomatosis 266
pleural effusion 266
pleuritis 266
PLEVA 506
PML/RARA 遺伝子 450
pneumoconiosis 250
pneumocystis pneumonia 258
pneumonia 255
PNH 445
Poiseuille の法則 69
polyarteritis nodosa 237, 509
polycythemia 447
polycythemia vera 447
polymerase chain reaction 184
polymerase chain reaction 法 210
polymicrogyria 197
poroma 511
portal hypertension 301, 472
positive selection 112
postcapillary venule 460
Potter 症候群 201, 202
PR3 121
PR3-ANCA 121
Prader-Wili 症候群 194
preleukemic state 453
primary biliary cirrhosis 306
primary complex 257
primary myelofibrosis 455
primary pulmonary hypertension 260
primary sclerosing cholangitis 315
Propionibacterium acnes 461
prostate specific antigen 374
prostatic acid phosphatase 378
prostatic intraepithelial neoplasia 377
proteinase 3 121
prune-belly 症候群 201
PSA 182, 374
psammoma body 45, 55
pseudohyperplasia 442

pseudohypertrophy 32
pseudomyxoma peritonei 328
psoriasis vulgaris 505
pulmonary abscess 257
pulmonary alveolar proteinosis 259
pulmonary edema 246
pulmonary embolism 260
pulmonary fibrosis 252
pulmonary hypertension 260
pulmonary hypoplasia 245
pulmonary infarction 260
pulmonary sequestration 245
pulmonary tuberculosis 257
punched out lesion 456
pure red cell aplasia 443
Purkinje 線維 217
PWS 194
pyelonephritis 361
pyoid marrow 451

Q

quiescent tissue 62

R

RA 453
RA with excess of blasts 453
RA with ring sideroblasts 453
radiation cystitis 152
radiation dermatitis 150
radiation nephritis 152
radiation pneumonitis 150, 255
radiculopathy due to spinal disc herniation 433
RAEB 453
RAEB in transformation 453
RAEB-1 454
RAEB-2 454
RAEB-T 453
RANK 受容体 480
Ranvier 絞輪 428
rapidly progressive glomerulonephritis 352
RARS 453, 454
Raynaud 現象 116
RB 173, 484
RBE 145
RCMD 454
RCUD 454
REAL 分類 464, 470
rearrangement 107
red pulp 471
Reed-Sternberg 細胞 468
refractory anemia 453
refractory cytopenia with multilineage dysplasia 454
refractory cytopenia with unilineage dysplasia 454

regeneration 62
regenerative medicine 62
regulatory T-cell 114
Reid index 247
Reinke［の］結晶 377,391
rejection 110
relative biological effectiveness 145
renal［cell］carcinoma 367
renal amyloidosis 359
renal pelvis carcinoma 367
renal transplantation 365
renal tuberculosis 362
repair 62
RES 50
residual nitrogen 48
RET 遺伝子 336
reticuloendothelial system 50
Revised European-American Classification of Lymphoid Neoplasms 463
rhabdomyoma 160
rhabdomyosarcoma 516
rheumatoid arthritis 463
rheumatoid nodule 510
rhinitis 244
Rokitansky 結節 392
Rokitansky 法 205

S

saccular aneurysm 408
sago spleen 型 470
salivary gland 272
sarcoidosis 258,434,461,509
sarcoma 161
scar 39,515
scar formation 63
Schaumann body（体） 259,461
schistosomiasis japonica 305
Schönlein-Henoch purpura 458
Schwann 細胞 427
schwannoma 433,515
SCID 111
SCJ 381
sclerosing adenosis 396
scrofulosis 461
sebaceoma 511
sebaceous adenoma 511
sebaceous epithelioma 511
seborrheic keratosis 511
secondary polycythemia 447
seed and soil theory 158
self tolerance 112
senile keratosis 512
senile plaque 43
serous papillary adenoma 161
serous tubal intraepithelial carcinoma 389
Sertoli cell-only syndrome 380

Sertoli 細胞 372
severe combined immunodeficiency 111
Shiller-Duval 小体 377,392
sialolithiasis 272
silicosis 251
silicotic nodule 251
sinus catarrh 460
sinus histiocytosis 460
Sjögren syndrome 272
SLE 362
small cell carcinoma 264
smoldering leukemia 453
SMON 432
solid-pseudopapillary neoplasm 325
solitary fibrous tumor 266
somatic stem cell 62
sperm granuloma 380
sphingolipidosis 52
Spitz 母斑 511
splenectomy 472
splenitis 473
splenomegaly 301,472
squamous cell carcinoma 264,512
squamous cell carcinoma *in situ* 512
squamous metaplasia 35
SRY（sex-determining region Y）遺伝子 373
stage 189
steatosis 41
stem cell 62
Stevens-Johnson 症候群 506
STIC 389
stone 56
storage histiocytosis 470
subacute myelo-optico-neuropathy 432
subarachnoid hemorrhage 408
suppurative lymphadenitis 461
synovial sarcoma 517
syphilitic lymphadenitis 461
syringocystadenoma papilliferum 511
systemic lupus erythematosus 362

T

T-cell receptor 104
T/NK 細胞性リンパ腫 467
T 細胞 463,471,474
T 細胞受容体 104
T リンパ球 460
T・B リンパ球 460
Tay-Sachs 病 420,470
TCR 104
TDLU 394
telomerase 139
temporal arteritis 237

temporomandibular joint 272
teratoma 163
terminal duct-lobular units 394
TGF 64
thrombophlebitis 239
thrombotic thrombocytopenic purpura 457
thymic hyperplasia 475
thymoma 475
TIA 406
tinea 510
TLR 104
TNM 分類 189
toll-like receptor 104
Toll 様受容体 104
tonsilitis 273
tophus 48
totipotent 62
Toxoplasma gondii 461
toxoplasmosis 461
transient ischemic attack 406
transitional cell papilloma 370
transurethral resection of the prostate 374
Treg 114
Treponema pallidum 375
trichoblastoma 511
trichoepithelioma 511
TSH 受容体抗体 332
TTP 457
tuberculous cervical lymphadenitis 461
tuberculous lymphadenitis 461
tubulointerstitial nephritis 360
tularemia 461
tumor 156
TUR-P 374
Turner 症候群 23,193
typical carcinoid 264

U

UIP 253
ulcer formation 65
undifferentiated pleomorphic sarcoma 516
unstable repeat expansion disease 194
uremia 48
ureteral cancer 369
urothelial carcinoma 370
urticaria 510
usual interstitial pneumonia 253

V

vacuolar degeneration 37
vancomycin-resistant enterococcus 133
varicella-herpes zoster 507

varicella-zoster virus　507
varix　239
vascular malformation　409
vasculitis　236
veins　230
venous hemangioma　160
verruca vulgaris　510
VGCC　436
VIP産生腫瘍　344
viral hepatitis　301
Virchow転移　159
Virchow法　205
vocal cord polyp　245
voltage gated calcium channel　436
von Hippel-Lindau病　342
von Recklinghausen disease　430, 515
von Willebrand因子　457
VRE　133

W

Waldenström macroglobulinemia　456
wallerian degeneration　428
Warthin-Starry染色陽性　461
Waterhouse-Friderichsen症候群　342
Wegener granulomatosis　238
Werner症候群　137
Wernicke脳症　420
white pulp　471
WHO分類　437, 448, 464, 465, 468, 470
Wilms tumor　163, 368
Wilson disease（病）　56, 298, 420
window period　112
wire-loop lesion　116
Working Formulation（国際分類）　463
wound contraction　65
wound contracture　66
wound dehiscence　65

X

X-linked recessive inheritance　194
X連鎖無ガンマグロブリン血症　111
X連鎖劣性遺伝　194
xanthoma　42, 50

Y

yersinial mesenteric lymphadenitis　461

Z

Zellweger症候群　196
Ziehl-Neelsen染色　25, 493

和　文　索　引

あ

アウスピッツ現象　505
亜急性硬化性全脳炎　413
亜急性甲状腺炎　334
亜急性肉芽腫性甲状腺炎　334
アキレス腱断裂　494
悪液質　180
悪性黒子　513
悪性黒色腫　293,513,520
悪性腫瘍　157,161
悪性腫瘍の骨髄転移　459
悪性腫瘍の組織学的形態　159
悪性腫瘍のリンパ節転移　470
悪性線維性組織球腫　164,516
悪性組織球症　437,471
悪性中皮腫　266,328
悪性貧血　443
悪性葉状腫瘍　401
悪性リンパ腫　161,284,437,463,471,473,476
悪性リンパ腫の成因と病態　468
海豹状奇形　196
アショッフ体　118,223
アスクレピオス神殿　2
アストロサイトーマ　422
アスベスト　168,251
アスベスト小体　252
アスベスト線維　251
アスペルギルス症　258
アスペルギローマ　258
アゾ色素　167
圧挫細胞診　209
圧力　27
アテナイオス　2
アデノイド　245
アデノシンデアミナーゼ欠損症　111
アナジー　114
アナフィラキシー　107
アナフィラクトイド紫斑病　508
アニサキス症　280
アーノルド・キアリ奇形　198,421
アビセンナ　3
アフラトキシン　167
アポクリン化生　396
アポクリン腺　504
アポトーシス　36,39
アポトーシス小体　39
アミノ酸代謝異常（症）　47,49
アミロイド　48,139,494
アミロイドーシス　43,48,297,321,437,456,470
アミロイド線維　49
アミロイドタンパク　49
アミロイドタンパクの性状と病型　48
アメーバ赤痢　131,287,305
アラジール症候群　200
アリストテレス　2
アルコール　29
アルコール硝子体　42
アルコール性肝疾患　29
アルコール性肝障害　299
アルコール性小脳変性症　420
アルツハイマー型認知症　24
アルツハイマー型老年認知症　140
アルツハイマー病　415
アル・マンスルの書　3
アレルギー　24,107
アレルギー性気管支肺アスペルギルス症　258
アレルギー性心筋炎　226
アレルギー性肉芽腫性血管炎　262
暗殺　459
アンジェルマン症候群　194
アンドレアス・ベザリウス　4
アンブロワズ・パレ　4

い

異栄養性石灰化　45,55
胃型管状腺腫　281
異型狭心症　219
異形成　159,165
異形成母斑　511
異型腺腫様過形成　263
移行期の芽球増加を伴う不応性貧血　453
移行上皮癌　162
移行上皮腫瘍　391
移行上皮乳頭腫　370
萎縮　34
移植片対宿主反応　110
移植片対宿主病　110,308,506
異所性胃粘膜　276
異所性膵　281,320
石綿　168,251
石綿肺　252
医心方　8
1型糖尿病　52
Ⅰ型肺胞上皮細胞　243
1系統の異形成を伴う不応性血球減少　454
一次濾胞　459

一過性脳虚血発作　406
一酸化窒素　97
胃底腺ポリープ　280
遺伝子異常　23
遺伝子再構成　106
遺伝子増幅　172
遺伝子治療　188
遺伝性球状赤血球症　445
遺伝性早老症　137
遺伝性のがん　175
遺伝性非ポリポーシス性大腸癌　175
遺伝性ムコ多糖症　54,55
イニシエーション　167
異物肉芽腫　509
印環細胞癌　161
インスリノーマ　343
インスリン依存型　53
インスリン非依存型　53
咽頭炎　273
院内感染　134
インヒビン α　391
インフルエンザ　129
胃・十二指腸潰瘍　280

う

ウィリアム・ハーヴェイ　5
ウィリス動脈輪　409
ウイルス　25,128
ウイルス肝炎　301
ウイルス性脳炎　412
ウイルス発がん　168
ウィルソン病　56,298,420
ウィルヒョウ転移　159
ウィルヒョウ法　205
ウィルムス腫瘍　163,368
ウインドウ期間　112
ウェゲナー肉芽腫症　238,261
ウェルナー症候群　137
ウェルニッケ脳症　420
ウェルニッケ・コルサコフ症候群　29
ウォーターハウス・フリードリクセン症候群　342
打ち抜き像　456
うっ血　81
うっ血性脾腫　472
運動ニューロン病　418

え

エイズ　111

エイズ脳症　413
液状化細胞診　209
液性免疫　105
エキノコックス症　305
エクリン腺　504
壊死　36
壊死性血管炎　508
壊死性半月体形成性糸球体腎炎　120
壊疽　38
壊疽性炎症　99
エバンス症候群　456
エプスタイン・バーウイルス感染　462
エラシストラトス　2
エーラース・ダンロス症候群　23
エラー蓄積説　137
エルシニア腸間膜リンパ節炎　461
遠隔病理診断　208
円形無気肺　252
炎症　94
炎症細胞　95
炎症性サイトカイン　97
炎症性疾患　395
炎症性腸疾患　287
炎症性反応　437,460
炎症性ポリープ　276
炎症性ミオパチー　502
炎症仲介物質　95
円柱上皮化生　35

お

横隔膜ヘルニア　195
黄色腫　42,50
黄色髄　439
黄疸　58,297
黄疸の分類　59
横紋筋　17
横紋筋腫　160
横紋筋肉腫　164,516
太田母斑　511
オカルト癌　166,378
おたふくかぜ　272
オートクリン刺激　171
オートファジー　34
オートプシー・イメージング　208
オートラジオグラフ　9
オプソニン化　106
オリゴデンドログリオーマ　423
温熱療法　188

か

外因　24
外骨腫　485
カイザー・フライシャー環　56
解体新書　8
回虫症　132
外毒素　125
外胚葉　19
外分泌腺　13
海綿骨　477
海綿状血管腫　160,240
海綿状態　506
海綿状リンパ管腫　241
潰瘍形成　65
潰瘍性大腸炎　287,288
化学発がん　167
化学物質　27
化学予防　189
可逆性ショック　77
芽球増加を伴う不応性貧血　453
角化　504
角化細胞　162,504
顎関節　272
郭清　185
拡張型心筋症　227
獲得免疫系　103,104
核内細胞質封入体　335
核内調節タンパク　171
核分裂　160
過形成　33
過形成性瘢痕　65
過形成性反応　437,460
過形成性ポリープ　280
ガーゴイリズム　55
過誤腫　164,395,473
仮骨　478
芽細胞腫　164
傘細胞　162
過剰肉芽　66
梶原性全　8
下垂体疾患　329
下垂体腫瘍　330
下垂体性小人症　331
下垂体前葉機能低下症　331
ガストリノーマ　344
化生　34
仮性肥大　32
家族性アミロイドーシス　193
家族性アミロイドポリニューロパチー　429
家族性大腸腺腫症　290
家族性のがん　175
華陀　7
褐色萎縮　59,140,296
褐色腫　481
滑脳症　197
滑膜軟骨腫症　496
滑膜肉腫　517
カドヘリン　174
化膿性炎症　99
化膿性関節炎　493
化膿性肉芽腫　509
化膿性リンパ節炎　461
過敏性肺臓炎　259
カフェオレ斑　430,515
カポジ肉腫　240
ガムナ・ガンディ結節　473

カリクレイン-キニン系　95
顆粒球系細胞　440
カルシウム代謝異常　55
カルチノイド　291
カルチノイド腫瘍　264
カルニチン欠損症　502
カルニチンパルミトイルトランスフェラーゼ欠損症　502
カルレチニン　379
カール・フォン・ロキタンスキー　6
加齢　24
加齢黄斑変性症　522
加齢性筋肉減弱症　141
ガレノス　2
がん遺伝子　169
肝外胆管炎　315
感覚上皮　15
肝芽腫　310
肝吸虫症　305
肝区域　293
ガングリオン　496
がん原遺伝子　166,169
がん検診　190
汗孔腫　511
肝硬変　305
幹細胞　62
肝細胞癌　308
感作状態　107
患肢温存外科治療　484
カンジダ　275
カンジダ症　270
間質性肺炎　252
癌腫　161
癌腫の組織学的分類　161
冠循環　215
管状　161
冠状血管　217
管状腺癌　161,164
環状肉芽腫　510
肝小葉　293
癌性胸膜炎　262,266
肝性昏睡　48
癌性心嚢炎　262
肝性脳症　301
癌性腹膜炎　328
癌性リンパ管炎　159
関節　489
関節脱臼　495
間接ビリルビン　58
関節リウマチ　463,492
感染　122
感染型食中毒　135
感染経路　125
感染症　25,122
感染性　124
感染性食道炎　275
感染性腸炎　286
感染防御機構　126
癌胎児性抗原　182

カントリ線　293
肝内胆管癌　309
肝内胆管減少症　200
癌肉腫　278, 390
がんの原因　166
肝包虫症　305
間葉系幹細胞　440
間葉性異形成胎盤　194
がん抑制遺伝子　173
乾酪壊死　38
乾酪肉芽腫　509
肝レンズ核変性症　56

き

機械的外力　26
器官　10
気管支炎　255
気管支拡張症　249
気管支腺　243
気管支喘息　248
気管支動脈　243
気管支嚢胞　267
気管支肺炎　256
気腔　242
奇形腫　163
偽高形成性　442
器質化　38, 89
キース・フラック結節　216
寄生虫　132
北里柴三郎　8
喫煙　29
基底細胞上皮癌(腫)　512
基底膜　10
基底膜様物質　391
気道　242
偽膜性炎症　99
偽膜性腸炎　287
木村病　463
逆流性食道炎　275
キャッスルマン病　463
吸引細胞診断学　9
吸収上皮　15
急性(びまん性)糸球体腎炎　351
急性炎症　99
急性間欠性ポルフィリン症　429
急性間質性肺炎　255
急性巨核球性白血病　451
急性硬膜外血腫　409
急性呼吸窮迫症候群　246
急性骨髄性白血病　437, 449
急性骨髄単球性白血病　449
急性縦隔炎　267
急性症候性低血圧症　75
急性心不全　79
急性膵炎　321
急性前骨髄球性白血病　449, 450
急性相タンパク　97
急性単球性白血病　449
急性中耳炎　519

急性転化　451
急性痘瘡状苔癬状粃糠疹　506
急性肺血栓塞栓症　91
急性肺高血圧症　73
急性肺動脈血栓塞栓症　91
急性白血病のFAB分類　448
急性リンパ性白血病　451
急速進行性糸球体腎炎　352
急速進行性聴障害　120
急速破壊型関節症　490
境界病変　165
胸腔鏡　185
凝固壊死　38
狭心症　219
胸水　266
行政解剖　204
胸腺　437, 474
胸腺過形成　475
胸腺癌　268, 476
胸腺腫　268, 438, 475
胸腺嚢胞　268
胸腺の構造と機能　474
胸腺微小環境　474
強皮症　118
強皮症腎クリーゼ　118
胸膜炎　266
胸膜癌症　266
胸膜硝子斑　252
胸膜プラーク　252
局所循環障害　80
局所浸潤　158
局所性浮腫　83
棘融解　508
虚血　83
虚血性心疾患　219
虚血性腸炎　286
巨細胞性心筋炎　226
巨人症　331
巨赤芽球性貧血　443
拒絶反応　110, 307
巨大濾胞性リンパ芽腫　463
清野謙次　8
キラーT細胞　106
ギラン・バレー症候群　430
起立性低血圧症　75
均一染色領域　173
筋型動脈　230
筋緊張性ジストロフィー　194, 500
筋形質　497
菌血症　126
菌交代症　127
筋ジストロフィー　498
菌状息肉症　468, 514
筋線維　17
筋組織　10, 17
キンメルスティール・ウィルソン病変　53, 359

く

空気感染　125
偶発癌　166, 378
空腹時血糖値　52
空胞変性　37
くすぶり型白血病　453
クッシング症候群　341
クッシング病　331
グッドパスチャー症候群　261
クームス　107
くも膜下出血　408
クラインフェルター症候群　193
クラミジア　25, 129
クラミジア・トラコマチス　375
グラム陰性菌　25
グラム陽性菌　25
クララ細胞　243
グリア細胞　18, 403
クリオスタット　208
グリオブラストーマ　421
グリオーマ　421
クリスタロイド　378
クリスマス病　457
グリーソン分類　378
クリプトコッカス症　258
クリプトコッカス髄膜炎　411
クーレー　26
グルカゴノーマ　344
クルーケンベルグ腫瘍　159, 393
クルシュマンらせん体　249
クルチツキー細胞　243
くる病　481
グレーヴス病　332
クレチン病　336
グレード　164
クロイツフェルト・ヤコブ病　26, 410, 413
クロウ・深瀬症候群　435
クロンカイト・カナダ症候群　290
クローン病　287, 288

け

経口感染　125
形質細胞腫　455
形質細胞性白血病　456
経胎盤感染　125
系統解剖　204
軽度扁平上皮内病変　383
経尿道的前立腺切除術　374
珪肺　251
珪肺結節　251
経皮感染　125
頸部リンパ節結核症　461
外科病理学　9
劇症肝炎　303
削り取り壊死　296
血液　17, 438

血液凝固　84
血液凝固因子　85
血液凝固機序　86
血液循環　68
血液濾過・浄化作用　472
結核　101,509
結核腫　412
結核性関節炎　493
結核性リンパ節炎　461
結核肉芽腫　509
血管炎　236
血管奇形　409
血管筋脂肪腫　367
血管腫　160,239,473
血管新生　177
血管性高血圧　73
血管内皮腫　240
血管肉腫　164,240,474
血管の二重支配　70
血球とその機能　438
血球貪食症候群　437,471
血球の生成・分化　438
血球の分化・成熟過程とサイトカイン　439
血行性転移　158
結合組織　10,15
血小板　438
血小板血栓　457
結石　56
結節性血管炎　510
結節性紅斑　510
結節性多発動脈炎　119,237,509
血栓症　87
血栓性血小板減少性紫斑病　457
血栓性静脈炎　239
血友病　87,194,457
血友病A　457
血友病B　457
ゲノムインプリンティング　194
ケブネル現象　505
ゲフリール　208
ケモカイン　159
ケラトアカントーマ　511
ケロイド　66,515
限局性線維性腫瘍　266
健康保菌者　122
原始神経外胚葉性腫瘍　424,488
腱鞘巨細胞腫　495
顕性感染　122
原虫　26,131
原発性硬化性胆管炎　315
原発性甲状腺機能低下症　337
原発性骨髄線維症　437,455
原発性胆汁性肝硬変　306
原発性肺高血圧症　260
原発性副甲状腺過形成　337
原発性副甲状腺機能亢進症　338
原発性免疫不全症　474
顕微鏡的多発血管炎　119,262

こ

古医方　8
抗CCP抗体　492
抗GBM抗体関連疾患　261
抗Scl-70抗体　118
抗Sm抗体　116
抗アセチルコリン受容体抗体　436
高アルドステロン症　341
高アンモニア血症　48
抗炎症治療薬　102
光化学療法　189
膠芽腫　161
硬化性縦隔炎　267
硬化性腺症　396
高カルシウム血症　55
硬癌　164
抗菌薬　133
高形成性骨髄　440
高血圧　70
高血圧症の合併症　73
高血圧性網膜症　522
高血糖　52
抗原　103
膠原線維　15
抗原提示細胞　104,459
膠原病によるニューロパチー　434
抗好中球細胞質抗体　119,121,261
好酸球性心筋炎　226
好酸球性多発血管炎性肉芽腫症　262
好酸球性リンパ節炎　462
好酸球増加(症)　447
抗酸菌　25
抗酸菌症　287
抗酸菌染色　493
高脂血症　50
合指症　196
膠腫　421
拘縮　66
甲状腺癌　334
甲状腺機能亢進症　336
甲状腺機能低下症　336
甲状腺疾患　332
抗ストレプトリジンO価　118
抗生物質　133
光線角化症　512
梗塞　92
拘束型心筋症　227
抗体　106
高窒素血症　48
好中球減少(症)　447
好中球増加(症)　447
黄帝　7
黄帝内経　7
後天性免疫不全症　111
後天性免疫不全症候群　111,462
喉頭癌　245
喉頭結節　245

抗トポイソメラーゼI抗体　118
高内皮細静脈　460
高尿酸血症　48
高ビリルビン血症　58
後腹膜臓器　325
高分子サイトケラチン(34βE12)　379
合胞体栄養膜細胞　393
後毛細血管細静脈　460
膠様変性　43
呼吸器系の先天異常　198
呼吸上皮　15
呼吸帯　242
黒子　511
コケイン症候群　137
ゴーシェ病　22,420,470
個体死　142
骨格器の先天異常　195
骨格筋　17,497
骨芽細胞　478
骨幹端部　477
骨幹部　477
骨棘　490
骨巨細胞腫　486
骨形成不全症　196,488
骨髄　437,438,441
骨髄異形成症候群　437,453
myelodysplastic syndromes　453
骨髄異形成症候群の病型分類(FAB分類)　453
骨髄異形成症候群の病型分類(WHO分類)　454
骨髄炎　488
骨髄系多能性幹細胞　439
骨髄腫　437,455
骨髄腫腎　456
骨髄性白血病　161
骨髄増殖症候群　454
骨髄増殖性疾患　454
骨髄増殖性腫瘍　447,454
骨髄の構造と機能　439
骨折　478
骨組織　15
骨粗鬆症　479
骨端部　477
骨軟化症　481
骨軟骨腫　160,485
骨肉腫　164,484
骨の改築　478
骨の好酸球性肉芽腫　470
コッホの条件　124
骨膜反応　484
古典的血友病　457
孤立性線維性腫瘍　266
コーリー病　228
コルサコフ精神病　421
コール・エクスナー小体　377,391
コレステロールポリープ　316
混合型性腺異形成症　202
混合血栓　89

コン症候群　341

さ

細気管支炎　255
細気管支肺胞上皮癌　263
細菌　25,129
細菌性ショック　77
細菌性・ウイルス性食中毒　135
再構成　107
再生　62
再生医学　62
再生不良性貧血　442
最大骨密度　480
サイトメガロウイルス　275
細胞　10
細胞外マトリックス　177
細胞間橋　162
細胞骨格タンパク　12
細胞死　36
細胞傷害型アレルギー反応　107
細胞診　183
細胞髄　439
細胞性栄養膜細胞　393
細胞性免疫　104
細胞体　18
細胞内蓄積　41
細胞培養　9
細網線維　15
細網内皮系　50,51,437,470
細網肉腫　463
細葉　242
柵状肉芽腫　510
鎖肛　292
サゴ脾型　470
左心肥大　73
左心不全　73
擦過細胞診　209
莢毛細血管　471
サリドマイド　28
砂粒小体　45,55
砂粒体　164
サルコイドーシス　101,258,434,461,509
サルコイド肉芽腫　509
サルコペニア　141
サレルノの医学校　3
サレルノの医師団　3
残余窒素　48
霰粒腫　520

し

ADPKD　201
ジアルジア症　287
シェーグレン症候群　272
ジェロラモ・フラカストロ　4
シェーンライン・ヘーノホ紫斑病　458
紫外線　27,168
志賀潔　8
痔核　292
色素環　56
色素細胞性母斑　511
色素性乾皮症　175
色素代謝異常　56
子宮外妊娠　388
子宮筋腫　387
子宮頸管　381
子宮頸癌　384
子宮頸部　381
子宮頸部炎　383
子宮頸部ポリープ　383
糸球体　346
糸球体硬化症　53
糸球体腎炎　351
子宮体部　381
子宮腟部　381
子宮腟部びらん　383
子宮内感染　203
子宮内膜炎　385
子宮内膜癌　387
子宮内膜症　328,386
子宮内膜増殖症　386
軸索　18,427
軸索変性　427,428
シグナル伝達タンパク　171
刺激型アレルギー反応　109
刺激伝導系　216
歯原性腫瘍　270
自己寛容　112
自己抗体　114
自己免疫　112
自己免疫疾患　112
自己免疫性胃炎　279
自己免疫性肝炎　304
自己免疫性膵炎　322
自己免疫性副腎炎　342
自己免疫性溶血性貧血　446
支持細胞　18
脂質代謝異常　50
脂質ミオパチー　502
歯周組織炎　270
視床下部　329
指状嵌入細胞　460
ジストロフィン遺伝子　498
脂腺過形成　511
脂腺癌　511
脂腺腫　511
脂腺上皮腫　511
脂腺腺腫　511
自然免疫系　103
死体解剖保存法　204
実験病理学　9
湿疹　506
膝内障　495
自動染色装置　207
自動封入装置　207
自動包埋装置　207
シナプス　18
シバット小体　506
ジフテリア　433
脂肪壊死　38
脂肪化　41,296
司法解剖　204
脂肪肝　42,296
脂肪腫　515
脂肪髄　439
脂肪組織　15
脂肪肉腫　164,515
シャウマン体　259,461
シャルコー・マリー・トゥース病　429
シャルコー・ライデン結晶　249
ジャン・ニコラス・コルビザール　5
ジャン・フェルネル　4
儒医　8
縦隔　267
縦隔炎　267
縦隔腫瘍　267
充血　81
重症筋無力症　435,438,475
重症複合型免疫不全症　111
重層扁平上皮　12
修道院医療　3
重粒子線治療　155
粥状硬化　53,232
手根管症候群　432
樹状突起　18
手掌・足底線維腫症　496
出血　84
出血傾向　456
出血性炎症　99
出血性梗塞　93
出血性素因　85,456
術前化学療法　484
術中迅速診断　208
種と土壌の原理　158
寿命　137
腫瘍　156
主要元素　59
腫瘍随伴症候群　180
腫瘍随伴性ニューロパチー　434
主要組織適合遺伝子複合体　104
腫瘍の分類　160
腫瘍マーカー　181
腫瘤形成性白血病　448
シュワン細胞　18,427
シュワン細胞腫　515
準主要元素　59
上衣腫　424
上咽頭癌　273
漿液性炎症　99
漿液性腺癌　161,389
漿液性乳頭腺腫　161
漿液性卵管上皮内癌　389
消化管間質腫瘍　284
消化管囊胞　268
消化器系の先天異常　199

上顎癌　245
傷寒論　7
症候性低血圧症　75
小細胞癌　264
硝子化　43
硝子血栓　458
硝子膜　246
硝子膜形成性肺病変　78
小循環　70
常染色体型筋ジストロフィー　499
常染色体優性遺伝　193
常染色体優性多発嚢胞腎　201
常染色体劣性遺伝　194
常染色体劣性多発嚢胞腎　201
上大静脈症候群　262
小児甲状腺癌　153
上皮増殖症　396
上皮組織　10, 11
上皮内癌　165, 512
静脈　230
静脈性血管腫　160
静脈瘤　239
小葉　242
初期変化群　257
食道アカラシア　275
食道胃接合部癌　277
食道静脈瘤　275
食道閉鎖症　199
食道裂孔ヘルニア　275
植物状態　142
女性仮性半陰陽　202
女性化乳房　395
女性生殖器の解剖図　381
ショック　75
ショック腎　78
ショックの分類　76
ショック肺　78
ジョバンニ・バティスタ・モルガニー　5
諸病源候論　7
シラー・デュバル小体　377, 392
自律性の細胞機能　157
痔瘻　292
脂漏性角化症　511
腎[細胞]癌　367
心アミロイドーシス　229
腎アミロイドーシス　359
腎移植　365
新犬山分類　304
腎盂癌　367
腎盂腎炎　361
心外膜　218
腎芽腫　368
心筋　18
真菌　26, 131, 215
心筋梗塞　220
神経系の先天異常　196
神経原性萎縮　498
神経原線維[性]変化　42, 139
神経膠細胞　18

神経細胞　18
神経鞘腫　433, 515, 519
神経性高血圧　73
神経性ショック　78
神経線維腫　515
神経線維腫症Ⅰ型　193
神経組織　10, 18
神経単位　18
神経内分泌腫瘍　291, 324, 476
腎結核　362
心血管系の先天異常　198
心原性ショック　77
進行癌　166, 281
進行性全身性硬化症　118
進行性多巣性白質脳症　413
人工多能性幹細胞　62
人工透析　53
心サルコイドーシス　226
心室中隔欠損　218
真珠腫　162
真珠腫性中耳炎　519
滲出性炎症　99
浸潤性アスペルギルス症　258
尋常性乾癬　505
尋常性天疱瘡　271, 507
尋常性疣贅　510
腎性高血圧症　72
腎性骨異栄養症　482
新生児重症黄疸　446
新生児赤芽球貧血　446
新生児溶血性疾患　446
真性赤血球増加症　437, 447
真性多血症　437, 447
新生物　156
心臓の正常構造　214
心臓の発生　212
心臓破裂　222
人体の構造（ファブリカ）　4
心タンポナーデ　222
人畜共通感染症　134
心内膜　215
神農　7
神農本草経　7
塵肺　250
心不全　79
腎不全　348
心不全細胞　57, 246
心不全の分類　79
心房中隔欠損　198, 218
心膜嚢胞　267
蕁麻疹　510

す

随意筋　17
髄外性形質細胞腫　437, 455
髄外造血　438, 448
膵癌　323
髄索の過形成　460
随時血糖値　52

水腫　81
水腫状変化　37
髄鞘　427
水腎症　364
膵臓ランゲルハンス島疾患　343
膵胆管合流異常　313, 320
水頭症　197
水痘・帯状疱疹　507
水痘・帯状疱疹ウイルス　507
水疱性類天疱瘡　271, 508
髄膜炎　410
髄膜腫　425
髄膜白血病　449, 452
髄膜瘤　196
髄様癌　164
杉田玄白　8
スキルス癌　164
スコラ学　4
スチーブンス・ジョンソン症候群　506
ステージ　164
ステロイド糖尿病　53
スピッツ母斑　511
スピロヘータ　25
スフィンゴリピドーシス　52
スモン病　432

せ

性差　21
精細管　372
精細管内胚細胞腫瘍　375
性索間質性腫瘍　391
静止組織　62
精子肉芽腫　380
脆弱X症候群　194
成熟奇形腫　163
正常細菌叢　127
生殖器系の先天異常　202
青色母斑　511
成人T細胞白血病　452
成人T細胞白血病/リンパ腫　467
成人型多発嚢胞腎　201
成体型の二次造血　438
生体機能異常説　138
声帯ポリープ　245
青銅糖尿病　57
正の選択　112
生物学的偽陽性　116
生物学的効果比　145
星芒体　510
生理的老化　136
赤芽球系細胞　440
赤芽球島　440
赤芽球癆　438, 443, 475
脊索腫　488
赤色血栓　89
赤色梗塞　93
赤色髄　439
脊髄根神経症　433

脊柱靱帯骨化症　492
赤白血病　451
赤脾髄　471
石灰化結節　55
石灰化上皮腫　511
節外性 NK/T 細胞リンパ腫, 鼻型　467
節外性リンパ腫　437, 463
石灰沈着　55, 164
赤血球　438
赤血球系の疾患　441
赤血球酵素異常症　445
赤血球増加症　447
接触感染　125
施薬院　7
セルズス　2
セルズスの4主徴　94
セルトリ細胞　372
セルトリ細胞単独症候群　380
セロイド　59
セロトニン　97
線維化　66
線維芽細胞増殖因子　64
線維腫　160
線維性異形成　488
線維性縦隔炎　267
線維性瘢痕　98
線維腺腫　397
線維腺腫症　396
線維素血栓　458
線維素性炎症　99
線維素溶解系　87
線維肉腫　164, 474
線エネルギー付与　145
腺癌　161, 263, 277, 281
潜函病　90
腺筋腫症　316
尖圭コンジローマ　293, 382, 510
穿刺吸引細胞診　183, 209
腺腫　160, 281, 289
腺腫内癌　290
腺腫様甲状腺腫　333
腺腫様腫瘍　379
腺上皮　13
染色体異常　23
染色体異常症　192
染色体異常の頻度　192
染色体転座と遺伝子　450
染色体の転座　171
全身循環障害　70
全身性エリテマトーデス　115, 362
全身性浮腫　83
全前脳胞症　197
先端巨大症　331
センチネルリンパ節　186
蠕虫　26
先天異常の概念・成因・作用機序　191
先天性アミノ酸代謝異常症　49
先天性筋ジストロフィー　500

先天性脂質蓄積症　50, 51
先天性食道閉鎖症　274
先天性心奇形　218
先天性胆管拡張症　312
先天性嚢胞性腺腫様奇形　245
先天性肺気道奇形　199
先天性非進行性ミオパチー　500
先天性副腎皮質過形成　339
先天性免疫不全症　111
先天性リソソーム病　52
全トランス型レチノイン酸　449
全能性　62
全能性造血幹細胞　439, 451
前白血病状態　453
潜伏期　122
腺房細胞癌　273, 324
全胞状奇胎　194, 393
線毛不動症候群　249
線溶系　87
腺様嚢胞癌　273
前立腺酸性ホスファターゼ　378
前立腺上皮内腫瘍　377
前立腺特異抗原　374

そ

僧医　8
層板状骨　478
臓器　10
臓器移植　109
早期癌　166, 281
早期胆管癌　316
造血異形成症　453
造血幹細胞　437, 440, 445, 454, 455
造血器腫瘍　161, 450
造血器腫瘍と染色体・遺伝子異常　449
造血機能　472
造血実質比率　439
造血微小環境　439, 440
巣元方　7
爪甲下悪性黒色腫　513
層勾配　162
走査型電子顕微鏡　9
蔵志　8
巣状壊死　296
巣状糸球体硬化症　356
創傷の縮小　65
創傷離開　65
増殖因子　170
増殖因子の受容体　170
増殖性炎症　99
早老症　142
即時型アレルギー反応　107
塞栓症　90
側頭動脈炎　237
続発性高血圧症　72
続発性甲状腺機能低下症　337
続発性糖尿病　53
続発性副甲状腺過形成　338

側副血行路　301
側副循環　74
粟粒結核　257
鼠径リンパ肉芽腫　461
組織　10
組織学的分化度　164
[組織球性]壊死性リンパ節炎　462
組織細胞化学　9
組織診　183
組織侵入性　124
疎性結合組織　15
ソマトスタチノーマ　344

た

体液循環　68
体液病理学説　2
体外性色素　56
太古病理学　1
大細胞癌　264
大細胞神経内分泌癌　264
体細胞突然変異説　138
胎児血液循環　214
胎児水腫症　446
胎児性アルコール症候群　203
胎児赤芽球症　446
体質性黄疸　58
体質性低血圧症　75
代謝異常症　47
代謝性疾患　47
代謝性ミオパチー　500
大循環　69
体循環　69
体性幹細胞　62
大動脈炎症候群　236
大動脈縮窄　219
大同類聚方　8
体内性色素　56
胎盤　393
胎盤性アルカリホスファターゼ　376
体壁の先天異常　195
大葉性肺炎　256
大理石骨病　489
多因子遺伝　195
ダウン症候群　137, 192
唾液腺　272
唾液腺導管癌　273
多形(滲出性)紅斑　506
多形性腺腫　273
多形腺腫　163
多系統の異形成を伴う不応性血球減少　454
多剤耐性緑膿菌　133
多指症　196
多重癌　166
多小脳回症　197
唾石症　272
脱髄　427, 428
脱髄疾患　418

ターナー症候群　23,193
多能性造血幹細胞　437,442,447,458
多嚢胞腎　201
多発癌　166
多発奇形症候群　191
多発血管炎性肉芽腫症　261
多発性筋炎　502
多発性硬化症　419
多発性骨髄腫　437,455,483
多発性内分泌腫瘍症　344
多脾症　195
多分化能幹細胞　62
ターヘル・アナトミア　8
多量元素　59
多列線毛上皮　12
田原淳　8
単一遺伝子異常　193
単核食細胞系　51
胆管癌　318
胆管細胞癌　309
胆汁　295
単純性腸潰瘍　289
単純ヘルペスウイルス　507
単純疱疹　270,507
弾性型動脈　230
弾性線維　15
胆石症　313
単層円柱上皮　12
単層扁平上皮　12
単層立方上皮　12
胆道　311
胆道癌　316
胆道閉鎖症　200,312
胆嚢炎　314
胆嚢癌　317
タンパク質代謝異常　47
丹波康頼　8

ち

チェルノブイリ原発事故　153
遅延型アレルギー反応　109
蓄積性組織球症　437,470
蓄膿　99
蓄膿症　38
致死性小人症　196
ちぢれ毛病　56
チャーグ・ストラウス症候群　238
治癒　62
中間型栄養膜細胞　393
虫垂炎　291
中枢神経系　402
中枢神経系白血病　449,452
中枢神経組織　19
中枢性寛容　112
中性子線　144
中毒性表皮壊死症　506
中胚葉　20
中和　106

聴覚　518
蝶形紅斑　116
超高齢社会　143
腸上皮化生　35,279,281
張仲景　7
直接ビリルビン　58
直腸肛門奇形　292
貯血・血流調節機能　472
チール・ネールゼン染色　25,493

つ

椎間板ヘルニア　490
通常型間質性肺炎　253
通仙散　8
痛風　48,491
痛風結節　48,510
痛風腎　48
ツェルヴェガー症候群　196
ツベルクリン反応　109

て

手足口病　271
低カルシウム血症　55
低形成　33
低形成性骨髄　440
低形成性白血病　453
定型的カルチノイド　264
低血圧症　75
低血量性ショック　77
低酸素血症　442
低脂血症　50
ディジョージ症候群　111
低タンパク血症　47
低ホスファターゼ症　196
低率白血病　453
テイ・サックス病　420,470
鉄芽球性不応性貧血　453
鉄欠乏性貧血　437,444
鉄代謝異常　56
デノンビリエ筋膜　373
テミソン　2
デュシェンヌ型筋ジストロフィー　194
デュピュイトラン拘縮　496
テレパソロジー　208
テロメア　138,175
テロメラーゼ　139,175
転移　158,177
電位依存性カルシウムチャネル　436
転移性骨腫瘍　483
転移性石灰化　46
転移性石灰沈着　55
転移性脳腫瘍　426
転移性肺腫瘍　265
点状軟骨異形成症　196
伝染性単核症　462
伝染性軟属腫　510

点突然変異　170
電流　27

と

頭蓋咽頭腫　425
透過型電子顕微鏡　9
洞カタル　460
糖原過形成　276
糖原病　43,53,54,297,500
陶弘景　7
糖質代謝異常　52
銅代謝異常　56
糖尿病　52,522
糖尿病性細小血管症　53
糖尿病性神経障害　53
糖尿病性腎硬化症　359
糖尿病性腎症　53
糖尿病性ニューロパチー　431
糖尿病性網膜症　53
糖尿病の合併症　52
糖尿病の判定基準　53
洞房結節　216
動脈　229
動脈解離　235
動脈管開存　218
動脈硬化　232
動脈硬化性腎硬化症　363
動脈周囲リンパ鞘　471
動脈瘤　234
トキソプラズマ症　412,461
特異性炎症　100
毒素型食中毒　135
特発性器質化肺炎　254
特発性血小板減少性紫斑病　437,456
特発性心筋炎　225
特発性心筋症　227
特発性大腿骨壊死　482
特発性肺線維症　253
特発性門脈圧亢進症　472
トーマス・ウィリス　5
トランスフォーミング増殖因子　64
トリソミー　23
トリプレットリピート病　194
頓医抄　8

な

内因　21
内在性レトロウイルス　114
内耳疾患　519
内毒素　125
内軟骨腫　486
内胚葉　19
内反性乳頭腫　244
内皮細胞　230
内分泌性高血圧症　73
内分泌腺　14
ナチュラルキラー細胞　104

捺印細胞診　209
鉛性ニューロパチー　432
軟骨腫　160
軟骨組織　17
軟骨内骨化　478
軟骨肉腫　164,485
軟骨無形成　193
軟骨無形成症　489
南蛮医術　8
軟部好酸球性肉芽腫　463

に

2型糖尿病　53
Ⅱ型肺胞上皮細胞　243
肉芽腫性炎症　100
肉芽組織　63,98
肉腫　161,164
ニコチン依存症　29
ニコルスキー現象　508
二細胞パターン　391
二次性赤血球増加症　447
二次性低血圧症　75
二次性糖尿病　53
二次性副甲状腺機能亢進症　339
二次濾胞　459
日光角化症　512
ニッシェ　440
日本住血吸虫症　132,305
日本脳炎　412
ニーマン・ピック病　22,420,470
乳癌　397
乳管拡張症　395
乳管過形成　396
乳管腺腫　397
乳管内乳頭腫　396
乳管乳頭腫症　396
乳児型多発囊胞腎　201
乳汁漏出・無月経症候群　331
乳腺症　395
乳腺線維症　394
乳頭癌　334
乳頭腫　161
乳頭状汗管囊胞腺腫　511
乳頭状腺癌　164
乳頭状発育　164
乳頭腺腫　161
乳頭部癌　318
乳頭部腺腫　396
乳房外パジェット病　293,513
ニューモシスチス肺炎　258
ニューロン　18,403
尿管癌　369
尿細管間質性腎炎　360
尿毒症　48,350
尿毒症性ニューロパチー　431
尿崩症　331
尿路上皮　12
尿路上皮がん　162
尿路上皮癌　370
妊娠糖尿病　53

ね

ネガティブセレクション　112
ネコひっかき病　461
熱　26
ネフローゼ症候群　355
ネフロン　346,347
粘液湖　161
粘液水腫　43,337
粘液性腺癌　161
粘液性乳頭状囊胞腺腫　161
粘液性乳頭腺腫　161
粘液囊胞　272
粘表皮癌　273
粘膜　10
粘膜関連リンパ組織　464
粘膜遮断説　57
粘膜脱症候群　289
年齢　21
年齢調整死亡率　178
年齢調整罹患率　178

の

脳幹死　142
脳梗塞　405
脳死　142
囊腫　160
囊状動脈瘤　408
脳動脈瘤　234
脳内出血　407
脳膿瘍　411
脳浮腫　405
脳ヘルニア　404
囊胞　270,396
囊胞状　161
囊胞腎　366
囊胞性線維症　249,320
囊胞性線維性骨炎　481
囊胞性リンパ管腫　241
囊胞腺癌　161
囊胞腺腫　160
膿瘍　38,99
膿瘍形成性細網細胞性リンパ節炎　461
膿様髄　451
脳瘤　421
野口英世　8

は

肺炎　255
肺癌　262
肺気腫　262
肺結核　257
敗血症　126
肺高血圧症　73,260
肺梗塞　260

胚細胞腫瘍　268,476
肺循環　70
肺水腫　246
肺性心　73
肺線維症　252
肺塞栓　260
胚中心　459
肺低形成　245
肺動脈　243
肺動脈狭窄　219
梅毒　101
梅毒性リンパ節炎　461
梅毒トレポネーマ　375
肺膿瘍　257
肺分画症　199,245
肺胞タンパク症　259
肺葉外分画症　245
肺葉性肺気腫　199
肺葉内分画症　245
パウル・エールリッヒ　6
バーキットリンパ腫　169,463,467
パーキンソン病　140,416
白色血栓　88
白色梗塞　92
白癬　510
剥脱細胞診　209
白内障　522
白脾髄　471
剥離細胞診　209
剥離細胞診断学　9
麦粒腫　520
破骨細胞　478
バザン硬結性紅斑　510
パジェット病　399,488
橋本病　333
バージャー病　237
播種　159
播種性血管内凝固　85
播種性血管内凝固症候群　449,458
バセドウ病　332
破綻性出血　84
破綻説　137
発がん性　167
白血球　438
白血球減少症　447
白血球増加症　447
白血球破砕性血管炎　508
白血病　448,473
白血病裂孔　451
ハッサル小体　474
ハッチンソン・ギルフォード症候群　137
バッド・キアリ症候群　300
馬蹄腎　366
華岡青洲　8
パパニコロウ　9
パパニコロウ染色　209
バーベック顆粒　470
ハム型　470
パラガングリオーマ　342

パラセルズス　4
ハーラー病　470
パラフィン腫　395
針生検診断学　9
バレット食道　276
汎血球減少症　442
半月板損傷　494
パンコースト腫瘍　262
バンコマイシン耐性腸球菌　133
瘢痕　39, 515
瘢痕形成　63
伴性劣性型筋ジストロフィー　498
ハンセン病　26, 101, 433
バンチ症候群　472
ハンチントン病　417
ハンチントン舞踏病　193, 194
ハンド・シュラー・クリスチャン病　470
パンヌス　492
反復配列の伸長による疾患　194

ひ

非アルコール性脂肪肝炎　297
鼻咽頭癌　245
鼻炎　244
脾炎　473
被蓋細胞　162
非外胚葉[性]腫瘍　426
非可逆性ショック　77
被殻　459
脾機能亢進症　473
脾機能亢進症 hypersplenism　474
鼻腔・副鼻腔癌　245
鼻腔・副鼻腔乳頭腫　244
非結核性抗酸菌症　257
肥厚性瘢痕　515
肥厚性幽門狭窄症　278
非細菌性血栓性心内膜炎　225
非細菌性心内膜炎　225
皮脂腺　504
皮質骨　477
脾腫　301, 472
脾腫の分類　474
微小浸潤癌　165
微小染色対　173
非上皮組織　10, 15
微小変化群　356
非浸潤癌　165
ヒス束　217
ヒスタミン　96
脾臓　437, 442, 471
脾臓の構造と機能　471
肥大　33
肥大型心筋症　227
ビタミンD欠乏　482
ビタミンD欠乏症　481
非タンパク性窒素化合物　48
ピック病　416
必須微量元素　59

非定型的カルチノイド　264
非定型的白血病　453
非定型的疣贅性心内膜炎　225
脾摘出　472
悲田院　7
ヒトT細胞白血病ウイルス1型　168
非特異性間質性肺炎　253
非特異性びまん性心筋炎　226
非特異性リンパ節炎　460
ヒト乳頭腫ウイルス　169, 510
ヒト白血球抗原　110
ヒトヘルペスウイルス6　462
ヒト免疫不全ウイルス　111
泌尿器系の先天異常　200
皮膚糸状菌症　510
皮膚筋炎　502
被覆上皮　15
（皮膚）混合腫瘍　511
皮膚線維腫　515
皮膚病性リンパ節炎　463
皮膚付属器　505
非分裂組織　62
非抱合型ビリルビン　58
ヒポクラテス　2
ヒポクラテス集典　2
非ホジキンリンパ腫　437, 463
飛沫感染　125
肥満症　50
びまん性大細胞型B細胞リンパ腫　291, 467
びまん性肺胞傷害　246
びまん性汎細気管支炎　250
百科全書派　2
病期　189
病原性　124
鋲釘細胞　391
病的骨折　478
病的老化　136
表皮内癌　512
病理解剖　204
病理解剖学　9
日和見感染　127
非リウマチ性心臓炎　224
ビリルビン　45
ビリルビン代謝異常　57
ヒルシュスプルング病　199, 286
疲労骨折　478
ピロリン酸カルシウム結晶沈着症　492
貧血　437, 440
貧血性梗塞　92
頻脈　79

ふ

ファブリカ　4
ファブリー病　228
ファロー四徴　218
ファロー四徴症　198

不安定狭心症　219
フィッシャー症候群　431
フィブリノイド壊死　38, 120, 407
フィブリノイド変性　508
フィブリン血栓　458
フィリップ・ピネル　5
封入体　128
フェニルケトン尿症　194
フォアダイス状態　511
不応性貧血　453
フォンヒッペル・リンダウ病　342
フォンレックリングハウゼン病　430, 515
フォン・ヴィレブランド因子　457
腹腔鏡　185
副甲状腺癌　338
副甲状腺機能亢進症　481
副甲状腺疾患　337
副甲状腺腺腫　338
副刺激分子　112
副腎髄質疾患　342
副腎性器症候群　342
副腎皮質過形成　340
副腎皮質癌　341
副腎皮質疾患　339
副腎皮質腺腫　340
腹水　301, 326
副乳　395
副脾　472
副鼻腔炎　244
副皮質の過形成　460
腹膜炎　327
腹膜偽粘液腫　292, 328, 390
腹膜膠腫症　392
不顕性感染　122
浮腫　81
不随意筋　17
伏義　7
物理的発がん　168
ブドウ球菌　130
負の選択　112
部分胞状奇胎　194, 393
ブラジキニン　96
プラダー・ウィリ症候群　194
フランシス・グリソン　5
フランソワ・ザビエ・ビシャ　5
プリオン　26, 128, 413
プリオン病　410, 413
フリードライヒ運動失調症　194
フリーラジカル説　138
プルキンエ線維　217
ブールハーフェ　5
ブルーム症候群　137
ブルンネル腺過形成　289, 290
ブルーンベリー症候群　201
プログラム説　137
プロスタグランジン　97
プロスタサイクリン　97
ブロディ膿瘍　488
プロモーション　167

へ

分化型癌　283
分化誘導療法　189
分子相同性　118
分子標的治療　186,187
分葉状頸管腺過形成　383
分類不能型骨髄異形成症候群　454
分裂寿命仮説　137

平滑筋　18
平滑筋腫　160,284,291,387,516
平滑筋肉腫　164,387,516
平衡覚　519
閉塞性血管炎　508
閉塞性細気管支炎　250
閉塞性腺症　396
閉塞性肺炎　262
ベクター　134
ベセスダシステム　209
ベーチェット病　120,289
ベックウィズ・ウィーデマン症候群　194
ペニシリンショック　107
ヘノッホ・シェーンライン紫斑病　363
ヘマトキシリン体　116
ヘモグロビンA1c　52
ヘモクロマトーシス　44,57,298,321
ヘモジデリン　44,57
ヘモジデローシス　44,57,298,442
ヘリコバクター・ピロリ　278
ヘリコバクター・ピロリ胃炎　278
ベルゴニエ・トリボンドーの法則　153
ペルテス病　482
ヘルニア　325
ヘルパーT細胞　106
ヘルペスウイルス　275
ヘロフィロス　2
変形性関節症　490
変質性炎症　99
片側巨脳症　197
扁桃炎　273
扁平円柱上皮境界　381
扁平上皮化生　35
扁平上皮癌　162,264,277,293,512
扁平上皮細胞　504
扁平上皮乳頭腫　277
扁平苔癬　271,507
弁膜　215

ほ

ポアズイユの法則　69
ポイツ・イェーガー症候群　290
膀胱炎　369
抱合型ビリルビン　58
芳香族アミン　167

芳香族炭化水素　167
房室結節　217
房室中隔欠損　218
放射線　27
放射線感受性　145,153
放射線腎炎　152
放射線治療　148
放射線肺炎　255
放射線肺臓炎　150
放射線皮膚炎　149
放射線膀胱炎　152
傍腫瘍性症候群　262
傍神経節腫　342
放線菌　26
放線菌症　270
蜂巣炎　99
方法学派　2
泡沫細胞　42,457
乏免疫型　120
ボーエン病　512
ほくろ　511
ホジキン病　163
ホジキンリンパ腫　437,463,468
ホジキンリンパ腫亜型分類の対比　469
ホジキンリンパ腫の病期分類　469
ポジティブセレクション　112
補体依存性細胞傷害　106
補体系　96
発作性夜間ヘモグロビン尿症　445
ポートリエ微小膿瘍　514
ポリオウイルス　412
ポリソミー　172
ポリープ　164,281
本態性血小板血症　437,458
本態性高血圧症　71
本態性低血圧症　75
ポンペ病　228

ま

マイコプラズマ　25
前野良沢　8
膜性骨化　478
膜性糸球体腎炎　356
膜性増殖性糸球体腎炎　357
マクログロブリン血症　456
末梢神経組織　19
末梢性T細胞リンパ腫　467
末梢性寛容　112
麻沸散　7
マラコプラキア　370
マルファン症候群　193
マロリー小体　42,300
慢性萎縮性胃炎　279
慢性炎症　99
慢性炎症性脱髄性多発根ニューロパチー　430
慢性気管支炎　247
慢性甲状腺炎　333

慢性硬膜下血腫　409
慢性骨髄性白血病　437,451
慢性骨髄単球性白血病　453
慢性再発性アフタ　271
慢性糸球体腎炎　354
慢性縦隔炎　267
慢性症候性低血圧症　78
慢性心不全　80
慢性膵炎　322
慢性中耳炎　519
慢性肺気腫　248
慢性肺高血圧症　74
慢性閉塞性肺疾患　29,247
慢性扁桃炎　245
慢性リンパ性白血病　453
マントル細胞リンパ腫　291
マンロー微小膿瘍　505

み

ミエリン球　428
ミエロペルオキシダーゼ　121
ミクリッツ病　272
未熟奇形腫　163
密性結合組織　15
ミトコンドリア遺伝子による母性遺伝　194
ミトコンドリア呼吸鎖異常症　194
ミトコンドリアミオパチー　501
未分化型癌　283
未分化癌　162,336
未分化多形肉腫　516

む

無顆粒球症　447
無気肺　246,262
無機物質代謝異常　55
無形成性骨髄　440
無効赤血球造血　441
ムコ多糖症　489
無肢症　196
無症候性キャリア　122
ムッハ・ハーバーマン病　506
無脳症　421
無反応　114
無脾症　195,472
無腐性骨壊死　482
ムンプス精巣炎　374

め

明細胞腫瘍　390
メチシリン耐性黄色ブドウ球菌　133
メチル化　176
メニエール病　520
メモリーT細胞　109
メラニン　44,59
メラノサイト　505

メラノーマ　163, 513
免疫　103
免疫機能　472
免疫グロブリン　106
免疫制御性 T 細胞　114
免疫染色　183
免疫組織化学　9, 183
免疫複合体　109
免疫複合体型アレルギー反応　109
メンケス病　56

も

毛芽　504
毛芽腫　511
蒙古斑　511
毛細管性血管腫　239
毛細血管　230
毛細血管腫　160
網内系　50, 51, 437, 470
毛嚢　504
毛包　504
毛包上皮腫　511
毛母腫　511
網膜芽細胞腫　520
網膜芽細胞腫遺伝子　484
網膜色素変性症　522
網膜剥離　522
モノソミー　23
モンディノ・デ・ルッツィ　4
モンペリエの医学校　3
門脈圧亢進症　74, 301, 472
門脈域　293
門脈高血圧症　74
門脈循環　70

や

薬剤性腸炎　287
薬剤性肺炎　255
薬剤耐性　133
薬物性肝障害　299
薬物性ショック　77
野兎病　461
山極勝三郎　8
山脇東洋　8

ゆ

ユーイング肉腫　163, 488
融解壊死　38
有機溶媒性ニューロパチー　432
有棘細胞癌　512
幽門腺腺腫　281
遊離体　496
輸入感染症　135

よ

溶血性尿毒症[性]症候群　364, 457

溶血性貧血　444
陽子線　144
葉状腫瘍　397
羊膜索症候群　203
4 体液病理学説　2

ら

らい性リンパ節炎　461
ライデッヒ細胞　372
ラインケ[の]結晶　377, 391
ラーゼス　3
ラテント癌　166, 378
ラトケ嚢胞　426
ラプラスの法則　79
ランヴィエ絞輪　428
卵黄嚢造血　438
卵管　381
卵管炎　388
卵管癌　388
卵管水腫　388
卵管妊娠　388
卵管膿腫　388
ランゲルハンス[型]巨細胞　257, 259, 461, 509
ランゲルハンス細胞　505
ランゲルハンス細胞組織球症　437, 470
卵精巣　202
卵巣　381
ランバート・イートン筋無力症症候群　436
ランブル鞭毛虫症　287

り

リウマチ結節　492
リウマチ性心外膜炎　224
リウマチ性心筋炎　223
リウマチ性心疾患　223
リウマチ性心内膜炎　223
リウマチ熱　117
リウマトイド因子　492
リウマトイド結節　510
リケッチア　25, 129
リソソーム蓄積症　297
離断性骨軟骨炎　482, 494
リード・ステルンベルグ細胞　468
リブマン・ザックス型心内膜炎　225
リブマン・ザックス心内膜炎　116
リポイド類壊死症　510
リポフスチン　43, 59, 139
リポフスチン顆粒　34
リモデリング　478
隆起性皮膚線維肉腫　515
流行　124
流行性耳下腺炎　272
良性腫瘍　157
良性腫瘍の分類　160

良性線維性組織球腫　515
良性発作性頭位めまい症　520
緑内障　522
淋菌　375
輪状膵　320
臨床的効果判定　148
臨床病期　164
臨床病理学　9
リンチ症候群　290
リンパ液循環　70
リンパ管炎　239
リンパ管腫　241, 473
リンパ球系多能性幹細胞　439
リンパ球減少(症)　447
リンパ球増加(症)　447
リンパ行性転移　159
リンパ性白血病　161
リンパ節　437
リンパ節炎　437, 460
リンパ節症　437, 460
リンパ節性リンパ腫　463
リンパ節の構造と機能　459
リンパ節の反応性病変　460
リンパ組織　17
リンパ洞の反応　460
リンパ肉腫　463
リンパ濾胞　459, 471
リンパ濾胞[の]過形成　460, 475

る

類骨骨腫　484
類上皮細胞　257, 509
類澱粉質　48
類白血病反応　448
瘰癧　461
ルイ・パスツール　6
ルネ・テオフィル・ヤシント・ラエンネック　5
ループス腎炎　115, 116

れ

霊気学派　2
レイノー現象　116, 118
レヴィ小体　140
レヴィ小体病　416
レゼルボア　135
レッテラー・シーベ病　470
レプラ　101
レフレル症候群　225
連合　191
連鎖球菌　130
連続増殖組織　62

ろ

ロイコジストロフィー　420
ロイコトリエン　97
老化　24, 136

老化の4原則　136
瘻孔　99
労作性狭心症　219
漏出性出血　84
老人性角化症　512
老人肺　140
老人斑　43, 140, 415
ロキタンスキー結節　392
ロキタンスキー法　205
ロキタンスキー・アショフ洞　314
ロコモティブ症候群　491
ロベルト・コッホ　6

濾胞癌　335
濾胞周辺帯　471
濾胞樹状細胞　459
濾胞性リンパ腫　291, 437, 464
濾胞腺腫　334
濾胞辺縁帯　471

わ

ワイヤーループ病変　116
ワーラー変性　427, 428
ワルチン腫瘍　273

ワルチン・スタリー染色陽性　461
彎曲肢骨異形成症　196

数字

5q⁻を伴う骨髄異形成症候群　454
5年生存率（5生率）　189
13トリソミー　192
18トリソミー　192
21トリソミー　192
75g経口糖質負荷試験2時間値　52

検印省略

スタンダード病理学

定価（本体 7,200 円＋税）

1998 年 11 月 26 日	第 1 版	第 1 刷発行
2004 年 3 月 30 日	第 2 版	第 1 刷発行
2009 年 4 月 4 日	第 3 版	第 1 刷発行
2015 年 12 月 17 日	第 4 版	第 1 刷発行
2021 年 2 月 5 日	同	第 3 刷発行

監　修　梶原 博毅・神山 隆一
編　集　沢辺 元司・長坂 徹郎
発行者　浅井 麻紀
発行所　株式会社 文光堂
　　　　〒113-0033　東京都文京区本郷 7-2-7
　　　　TEL（03）3813-5478（営業）
　　　　　　（03）3813-5411（編集）

© 梶原博毅・神山隆一・沢辺元司・長坂徹郎, 2015　　印刷・製本：真興社

ISBN978-4-8306-0477-5　　Printed in Japan

・本書の複製権，翻訳権・翻案権，上映権，譲渡権，公衆送信権（送信可能化権を含む），二次的著作物の利用に関する原著作者の権利は，株式会社文光堂が保有します．
・本書を無断で複製する行為（コピー，スキャン，デジタルデータ化など）は，私的使用のための複製など著作権法上の限られた例外を除き禁じられています．大学，病院，企業などにおいて，業務上使用する目的で上記の行為を行うことは，使用範囲が内部に限られるものであっても私的使用には該当せず，違法です．また私的使用に該当する場合であっても，代行業者等の第三者に依頼して上記の行為を行うことは違法となります．
・JCOPY〈出版者著作権管理機構　委託出版物〉
本書を複製される場合は，そのつど事前に出版者著作権管理機構（電話 03-5244-5088, FAX 03-5244-5089, e-mail：info@jcopy.or.jp）の許諾を得てください．